妇产科超声诊断学

ULTRASONOGRAPHIC DIAGNOSIS
IN OBSTETRICS & GYNECOLOGY

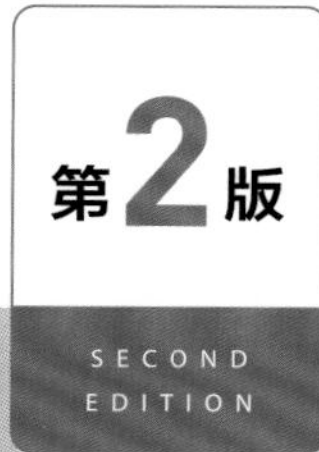

主　编｜谢红宁
副主编｜郑　菊

人民卫生出版社
·北　京·

图书在版编目（CIP）数据

妇产科超声诊断学 / 谢红宁主编. —2 版. —北京：人民卫生出版社，2023.10（2024.1 重印）
ISBN 978-7-117-35409-7

Ⅰ. ①妇… Ⅱ. ①谢… Ⅲ. ①妇产科病－超声波诊断 Ⅳ. ①R710.4

中国国家版本馆 CIP 数据核字（2023）第 179491 号

人卫智网 www.ipmph.com 医学教育、学术、考试、健康，购书智慧智能综合服务平台
人卫官网 www.pmph.com 人卫官方资讯发布平台

妇产科超声诊断学
Fuchanke Chaosheng Zhenduanxue
第 2 版

主　　编：谢红宁
出版发行：人民卫生出版社（中继线 010-59780011）
地　　址：北京市朝阳区潘家园南里 19 号
邮　　编：100021
E - mail：pmph @ pmph.com
购书热线：010-59787592　010-59787584　010-65264830
印　　刷：北京盛通印刷股份有限公司
经　　销：新华书店
开　　本：889×1194　1/16　　印张：44
字　　数：1090 千字
版　　次：2005 年 9 月第 1 版　　2023 年 10 月第 2 版
印　　次：2024 年 1 月第 2 次印刷
标准书号：ISBN 978-7-117-35409-7
定　　价：298.00 元

编者名单

编者（按姓氏笔画排序）

冯洁玲　中山大学附属第一医院
杜　柳　中山大学附属第一医院
应　涛　上海交通大学医学院附属第六人民医院
尚建红　中山大学附属第一医院
郑　菊　中山大学附属第一医院
彭　软　中山大学附属第一医院
谢红宁　中山大学附属第一医院
雷　婷　中山大学附属第一医院

绘图（按姓氏笔画排序）

何　苗　中山大学附属第一医院
张立鹤　中山大学附属第一医院
姜雨汀　中山大学附属第一医院
黄彩欣　中山大学附属第一医院
曾晓静　中山大学附属第一医院

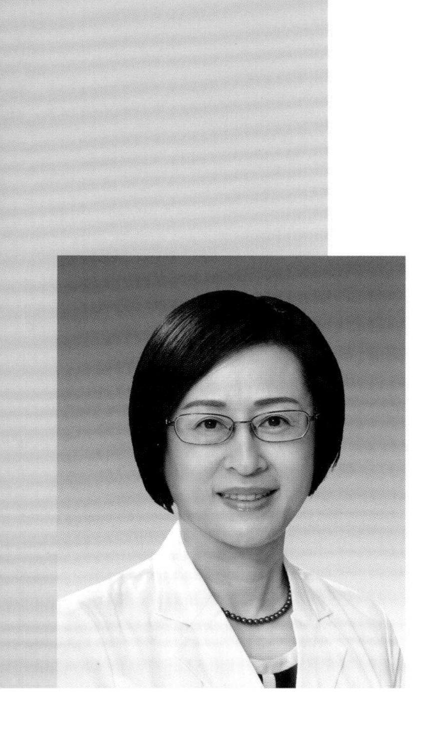

谢红宁
中山大学附属第一医院
二级教授　博士生导师

拥有 10 年妇产科临床和 28 年妇产超声诊断工作经历，在胎儿畸形超声诊断、妇科疑难病例超声诊断、妇科疾病介入治疗等方面积累了丰富的经验。主编、主译专著多部，参编人民卫生出版社医学教材数部；发表科研论文 100 余篇，其中 SCI 论文 50 余篇；主持国家自然科学基金面上项目 3 项、省级科研项目 3 项；曾获广东省科技进步奖二等奖、中国出生缺陷干预救助基金会科学技术奖三等奖等；主持及参与制定十余项全国妇产超声相关的行业指南和共识。培养博士、硕士研究生 40 多名；担任国际妇产超声协会授权课程授课讲师；曾获中国医师协会超声医师分会“中国杰出超声医师”、中国超声医学工程学会“优秀超声医学专家奖”、“中山大学名医”、广东省“三八红旗手”等荣誉称号。

主编专著：
第一主编：《妇产科超声诊断学》，人民卫生出版社
编写组长：《中国妇科超声检查指南》，人民卫生出版社
第二主编：《妇产科影像诊断与介入治疗学》，人民卫生出版社
第二主编：《妇产超声造影图鉴》，人民卫生出版社

主译专著：
《产前超声诊断常见问题思考策略》，人民卫生出版社
《三维超声在产前诊断中的应用》，人民卫生出版社

主要学术职务：
- 中国医师协会超声医师分会妇产专业委员会　主任委员
- 国家卫生健康委妇幼司全国产前诊断专家组　成员
- 中华医学会超声医学分会妇产学组（第九届）　副组长
- 国家卫生健康委能力建设和继续教育超声医学专家委员会妇产组　副组长
- 广东省医学会产前诊断学分会　主任委员
- 广东省医师协会超声医师分会　副主任委员
- 《中华超声影像学杂志》　编委

前 言

FOREWORD

至今,《妇产科超声诊断学》已出版 18 个年头,2005 年一经问世,便深得读者喜爱,现已累计销售 45 000 余册,衷心感谢妇产超声同行们的信任和厚爱。

十余年前,人民卫生出版社的曲春晓编辑专程从北京来到广州,坐在我的诊室,恳请我对此书再版。她说,读者需要这样有生命力的好书,而生命力在于与时俱进、知识持续更新。虽然此后的日子不知不觉地消失在繁忙的医、教、研工作中,但是这些年来我未曾忘记过她的嘱托,未曾忘记过更新知识的责任。

事实上,拖延再版的主要原因,我想是存在于内心的担忧。最大的担忧是,妇产超声领域的技术进步日新月异,而我们的再版是否能跟上技术和知识进步的步伐?的确,这十多年来,极速发展的超声技术提供了更高清的可视化诊断方法,极大地促进了辅助生殖技术、妇科疾病诊断、妊娠监测和胎儿医学等领域的进步;超声探头晶片制作工艺的提高极大提升了超声的分辨力,使得妇科病变的超声诊断接近病理诊断水平;超声造影剂的研发和应用为子宫腔病变、输卵管通畅度的判断提供了无创、准确和可重复的技术;三维超声立体成像和海量图像信息分析功能已融入日常妇产科疑难疾病辅助诊断之中;人工智能在妇产科超声领域的研发突飞猛进,其在产科超声质控、妇科肿瘤良恶性判断、胎儿畸形图像识别方面的研究渐成主流。妇产超声技术的飞速进步,对相关从业人员的知识更新提出了更高的要求。

这种担忧,时刻提醒我,更新知识的步伐不能停留;这种担忧,时刻促进我,提升技术水平不能松懈。因此,终于在 18 年后,基于妇产科临床工作 10 年、妇产超声工作 28 年的经验积累,在发表 100 多篇研究论文(包括 50 多篇 SCI 论文)、完成 10 余项科研课题、获得 3 个科技进步奖的基础上,我们再次深入总结、精心制作,带来了全新一版的《妇产科超声诊断学》。

再版的《妇产科超声诊断学》秉承第一版注重教学、基于实用、强调逻辑思维、内容丰富、图文并茂的原则,更加突出了以下特色:

1. 全面更新,内容详尽 书中内容“更新、更精、更全面”。在技术层面,强调了超声最新技术的应用适应证,介绍了妇产超声可视化技术和医学图像人工智能技术;在疾病种类方面,涵盖了几乎所有妇科、病理产科、胎儿异常的常见病,以及多种罕见疾病。

2. 引经据典,循证规范 书中重要章节借鉴了最新国际、国内行业指南和专家共识,且尽可能引入最新的、有循证医学数据支持的观念,并提供本团队研究结果数据,以保证本书的科学性。

3. 形式多样,深入阐述 既有对各类疾病的病理生理特征、超声图像特征、预后评估指标等的介绍,又强调了超声鉴别诊断的方法,特别是关键章节还提供了基于作者实战经验的思维导图。每一病种均配备精选的典型图像,复杂病例还附有动态扫查视频。多种展示形式将使读者对疾病超声诊断有全面、直观、立体的认识。

4. 海量图像，精心编排　本书精选的620余幅组合图(包含2 500多张超声图、病理图和示意图)，以及115段视频信息。图像编排独具一格，除了保持第一版的对每一幅原图精心描绘说明图、凸显关键图像信息的风格外，还尽可能对每一病种提供特征性灰阶超声图、彩色多普勒血流图、三维超声成像图和病理解剖图，且做了精心对照编排，使全书达到以最小的篇幅获得最大信息的效果。

再版书稿的顺利完成，离不开中山大学附属第一医院妇产超声团队的支持和配合，同事们承担了大量的临床工作，使得我没有后顾之忧地潜心著书；特别感谢参与本书编写的同事和同行，还有年轻的画图团队，她们从头学习，再将所学融入一幅幅精准的描绘图中，贡献了大量的时间精力，在此致以真诚的谢意。此外，还要感谢人民卫生出版社对本书的重视，编写全程中的陪伴和鼓励，交稿之后编辑团队、设计团队、印制团队老师们的鼎力配合和支持，使本书得以高品质、快速度出版。最后，特别感谢我的家人对我工作的理解和支持。

虽然知识的更新速度远超我们的认知，书中错漏难免，但我相信，这本倾入作者及团队心血的著作将再次成为广大妇产科临床大夫、妇产超声从业人员及医学生、规培生的必备重要参考书籍，并且会再次得到大家的喜爱。

中山大学附属第一医院

2023年10月7日

第 1 版前言

FOREWORD 1

近年来随着妇产科临床对超声检查的需求量增加，妇产科超声专业的队伍正在不断壮大。同时由于超声医学的飞跃发展，尤其是腔内超声、彩色多普勒超声和三维超声等新技术的应用，已极大改变了妇产超声的面貌。因此有关妇产科超声的参考书籍也要与时俱进，一方面应满足日益增多的初学者的需要，另一方面还应使广大有一定经验的人员获得知识更新与提高。本书尝试能够兼顾到这两个方面。

全书共分 15 章，第 1~2 章为基础篇，复习正常女性盆腔超声解剖，阐述医学超声原理、妇产科超声检查方法和诊断原则，特别注意介绍最新的超声技术。第 3~7 章为产科篇，详细讲述正常和异常妊娠，以及胎儿各类畸形的超声诊断。第 8~14 章为妇科篇，重点描述妇科疾病的声像图特征，鉴别诊断的要点。第 15 章对超声检查的诊断价值做出综合性评价。

本书力图做到：

1. 全面系统，材料翔实。尽可能囊括目前可由超声诊断的妇产科临床问题，以利于开拓鉴别诊断的思路。特别是为了适应当今胎儿医学急速发展的形势，对胎儿宫内发育异常的常见和罕见类型在声像学上的表现均详尽地予以介绍。

2. 将基础知识和发展中的理论、成熟的方法和新颖的技术有机地结合起来，融会在疾病的论述之中，使读者能够正确认识常规二维灰阶超声、腔内超声、彩色多普勒超声和三维超声等检查各自的适用范围和优缺点，合理地选择相应的手段。

3. 内容编排上改变传统的以疾病种类为线索的方式，以解剖器官为中心展开，以便于理解和记忆，突出显示同一部位病变的超声鉴别诊断，建立临床逻辑思维方法，提高诊断效率。

4. 注重教学、图文并茂。本书精选的 900 余幅黑白及彩色插图，全部来自著者多年的妇产超声临床和教学实践的积累。为了加深理解和适合自学及教学，插图的注释尽可能详细，绝大部分另配以在原图基础上的描述性说明图像。

本书企望能对妇产超声工作者和临床医生在日常工作和教学中有所裨益和帮助。身处知识飞速更新的信息时代，著者的学识水平和经验十分有限，书中不当之处在所难免，恳请前辈和同道们不吝赐教。

在本书的编写过程中得到了中山大学附属第一医院超声科、妇产科及胎儿医学中心同道们的支持和配合，得到了人民卫生出版社的重视和指导，在此表示诚挚的谢意。

谢红宁

中山大学附属第一医院

2004 年 11 月

目 录

TABLE OF CONTENTS

第三篇 产科篇

第四篇　胎儿发育异常篇

第一篇 基础篇

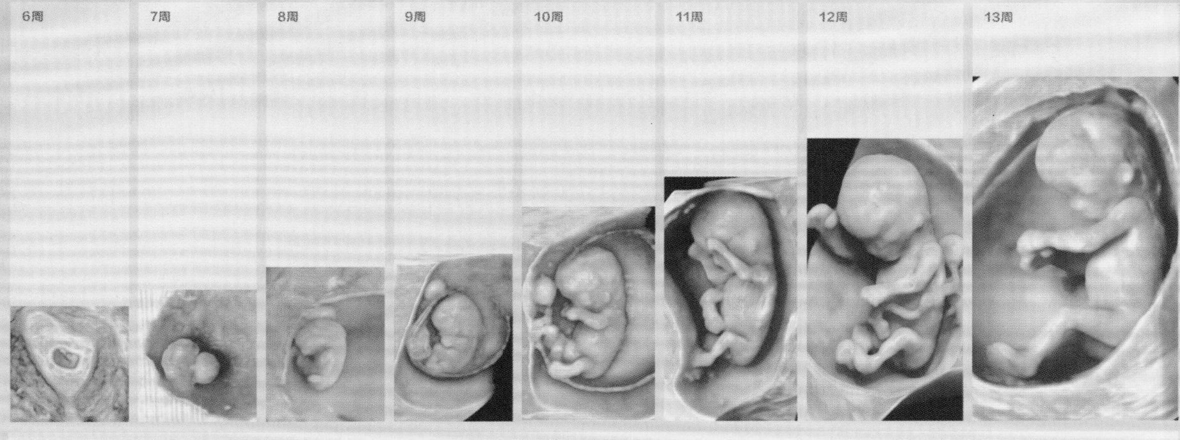

第一章 超声成像原理和妇产超声诊断基础

第一节 | 超声成像原理和超声诊断仪

一、基本概念

(一) 超声波

频率在 20 000Hz 以上的机械振动波，称为超声波（ultrasonic wave），简称超声（ultrasound）。能够传递超声波的传声介质具有质量和弹性，包括各种气体、液体和固体。超声波在传声介质中的传播特点是具有明确指向性的束状传播，能够成束地发射并用于定向扫查人体组织。

(二) 医用超声波的产生和探头原理

医用高频超声波是由超声诊断仪上的压电换能器产生的，这种换能器又称为探头，能将电能转换为机械能，发射超声波进入人体，同时接受返回的超声波并把它转换成电信号，经过超声诊断仪放大后以图像的形式呈现在显示器上。常用的探头包括线阵型、扇型、凸阵型等，探头的类型不同，发射的超声束形状和大小各不相同，而各种探头根据探查部位的不同被设计成不同的形状。探头产生的高频声波在空气中传播困难，因此在探头和皮肤之间使用超声耦合剂，从而允许声波在两者之间往返。探头内的晶体是由锆钛酸铅合成材料制成的。

(三) 超声波的基本物理量

1. 频率（f） 指单位时间内质点振动的次数。单位是赫兹（Hz）、千赫（kHz）、兆赫（MHz）。超声的频率在 20kHz 以上，医学诊断用超声的频率一般在兆赫级，称为高频超声波，频率范围 2~10MHz。频率越高，波的纵向分辨力越好。周期（T）则是一个完整的波通过某点所需的时间，$f \cdot T = 1$。

2. 波长（λ） 表示在均匀介质中的单频声波行波振动一个周期时间内所传播的距离，也就是一个波周期在空间里的长度。波的纵向分辨力的极限是半波长，了解人体软组织中传导的超声波波长有助于估计超声波分辨病灶大小的能力。

3. 声速（C） 指声波在介质中传播的速度。声速是由弹性介质的特性所决定的，不同介质的声速不同。因人体各种软组织之间声速的差异很小，仅约 5%，故在各种超声诊断仪器检测人体脏器时，采用了人体软组织平均声速的概念。目前，较多采用的人体软组织平均声速是 1 540m/s。实际上，人体不同软组织脏器及体液的声速是有差别的，声像图上显示的目标与实际相比都存在误差，但不致影响诊断结论，一般可忽略。

声速（C）、波长（λ）、频率（f）或周期（T）之间的关系符合如下公式。

$$C = f \cdot \lambda = \frac{\lambda}{T}$$

4. 声强（sound intensity） 声强是指超声波在介质中传播时，单位时间内通过垂直于传播方向的单位面积的平均能量，即单位时间内在介质中传递的超声能量，或称为超声功率。声强小时超声波对人体无害，声强超过一定限度则可能对人体产生伤害，目前规定临床超声诊断仪安全剂量标准为平均声强小于 10mW/cm²。

（四）超声波的传播

1. 声特性阻抗（acoustic characteristic impedance） 定义为平面自由行波在介质中某一点的声压与质点速度的比值。在无衰减平面波的情况下，声特性阻抗等于介质的密度与声速的乘积。

2. 声特性阻抗差与声学界面 两种介质的声特性阻抗差大于 1‰ 时，它们的接触面即可构成声学界面。入射的超声波遇声学界面时可发生反射和折射等物理现象。人体软组织及脏器结构声特性阻抗的差异构成大小疏密不等、排列各异的声学界面，是超声波分辨组织结构的声学基础。

3. 声波的界面反射与折射 超声入射到声学界面时引起返回的过程，称为声反射（acoustic reflection）。射向声学界面的入射角等于其反射角。而声波穿过介质之间的界面，进入另一种介质中继续传播的现象，称为声透射（acoustic transmission）。当超声的入射方向不垂直于两种介质的界面时，它通过界面进入另一种介质后改变传播方向的过程，称为声折射（acoustic refraction）。当两种介质的声特性阻抗相同或很接近时，为均匀介质，超声波在传播时没有反射。两种介质声特性阻抗差异很大时，声波几乎全部反射，没有透射，常发生在气体与软组织，或软组织和骨骼、结石所组成的交界面。人体软组织声特性阻抗差异只要有 1‰，其组成的界面产生的反射波就可被超声诊断仪检测出来，所以超声对软组织有较高的分辨力。超声波垂直分界面入射可得到最佳的反射效果。

4. 声波的衍射和散射 界面反射的条件是界面的尺寸比声波的波长大很多，当声波传播过程中遇到大小与波长相当的障碍物，声波将绕过该障碍物而继续前进，这种现象称为声衍射（acoustic diffraction），超声仪无法检测这类目标。超声波波长越短，能发现的障碍物越小。能检测到物体的最小直径称为最大分辨力。声波传播过程中，遇到直径小于波长的微小粒子，微粒吸收声波能量后，再向四周各个方向辐射球面波，这种现象称为声散射（acoustic scattering），可出现在不规则的粗糙面上，散射现象是脉冲回波技术的依据。声像图背景中的大量像素来自散射，各种多普勒血流仪也是利用血流中的红细胞在声场的散射而获得人体血流的多普勒频移信号。

5. 声衰减（acoustic attenuation） 声波在介质内传播过程中，由于介质的黏滞性、热传导性、分子吸收以及散射等因素导致声能减少、声强减弱的现象称为声衰减。在人体组织中衰减程度的一般规律为骨组织（或钙化）>肌腱（或软骨）>肝脏>脂肪>血液>尿液。组织中含胶原蛋白和钙质越多，声衰减越大；液体内含蛋白成分多时声衰减大。生物软组织的声衰减系数大多与频率成正比。超声波频率越高，分辨力越好，但衰减越强，穿透力越差；反之，频率越低，分辨力越差，但衰减越弱，穿透力越强。在超声诊断仪中，一般采用时间增益补偿（time gain compensation，TGC）调节来补偿声衰减，使深部回声信息清楚。

6. 超声多普勒效应 当声源与接受体之间存在相互运动时，相对于接受体的声波频率发生变化，这种现象称为多普勒效应。引起的频率的变化，即发射频率（f_0）与运动目标反射波或散射波频率（f）之间的频率差，称为多普勒频移（Doppler shift），用符号 f_d 表示。它符合关系式：

$$f_d = f - f_0 = \pm \frac{2V\cos\theta}{C} f_0$$

公式中 V 为运动速度，C 为声速，θ 为入射波和运动目标运动方向之间的夹角。当运动目标朝探头方向运动时，f 值增加，即 f_d 为正值；而运动目标背离探头方向运动时，f 值减少，即 f_d 为负值。在临床超声检查的频率范围内，人体内运动组织产生的频移 f_d 一般均在音频范围。检出 f_d 后，既可以监听其发出的响声，如胎儿监护时的胎心音及心血管的血流音，也可以对 f_d 进行频谱分析。

二、超声成像原理

（一）超声成像的基础

超声成像（ultrasonic imaging）是利用超声波的声成像。医用超声诊断仪都是利用超声波照射人体，通过接收和处理载有人体组织或结构性质特征信息的回波，获得人体组织性质与结构的可见图像的方法和技术。它具有较高的软组织分辨力，组织只要有 1‰ 的声阻抗差异，仪器就能检测并显示其反射回波，超声成像的图像最大空间分辨力可达 0.3mm。当严格控制声强低于安全阈值时，超声成为一种无损伤的诊断技术，对医务人员更是十分安全。另外，超声能高速实时成像，可以观察运动的器官，并节省检查时间。超声检查使用简便，费用较低，用途广泛。

（二）不同组织回声声学类型

根据各种组织回声特征，可以把人体组织、器官概括为 4 种声学类型。

1. 无反射型 血液、腹水、羊水、尿液、脓液等液体物质结构均匀，其内部没有明显声阻抗差异，反射系数近似为零，即使加大增益也难以探查反射回波。由于无反射，吸收少，声能透射好，所以其后方回声增强。这种液体的声像图描述为无回声或液性暗区。

2. 少反射型 实质均匀的软组织声阻抗差异较少，反射系数小，回声幅度低，检查用低增益时，相应区域表现为暗区；增加增益时，呈较均匀、密集的回声点。声像图描述为低回声、弱回声或磨玻璃回声。

3. 多反射型 结构复杂的实质组织，声阻抗差异较大，反射较多且强，检查用低增益时，可呈现多个点状反射；增加增益时，点状回声更为密集明亮。声像图描述为高回声区。

4. 全反射型 软组织与含气或骨性组织的交界处接近全反射，反射系数为 99.9%，并在此界面与探头表面之间形成多次反射和杂乱的强反射，致使界面后的组织无法显示。声像图描述为强回声。

（三）超声伪像

伪像（artifact）是指由成像系统或其他原因造成的图像畸变或相对真实解剖结构的差异，亦称假象。伪像的存在是普遍的、绝对的，而理想的图像是相对的。超声图像的畸变和伪像主要反映为形状及位置的失真，以及亮度的失真。若不了解这些伪像，在超声诊断中会出现误诊。此外，还包括声速失真、测距误差、增益调节不当所致的伪像等。妇产超声检查常见的超声伪像列举如下。

1. 混响（reverberation） 声束垂直入射到平整的强反射界面，在探头与界面或界面与界面间来回反射所引起，主要包括多次反射（multiple reflection），如腹壁的多次反射；振铃伪像（ringing artifact），多见于胃肠道超声成像；镜面伪像（mirror artifact），为大界面附近靠探头一侧的病灶可同时在界面另一侧出现一个对称性的相似病灶虚像，如在子宫浆膜面后方可出现子宫的“倒影”。

2. 旁瓣伪像（side lobe artifact） 旁瓣产生较大的旁瓣回声和主瓣回声相互重叠所形成的伪像。如女性膀胱后壁因子宫前突，在其两侧呈现“纱状披肩”图形。

3. 后方回声增强（enhancement of behind echo） 声束通过衰减较小的媒质（如囊腔、肿块）时，必然比同深度的邻近衰减正常的部位有相对更高的声强，而出现后方回声增强的现象。

4. 声影（acoustic shadow） 由于前方有强反射或声衰减很大的物质存在，以致在其后方出现声线不能达到的区域，在此区图像表现为纵向条状无回声区（暗区），这一现象称为声影。利用此现象可识别结石、钙化灶和骨骼的存在。

5. 回声失落（echo drop-out） 大界面反射回声依赖于角度，在界面与声束之间角度甚小或两者近于平行时，接收不到回声，导致图像边缘回声缺损的伪像称回声失落，也称边缘回声失落。改变探头角度可改善。

6. 绕射效应伪像（artifact from diffraction effect） 因超声的衍射效应，声束可绕过较小的界面，致使目标物失去其应有特征，造成判断的伪差。如直径小于 2mm 的结石可失去声影而漏诊。

7. 部分容积效应伪像（artifact from partial volume effect） 由于声束并非一条细线，其扫描面亦非一层很薄的断层切面，受声束的轴向、横向、侧向分辨力的影响，所显示的切面图像实际上是由有一定体积的分辨元扫描目标体而被模糊了的声像图。声像图上常显示为病灶区的回波与病灶区周围的回波所叠加的图像，如小囊肿内部出现细小回声。

三、超声成像的种类

超声诊断仪主要由探头、发射与接收单元（Tx/Rx）、数字扫描转换器（digital scan convertor，DSC）、显示部件、记录仪及电源等部件组成。由于所采用的信号显示方式、声束扫描方式及探头的不同，形成多种超声成像种类，下面仅介绍几种临床主要应用的类型。

（一）二维灰阶模式

为采用辉度调制显示（brightness modulation display）模式，以光点的亮度表示回声的大小，以声束进行一维扫查，形成与声束方向一致的二维切面声像图。声像图内亮暗不等、疏密不等、排列多样的光点直观构成组织器官的形态结构剖面图。二维灰阶模式最基本的特征是实时成像。

（二）M 型模式

与二维灰阶模式一样，都采用辉度调制显示，但其声束并不进行扫描，而将该声束的回声信号在水平方向上以时间扫描展开，显示运动器官结构的位置（振幅）随时间的变化曲线。

（三）多普勒模式

主要用于测量血流速度、确定血流方向和性质（如层流或湍流）等；获得最大速度、平均速度、压差、阻力指数等有关血流动力学的参数。多普勒超声检测血流速度的公式如下：

$$V=\frac{C\cdot f_d}{2f_0\cdot \cos\theta}$$

多普勒成像主要有以下几种方式。

1. **脉冲波多普勒法(pulsed wave Doppler,PW)** 是用一定宽度的调制脉冲超声波获得某一采样容积内运动物体的多普勒信号,经处理后得到物体运动速度和速度分布等信息的技术。它具有距离选通能力,提供深度信息,但检测高速血流受限,会出现折返现象,产生频谱混叠。在盆腔疾患和胎儿血流检测中大多采用脉冲多普勒法。

2. **连续波多普勒法(continuous wave Doppler,CW)** 是用连续超声波获得运动物体的多普勒频移信号,经处理而获得物体运动速度信息的技术。它没有深度分辨力,但可测高速血流。

PW 和 CW 都是采用多普勒频谱分析技术(Doppler spectrum analysis),即对运动物体所产生多普勒信号的频谱分布进行分析。多普勒频谱图的水平坐标表示时间,垂直坐标表示频率(或速度),而相应的信号幅度(与运动目标的数量或密度相关)则用密度或亮度表示。进行血流频谱分析时,常采用搏动指数(pulsatile index,PI)、阻力指数(resistance index,RI)、收缩期峰值流速(peak systolic velocity,PSV)及收缩期 / 舒张末期血流速度比值(S/D)等作为血流动力学指标(图 1-1-1)。

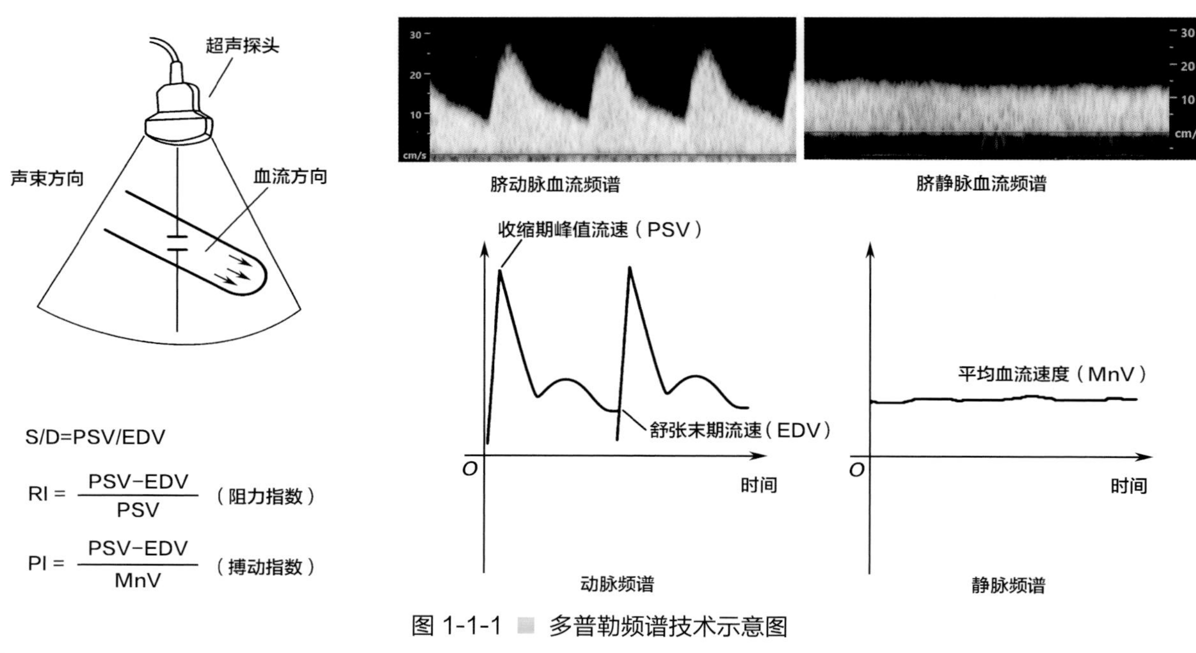

图 1-1-1 多普勒频谱技术示意图

3. **彩色多普勒血流图(color Doppler flow imaging,CDFI)** 简称彩超,是应用脉冲超声回波原理,通过提取血流运动的信息,在二维灰阶图基础上,用彩色图像实时显示血流的分布、方向和相对速度的超声诊断技术。朝探头方向流动的血流用红色表示;远离探头方向流动的血流用蓝色表示;不同颜色亮度表示多普勒频移(即血流速度)的大小;绿色与红、蓝混合色表示多普勒频移分散(湍流)情况。彩色多普勒血流图对高速、大流量的血流敏感。

4. **彩色多普勒能量图(color Doppler energy imaging,CDEI)** 又称能量多普勒,以多普勒频移的强度(幅度)为信息来源,CDEI 的强度与红细胞的数目(浓度)有关,不受声束与血流夹角的影响,对低速血流很敏感，而且空间分辨力很高，能检测小血管的低速血流。目前已能显示 2mm/s 的低速血流，但 CDEI 不能表达血流的速度和方向。近年来引入特殊彩色编码技术研发的新型能量多普勒技术，可通过色彩表达血流方向，形成了方向性能量多普勒；并采用短脉冲发射技术，又研发出高清方向性能量多普勒，不但进一步提升了对低速血流的灵敏度，减少外溢，还可与其他技术如立体血流技术联合使用，在妇科和产前诊断领域发挥着重要的作用。

四、超声诊断仪器的性能和操作

了解超声诊断仪器的基本性能，掌握仪器调节方法，以及超声扫查的手法和技巧，是获得全面超声检查信息所必备的技能。科技的突飞猛进使得超声诊断仪器的设计和制造更趋于款式多样、功能齐全。根据不同的应用场景，可以选用大小不同、功能各异、高度专业化的诊断仪器。

（一）超声探头

超声探头由超声换能器和连接线构成。每个探头都有一个与声像图相对应的方向标志，位于探头的一侧。为满足各种不同检查部位的需求，探头具有不同的形状、大小和频率。用于妇产科检查的腹部探头多数为凸阵探头，呈弧形。凸阵探头的频率为 2~7MHz，具有良好的穿透力，扫描线密度随着探头距离的增加而逐渐减低，屏幕上显示的图像呈扇形，切面所显示的范围较广。妇科常用的阴道探头频率普遍为 5~12MHz，能够置于狭小的腔内空间，因频率高而具有较高的分辨力，但穿透力有限。

（二）超声仪器的操控

超声仪器上具有许多选项键及功能，通常需要在超声仪器上的控制台和 / 或触摸屏上进行操作。妇产超声检查中需要熟练掌握以下基本按键。

1. 二维超声（two-dimensional ultrasound，2D） 二维超声按键最常用，启动二维灰阶模式成像，图像以不同像素的灰阶显示。

2. 增益（gain） 旋转增益按钮可以通过调整超声回波的强度来调节图像的整体亮度。

3. 深度（depth） 调节深度旋钮可以调整显示屏上所显示的切面深度，在完整显示目标结构的基础上尽可能放大图像。

4. 局部放大（zoom） 启用图像调整 / 放大按钮并联合轨迹球，可对显示屏上实时显示的超声图像任意区域进行放大。

5. 聚焦区（focal zones） 调整聚焦区置于声像图中感兴趣区所在的深度，可获得最佳侧向分辨力。多重聚焦可以使侧向分辨力达到最佳，但会降低帧频，影响动态结构如胎心的观察。

6. 时间增益补偿（time gain compensation，TGC） 可调节图像近场、中场和远场不同深度的图像亮度。进行孕中晚期经腹超声扫查时，通常近场增益调节偏低，使操作者专注于图像深部胎儿所在处；而经阴道超声扫查时，感兴趣区位于近场，所以应以相反的方式调节。

7. 功率或输出控制（power or output） 此按键可以控制发射脉冲时施加于探头晶体上电压的大小，增加发射及返回超声波束的声强，从而提高信噪比。但功率越大，超声生物效应越大，因此在保证获取诊断信息的前提下应尽可能使用较小的功率。

（三）超声检查技术要点

1. 选择合适的超声探头 探头具有不同的形状和频率范围，应根据检查的目标选择适用的探头，在不影响穿透力的基础上尽可能选择高分辨力探头。

2. 调节仪器的设置 超声仪器内一般都具有一些针对不同检查需求的初始设置，既可以使图像分辨率及帧频达到最佳，也可以根据需要调整初始设置条件，制订适合本科室运用的设置。

3. 调节图像的技巧 在显示目标结构及其周边结构关系后，尽可能减小图像的深度及扫查扇面的宽度，以图像恰好包括目标结构为标准，这样可以增加图像的帧频和分辨率。将聚焦区调节至目标结构水平，不建议使用多重聚焦区，会降低帧频。应用局部放大功能来放大感兴趣区域，可以更好地观察目标结构的细节，特别是对于观察胎儿心脏等小而复杂的器官结构，局部放大实时扫查非常重要。另外，尽可能将感兴趣区始终保持在显示屏的中部，使超声波束垂直入射目标区域，可减少侧方分辨力减低的影响，改善图像。

第二节 | 妇科超声检查应用解剖

（一）外生殖器

女性外生殖器指生殖器官的外露部分，又称外阴，包括阴阜、大小阴唇、阴蒂和阴道前庭，后者为两侧小阴唇之间的菱形区。其前为阴蒂，后为阴唇系带，阴蒂头后下方有尿道外口，尿道外口后方为阴道口，在此区域内尚有前庭球、前庭大腺、尿道口、阴道口及处女膜。

（二）内生殖器

女性内生殖器指生殖器内藏部分，包括阴道、子宫、输卵管及卵巢，后两者常被称为子宫附件（图 1-2-1）。

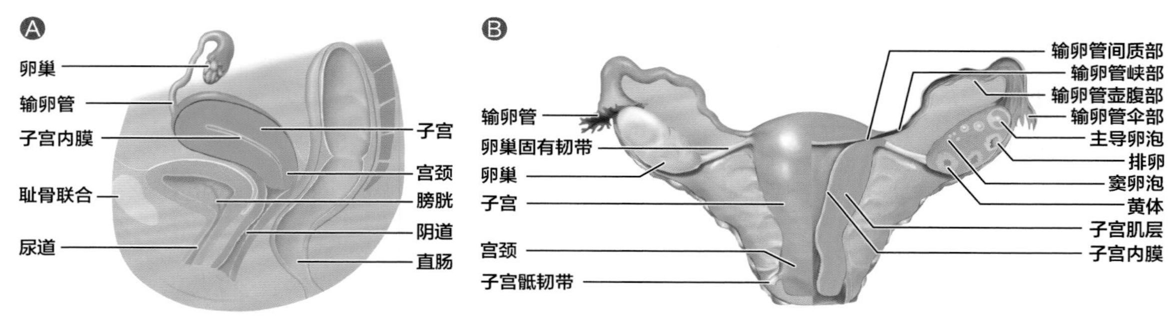

图 1-2-1 ■ 女性内生殖器示意图

A. 矢状面；B. 冠状面。

1. 阴道 位于骨盆下部的中央。其壁由黏膜、肌层和纤维层组成，上端包围子宫，下端开口于阴道前庭后部，前壁与膀胱和尿道邻接，后壁与直肠贴近。阴道前、后、左、右环绕宫颈周围的部分称阴道穹窿。后穹窿较深，其顶端与腹腔最低的直肠子宫陷凹相连接。阴道的上端比下端宽，后壁长约 10~12cm，前壁长约 7~9cm。阴道前后壁互相贴近。

2. 子宫 为一空腔器官，腔内覆有子宫内膜，从青春期至更年期，子宫内膜受卵巢激素的影响，有周期性改变并产生月经。性交时，子宫为精子到达输卵管的通道；受孕后，子宫为囊胚着床、发育、成长的所在；分娩时，子宫收缩使胎儿及其附属物娩出。

子宫位于骨盆腔中央，呈倒置的梨形，前面扁平，后面稍凸。孕龄妇女的子宫重约 50g，总长约 7~8cm，宽 4~6cm，厚 3~5cm；子宫腔容量约 5ml，子宫上部较宽，称子宫体，其上端隆突部分称为子宫底，子宫底两侧为子宫角，与输卵管相通，子宫下部较窄呈圆柱状，称宫颈。子宫体与宫颈的比例，婴儿期为 1∶2，成年妇女为 2∶1。

子宫腔为一上宽下窄的三角形。子宫体与子宫颈之间最狭窄的部分称子宫峡部，在非孕期长约 1cm，其下端与子宫颈内腔相连。子宫峡部的上端，因在解剖上较狭窄，又称解剖学内口；峡部的下端，因黏膜组织在此处由子宫内膜转变为子宫颈黏膜，又称组织学内口。宫颈内腔呈梭形，称为子宫颈管，其下端称为子宫颈外口，连接阴道顶端，孕龄妇女宫颈长约 3cm。

（1）组织结构：子宫体壁由三层组织构成。外层为浆膜层，即脏腹膜，中间层为肌层，内层为黏膜层，即子宫内膜。

1）内膜：较软而光滑，为粉红色黏膜组织。从青春期开始，子宫内膜受卵巢激素的影响，其表面 2/3 可发生周期性变化，称为功能层；靠近子宫肌层的 1/3 内膜无周期性变化，称为基底层。子宫内膜在月经周期中及妊娠期间有很大变化。

2）子宫肌层：为子宫壁最厚的一层。肌层由平滑肌束及弹力纤维所组成，肌束排列交错，外层纵行、内层环行、中层多为各方交织，不易分清。肌层中含血管，子宫收缩时，血管被压缩，能有效地制止子宫出血。

3）子宫浆膜层：即覆盖子宫体底部及前后面的腹膜，与肌层紧贴，在子宫前面近子宫峡处腹膜向前反折覆盖膀胱，形成膀胱子宫陷凹；在子宫后面宫颈后方及阴道后穹窿再折向直肠，形成直肠子宫陷凹，并向上与后腹膜相连续。覆盖在子宫前后壁的腹膜向两侧延展，子宫两侧前后叶会合，形成阔韧带。

4）子宫颈：主要由结缔组织构成，亦含有平滑肌纤维、血管及弹力纤维。宫颈黏膜受性激素的影响也有周期性变化。

（2）子宫的韧带：子宫共有 4 对韧带维持子宫于正常位置。①圆韧带起于子宫双角的前面、输卵管近端的下方，向前下方伸展达两侧骨盆壁，穿过腹股沟终止于大阴唇前端，使子宫底保持前倾位置。②阔韧带为一对翼形的腹膜皱襞，由子宫两侧开始达骨盆壁，将骨盆分为前后两部，前部有膀胱，后部有直肠。③主韧带在阔韧带的下部，横行于宫颈两侧和骨盆侧壁之间，为一对坚韧的平滑肌与结缔组织纤维束，为固定宫颈位置的重要组织结构。④子宫骶韧带从宫颈后面绕过直肠到达骶椎前筋膜，韧带含平滑肌和结缔组织，短厚有力，将宫颈向后向上牵引，间接保持子宫于前倾位置。这些韧带与骨盆底肌和筋膜的支托作用使子宫维持在正常位置，即直立时，子宫底位于骨盆入口平面稍下，宫颈外口接近坐骨棘水平，子宫体稍向前倾，宫颈则向后，使子宫体呈前屈位。

3. 输卵管 为一对细长而弯曲的管，内侧与子宫角相通，外端游离，与卵巢相近，全长约 8~14cm。输卵管为卵子与精子相遇的场所，受精卵在输卵管内由于纤毛的运动向子宫腔运行。输卵管全长分为 4 部分。①间质部：为子宫壁内的部分；②峡部：为间质部外侧的一段；③壶腹部：在峡部外侧，管腔较宽大；④漏斗部（伞部）：为输卵管的末端，开口于腹腔，游离端呈漏斗状，有“拾卵”作用。

4. 卵巢 为一对扁椭圆形的性腺，产生卵子及分泌性激素。卵巢于输卵管的后下方，以卵巢系膜连接于阔韧带后叶的部位，称为卵巢门，卵巢血管与神经经此出入卵巢。卵巢外侧以骨盆漏斗韧带（卵巢悬韧带）连于骨盆壁，内侧以卵巢固有韧带与子宫连接。卵巢表面由生发上皮覆盖，卵巢组织分为皮质和髓质，皮质在外层，其中有数以万计的原始卵泡（又称始基卵泡）及致密结缔组织；髓质在卵巢的中心，内无卵泡，含有疏松结缔组织及丰富的血管、神经、淋巴管及少量与卵巢悬韧带相连的平滑肌纤维。育龄妇女的卵巢大小约 4cm × 3cm × lcm，重约 5~6g，呈灰白色，绝经后卵巢萎缩变小、变硬。

（三）内生殖器毗邻器官

女性生殖器官与骨盆腔其他器官不仅在位置上互相邻接，而且血管、淋巴和神经之间也有密切的联系。某一器官的增大、缩小、充盈或排空可以影响其他器官，而某一器官的创伤、感染、肿瘤等，更易累及邻近器官，并在妇产科疾病的诊断、治疗上互有影响，因此，对于下述各邻近器官亦应有所了解（图 1-2-1）。

1. 尿道 长约 4cm，位于阴道前面、耻骨联合后面，从膀胱三角尖端开始，穿过泌尿生殖膈，终止于阴道前庭部的尿道外口。

2. 膀胱 位于耻骨联合之后、子宫之前；其大小、形状可随充盈程度及邻近器官的情况而变化。膀胱充盈时可凸向骨盆腔甚至腹腔。膀胱壁由浆膜、肌层和黏膜构成。

3. 输尿管 在腹膜后从肾盂开始沿腰大肌前面偏中线侧下降，在骶髂关节处经过髂外动脉起点的前方进入盆腔继续下行，于阔韧带底部向前内方行，于临近宫颈约 2cm 处，在子宫动脉的后方与之交叉，经阴道侧穹窿顶端绕向前方而入膀胱壁，开口于膀胱三角底的外侧角。

4. 直肠 上接乙状结肠，下连肛管，从左侧骶髂关节至肛门，前为子宫及阴道，后为骶骨。

5. 阑尾 通常位于右髂窝内，但其位置、长短，粗细变化颇大，有的下端可达右侧输卵管及卵巢部位，而妊娠期阑尾的位置又可随妊娠月份的增加而逐渐向上外方移位。因此，妇女患阑尾炎时有可能累及子宫附件。

（四）生殖器官的血管

女性生殖器官的血液供应主要来自卵巢动脉、子宫动脉、阴道动脉及阴部内动脉，各部位的静脉均与同名动脉伴行，但在数量上较动脉多，并在相应器官及其周围形成静脉丛，且互相吻合，故盆腔静脉感染易于蔓延。

1. 动脉 除卵巢动脉外，子宫动脉、阴道动脉及阴部内动脉都是髂内动脉的分支。髂内动脉在骶髂关节处从髂总动脉分出，然后斜向内下进入小骨盆，前干的分支供应盆腔内脏，后干的分支分布于盆壁。子宫动脉自髂内动脉前干发出后在腹膜后沿骨盆侧壁向下、向前行，进入子宫阔韧带两层之间，然后经阔韧带基底部、宫旁组织到达子宫外侧，于距宫颈内口水平约 2cm 处横跨输尿管的前方而达子宫侧缘，在阴道上部宫颈水平分为升、降两支：升支在子宫阔韧带的两层腹膜之间迂曲上行，称子宫体支，至子宫角处又分为子宫底支和输卵管支，最后向上移行为卵巢支，与卵巢动脉末梢吻合；降支沿宫颈侧面或前面下降，分布于宫颈及阴道上部。子宫动脉子宫体支沿子宫侧缘进入子宫，第一级分支为弓状动脉，走行于子宫肌层外 1/3，环绕子宫分布，从弓状动脉发出第二级分支朝向子宫腔呈放射状垂直内膜分布，称放射状动脉，其末端为基底动脉和螺旋动脉，后者与内膜功能层一起随月经发生周期性剥脱。卵巢动脉自腹主动脉分出（左侧可来自左肾动脉，左卵巢静脉回流至左肾静脉，故左侧盆腔静脉曲张较多见)，经卵巢悬韧带、卵巢系膜进入卵巢门，在输卵管系膜内分出若干支供应输卵管壶腹部，其末梢在子宫角与子宫动脉上行的卵巢支相吻合。阴道上段由子宫动脉降支供应，下段主要由阴部内动脉和直肠中动脉供应。阴部内动脉为髂内动脉前干的终支之一，供应会阴和肛门。

2. 静脉 左、右髂总静脉是收纳盆腔静脉血的总干。髂总静脉由髂外静脉和髂内静脉(腹下静脉)在骶髂关节的前方组成。髂内静脉是组成髂总静脉最大的属支之一，起始于坐骨大孔的上部，上升至骶髂关节的前方与髂外静脉汇合成髂总静脉。骨盆内脏器的周围有丰富的静脉丛，主要包括膀胱静脉丛、子宫静脉丛、阴道静脉丛和直肠静脉丛等。髂内静脉的脏支大部分来自这些静脉丛。

(五) 盆壁、盆底和会阴

盆壁以骨盆为支架，辅以盆壁肌、盆膈及其筋膜。

1. 骨盆 骨盆由两侧的髋骨、后方的骶骨和尾骨以及骨连结构成，骨连结包括耻骨联合、骶髂关节、骶结节韧带和骶棘韧带等。

2. 盆壁肌 属于下肢肌的一部分，均起于骨盆而止于股骨上部，横跨髋关节，故称髋肌，与髋关节的运动有关。分为前后两群，前群为髂腰肌和阔筋膜张肌，后群包括臀大肌、臀中肌、臀小肌、梨状肌、闭孔内肌、股方肌和闭孔外肌。

3. 盆底 由多层肌肉和筋膜组成，封闭骨盆出口，而尿道、阴道和直肠则经此贯穿而出；盆腔脏器赖以承载并保持正常位置。盆底的前面为耻骨联合，后面为尾骨尖、两侧为耻骨降支、坐骨升支及坐骨结节。盆底的组织构成会阴浅隙和会阴深隙等三层结构。连结两侧面坐骨结节的虚拟线可将盆底分为前半部的尿生殖三角和后半部的肛门三角。盆底外层为外生殖器、会阴皮肤和浅会阴筋膜，中层为泌尿生殖膈，内层为盆膈。盆底肌肉从上至下可分三个平面，上层由前方的耻骨尾骨肌的前部和后方的肛提肌板组成，起到支持盆底脏器，以及辅助开闭尿道、阴道及肛门的作用；中层由短小的肛门纵肌组成，其收缩、舒张有助于控制排尿；下层由会阴隔膜的肌肉、肛门外括约肌和后部肛板组成(图 1-2-2)。盆底肌群受损或韧带松弛可导致尿道、阴道、直肠脱垂。

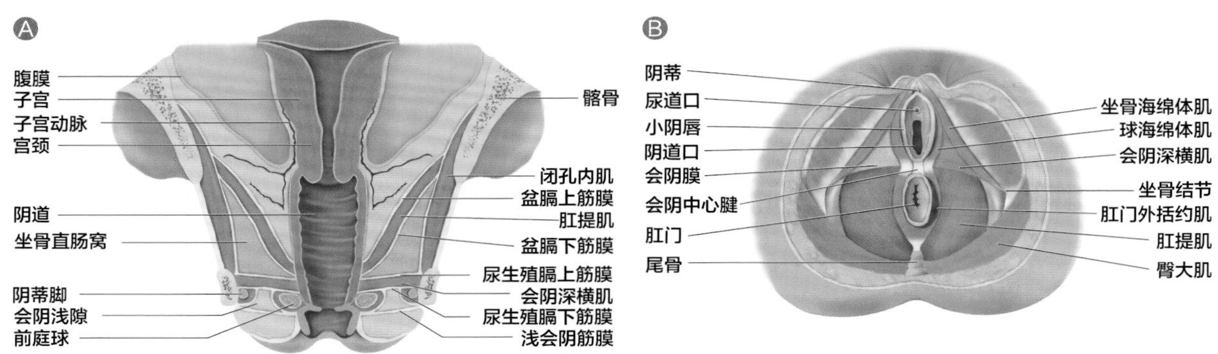

图 1-2-2 ■ 女性盆底及盆底肌群示意图

A. 冠状面；B. 盆底横断面。

4. 会阴 会阴指阴道口与肛门之间的软组织，包括皮肤、肌肉和筋膜，也是骨盆底的一部分。会阴体由外向内逐渐变窄呈楔状，表面为皮肤及皮下脂肪，内层为会阴中心腱。

第三节 | 妇产超声检查方法

一、妇产超声仪器和技术

现代的超声诊断仪功能齐全，除探头工艺的进步外，计算机技术的进步还使得超声诊断仪拥有先进的电子技术和强大的后处理能力。应用于妇产超声的超声诊断仪除必备的二维灰阶模式、M 型模式和多普勒成像模式外，多数还配备了三维 / 四维成像、超声造影等模式。在行妇产超声检查时，应根据实际需要进行合理选择。

（一）二维灰阶技术

在妇产科领域一般选用有较高的灰阶（如 256 级）、较高的动态范围（如 60dB 或 90dB）和较高的帧频（如 25 帧或 30 帧）的二维超声仪。在经腹壁扫查，首选凸阵探头，其次是线阵探头。探头频率多为 2~7MHz。凸阵探头的曲率半径（R）为 50~60mm 较合适；线阵探头线长为 50~100mm。

（二）彩色多普勒技术

当需了解形态学与血流动力学相结合的信息时，可选用彩色多普勒血流显像，它可为妇科疾病的鉴别诊断及肿块的良恶性判断提供血流动力学和血流分布方面的信息。在产科方面，可用于评估子宫、胎盘和胎儿的血流情况。用于妇产超声的 CDFI，需对细小低速血流有较高的灵敏度，还可选用灵敏度较高的方向性能量多普勒提升对极低速血流的显示能力。

（三）高频腔内超声

经阴道扫查的腔内超声探头多用端式扫描凸阵探头，频率为 5~12MHz，可变频，扇扫角度 90°~120° 为宜，大扇扫角度可提供较大的观察视野，但图像质量下降；而扇扫角度较小时虽可提高图像质量，但观察视野有限。高频腔内探头分辨力高，对盆腔内结构显示清晰，但穿透力差，对盆腔上方的结构显示能力有限。

（四）三维超声成像

目前的三维超声技术是基于先进的、可获取一个容积或一个容积序列的机械或电子探头技术。采集的三维容积数据，以不同的形式显示在屏幕上，可以显示为单幅或者多幅的二维图像，或显示为立体容积图像，最终可展现容积数据的表面或内部的解剖立体结构（详见第二章第一节三维超声成像技术与方法）。

（五）妇科超声造影

超声造影（contrast-enhanced ultrasound，CEUS）是利用造影剂使后散射回声增强，提高超声诊断的分辨力、灵敏度和特异度的技术。采用经宫腔和输卵管声学造影进行二维灰阶或三维、实时三维成像，可观察子宫内膜及宫腔内病变情况，也可以了解双侧输卵管通畅程度及周围粘连情况；采用经静脉声学造影可以了解盆腔占位的血供情况，辅助判断盆腔病灶的性质（详见第二章第二节超声造影成像技术与方法和第十二章子宫输卵管超声造影）。

（六）超声引导介入治疗

对部分盆腔肿块可在超声引导下抽取液体或组织进行细胞学或组织学检查，以明确肿块性质，或可在肿块内给药做局部治疗，为某些疾病的治疗提供了无创手段。

二、妇产超声检查途径和方法

妇产科超声诊断的准确性很大程度上取决于是否合理选用不同的检查途径和方法。检查途径主要包括经腹壁扫查、经阴道扫查和经直肠扫查，另外还可以经会阴扫查。

（一）经腹壁扫查

经腹壁扫查是最常用的妇产科超声检查途径，适用于所有妇女，无禁忌证；经腹扫查使用的探头频率多数为 3.5~5.0MHz，扫查范围广，扫查角度灵活，能够完整显示盆腔及其内器官组织的全貌，但易受腹壁厚度、膀胱充盈程度及肠道胀气等因素的影响，声像图的清晰度波动较大，对盆腔内小病灶因分辨力较差而易漏诊和误诊。

1. 扫查方法 受检者取仰卧位，探头置于下腹部皮肤表面进行扫查，局部皮肤涂上适量耦合剂。扫查应按一定顺序，一般在耻骨联合上先采用纵切面扫查，以子宫矢状面为中心，探头轻轻向两侧摆动；然后探头转动 90° 改为横切面扫查，从上向下或从下向上平行切面连续扫查；扫查过程中根据感兴趣部位的情况需灵活变动扫查方向，采用斜切面扫查。当发现病灶时，还需要将探头定在体表某一位置上，改变探头与体表的角度及探头的方向进行扫查，以得到最佳观察图像。

2. 检查前准备 非孕期妇女和孕中晚期需要观察子宫下段时，经腹超声扫查要求受检者的膀胱适度充盈。适度充盈的膀胱可以推开遮挡盆腔的肠管，且膀胱内尿液作为液体介质是一个良好的透声窗，使盆腔脏器得以清楚成像。膀胱适度充盈的标准以膀胱无回声区将周围肠管推开，恰能清晰显示包括子宫底在内的子宫长轴完整轮廓为适度。可在检查前 1 小时饮水或甜饮料 500~700ml，静候半小时左右，至膀胱有较明显的尿意。对于急重症、不能行经阴道超声检查的患者，可在常规消毒下插导尿管，注入生理盐水 500ml 充盈膀胱。

膀胱充盈不佳时，受下降肠管内的肠气影响，子宫附件不能充分暴露、完整显示，容易导致漏诊和误诊。而过度充盈的膀胱可使盆腔内正常器官受压、推移或变形导致图像失真，损失正确的图像诊断信息；可使附件肿块被推移、遮挡而导致漏诊、误诊；还可使中晚期妊娠子宫下段和宫颈受压迫，歪曲子宫颈内口与胎盘的位置关系，导致对前置胎盘及子宫颈的判断失误。

（二）经阴道扫查

经阴道超声探查是最重要的妇科超声检查途径，对已婚妇女超声检查建议常规采用此方法。高分辨力的阴道探头所获图像清晰，且探头与盆腔器官接近，能更好地显示子宫、卵巢及盆腔肿块的细微结构及特征，从而大大提高正确诊断率，减少漏诊、误诊。受检者无须充盈膀胱，无明显不适感，检查不受肥胖及盆腔器官位置改变的影响，但此途径不适用于无性生活史者。

1. 扫查方法 检查前需排空膀胱，以免充盈的膀胱将子宫附件推向远场。取膀胱截石位，阴道探头外套上加入少量耦合剂的消毒器械保护套。扫查时先在会阴水平观察阴道前后壁、阴道壁前方的尿道、后方的直肠、盆底结构；再将阴道探头轻缓插入阴道，顶端到达阴道穹窿部或宫颈部，先找到子宫，显示宫颈管至宫腔线的子宫纵切面，观察宫颈、宫颈管及子宫内膜、宫腔内情况，观察子宫肌层回声，测量子宫的长径及前后径，子宫内膜厚度；再将探头向左、向右观察子宫两侧壁，并将探头旋转90°做横切面的扫查，测量子宫横径，进一步核实纵切面观察的情况；然后在子宫的左、右侧寻找卵巢，因卵巢的位置多变，需从前到后、从内至外并转动探头寻找，观察卵巢及宫旁肿块的结构特点，并进行测量；最后观察直肠子宫陷凹有无积液或占位。经阴道扫查时，可以根据感兴趣区的位置灵活调节探头的位置和方向（图 1-3-1）。

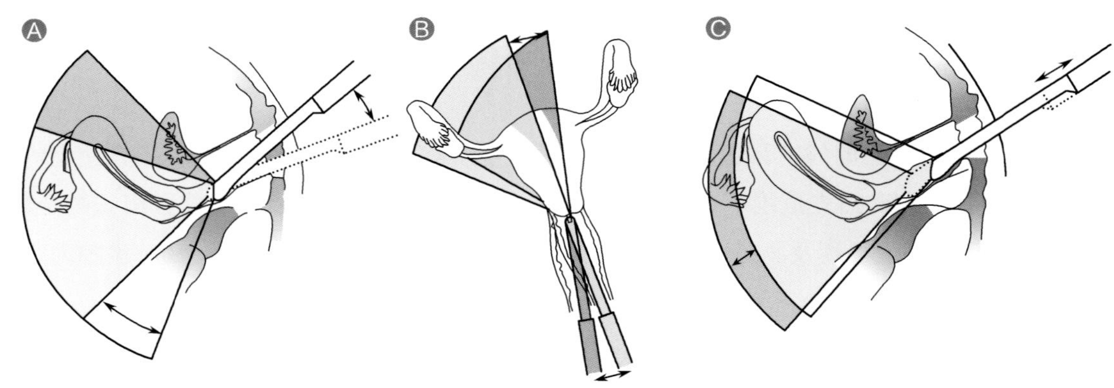

图 1-3-1 ■ 经阴道扫查示意图

A. 上下摆动；B. 左右摆动；C. 前后移动。

子宫前倾屈时，探头置于阴道前穹窿，后倾屈时，置于后穹窿，能获得满意且清晰的图像。但当子宫直位、活动度大时不易得到清晰的子宫矢状面图像，此时操作者可用一只手在受检者耻骨联合上稍加压，使子宫稍固定于后倾位、贴近探头，则可获得较好的图像。附件肿块位置较高时也可采用此方法。

2. 局限性与禁忌证 由于阴道探头频率高，其穿透力有限，聚焦深度在 10cm 以内，远场显示欠清晰，对中晚期妊娠超出盆腔的子宫，以及较大的盆腔肿块，经阴道探查不能显示子宫及肿块的全貌，此时需与经腹扫查结合使用，才可获得完整的诊断信息。另外，经阴道检查不适用于未婚妇女、处女膜闭锁、阴道畸形妇女，而对于子宫出血及月经期妇女则需注意无菌操作，在做好消毒工作后进行检查。

（三）经直肠扫查

经直肠超声扫查多用于直肠、乙状结肠及前列腺疾病的诊断，在妇产科也可应用于经腹探查图像模糊但又不适宜经阴道扫查的情况，是妇产科超声检查的辅助检查途径。经直肠探查可以采用经阴道探头，声像图的优缺点与经阴道探查相同，检查前患者需排空大小便，受检者取膀胱截石位，也可采用左侧卧位，左腿伸直，右腿屈曲。检查时会有便意等不适感，检查前应告知受检者，嘱其尽量放松。在套好消毒器械保护套的探头外加上适量耦合剂作润滑剂，注意探头进入肛门时动作要轻缓，探头进入后取膀胱截石位扫查，方法和观察顺序与经阴道探查相似。经直肠检查主要用于未婚妇女，或老年性阴道萎缩、阴道畸形等。

（四）经会阴扫查

常用于幼女盆腔检查、产时超声检查及盆底障碍性疾病相关盆底病变检查。可采用凸阵探头或三维容积探头，外套消毒胶套，在会阴处扫查。

三、超声图像的阅读方法

（一）经腹扫查声像图方位识别

1. 横切面 垂直于人体长轴的切面。声像图的左侧代表受检者的右侧，图像的右侧代表受检者的左侧，上方代表腹侧，下方代表背侧。获取的图像可理解为检查者从受检者足侧朝头侧方向观察（图 1-3-2）。

2. 纵切面 即矢状面，沿人体长轴的垂直切面。声像图左侧代表受检者的头侧，图像右侧则代表足侧；仰卧位纵断图上方代表腹侧，下方代表背侧。获取的图像可理解为检查者从受检者右侧向左侧方向观察（图 1-3-2）。

3. 冠状切面和斜切面 特定目标扫查时需获取沿人体长轴垂直于纵切面的冠状切面，或任意角度的斜切面，若图像接近于横切面，则按上述横切面规定进行识别；若图像接近于纵切面，则按上述纵切面规定进行识别（图 1-3-2）。

4. 胎儿超声图像方位 根据孕妇纵轴和胎儿纵轴的关系，以及胎儿先露指示点与孕妇骨盆前、后、左、右的关系决定胎儿的胎产势、胎位以及胎方位（详见第十四章第四节胎儿宫内状况评估）。

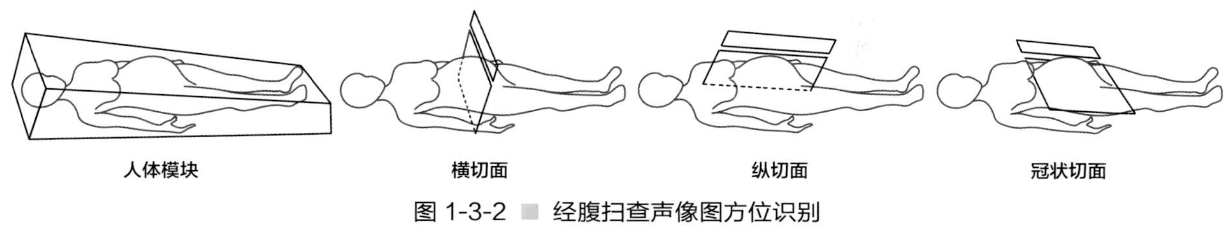

图 1-3-2 ■ 经腹扫查声像图方位识别

（二）经阴道扫查声像图方位识别

目前，对经阴道扫查留取声像图的方法并没有统一标准，按照个人习惯不同，有探头方向朝上和朝下两种；显示子宫长轴时，子宫前倾屈与后倾屈所获图像方位变异度大，常难以确定图像方位。但若左、右卵巢图像双屏同时显示时，一般左侧图像为右侧卵巢及附件，右侧图像为左侧卵巢及附件。

（三）声像图描述常用术语

声像图的描述应包括对组织结构的位置、形态、大小的描述和回声特征的描述，回声特征包括回声强度和回声的形态特征。

1. 回声强度描述 二维超声是用一个点的亮暗来表示回声强度，即辉度调制。可以依据图像内某一部分主要像素的明暗在图像的一侧灰标上的相应亮度来判断回声强度。自灰标的最高部分的亮度到没有回声，依次为强回声（阴道气体、宫内节育环），高回声（血管壁），等回声（子宫肌层），低回声（卵巢），弱回声（血液）和无回声（单纯囊肿）。

2. 回声形态特征描述 各种回声在声像图上所占据的部位，统称为回声区。根据回声所占据的空间范围和声像图上所表现的几何形态可描述为：①点状回声，与仪器分辨力接近的直径很小（2~3mm）的回声点，以往称“光点”；②斑状回声，指大于点状回声（直径 4~10mm）的不规则的回声斑，以往称“光斑”；③团块状回声，通常指所占空间位置大（直径>10mm）的实质性组织形成的回声，形态规则或不规则，以往称“光团”；④带状回声，形状像条带的回声，以往称“光带”；⑤线状回声，为很细的回声线；⑥环状回声，为圆形或类圆形的回声，以往称“光环”。

（四）超声声像图主要分析内容

被检目标的观察包括以下几方面。

1. 位置和活动度 可通过分析目标自体表的投影位置，结合触诊和对解剖标志的识别进行定位；通过改变体位，再结合触诊了解目标活动度。

2. 大小和形态特征 描述目标的形态并测量其大小。

3. 内部回声 分析目标的内部回声特征及其均匀性，若内部有局灶性病变或管道结构等，要描述其部位、数目、大小、形态、回声特点等。

4. 边缘回声 分析目标的边缘回声的强、弱情况及完整性。

5. 后方回声 分析目标后方有无回声增强、衰减或声影。

6. 周围结构 相关结构或器官的变化，包括粘连、压迫、浸润、血流改变、淋巴结肿大等。

四、超声检查报告的书写原则

超声检查报告除受检者的一般资料、超声诊断仪器和检查途径信息外，主要由超声检查的文字描述、超声检查的图像资料和超声检查的提示等部分组成。

（一）超声检查的文字描述

在系统分析超声检查所获得的全部信息后，紧紧围绕超声诊断结论展开必要的文字说明，包括描述对诊断有价值的阳性发现和阴性征象。文字说明要用语简洁、明了、准确，所用超声术语要规范化，文字描述应做到重点突出、层次分明、段落清晰，且尽量用临床医生易于理解的语言进行表达。由于各种原因造成超声检查的失败，未取得结论也应加以说明。

（二）超声检查的图像资料

超声诊断报告应附有与文字描述和诊断结论相对应的图像记录资料，一般采集能够代表病灶回声特征和反映病灶与正常脏器关系的图像，必要时应标注该图像获取体位及探头位置、方向的示意图，对图像中的结构可给予通用的英文缩略语进行注释。

（三）超声检查的提示

超声检查的结论应当是对超声检查文字描述部分的高度概括，应先做出明确的物理声像诊断，包括检查目标的位置、大小、囊实性等，然后结合临床资料和检查者的临床经验尽可能给予较准确、具体的结论意见，所使用的疾病名称要标准化。在给予具体诊断结论时应谨慎，当不能明确诊断意见时，可只给予病变定位和物理诊断，并可建议随访复查和其他进一步检查，不应盲目给予病理诊断。

（谢红宁）

参考文献

1. 周永昌，郭万学．超声医学．6 版．北京：人民军医出版社，2013.
2. 谢红宁．妇产科超声诊断学．北京：人民卫生出版社，2005.
3. 谢幸，孔北华，段涛．妇产科学．9 版．北京：人民卫生出版社，2018.
4. 王纯正，徐智章．超声诊断学．2 版．北京：人民卫生出版社，2018.
5. C RUMACK, D LEVINE. Diagnostic ultrasound. 5th ed. Philadelphia: Elsevier, 2017.

第二章 妇产超声新技术

第一节 | 三维超声成像技术与方法

高分辨力的二维超声和彩色多普勒超声的技术进步是超声诊断学发展的重要里程碑，在妇产科的应用方面已成为无可替代的非侵入性的诊断工具。而三维超声技术的发展和进步，为非侵入性的诊断技术又开辟了一个新的领域。三维超声的进步体现在能够迅速地对容积图像数据进行储存、处理和显示其三维立体图像，并且能够获得以往只有CT和MRI技术才具备的互交平面以及连续多平面成像。随着计算机技术革命化的进步被融入超声诊断系统，三维容积成像的速度已经提升到能够对高速跳动的胎儿心脏进行实时三维成像。虽然三维超声不可能取代二维超声，但它的确为一些复杂声像结构的判断提供了大量辅助信息，并对某些病变的诊断起到二维超声无法替代的作用，其应用潜能已随着经验的积累被逐步开发。近年来，在人工智能与医学图像结合的应用研究中，三维超声容积数据发挥了强大的作用，为深度学习提供了大数据支持。

经腹或经阴道超声均可使用三维超声技术。根据不同检查目的，多种三维成像模式可供选择。在妇科方面，任意切面的显示功能可以显示二维扫查难以获得的子宫冠状平面，能准确观察和定位宫内节育器，三维容积的精确测量功能使卵巢、卵泡或肿瘤的体积估计更准确；在产科方面，宫内胎儿是三维超声检查的最佳适应证，三维超声也是观察胎儿的最高手段。表面成像模式能够显示胎儿表面结构的真实图像；透明成像模式对胎儿骨骼的成像能够取得类似X线片的效果；实时三维成像有助于了解胎儿的宫内运动状况；胎儿心脏时间空间相关成像技术（spatial and temporal image correlation，STIC）更是为胎儿先天性心脏病产前诊断提供了重要的辅助手段。所有模式均可用于观察正常和异常胎儿的宫内状况，为胎儿医学提供大量有用的信息。

一、技术简介

三维超声（three-dimensional ultrasound）技术是基于先进的、可获取容积序列的机械或电子探头技术，将连续采集的不同平面的二维图像进行计算机处理，以不同的形式显示在屏幕上，可得到重建的有立体感的图像。三维超声与高速的计算机技术的联合大大提高了容积数据处理速度，使其具备临床实用性。20 世纪 80 年代三维超声容积成像首次应用于胎儿；90 年代初期实现了切面重建和三个垂直互交平面成像；经阴道容积成像则始于 1991 年；1996 年更新了实时超声束跟踪技术，而最新发展的高速容积显像可获得真正的实时三维超声，因加入了时间维度，又被称为四维超声（four-dimensional ultrasound），其数据采集和显示的速率与标准的二维超声系统相接近，机械容积探头在理想状态下可达 46 帧 / 秒，电子容积探头甚至可超过 100 帧 / 秒。

三维超声成像技术包括散焦镜法、计算机辅助成像和实时超声束跟踪技术。散焦镜法（defocusing lens method）也称厚层三维图像，装置仅需在凸阵或线阵探头上套上一个散焦镜。计算机辅助成像是目前首选的三维成像方法，成像处理过程包括获取三维扫查数据、建立三维容积数据库、应用容积数据进行三维图像重建。实时超声束跟踪技术是三维超声的最新技术，其过程类似于计算机辅助成像，但可实现即时成像，仅仅需要定下感兴趣部位的容积范围就可以在扫查过程中实时显示出三维图像，该技术可提供宫内胎儿的连续、实时、三维动态图像，以观察胎儿宫内生物行为。

三维超声既具有所有二维超声的伪像，还具有三维超声特有的运动伪像和双轨伪像等，认识三维超声伪像有助于正确分析三维数据，获取有用信息，同时避免误判。

二、三维成像方法

三维超声的临床实用性很大程度上取决于操作人员对此技术掌握的熟练程度。只有了解三维超声的基本原理和概念，熟练掌握三维超声诊断仪的操作方法和步骤，才能充分发挥三维超声的最大作用。

（一）三维成像的主要步骤与成像模式

常规静态三维成像包括以下步骤。

1. 自动容积扫查 以三维容积探头进行扫查，获取三维数据。实时二维扫查是基础，扫查前应先优化二维灰阶或彩色多普勒血流图像。根据感兴趣区域的空间范围，调节切面的角度、扫查深度和扫查角度，确定三维容积箱（volume box）的位置和大小后进行扫查。在扫查时可以根据感兴趣区的回声和运动特征调整扫查速度。快速扫查适用于正在运动的目标，但获得的图像空间分辨率低；低速扫查图像分辨率较高，但图像质量易受目标脏器运动影响。因此，选择扫查速度时应以获取最低运动伪像、最高分辨力的容积数据为原则。

2. 三维超声容积数据库的采集和建立 探头扫查获得的数据是由许许多多的断面组成的合成数据，作为三维数据库输入电脑，可以通过滤过干扰信息改善数据的质量。三维数据库包含一系列的体积像素，每一体积像素既是灰度值也是亮度值（图 2-1-1A）。采集容积数据的方法类型包括静态三维、实时四维和心脏 STIC 技术。

3. 三维图像重建 应用三维数据库可以重建各种图像，包括三维容积渲染成像和三维切面重建的观察。

（1）容积渲染（volume rendering）：是一种基于体素（voxel）的三维数据库的视觉工具。一个像素（pixel）是二维图像的最小的图像信息单位，一个体积像素则是三维容积数据中最小的图像信息单位。图 2-1-1B 说明了容积成像技术原理：在有立体感的二维图像上的每一个像素都代表着一组三维体素的投影，沿着投射线的多个体素经过分析处理后组成具有立体感图案的二维像素，二维像素值来源于根据特定的容积运算公式得出的综合的体素。容积渲染成像的基本方法有表面成像模式、透明成像模式和彩色模式，还有在此基础上发展了各种提高图像质量的成像方法。

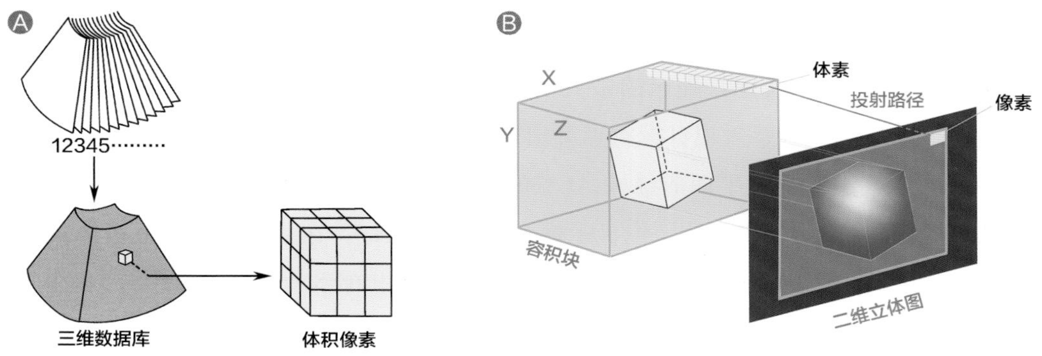

图 2-1-1 三维超声数据库及容积成像原理示意图

A. 三维超声数据库；B. 三维超声容积成像原理。

1）表面成像模式：能够显示周围被液体包绕的组织结构表面的立体图像，如胎儿体表结构（图 2-1-2A）。通过旋转三维立体数据库选择感兴趣区域进行成像，去除非感兴趣区；采用适度的滤过功能，可以滤过周围的低回声（如羊水内的漂浮物），突出胎儿表面结构回声；应用图像自动回放的旋转功能，可以从不同角度观察立体图像；另外，还可以调节图像的明亮度和对比度，使图像立体感更强。

2）最大和最小成像模式：将实质性的组织结构的所有三维回声数据投射到一个平面上，选择性地优先显示高回声（最大模式）或低回声（最小模式）结构的特征。采用这种模式要求感兴趣结构的回声特征较周围组织回声高（如骨骼）或低（如囊肿）。（图 2-1-2B）。与最小成像模式显示目标相类似的反转成像模式将灰阶编码调换，用于重建充满液体的组织结构，使二维超声的无回声结构（如心腔、大血管及膀胱等）在该模式下表现为实性回声，突出液性结构的空间关系（图 2-1-2C）。

3）彩色多普勒模式：在三维扫查中启动彩色多普勒，可以对血管内血流进行彩色三维重建（图 2-1-2D）。三维血管成像方法能够跟踪血管走向，区分重叠血管。

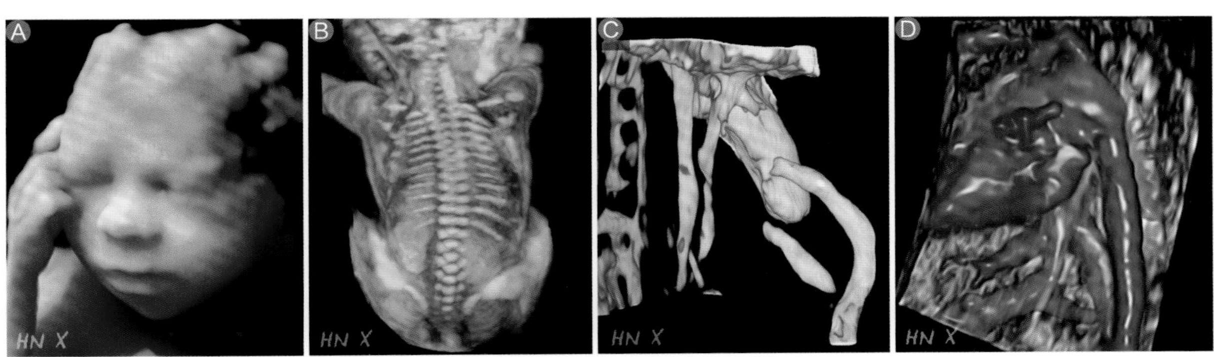

图 2-1-2 胎儿三维超声容积渲染成像模式

A. 面部表面模式成像；B. 脊柱最大模式成像；C. 腹腔血管、胃泡、胆囊反转模式成像；D. 心脏大血管彩色模式成像。

(2)切面重建：成像最简单，通过旋转三维数据库可以选定任意一个平面的二维图像，并进行多平面图像分析。尽管得到的是断面图，但对诊断却非常有用，因为许多平面(如子宫的冠状面)是二维超声扫查难以获得的。根据需要可以选择多种切面显示的方式，包括：①显示三个互相垂直的正交平面。第三平面是垂直于前两个平面所重建的平面，如图 2-1-3A 为同时显示子宫矢状面、横切面和冠状面。②自由旋转图像。围绕感兴趣区的中央任意旋转图像可以得到正确的、容易理解病变的二维声像平面，使用这一功能使得感兴趣目标重点突出。③移动图像，可以垂直于三个平面中的任意一个平面做平行移动，观察平行于该平面的结构，任意的移动比二维扫查时移动探头更容易控制，使每一断面图像得以仔细观察。④壁龛立体定位显示模式(Niche view)。在三维容积数据箱内，相互垂直的切面 A、B、C 只能部分被编辑显示，选用此方式时可以显示容积内部三个不同方向的平面在整个容积数据箱中所处的位置。⑤超声断层成像(tomographic ultrasound imaging，TUI)。同时显示一个容积数据中数个平行切面的图像，获得与 CT 或 MRI 图像相似的连续切面图像。TUI 与其他静态三维及动态四维成像模式结合，可提供更多的空间立体信息，更好地显示病灶与正常结构的关系(图 2-1-3B)。

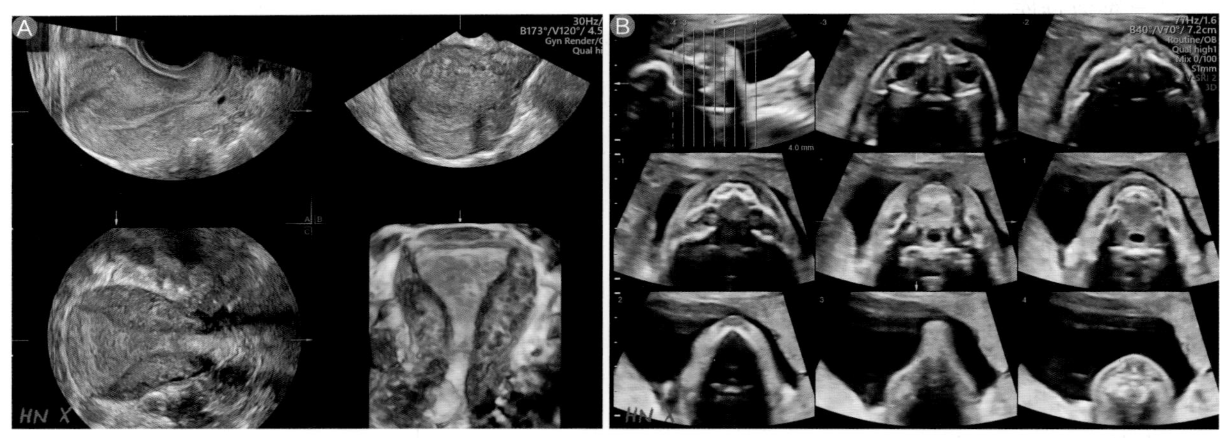

图 2-1-3 ■ 三维超声切面重建

A. 子宫三个正交切面成像(右下：子宫冠状切面三维表面成像)；

B. 胎儿面部横切面断层成像(从上至下显示眼、鼻、上颌、腭、下颌、颏、颈)。

(二)容积渲染成像的步骤与方法

在数秒钟内完成扫查和建立三维数据库后，可以立即进行容积成像操作，也可将数据储存入仪器内，以后再调出进行离线分析。容积成像的基本步骤如下。

(1)确定成像范围：在所扫查的三维容积资料中选定出感兴趣区域(即容积箱)，在容积箱外的结构将不会被成像。

(2)选择成像模式：根据感兴趣区域的回声特征合理选择成像模式，以能够突出病灶特征为原则。

(3)图像的滤过处理：表面成像时利用滤过功能对周围低回声结构进行适当的抑制，以突出表面结构特征。

(4)旋转三维图像：进行图像定位，使立体图像处于最佳显示角度，从而得出最佳三维图像。

(5)立体电影回放：采用电影回放的功能可以从不同角度动态地观察图像，立体感更强。

(6)电子刀的选择：利用电子刀的功能能够去除与感兴趣结构表面无关的立体回声结构，以及不规则的周边，使图像从任何角度上看都更为清晰、重点突出。

（三）时间 - 空间复合成像

时间 - 空间复合成像（spatiotemporal image correlation，STIC）技术是一项专门针对跳动的心脏的实时动态三维成像技术，它可将心脏三维数据的采集与心动周期时相信息的获取结合起来。其原理为探头连续扫描心脏，获得一个由大量连续二维切面组成的三维数据库，然后分析指定区域内任何运动所引起的灰阶信息变化，根据房室壁收缩峰出现的时间点及各点之间的时间间隔，自动分析出每个二维切面所处的时相信息。处于同一时间点的所有二维切面列为一组，按扫描顺序排列，形成该时间点的三维图像。所采集的立体图像包含了一个完整心动周期的信息，这种动态立体图像的文件处理后可显示心动周期中的任一时期的任何切面，并以跳动的模式直观显示心脏结构的空间形态、方位、相互关系，同时还可结合 TUI 模式显示心脏多个重要切面。图 2-1-4 显示了胎儿心脏 STIC 数据采集、重组和渲染成像的过程：①胎儿心脏容积数据 STIC 采集。三维探头按照一定的时间间隔自动偏转扫描，每个采集切面均按照固定的时间点采集至少一个心动周期的二维图像帧，并按顺序组成一个 STIC 三维数据库。采集切面的时间间隔和采集时间点的时间间隔，会受到 STIC 采集质量和容积采集角度大小的影响（图 2-1-4A）。②根据空间和时间，对 STIC 三维数据库进行数据重组。在 STIC 三维数据库中，不同采集切面并具有相同采集时间点的二维图像帧被提取并重组成一个三维容积帧，所有采集时间点的容积帧按时间顺序组成一个多容积帧并可以循环播放的 STIC 动态三维原始容积数据（图 2-1-4B）。③通过各种灰阶渲染模式，可以对 STIC 动态三维原始容积数据进行渲染成像，TUI 是比较常用的模式之一，可以同时显示胎儿心脏的不同水平切面（图 2-1-4C）。胎儿心脏 STIC 图像数据完整地保留了心脏运动信息及软组织的结构信息，可进行离线分析，从而降低操作者依赖性，并有助于提高疑难病例的正确诊断率。STIC 技术为胎儿先天性心脏病的诊断提供了新的辅助手段，同时近年来结合机器学习技术研发的胎心标准切面自动显示和分析功能，成为产前诊断新技术应用研究的热点。

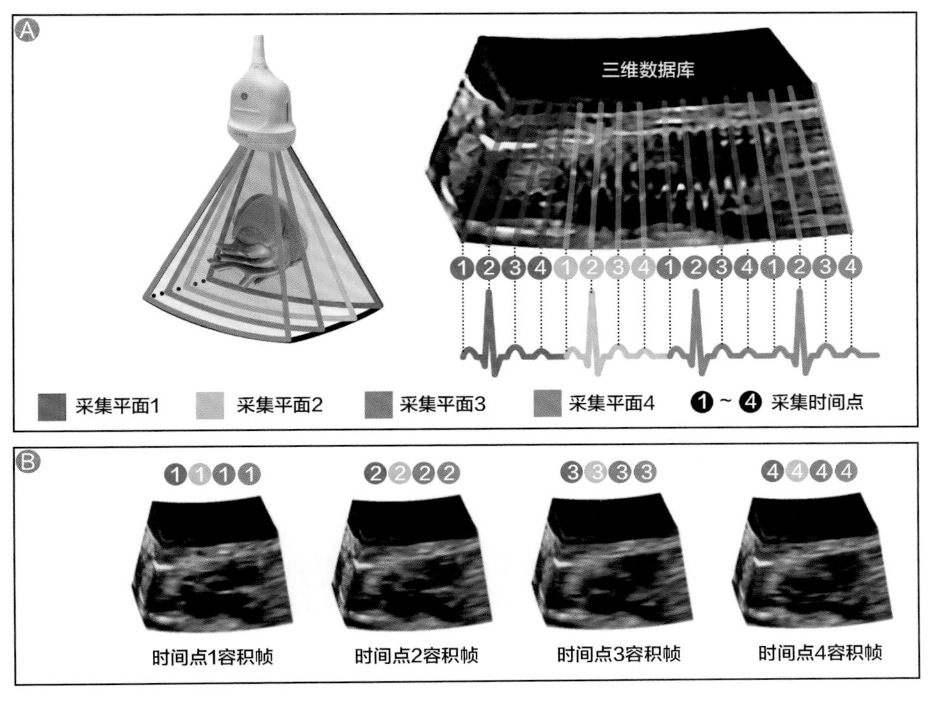

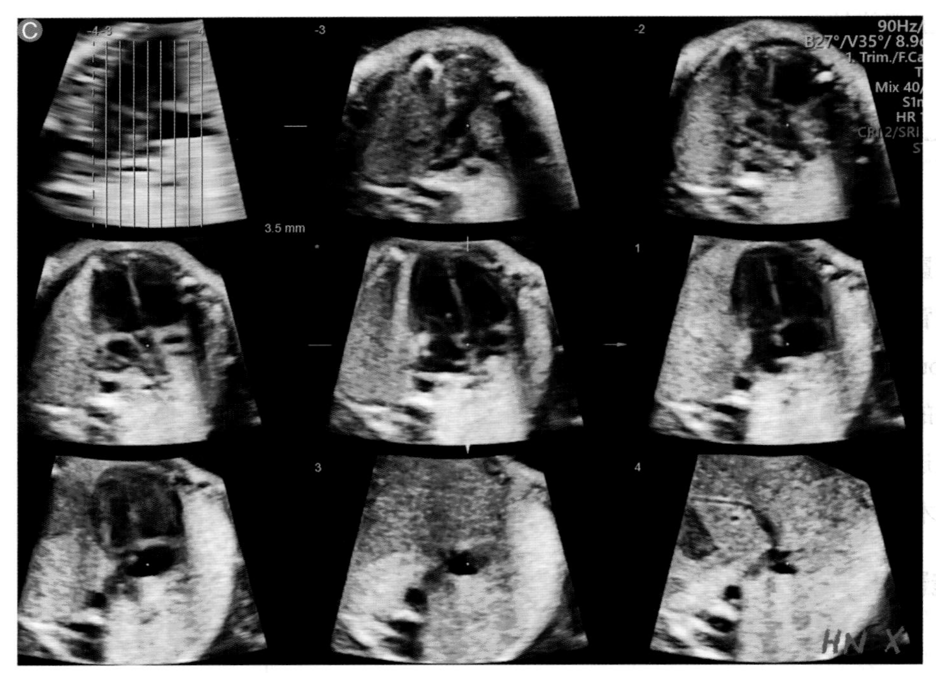

图 2-1-4 ■ STIC 技术示意图与胎儿心脏 STIC 断层成像

A. 数据采集；B. 数据重组；C. 渲染成像。

三、三维超声技术的优势

三维 / 四维超声是近二十多年来超声医学领域最引人注目的进步，是二维超声的重要补充，本书将在各章节中结合疾病列举其应用实例。三维超声在妇产科疾病诊断中应用的优势主要体现在以下几方面。

1. 能够获得任意平面的图像，并标明其在空间的方向和位置，有利于对图像进行仔细分析，减少主观因素干扰。

2. 具有精确的体积计算功能。常规的二维超声只能获取一个组织结构的三个切面，通过三个切面的径线粗略地估测体积。三维超声可处理多个平面资料，模拟组织的形状，利用特定的容积计算公式使体积的测量更为精确，尤其对不规则形器官或病灶体积的测量更具优越性。三维虚拟器官计算机辅助分析（virtual organ computer-aided analysis，VOCAL）技术具有自动测量各种形态结构的体积的功能，能够描画和显示任何形态的组织器官的外形特征，并计算其体积，为不规则形结构的体积估计提供了更优手段。

3. 对感兴趣结构重建三维立体图像，直观显示的立体图像具有以下优势：①可以通过清晰的立体图像对异常结构进行更细致的观察，了解病变的全貌；②有助于初学超声诊断者培养空间思维能力和图像理解能力；③异常胎儿的三维立体成像更容易帮助孕妇和家属理解异常结构，辅助医患沟通。

4. 三维扫查在瞬间完成，获得的容积数据可全部被储存起来，数据可以在受检者离开后随时调取进行研究、分析及会诊，由此带来的优点是：①不必匆忙对疑难病例下定论，可以在充分讨论后得出更准确的判断；②减少了因检查时间过长而造成的不适，降低了对胎儿的潜在损害风险；③对同一容积数据的判读可使观察者之间、观察者本人的差异降至最低，减少了分析图像过程中的主观偏倚；④为医学图像人工智能的研发提供了海量数据储备。

第二节 | 超声造影成像技术与方法

超声造影（contrast-enhanced ultrasound，CEUS）是将超声造影剂注入血管或管腔内，借助造影剂增强血管或管腔对比，通过超声成像突出显示管腔形态或脏器的血流灌注特点。近年研发的超声造影剂（ultrasound contrast agent，UCA）微泡大小均匀，可自由通过毛细血管，具有稳定性佳、散射性好、能产生丰富的谐波，以及在声压作用下具有破裂效应等重要特性，安全性高、副作用少。结合超声仪器性能的改进，超声造影能够有效、实时观察器官组织的血流灌注和管腔形态，已成为超声诊断中不可或缺的技术，并广泛应用于临床诊断和介入诊疗。

一、超声造影剂

超声造影剂分为正性造影剂和负性造影剂。正性造影剂包括过氧化氢、晶氧和微泡型造影剂等；负性造影剂包括生理盐水、葡萄糖等。目前临床上常用的是微泡型造影剂，是在超声成像过程中用于增强图像对比度的微米量级直径的有包膜微气泡。其外壳由蛋白质、表面活性剂构成，具有生物相容性；微泡内填充的气体可为空气、全氟化碳或六氟化硫等。微泡直径为 2~5μm，静脉注射后能通过肺循环，被限制在血管中，不会被肾小球过滤，也不会外渗至组织间隙。气泡溶解后气体经肺部呼出体外，外壳经肝脏和肾脏代谢。

1. 超声造影剂的种类 最初期的超声造影剂为含游离微气泡的无壳造影剂，以空气、氮气为主要成分，其分子量小，气泡易塌陷，造影效果差，通常只用于右心系统一过性显像。此后超声造影剂逐渐改进，根据造影剂的外壳和包裹的物质，超声造影剂发展大致分为三代。

第一代超声造影剂：为含空气的血清白蛋白微泡和糖类空气微泡。分子量小，受动脉压力影响大，微泡易破裂，血中持续时间短。微泡能通过肺循环，但不能到达全身，增强效果不满意。主要用于冠状动脉粥样硬化性心脏病室壁运动障碍、瓣膜病变、先天性心脏病和肝脏肿瘤的诊断。

第二代超声造影剂：为包裹氟碳气体或六氟化硫的微泡。分子量大、溶解度低、弥散性低，在血液中稳定性好，在血管中停留时间较长。其中，高密度的惰性气体六氟化硫微泡的膜稳定性和弹性好、气体溶解度低，微气泡具有好的谐振特性，能产生较强的谐波信号，可以获取较低噪声的实时谐波图像，能有效地保存脏器内的微泡而不被击破，显像时间长，可实现实时灰阶灌注成像，是目前临床最常用的超声造影剂。

第三代超声造影剂：为靶向载药微泡。将特异性抗体或配体置于微泡表面，依靠抗原 - 抗体或受体 - 配体之间的特异性结合，积聚至特异的靶器官 / 组织，使器官 / 组织在超声造影中特异性地增强或起到局部靶向治疗的作用。目前，此类超声造影剂处于研究阶段，尚未进入临床应用。

2. 超声造影剂的副作用和使用 超声造影剂不良反应较少，偶有注射部位过敏、恶心、呕吐和寒战等，多呈自限性，可自行缓解。各种造影剂的保存和制备方法不尽相同，每个脏器的造影剂使用方式各异，在使用前应阅读说明书，按照说明书的要求配制和使用。

二、超声造影成像技术原理

超声波遇到小于入射声波界面的散射体时会发生散射。散射的强弱与散射体的大小、形状及其周围组织的声阻抗差别有关。血管内的血液所含的红细胞等有形成分的声阻抗差很小，散射很微弱，或体内一些管道无足量液体充盈，所以使用传统超声仪器的灰阶成像很难检测出来。如果在血液中加入或向人体腔道内注入声阻抗值与人体组织截然不同的介质如微气泡，则可以增强器官血管内或管腔内的散射信号，出现云雾状的高回声，这是超声造影的基本原理，即对比增强超声成像（contrast enhanced ultrasound）。组织声学造影和管腔声学造影即基于此原理，在静脉内或腔道内注入含有微气泡的超声造影剂，造影剂随血流灌注进入器官、组织，经管腔进入体内，使器官、组织、管腔形态显影或显影增强，从而为临床影像诊断提供更为丰富的信息。

在成像技术方面，因一般的谐波成像其组织信号产生的谐波能量高于非组织信号，故能有效抑制噪声，提高信噪比，使图像更清晰，边界更清楚。而造影谐波成像，造影剂的气泡在低机械指数脉冲的激励下发生共振，从而产生比组织强烈得多的非线性谐波信号，这是谐波造影成像的基础。常用的造影技术还可结合脉冲反转技术，在脉冲反转的作用下，基波信号被完全抵消过滤，谐波信号被成倍增强，因此可更加突出地显示气泡的谐波信号。新型的造影成像技术利用脉冲反转谐波造影成像、调幅造影成像、高保真发射等一系列改进的造影成像技术，使造影图像得到极大改善。

三、子宫输卵管超声造影技术

子宫输卵管超声造影（hysterosalpingo-contrast sonography，HyCoSy）是将造影剂经置入宫腔的导管注入子宫腔和输卵管内，显示子宫腔和输卵管腔的形态、位置，从而发现宫腔占位病变、子宫腔畸形，以及了解输卵管形态、评估输卵管通畅性的检查方法。目前，已有大量研究证明子宫输卵管超声造影在评估输卵管通畅性和子宫形态方面的可靠性与腹腔镜相似。因无需住院、无射线暴露、不使用麻醉和碘造影剂等，是一种安全、可重复且耐受性良好的门诊操作。

子宫输卵管超声造影的造影剂分为负性造影剂和正性造影剂两种。负性造影剂包括生理盐水、葡萄糖注射液等无回声的造影剂。将其注入宫腔后使宫腔扩张，宫腔情况被无回声造影剂衬托显示出来，可用于诊断宫腔病变，但难以进行输卵管显像。正性造影剂包括过氧化氢、各类微泡造影剂等。宫腔和输卵管被强回声造影剂衬托而显影，可显示宫腔形态、输卵管走行及形态、卵巢周围造影剂弥散情况，进而判断输卵管通畅与否。以往使用的过氧化氢等正性造影剂因气泡大且不具备气体保护层，易破裂，造影维持时间短，近年来多使用第二代微泡造影剂，气泡小且稳定，持续时间长、显影效果好（详见第十二章子宫输卵管超声造影）。

四、妇科病变经外周静脉超声造影技术

超声造影剂经外周静脉注入后可通过肺循环至体循环，到达靶器官或组织，但不能通过血管内皮至细胞间隙，因此超声造影是一种纯血池显像技术，这是超声造影技术与 CT、MRI 增强显像的最大区别。在妇科应用方面，经外周静脉超声造影通过显示子宫、卵巢及其病变的血流灌注特征，了解病变的来源、部位、大小、血供特点，在二维灰阶和彩色多普勒的基础上辅助诊断。已有研究显示，经外周

静脉造影检查既可为子宫体及附件良恶性疾病的超声诊断提供更多的信息，也可用于妇科病变穿刺活检引导和介入治疗前后疗效的对比。但迄今为止，对于大部分的妇科病变，已有的临床研究结果尚未显示超声造影有特异性的征象，因此经外周静脉超声造影尚仅能作为了解妇科盆腔占位病变血流供应状态的补充。因对胎儿的安全性尚未确定，经外周静脉造影不推荐应用于产科超声检查（详见第十三章盆腔病变经静脉超声造影）。

第三节 | 人工智能在妇产超声领域的应用

人工智能（artificial intelligence，AI）是利用数据和计算机算法实现原本人类才能完成的任务。借助计算机高效和稳定的优势，AI 在一些非创造性、程序化、重复性任务中发挥着超人类的作用。在医学图像领域，凭借大数据的支撑，医学图像与 AI 的结合已逐渐发展成为一个新兴的学科。在超声图像方面，AI 可有效应对超声图像标准化程度低的特征，在图像模式识别方面发生了质的飞跃。近年来，借助 AI 技术发展的优势，妇产超声领域的 AI 研发成果井喷式激增。在妇科肿瘤的良恶性图像识别方面取得了良好的成果。在产前超声方面，AI 已实现实时扫查过程中自动检测和识别胎儿标准切面，并识别胎儿颅脑异常、心脏异常等；研究技术同时应用于产科超声质量控制、胎儿畸形图像识别，以及产科超声规范化培训和考核等。AI 在妇产超声图像领域研究的积累，将产生众多的实用性 AI 技术，有望提高妇产超声诊断水平、改善妇产超声工作流程、实现高效质控管理，并极大提高规范化培训效能。

一、人工智能的基本概念

广义的 AI 指机器具备任何与人类相似的思考、学习、推理的能力，即机器从数据和经验中学习规律，从而达到可提供新的数据和经验的能力。狭义的 AI 是机器执行特定任务的能力，如图像检测、翻译、下象棋等。

机器学习（machine learning，ML）是 AI 的一个领域，可理解为随数据量增多而逐渐改进统计方法以获得最佳模型（函数 / 规律），最终达到预测未知状况的目的。大数据支持是机器获得智能的基础，而医学影像在常规临床实践中积累的大数据库为机器学习提供了丰富的资源。根据机器学习方式不同又可分为监督学习、无监督学习和强化学习。监督学习中训练数据具有标签，机器根据已有的数据标签找到输入和输出结果之间的关系；无监督学习中训练数据不需要标记，机器通过聚类的方式从数据中寻找某种内在共性，从而分类数据；强化学习类似于半监督学习，使用未标记数据，但不直接给出解决方案，通过试错、激励与惩罚的方式达到目的。

深度学习（deep learning，DL）是机器学习的分支。在深度学习中，输入和输出由多层隐藏层连接，也称为卷积神经网络（convolutional neural network，CNN），是一种受生物神经网络启发的计算机算法。深度学习神经网络含有多层隐藏层，可自动提取底层特征，使人眼无法分辨的抽象信息得以保真学习。因此，其应用于医学影像识别时，可以有效避免人为图像分割导致的特征工程准确性低的不足。

二、妇科超声人工智能技术的应用

目前，AI 在妇科超声方面的研究热点集中在对妇科肿瘤超声图像的良恶性特征鉴别。以卵巢肿瘤的良恶性鉴别为例，早期的研究不涉及图像的自动识别，需手工将图像特征输入软件，结合临床指标进行风险值的计算，从而为临床决策提供参考。随着深度学习的引入，AI 可以实现图像特征的自动提取分析，提供智能化的诊断。一项大型回顾性、多中心诊断性研究收集了包括笔者团队在内的来自国内 10 家三级会诊中心 6 年间的妇科超声图像，以纳入的 3 755 名卵巢癌患者的 3 万多张图像以及 10 万名对照组的 54 万多张图像训练了一个自动识别卵巢癌的深度卷积神经网络（deep convolutional neural network，DCNN），分别进行内部与外部验证，比较了 DCNN 与 35 名医生的平均诊断效能，其结果显示 DCNN 模型在内部数据集（88.8% *vs.* 85.7%）和外部验证数据集（86.9% *vs.* 81.1%）中检测卵巢癌比医生更准确。另外，相对于单独诊断，6 名医生在 DCNN 的辅助下诊断准确性提高了约 10%。除妇科肿瘤的良恶性图像识别外，还有研究报道了子宫内膜癌的淋巴转移风险的 AI 评估、盆底耻骨直肠肌和泌尿生殖裂孔超声图像的 AI 自动定量评估等，均取得了良好的结果。AI 在妇科超声图像领域研究的初步成果，预示了 AI 助力的妇科超声具有辅助临床决策的潜能。

三、产科超声人工智能技术的应用

产前超声受孕周、胎位和声衰减等诸多因素影响，所获图像的标准化程度低、图像特征描述困难等，导致机器学习的特征工程准确性低，是医学图像领域中 AI 研发的难点。近年来深度学习技术的发展，促进了产前超声 AI 识别研究的起步和进展，并取得了令人鼓舞的成果。基于胎儿标准图像识别的 AI 技术，应用于产前筛查规范化培训、标准化质控考核、胎儿畸形辅助诊断等，均呈现出与专业人员相媲美的能力。

1. 产前超声筛查切面的自动识别与定位　筛查切面的自动识别是计算机通过大量学习已知胎儿超声解剖切面数据的类别标签，实现超声图像输入后自动分类切面类别，如图像是腹围切面还是头颅切面，这是实现自动测量和识别异常图像的基础。筛查切面的定位是指机器能在视频流或众多扫查切面中定位到所需的诊断切面。自 2017 年以来，多个研究借助深度学习卷积神经网络（convolutional neural network，CNN），配合迁移学习策略和针对性的数据增强技术，实现了静态图片的胎儿颜面正中矢状面、双眼水平面、鼻唇冠状面的分类识别。其后又实现了对图片和视频集中的腹围切面、双眼横切面、四腔心切面的自动分类识别。英国帝国理工学院通过深度学习弱监督学习模式，建立了卷积神经网络模型 SonoNet，实现了自由扫查时 13 个胎儿标准切面的自动识别，图像召回率达 90.9%。自 2018 年起，笔者团队应用深度学习 YOLO（you only look once）算法建立了产前超声智能辅助筛查系统（prenatal ultrasound artificial intelligence conduct system，PAICS），实现了产前超声筛查过程中实时判断所获取的切面类别及标准化程度，并可准确标注切面内的解剖结构，其准确判断切面类别及标准化程度的多分类获得了满意的结果。该项技术的实现可引导经验不足的操作人员获取胎儿超声解剖标准切面，提高产前超声医师培训效能。

2. 胎儿生长指标及解剖结构的自动测量　计算机自动测量的基础是根据超声图像中不同区域所展示的回声强弱、空间纹理、结构形状、边缘连续性等特征，把目标图像中特征性解剖结构从其周围的背景中抽离出来。将深度学习自动分割优势应用于标准切面自动测量，已展现出良好的性能。目前很多的超声仪器都配备自动测量 AI 软件，包括孕早期胎儿颈项透明层厚度、胎儿生长发育指标、侧脑室宽度等的测量。笔者团队基于卷积神经网络对胎儿正常和异常颅脑侧脑室的像素级分割，实现了侧脑室宽径准确测量，误差仅 1.8mm。荷兰拉德堡德大学团队基于 VGG-Net 的网络，自动分割胎儿颅骨光环，再通过 U-Net 网络来自动测量胎儿头围，最后以参考头围的 Hadlock 曲线确定孕周，实现了孕周的自动估算。基于自动分割特征图像的 AI 准确测量将简化超声工作者冗余的操作步骤，优化检查流程并将更多的注意力专注于异常结构的扫查。

3. AI 辅助标准化质控考核 产前超声筛查切面的标准化程度的质量控制是避免误诊与漏诊的基础，也是培训产前超声工作者的关键。通过将医学逻辑转化为计算机语言进行图像的量化质控，已有大量研究证实，对胎儿标准切面的图像质量、放大程度及图像所必须显示的关键结构进行 AI 量化评分，其评分结果与专家主观评分相接近。笔者团队基于胎儿筛查标准切面的自动识别，结合《产科超声规范化培训考核中国专家标准共识（2022 版）》设计了一套 AI 质控评分系统，与专家评分一致性良好（Kappa 值达 0.95），AI 评分时间极大缩短（AI 评分 0.025 秒 / 张，专家评分 60 秒 / 张），实现了图像“秒质控”，为标准化、常态化的产科超声图像质控提供了保障。

4. 胎儿畸形图像的自动识别 胎儿畸形产前超声图像的自动识别是 AI 研发的最难点。胎儿畸形的产前超声诊断需要多切面、立体图像信息联合诊断，AI 算法需要解决动态、联想、立体识别等方面的难题。另外，胎儿畸形的病变种类繁多，同种畸形表现有差异，单一病种数据量少，AI 识别还面临数据量不足的问题。自 2019 年起，基于胎儿心脏及颅脑的正常和异常图像分类以及多种异常类型的 AI 自动识别已有所突破。笔者团队基于深度学习卷积神经网络对胎儿颅脑超声图像进行正常和异常分类，分类准确率达 96.31%，热力图病灶精确定位达 61.62%；通过分割和标记 2 万多张胎儿颅脑超声异常图像，进一步建立了胎儿颅脑异常实时 AI 辅助诊断系统，实现了常规超声扫查中自动识别胎儿颅脑横切面特征性解剖标志，并检测 9 种类型颅内异常，获得了受试者工作特征曲线下面积 0.81~0.95 的良好结果。在胎儿心脏超声 AI 筛查和异常识别方面，Gong 等在建立胎儿先天性心脏病 AI 筛查模型中引入了异常四腔心切面的图片训练，结果显示 AI 在分类正常与异常四腔心图像的表现超过了低年资和中年资医师，仅次于高年资医师；Arnaout 等建立的神经网络在识别 5 个胎儿心脏标准切面的基础上，实现了正常与 16 种先天性心脏病的智能分辨，灵敏度达 95%（84%~99%），特异度达 96%（95%~97%）。

上述研究成果表明，基于机器视觉中的多项任务（分类、分割、检测），AI 技术在产前超声领域的研究已逐渐从正常胎儿标准切面的定位识别过渡到对异常超声图像的分类诊断，并有望模拟经验丰富的产前超声医师，权衡多种图像参数的同时辨别伪像，指导临床决策。

四、妇产超声人工智能的挑战与展望

上述的研究进展充分展现了 AI 技术的优势及临床应用的潜能。然而，将 AI 引入常规临床实践中仍然存在许多挑战，并不可避免将引发人们对妇产超声在 AI 的普适性及伦理等方面的担忧，特别是在产科超声筛查和诊断领域。

目前，AI 模型面临的问题包括：①单一中心获取的训练数据所建立的模型能否适用于不同的产前筛查与诊断的场景；②大多数 AI 模型是通过"监督学习"推导的，医师标注的准确性将影响模型的准确性，而人类的参与不可避免存在主观偏差，所建模型也可能具有偏差；③真实临床场景中，对图像的诊断不仅考虑图像的特征，还会根据年龄、家族史、既往史及实验室指标进行多因素整合分析，而目前的 AI 模型只针对训练过的图像特征进行预测；④ AI 在产前超声筛查中的应用，与其他医学的应用一样，均不可避免地面临伦理问题，如 AI 需要达到多高的准确率、AI 所产生的医疗风险将由谁承担等，需建立行业规范。

AI 在妇产超声尤其是产科超声领域的蓬勃发展预示着其有望提高妇产超声专业人员基于图像诊断的信心，改善筛查、诊断、质控的工作流程。为进一步将这一潜力转化为生产力，未来的 AI 模型无论是训练集的标注，还是验证数据集的底层标签，都需要考虑制订合适的准则对质量进行把关；AI 的适用性也需通过大量的训练及验证数据进行严格验证，大规模、多中心的临床研究是 AI 进入临床实践的必备条件；未来医疗 AI 领域的研究重点将是构建 AI 集成图像和电子病例的"个性化影像诊断"。另外，还需要进一步加强 AI 开发者与超声专业人员之间的跨学科交流，制订合适的行业规范、标准和相关指南。

（谢红宁）

参考文献

1. ABU-RUSTUM RS. A practical guide to 3D ultrasound. London: CRC Press, Taylor & Francis Group, 2014.
2. ARNAOUT R, CURRAN L, ZHAO Y, et al. An ensemble of neural networks provides expert-level prenatal detection of complex congenital heart disease. Nat Med, 2021, 27 (5): 882-891.
3. ALCÁZAR JL, MARTINEZ-ASTORQUIZA CORRA T, OROZCO R, et al. Three-dimensional hysterosalpingo-contrast-sonography for the assessment of tubal patency in women with infertility: a systematic review with meta-analysis. Gynecol Obstet Invest, 2016, 81 (4): 289-295.
4. BAUMGARTNER CF, KAMNITSAS K, MATTHEW J, et al. SonoNet: Real-time detection and localization of fetal standard scan planes in freehand ultrasound. IEEE Trans Med Imaging, 2017, 36 (11): 2204-2215.
5. BENACERRAF BR. Three-dimensional volume imaging in gynecology. Obstet Gynecol Clin North Am, 2019, 46 (4): 755-781.
6. CHAOUI R. Heling KS. 3D ultrasound in prenatal diagnosis. Berlin: De Gruyter, 2016.
7. CHEN X, HE M, DAN T, et al. Automatic measurements of fetal lateral ventricles in 2D ultrasound images using deep learning. Front Neurol, 2020, 11: 526.
8. DONG J, LIU S, LIAO Y, et al. A generic quality control framework for fetal ultrasound cardiac four-chamber planes. IEEE J Biomed Health Inform, 2020, 24 (4): 931-942.
9. GONG Y, ZHANG Y, ZHU H, et al. Fetal congenital heart disease echocardiogram screening based on DGACNN: Adversarial one-class classification combined with video transfer learning. IEEE Trans Med Imaging, 2020, 39 (4): 1206-1222.
10. LEVINE EM, FERNANDEZ CM, MILLER D, et al. Clinical value of 3-dimensional ultrasound in Gynecology. Ultrasound Med, 2018, 37 (10): 2445-2450.
11. LIN M, HE X, GUO H, et al. Use of real-time artificial intelligence in detection of abnormal image patterns in standard sonographic reference planes in screening for fetal intracranial malformations. Ultrasound Obstet Gynecol, 2022, 59 (3): 304-316.
12. LIN Z, LI S, NI D, et al. Multi-task learning for quality assessment of fetal head ultrasound images. Med Image Anal, 2019, 58: 101548.
13. MA X, ZHAO Y, ZHANG B, et al. Contrast-enhanced ultrasound for differential diagnosis of malignant and benign

ovarian tumors: systematic review and meta-analysis. Ultrasound Obstet Gynecol, 2015, 46 (3): 277-283.
14. XIE HN, WANG N, HE M, et al. Using deep-learning algorithms to classify fetal brain ultrasound images as normal or abnormal. Ultrasound Obstet Gynecol, 2020, 56 (4): 579-587.
15. SHAABAN AM. Diagnostic imaging: gynecology. 2nd ed. Philadelphia: Elsevier, 2015.
16. STOELINGA B, JUFFERMANS L, DOOPER A, et al. Contrast-enhanced ultrasound imaging of uterine disorders: a systematic review. Ultrasonic Imaging, 2021, 43 (5): 239-252.
17. SZYMANSKI M, SOCHA MW, KOWALKOWSKA ME, et al. Differentiating between benign and malignant adnexal lesions with contrast-enhanced transvaginal ultrasonography. Int J Gynaecol Obstet, 2015, 131 (2): 147-151.
18. WU L, CHENG JZ, LI S, et al. FUIQA: fetal ultrasound image quality assessment with deep convolutional networks. IEEE Trans Cybern, 2017, 47 (5): 1336-1349.

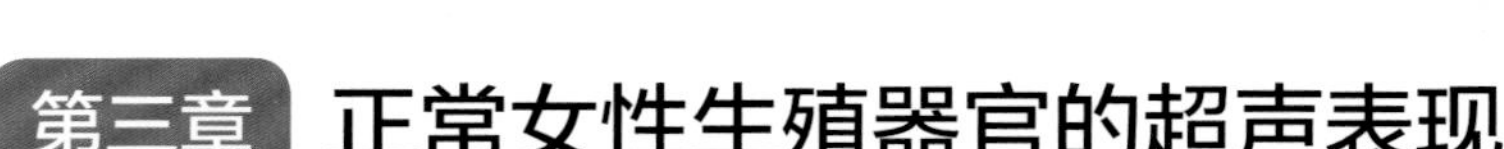

第三章 正常女性生殖器官的超声表现

女性盆腔内子宫和卵巢随发育期和月经周期的变化有较明显的生理性改变，妇科超声检查人员必须熟悉女性内生殖器官的解剖结构和形态特征，了解其各发育期的生理特点及随月经周期变化的规律，最好具有妇科双合诊的操作经验。检查途径和检查方法详见第一章第三节妇产超声检查方法。

第一节 ｜ 生育年龄妇女子宫和卵巢

（一）子宫

1. 位置和轮廓 子宫位于膀胱后方正中或稍偏一侧，宫体、宫颈纵切面呈茄形，宫体横切面呈椭圆形，冠状切面宫体和宫腔内膜呈倒三角形。根据宫颈与宫体纵切面上两者的位置关系可以判断子宫的倾屈程度，宫体与宫颈的纵轴角度小于 90° 时，为高度前屈或后屈。

2. 宫体 宫体为实性均质回声结构，轮廓清晰，肌层呈均匀中等回声，子宫腔闭合线呈高回声，周围有稍高回声内膜层环绕（图 3-1-1）。三维超声切面成像可显示子宫的冠状切面，子宫内膜和宫腔呈倒置的三角形（图 2-1-3），此切面在二维扫查时常难以显示。

3. 内膜周期性改变 子宫内膜层在月经周期各期有不同表现（图 3-1-2）。

（1）月经期：即卵泡早期（第 1~4 日），内膜较薄，厚约 3~6mm，初为不均匀回声，月经干净后表现为均匀等回声，两层内膜间宫腔线清晰（图 3-1-2A）。此期卵泡较小。

（2）增殖期：即卵泡期（第 5~14 日），内膜腺体增生，内膜功能层呈低回声，基底层呈高回声，加上宫腔线的高回声形成“三线征”。此期可分为增殖早期（图 3-1-2B）和增殖晚期（图 3-1-2C），内膜逐渐增厚，代表了卵泡发育成熟即将排卵。增殖期内膜厚度约 10mm。

（3）分泌期：即黄体期（第 15~28 日），排卵后 24~48 小时黄体形成，在孕激素的作用下内膜发生分泌反应，由基底层开始逐渐向内膜表面转变成较子宫肌层稍强的回声层。此期卵巢内无回声的卵泡转变成黄体。分泌期内膜厚度仍少许增加，可达 10~12mm，内膜全层呈较均质高回声（图 3-1-2D）。当子宫肌层收缩时，经阴道扫查常可见到内膜蠕动波，有助于鉴别内膜病变。

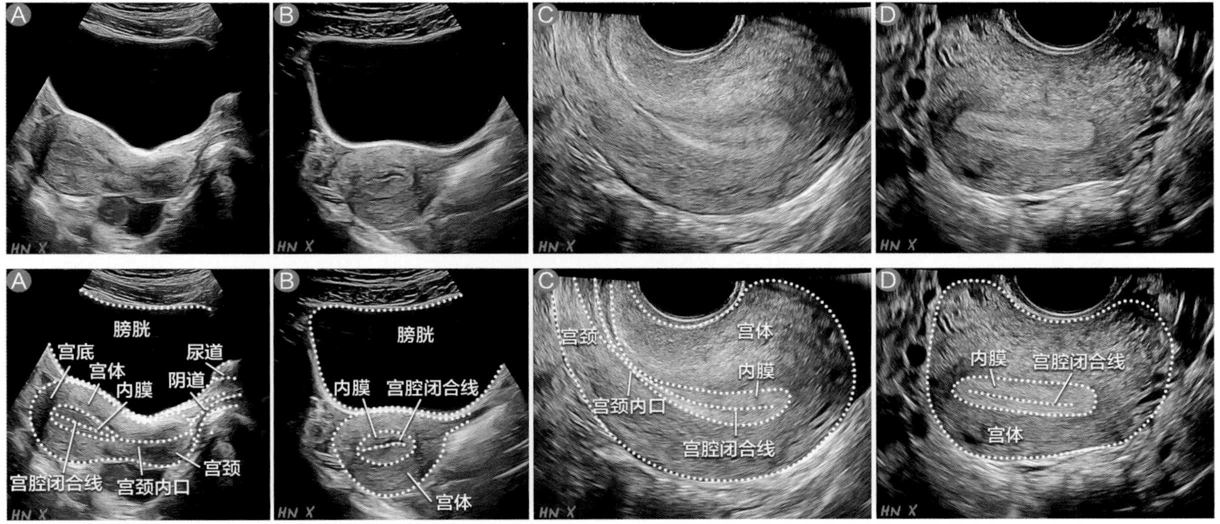

图 3-1-1 ■ 正常子宫声像图

A. 经腹扫查子宫正中矢状切面；B. 经腹扫查子宫横切面；C. 经阴道扫查子宫正中矢状切面；D. 经阴道扫查子宫横切面。

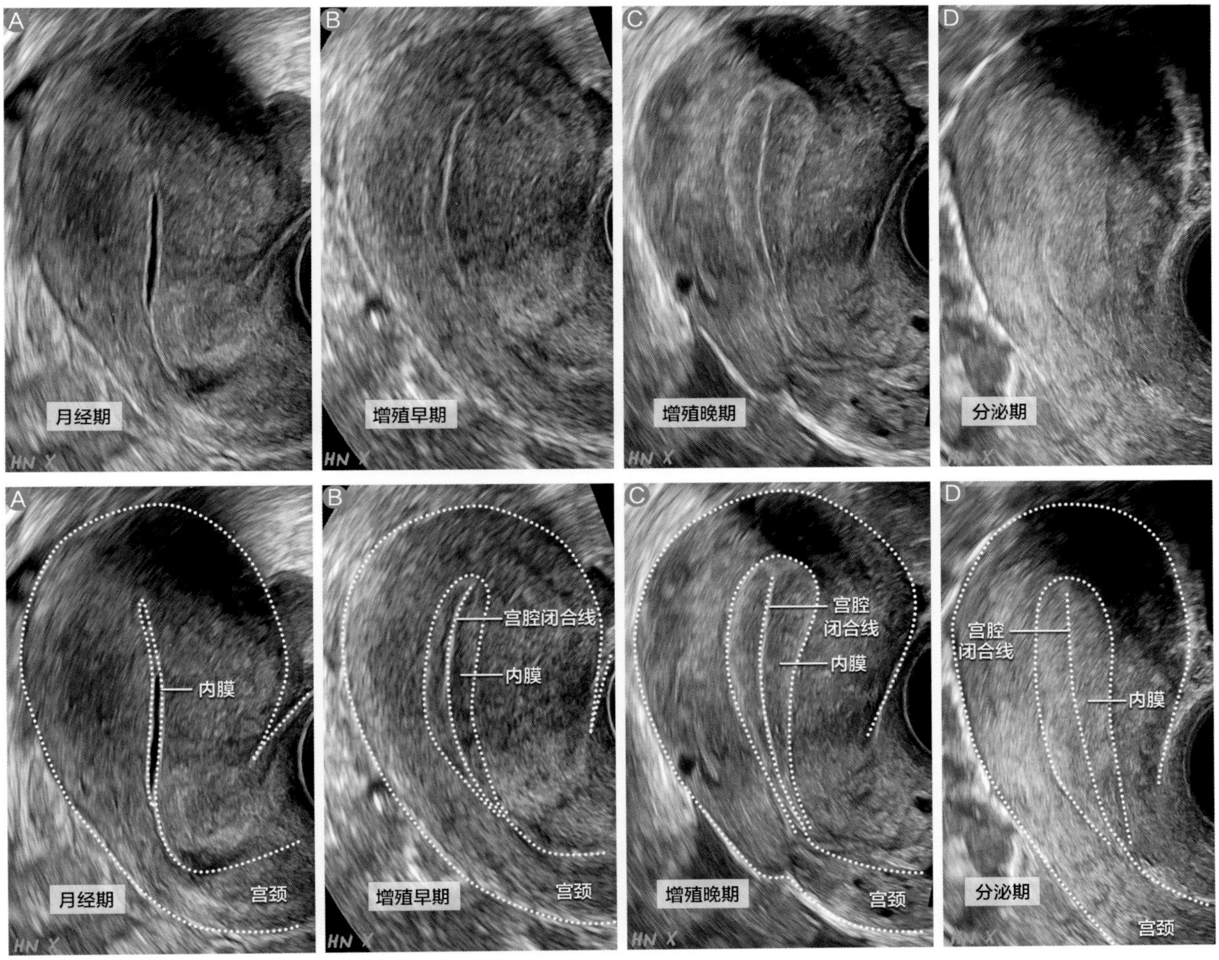

A 月经期 B 增殖早期 C 增殖晚期 D 分泌期

A 内膜 月经期 宫颈 B 宫腔闭合线 内膜 增殖早期 宫颈 C 宫腔闭合线 内膜 增殖晚期 宫颈 D 宫腔闭合线 内膜 分泌期 宫颈

图 3-1-2 ■ 月经周期中子宫内膜变化声像图

4. 宫颈 宫颈回声较肌层稍高，纵切时宫颈管周围为梭形低回声，横切时为扁椭圆形低回声，宫颈黏膜上皮具有分泌功能，在增殖晚期宫颈管内因有黏液可见裂隙状无回声。宫颈纵切面向下可显示阴道回声，中央为高回声的气线，周围为低回声阴道壁（图 3-1-1）。

5. 子宫彩色多普勒血流图表现

（1）子宫动脉主干：在子宫下段与宫颈交界水平两侧可显示子宫动脉明亮的血流信号，记录子宫动脉血流频谱，其特征为收缩期高速血流、舒张期驼峰样正向血流频谱，阻力指数约为 0.80（图 3-1-3A、B）。妊娠期子宫动脉血流阻力随孕周增加而逐渐下降。

（2）子宫肌层内血流：肌壁内血流信号以浆膜下肌层为多，呈散在分布，子宫中部血流较少。高分辨力的阴道探头扫查，调低血流速度范围或脉冲重复频率，可显示子宫肌层及内膜内低速血流，观察到内膜下动脉，并可记录其血流频谱。内膜内螺旋动脉生理情况下仅在分泌晚期或早期妊娠时容易显示。随着超声探头技术的改进，对盆腔低速血流显示的灵敏度提高，能量多普勒可显示较多内膜及内膜下微细血管（图 3-1-3C）。

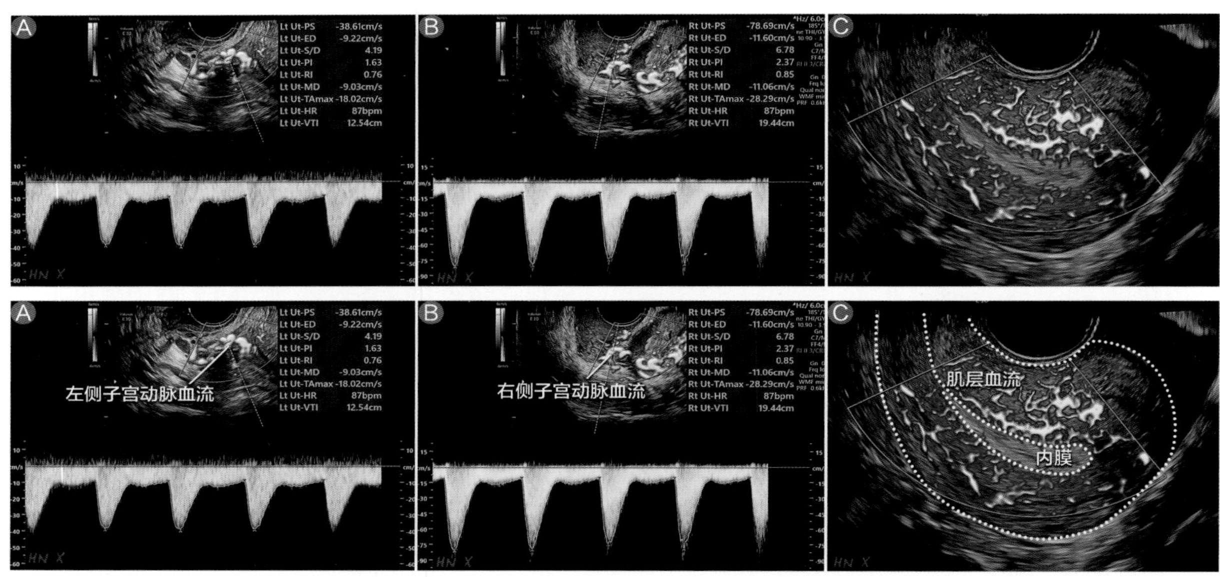

图 3-1-3 子宫动脉频谱及子宫肌层血流
A. 左子宫动脉血流频谱；B. 右子宫动脉血流频谱；C. 子宫肌层微细血流成像。

（二）子宫的测量

子宫的测量包括宫体、宫颈大小及内膜厚度的测量。

1. 宫体测量 分别测量长径、前后径和横径三个径线。测量子宫的长径和前后径时，应取子宫纵切面，以清楚显示宫腔线和宫颈管线相连为标准纵切面。长径为宫底部至宫颈内口的距离，正常为 50~75mm；前后径为与宫体纵轴相垂直的最大前后距离，正常为 30~45mm；横径测量取近子宫底部的横切面，显示宫腔线最宽处，两侧宫角处横切面的稍下方（相当于双侧圆韧带基部的位置），测量宫体两侧的最大横径，正常为 45~60mm（图 3-1-4）。不同发育阶段及有无生育史的妇女子宫大小有所差异。青春期前、绝经后的子宫较小，有生育史的妇女子宫三条径线之和为 15~18cm，未生育过的妇女则为 12~15cm，绝经后的子宫随绝经年数增加而逐渐缩小。

2. **宫颈测量** 取子宫体长径、前后径测量的同一平面，宫颈长径为宫颈内口至外口的距离，前后径为垂直宫颈管纵轴的最大前后距离。测量横径时取宫颈横切面最大宽径（图 3-1-4）。正常宫颈长度为 20~30mm，前后径为 15~20mm，横径为 20~30mm，但育龄妇女宫颈大小、长度变异度较大。

3. **子宫内膜测量** 取子宫体长径、前后径测量的同一平面，测量子宫肌层与内膜交界处（基底层高回声）之间的最厚内膜间距离（图 3-1-4）。存在宫腔积液时，前后层内膜需单独测量，内膜厚度为两者相加。

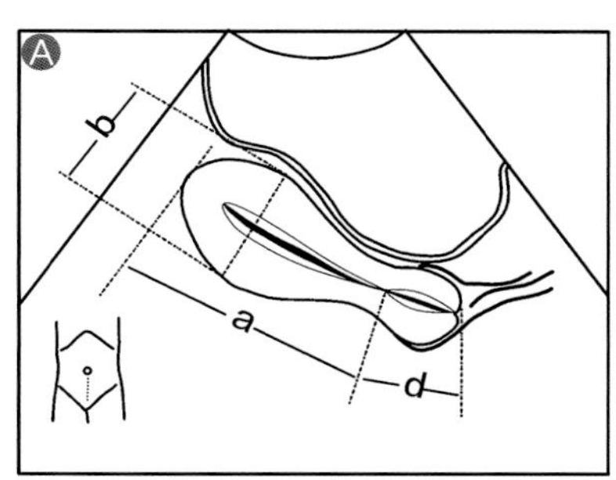

子宫矢状切面
测量子宫长径、前后径、宫颈长径

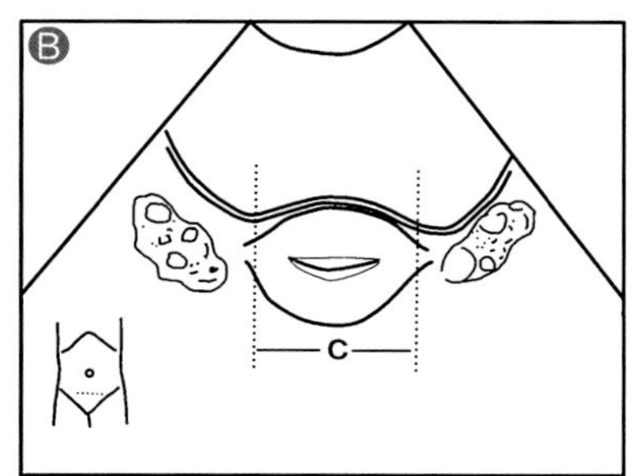

子宫横切面
测量子宫横径

图 3-1-4 子宫测量方法示意图

a. 子宫长径；b. 子宫前后径；c. 子宫横径；d. 宫颈长径。

> **注意：子宫大小的判断应重点参考子宫体的三径之和，因个体差异，常可见单纯某个径线增大，如无临床症状，不能认为是异常；宫颈的长度和大小在生育年龄妇女中变异度较大，应观察宫颈管结构和宫颈肌层有无占位。**

（三）卵巢

1. **卵巢位置和大小** 卵巢位于子宫体两侧外上方，但位置多变。经阴道扫查在髂内动脉前方容易寻找到卵巢。卵巢径线约为 40mm × 30mm × 10mm，月经周期中卵巢的大小可有变化，主要由于活动侧卵巢内主导卵泡发育和排卵所致。卵巢呈扁椭圆形，边界稍有凹凸，中央部回声略高，周围为皮质，呈低回声，可显示大小不等、边清壁薄的圆形液性暗区，为卵泡（图 3-1-5）。

2. **卵泡的发育** 在月经期，卵巢皮质内可见多个直径为 3~5mm 的小卵泡，随着月经周期的推移，一侧卵巢内出现主导卵泡并逐渐增大，形成优势卵泡，而其他小卵泡逐渐萎缩。主导卵泡的生长速度大约为 1~2mm/d，直径达 16~20mm 时成为成熟卵泡，逐渐突出于卵巢表面。测量卵泡的大小对了解其生长发育状态及判断卵泡成熟是十分重要的。显示卵泡的最大切面后测量卵泡的长径和横径，可取其平均值作为卵泡大小的评价标准。自然周期中近排卵前的卵泡最大生长速度可达 2~3mm/d，随着卵泡直径的增大，血清雌激素水平不断提高，当卵泡达到成熟阶段时，雌激素水平达到高峰。随着主导卵泡的发育，卵巢内血流信号逐渐增多，越接近排卵血流信号越丰富，卵泡后期可在主导卵泡周围卵泡膜上显示半环状至环状的血流信号（图 3-1-6），阻力指数（RI）多在 0.4~0.5。

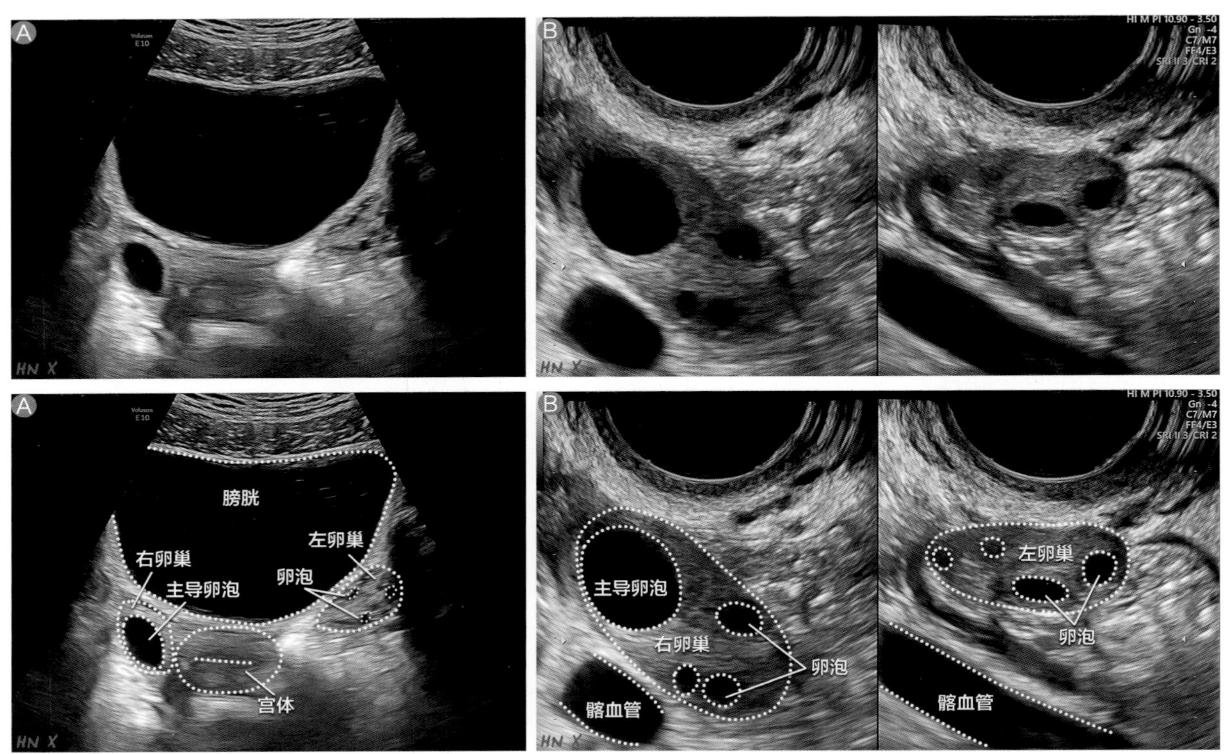

图 3-1-5 ■ 卵巢声像图

A. 经腹扫查；B. 经阴道扫查。

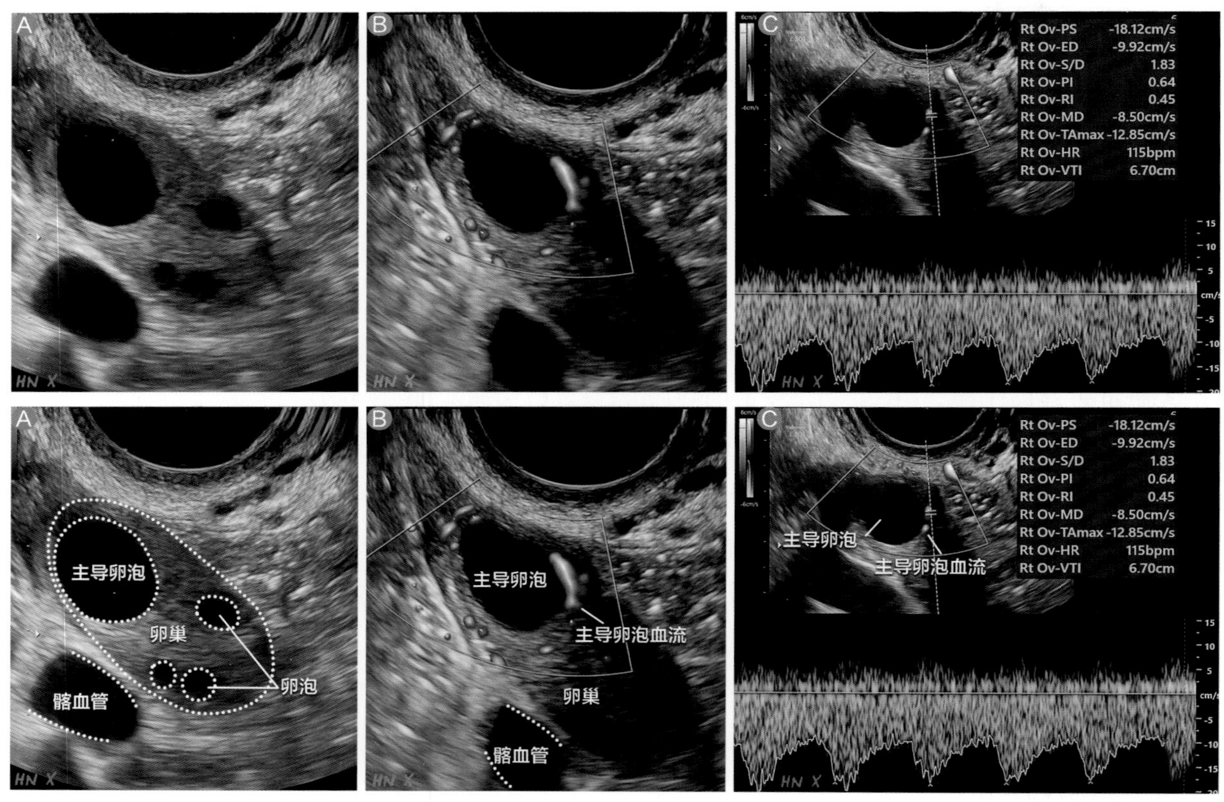

图 3-1-6 ■ 卵巢主导卵泡声像图表现

A. 灰阶图；B. 彩色多普勒血流图；C. 血流频谱。

3. **黄体** 排卵后卵泡迅速缩小，由于血液的充盈约在 1~45 分钟形成囊性血体结构，内为不凝血液或血块，表现为卵巢皮质内无回声区变为边界欠清、形态不规则、内壁较卵泡壁稍厚的混合性回声区，大约持续 72 小时，随着颗粒细胞或卵泡膜细胞的长入而形成黄体，最后完全代替血体而形成黄体。黄体的声像表现根据排卵后血体内出血的量和时间等发生较大变化，可以表现为具有较厚而不规则的囊壁，内有完全囊性、混合性及完全实性回声（血液凝固）的结构；月经后期若无妊娠，黄体萎缩，组织纤维化形成白体，声像图表现为卵巢内不均稍高回声区。黄体形成过程中黄体囊周围血管增生，囊壁上血管扩张明显，产生特征性的黄体血流，表现为围绕黄体囊的环状血流信号（图 3-1-7）。血流频谱呈高速低阻型。血流阻力最低时，阻力指数可低至 0.40 以下，加上灰阶图像的复杂多变，需注意与卵巢肿瘤鉴别。

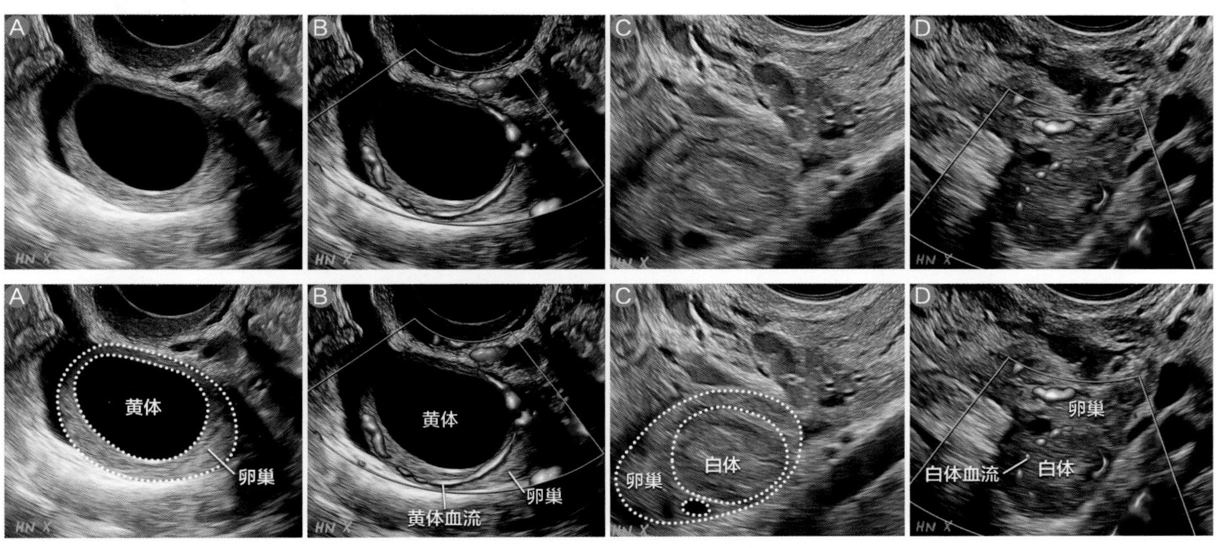

图 3-1-7 ■ 卵巢黄体声像图

A. 黄体囊灰阶图；B. 黄体囊彩色多普勒血流图；C. 白体灰阶图；D. 白体彩色多普勒血流图。

4. **排卵的判断** 排卵时间的预测主要根据超声测量卵泡大小、血尿 LH 值、基础体温、宫颈黏液及激素水平改变来判断。宫颈黏液检查常作为预测排卵时间的参考依据；血 LH 峰是与排卵关系最密切的指标，LH 峰出现后 24~48 小时发生排卵，尿 LH 峰较血 LH 延后 2~6 小时。排卵是一个极其短暂的过程，一般仅需要几秒钟时间，因此超声往往不能直接观察到卵泡破裂消失的过程，只能根据以下征象间接判断是否发生了排卵：①优势卵泡消失，即原来无回声区的优势卵泡突然消失或变形、变小；②血体形成；③ CDFI 显示卵巢血体周围环状血流信号，可记录到低阻力血流频谱；④盆腔积液：由于卵泡液的流出，可出现直肠子宫陷凹少量积液；⑤子宫内膜逐渐呈分泌期高回声。

> **注意：经腹超声难以清晰地显示卵巢内细微结构，且血流分辨力有限，尤其是对肥胖、盆腔内有占位性病变者，应选择经阴道超声扫查。对呈混合性或实性回声的出血性黄体有必要行经阴道 CDFI 加以鉴别，CDFI 显示环状血流信号对判断黄体起重要的作用。**

第三章 正常女性生殖器官的超声表现

（四）输卵管

输卵管由子宫角部向外延伸，呈高回声边缘的弯曲管状结构，宽径小于 5mm，由于输卵管细而弯曲，位置多变，周围被肠管遮盖，正常情况下不能显示。当盆腔有积液时，输卵管被无回声的液体衬托，方可清晰地显示出来（图 3-1-8）。经阴道 CDFI 可以显示管壁上少许血流信号，输卵管动脉呈低速中等阻力血流频谱。

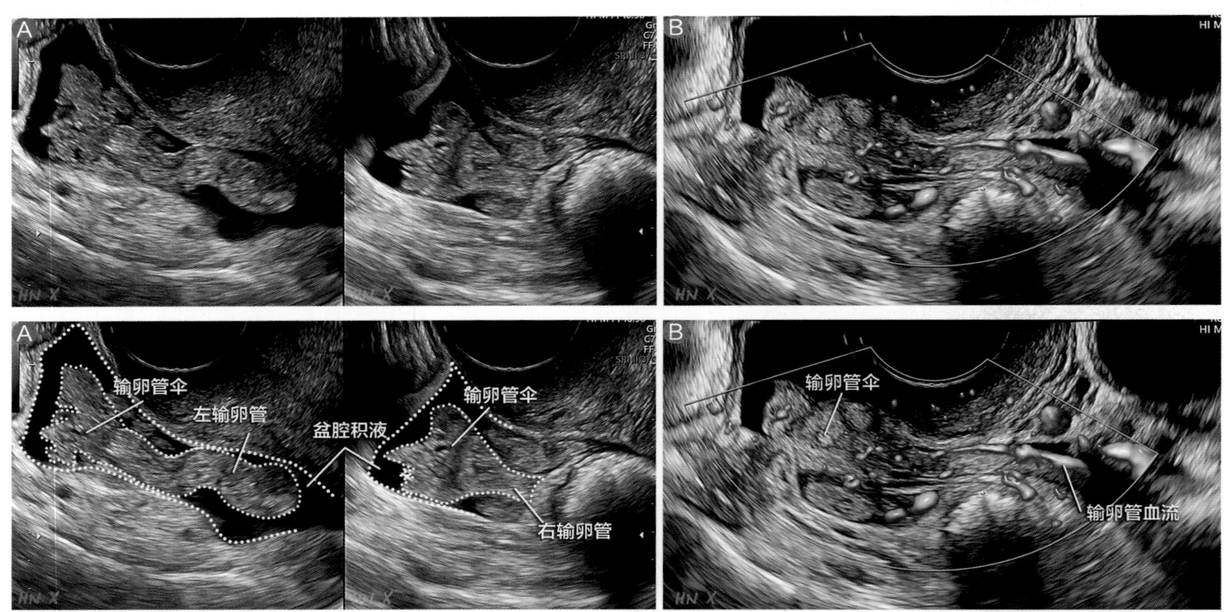

图 3-1-8 ■ 盆腔积液输卵管声像图
A. 双侧输卵管伞端；B. 输卵管血供彩色多普勒血流图。

第二节 | 青春期前女性子宫和卵巢

对于青春期前女童，妇科双合诊有其局限性，因此超声成为此期了解盆腔内生殖器最重要且简便无痛的检查方法。经阴道扫查是禁忌证，但必要时采用经会阴扫查方法可以无创而清楚地显示小儿盆腔脏器声像。青春期前分为新生儿期、儿童期和青春前期。新生儿期女婴受胎儿期胎盘及母体分泌的大量性激素的影响，子宫有一定程度的发育，内膜亦有增殖现象。出生后血中雌激素水平迅速下降以至消失，幼儿期性腺尚未发育，故直至青春前期，生殖器官发育处于安静状态，子宫大小较新生儿期有所缩小。

（一）子宫

新生儿的子宫宫颈总长度约 35mm，1 岁后逐渐减少至 25mm，子宫颈部较长，宫颈与宫体比例为 2∶1，称为幼稚型子宫。此形态持续至青春前期。3~8 岁子宫长 15~30mm，宽 5~10mm，宫颈宽度 15~30mm。10 岁子宫约增大至 35mm，13 岁增大至 60mm 左右，宫体增大的幅度比宫颈大。

子宫矢状切面显示子宫呈细长管状，肌层呈均质较低回声，内膜呈线状，常难以辨认（图 3-2-1）。

（二）卵巢

出生时，女婴卵巢下降至盆腔内，偶尔位于盆壁。卵巢形态多变，但通常为对称的细长形。幼女卵巢大小约为 3.0mm × 2.5mm × 1.5mm，以后逐渐增大。2~12 岁的女童有 68% 可以显示卵巢内小囊结构，通常在达到一定的大小时就自然退化，但最大卵泡直径可达 7mm，这种现象在月经初潮前一直存在，与真正的卵泡不同，其内无发育的卵子，通常不必诊断（图 3-2-1）。婴幼儿期卵巢血管逐渐增加，6~8 岁时接近成人水平。

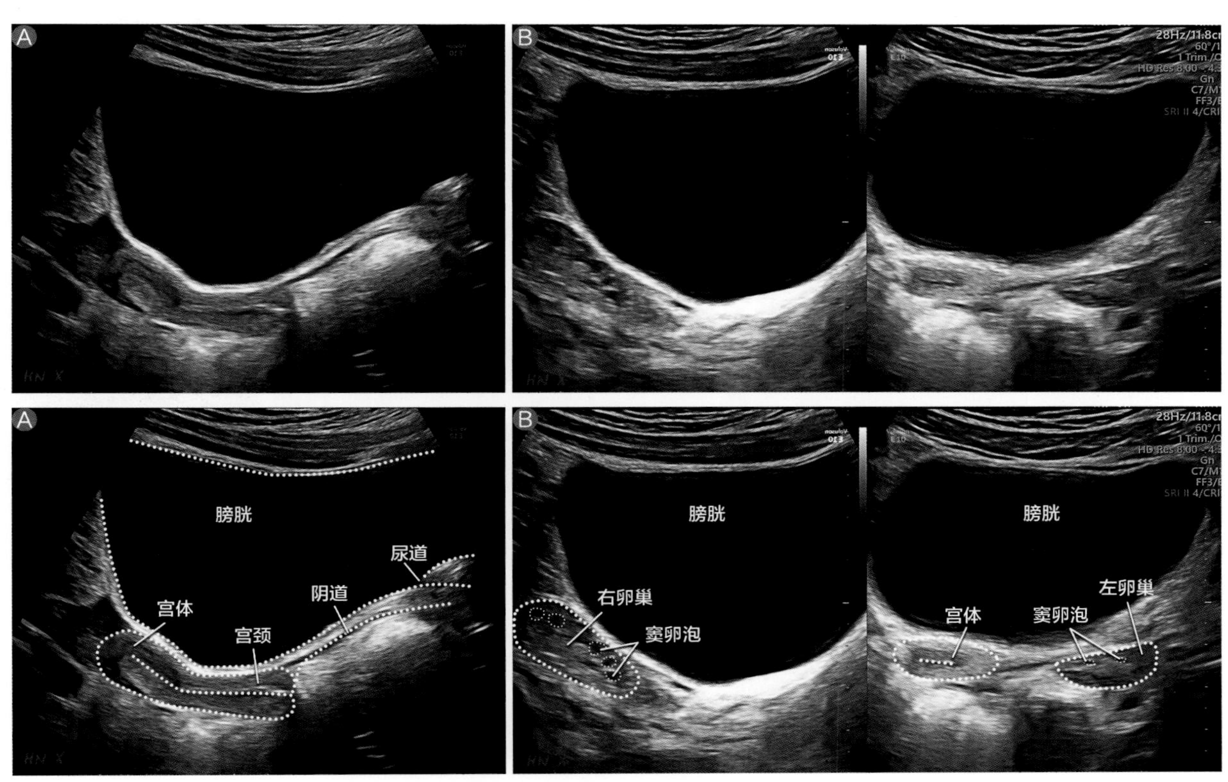

图 3-2-1 ■ 幼女子宫卵巢声像图（经腹扫查）
A. 子宫；B. 卵巢。

注意：因幼女子宫较小，腹壁较薄，经腹扫查时膀胱不必充盈过多，可采用高分辨力的经腹探头。在怀疑生殖道畸形时可采用经会阴部扫查。

第三节 | 绝经期妇女子宫和卵巢

绝经后卵巢内卵泡的活动已停止，卵泡数量明显减少，卵巢门和髓质的血管硬化，随后发生玻璃样变以至完全闭塞。子宫肌层因无卵巢激素的刺激而逐渐萎缩，宫壁变薄，肌层大部分变为纤维组织，宫体和宫颈均收缩变小，其过程较慢，宫颈较宫体的缩小更慢，因此宫颈与宫体长度的比例逐渐恢复到与幼女时期一样。内膜腺体萎缩、变薄，在绝经 2 年后大多数内膜只有一层含小腺体而无螺旋血管的致密基质。

（一）子宫

子宫体萎小，子宫边界欠清，肌层回声不均，普遍回声减低，子宫浆膜下静脉相对扩张，呈细小裂隙，绝经时间较长者浆膜下肌层血管闭锁、机化呈斑点状高回声环。内膜呈线状，无周期性变化，在宫腔闭合线周围显示低回声的结合带，由于老年宫颈粘连，宫腔内可有少许积液，内膜分离（图 3-3-1A）。子宫肌层内较难显示血流信号。

（二）卵巢

绝经 1 年后的卵巢经腹扫查难以显示，经阴道扫查时可找到萎缩的卵巢，呈较低回声的实性结节，多数无法显示卵泡结构，边界不清。CDFI 在卵巢内几乎不能探测到血流信号（图 3-3-1B）。

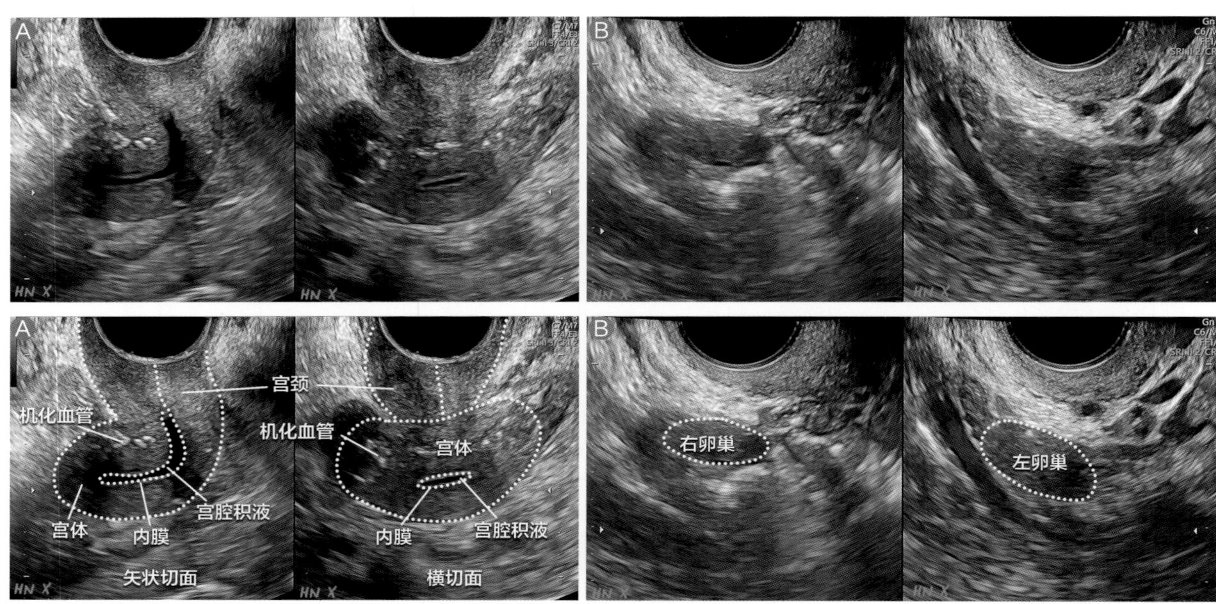

图 3-3-1 ■ 绝经后子宫、卵巢声像图

A. 绝经后子宫；B. 绝经后卵巢。

第四节 | 盆腔内其他器官结构

1. 尿道　尿道是从膀胱通向体外的通道，起于膀胱下方尿道内口，经阴道前方开口于外阴部阴道前庭，女性尿道粗而短，成人期长约 5cm，在会阴穿过尿生殖膈处有尿道阴道括约肌环绕。超声表现详见第十章第二节尿道病变。

2. 肌肉　内生殖器位于小骨盆内，小骨盆内可显示的盆壁肌肉呈稍高回声，主要有闭孔内肌、提肛肌。闭孔内肌在子宫下方两侧或阴道两侧，占据小骨盆内前外侧的大部分，取耻骨上横切面加纵切斜扫可显示；提肛肌在闭孔内肌后内侧可显示；梨状肌和尾骨肌因位置较深难以显示；髂腰肌位于骨盆两侧，内呈弱回声，边缘为断续高回声，在腹中线向髋部斜切时可显示。

3. **血管** 盆腔内的大血管主要为髂外、髂内动静脉。髂外动静脉在子宫底两侧靠髂腰肌前方可显示，呈管道状无回声，动脉可见搏动。内侧为髂内动静脉。

4. **输尿管** 位于卵巢后方和髂内动静脉前方，与髂内动静脉平行，呈管状无回声结构，可根据其蠕动性判断。但经腹超声检查难以显示。在膀胱三角区有输尿管口，有时可见“射尿”声像。

5. **肠管** 因肠腔内气体回声干扰，肠管壁结构难以显示。盆腔内可显示直肠、乙状结肠和部分小肠，因肠内含气体及内容物，肠管呈不规则散在的强回声团，肠壁往往显示不清，肠管可见蠕动，内容物随蠕动而翻动变形，扩张的肠管应注意与盆腔附件包块鉴别。

6. **盆腔内间隙** 子宫颈后方与直肠间有时有少量积液，可显示直肠子宫陷凹，它是腹膜腔最低部位，常有生理或病理性积液。生育年龄妇女直肠子宫陷凹内约有 15~25ml 积液，如积液量较多，或超过直肠子宫陷凹范围，或出现在子宫与膀胱之间，应注意病理性积液。

（谢红宁）

参考文献

1. NORTON ME, SCOUTT LM, FELDSTEIN VA. Callen's ultrasonography in obstetrics and gynecology. 6th ed. Philadelphia: Elsevier, 2017.
2. SHAABAN AM. Diagnostic imaging: gynecology. 2nd ed. Philadelphia: Elsevier, 2015.
3. 常才 . 经阴道超声诊断学 . 3 版 . 北京 : 科学出版社 , 2016.
4. 中国医师协会超声医师分会 . 中国妇科超声检查指南 . 北京 : 人民卫生出版社 , 2017.

第二篇 妇科篇

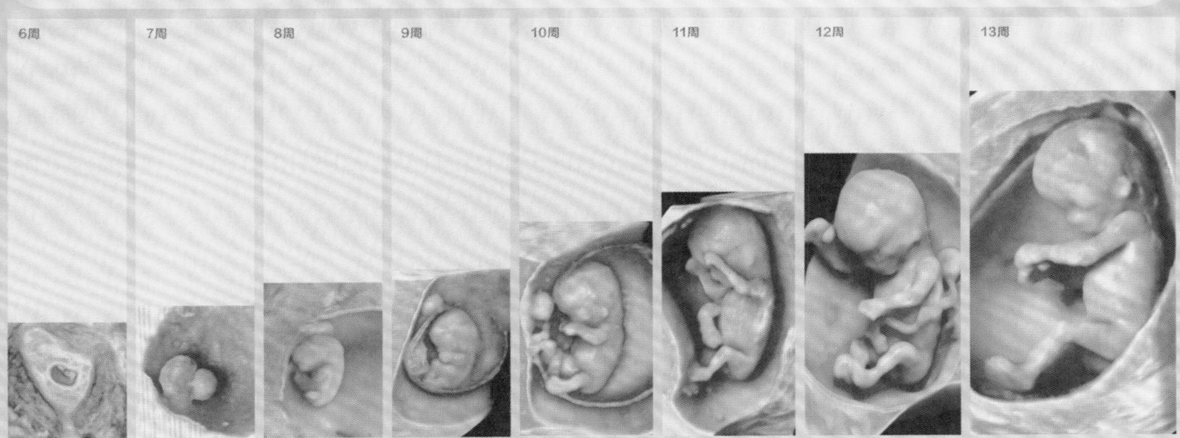

第四章 女性先天性生殖道发育异常的超声诊断

第一节 女性生殖道发育异常的分类

女性生殖系统包括性腺、生殖管道和外生殖器，在胚胎发育形成过程中若受到某些内在或外来因素的干扰均可导致其发育异常。其中，最常见的是米勒管发育异常（Müllerian duct anomalies），亦称先天性生殖道发育异常，表现为子宫、宫颈、阴道畸形，患者常因原发性闭经、周期性腹痛、流产、不孕、早产等原因就医。因米勒管在胚胎时期是由中肾管（Wolffian duct）诱导产生，任何致畸因素引起中肾管发育不全亦能影响米勒管的发育，故女性生殖道畸形常合并泌尿系统的异常，如异位肾、孤立肾等。

女性生殖道发育异常是因胚胎时期米勒管发育停止、米勒管融合失败及中隔吸收不全导致子宫、宫颈及阴道发育异常。女性生殖道畸形有多种分类方法，美国生育协会（American Fertility Society，AFS）最早的分类标准（1998）将生殖道发育异常分为Ⅰ～Ⅶ级（图 4-1-1）。2013 年，欧洲人类生殖与胚胎学协会（European Society of Human Reproduction and Embryology，ESHRE）和欧洲妇科内镜协会（European Society for Gynecological Endoscopy，ESGE）经过征询多方专家意见，形成了新的分类共识（表 4-1-1、图 4-1-2～图 4-1-4），分别对子宫体异常（U0~U6）、宫颈异常（C0~C4）和阴道异常（V0~V4）的程度进行分级，再综合三类异常进行诊断。经广泛征求专家意见，认为此分类系统更实用，且准确、清晰、简单，有助于临床决策。2021 年，美国生殖医学会（American Society for Reproductive Medicine，ASRM）在原 AFS 分类的基础上，补充了宫颈和阴道异常的内容，颁布了新的女性生殖道畸形 ASRM 分类，但其分类较复杂，且涵盖的类型有限，故本章将主要依照女性生殖道畸形的 ESHRE/ESGE（2013）分类法，分别对子宫、宫颈和阴道的先天性发育异常进行详细介绍。

二维超声经腹扫查可显示子宫外形轮廓、宫腔内膜形态，经阴道扫查可清晰显示宫颈管的形状，两者结合能够诊断大部分的子宫、宫颈和阴道畸形。三维超声成像可以从任意角度和切面显示子宫体和宫颈形态，获取二维扫查难以显示的第三平面，能够完整直观地显示生殖道畸形的细节，对于畸形种类的判断及鉴别诊断具有重要意义，是其他影像学方法所不能替代的。鉴于二维超声扫查只能显示畸形子宫的某一切面，不能反映畸形的全貌，且女性生殖道发育异常的分类多基于冠状切面，因此本章大多采用子宫冠状面三维成像图加以说明。

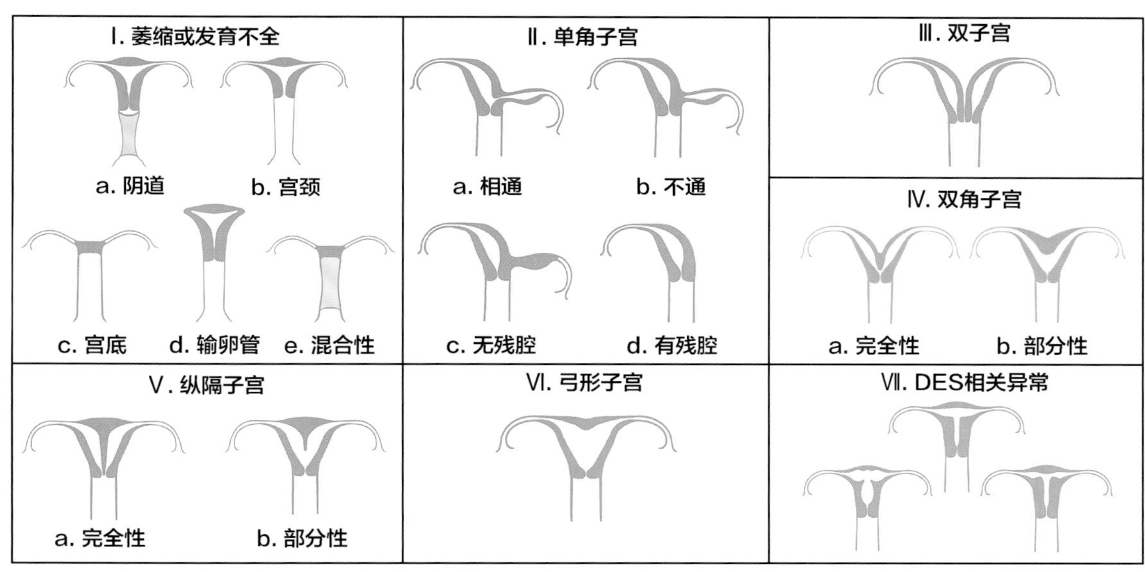

图 4-1-1 女性生殖道发育异常的 AFS 分类示意图

表 4-1-1 女性生殖道发育异常的 ESHRE/ESGE 分类(2013)

子宫畸形			宫颈 / 阴道畸形	
	主类	亚型	合并畸形类型	
U0	正常子宫		C0	正常宫颈
U1	宫腔畸形	a. T 形	C1	宫颈纵隔
		b. 幼稚型	C2	双宫颈(形态正常)
		c. 其他	C3	单侧宫颈发育不良
U2	纵隔子宫	a. 部分性	C4	宫颈发育不全 / 缺如
		b. 完全性		
U3	双子宫体	a. 部分性	V0	正常阴道
		b. 完全性	V1	阴道纵隔
		c. 双宫体纵隔	V2	阴道斜隔
U4	半子宫	a. 合并残腔(相通或不相通)	V3	阴道横隔和 / 或处女膜闭锁
		b. 不合并残腔(有残角或无残角)	V4	阴道发育不全 / 闭锁
U5	子宫发育不全	a. 有残腔(双侧或单侧)		
		b. 无残腔(双或单侧子宫残迹 / 缺如)		
U6	未分类子宫畸形			
女性生殖道畸形:	U	C		V

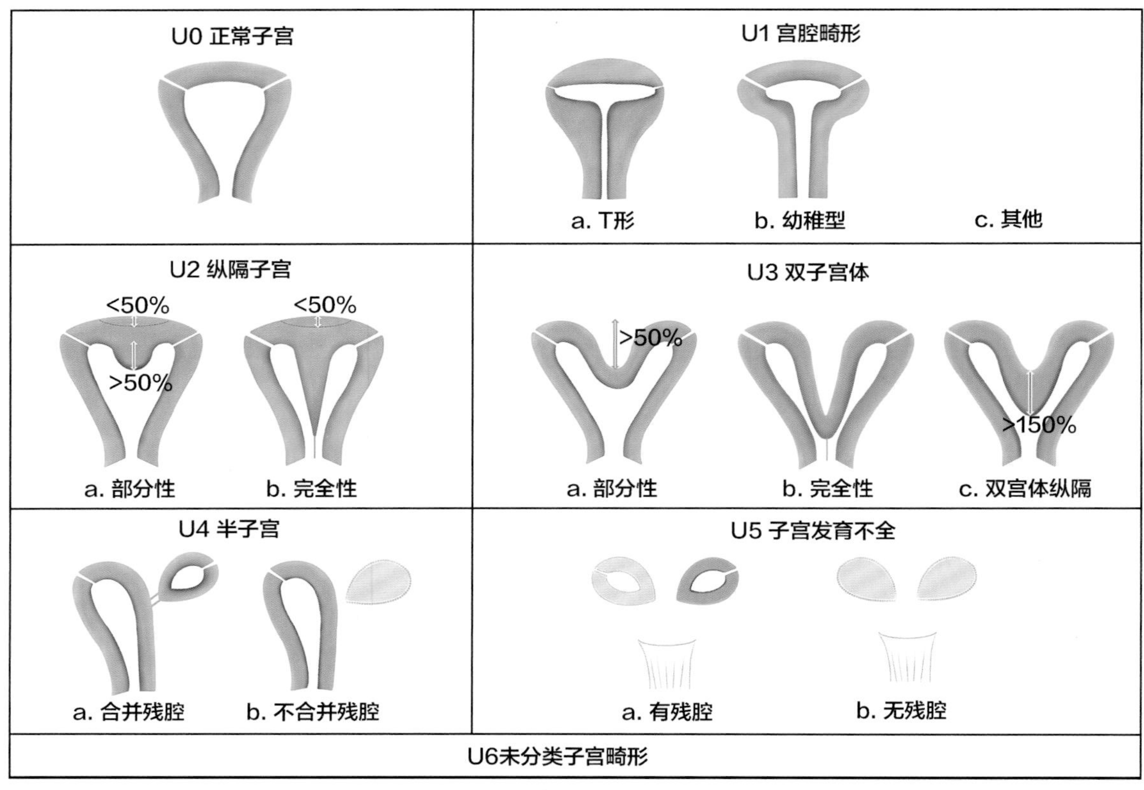

图 4-1-2 ■ 子宫异常的 ESHRE/ESGE 分类示意图

U2. 内部肌层陷入深度大于子宫壁厚度的 50%，外部轮廓平直或凹陷小于子宫壁 50%；U3. 外部凹陷深度大于子宫壁厚度的 50%；U3c. 中线处宫底肌层陷入深度大于子宫壁厚度的 150%。

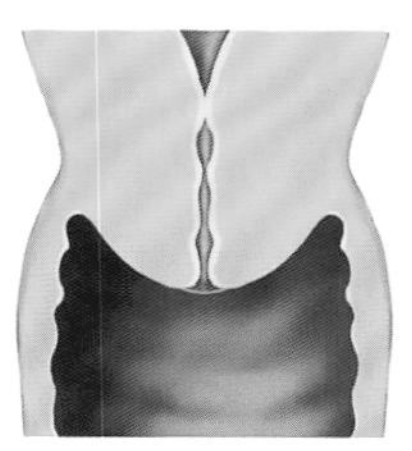
C0 正常宫颈

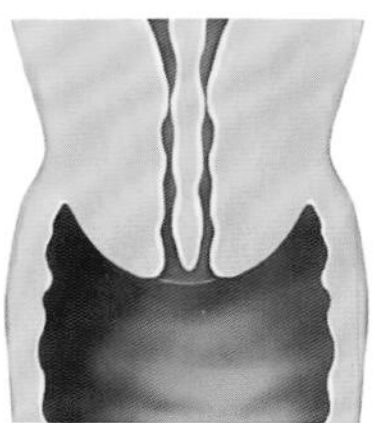
C1 宫颈纵隔

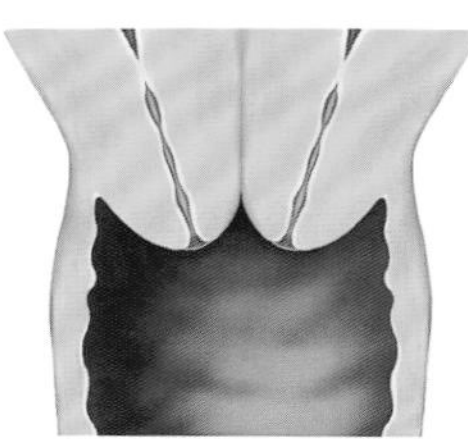
C2 双宫颈（形态正常）

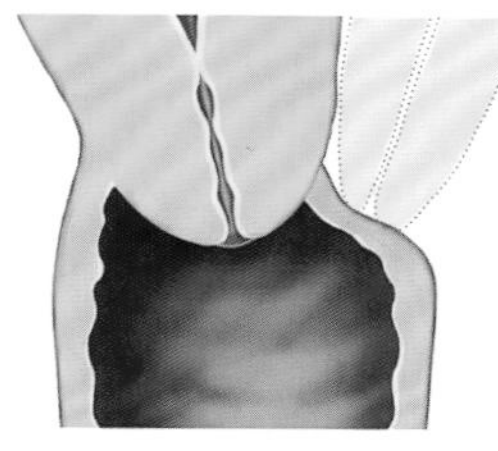
C3 双宫颈（单侧发育不良）

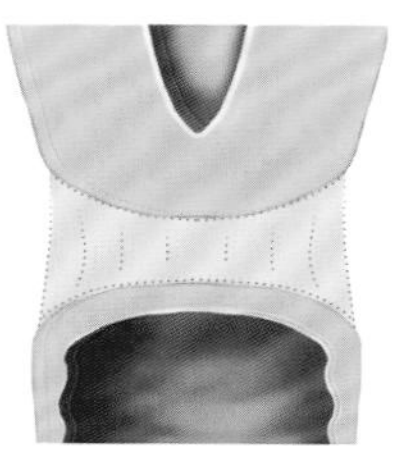
C4 宫颈发育不全

图 4-1-3 ■ 宫颈异常的 ESHRE/ESGE 分类示意图

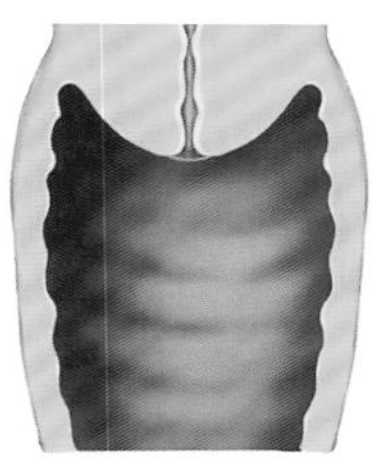
V0 正常阴道

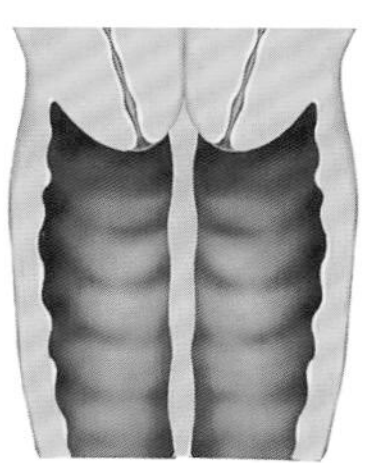
V1 阴道纵隔

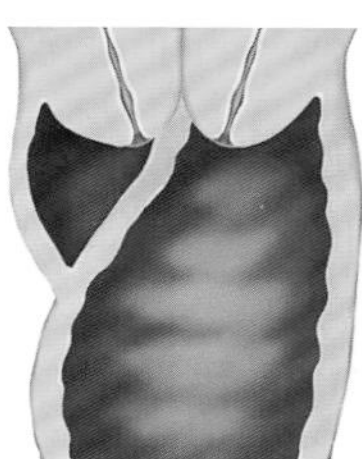
V2 阴道斜隔

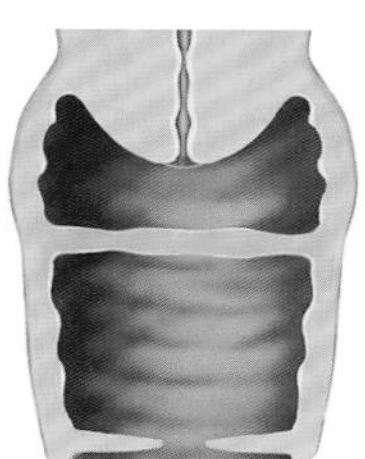
V3 阴道横隔

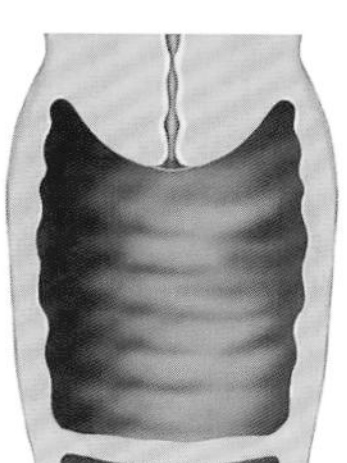
V4 处女膜闭锁

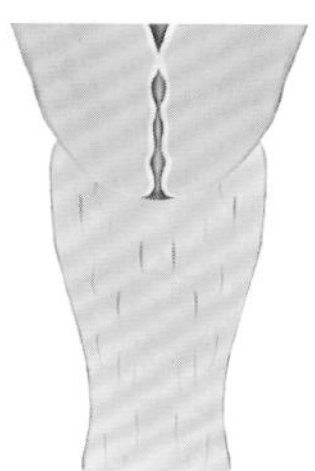
V5 阴道闭锁

图 4-1-4 ■ 阴道异常的 ESHRE/ESGE 分类示意图

第二节　子宫体发育异常

本节基于女性生殖道畸形的 ESHRE/ESGE（2013）分类法（表 4-1-1），详述各类型子宫体发育异常的超声表现。

1. 正常子宫（U0） 是指外形和宫腔形态正常的子宫体（图 4-2-1A），也包括宫底中部稍向下凹陷、但不超过正常宫底肌层厚度 50% 的子宫，既往称为鞍形子宫。子宫体正常者也有合并宫颈和阴道先天性畸形的情况。

2. 宫腔畸形（U1） 宫腔畸形（uterine cavity malformation）包括所有子宫外形轮廓正常但宫腔形状异常（不包括纵隔）的病例。细分为 3 个亚型。

（1）T 形宫腔（U1a）：T 形宫腔子宫（T-shaped uterus）的特征是子宫内膜腔呈 T 形，宫腔狭窄，两侧子宫侧壁增厚，但子宫体和宫颈比例正常（2∶1）（图 4-2-1B）。与 AFS 分类中己烯雌酚（diethylstilbestrol，DES）相关异常相同，DES 相关异常是指胎儿期在宫内受母体己烯雌酚的影响，引起子宫肌层形成收缩带样发育异常，米勒管下段发育障碍，宫腔呈 T 形改变，可伴有阴道形成不全、阴道隔或阴道闭锁，青春期后发生较严重的子宫内膜异位症。此类异常国内罕见诊断报道。经腹及经阴道二维超声较难显示子宫冠状切面，三维超声成像可以显示宫腔内膜呈 T 形。

（2）幼稚子宫（U1b）：幼稚子宫（infantile uterus）系两侧米勒管融合后短时间内即停止发育所致，与青春期前女性子宫表现相似。子宫较正常小，宫颈相对较长，子宫腔狭窄，侧壁无增厚。临床表现为初潮延期、痛经、月经量过少、不孕。同 AFS 分类中的 I 型子宫。超声表现为盆腔内可显示子宫结构，但宫体与宫颈之比为 1∶2 或 2∶3（图 4-2-1C），盆腔可见正常卵巢结构。

（3）其他类型（U1c）：宫腔其他的所有轻微畸形，包括两侧米勒管在宫底部未完全融合、宫底部宫腔向下稍凹陷、深度不超过宫壁厚度 50% 的宫腔畸形，此类型为 AFS 分类中的弓形子宫，因无任何临床表现，可视为正常变异，但需与纵隔子宫鉴别。超声表现为子宫冠状切面上宫腔内膜在宫底部中央区向下凹陷，可测量凹陷的深度与宫壁厚度的比例，在 50% 以内为弓形子宫（图 4-2-1D），超过 50% 考虑为不完全纵隔子宫。

3. 纵隔子宫（U2） 纵隔子宫（septate uterus）为双侧米勒管融合后，中隔吸收受阻，形成不同程度的纵隔，表现为子宫轮廓正常，宫底部的肌层内陷厚度超过子宫壁厚度的 50% 而形成纵隔，可以由宫底到宫颈外口，部分或完全隔开宫腔，甚至宫颈和阴道。纵隔子宫易发生流产、早产和胎位异常，产后胎盘可能粘连在隔上，造成胎盘滞留。根据分隔宫腔的程度不同细分为 2 个亚型。

（1）部分性纵隔子宫（U2a）：子宫中部纵隔，在宫颈内口水平之上将部分宫腔分隔。此类同 AFS 分类中的部分性纵隔子宫。超声表现为子宫外形正常，但宫底横径较宽，宫底水平横切面显示两个内膜腔，中间见肌性分隔。三维超声子宫冠状切面成像显示宫腔内膜呈 Y 形（图 4-2-2A、B）。

（2）完全性纵隔子宫（U2b）：子宫中部纵隔，从宫底到宫颈内口将宫腔完全分隔。此同 AFS 分类中的完全纵隔子宫。超声表现与部分性纵隔子宫相似，但宫腔内膜呈 V 形（图 4-2-2C、▶视频 4-2-1）。完全纵隔子宫常合并宫颈纵隔、阴道纵隔 / 斜隔。

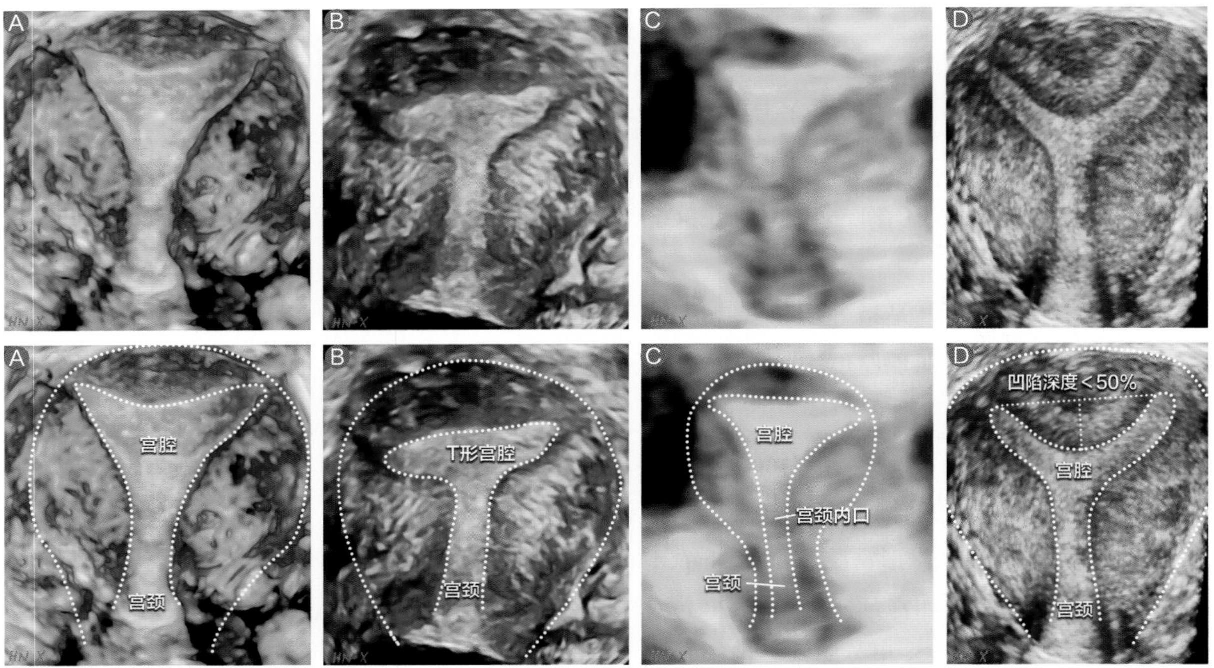

图 4-2-1 ■ 正常子宫与宫腔畸形冠状面三维成像

A. 正常子宫；B. T 形宫腔；C. 幼稚子宫；D. 弓形子宫。

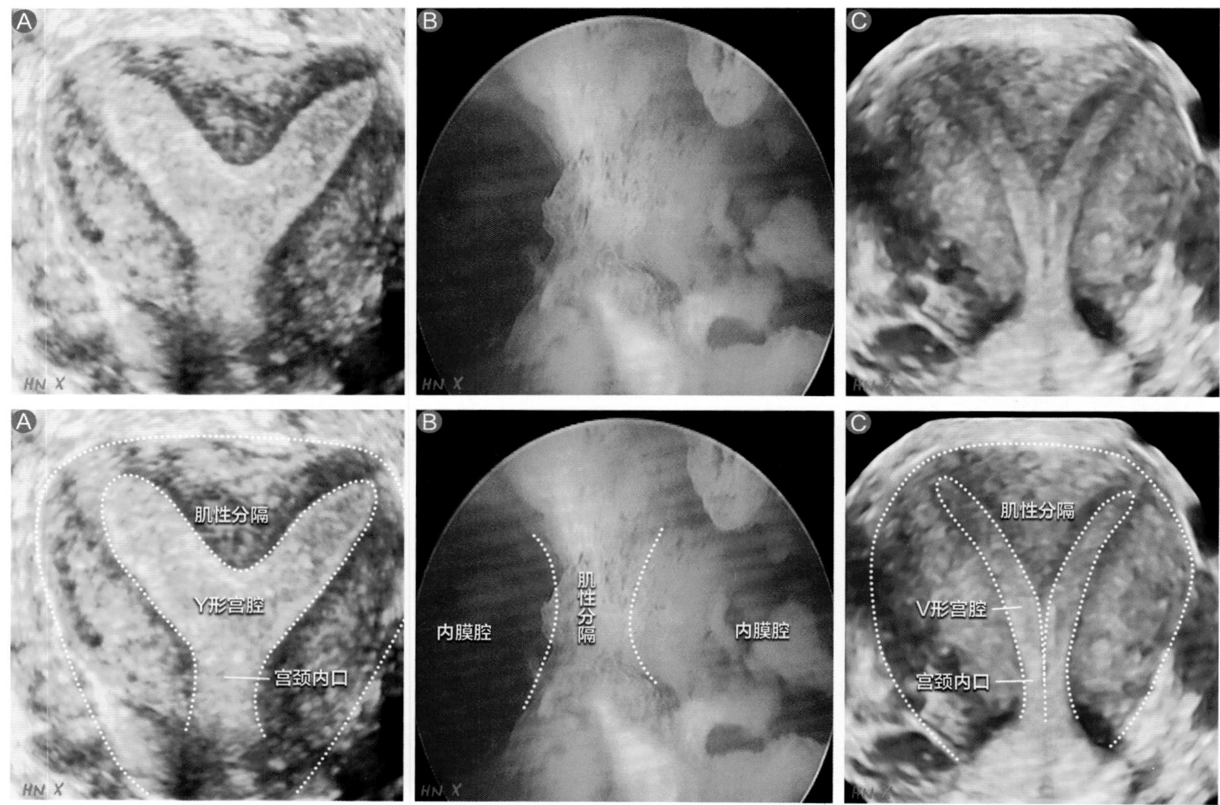

图 4-2-2 ■ 纵隔子宫

A. 部分性纵隔子宫冠状面三维成像；B. 部分性纵隔子宫宫腔镜所见；C. 完全性纵隔子宫冠状面三维成像。

视频 4-2-1 完全性纵隔子宫

4. **双宫体子宫（U3）** 双宫体子宫（bicorporeal uterus）为两侧米勒管未融合或融合不全，发育形成两个宫体，各有同侧输卵管和卵巢；双侧宫颈可分开或形成单宫颈双宫颈管，也可伴有阴道纵隔。患者可有月经过多、痛经、性交痛、不孕、流产、早产、胎位异常、死胎及产后出血等临床表现。子宫底部轮廓异常，在宫底中线处肌壁向下凹陷，超过子宫壁厚度的 50%，凹陷可以部分或完全分割子宫体，根据分隔宫体的程度不同细分为 3 个亚型。

(1) 部分性双宫体子宫（U3a）：两侧米勒管未完全融合，宫底向下凹陷未达宫颈内口水平，部分分隔子宫体。此类即 AFS 分类中的部分性双角子宫。超声表现为横切面扫查时，在宫底水平两个子宫中间有间隙，两侧子宫内分别见内膜回声；至子宫中下段时仅见一个宫体声像；子宫冠状切面可显示宫底向下凹陷超过宫壁厚度 50%，但未达宫颈内口水平（图 4-2-3A）；多数仅有一个宫颈、阴道。

(2) 完全性双宫体子宫（U3b）：宫底向下凹陷达宫颈水平，将子宫体完全分割成两部分（图 4-2-3B、**视频 4-2-2**）。此类即 AFS 分类中的双子宫和完全性双角子宫。可合并或不合并双宫颈、阴道纵 / 斜隔。超声表现为连续纵切面扫查，可先后显示两个子宫体。横行扫查时，在宫底水平两个子宫中间有间隙，两侧子宫内分别见内膜回声；宫体部水平呈分叶状或哑铃状，有两部分内膜回声，均呈单角状，两子宫体大小相近或稍不对称；合并双宫颈时，可显示两个宫颈管结构；合并双阴道时，阴道水平见一横径较宽、内有两条气线的阴道。

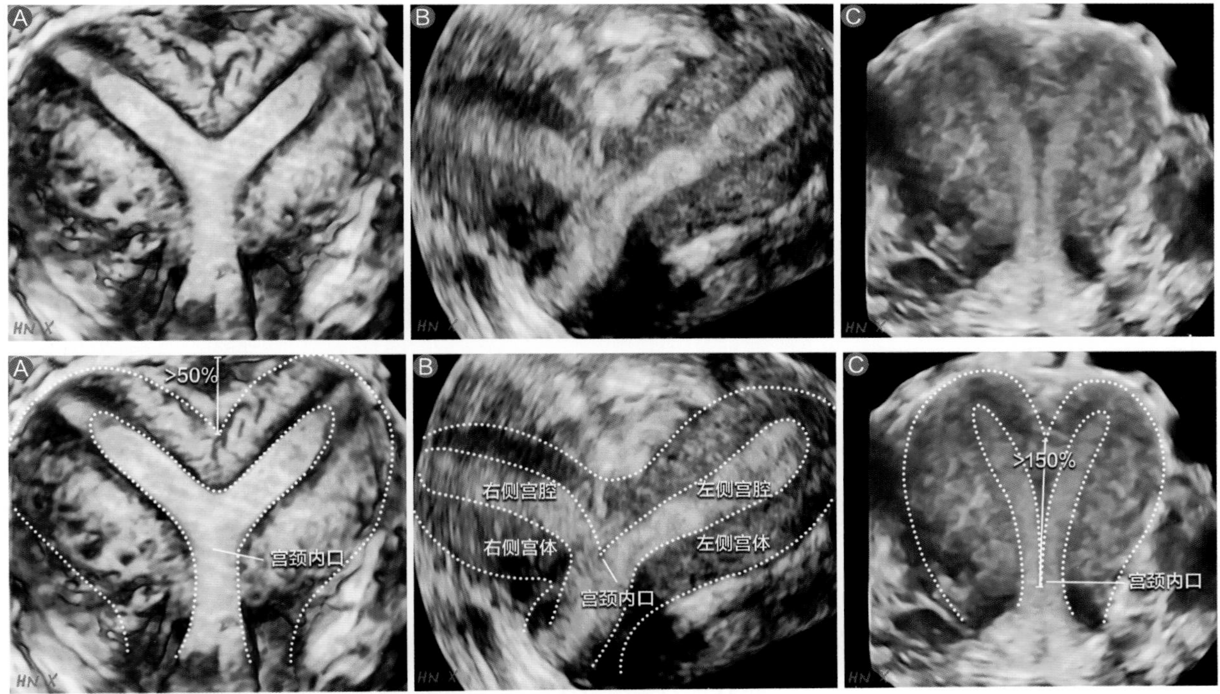

图 4-2-3 ■ 双宫体子宫冠状面三维成像

A. 部分性双宫体子宫；B. 完全性双宫体子宫；C. 双宫体纵隔子宫。

 视频 4-2-2 完全性双宫体子宫 

(3) 双宫体纵隔子宫(U3c):除米勒管融合不全外,还合并中隔吸收不全,表现为部分双宫体子宫的宫底处肌层向下延伸超过宫壁厚度的 150%。此类型在 AFS 分类中没有阐述。超声表现为子宫冠状切面三维成像显示宫底部凹陷、宫底肌层向下延伸至超过宫壁厚度的 1.5 倍(图 4-2-3C)。

注意:米勒管发育过程中,两侧米勒管融合不全与中隔吸收受阻同时发生,可以形成介于两者之间的混合异常,难以准确分类,可绘图说明。

5. **半子宫(U4)** 半子宫(hemi-uterus)为双侧米勒管不对称发育,一侧米勒管发育良好,对侧米勒管未发育或未完全成形而形成残角。因为存在功能发育完全的子宫半腔,故与子宫发育不全不同。此类即 AFS 分类中的单角子宫。根据是否存在另一侧功能性残腔,细分为 2 个亚型。

(1) 半子宫合并残腔子宫(U4a):对侧米勒管中、下段发育不全,形成一侧小的残角子宫,有功能性内膜腔,与半子宫相通或不相通,残角子宫侧可有正常卵巢、韧带和输卵管。此类即 AFS 分类中有内膜相通或不相通型残角子宫合并单角子宫。功能性残腔存在与否是决定半子宫临床并发症的唯一重要因素,因可发生残腔积血、周期性腹痛、内膜异位症或异位妊娠,故即使残角与半子宫相通,也需行切除治疗。超声表现为发育侧半子宫的一侧向外突起,其回声与子宫肌层回声相同,中央显示内膜回声。若在残角的内膜与发育侧子宫内膜之间扫查,有相连则为有内膜相通型;若无相连,则为有内膜不相通型(图 4-2-4)。残角子宫妊娠时,在发育侧子宫外见一内含胎儿的圆形包块,周围可见正常肌层回声,妊娠囊周围内膜层与宫颈管不相连(图 4-2-5、视频 4-2-3)。

(2) 半子宫不合并残腔子宫(U4b):对侧无残角,或有残角但其内无残存内膜腔。此类等同于 AFS 分类中无残角或有残角无残腔合并单角子宫。因半子宫宫腔狭小,临床上常表现为不孕症、习惯性流产,胎儿宫内生长受限、臀位、胎膜早破等孕产期并发症发生率高。超声表现为子宫轮廓呈梭形,横径短小,冠状切面宫腔内膜呈管状,稍向一侧弯曲(图 4-2-6A)。合并对侧有残角无残腔子宫时,表现为一侧肌层局部向外突出(图 4-2-6B、C、D),需与浆膜下子宫肌瘤鉴别,后者伴声衰减。双侧卵巢声像图正常。

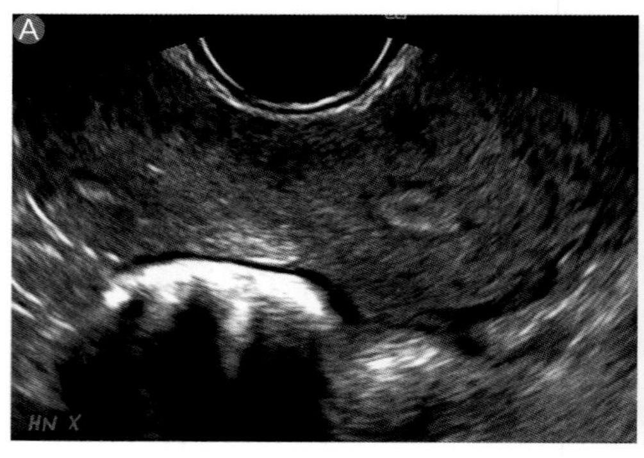

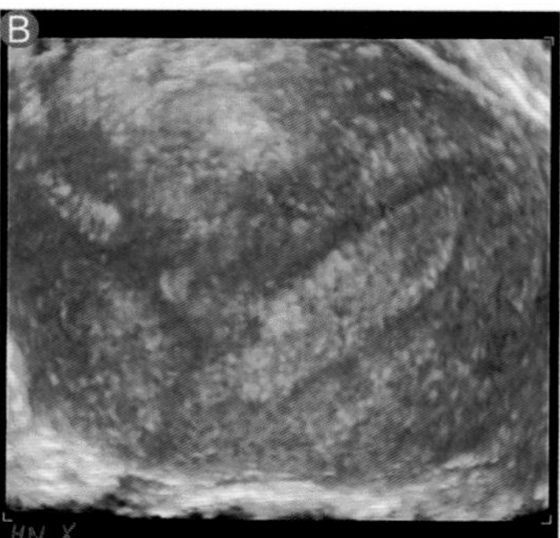

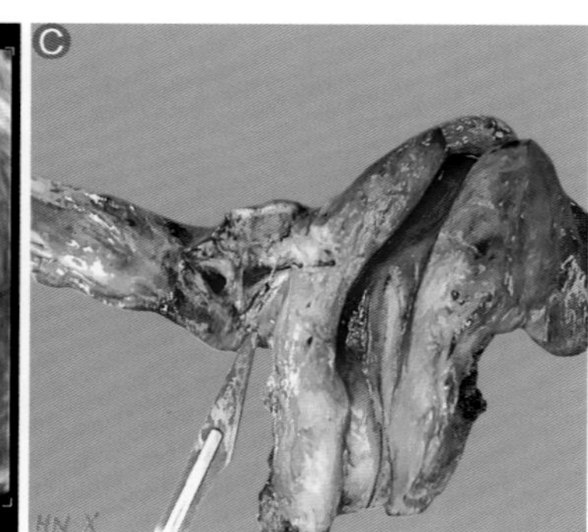

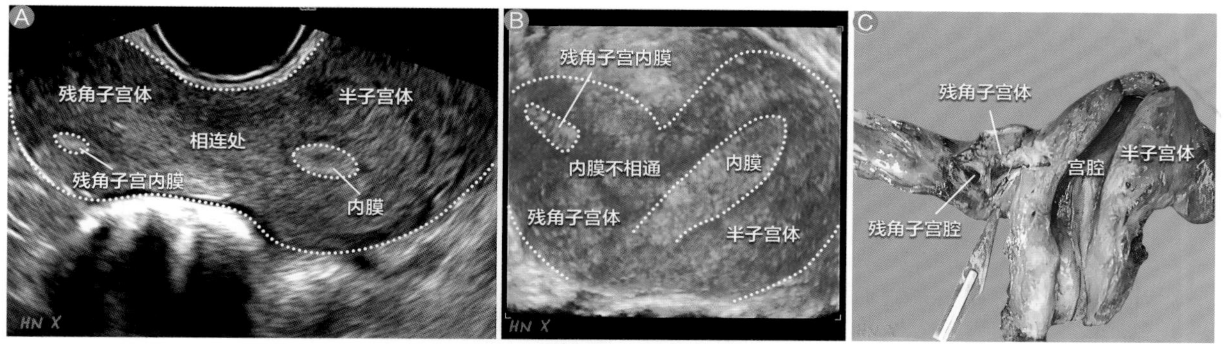

图 4-2-4 ■ 半子宫合并残腔子宫(不相通)

A. 二维灰阶图；B. 冠状面三维成像；C. 标本图。

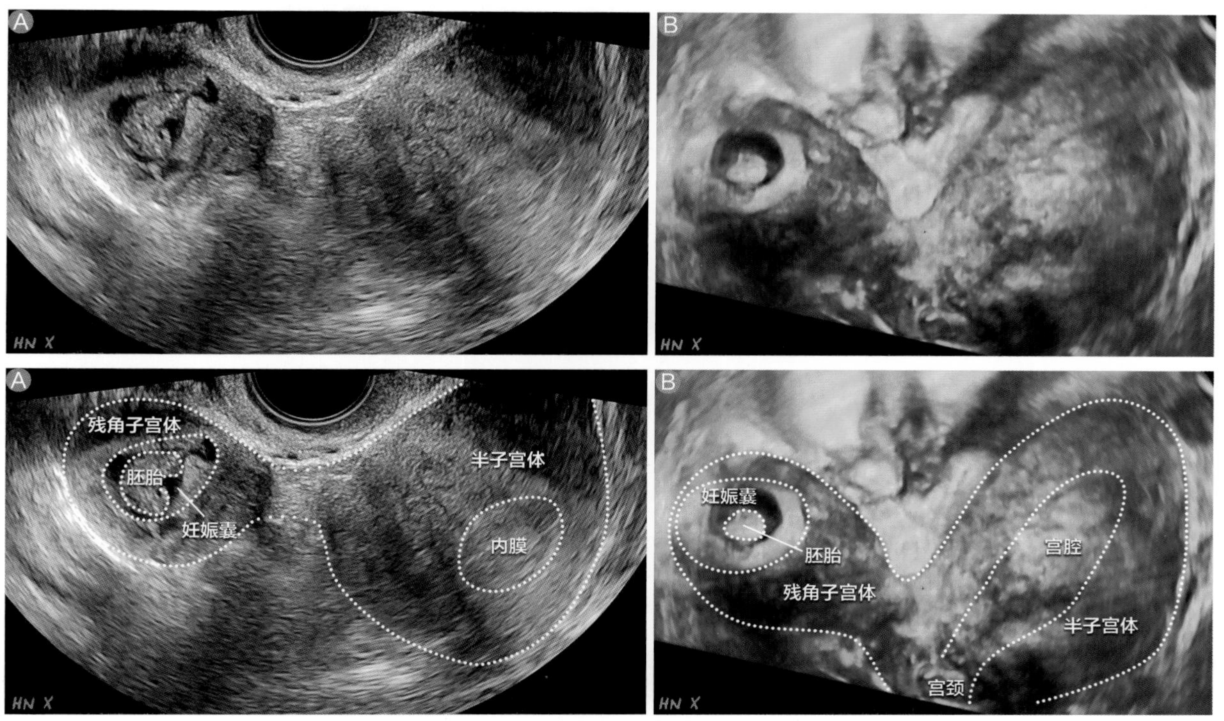

图 4-2-5 ■ 残角子宫妊娠(7 周)

A. 二维灰阶图；B. 冠状面三维成像。

 视频 4-2-3 残角子宫妊娠(7 周) 

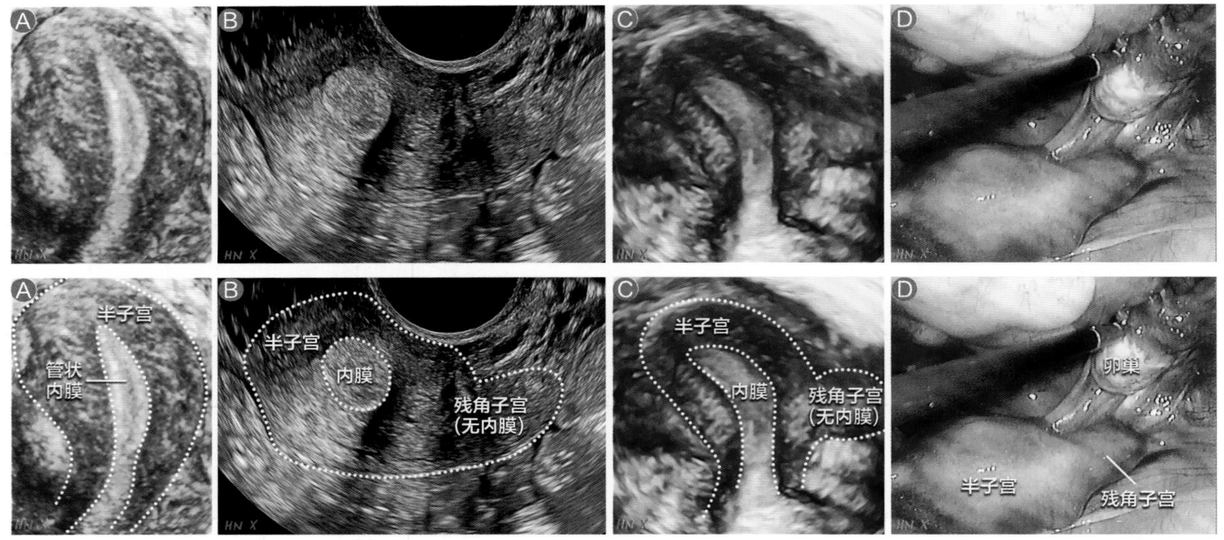

图 4-2-6 ■ 半子宫不合并残腔子宫

A. 半子宫无残角冠状面三维成像；B. 半子宫有残角二维灰阶图；
C. 半子宫有残角冠状面三维成像；D. 半子宫有残角手术所见。

注意：判断有内膜型残角子宫时，强调在不同月经周期观察，根据残角子宫内膜有周期性变化的特征与其他子宫肌层病变如子宫肌瘤、子宫肌层囊肿、子宫腺肌病等鉴别。

6. 子宫发育不全（U5） 子宫发育不全（uterine hypoplasia）为两侧米勒管中、下段未发育、未融合导致的无子宫，或有 / 无残腔的残迹子宫。临床表现为原发性闭经，但第二性征和乳房发育正常。此类涵盖了 AFS 分类中Ⅰ型的子宫萎缩或发育不全的亚型。多合并宫颈、阴道发育不全，也可以是异常综合征的一个表现，如先天性子宫阴道缺如综合征，先天性无阴道同时有不同程度的子宫发育不全，常伴有泌尿系统、骨骼发育异常，染色体核型为 46，XX，卵巢功能和女性第二性征正常。根据发育不全的子宫是否存在功能性残腔，进一步细分为 2 个亚型。

（1）有残腔子宫发育不全（U5a）：具有发育不全的残腔，可以表现为单侧或双侧功能性残角。此类类似 AFS 分类中的始基子宫。功能性残腔的存在有可能发生积血导致周期性疼痛，需要临床介入治疗。超声表现为子宫很小，呈条索状肌性结构回声，宫体宫颈结构不清，宫腔线和内膜回声薄（图 4-2-7A），两侧可见卵巢结构。

（2）无残腔子宫发育不全（U5b）：包括（单侧或双侧）残迹子宫和无子宫，米勒管残迹形成类输卵管肌性结构。临床表现为原发性闭经。超声表现为阴道上方或膀胱后方未见子宫结构，可见向双侧延伸的粗条状或梭形等回声肌性结构，为米勒管残迹（图 4-2-7B、C）。

7. 未分类子宫畸形（U6） 由于双侧米勒管融合和中隔吸收障碍可以同时存在，程度各异，导致子宫畸形复杂多变，一些病例存在细微差异，无法归入以上所列类型，此型为与其他 6 类相鉴别而设立，有望包括其他所有因米勒管形成、融合或吸收障碍而导致异常的病例，如重复子宫、米勒管组织异位、子宫副腔肿物（accessory cavitated uterine mass，ACUM）等，均可归为此类。子宫副腔肿物是一种罕见的特殊类型先天性米勒管发育异常，外形似子宫阔韧带肌瘤，其中部有宫腔和功能性子宫内膜，临床表现与有内膜残角子宫相类似，超声表现类似肌层内膜异位囊肿。

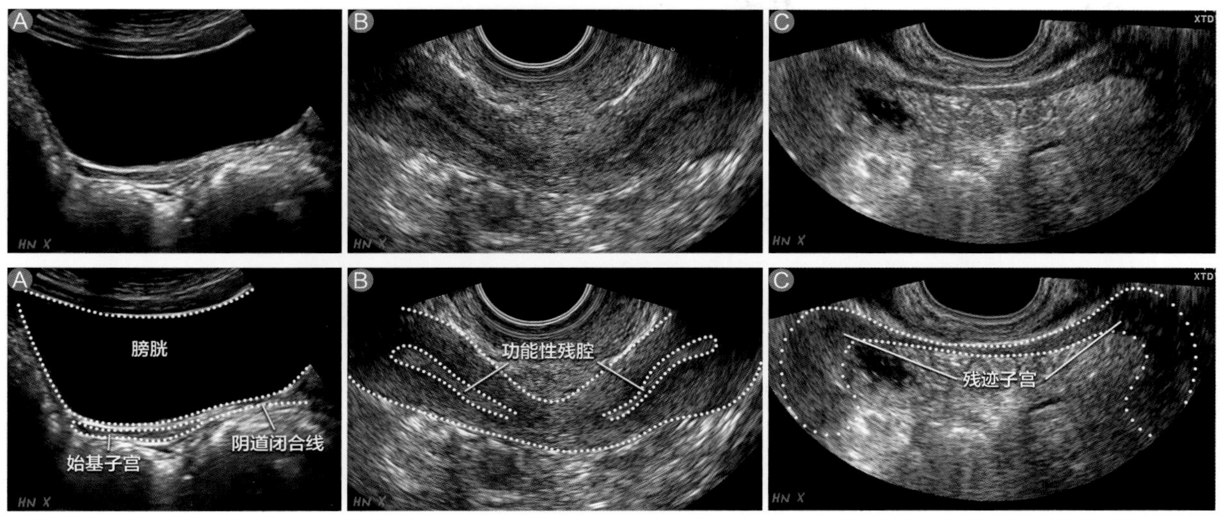

图 4-2-7 ■ 子宫发育不全二维灰阶图

A. 子宫发育不全（始基子宫）；B. 双侧功能性残腔；C. 双侧残迹子宫。

第三节 | 宫颈发育异常

本节基于女性生殖道畸形的 ESHRE/ESGE（2013）分类法（表 4-1-1），详述各类型宫颈发育异常的超声表现。

1. 正常宫颈（C0） 宫颈发育正常，单一宫颈、单一宫颈管结构。

2. 宫颈纵隔（C1） 米勒管下段中隔吸收不全，形成一个宫颈、中间有间隔的两个宫颈管（图 4-3-1）。但超声检查需结合阴道扩张器检查，明确只有一个宫颈及一个宫颈外口。

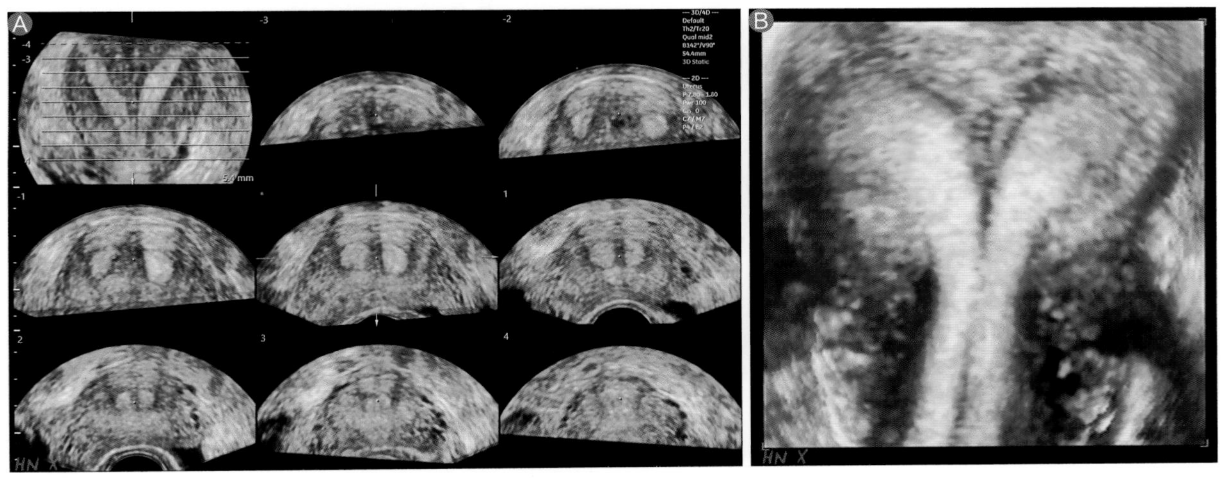

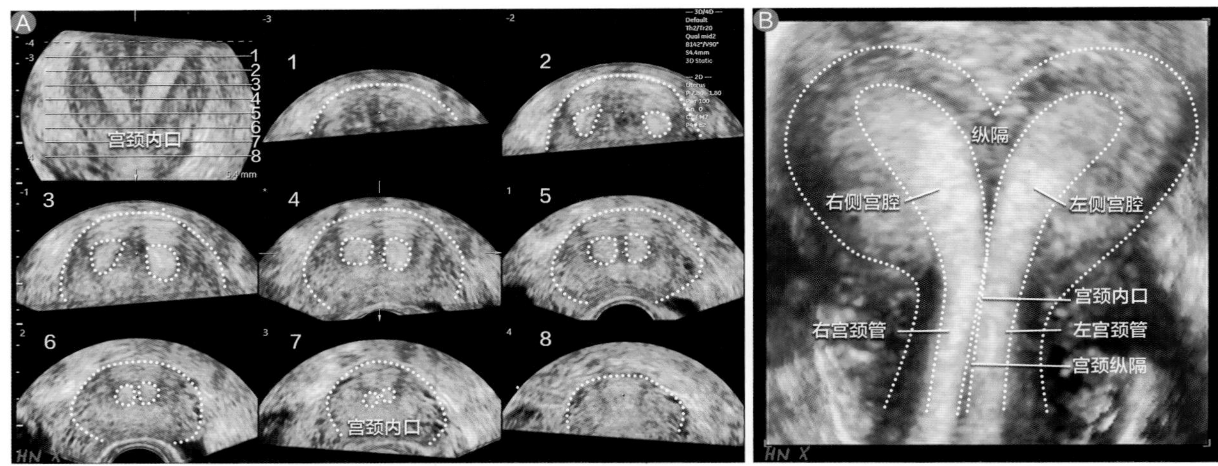

图 4-3-1 ■ 宫颈纵隔

A. 子宫、宫颈横切面三维超声断层成像（合并完全性纵隔子宫）；B. 宫颈冠状面三维成像（合并双宫体子宫）。

3. 双宫颈（C2） 双侧米勒管下段融合障碍，形成两个外形正常的宫颈。宫颈可以完全分开也可以部分融合（图 4-3-2）。常与完全性双宫体子宫同时发生（U3b/C2），形成在 AFS 分类中的双子宫。

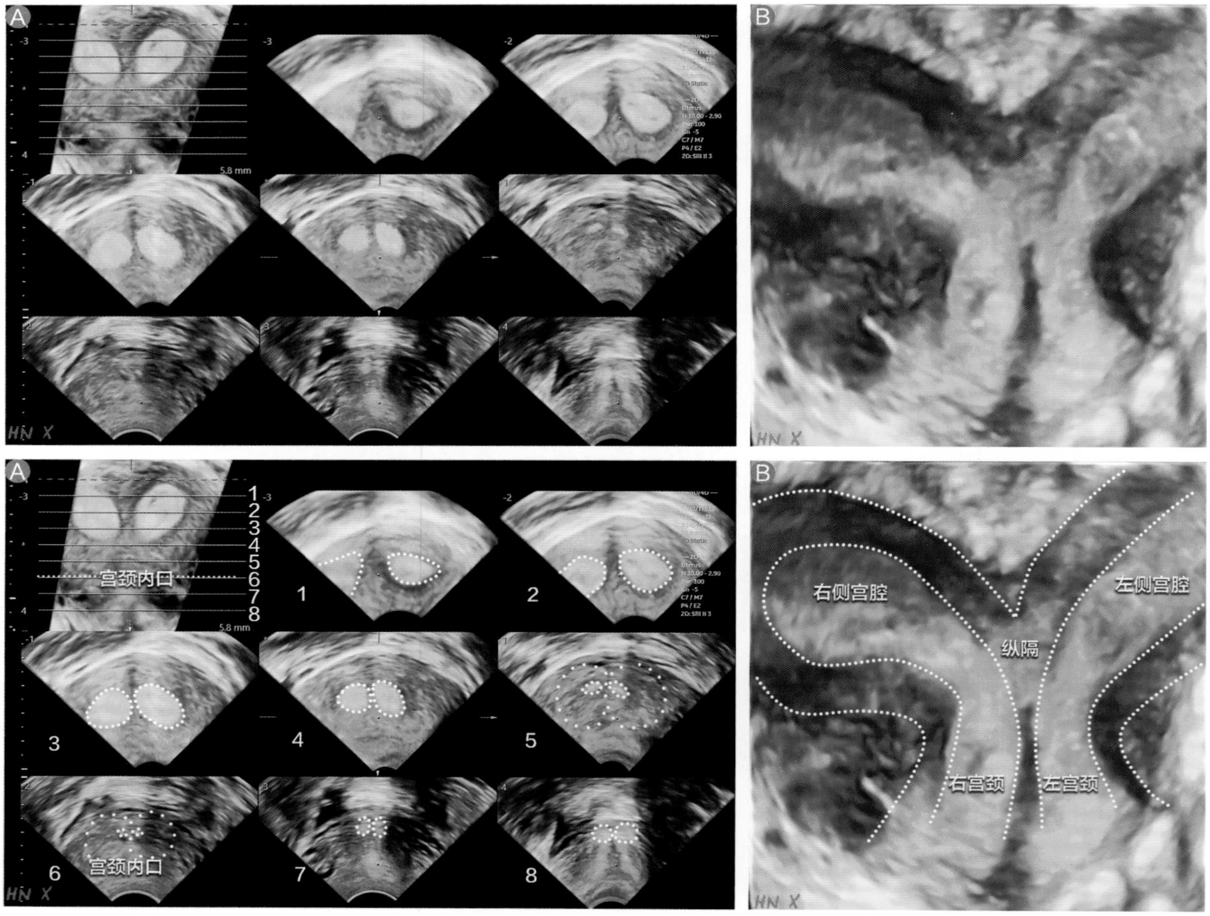

图 4-3-2 ■ 双宫颈（合并部分性双宫体子宫）

A. 三维超声子宫、宫颈横切面断层成像；B. 子宫、宫颈冠状面三维成像。

4. **单侧宫颈发育不全（C3）** 单侧米勒管下段发育形成宫颈，而对侧未完全成形或缺失。这种情况多数发生在半子宫（U4）畸形，诊断半子宫时，分类中不需要提及单侧宫颈发育不全，但若发生在完全性双宫体子宫伴单侧宫颈发育不全（U3b/C3）时，则提示可能是一种严重的梗阻性异常（图 4-3-3）。

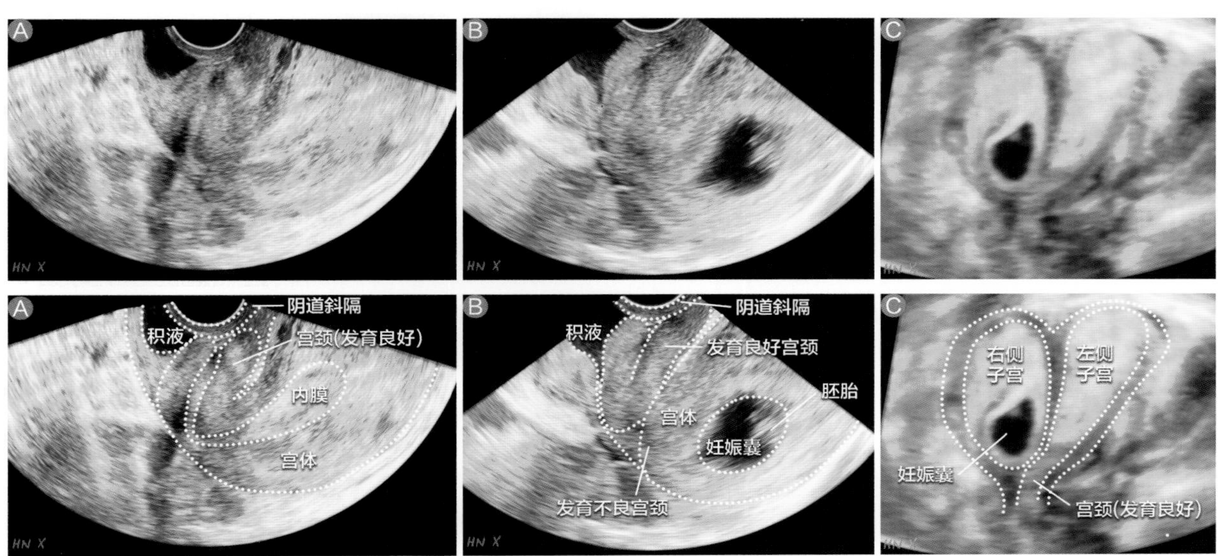

图 4-3-3 单侧宫颈发育不全（合并双宫体子宫、妊娠 7 周、阴道斜隔）

A. 发育良好侧的子宫、宫颈矢状切面；B. 宫颈发育不全侧子宫内妊娠、阴道积液；C. 子宫、宫颈冠状切面三维成像。

5. **宫颈发育不全（C4）** 宫颈发育不全（cervical aplasia）为子宫体形成、但米勒管下段未形成宫颈或存在宫颈发育不全，包括宫颈管缺失、宫颈闭锁和宫颈残缺，该类型可与正常或畸形子宫体并存，在 AFS 分类中缺乏此种畸形归类。临床表现为原发性闭经，青春期后出现周期性下腹痛。手术纠正较困难，需将子宫体与阴道上端相接，并将宫腔与阴道打通。超声表现为膀胱后方可显示子宫体及宫腔、内膜，可有类宫颈结构，但宫颈管未显示，青春期后可有宫腔积血（图 4-3-4、视频 4-3-1）。

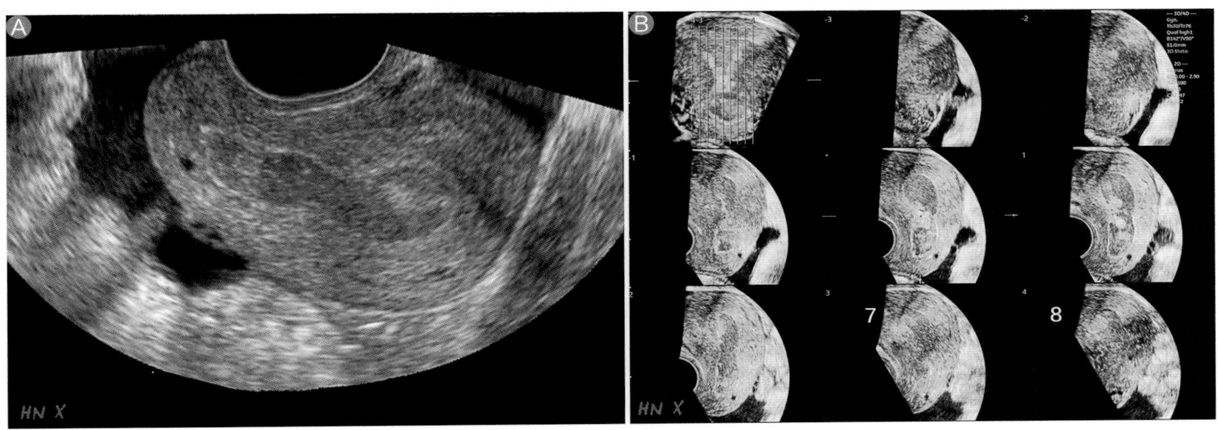

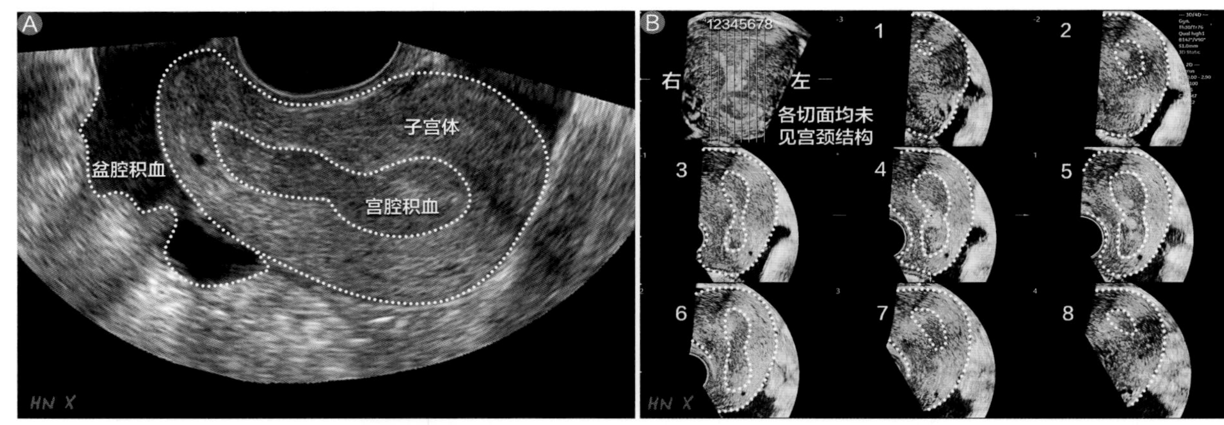

图 4-3-4 ■ 宫颈缺失

A. 子宫正中矢状切面；B. 子宫矢状切面三维超声断层成像

第四节 | 阴道发育异常

阴道由米勒管末端和泌尿生殖窦发育而来，双侧米勒管发育并融合形成子宫和阴道上段，泌尿生殖窦上端细胞增生形成阴道板，后者腔化后形成完整的阴道。各种因素引起米勒管的形成、融合和中隔吸收障碍也可引起阴道的发育异常。本节基于女性生殖道畸形的 ESHRE/ESGE（2013）分类法（表 4-1-1），详述各类型阴道发育异常的超声表现。

1. 正常阴道（U0） 一个阴道腔，通畅。

2. 阴道纵隔（V1） 也称非梗阻性纵隔，阴道内纵向分隔将阴道分成两个通畅的腔。临床上常无症状，常因合并子宫、宫颈纵隔或双宫体子宫、双宫颈畸形而就诊发现。超声检查需结合妇科检查直接观察到阴道隔；或超声检查发现子宫、宫颈异常时，仔细观察阴道闭合线，通常在置入阴道探头的阴道腔的一侧还能扫查到阴道闭合气线，或在会阴部扫查可见双阴道气线（图 4-4-1A、视频 4-4-1）。

3. 阴道斜隔（V2） 也称梗阻性纵隔，阴道隔膜远端偏离中线斜行，与阴道侧壁融合，形成阴道斜隔，此时一侧阴道腔为盲端。临床表现取决于斜隔上有无开孔，若有小孔，则一侧子宫的经血引流不畅，陈旧性血液通过小孔溢出，淋漓不断，易误诊为月经不调；若隔膜完全闭锁，同侧子宫来源的经血聚集在隔上方的阴道腔内渐渐形成囊性肿物，易误诊为阴道囊肿，常合并痛经和子宫内膜异位症。如同时合并子宫体、宫颈畸形、泌尿系统畸形，应考虑阴道斜隔综合征。超声可见双子宫双宫颈，经阴道扫查时探头放置于阴道下段，在斜隔侧因有积血衬托可显示低回声的隔结构及对侧宫颈（图 4-4-1B）。

4. 阴道横隔和/或处女膜闭锁(V3) 阴道横隔(transverse vaginal septum)系阴道板自下而上腔道化时受阻,横隔未贯通或未完全腔化所致,常发生于阴道上、中 1/3 交界处;处女膜闭锁(imperforate hymen)为泌尿生殖窦上皮重吸收异常,导致阴道板下极未贯穿成孔道与阴道前庭相通,是较常见的生殖道畸形。两者有相类似的临床特征,表现为原发性闭经,伴逐渐加重的周期性下腹坠痛;因经血排出障碍引起宫腔积血、盆腔包块;经血逆流至两侧输卵管及腹腔则形成阴道、子宫、输卵管积血,常可见子宫内膜异位囊肿。青春期前可无任何症状。阴道横隔上有小孔时,出现经血排流不畅,性生活受影响,分娩时胎头不下降。

超声表现:①阴道横隔:已婚者经阴道扫查时探头难以深达阴道穹窿部,阴道上段有局部积血的磨玻璃样回声,可显示低回声的隔结构和宫颈(图 4-4-1C)。②处女膜闭锁:经腹扫查显示盆腔内子宫、宫颈下方见长圆形囊状暗区,内为无回声区,调高增益可见细小密集的云雾状低回声,为扩张的阴道(图 4-4-2A);伴宫腔积血时宫颈扩张,宫腔内的无回声区与阴道无回声区相通;严重时宫旁可见囊性肿块,为输卵管积血和/或卵巢子宫内膜异位囊肿。经会阴扫查可帮助鉴别处女膜闭锁和阴道闭锁,测量闭锁段的厚度可指导临床处理(图 4-4-2B)。

5. 阴道发育不全/闭锁(V4) 包括完全性或部分性阴道发育不全(vaginal aplasia),也称为阴道闭锁(vaginal atresia),为胚胎时期的阴道板形成和腔化障碍导致。若子宫发育良好,临床表现则与处女膜闭锁相似;若合并子宫发育不良,则无周期性下腹坠痛。

超声表现:阴道闭锁时,经腹部扫查在宫颈下方、尿道后方、直肠前方未能显示低回声的阴道及高回声阴道气线;经会阴扫查局部阴道的闭合气线不显示(图 4-4-3)。

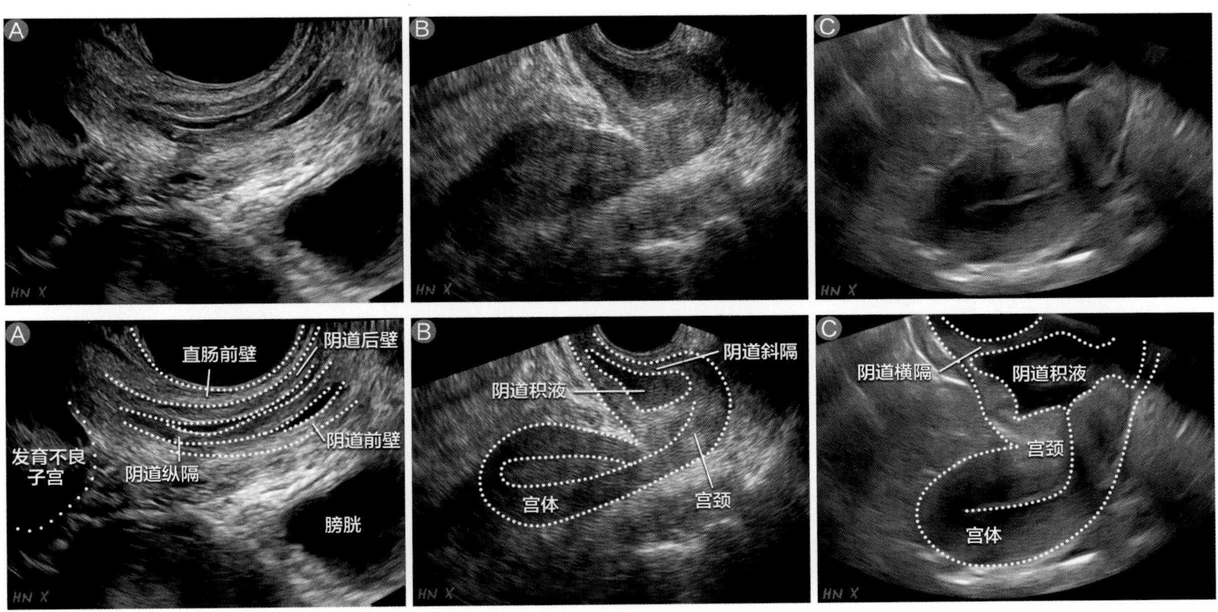

图 4-4-1 ■ 阴道纵隔、斜隔和横隔

A. 阴道纵隔(经直肠扫查);B. 阴道斜隔(经阴道扫查);C. 阴道横隔(经阴道下段扫查)。

视频 4-4-1 阴道纵隔

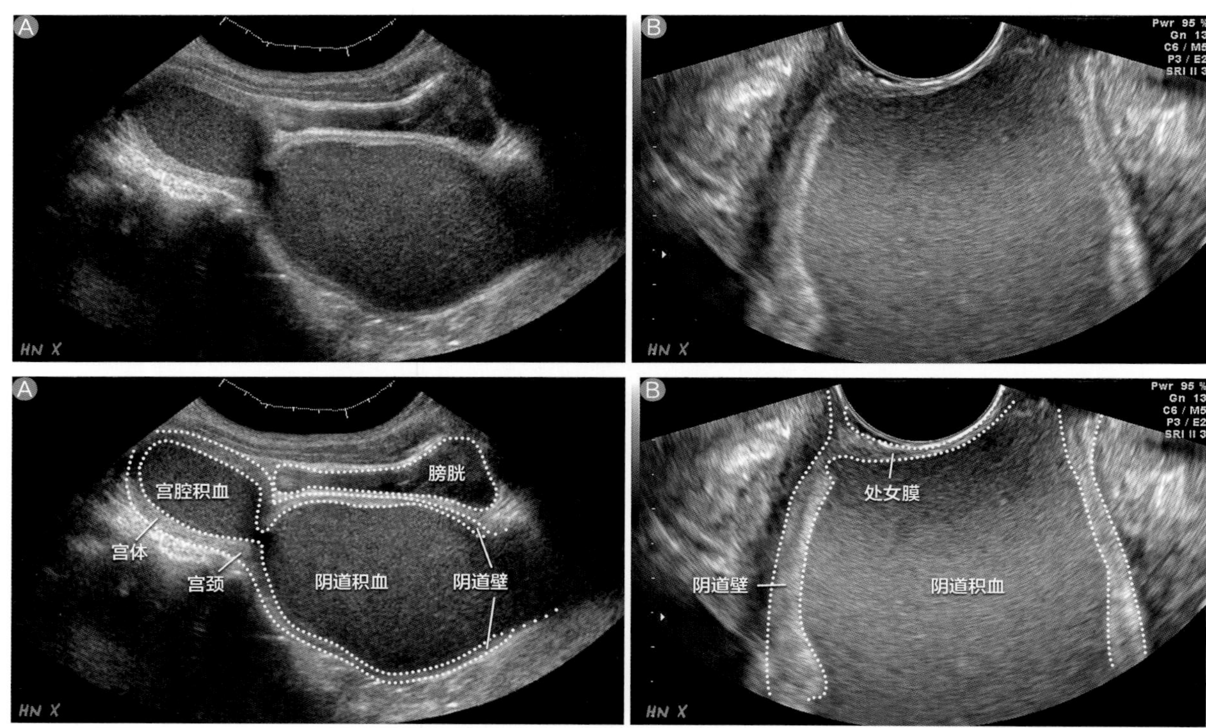

图 4-4-2 ■ 处女膜闭锁

A. 经腹扫查；B. 经会阴扫查。

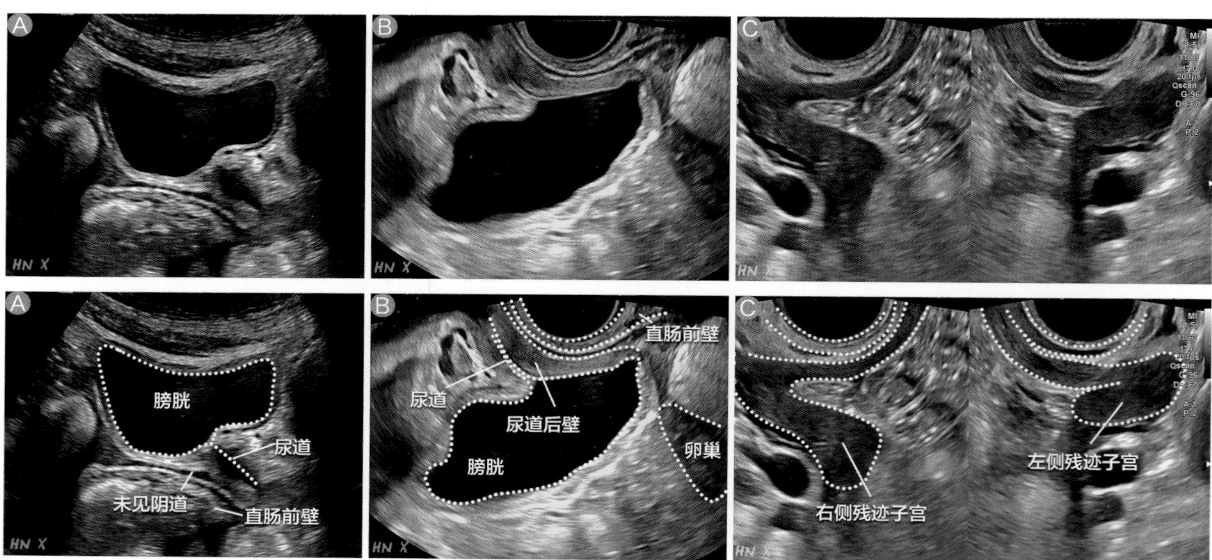

图 4-4-3 ■ 阴道闭锁伴双侧残迹子宫

A. 经腹扫查；B、C. 经直肠扫查。

第五节　生殖道发育异常的超声检查要点

1. **超声检查途径**　大多数生殖道发育异常在青春期因闭经、月经异常或痛经被发现。对于无性生活史者，采用膀胱适量充盈状态下经腹超声检查。可疑生殖道发育异常时，幼女可采用经会阴部扫查，青春期女性可采用经直肠超声检查。对于复杂畸形，需联合多种扫查途径获得最佳图像。特别是对于阴道发育异常，经会阴和 / 或经直肠扫查可以更清楚地显示阴道气线，判断有无阴道间隔、闭锁处女膜厚度、闭锁段阴道的长度等，困难病例可以抬高臀部、阴道腔内注入生理盐水，在水造影下显示病变特征，更详细地了解生殖道发育情况，为临床处理方案提供更多信息。

2. **超声成像方法**　由于生殖道畸形种类繁多、形式多变，子宫体、宫颈和阴道畸形有多种组合，二维切面和动态扫查均难以获得一个完整的、体现畸形类别的图像，特别是子宫、宫颈的冠状切面，因此有条件者建议采用三维容积成像。获取三维容积数据时，调整二维扇扫取样框和三维扫查角度，使扫查范围尽可能包括整个子宫、宫颈结构。初始切面应根据畸形的种类调节，如双宫体子宫畸形初始切面选择子宫体横切面，纵隔子宫则可以选择子宫矢状切面或横切面（图 4-5-1）。

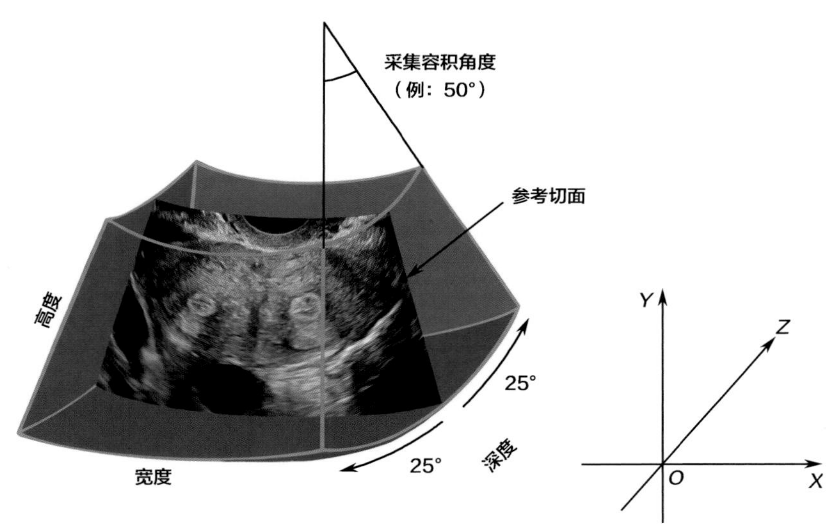

图 4-5-1　生殖道畸形三维容积数据采集示意图

3. **超声报告书写**　可疑生殖道发育异常超声检查后，应分别对子宫体、宫颈和阴道的形态、结构和异常进行详细描述，再结合**表 4-1-1** 所示的女性生殖道畸形的 ESHRE/ESGE 分类法，分别给出子宫体畸形的主要类型和亚型、宫颈和阴道畸形的类型，如完全性纵隔子宫、宫颈纵隔、阴道纵隔，可简写为 U2aC1V2。

4. **示意图**　对特殊病例除描述畸形细节外，在超声报告上还可手绘示意图，为临床提供直观的信息，以制订相应治疗方案。如对于一些未分类子宫畸形（U6）病例，绘制示意图有助于临床医生理解，并指导操作，如类纵隔子宫的半子宫合并残角子宫，其子宫外形无异常，残腔内膜发育好，子宫冠状切面上类似纵隔子宫，与 Robert 子宫（即非对称子宫分隔伴部分宫腔内经血潴留）相似，但因残腔与对侧宫腔有细道相通，临床无明显痛经症状，但当孕囊种植在残腔时，其结局类似残角子宫妊娠（图 4-5-2A、B）。再如纵隔子宫合并双宫颈管，但在中部融合，可形成 X 形的宫腔（图 4-5-2C、D），若诊断不准确，行宫腔操作时器械可从一侧宫颈管进入对侧宫腔内，易造成手术失败。

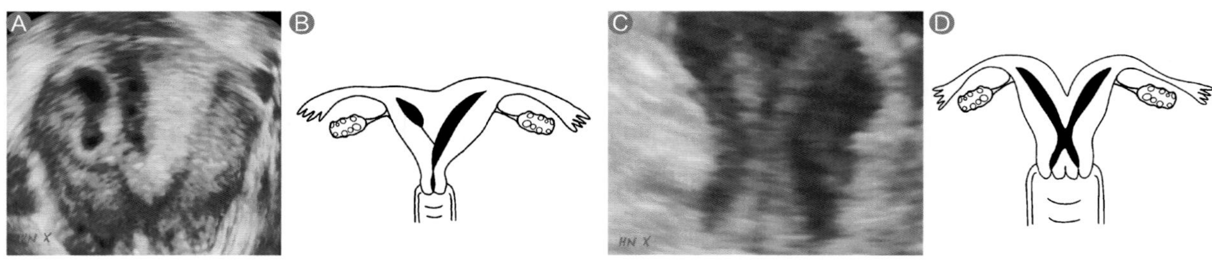

图 4-5-2 ■ 特殊类型子宫畸形

A、B. 类纵隔残角子宫合并妊娠三维成像及示意图；C、D. 纵隔子宫 X 形宫腔三维成像及示意图。

（谢红宁　尚建红）

参考文献

1. GRIMBIZIS GF, GORDTS S, DI SPIEZIO SARDO A, et al. The ESHRE-ESGE consensus on the classification of female genital tract congenital anomalies. Hum Reprod, 2013, 10 (3): 199-212.
2. CEKDEMIR YE, MUTLU U, ACAR D, et al. The accuracy of three-dimensional ultrasonography in the diagnosis of Müllerian duct anomalies and its concordance with magnetic resonance imaging. J Obstet Gynaecol, 2022, 42 (1): 67-73.
3. NORTON ME, SCOUTT LM, FELDSTEIN VA. Callen's ultrasonography in obstetrics and gynecology. 6th ed. Philadelphia: Elsevier, 2017.
4. JAYAPRAKASAN K, OJHA K. Diagnosis of congenital uterine abnormalities: practical considerations. J Clin Med, 2022, 11 (5): 1251.
5. ACIÉN P, ACIÉN MI. The history of female genital tract malformation classifications and proposal of an updated system. Hum Reprod Update, 2011, 17 (5): 693-705.
6. PFEIFER SM, ATTARAN M, GOLDSTEIN J, et al. ASRM müllerian anomalies classification 2021. Fertil Steril, 2021, 116 (5): 1238-1252.
7. NAFTALIN J, BEAN E, SARIDOGAN E, et al. Imaging in gynecological disease (21): clinical and ultrasound characteristics of accessory cavitated uterine malformations. Ultrasound Obstet Gynecol, 2021, 57 (5): 821-828.
8. 谢红宁，朱云晓，李丽娟．三维超声成像对特殊类型子宫畸形的诊断研究．中国超声医学杂志，2006, 22 (3): 221-223.

第五章 子宫肌层病变的超声诊断

第一节 | 子宫腺肌病

子宫腺肌病(adenomyosis)既往被称为内在性子宫内膜异位症,是指在子宫肌层内含有子宫内膜腺体和间质,子宫内膜呈憩室样向下长入子宫肌层所致。而外在性子宫内膜异位症则是异位内膜、间质组织存在于子宫以外的腹膜间皮有关部位,也包括子宫浆膜及浆膜下浅肌层,两者发病机制及临床表现不同(详见第八章第三节良性卵巢肿瘤、第十一章第一节盆腔子宫内膜异位症)。

【病理】子宫均匀性增大,子宫腺肌病的病灶以后壁居多,肌壁常增厚,切面较硬,内见增粗的肌纤维带和微囊腔,腔内为陈旧性血液。局灶型子宫腺肌病的病灶呈局限性生长,局部平滑肌大量增生,呈肌瘤样结节,结节内见内膜腺体和间质,类似肌壁间肌瘤,但无假包膜存在,与周围肌层无明显界限,称为子宫腺肌瘤(adenomyoma)。子宫肌层内异位内膜组织呈岛状分布,较少出血形成囊肿。偶尔异位病灶在子宫或宫颈肌层形成出血性囊肿。

【临床表现】常发生于生育年龄妇女,约 30% 患者无症状,主要症状为进行性痛经、经量增多、经期延长。妇科双合诊子宫球形增大、质硬,经期有压痛,合并盆腔子宫内膜异位症时附件区可扪及囊性包块。

【超声表现】

1. 二维灰阶 子宫球形增大、肌层前后壁厚度不一、肌层回声不均匀、内膜与肌层交界区(结合带)边界模糊,有时可有子宫肌层囊肿。根据病灶的分布和回声特征,可以分为弥漫型、前/后壁型和局灶型。

(1) 弥漫型:子宫呈球形增大,三径之和常大于 15cm,宫腔内膜线居中,内膜与肌层界限不清;肌层回声普遍呈不均匀颗粒状,伴有栅栏状扇形衰减使子宫肌层回声普遍降低(图 5-1-1A)。

(2) 前/后壁型:病变局限分布于整个前壁或后壁肌层,以后壁型较多见,表现为子宫呈不对称性增大,向后方隆起,宫腔内膜线前移,前壁肌层回声正常,后壁肌层普遍增厚,回声不均,呈栅栏状衰减,致使整个子宫回声减低(图 5-1-1B、C)。

(3) 局灶型:子宫不规则增大、形态欠规整,局部隆起。病灶内呈不均质高回声,伴少许声衰减或呈栅栏状衰减回声，周围肌层回声正常，病灶与正常肌层之间没有清晰的边界。子宫腺肌瘤属于此类型，但与周围肌层组织有模糊界限（图 5-1-2A）。当病灶以积血为主时，肌层内可见局灶性小囊，大小不一，形态不规整，经阴道超声显示其内回声呈云雾状（图 5-1-2B、C）。

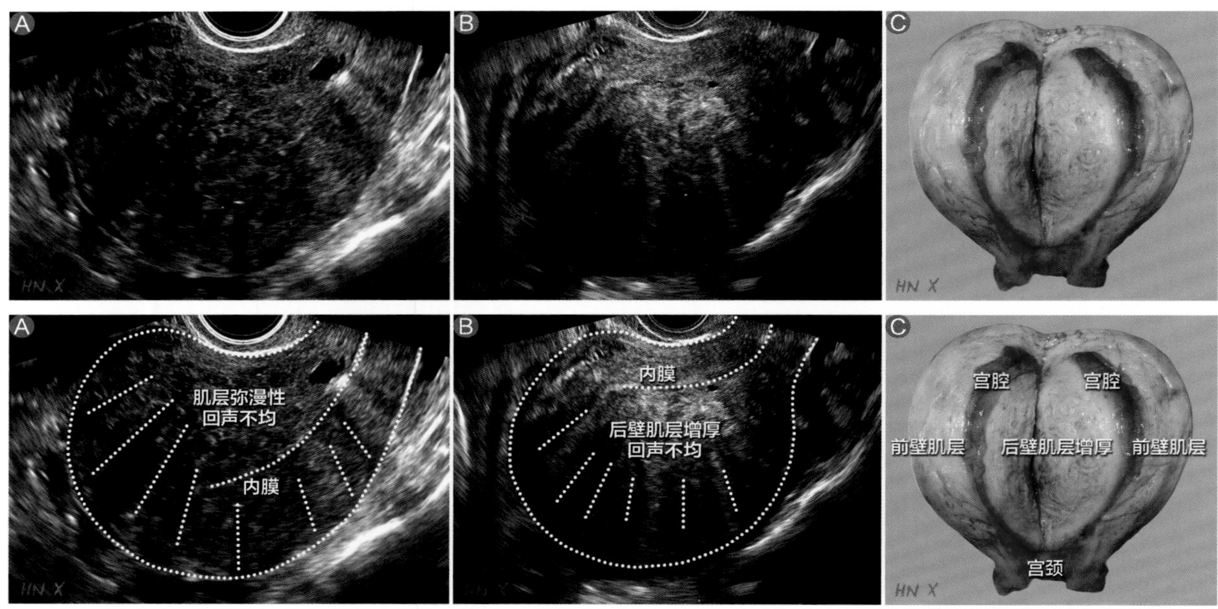

图 5-1-1 ■ 子宫腺肌病

A. 弥漫型；B. 后壁型；C. 后壁型标本图。

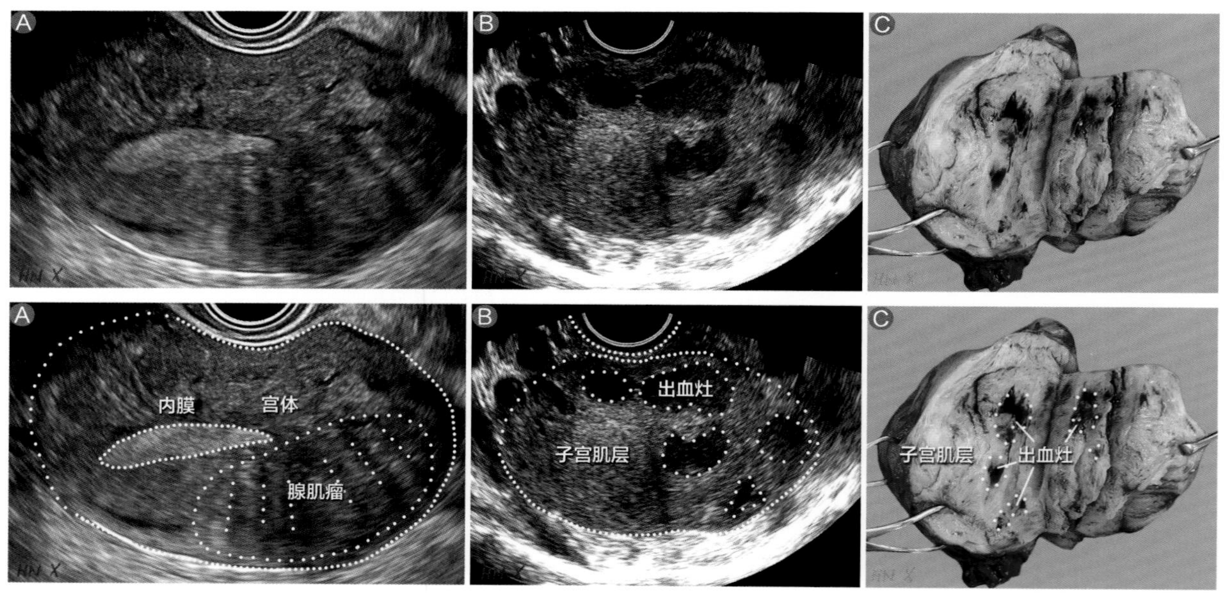

图 5-1-2 ■ 局灶型子宫腺肌病

A. 子宫腺肌瘤；B. 肌层异位病灶出血；C. 肌层异位病灶出血标本图。

2. 彩色多普勒血流图 子宫内血流信号较正常增多，但由于腺肌病常伴声衰减，不容易显示丰富的血流信号，血流信号在病灶处肌层呈星点状、条状散在分布，或呈放射状排列（图 5-1-3、视频 5-1-1）。局灶型者仅在病灶部位血流信号稍增多，病灶周围肌层血流分布正常。病灶处的动脉性频谱与子宫动脉各级分支的频谱基本相同，阻力指数常大于 0.50，偶尔在严重的子宫腺肌病的子宫内记录到低阻力型动脉频谱。当腺肌病较严重，阴道流血时间长、合并感染时，无论哪种类型，均可出现肌层血流异常丰富，血管粗条状贯穿肌层，相连成网状，并可记录到低阻力型动脉频谱，此时应仔细与恶性病变鉴别。

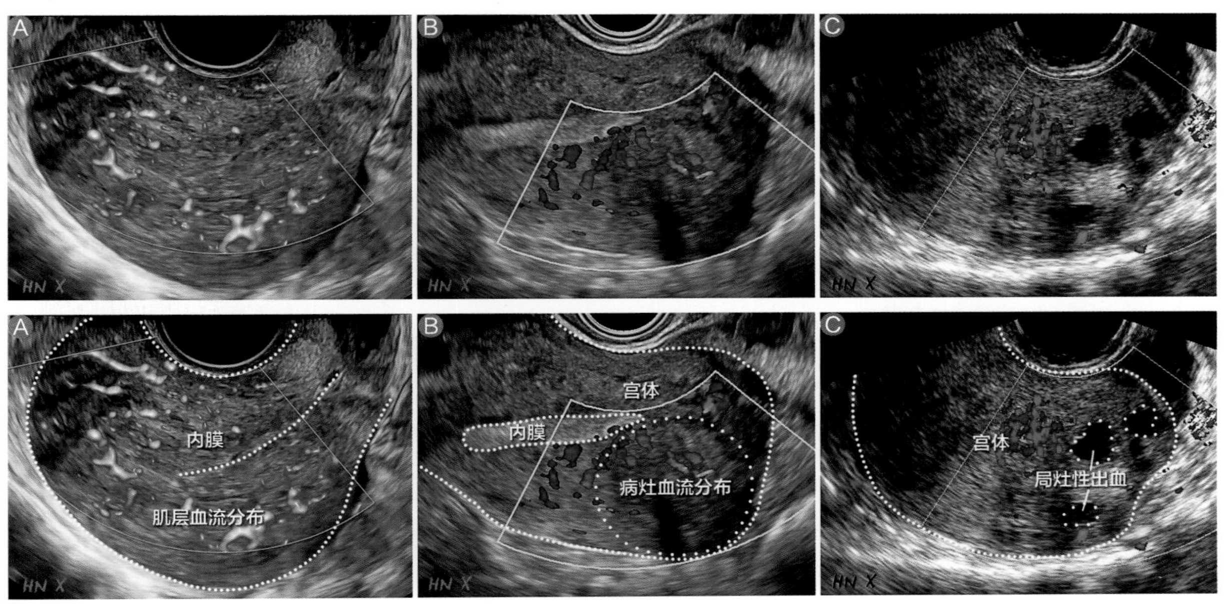

图 5-1-3 ■ 子宫腺肌病子宫肌层彩色多普勒血流图

A. 弥漫型；B. 局灶型；C. 肌层异位病灶出血。

视频 5-1-1 子宫腺肌病

【鉴别诊断】

1. 前或后壁型腺肌病与巨大子宫肌瘤 鉴别要点是仔细寻找病灶周围有无正常肌层，子宫肌瘤常在病灶周围扫查到正常肌层。

2. 子宫腺肌瘤与子宫肌瘤 两者的鉴别诊断非常重要，尤其是选择手术时，子宫肌瘤剔除后，肌层能够恢复而不丢失正常的子宫肌层组织。而对于子宫腺肌病，异位的子宫内膜组织穿透子宫肌层细胞，腺肌病病灶切除可能导致子宫肌层大量缺失。鉴别的关键是分辨病灶周边有无假包膜，肌瘤边界清晰，周围有假包膜结构，CDFI 显示假包膜上有半环状血流信号。

3. 弥漫型子宫腺肌病与子宫肥大症 子宫肥大症病理特征为平滑肌细胞肥大，子宫纤维化，胶原纤维增生，肌层肥厚，子宫重量大于 120g，超声表现为子宫均匀增大，肌层回声稍不均匀。当腺肌病较轻时，肌层仅表现为稍不均，超声无特异性，鉴别困难，此时主要依靠有无痛经病史来鉴别。

【**临床评价**】大部分子宫腺肌病病情轻，无临床症状或仅表现轻微痛经，子宫病变轻微，除子宫肌层回声稍不均匀外，没有典型声像图改变。文献报道的整体超声诊断灵敏度为 83.8%，特异度为 63.9%，最敏感的声像图改变是肌层回声不均匀，较特异的表现是内膜与肌层界限消失。对此病的超声诊断应结合病史，有进行性痛经的病例可适当放宽诊断标准。

第二节 | 子宫肌瘤

子宫肌瘤（uterine fibroid）是女性生殖器中最常见的良性肿瘤。生育年龄妇女约 20%~25% 有子宫肌瘤，多数患者无任何症状，常在盆腔超声检查时偶尔发现。

【**病理**】肌瘤一般为实质性圆形结节，表面光滑，呈白色，质硬，切面为漩涡状结构，周围肌组织受压形成假包膜，包膜中分布有放射状血管，供给肌瘤营养，肌瘤越大，血管越多越粗。瘤体假包膜受压时，肌瘤中心血管减少，易引起循环障碍而使肌瘤发生各种退行性变。显微镜下肌瘤由相互交叉排列的平滑肌纤维形成漩涡状，其间含不等量的纤维结缔组织，其中平滑肌细胞成分较多、细胞分裂较活跃者称为富于细胞性平滑肌瘤（cellular leiomyoma）。

子宫肌瘤原发于子宫肌层，绝大多数长在宫体部，根据肌瘤发展过程中与子宫肌壁的关系常分为三种：①肌壁间肌瘤，瘤体位于子宫肌层内，周围均被肌层包围，最常见，占总数 60%~70%；②浆膜下肌瘤，肌瘤向子宫浆膜面生长，突出于子宫表面，约占 20%~30%，阔韧带肌瘤属于此类；③黏膜下肌瘤，肌瘤向子宫内膜方向生长，突出于子宫腔，仅由黏膜层覆盖，约占肌瘤的 10%~15%。子宫肌瘤常为多个，各种类型的肌瘤可发生在同一子宫，称为多发性子宫肌瘤（图 5-2-1）。

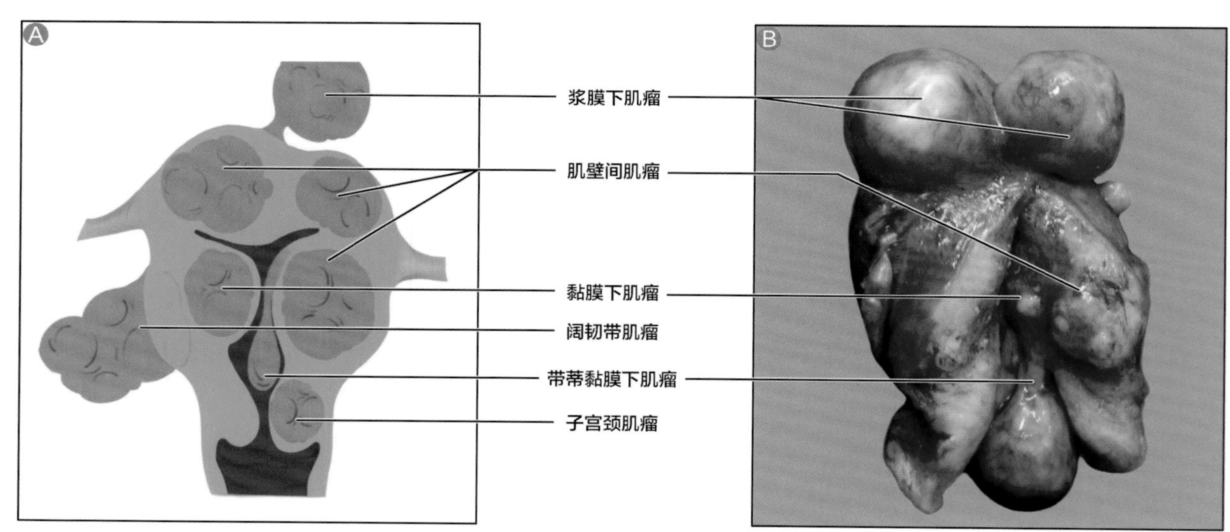

图 5-2-1 子宫肌瘤分类示意图与标本图

A. 子宫肌瘤分类示意图；B. 子宫肌瘤标本图。

当子宫肌瘤瘤体过大，血供不足时，肌瘤失去其原有典型结构发生变性。常见的变性有以下几类。

1. **玻璃样变性(hyaline degeneration)** 最多见。平滑肌细胞被纤维组织取代,剖面漩涡状结构消失,镜下部分组织呈均匀透明样改变。

2. **囊性变(cystic degeneration)** 玻璃样变后,组织坏死、液化形成一个或多个囊腔,囊内含清澈无色液体,也可凝固成胶冻状。

3. **红色变性(red degeneration)** 多见于妊娠期或产褥期,肌瘤迅速增大,局部发生出血、弥散于组织内,剖面呈红色,质软,漩涡状结构消失。镜下见假包膜及瘤体内静脉有栓塞,并有溶血,可引起腹痛、发热等急症。

4. **脂肪变性(fatty degeneration)** 脂肪球沉积于瘤体内,肉眼难以辨认,多是钙化的前驱表现。

5. **钙化(calcification)** 钙盐沉积于瘤体内呈现砂砾状或为一薄的外壳,此后整个瘤体变成一钙化块称"子宫石"。

6. **肉瘤变(sarcomatous change)** 为肌瘤恶变,发生率很低,约 0.2%~0.5%。临床表现为肿瘤在短期内迅速长大,并伴阴道出血。瘤切面呈灰黄色,脆而软,似生鱼肉状。因无明显症状,易被忽视。

7. **其他** 如黏液样变(mucoid change)等。

【临床表现】子宫肌瘤的临床表现与肌瘤生长部位、生长速度及有无变性等关系密切,最常见的症状为月经量过多、白带增多,主要由黏膜下肌瘤及较大的肌壁间肌瘤引起;较大的浆膜下肌瘤以下腹部肿块为主要表现;浆膜下肌瘤蒂扭转时可出现急性腹痛;肌瘤红色变时,腹痛剧烈且伴发热;肌瘤压迫症状包括尿频、排尿障碍、便秘、里急后重等;肌瘤可导致不孕,可能是肌瘤压迫输卵管使之扭曲,或使宫腔变形以致妨碍受精卵着床;长期月经过多可继发贫血。妇科检查子宫常增大、表面不规则、结节状突起、质硬;带蒂黏膜下肌瘤脱出宫颈口时,可有阴道肿物。

【超声表现】

1. **子宫轮廓** 子宫增大、形态失常。肌壁间肌瘤和黏膜下肌瘤患者子宫常均匀增大;浆膜下肌瘤、较大或数目较多的肌间肌瘤常导致子宫不规则增大。

2. **子宫声像图改变** 子宫肌瘤内部回声取决于肌瘤结缔组织纤维含量及有无变性,未变性的肌瘤常见的回声类型包括:①低回声伴声衰减,最常见,肌瘤结缔组织纤维成分较多,较大的肌瘤常有明显声衰减,易误认为无回声,需调高增益判断;②漩涡状不均质回声,亦较常见,回声排列漩涡状,多见于中等大小肌瘤;③不均质低回声,多见于直径小于 2cm 的小型肌瘤。发生子宫肌瘤的子宫动脉主干的频谱形态改变不明显,阻力指数略低于正常,其降低程度与瘤体大小、位置及瘤体内血流丰富程度有关,偏一侧的较大肌瘤,同侧子宫动脉血流阻力较低。

(1)肌壁间子宫肌瘤:子宫肌层内异常回声结节,多呈低回声,较大的肌瘤伴后方回声衰减,瘤体与宫壁正常肌层之间界限较清晰,经阴道扫查可以显示直径 5mm 以下的肌瘤,多数小肌瘤呈低回声结节,边界清晰。肌壁间子宫肌瘤周边因有假包膜,CDFI 显示瘤周有较丰富环状或半环状血流信号,并有分支进入瘤体内部,瘤体内血流信号变化较大,显示程度根据瘤体大小、瘤内回声衰减程度、瘤体位于远场还是近场而不同(图 5-2-2)。

(2)浆膜下子宫肌瘤:子宫肌层内异常回声结节向浆膜下突出,使子宫变形;完全突出宫体的浆膜下肌瘤,与宫体以蒂相连;肌瘤向两侧阔韧带突出则形成阔韧带肌瘤。肌瘤近子宫侧可显示来自子宫的供血血管，可据此与附件肿瘤鉴别（图 5-2-3、图 5-2-4）。在宫颈内口水平两侧测量子宫动脉血流频谱，肌瘤同侧子宫动脉血流阻力减低，舒张末期流速增高。

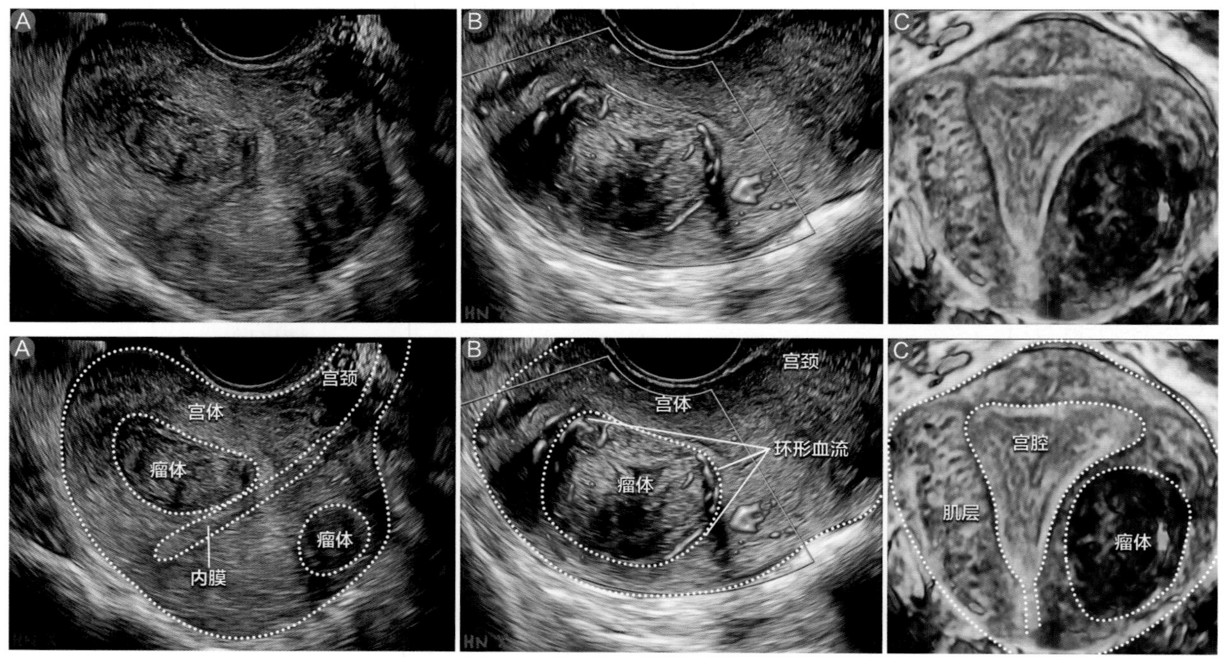

图 5-2-2 ■ 肌壁间子宫肌瘤

A. 灰阶图；B. 彩色多普勒血流图；C. 子宫冠状面三维成像。

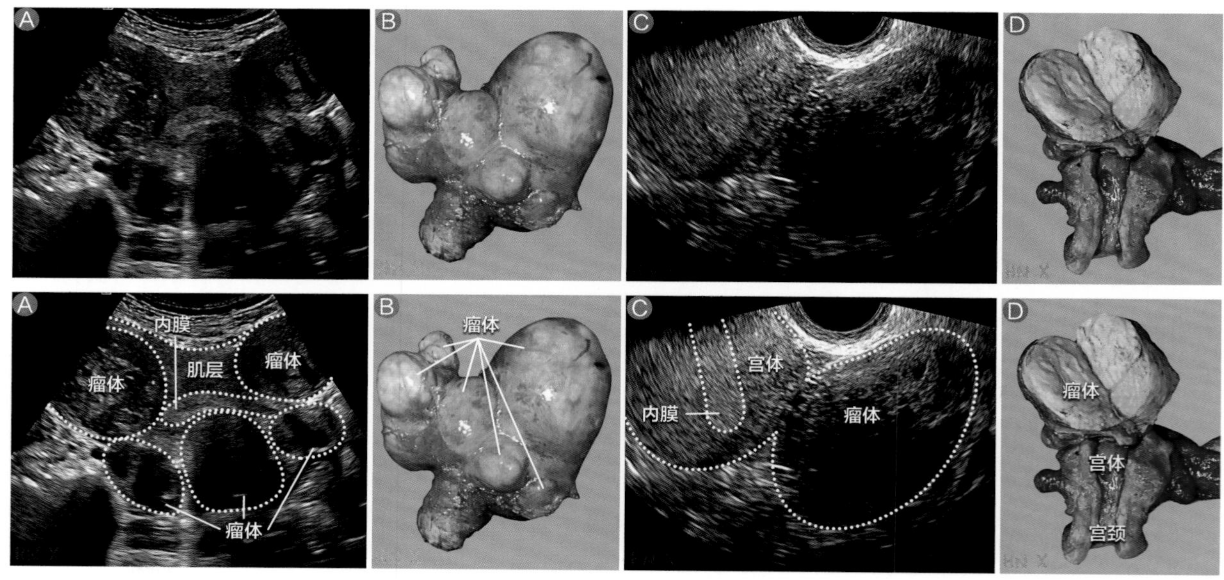

图 5-2-3 ■ 浆膜下子宫肌瘤

A. 多发性浆膜下子宫肌瘤；B. 多发性浆膜下子宫肌瘤标本图；C. 单发性浆膜下子宫肌瘤；D. 单发性浆膜下子宫肌瘤标本图。

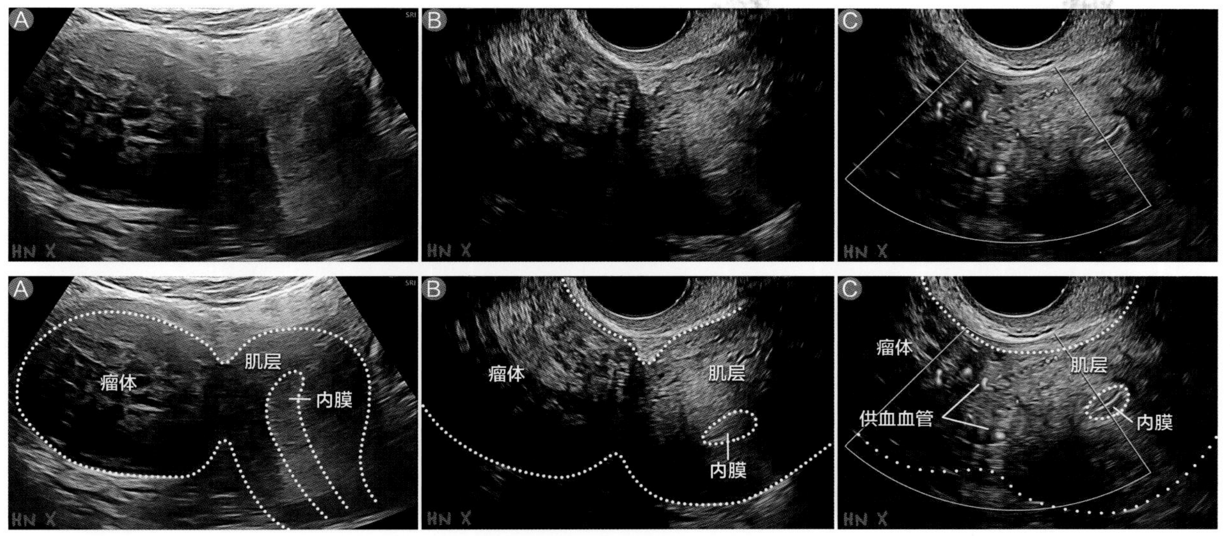

图 5-2-4 右侧阔韧带子宫肌瘤

A. 经腹扫查；B. 经阴道扫查；C. 肌瘤血供彩色多普勒血流图。

(3) 黏膜下子宫肌瘤：因肌瘤向宫腔突出的程度不同而表现各异。部分突出时，内膜下肌层可见低回声结节突向宫腔，子宫内膜变形或局部缺损；肌瘤完全突入宫腔时，宫腔内出现实性低回声占位病变；多发性黏膜下肌瘤使宫腔形态改变；带蒂黏膜下肌瘤可以突入宫颈管内，形成宫颈管内实性占位声像，仔细扫查可见其与子宫壁有蒂相连，其蒂部可显示供血血管，以此判断肌瘤附着之处（图 5-2-5～图 5-2-8、视频 5-2-1）。欧洲宫腔镜学会（European Society for Gynaecological Endoscopy，ESGE）建议对黏膜下肌瘤进行分级：带蒂肌瘤无肌层侵犯为 T0 级；肌瘤一半以上突入宫腔为 T1 级；肌瘤在肌层内的部分 >50% 为 T2 级。T0、T1 级适用于宫腔镜入路，而 T2 级可能需要开腹手术或腹腔镜切除。三维超声成像可直观显示黏膜下肌瘤与肌层的关系（图 5-2-5C、图 5-2-6C）。宫腔声学造影亦有助于显示黏膜下肌瘤凸出宫腔的程度（图 5-2-6B）。

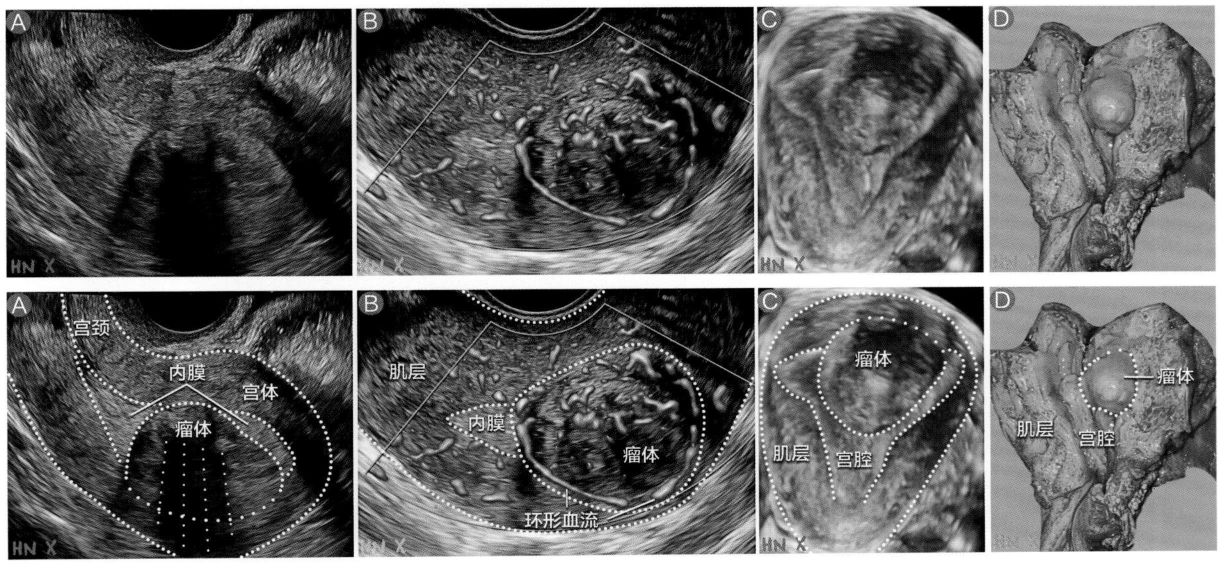

图 5-2-5 黏膜下子宫肌瘤

A. 灰阶图；B. 彩色多普勒血流图；C. 子宫冠状面三维成像；D. 标本图。

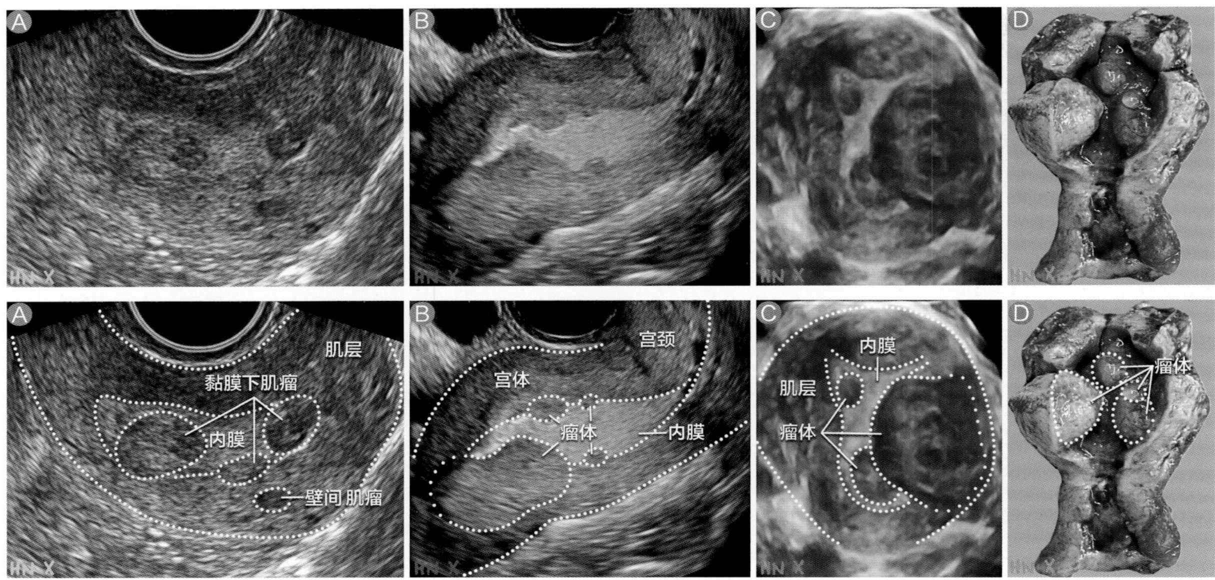

图 5-2-6 ■ 多发性黏膜下子宫肌瘤

A. 灰阶图；B. 宫腔声学造影图；C. 子宫冠状面三维成像；D. 标本图。

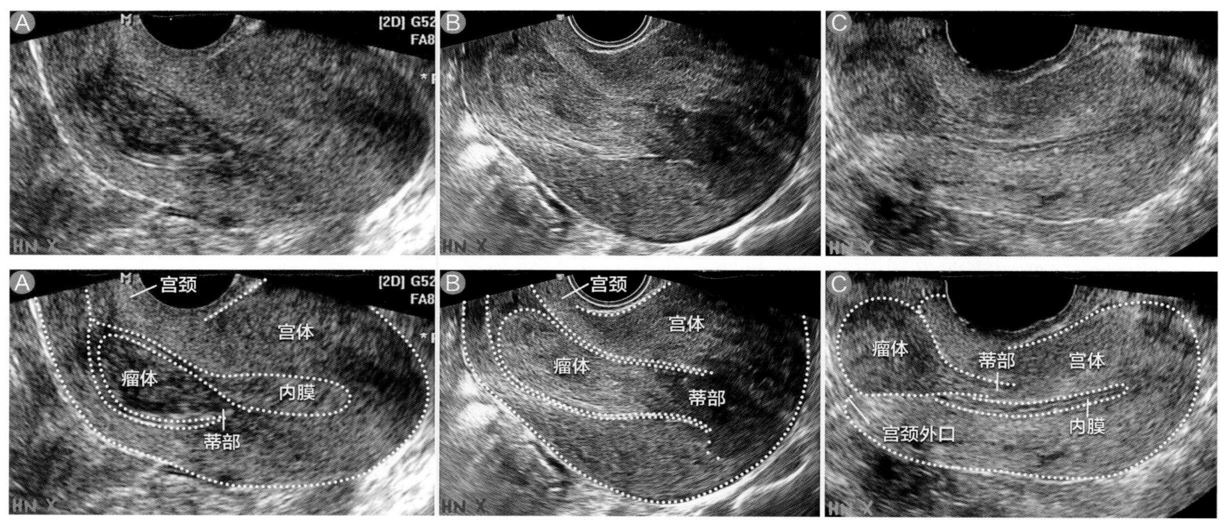

图 5-2-7 ■ 带蒂黏膜下子宫肌瘤

A. 肌瘤脱至子宫下段；B. 肌瘤脱入宫颈管内；C. 肌瘤脱至宫颈外口。

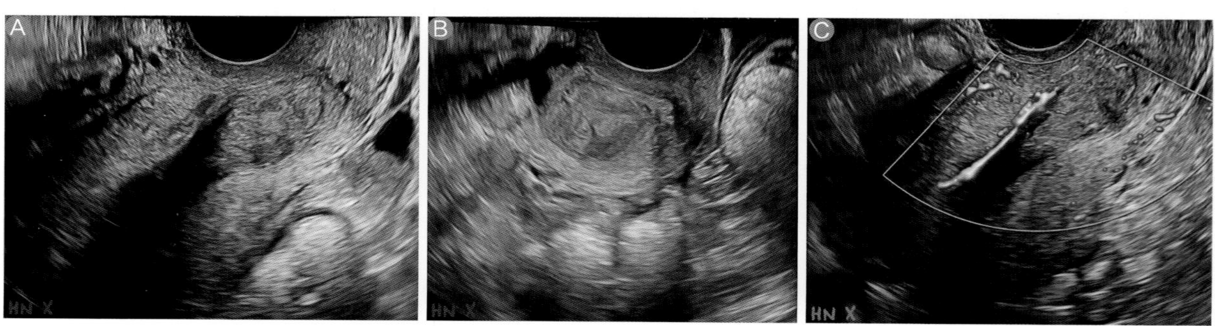

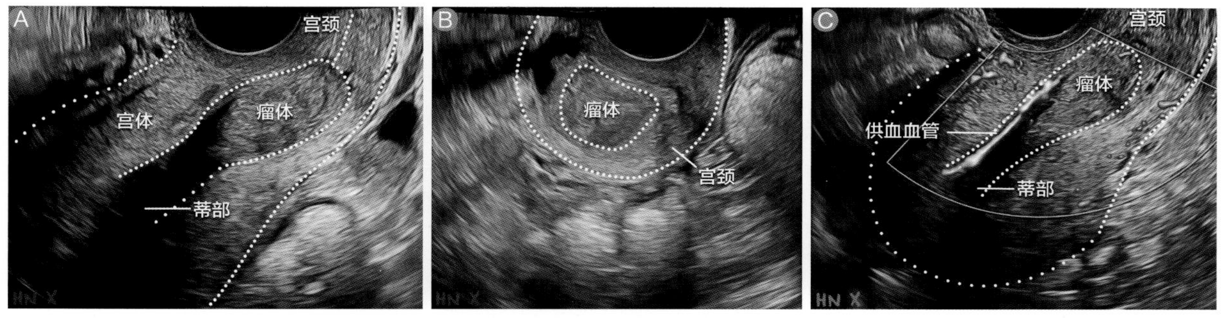

图 5-2-8 ■ 带蒂黏膜下子宫肌瘤及其血供

A. 子宫宫颈矢状切面；B. 宫颈横切面；C. 矢状切面彩色多普勒血流图。

 视频 5-2-1 带蒂黏膜下子宫肌瘤 

3. 子宫肌瘤变性声像图改变 肌瘤发生变性时，瘤体漩涡状结构消失，无明显声衰减，内部回声多样化。肌瘤发生囊性变、脂肪样变性及钙化等退行性变时，CDFI 显示瘤体血流信号明显减少，血流频谱呈高阻力型，尤其在肌瘤钙化时，瘤周边及内部均无血流信号。而发生肉瘤变时，瘤内血流异常丰富，最大流速增加，阻力下降（详见本章第三节子宫肉瘤）。

（1）囊性变：瘤内出现不均质低回声或大小不等、不规则的无回声区（图 5-2-9A）。

（2）红色变性：瘤体增大，内部回声偏低，呈细花纹状，无明显衰减，声像图无特异性，需结合妊娠史、局部压痛判断（图 5-2-9B）（详见第十五章第五节盆腔病变合并妊娠）。

（3）脂肪变性：肌瘤内呈现均质团状高回声（图 5-2-9C）。

（4）钙化：瘤体内环状或斑点状强回声，伴后方声衰减（图 5-2-9D）。

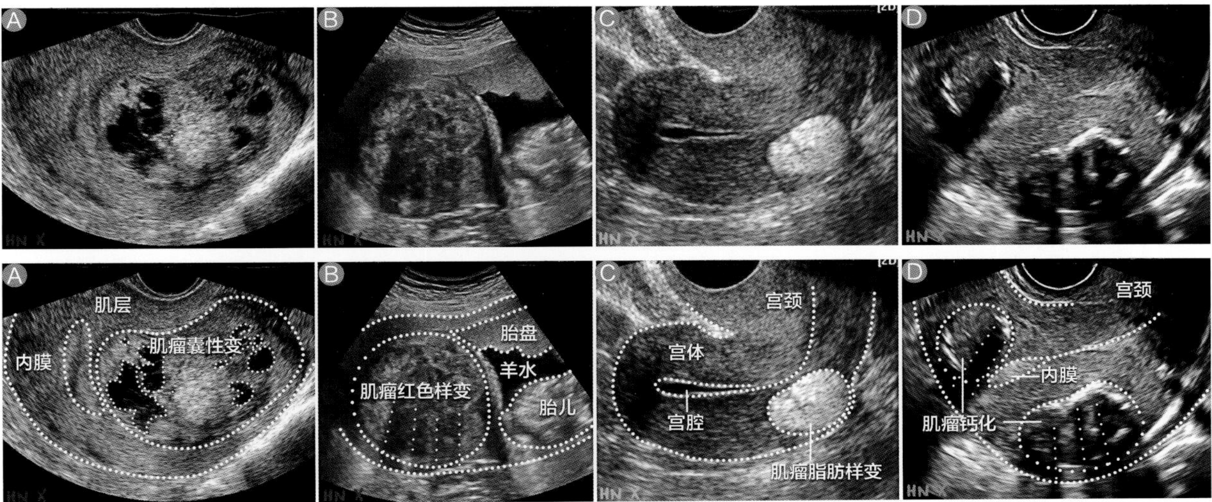

图 5-2-9 ■ 子宫肌瘤变性声像改变

A. 囊性变；B. 红色变性；C. 脂肪变性；D. 钙化。

(5)肉瘤变：瘤体增大，边界不清，其内回声减低，杂乱不均，间有不规则低或无回声区（详见本章第三节子宫肉瘤）。

(6)玻璃样变性：肌瘤声像改变无特异性，可表现为瘤内回声减低，不均匀。

> **注意：子宫肌瘤变性声像图改变较有特异性的是囊性变和钙化，其他变性图像改变无特异性，超声提示变性需慎重。**

【鉴别诊断】

1. 黏膜下肌瘤与子宫内膜病变 突出于宫腔的黏膜下肌瘤呈不均质回声，需与子宫内膜病变如内膜息肉、子宫内膜增生、子宫内膜癌鉴别。鉴别要点为黏膜下肌瘤呈圆形，边界清晰，内膜基底层变形。而内膜息肉的内膜基底层清晰；子宫内膜增生为整个子宫内膜增厚；子宫内膜癌的内膜厚度及回声不均，病灶没有明显的边界，CDFI 显示血流较丰富，血流阻力指数低于 0.40。

2. 带蒂浆膜下肌瘤与卵巢实性肿瘤 浆膜下肌瘤瘤蒂较细时与卵巢实性肿瘤鉴别较困难，尤其是浆膜下肌瘤伴变性时声像变化复杂，更应注意排除卵巢肿瘤；肌瘤回声低或衰减较重时，需排除附件囊性肿块，如内膜异位囊肿。借助 CDFI 观察供应瘤体的血管有助于判断瘤体来源。若能找到同侧正常卵巢，则诊断不难，但绝经后妇女因卵巢萎缩，常不能扫查到正常卵巢结构，鉴别诊断困难。

3. 壁间子宫肌瘤与子宫腺肌病 单一较大或较小但数量较多的壁间子宫肌瘤有时易与子宫腺肌病或腺肌瘤混淆，但子宫腺肌病没有假包膜，病灶与周围肌层没有界限，无环状血流，呈散在分布，借此可与肌瘤鉴别。

4. 子宫血管平滑肌瘤病（uterine intravenous leiomyomatosis） 瘤体可发生在宫腔或宫旁，多数呈实性低回声肿块，常被误诊为浆膜下子宫肌瘤。超声鉴别要点一是瘤体与子宫两侧肌层相延续，二是瘤体呈长椭圆形或肠形，三是瘤内血流较丰富，常可探测到较多条状血流信号，血供来自子宫（详见本章第六节子宫血管平滑肌瘤病）。

【临床评价】超声检查对子宫肌瘤的诊断被公认为首选方法，经腹扫查可以较准确地判断肌瘤部位、大小和数目，较小或位于子宫后壁的肌瘤常需结合经阴道超声检查确诊。扫查较大肌瘤，尤其是位于远场的肌瘤时尽量用低频探头及调高增益。总结笔者医院经手术病理证实的各类子宫肌瘤 797 例，超声诊断准确率 89.21%，漏诊率 6.15%，漏诊病例大部分为直径小于 2cm 的小肌瘤；误诊病例以浆膜下肌瘤误诊为卵巢肿瘤、肌壁间肌瘤误诊为子宫腺肌病等为多。近年来经静脉超声造影的应用，有助于观察肌瘤内供血状态，从而辅助鉴别诊断。

第三节 | 子宫肉瘤

子宫肉瘤（uterine sarcoma）是来源于子宫肌层的平滑肌或结缔组织的恶性肿瘤，发生率低，但恶性度高，易血行转移。多见于围绝经期妇女。

【病理】肉瘤质地柔软，切面呈鱼肉状，灰黄或粉红色，大多数瘤中心有坏死，包括以下两种组织学类型。①平滑肌肉瘤：占子宫肉瘤的50%，可原发于子宫平滑肌纤维或血管壁平滑肌，约2/3来源于子宫平滑肌瘤的恶变。肉瘤与周围组织分界不清，见大量核分裂象和明显的核多形性。②内膜间质肉瘤（endometrial stromal sarcoma，ESS）：占子宫肉瘤的10%，来自子宫内膜间质细胞，起源于子宫内膜功能层，瘤体大多突入宫腔，基底部向肌层浸润。瘤内间质细胞增生，核大、核分裂，细胞异型，程度不一，可分为低度和高度恶性间质肉瘤。③恶性米勒混合瘤（malignant mixed Müllerian tumor，MMMT）：占子宫肉瘤的40%，来源于残留的胚胎细胞或间质细胞化生，含肉瘤和癌两种组织成分，又称癌肉瘤。

【临床表现】不规则阴道流血，脓性分泌物，下腹肿块迅速增大。晚期出现周围组织压迫症状；妇科检查子宫增大、质软。

【超声表现】

1. 二维灰阶表现　肿瘤病灶可以出现在子宫体肌层（多为子宫平滑肌肉瘤或较罕见的子宫肌瘤肉瘤变），也可以位于宫腔或内膜下（多为内膜间质肉瘤或恶性米勒混合瘤）。瘤体为混合性低回声占位，与周围正常肌层分界模糊，瘤内多数为极不均匀的低回声，偶尔可见囊性成分（图5-3-1、图5-3-2）。发生子宫肌瘤肉瘤变时，原有的肌瘤短期内迅速增大，假包膜结构消失，肌瘤内声衰减消失，瘤内回声变均质，或出现不规则液性暗区，瘤体后方回声少许增强。有时肿瘤边界也可清晰，瘤体仅表现为不均质回声，但无声衰减。发生在宫腔内或内膜下的内膜间质肉瘤与子宫内膜癌常需手术病理鉴别。

2. 彩色多普勒血流图　瘤内血流丰富，呈散在点状、网状或条状分布，瘤周边无环状假包膜血管，当瘤体中央坏死形成无血管区时，周边血流信号可呈环状，可见动脉性频谱和大量静脉性频谱，可录及高速低阻（RI<0.4）的动脉频谱（图5-3-1、图5-3-2）。偶有部分病例为血流不丰富型，与子宫肌瘤的血流分布、血流频谱相同。

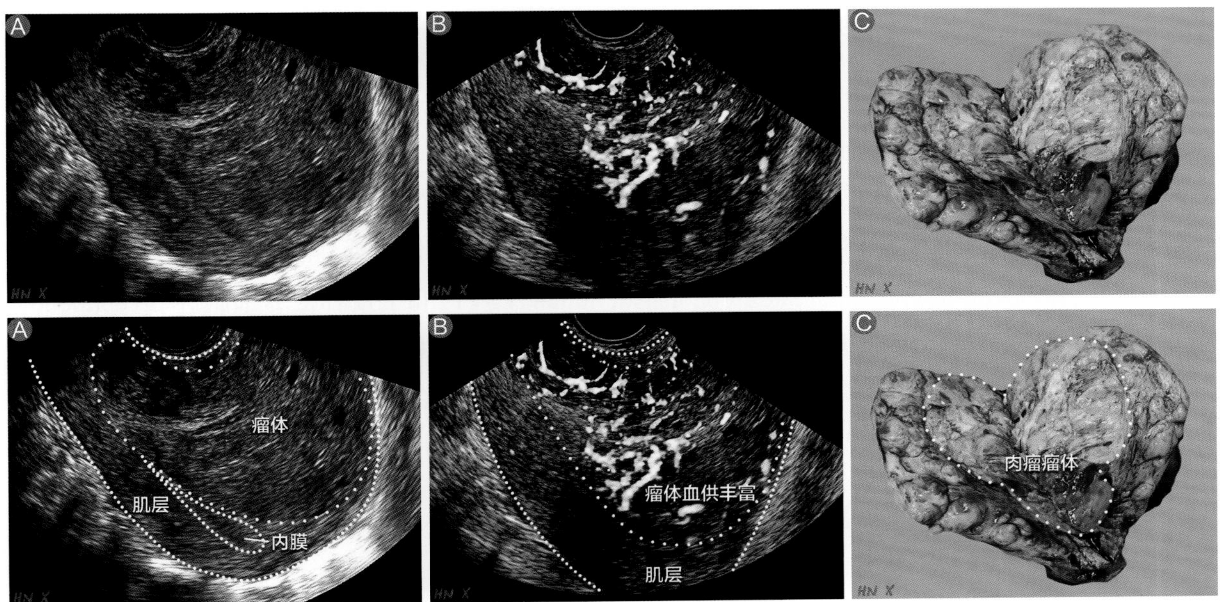

图5-3-1　子宫平滑肌肉瘤

A. 灰阶图；B. 彩色多普勒血流图；C. 标本图。

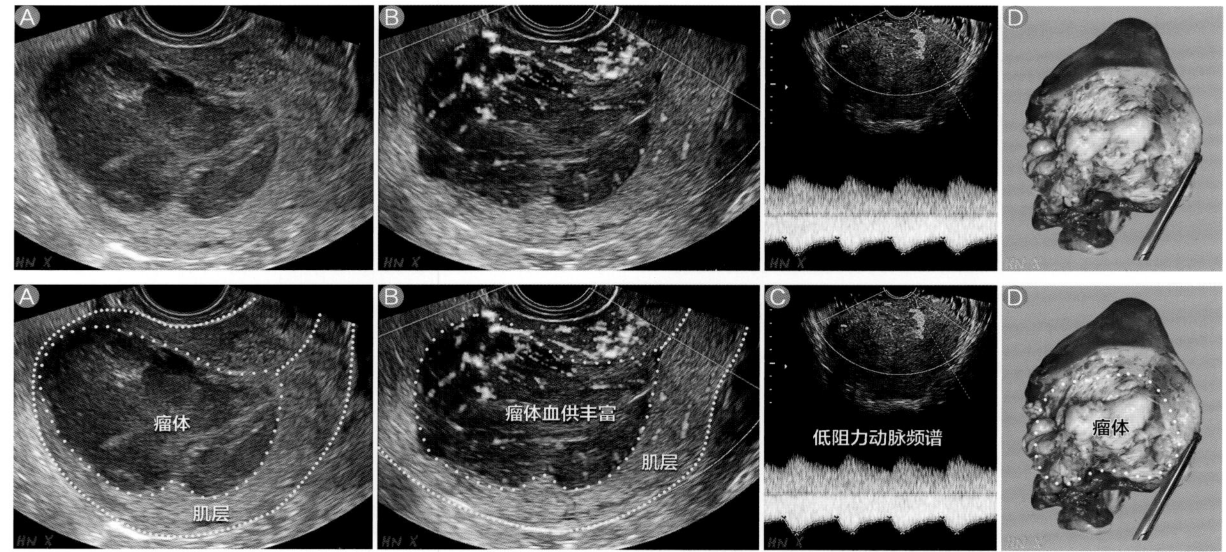

图 5-3-2 ■ 子宫内膜间质肉瘤

A. 灰阶图；B. 彩色多普勒血流图；C. 血流频谱；D. 标本图。

【鉴别诊断】根据子宫肉瘤生长部位的不同，主要与壁间子宫肌瘤和黏膜下子宫肌瘤鉴别。瘤体无声衰减、瘤内丰富血流信号和极低阻力血流频谱的特征是肉瘤的重要表现。但是当肉瘤早期无任何症状和声像改变时，诊断困难。

【临床评价】由于发病率低，早期超声表现无特异性，超声对子宫肉瘤的术前诊断率很低，需手术病理确诊。原有肌瘤短期内迅速增大，并出现瘤内回声减低不伴声衰减，则应警惕肉瘤可能。

第四节 | 妊娠滋养细胞肿瘤

妊娠滋养细胞肿瘤（gestational trophoblastic neoplasia，GTN）属于妊娠滋养细胞疾病（gestational trophoblastic disease，GTD）系谱中的恶性类型。GTD 包括一系列组织学上起源于胎盘滋养细胞过度增生的疾病，其中良性者为葡萄胎和部分性葡萄胎，恶性者包括侵蚀性葡萄胎、绒毛膜癌（简称绒癌）、胎盘部位滋养细胞肿瘤（placental site trophoblastic tumor，PSTT）和上皮样滋养细胞肿瘤（epithelioid trophoblastic tumor，ETT）。侵蚀性葡萄胎继发于葡萄胎，绒癌、PSTT 和 ETT 可发生于流产或足月妊娠分娩后。各类型的 GTN 在病史、病理特征上各不相同，但主要临床症状、体征、血清 β-hCG 变化和处理原则方面基本一致，特别是声像学上有共同的表现，难以区分开来。

一、侵蚀性葡萄胎和绒毛膜癌

【病理】基本病理特征是绒毛中的细胞滋养细胞和合体滋养细胞过度增生。滋养细胞本身具有浸润子宫肌层、侵蚀血管的能力，当其生长的精确调控被打破时，就形成了滋养细胞肿瘤。因侵犯子宫肌层和破坏血管，造成子宫肌层内出血及组织坏死，肌层血管构筑异常，包括血管数量增多、走行异常及动静脉吻合形成等，在肌层形成单个或多个宫壁肿瘤，使子宫表面或转移部位出现紫蓝色结节。侵蚀性葡萄胎的滋养细胞增生仍有绒毛结构，可见到水泡状物；绒癌则无绒毛结构，也没有结缔组织性间质细胞，癌灶由成团的滋养细胞、血凝块和坏死组织形成。

【临床表现】

1. 不规则阴道出血　在葡萄胎清除、足月产或流产后，出现持续性的不规则阴道流血。侵蚀性葡萄胎多在葡萄胎清除后半年内发生，绒癌则在产后或流产后、葡萄胎排除半年以后出现。

2. 腹痛　肿瘤组织侵犯子宫壁或宫腔积血、转移灶破裂可致腹痛。

3. 盆腔包块　盆腔血肿、黄素囊肿等均可出现盆腔肿块。

4. 肺转移时，出现咳嗽、咯血、胸痛，胸部 X 线和 CT 检查可发现病灶；阴道转移时，阴道壁有紫蓝色结节；脑转移时，出现头痛、呕吐、抽搐、偏瘫以至昏迷死亡。

5. β-hCG 测定　β-hCG 是最有效的肿瘤标志物，表现为在各种妊娠后持续不降，或阴性后又转阳性，呈现高滴度，β-hCG 测定是诊断 GTN 的重要手段。

【超声表现】

1. **子宫病变**　子宫增大，宫内回声杂乱，多种回声并存。子宫肌层增厚，回声减低，整个肌层或局部可见蜂窝状无回声区，病灶与周围正常子宫肌层分界不清，子宫呈“千疮百孔”状（图 5-4-1A）。宫腔内可因积血呈不均低回声，内膜与肌层分界不清。CDFI 在子宫病灶内的异常回声区显示大片的五彩镶嵌的彩色血流信号（图 5-4-1B），肌壁大片不均质低回声中部无血流信号时，提示局部组织坏死。肌层病灶有丰富的血流信号为 GTN 子宫血管构筑异常的特征性表现，还可导致子宫动静脉畸形（uterine arteriovenous malformation，UAVM），表现为子宫肌层内囊状扩张的血管，多数由于肌层的动脉与引流静脉间发生短路形成子宫动静脉瘘（uterine arteriovenous fistula，UAVF）（图 5-4-2）。子宫病灶内丰富的彩色血流区域可记录到以下频谱：①极低阻力的动脉性频谱，呈高速低阻、类似滋养层周围动脉血流频谱和静脉化的动脉频谱，平均收缩期峰值流速大于 120cm/s，平均阻力指数可低至 0.3；②动静脉瘘性频谱，由于肌层发生 UAVM，故在囊状扩张血管内、五彩镶嵌彩色血流区内最亮处记录到 UAVF 血流频谱，多普勒频谱声音呈特征性高调、蜂鸣状，血流阻力低，频谱包络线呈毛刺状，此类频谱的出现提示受肿瘤侵蚀发生了 UAVF，有助于与其他妊娠相关的良性疾病鉴别；③大量的静脉性频谱（图 5-4-3）。

2. **子宫旁病变**　若未得到及时诊治，癌瘤迅速穿透肌层，侵犯宫旁组织，此时子宫结构难辨，外形不规则，宫旁受侵犯的血管极度扩张，呈蜂窝状、管道状无回声；宫旁组织出血坏死时在子宫侧壁形成不规则低回声或无回声包块；继发于异位妊娠的绒癌可在病灶处扫查到不规则低回声或无回声占位，边界不清，与异位妊娠破裂出血难以鉴别，但 CDFI 可显示局部丰富的血流信号（图 5-4-4）。由于子宫肌层出现动脉 - 静脉交通，两侧子宫动脉频谱血流速度增加、血流阻力下降。

> **注意：**血管构筑异常是 GTN 的特征改变，是应用 CDFI 诊断此病的病理基础，而 CDFI 表现是其特有的征象；当病变范围较局限时，病灶内出现动静脉瘘性频谱有助于 GTN 与其他疾病鉴别。

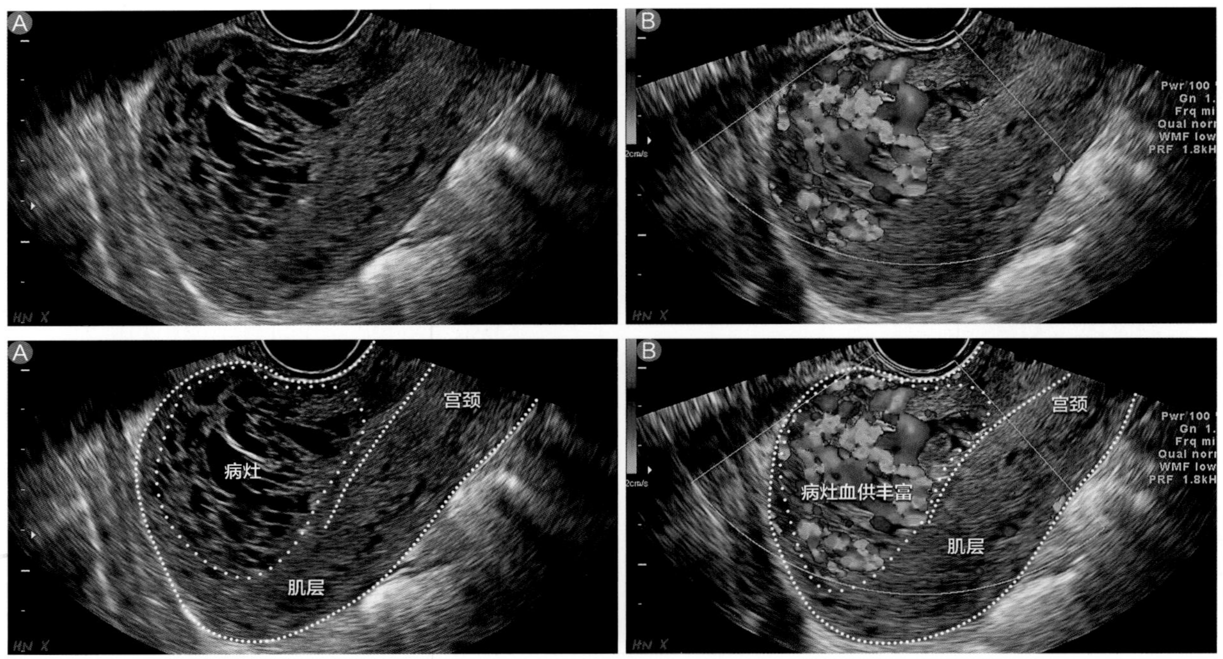

图 5-4-1 ■ 妊娠滋养细胞肿瘤子宫病变

A. 灰阶图；B. 彩色多普勒血流图。

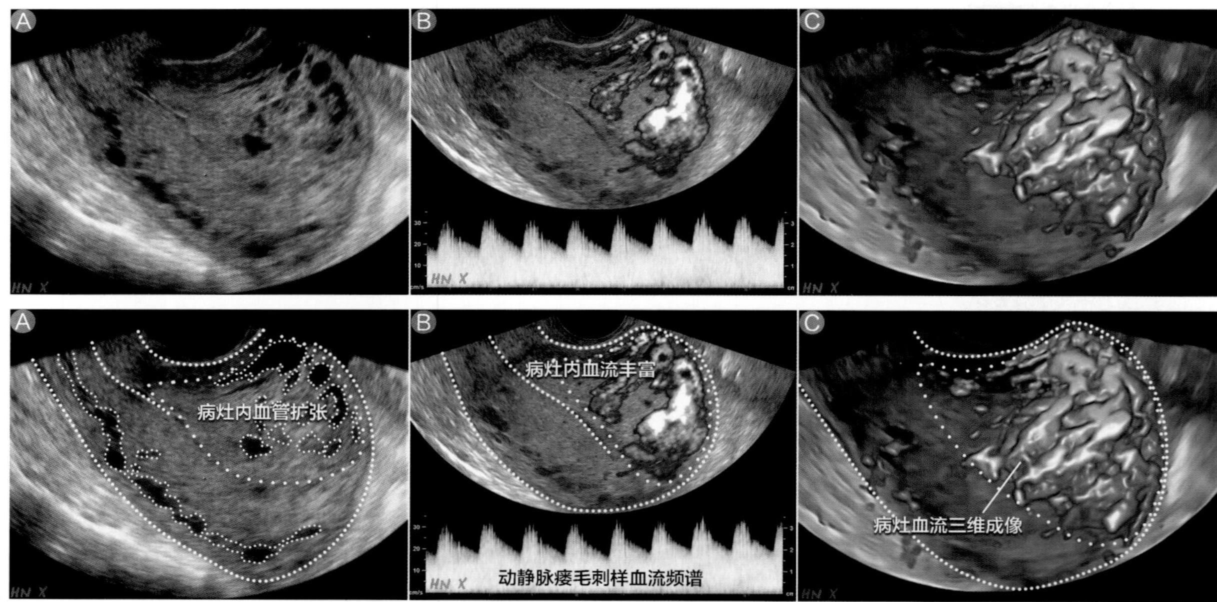

图 5-4-2 ■ 妊娠滋养细胞肿瘤子宫肌层动静脉瘘

A. 灰阶图；B. 彩色多普勒血流图与动静脉瘘血流频谱图；C. 血流三维成像。

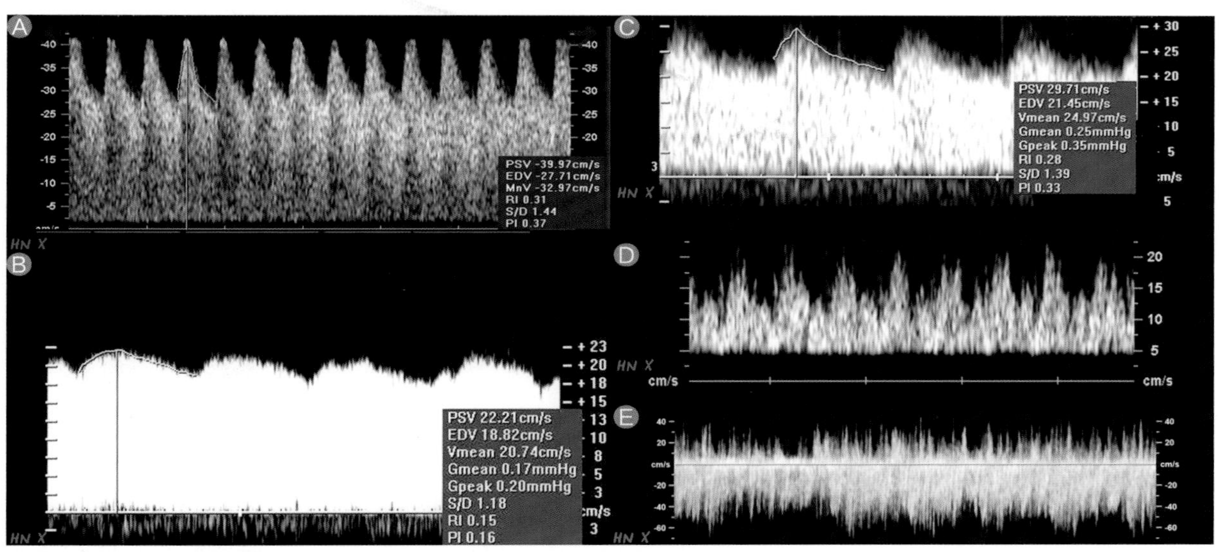

图 5-4-3 ■ 妊娠滋养细胞肿瘤子宫血流频谱

A. 高速极低阻力动脉频谱；B. 类似滋养层周围动脉血流频谱；C. 静脉化的动脉频谱；D. 子宫肌层动静脉瘘性频谱；E. 宫旁子宫动静脉瘘频谱。

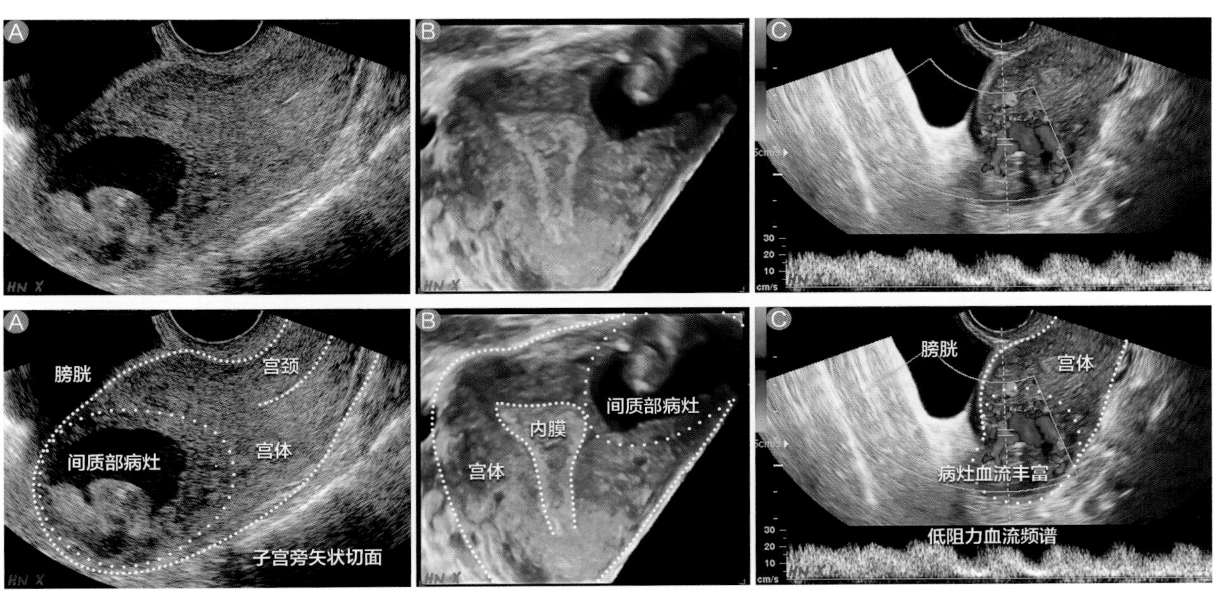

图 5-4-4 ■ 子宫间质部妊娠绒毛膜癌

A. 灰阶图；B. 子宫冠状面三维成像；C. 病灶彩色多普勒血流图和频谱图。

【GTN 治疗过程超声声像改变】

1. 葡萄胎清宫术后，β-hCG 数周后才降至正常，在这段时间内根据临床症状、体征和 β-hCG 测定常难以判定有无侵蚀性葡萄胎，超声检查若在子宫肌层内出现局灶性五彩镶嵌的血流丰富区，则强烈提示发生侵蚀性葡萄胎的可能。此时唯有 CDFI 检查对恶变早期诊断有特异性。

2. GTN 有效化疗过程中，子宫逐渐缩小，肌层回声变得均匀，异常血流丰富区范围变小。但由于滋养细胞肿瘤破坏子宫血管形成的血管构筑异常可能持续存在数月，仍保留低阻力循环。笔者团队应用彩色多普勒能量图观察GTN的子宫肌层血流信号占灰阶显示百分率，研究发现经化疗、β-hCG阴转后，血流信号比治疗前减少了12.4%，而在临床完全治愈、化疗完成后，血流信号比治疗前减少了38.3%，证明彩色多普勒能量图的血流定量分析可作为临床治疗疗效评价的量化指标。

【鉴别诊断】

1. **不全流产胎盘绒毛过度植入**　由于胎盘植入到肌层，绒毛着床部位的局部肌层回声不均，显示局灶性丰富的血流信号，可记录到低阻力型的滋养层周围血流频谱及静脉性频谱，但无动静脉瘘性频谱（详见第六章第五节流产后组织物残留及第十五章第一节流产）。但要注意早期妊娠人工流产术后不规则阴道流血，若β-hCG不降反升，宫内病灶血流丰富，并出现动静脉瘘性血流频谱，应注意绒癌的可能。

2. **局灶性子宫腺肌病**　肌层病灶处回声不均，但肌层内仅见星点状血流，血流频谱为子宫动脉性频谱，呈中等阻力，无低阻力频谱、动静脉瘘性频谱及大量静脉频谱，血、尿β-hCG值正常。

【**临床评价**】结合病史和β-hCG测定，二维灰阶图像与CDFI诊断GTN并不难，但是因恶性程度不同、有无合并坏死、有无化疗等，不同病例的超声图像表现有较大差异。CDFI对肌层侵犯的判断较准确，动静脉瘘性频谱的出现是诊断的有力佐证；葡萄胎未行清宫前，要诊断和预测有无侵蚀性葡萄胎则十分困难；采用彩色多普勒能量图血流显示的量化指标，可以观察病变的程度及辅助判断化疗疗效；对于宫旁转移病灶累及宫颈、阴道或盆腔以外器官，超声检查阳性率不高。良性滋养细胞疾病也有绒毛侵蚀肌层的生理和病理改变，可造成肌层内血流信号增加，但无动静脉瘘性频谱，因此对于临床上有不规则阴道流血、β-hCG阳性的患者，可常规进行CDFI检查，不但有助于诊断与妊娠有关的疾病，还可能早期发现GTN，但最终还需结合β-hCG的滴度变化来诊断。

二、胎盘部位滋养细胞肿瘤和上皮样滋养细胞肿瘤

PSTT和ETT属于GTN中最罕见的类型，起源于中间型滋养细胞的异常增殖，与前述的GTN不同，其特点是临床表现较隐匿，多数由于不规则阴道出血就诊，β-hCG水平较低，子宫病灶没有上述类型的GTN明显，极易误诊。对化疗相对耐药，手术切除是治疗的主要手段。

【**超声表现**】在超声图像上，PSTT和ETT的表现无特异性，子宫大小正常，部分表现为子宫肌层或宫腔内实性不均质的病变（图5-4-5A、C）；部分表现类似侵蚀性葡萄胎和绒癌，子宫肌层不规则囊性病变。CDFI显示病灶内血管化程度变异较大（图5-4-5B、D），囊性病变血流较丰富，可有动静脉瘘表现。

【**鉴别诊断**】根据病史、β-hCG水平等可与侵蚀性葡萄胎和绒癌鉴别；PSTT或ETT表现为子宫内实性病变时与子宫肌瘤相似，但后者有假包膜特征，瘤体有声衰减；另外，还应与正常妊娠组织物残留鉴别，组织物残留者有近期流产病史，局部病灶多数回声较低，定期监测β-hCG水平也有助于鉴别。

【**临床评价**】由于PSTT和ETT非常罕见，超声表现无特异性，临床上诊断依赖于手术病理。当发现子宫肌层异常占位难以判断性质时，结合不规则阴道流血病史和低水平β-hCG，有助于发现此类罕见的GTN。

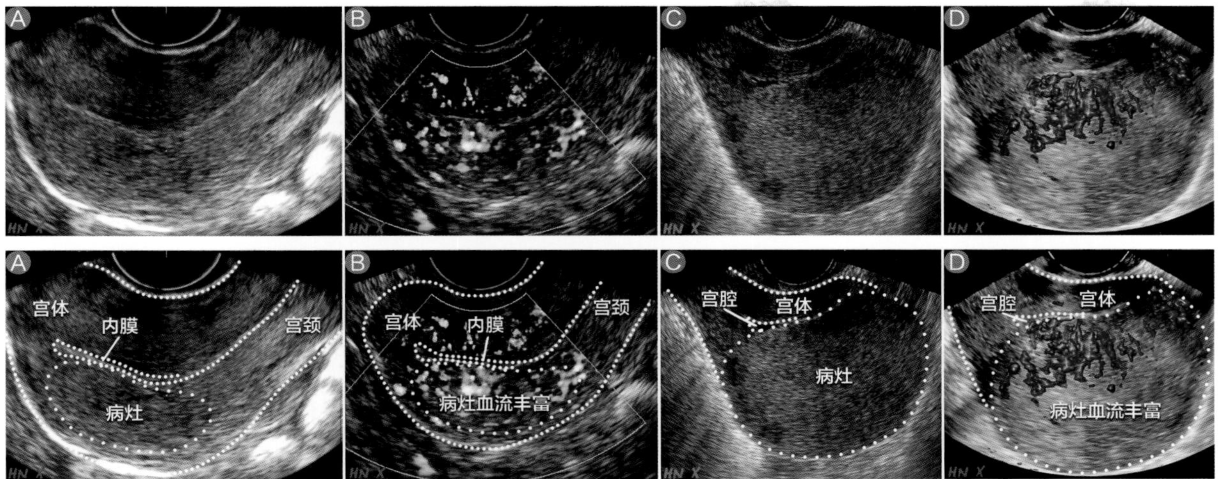

图 5-4-5 ■ 胎盘部位滋养细胞肿瘤与上皮样滋养细胞肿瘤

A. PSTT 子宫灰阶图；B. PSTT 子宫彩色多普勒血流图；C. ETT 子宫灰阶图；D. ETT 子宫彩色多普勒血流图。

第五节 ｜ 子宫肌层囊肿

子宫肌层囊肿十分少见，关于其病理诊断罕见报道，表现为子宫肌层内低张力囊肿，囊内壁为非特异性上皮，囊内为淡黄色浆液性液体，其来源可能有以下几种：①慢性炎症积液，有报道病原体可导致子宫肌炎，肌层内囊肿形成；②子宫米勒管囊肿，为米勒管发育过程残留遗迹形成，表现为肌层内单发囊肿；③子宫肌瘤囊性变，完全囊性变的肌瘤常为多发囊肿，瘤体无实性结构（详见本章第二节子宫肌瘤）。

超声声像表现：子宫肌层内囊性占位，边界清晰，内为无回声暗区，暗区内可有散在微弱回声，周围可见正常肌层环绕，CDFI 显示囊内囊壁上均无明显血流信号（图 5-5-1）。

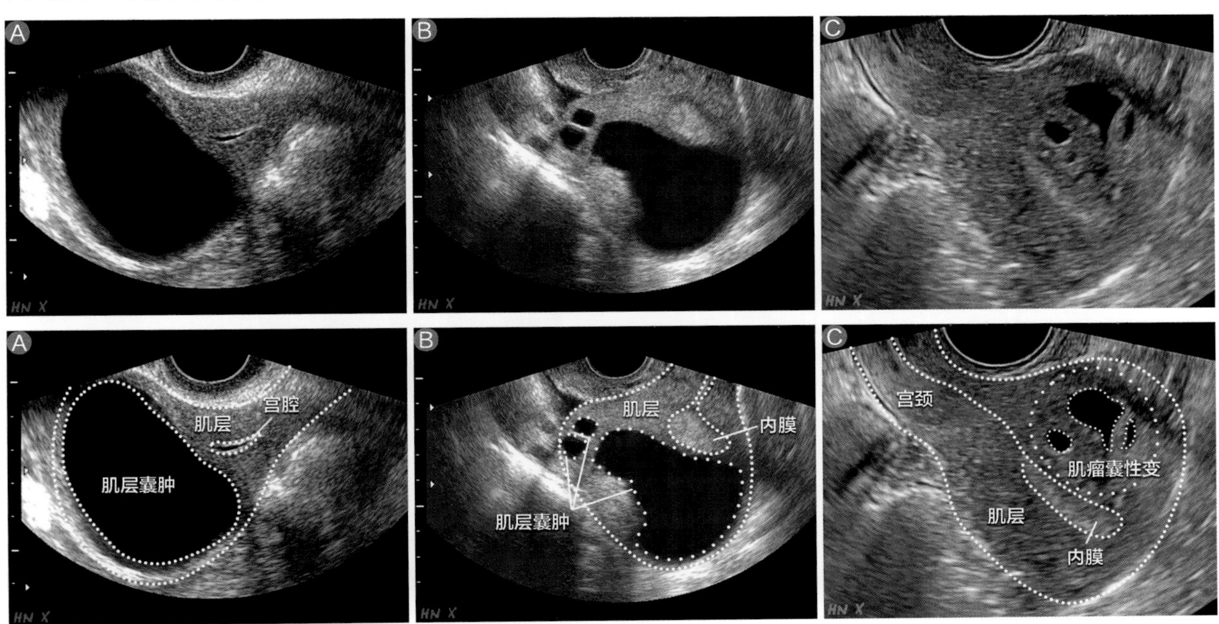

图 5-5-1 ■ 子宫肌层囊肿

A. 米勒管囊肿；B. 慢性炎症积液；C. 肌瘤囊性变。

第六节 | 子宫血管平滑肌瘤病

子宫血管平滑肌瘤病（uterine intravenous leiomyomatosis）是一种特殊类型的平滑肌瘤，是在子宫内和子宫外静脉血管内生长的良性平滑肌瘤，为雌激素依赖性肿瘤，较罕见。其生物学行为具有侵袭性生长、易复发等恶性行为特征，肿瘤可沿髂静脉、下腔静脉蔓延结节样生长，少数甚至延伸至右心房内。发病机制尚不明确。

【**病理**】子宫肌层或宫旁平滑肌瘤细胞超出子宫范围沿血管蔓延结节样生长，肿瘤内成熟的平滑肌束位于血管周围或穿插分布于血管之间。虽然肿瘤内组织均由良性增生的平滑肌细胞组成，但由于其沿血管生长的特性，因此具有恶性行为特征。镜下可见子宫肌层静脉内或宫旁组织的静脉血管内的平滑肌瘤瘤栓，表面有血管内皮细胞覆盖，肿瘤细胞无异型性。

【**临床表现**】好发于育龄期或围绝经期女性。常见表现为盆腔包块、异常子宫出血、下腹疼痛；随肿瘤蔓延，可出现相应压迫症状，如尿频、下腹坠胀、下肢水肿等，若累及右心房或肺动脉时可引起呼吸困难、充血性心力衰竭、腹水、晕厥，甚至猝死。可有子宫肌瘤或肌瘤剔除病史。

【**超声表现**】根据肿瘤发生的位置不同，有不同表现。

1. **二维灰阶** 病灶位于子宫肌层或宫腔内时，子宫内可见多个低回声，肿块内部回声呈较均匀低回声或海绵状回声，无明显肌瘤特有的漩涡样回声，无明显声衰减；病灶位于宫旁时，表现为子宫旁实性不均质低回声，形态不规则，呈弯曲腊肠状或蚯蚓状，常与子宫两侧肌层相延续，肿块内常可见管状或裂隙状无回声区；周边可见纤细、高回声的血管壁回声（图 5-6-1）；累及盆腔大静脉时，受累静脉增宽，内见条索状或树枝状低回声占位，位置固定，不随静脉血流改变，可延伸至下腔静脉。

2. **彩色多普勒血流图** 瘤内血流较丰富，常可探测到条状血流信号，血供来自子宫（图 5-6-1、视频 5-6-1）。累及大的静脉血管时，扩张的静脉内病灶与静脉管壁间见细条状血流信号。

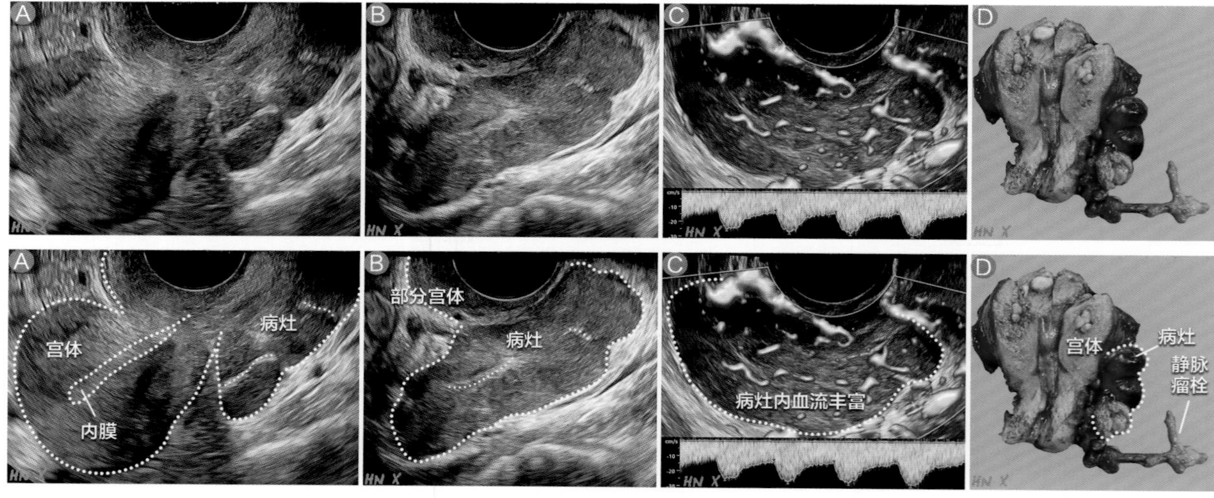

图 5-6-1 ■ 子宫血管平滑肌瘤病

A. 子宫灰阶图；B. 宫旁肿块灰阶图；C. 宫旁肿块彩色多普勒血流图；D. 标本图。

 视频 5-6-1 子宫血管平滑肌瘤病

【**鉴别诊断**】①位于子宫肌层或宫腔内的 IVL 与子宫肌瘤鉴别困难，需行手术病理检查鉴别；②宫旁 IVL 易被误诊为浆膜下子宫肌瘤、卵巢肿瘤或输卵管病变。根据肿块与子宫两侧肌层相延续、形态不规则、瘤内血流较丰富，可探测到来自子宫的供血动脉，偶尔见盆腔大静脉内占位等，可与其他病变鉴别。

【**临床评价**】血管平滑肌瘤病虽为良性疾病，但有容易复发的特点，术前的超声准确评估，手术完整切除肿瘤是治疗的关键。但由于其超声声像无特殊性，术前漏诊和误诊率高；如在妇科超声检查时发现盆腔肿物来源不能明确时，应仔细观察其周边有无高回声的血管壁回声及其内部回声，必要时检查髂静脉及下腔静脉。

（谢红宁　尚建红）

参考文献

1. NORTON ME, SCOUTT LM, FELDSTEIN VA. Callen’s ultrasonography in obstetrics and gynecology. 6th ed. Philadelphia: Elsevier, 2017.
2. ANDRES MP, BORRELLI GM, RIBEIRO J, et al. Transvaginal ultrasound for the diagnosis of adenomyosis: systematic review and meta-analysis. J Minim Invasive Gynecol, 2018, 25 (2): 257-264.
3. LIU L, LI W, LEONARDI M, et al. Diagnostic accuracy of transvaginal ultrasound and magnetic resonance imaging for adenomyosis: systematic review and meta-analysis and review of sonographic diagnostic criteria. J Ultrasound Med, 2021, 40 (11): 2289-2306.
4. CHAPRON C, VANNUCCINI S, SANTULLI P, et al. Diagnosing adenomyosis: an integrated clinical and imaging approach. Hum Reprod Update, 2020, 26 (3): 392-411.
5. BAJAJ S, GOPAL N, CLINGAN MJ, et al. A pictorial review of ultrasonography of the FIGO classification for uterine leiomyomas. Abdom Radiol (NY), 2022, 47 (1): 341-351.
6. EARLY HM, MCGAHAN JP, SCOUTT LM, et al. Pitfalls of sonographic imaging of uterine leiomyoma. Ultrasound Q, 2016, 32 (2): 164-174.
7. LUDOVISI M, MORO F, PASCIUTO T, et al. Imaging in gynecological disease (15): clinical and ultrasound characteristics of uterine sarcoma. Ultrasound Obstet Gynecol, 2019, 54 (5): 676-687.
8. OH J, PARK SB, PARK HJ, et al. Ultrasound features of uterine sarcomas. Ultrasound Q, 2019, 35 (4): 376-384.
9. CAVORETTO P, CIOFFI R, MANGILI G, et al. A Pictorial ultrasound essay of gestational trophoblastic disease. J Ultrasound Med, 2020, 39 (3): 597-613.
10. GADDUCCI A, CARINELLI S, GUERRIERI ME, et al. Placental site trophoblastic tumor and epithelioid trophoblastic tumor: Clinical and pathological features, prognostic variables and treatment strategy. Gynecol Oncol, 2019, 153 (3): 684-693.
11. ZHOU Y, LU H, YU C, et al. Sonographic characteristics of placental site trophoblastic tumor. Ultrasound Obstet Gynecol, 2013, 41 (6): 679-684.
12. MARRONE G, CRINÒ F, MORSOLINI M, et al. Multidisciplinary approach in the management of uterine intravenous leiomyomatosis with intracardiac extension: case report and review of literature. J Radiol Case Rep, 2019, 13 (7): 1-13.
13. 郑菊，谢红宁，李丽娟，等 . 中间型滋养细胞肿瘤的临床和超声特征分析 . 肿瘤影像学，2017(3): 188-192.

第六章 子宫腔与子宫内膜病变的超声诊断

第一节 | 葡萄胎与部分性葡萄胎

葡萄胎和部分性葡萄胎属于妊娠滋养细胞疾病（gestational trophoblastic disease，GTD）系谱中的良性类型，葡萄胎也称水泡状胎块（hydatidiform mole，HM），因妊娠胎盘绒毛滋养细胞增生，终末绒毛水肿呈水泡状，水泡间相连似葡萄而得名。完全性葡萄胎的染色体核型为二倍体，全部为父系来源，90% 为 46，XX，即一个空卵与一个单倍体精子（23，X）受精后复制；另 10% 为 46，XY，即一个空卵与两个单倍体精子（23，X 和 23，Y）同时受精而成。部分性葡萄胎染色体核型则为三倍体，最多见的核型是 69，XXY，一套多余的染色体为父系来源。10%~15% 的完全性葡萄胎（complete hydatidiform mole，CHM）转变为侵蚀性葡萄胎，部分性葡萄胎（partial hydatidiform mole，PHM）则较少恶变。

【**病理**】在遗传学上，葡萄胎是由于来自父系基因的过度表达导致胎盘绒毛发育异常，病理特征为绒毛滋养细胞增生、绒毛间质水肿、间质内血管消失，在宫腔内形成葡萄样水泡。由于增生滋养细胞产生大量 β-hCG，刺激卵巢形成双侧卵巢黄素化囊肿，呈多房囊肿，表面光滑，色黄壁薄，囊液清亮。

葡萄胎有以下几种类型。①CHM：所有胎盘绒毛均为水泡状，无胚胎发育；②PHM：部分绒毛水泡样变，同时有羊膜腔和存活的染色体三倍体胎儿，胎儿多有先天异常；③双胎妊娠之一葡萄胎。

【**临床表现**】停经后不规则阴道流血；妊娠反应重；子宫大于相应孕周；血、尿 β-hCG 异常升高。

【**超声表现**】

1. 二维灰阶

（1）完全性葡萄胎：子宫增大，轮廓清晰，肌层菲薄，宫腔内充满蜂窝状囊性无回声区，或因出血，宫腔内可出现片状、不规则无回声区或云雾状低回声区（图 6-1-1、图 6-1-2）。

（2）部分性葡萄胎：宫腔内可见妊娠囊结构，但胎盘绒毛局部出现大小不等的蜂窝状无回声区，可见与孕周不相符的发育不良的胚胎；胎盘的正常部分与异常部分常分界不清，正常与异常部分所占比例不定。由于胎儿染色体核型异常，胎儿可有水肿或合并畸形（图 6-1-3）。

（3）双胎妊娠之一葡萄胎：极少见，宫内可见一正常妊娠囊，囊内可见存活胎儿，妊娠囊一旁可见另一个 CHM 结构，正常妊娠囊的胎盘与异常蜂窝状囊性结构之间有较清楚界限（图 6-1-4）。

(4) 卵巢黄素囊肿：表现为双附件区多房囊性肿块，大小不一，呈分叶状，包膜清晰、菲薄，内分隔较细，呈放射状，囊内无回声（**图 6-1-5**）。典型的黄素囊肿多数发生于 CHM 病例，但只在不到 20% 的病例中出现。

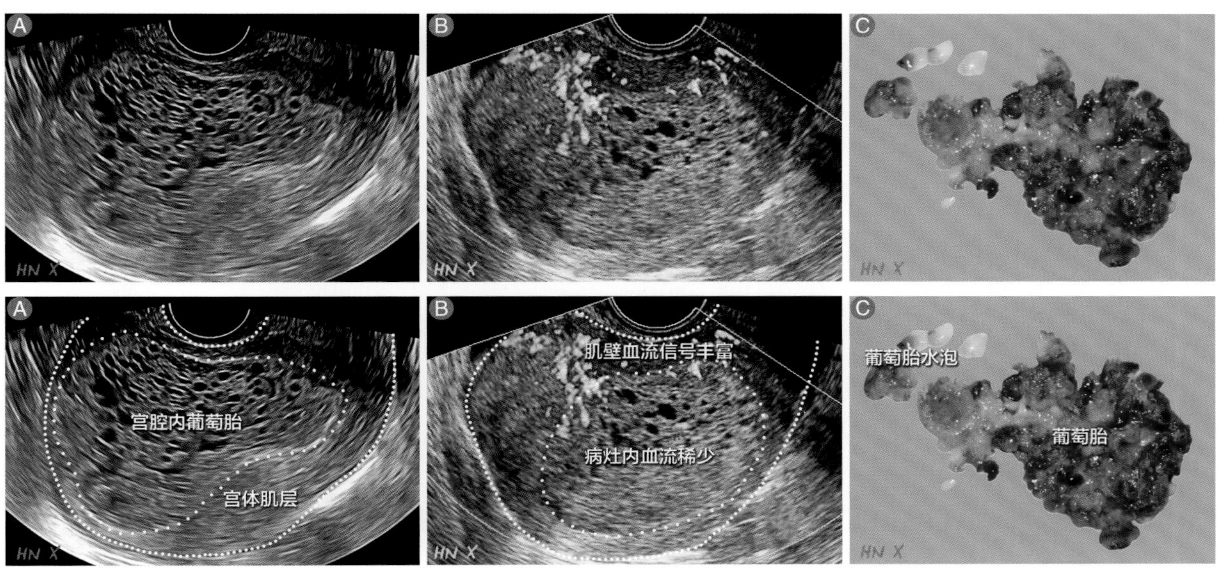

图 6-1-1 ■ 完全性葡萄胎（8 周）

A. 灰阶图；B. 彩色多普勒血流图；C. 胚胎标本图。

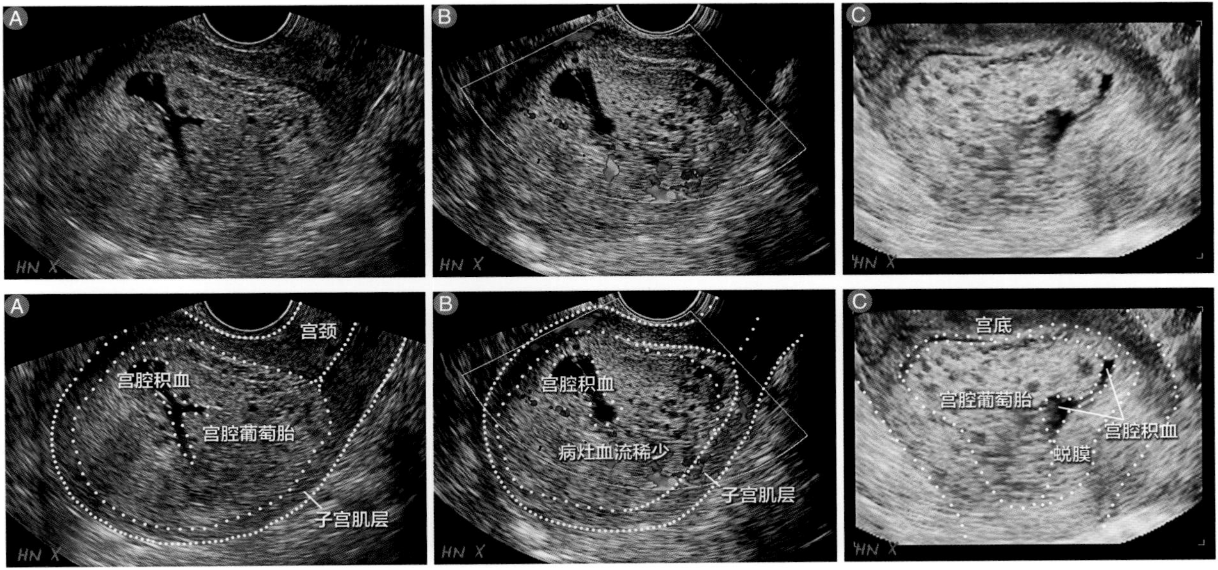

图 6-1-2 ■ 完全性葡萄胎宫腔积血（9 周）

A. 灰阶图；B. 彩色多普勒血流图；C. 子宫冠状面三维成像。

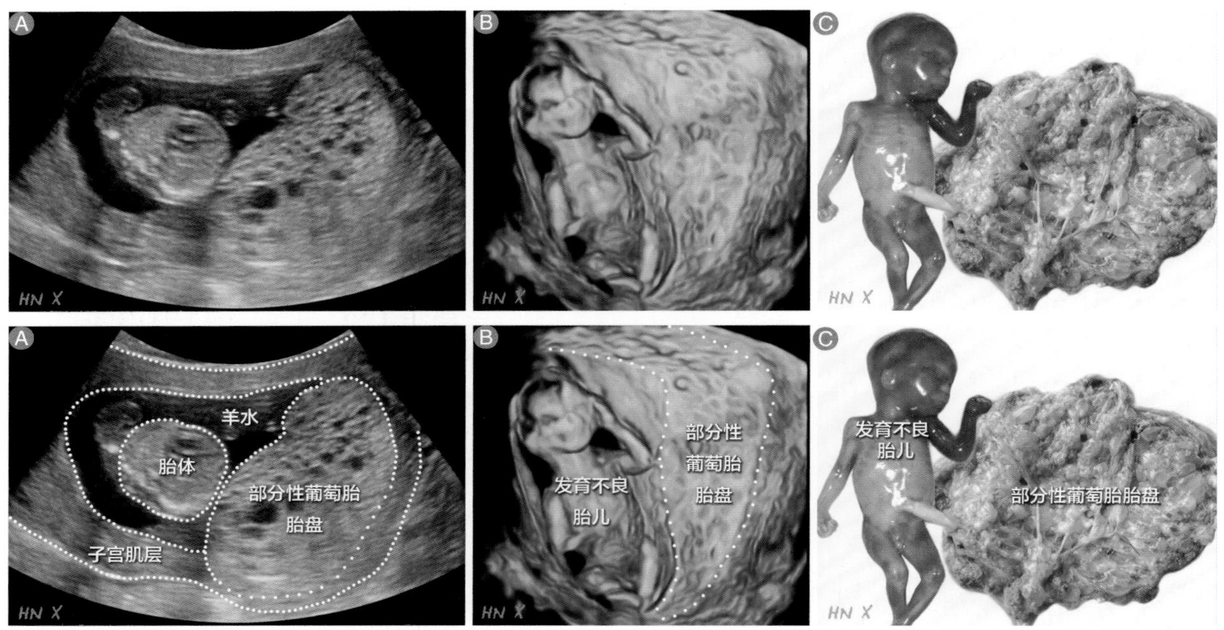

图 6-1-3 部分性葡萄胎合并胎儿宫内发育迟缓（18 周）

A. 灰阶图；B. 三维成像；C. 引产后标本图。

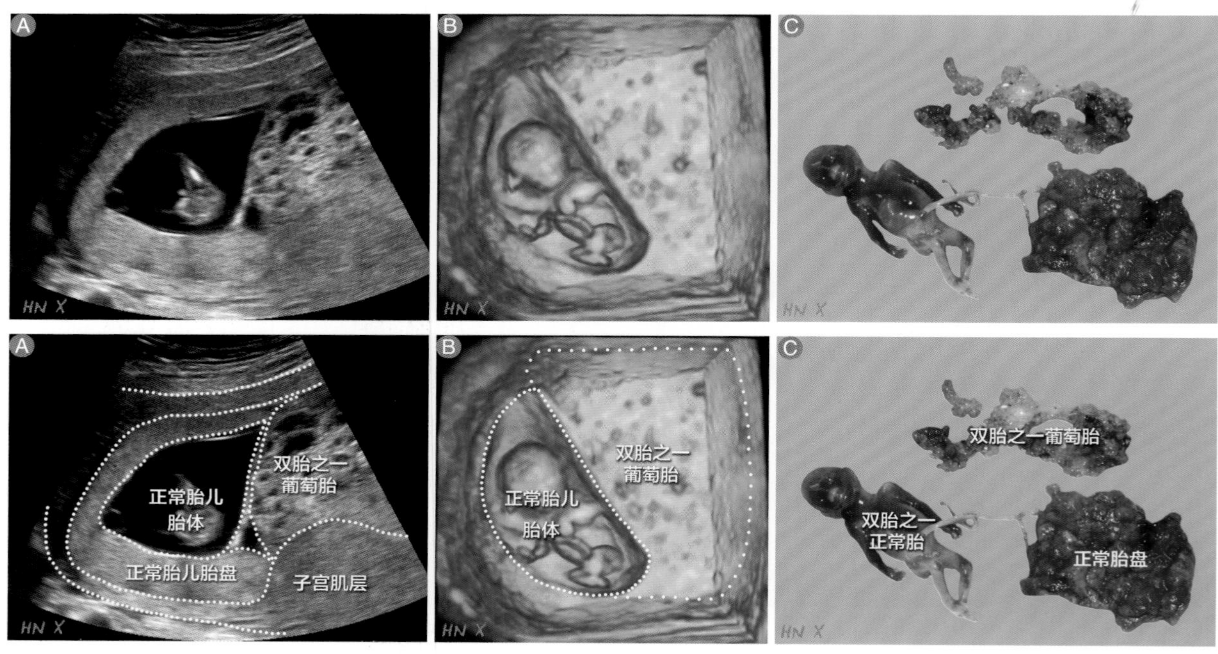

图 6-1-4 双胎妊娠之一葡萄胎（14 周）

A. 灰阶图；B. 三维成像；C. 引产后标本图。

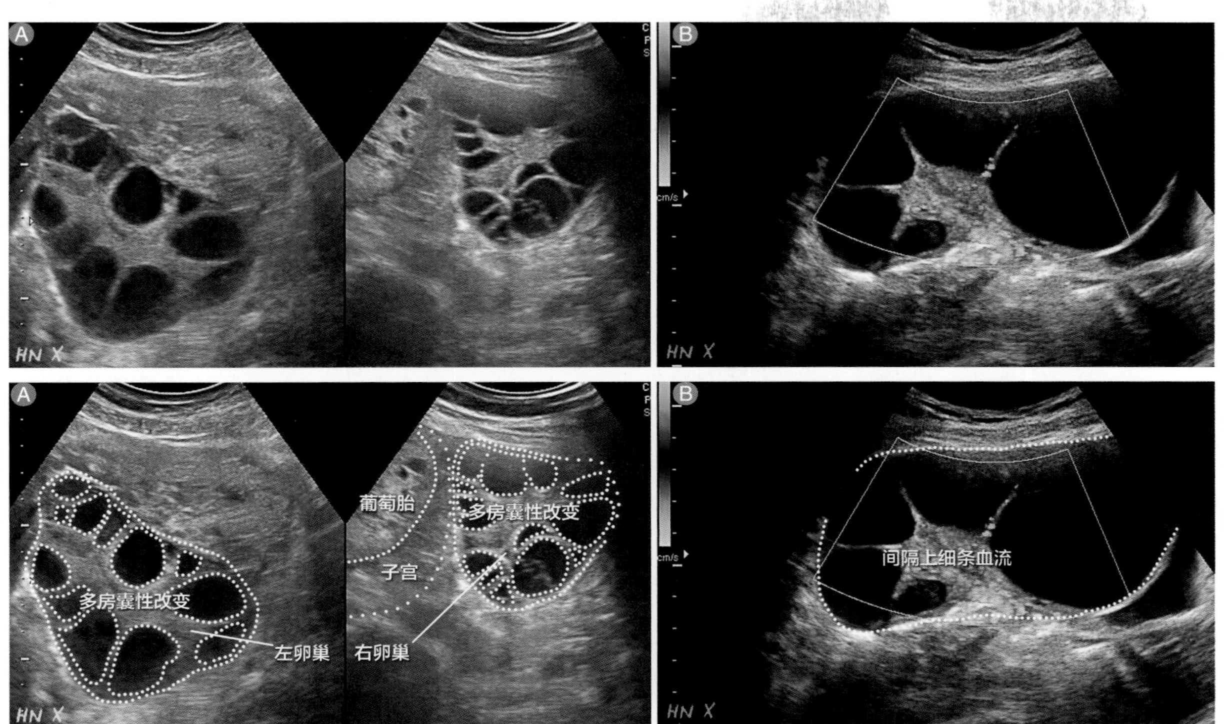

图 6-1-5 ■ 卵巢黄素囊肿

A. 灰阶图；B. 彩色多普勒血流图。

2. 彩色多普勒血流图

（1）子宫：双侧子宫动脉血流阻力较非妊娠期下降，子宫肌壁内血流信号丰富，宫腔内胎盘绒毛的蜂窝状液性暗区血流信号较少或几乎无血流信号（图 6-1-1B）。有研究发现，葡萄胎清宫后子宫动脉 PI 仍在 1.38 以下发生 GTN 的风险较大，但不能作为诊断指标。

（2）卵巢黄素囊肿：放射状的囊壁间隔上可见细条状血流信号，常可探测动脉性频谱，类似于超排卵多卵泡发育的卵巢。

【鉴别诊断】

1. 葡萄胎、部分性葡萄胎、双胎妊娠之一葡萄胎等，由于遗传学机制、临床特征、超声表现上均有相似之处，容易混淆，其鉴别见表 6-1-1。

2. 与胎盘间叶发育不良（placental mesenchymal dysplasia，PMD）鉴别　病理学上表现为绒毛干血管扩张，沿绒毛干血管的绒毛高度水肿，呈囊性扩张并混合有正常绒毛，不伴滋养细胞增生。超声检查示胎盘增厚，胎盘实质出现多小囊状改变，与 PHM 表现相似。也可出现胎儿发育异常，有报道多合并 Beckwith-Wiedemann 综合征，还可因胎盘供血不足导致胎儿发育不良或死亡，仅凭超声表现难以与 PHM 鉴别，关键鉴别要点在于胎儿染色体核型，若为三倍体则考虑为部分性葡萄胎（表 6-1-1）。

3. 与胎盘水泡样变性鉴别　后者发生于正常宫内妊娠不全流产或稽留流产后，局部声像改变似葡萄胎（详见本章第五节流产后组织物残留）。鉴别要点：①有正常妊娠流产史；②子宫无明显增大，“水泡”成分较少且不规则；③多无黄素囊肿；④β-hCG 滴度不高。

表 6-1-1 ■ 葡萄胎相关病变鉴别诊断

疾病	染色体核型	病理	胎儿结构	胎盘超声表现
葡萄胎	父系单亲二倍体	绒毛滋养细胞增生、绒毛间质水肿、间质血管消失	无	宫内蜂窝状囊性占位
部分性葡萄胎	三倍体(69,XXY),多一套为父系来源	部分胎盘绒毛正常;部分水肿、滋养细胞增生、间质血管消失	停育或存活胎儿发育异常	胎盘内散在蜂窝状囊性占位
双胎之一葡萄胎	一胎为正常核型,另一胎为父系来源二倍体	正常胎盘与葡萄胎病变绒毛分界清晰	一胎正常	正常胎盘与蜂窝状囊性成分分界清晰
胎盘间叶发育不良	多数正常	绒毛干血管扩张,部分绒毛水肿,无滋养细胞增生	胎儿正常或发育不良	胎盘散在血管扩张、散在小囊

4. 与子宫肌瘤囊性变鉴别　近宫腔的肌瘤发生囊性变可表现为蜂窝状或不规则液性无回声区,与宫壁正常肌层界限清晰,病灶中央血流不丰富,超声检查易与 CHM 混淆。结合临床无停经史、β-hCG 阴性可排除葡萄胎。

> **注意:完全性葡萄胎有较特异性的声像表现,故超声诊断并不难,但仍需结合病史和β-hCG 增高的水平才能诊断,密切结合临床资料才能避免超声误诊、漏诊。部分性葡萄胎在超声表现上较难与胎盘间叶发育不良鉴别,应行胎儿染色体核型检查辅助鉴别。**

第二节　子宫内膜息肉

子宫内膜息肉(endometrial polyp)是由于子宫内膜腺体和纤维间质局限性增生隆起而形成的一种带蒂的瘤样病变,以 40~50 岁妇女多见。

【**病理**】子宫内膜息肉由内膜腺体和含胶原纤维的间质组成,表面被覆内膜上皮,多发生于宫腔底部。质柔软,可变形,表面光滑,呈粉红色,单个或多个,大小不等,也可继发水肿、出血、坏死,长蒂息肉可脱出至宫颈口外。

【**临床表现**】月经期延长、淋漓不尽、白带增多、绝经后子宫少量出血等,亦可无症状。

【**超声表现**】

1. 单发息肉　表现为宫腔内不均匀等回声或稍高回声团,呈水滴状;内膜较厚时,可见宫腔线两侧内膜形态不对称;息肉与正常内膜间界限清晰可辨,子宫内膜基底层与肌层分界清楚;CDFI 在息肉的蒂部可显示单一短条状血流信号,并可记录到中等阻力(RI>0.40)动脉血流频谱,有时可显示低速静脉血流频谱;子宫冠状面三维超声成像可显示内膜息肉的位置(图 6-2-1,图 6-2-2A、B,视频 6-2-1)。绝经期妇女内膜息肉发生囊性变时,表现为宫腔局部液性无回声区,无明显血流信号(图 6-2-2C)。

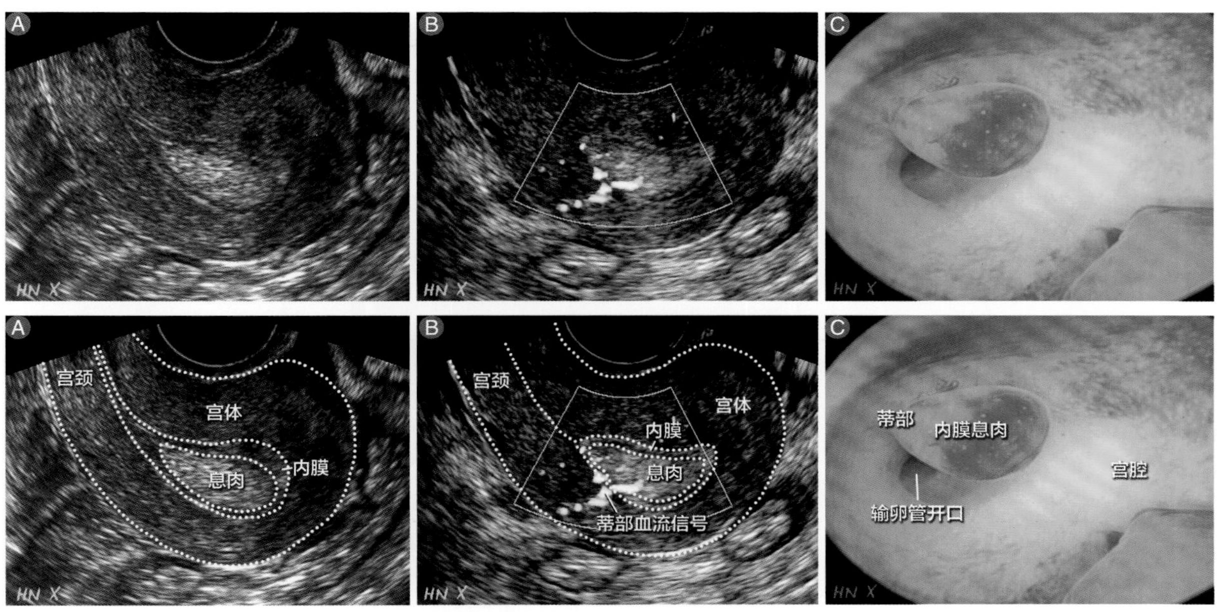

图 6-2-1 ■ 单发性子宫内膜息肉

A. 灰阶图；B. 彩色多普勒血流图；C. 宫腔镜观。

视频 6-2-1 子宫内膜息肉

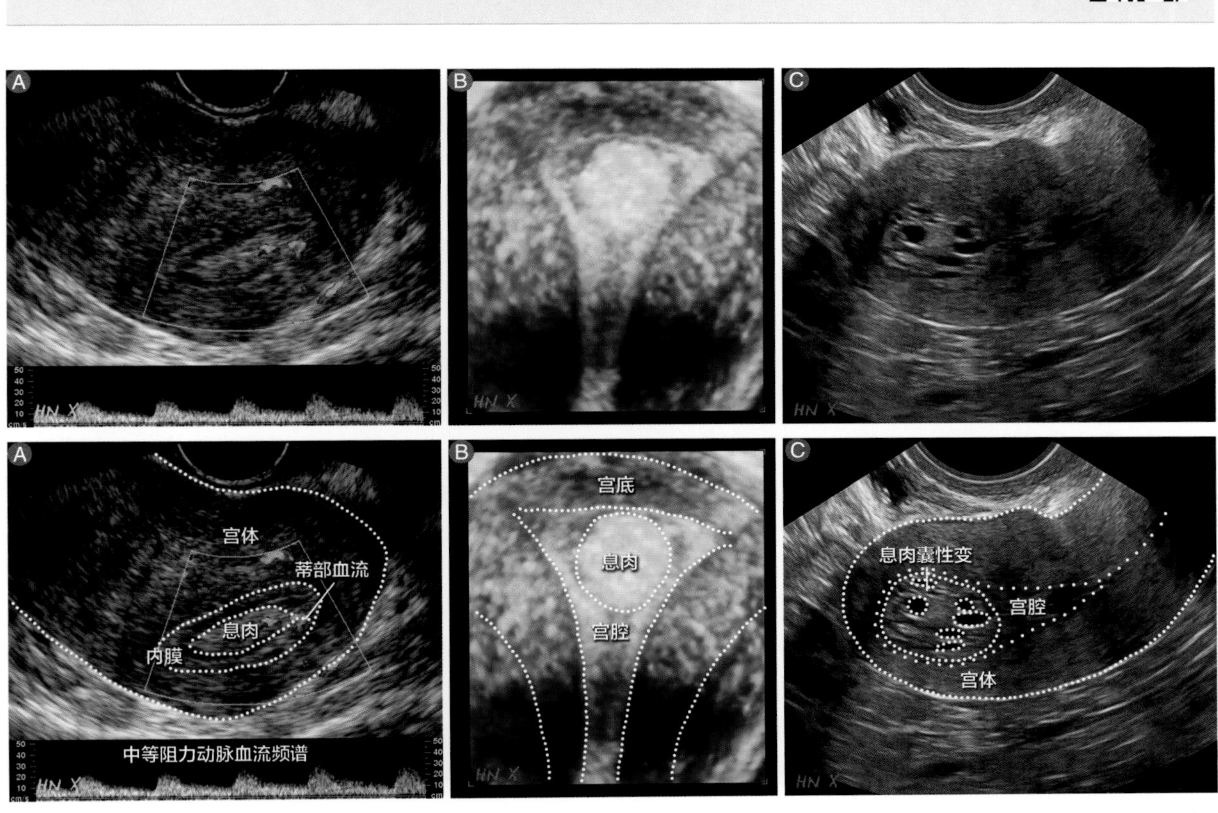

图 6-2-2 ■ 子宫内膜息肉血流频谱、三维成像及息肉囊性变

A. 血流分布及频谱；B. 子宫冠状面三维成像；C. 绝经期内膜息肉囊性变。

2. 多发内膜息肉　表现为子宫内膜增厚，回声不均，内膜闭合线变形，仔细辨认可见内膜内大小不等的团簇状高回声，与正常内膜界限模糊，CDFI 在每一息肉的蒂部均可显示条状血流信号（图 6-2-3）。

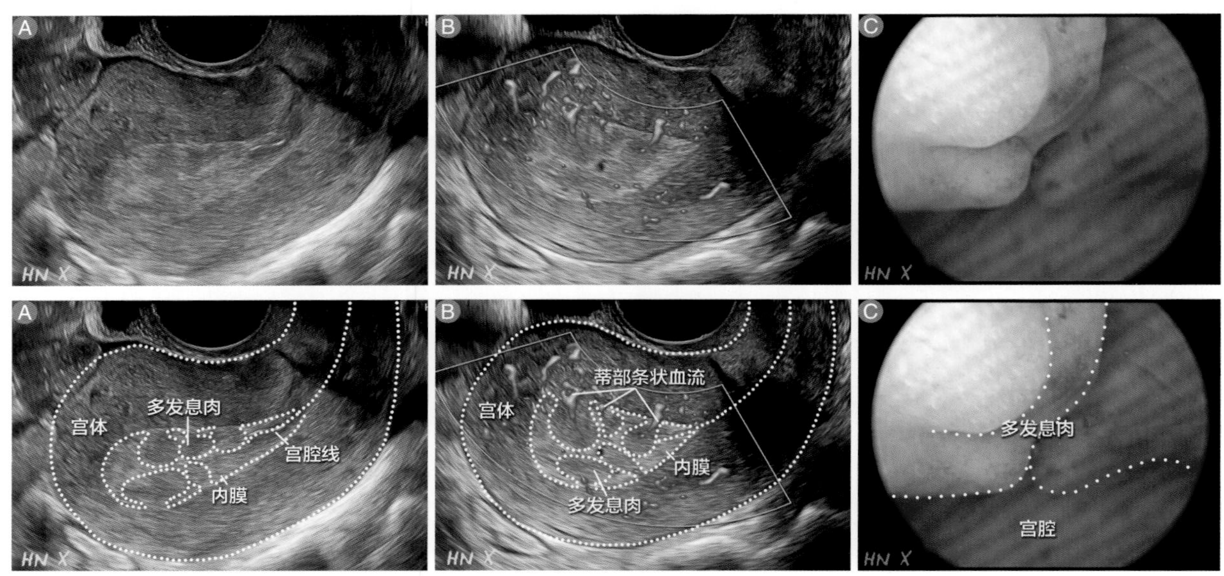

图 6-2-3 ■ 多发性子宫内膜息肉
A. 灰阶图；B. 彩色多普勒血流图；C. 宫腔镜观。

3. 若合并宫腔积液或行宫腔水造影，因有无回声的水衬托，息肉显示得更清晰（详见第十二章第二节检查内容及声像图表现）。

【鉴别诊断】

1. 黏膜下子宫肌瘤　鉴别要点：①肌瘤形状圆，息肉为梭形或水滴状；②肌瘤为低回声伴声衰减，息肉无衰减；③黏膜下肌瘤可致内膜基底线变形，息肉的内膜基底线无变形；CDFI 显示肌瘤环状或半环状血流信号，息肉则为基底部单一条状血流信号（图 6-2-4）。

2. 子宫内膜增生　内膜表现为均匀增厚，双侧内膜对称，宫腔线居中。若发生子宫内膜不均匀增生，则内膜局部团簇状回声增强，与多发性息肉鉴别困难，可在月经后复查，必要时可行宫腔水造影鉴别。

3. 宫内早早孕　内膜息肉局部水肿积液时，形成类似早期妊娠囊的结构，应仔细询问病史加以鉴别。

4. 子宫内膜癌　鉴别的关键是内膜普遍回声不均，CDFI 对鉴别癌性病灶有帮助，可显示癌变内膜及肌层受浸润处丰富的血流信号，并可测及异常低阻力型动脉血流频谱（详见本章第四节子宫内膜癌）。

5. 子宫肉瘤　部分罕见的少血供的子宫内膜肿瘤在声像图上也呈息肉状，生长缓慢，除病灶较大外，与单纯息肉难以鉴别（图 6-2-5）。因此，临床上对于较大的内膜息肉可考虑积极处理。

> **注意：子宫内膜息肉的检出率与阴道超声的应用有关，经阴道扫查对本病的检出有良好灵敏度及可信度，但需注意在分泌期息肉与高回声的内膜界限难辨，诊断困难，建议在月经后增殖期复查。确诊需依靠宫腔镜检查和 / 或刮宫病理检查。**

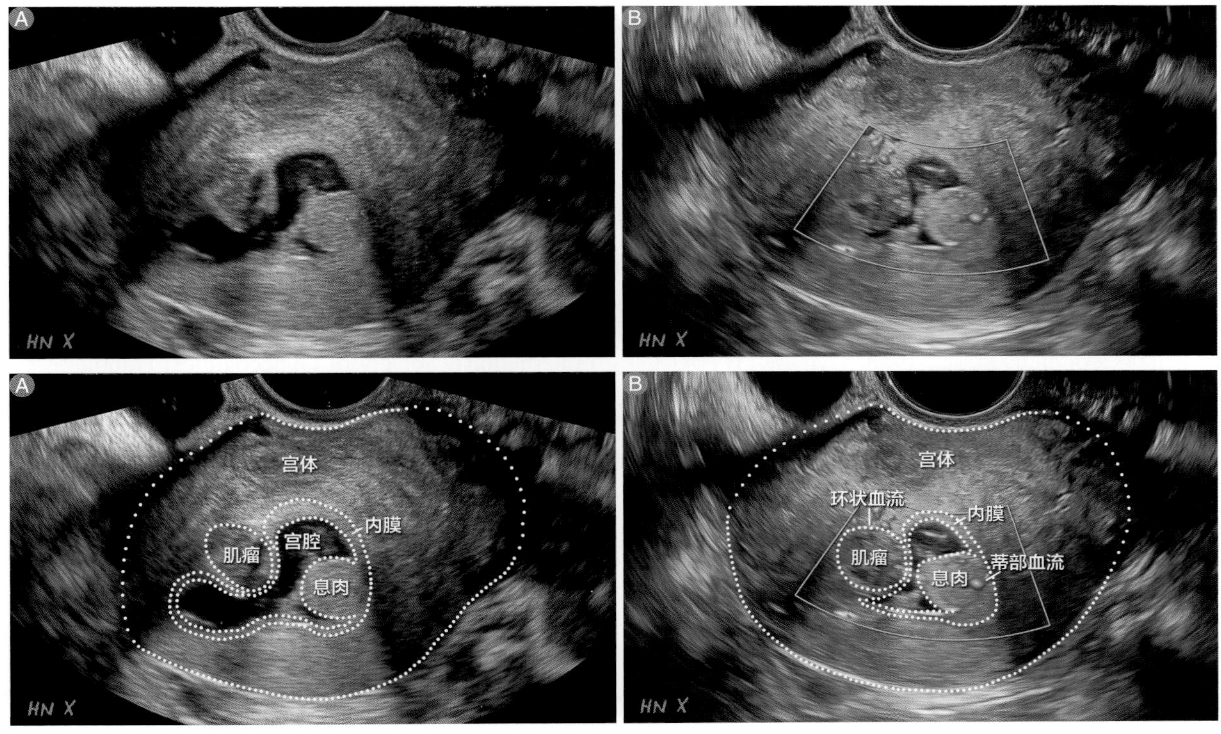

图 6-2-4 ■ 黏膜下子宫肌瘤合并内膜息肉(宫腔水造影)
A. 灰阶图；B. 彩色多普勒血流图。

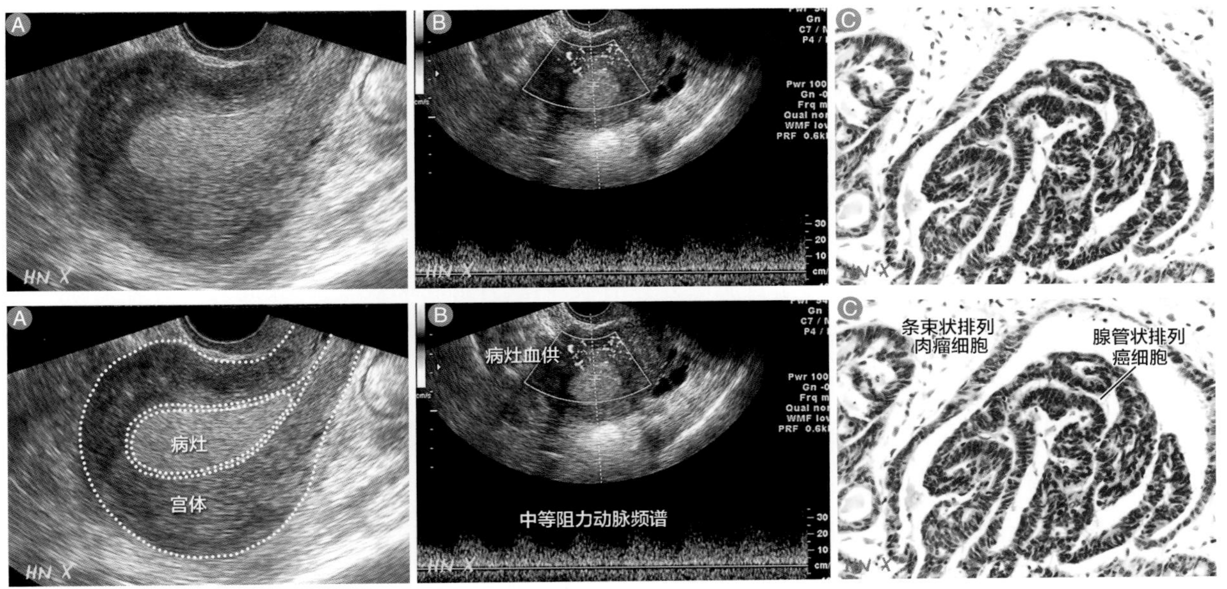

图 6-2-5 ■ 子宫内膜恶性米勒管混合瘤
A. 灰阶图；B. 血流及频谱图；C. 病理图。

第三节　子宫内膜增生

子宫内膜增生(endometrial hyperplasia)是由于大量雌激素刺激子宫内膜所致内膜过度增生的病理改变,多见于青春期和更年期,引起无排卵型功能性子宫出血。

【**病理**】子宫内膜增厚,颜色呈灰白色或淡黄色,表面平坦或息肉状突起,可伴水肿,切面有时可见扩张的腺体形成的囊隙。1988 年,国际妇科病理协会(International Society of Gynecological Pathologists, ISGP)按子宫内膜增殖程度的不同分为单纯型、复杂型和不典型增生 3 类。2014 年,世界卫生组织(WHO)女性生殖系统肿瘤学将前两型归为不伴不典型增生。①单纯型:轻度子宫内膜增生过长,腺体增生、分布不均匀,间质致密,可有不规则的水肿区;②复杂型:腺体增生明显,出现腺体“背靠背”现象,腺上皮可复层排列,可有腺体不同程度扩张,形成小囊状;③不典型增生:腺体增生并有细胞不典型,此型视为癌前病变。

【**临床表现**】最常见的症状为不规则子宫出血,闭经后持续子宫出血,月经过频或月经周期紊乱,经期缩短或明显延长,月经量增多,伴贫血症状。妇科检查子宫轻度增大、饱满。因无排卵,基础体温为单相型。

【**超声表现**】

1. 二维灰阶

(1)子宫内膜增厚:绝经前妇女子宫内膜厚度超过 12mm,绝经期妇女内膜厚度超过 5mm,子宫大小、肌层回声正常。

(2)子宫内膜回声:单纯型增生的内膜回声多呈均匀高回声或呈团簇状不均匀回声,类似息肉状增生(图 6-3-1);复杂型增生多合并内膜腺体扩张,内膜内可见散在小囊状或筛孔状无回声暗区,暗区可大小相等、排列整齐,亦可大小不等、分布不均(图 6-3-2);不典型增生内膜增厚,回声不均,可见斑状增强回声和低回声相间,复杂型伴有不典型增生时超声很难鉴别(图 6-3-3)。

(3)内膜基底层回声:基底层与子宫肌层分界清晰,内膜外形轮廓规整,内膜周边有时可见低回声晕,为内膜与肌壁的连接带(图 6-3-1~ 图 6-3-3)。

(4)多数伴有单侧或双侧卵巢增大或卵巢内滤泡囊肿(图 6-3-2)。

(5)因乳腺癌长期服用他莫昔芬等雌激素拮抗剂的患者,常出现内膜异常增生,内膜回声不均匀,或呈复杂型子宫内膜增生,有时类似子宫内膜癌改变,需结合病史和 CDFI 表现鉴别。但临床有不规则出血时仍需进行诊断性刮宫病理检查。

2. 彩色多普勒血流图　单纯型子宫内膜增生内膜内无彩色血流信号,或偶见星状血流信号,难以探测到血流频谱,但复杂型或不典型增生时,内膜内有散在条状血流信号,可记录到中等阻力动脉频谱,RI 在 0.50 以上(图 6-3-1~ 图 6-3-3)。

【**鉴别诊断**】

1. 子宫内膜息肉　详见本章第二节子宫内膜息肉。

2. 子宫内膜癌　详见本章第四节子宫内膜癌。

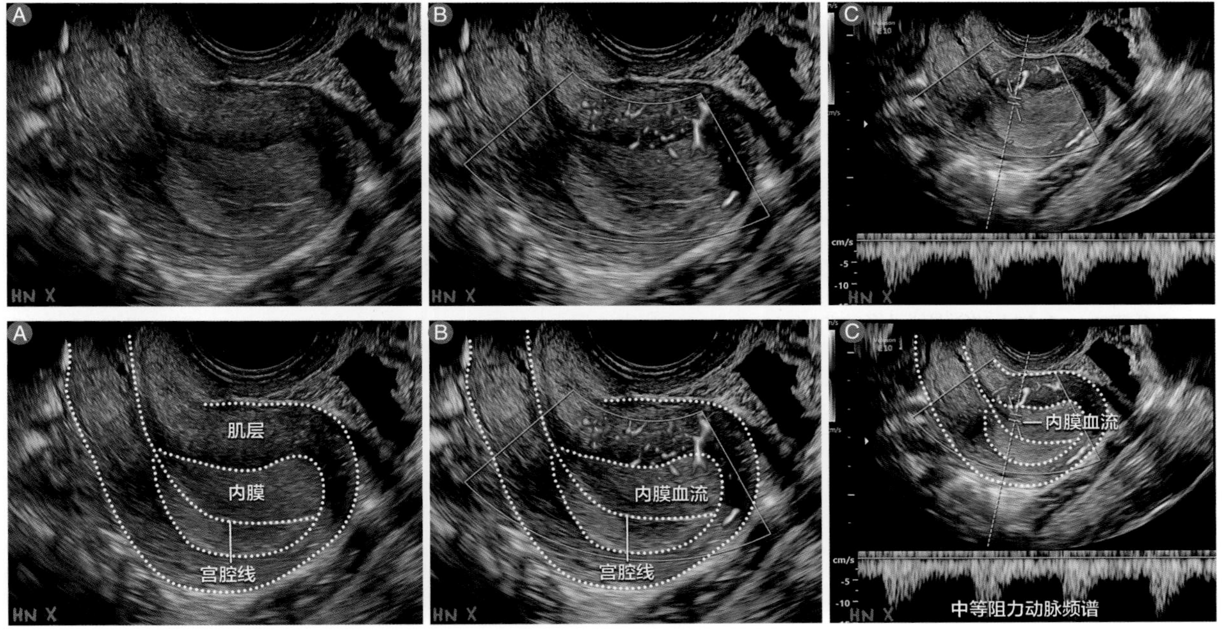

图 6-3-1 ■ 子宫内膜增生(单纯型)

A. 灰阶图；B. 彩色多普勒血流图；C. 血流频谱图。

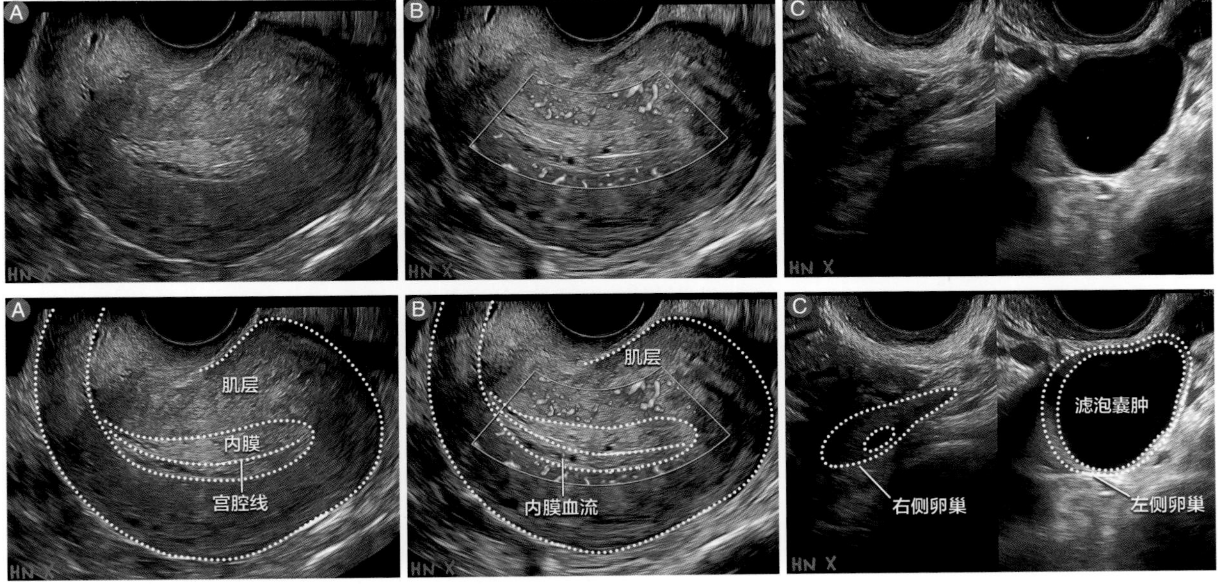

图 6-3-2 ■ 子宫内膜增生(复杂型)

A. 灰阶图；B. 彩色多普勒血流图；C. 左侧卵巢滤泡囊肿。

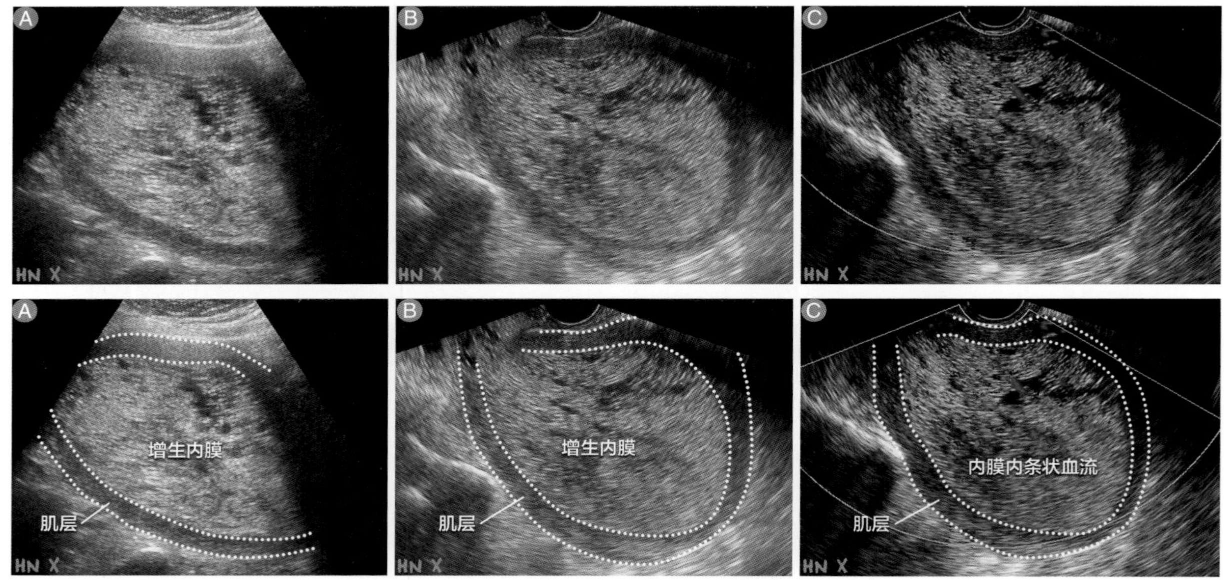

图 6-3-3 ■ 子宫内膜增生（复杂型伴部分腺体不典型增生）
A. 经腹扫查灰阶图；B. 经阴道扫查灰阶图；C. 经阴道扫查彩色多普勒血流图。

注意：子宫内膜增生及其分型在超声表现上无特异性，需结合临床症状，特别是有无月经紊乱和阴道出血。部分正常内膜在月经后期也可以较厚，且回声欠均匀，若月经规则且经量正常，不应轻易给予内膜增生的诊断；部分子宫内膜增生与不典型早期癌变的声像图改变相似，如果有异常阴道出血，可结合 CDFI 仔细鉴别，并行诊刮病理检查。

第四节 | 子宫内膜癌

子宫内膜癌（endometrial carcinoma）是指发生于子宫内膜的癌，又称宫体癌，为女性生殖道最常见的恶性肿瘤，子宫内膜癌的病因与长期雌激素刺激、子宫内膜增生及遗传等因素有关。子宫内膜癌生长较缓慢，局限在内膜的时间长，转移途径主要为直接蔓延和淋巴转移。

【病理】子宫内膜癌最常见的病理类型为子宫内膜样腺癌（约 86.5%），其他少见类型为黏液腺癌、浆液性癌、透明细胞癌、混合细胞癌、未分化癌等。根据肿瘤的生长特征可分为局限型和弥漫型。前者肿瘤仅累及部分子宫内膜，呈息肉状或乳头状，灰白色、质脆，病灶虽小，但易侵犯肌层。后者肿瘤累及大部分甚至整个宫腔内膜，癌变内膜明显增厚呈不规则息肉状或菜花样隆起，灰白或灰黄色、质脆，表面出血、坏死及溃疡形成。根据国际妇产科联合会（The International Federation of Gynecology and Obstetrics，FIGO）2009 年分期标准，Ⅰ期子宫内膜癌病灶局限在子宫体（ⅠA 期肌层受侵厚度不超过一半，ⅠB 期肌层受侵厚度达一半以上）；Ⅱ期累及宫颈；Ⅲ期侵犯子宫浆膜，或附件、阴道、盆腔淋巴；Ⅳ期侵犯膀胱、肠道黏膜或远处转移。

【临床表现】89.5% 的子宫内膜癌发生于绝经后女性，中位年龄为 65 岁。早期无明显症状，临床表现有异常阴道出血（占 84.3%）、绝经后阴道出血、阴道排液、白带增多。晚期出现下腹痛及全身症状。

【超声表现】

1. 子宫内膜　癌症早期仅表现为内膜少许增厚，回声均匀，无法与子宫内膜增生鉴别，需根据病史和诊断性刮宫诊断。随着病情的进展，子宫内膜增厚明显，育龄期内膜厚度大于 12mm，绝经后妇女大于 5mm，内膜回声为局灶性或弥漫性不均匀混合性回声，增厚内膜病灶区呈高或低不均质杂乱回声，局部内膜与肌层界限模糊或消失。CDFI 在子宫内膜内或内膜基底部结合带处肌层血流信号增多，血供丰富，可检测到低阻力型动脉血流频谱，RI 常低于 0.40（图 6-4-1、图 6-4-2，视频 6-4-1）。

2. 子宫肌层　当病变累及肌层时，局部内膜基底层与肌层交界处结合带消失，界限不清，局部肌层呈低而不均匀回声（图 6-4-1）；肌层受侵范围较大、较深时，肌层增厚，回声普遍降低而不均匀，无法辨认子宫内膜和肌层的界限，浆膜下深肌层回声不均（图 6-4-2）；病灶侵犯至浆膜下时，局部正常肌层结构消失（图 6-4-3）；子宫内膜癌肿块较大、肌层受侵时经腹扫查易被误诊为子宫肌瘤变性（图 6-4-4）。晚期病灶范围扩大，累及子宫浆膜、附件及宫旁组织时，可出现子宫增大、变形、轮廓模糊，与周围组织分界不清。

3. 宫颈　病变累及宫颈时，可出现宫颈肥大或变形，宫颈回声增强，回声杂乱，宫颈管结构不清，二维灰阶声像对宫颈受累的判断困难，需结合 CDFI 判断；局部血流丰富并出现极低阻力血流频谱时，考虑有癌灶，较大范围的侵犯难以辨别癌肿原发于宫颈还是宫体（图 6-4-5）。

4. 盆腔肿物　子宫内膜癌晚期，肿瘤向子宫体外侵犯、转移，可在宫旁出现混合性低回声肿块，与卵巢腺癌声像相似，容易误诊为卵巢囊腺癌。

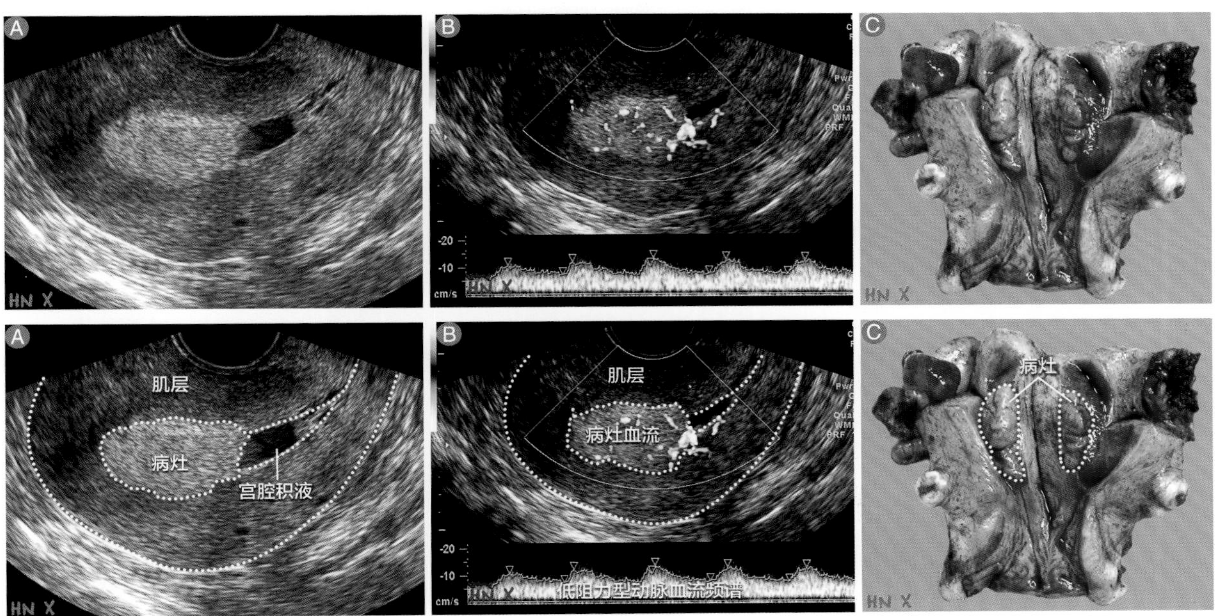

图 6-4-1 ■ 局灶性子宫内膜癌浅肌层浸润

A. 灰阶图；B. 彩色多普勒血流图和低阻力频谱图；C. 标本图。

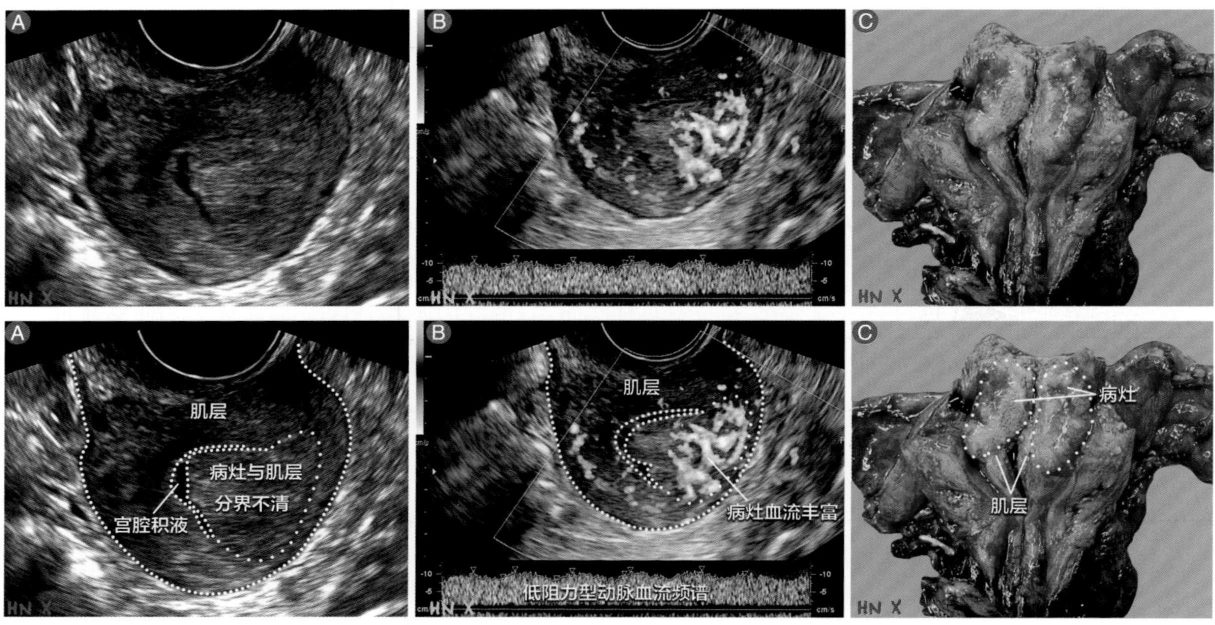

图 6-4-2 ■ 局灶性子宫内膜癌深肌层浸润
A. 灰阶图；B. 彩色多普勒血流图和低阻力频谱图；C. 标本图。

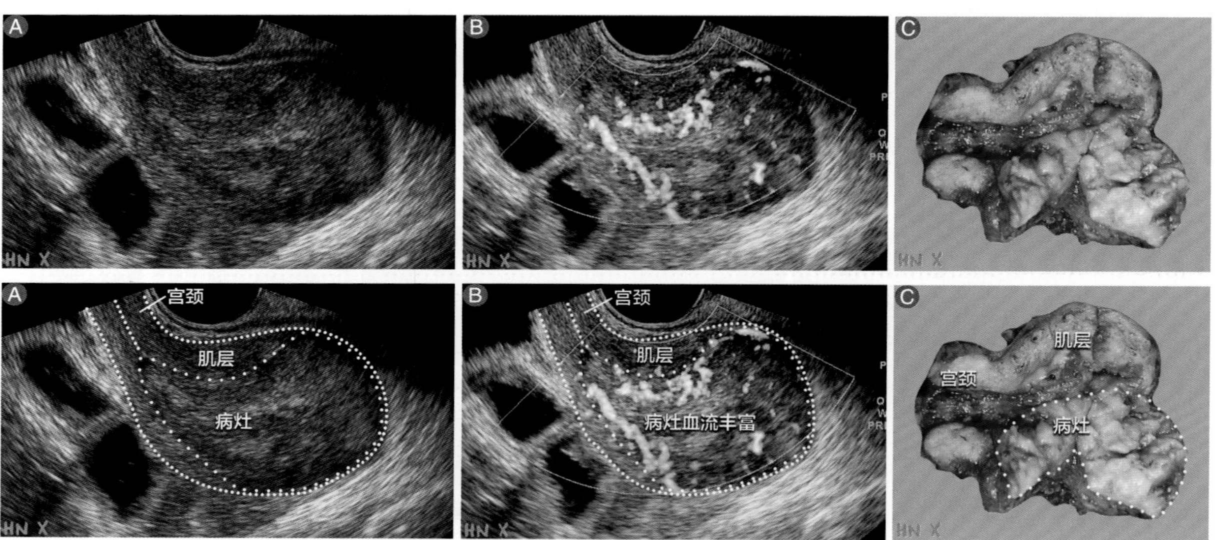

图 6-4-3 ■ 子宫内膜癌全肌层浸润
A. 灰阶图；B. 彩色多普勒血流图；C. 标本图。

视频 6-4-1 子宫内膜癌

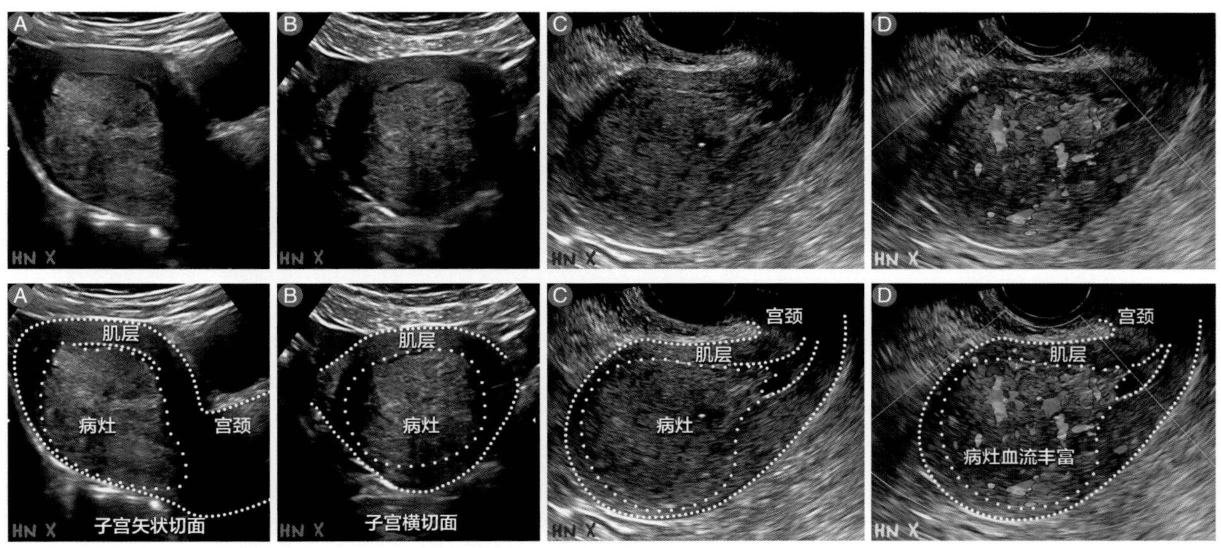

图 6-4-4 ■ 弥漫型子宫内膜癌

A、B. 经腹扫查；C. 经阴道扫查灰阶图；D. 经阴道扫查彩色多普勒血流图。

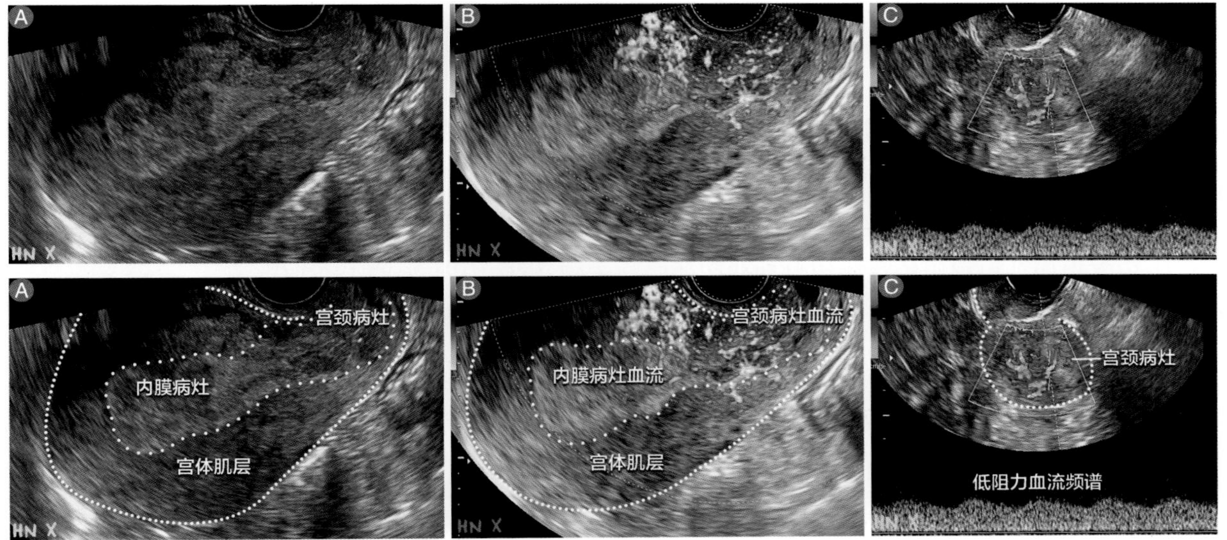

图 6-4-5 ■ 子宫内膜癌宫颈浸润

A. 灰阶图；B. 彩色多普勒血流图；C. 宫颈血管低阻力频谱图。

【鉴别诊断】

1. 局限型子宫内膜癌与子宫内膜息肉鉴别　鉴别要点：一是内膜息肉形态较规则，与内膜界限清晰；二是内膜息肉内膜基底层结合带完整，而子宫内膜癌因有肌层浸润，病灶局部内膜基底线不清；三是内膜息肉血流信号稀少，无低阻力型血流频谱。

2. 弥漫型子宫内膜癌与子宫内膜增生鉴别　鉴别要点：一是观察内膜是否均匀，子宫内膜增生的内膜呈均匀性增厚，内膜癌回声杂乱不均；二是观察内膜基底线是否清晰，内膜癌累及肌层时，与肌层分界不清；三是观察内膜及肌层是否有丰富血流信号，特别是有无低阻力血流频谱，内膜癌血流丰富，容易记录到极低阻力的动脉血流频谱。

3. **子宫内膜癌与子宫肉瘤鉴别** 子宫内膜间质肉瘤可发生于内膜，与局限型内膜癌的鉴别依赖病理检查。

【**临床评价**】子宫内膜癌的声像表现随肿瘤的部位、大小、浸润范围、转移情况的不同而差异较大。经阴道超声检查比经腹扫查更为重要和有效，且对判断内膜癌肌层浸润深度及宫颈受累情况的准确率亦较高。但巨大晚期癌肿、癌肿远处侵犯或转移，以及病灶超出扫查范围时，需结合经腹扫查获得较完整准确的诊断信息。按照国际子宫内膜肿瘤研究（International Endometrial Tumor Analysis，IETA）共识，对子宫内膜癌的超声观察应包括内膜厚度、回声均匀性、内膜基底层结合带是否消失、内膜血流丰富程度评估，并测量内膜厚度、病灶最大径线。一项前瞻性队列研究显示，内膜越厚、病灶范围越大、结合带消失、血流丰富等，提示子宫内膜癌的期别越高，预后越差。

> **注意：子宫内膜癌的超声诊断应密切结合年龄及月经史，对于有不规则阴道流血病史的中老年妇女，在排除妊娠有关疾病后，发现内膜回声异常需高度警惕子宫内膜癌。**

第五节 | 流产后组织物残留

早期妊娠行手术或药物流产及中期妊娠行引产后，胎盘绒毛排出不全可导致宫腔内妊娠组织物残留。临床表现为流产后阴道流血不止，尿妊娠试验持续阳性，血 β-hCG 值升高。病理检查残留的组织物大多数为变性的胎盘绒毛组织。

【**超声表现**】根据组织物残留量和残留的时间不同，宫腔内回声表现多样化。

1. **多量组织物残留** 宫腔内有不规则的高回声或不均质低回声团，形态不规则，胎盘绒毛附着处与正常肌层分界不清，可合并宫腔积血。由于绒毛具有侵蚀子宫肌层血管的生物学特性，在绒毛着床部位的局部肌层内可显示局灶性斑片状或分支状血流信号，可记录到低阻力型滋养层周围血流频谱，以及静脉性频谱（图 6-5-1）。

2. **少许绒毛组织残留** 经腹扫查二维灰阶图像仅表现为内膜回声稍不均匀，基底线不清；经阴道扫查可见内膜不均回声团，局部回声较低，与子宫肌层无明显界限，可见局灶性血流信号，可记录到低阻力型滋养层周围血流频谱（图 6-5-2、▶视频 6-5-1）。局灶性丰富血流信号对判断少许绒毛组织残留起到重要的作用。

3. **胎盘绒毛过度侵蚀** 此类妊娠组织物残留为胎盘绒毛过度侵蚀肌层所致，若妊娠继续发展可能出现胎盘植入，病理检查可能提示合体细胞子宫内膜炎、过度胎盘床疾病等。因绒毛侵蚀肌层导致局部血管扩张，超声表现为宫腔内膜异常回声，局部见大小不等的血池，内可见滚动的云雾状回声，与子宫肌层界限消失，CDFI 显示局部血流丰富，可记录到高速低阻的滋养层周围血流频谱，但极少有动静脉瘘性毛刺样频谱（图 6-5-3），图像上与恶性滋养细胞肿瘤相似，需结合病史和血清 β-hCG 水平判断。当组织物残留绒毛种植在子宫下段、剖宫产切口处或宫颈管，在清宫时容易出现大出血，需提醒临床注意。

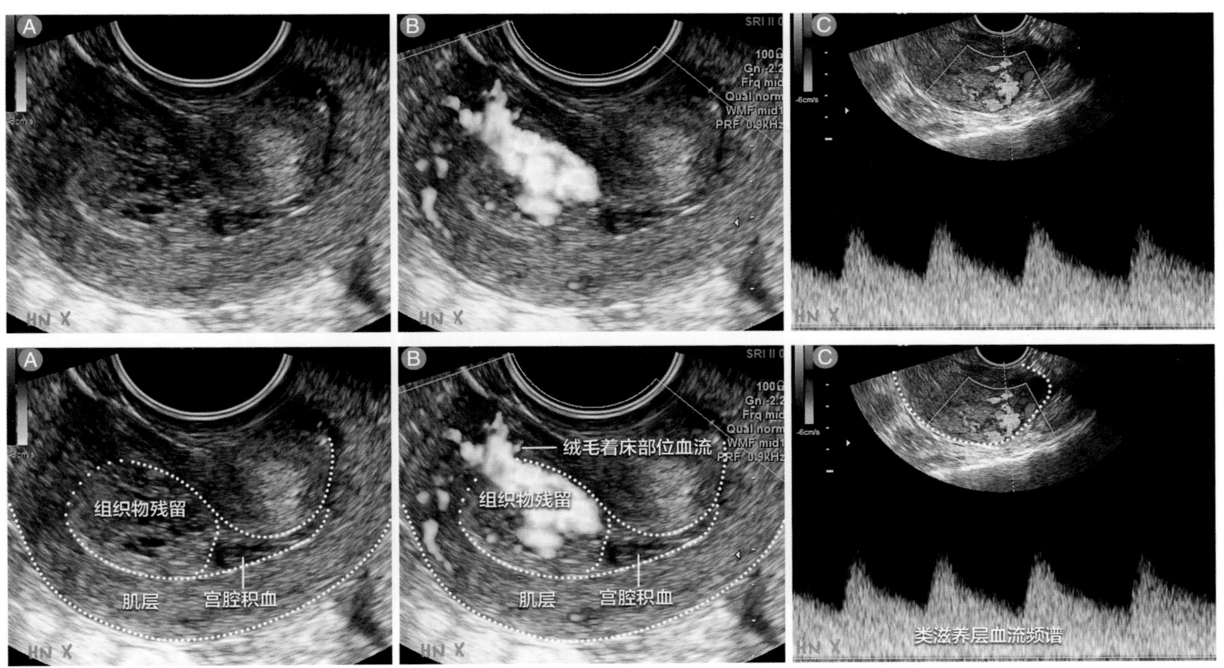

图 6-5-1 ■ 妊娠组织物残留

A. 灰阶图；B. 彩色多普勒血流图；C. 血流频谱图。

视频 6-5-1 妊娠组织物残留

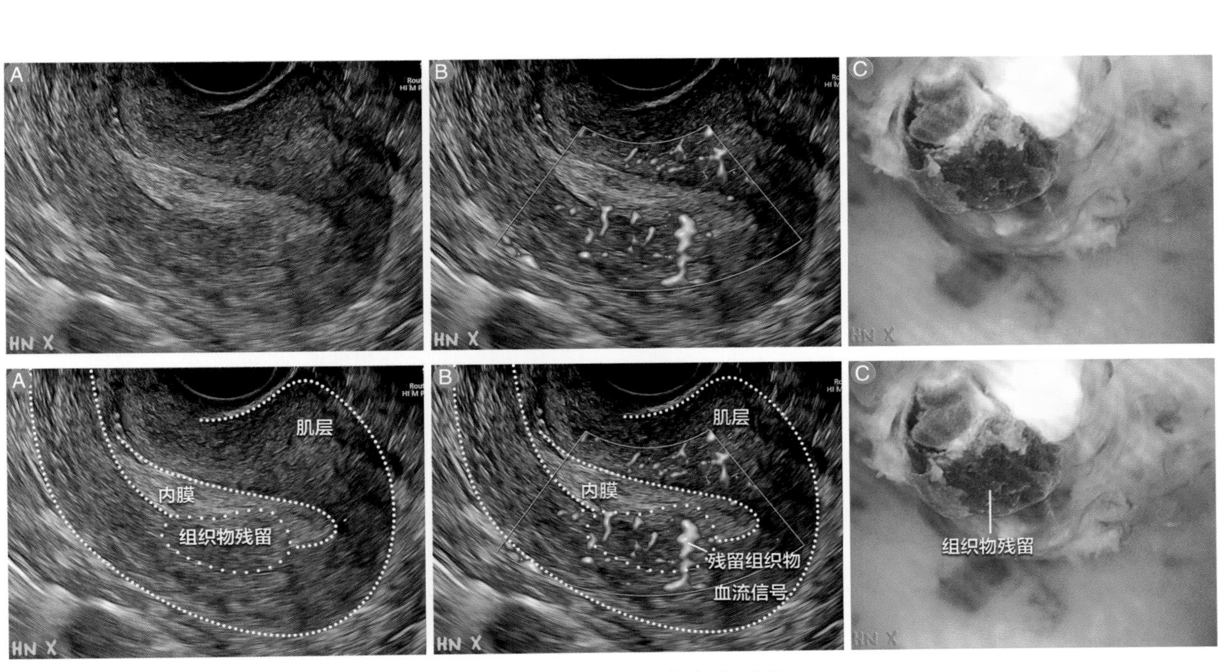

图 6-5-2 ■ 少许妊娠组织物残留

A. 灰阶图；B. 彩色多普勒血流图；C. 宫腔镜观。

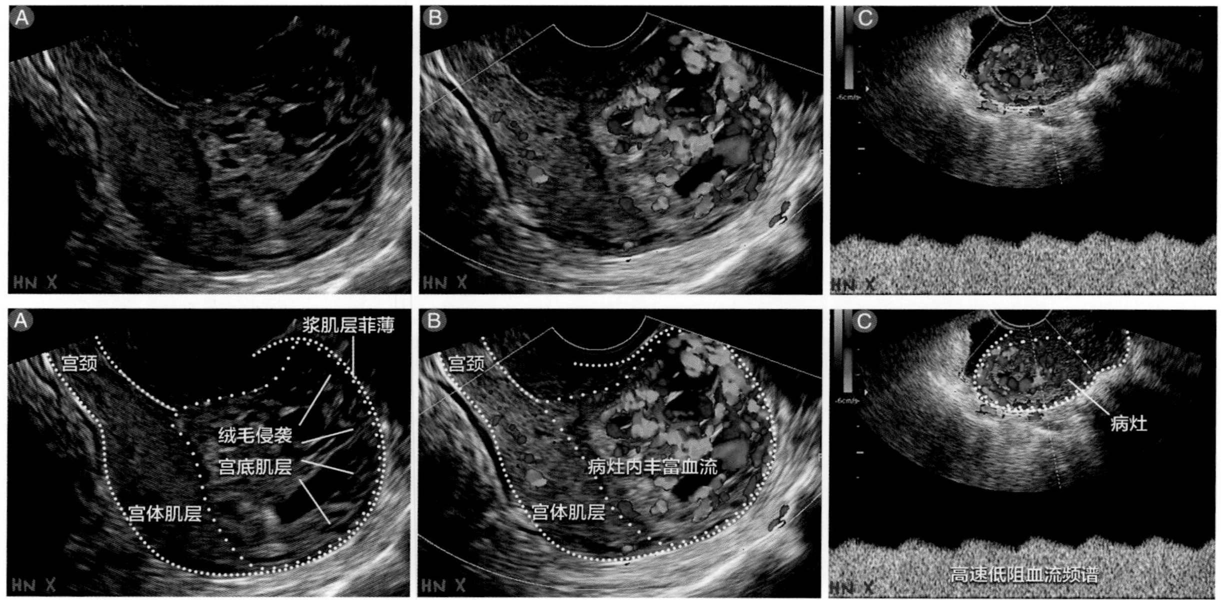

图 6-5-3 ■ 不全流产绒毛过度侵蚀肌层

A. 灰阶图；B. 彩色多普勒血流图；C. 血流频谱图。

【鉴别诊断】

1. **恶性滋养细胞疾病** 与流产后组织物残留的鉴别之处在于：①子宫肌层病灶范围较大；②肌层血流信号异常丰富；③可记录到极低阻力的动脉性频谱，如果能找到动静脉瘘性频谱则较有特异性；④血清 β-hCG 水平明显高于组织物残留者。

2. **子宫内膜癌** 局灶型子宫内膜癌也表现为宫腔内不均质回声，局部内膜基底层与肌层界限不清，局灶性血流丰富区，血流频谱也是低阻力型，声像上与绒毛组织残留无明显差异，但可根据无停经后阴道流血病史、血清 β-hCG 阴性鉴别。

3. **其他常见宫腔内膜病变** 见表 6-5-1。

表 6-5-1 ■ 常见子宫内膜病变超声鉴别诊断

内膜病变种类	病灶回声	内膜基底线	血流特征	血流频谱	血 β-hCG
黏膜下肌瘤	圆形有衰减	变形	环状	中阻低速	正常
子宫内膜息肉	水滴状均匀回声	清晰	单条状	中阻低速	正常
子宫内膜增生	内膜普遍增厚不均	清晰	散在	中阻低速	正常
子宫内膜癌	团块状不均匀无衰减	局部消失	丰富	低阻高速	正常
妊娠组织物残留	不均匀无衰减	局部消失	局灶性	低阻中速	轻度增高
妊娠滋养细胞肿瘤	蜂窝状暗区	局部消失	异常丰富	动静脉瘘频谱	升高或异常增高

第六节 | 子宫腔粘连

子宫腔粘连(intrauterine adhesion, IUA)简称宫腔粘连，系因宫腔手术操作或放射、感染造成子宫内膜基底层破坏，内膜损伤、纤维化，引起子宫腔部分或全部粘连，出现经量减少、反复流产、闭经、不孕或异位妊娠等一系列临床病症。仅有宫颈内口和峡部粘连时，子宫内膜未受损，故仍有周期性剥脱和出血，而经血不能经宫口流出，积聚在宫腔内，可引起周期性腹痛。宫腔内积血可逆流到输卵管、腹腔。

【超声表现】

1. 宫腔部分粘连 可单发或多发粘连，表现为子宫内膜厚薄不均，粘连处内膜缩窄、菲薄，形成内膜缺损、中断的声像，粘连处以外的内膜回声正常(图 6-6-1)，合并宫腔积液时，粘连带显示清晰(图 6-6-2)。子宫冠状面三维超声成像可显示粘连带在宫腔内的位置(图 6-6-3)。

2. 宫腔广泛粘连 宫腔内膜薄，呈细线状，内膜线中断，内膜无周期性改变，患者经量明显减少或闭经，常见的原因除宫腔手术造成内膜损伤外，还要注意内膜结核，需结合病史考虑。

3. 宫颈管粘连 宫腔线分离，宫颈内口正常，宫腔内有不等量的较均匀的低或无回声(图 6-6-4)。结合宫腔手术后无月经来潮较容易诊断。

4. 妊娠期宫腔粘连 妊娠期子宫腔增大，宫腔粘连带被拉长，羊膜或胎盘附着于粘连带上，表现为羊膜腔内位置不定、长短不一的带状回声；胎盘附着在粘连带上时，常被误判为轮状胎盘(详见第十六章第六节胎盘形态异常)。

> **注意：月经期或内膜增殖早期子宫内膜较薄，较难发现宫腔粘连；仅根据超声表现不宜诊断宫腔粘连或内膜粘连，应结合宫腔操作史等综合判断。**

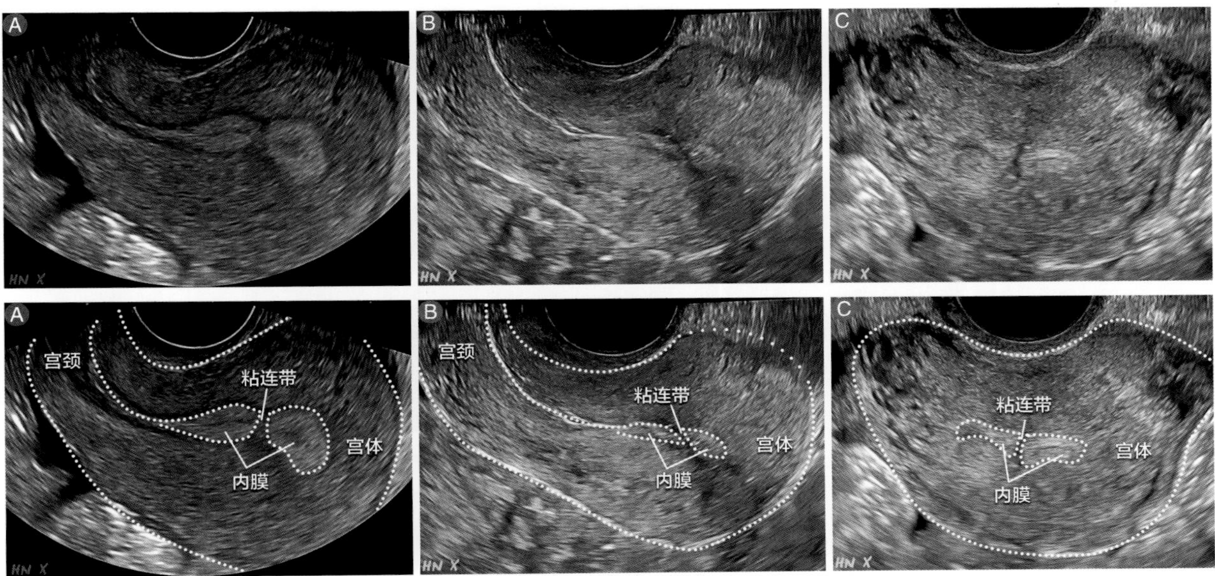

图 6-6-1 ■ 宫腔粘连声像图

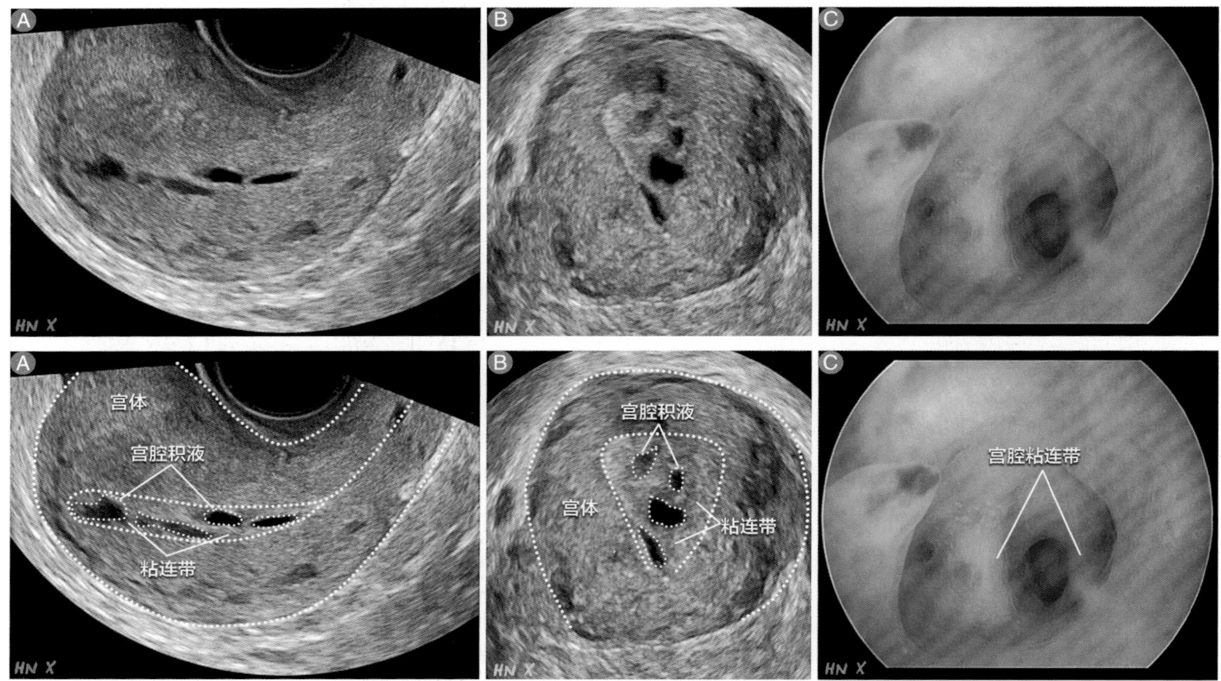

图 6-6-2 ■ 宫腔粘连合并宫腔积液
A. 子宫矢状切面；B. 子宫冠状切面；C. 宫腔镜观。

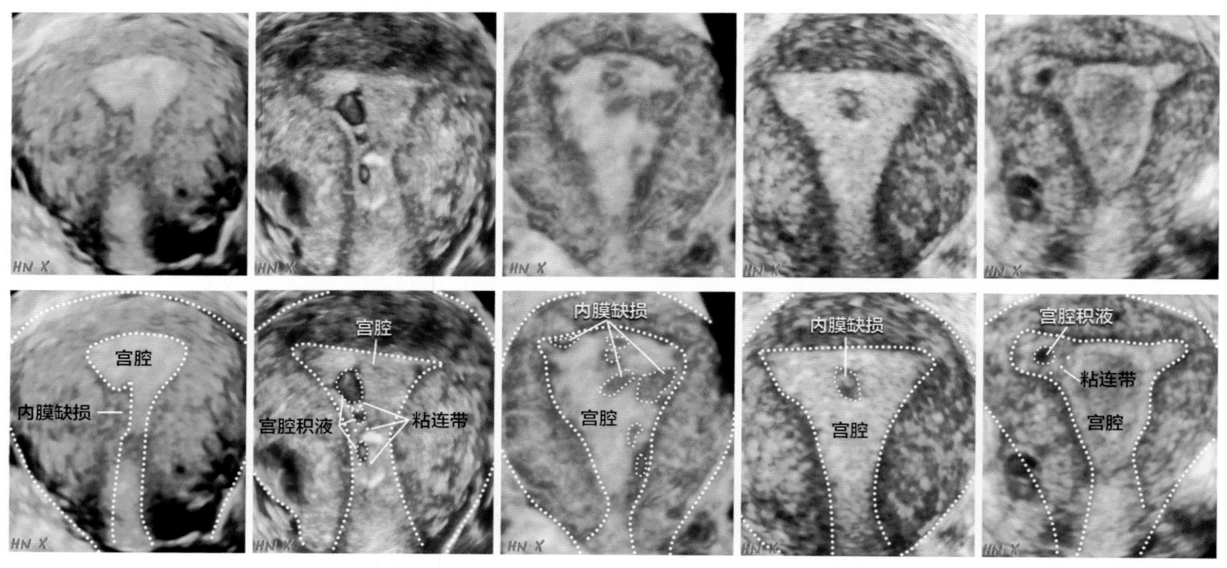

图 6-6-3 ■ 不同部位宫腔粘连的子宫冠状面三维超声成像

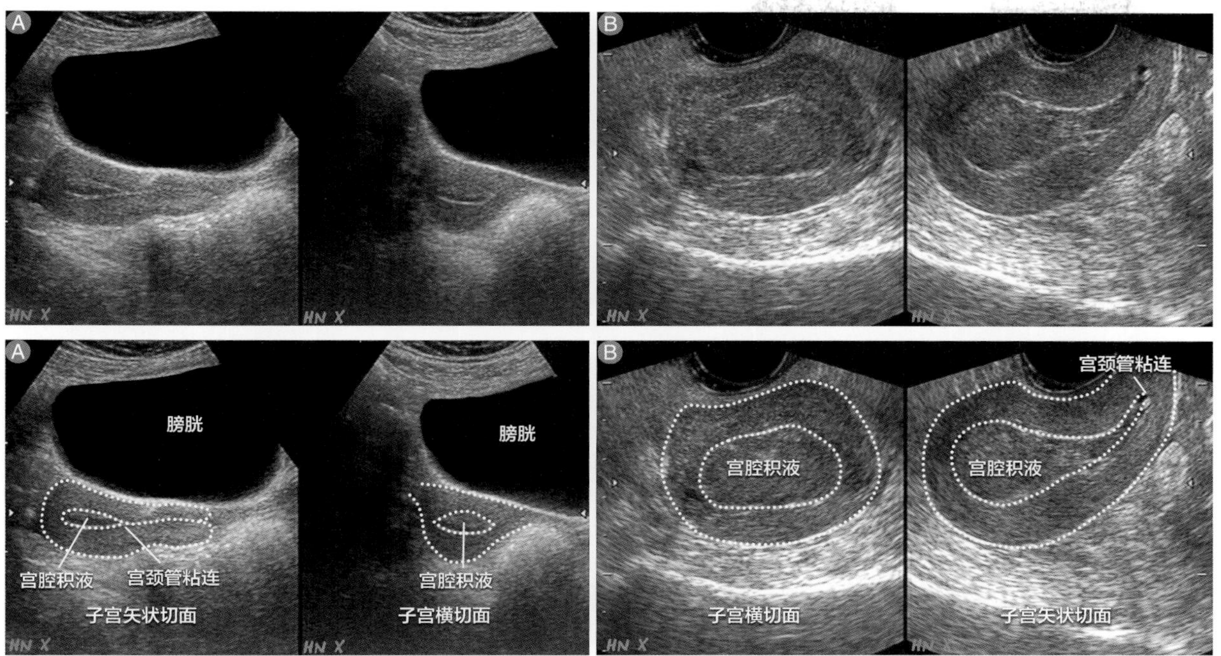

图 6-6-4 ■ 宫颈管粘连合并宫腔积液
A. 经腹扫查；B. 经阴道扫查。

第七节 | 宫内节育器

宫内节育器（intrauterine contraceptive device，IUD）避孕是我国育龄妇女最常用的节育方法。IUD的异物作用可引起子宫内膜的无菌性炎症，从而影响受精卵的着床。超声检查可直观地显示IUD在宫内的位置，借此可监测IUD有无下移、嵌顿、脱落及带器妊娠。三维超声成像能够显示IUD的立体形状，并显示与盆腔器官关系，可以提供IUD的全面信息，是临床诊断的重要补充。

IUD的种类包括：①惰性IUD，用不锈钢丝或塑料、硅胶制成，如金属单环、麻花环及不锈钢宫形环等；②带铜IUD，为使用最广泛的活性IUD，在惰性节育器上缠绕铜丝，利用铜对精子或受精卵的杀伤作用以增强避孕效果；③释放孕激素的IUD，将载于IUD的孕激素缓慢、恒定地释放至子宫腔内，提高避孕效果，并可明显减少出血；④释放止血药物的IUD，可有效控制IUD放置后月经量的增加。

【超声表现】由于各种节育器的材料不同、形状各异，其超声表现不尽相同。金属节育器表现为宫腔内强回声，在其后方由于产生多次反射形成混响回声，似彗星尾部，称“彗尾征”（图6-7-1A）。塑料节育器虽也表现为宫腔内强回声，后方伴声影，但不伴彗尾征（图6-7-1B）。不同形状的节育器在子宫纵切面和横切面上均显示为点状或棒状，只有在子宫冠状切面上，节育器的形状才能完整显示。无论经腹还是经阴道扫查，子宫冠状切面都不易显示，此时应用三维透明成像模式，可重建子宫冠状切面，突出显示节育器的完整形态及其与宫腔内膜的关系（图6-7-2）。位置正常的节育器声像图表现为节育器位于宫腔中心，在子宫纵切面可判断节育器距离宫颈内口的位置。

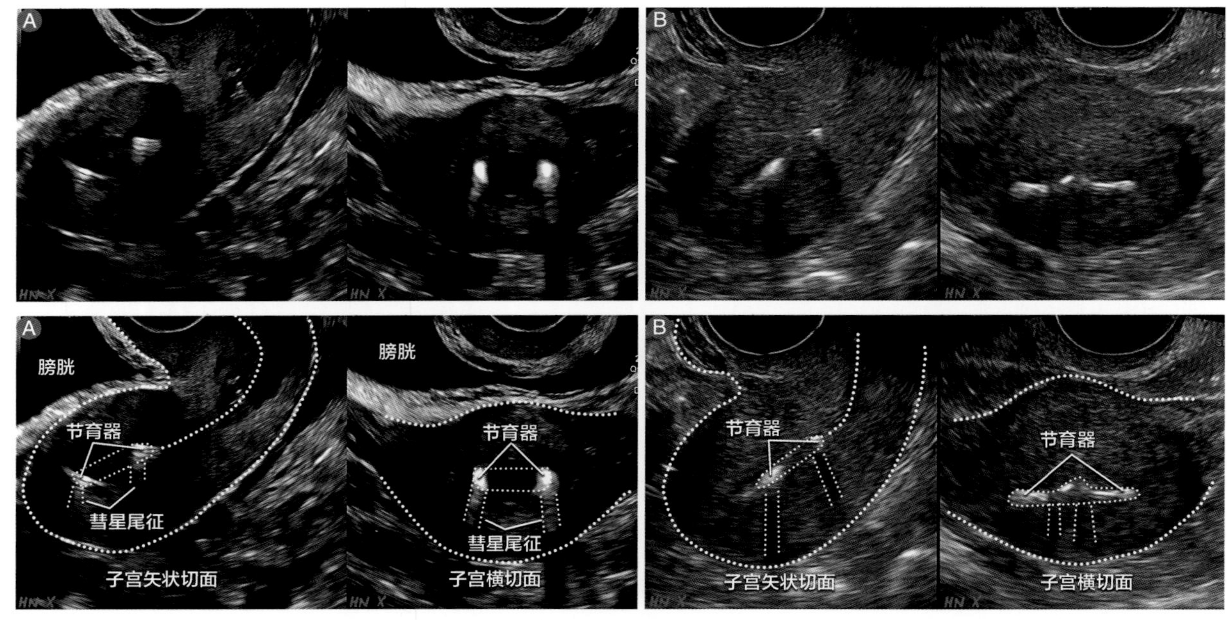

图 6-7-1 ■ 宫内节育器
A. 金属节育器；B. 塑料节育器。

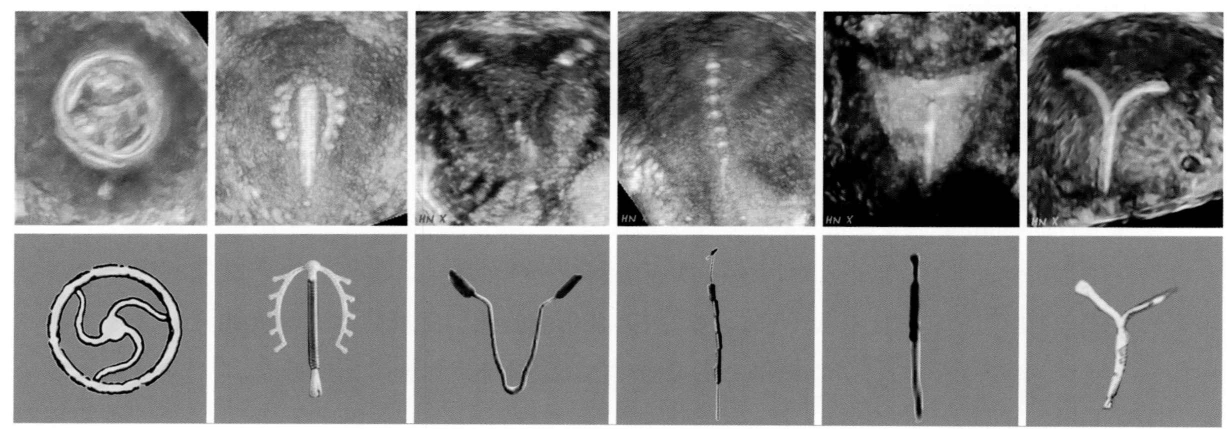

图 6-7-2 ■ 各种类型宫内节育器三维超声成像与实物对照

【**节育器异位的超声诊断**】正常位置的宫内节育器应全部位于宫腔内，且节育器最下缘不低于宫颈内口，若不符合上述标准，说明宫内节育器发生移位。节育器不在宫腔内正常位置时称为节育器异位，包括节育器下移、嵌顿、外移。

1. 节育器下移 超声扫查节育器最下缘达宫颈内口或低于内口；剖宫产切口瘢痕处常形成憩室，也是节育器下移到达之处(图 6-7-3、图 6-7-4)。有时节育器可下移至宫颈管内，或脱出宫颈外口至阴道。

2. 节育器嵌顿 由于节育器过大或置放时操作不当损伤宫壁，导致部分或全部节育器嵌入子宫肌层内，为节育器嵌顿。声像表现为节育器偏离宫腔中心部位，嵌入肌层或接近浆膜层(图 6-7-5)。对临床取环失败、可疑节育器嵌顿时，应行经阴道扫查，必要时结合三维超声成像，能更清楚地显示节育器嵌顿的程度和部位，以便制订合适的取环手术途径。

3. 节育器外移 节育器穿透子宫肌壁、浆膜层造成穿孔而致节育器外移。超声扫查显示宫内无节育器的强回声，在宫旁、直肠子宫陷凹或腹腔内见强回声的节育器声像（图 6-7-6）。

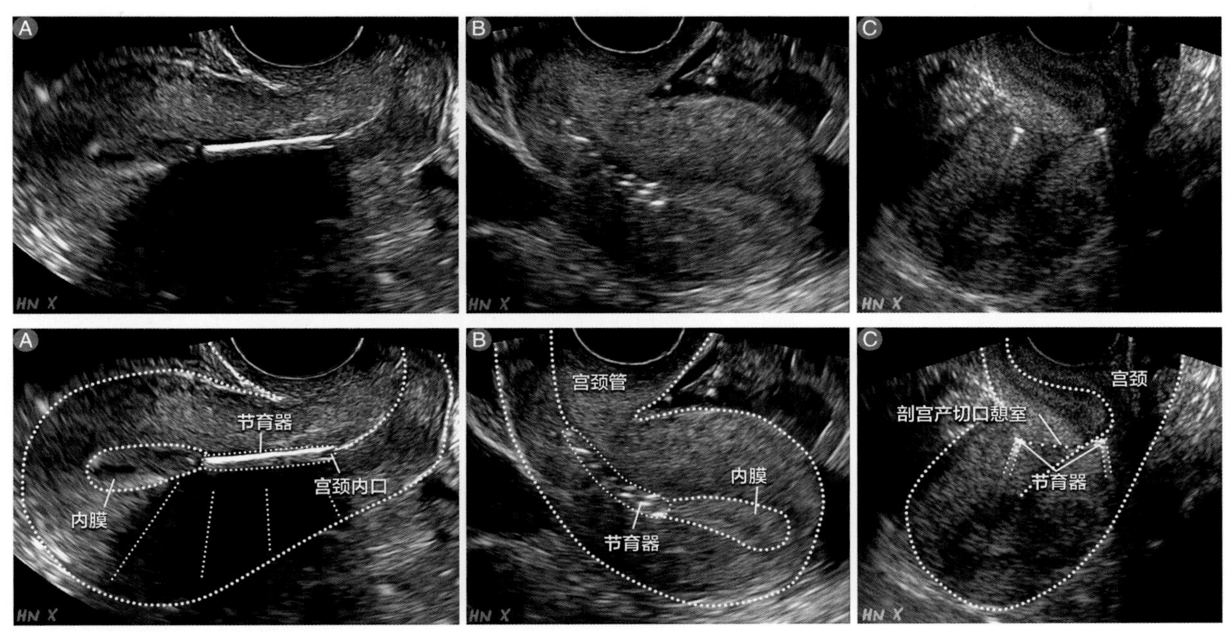

图 6-7-3 ■ 节育器下移

A. T 形环下移至宫颈内口；B. 吉妮环下移至宫颈管；C. 金属圆环下移至剖宫产切口憩室。

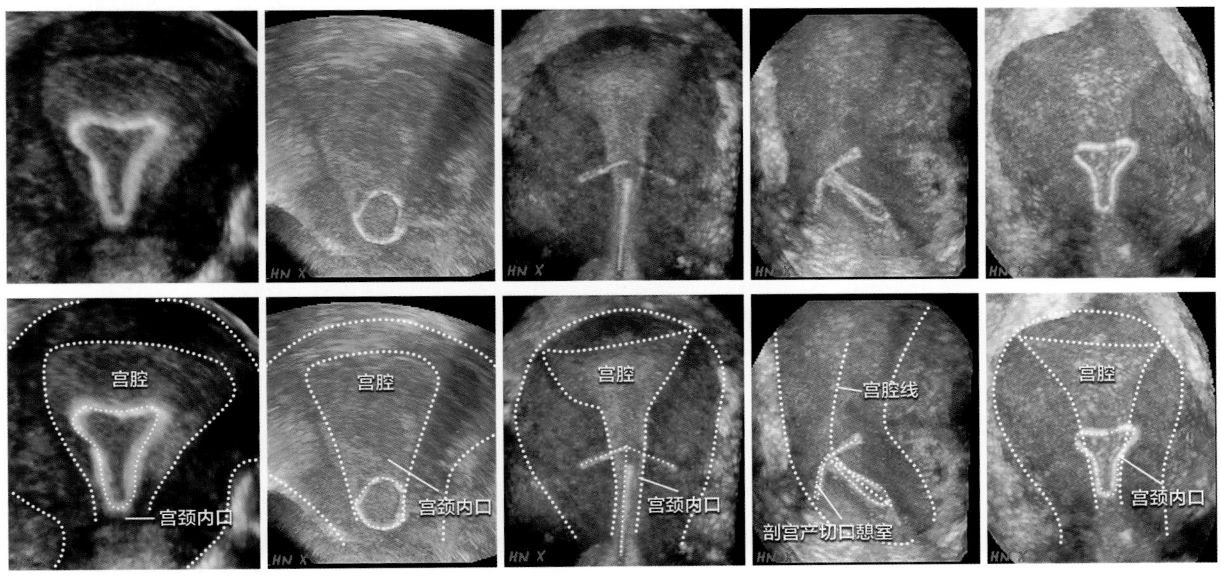

图 6-7-4 ■ 各种节育器下移三维超声成像

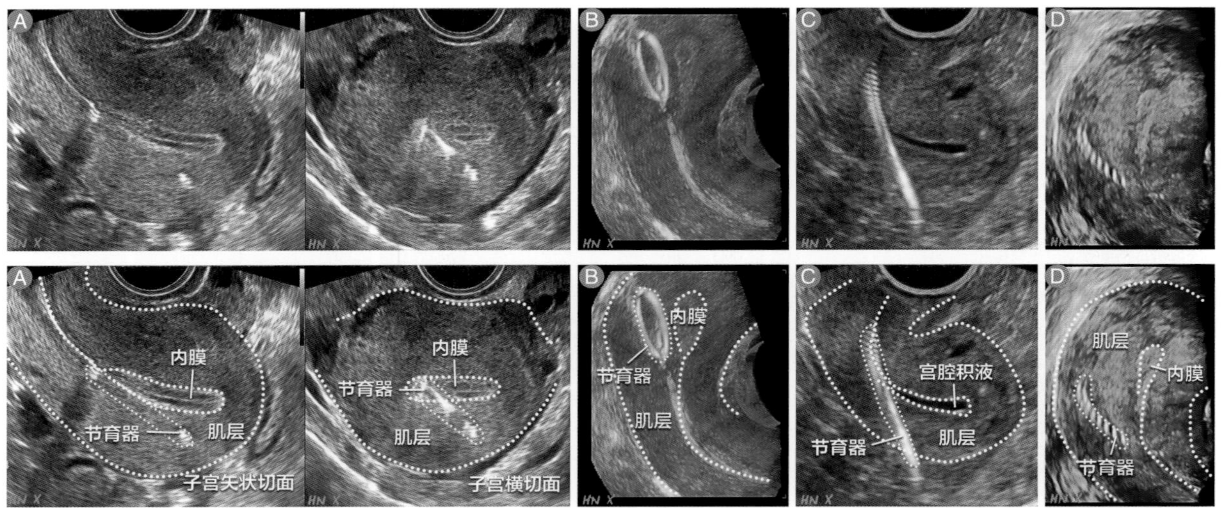

图 6-7-5 ■ 宫内节育器肌层嵌顿

A. 金属圆环嵌入肌层；B. 金属圆环嵌入后壁肌层三维成像；C. 金属环穿透子宫肌层；D. 金属环穿透肌层三维成像。

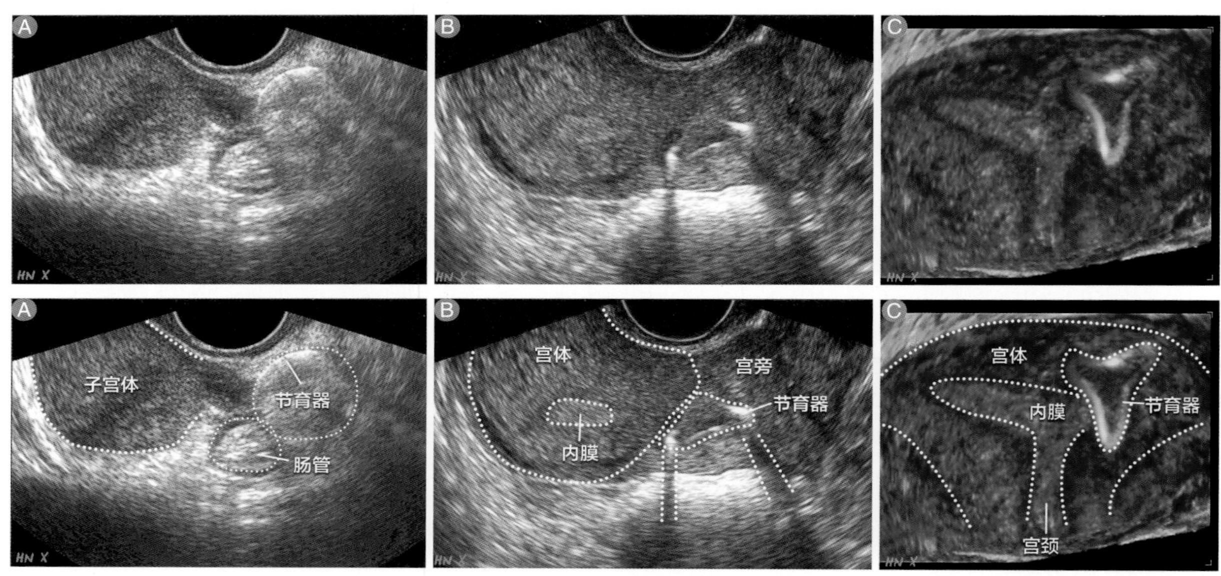

图 6-7-6 ■ 节育器外移

A. 金属圆环外移至盆腔肠间；B. 金属宫形环外移至宫旁组织；C. 宫形环外移的子宫冠状面三维成像。

【带器妊娠的超声诊断】当节育器太大或太小，与宫腔大小不符或节育器下移时，节育器不能与宫腔广泛接触，偶可出现受精卵在宫内着床致带器妊娠。妊娠囊一般位于节育器上方或一侧(图 6-7-7)。节育器的位置、与妊娠囊的关系决定其对妊娠的影响。早期妊娠，IUD 在妊娠囊以外时，对妊娠影响不大，有较高的妊娠成功率，但若两者较近或妊娠囊突入节育环内，将影响胚胎的发育，甚至引起流产。因此，若希望继续妊娠，应定期超声监测至中期妊娠，观察环的位置改变，若环继续下移，将不影响妊娠结局。

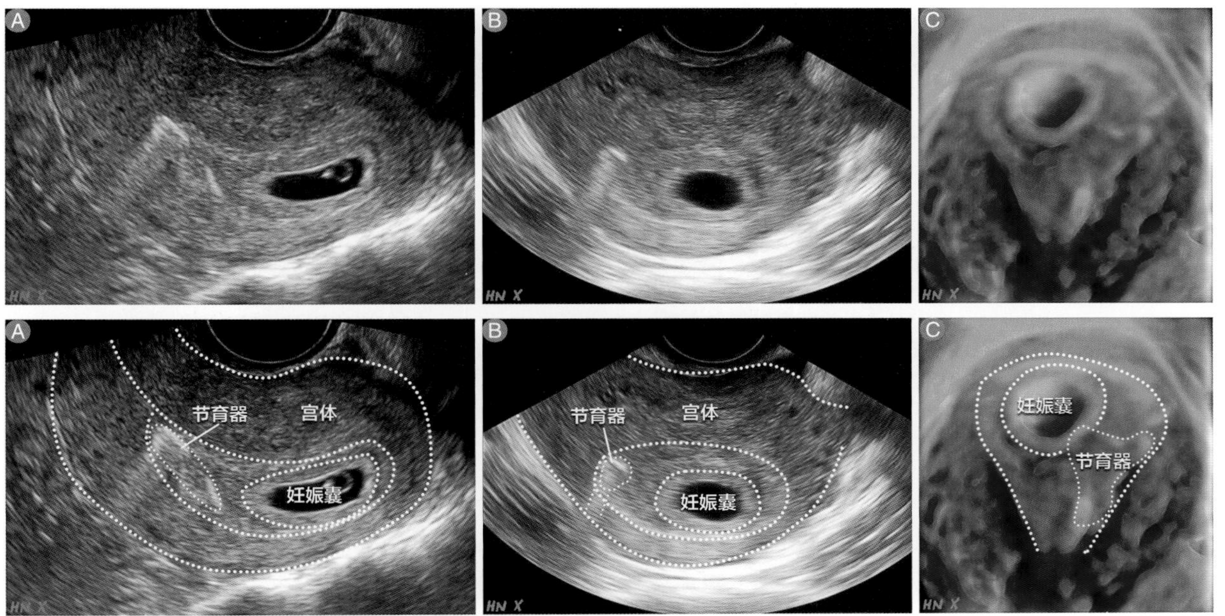

图 6-7-7 ■ 带器妊娠(6 周)

A. 子宫矢状切面；B. 子宫横切面；C. 子宫冠状面三维成像。

第八节 | 子宫穿孔

行妇科宫腔手术(如吸宫术、上节育器、诊刮术等)操作时，在子宫高度前屈或后屈、哺乳期或产后子宫等情况下，术者技术不熟练时容易损伤子宫，造成子宫穿孔(uterine perforation)。根据使用的器械不同，造成不同程度的子宫损伤，可有不同的超声表现。

1. 探针穿孔　肌层被穿过的探针损伤，经阴道超声检查可见肌层细条状、隧道样稍高回声，穿透浆膜层时可见浆膜层变形、局部回声不连续(图 6-8-1A)。

2. 吸管穿孔　因吸管较粗，穿透肌层时损伤形成的孔道较宽，穿孔处肌层呈管道状不均质高回声，近端与宫腔相通，远端穿透浆肌层(图 6-8-1B)，因气体进入腹腔显示局部强回声伴彗星尾征(图 6-8-2)。

3. 当肌壁严重刮损有较多出血时，局部血肿，超声检查可见局部较粗的高回声，或不均匀云雾状低回声(图 6-8-1C)；当穿孔较大，腹腔内容物可经孔道进入肌层，甚至宫腔内(图 6-8-2)；穿孔导致内出血时，子宫周围和直肠子宫陷凹出现无回声区。

注意：虽然子宫穿孔有一定的超声表现，但必须结合手术操作史。且超声提示穿孔需慎重，应如实描述肌层异常回声范围，有无盆腔积液，不宜直接做“子宫穿孔”的诊断。

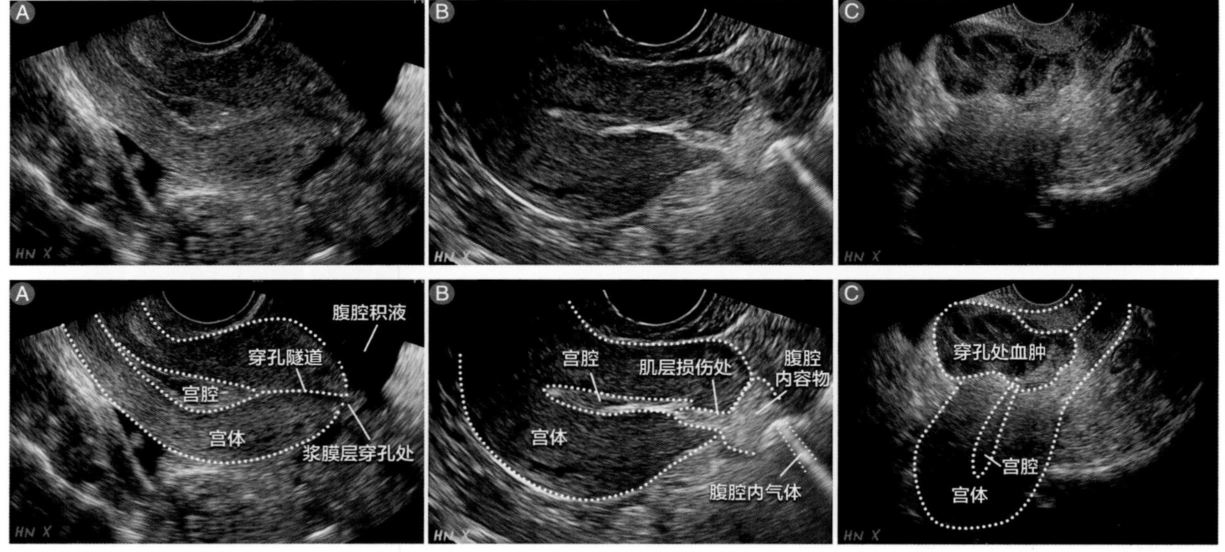

图 6-8-1 ■ 子宫穿孔

A. 探针穿孔；B. 吸管穿孔；C. 子宫穿孔局部血肿。

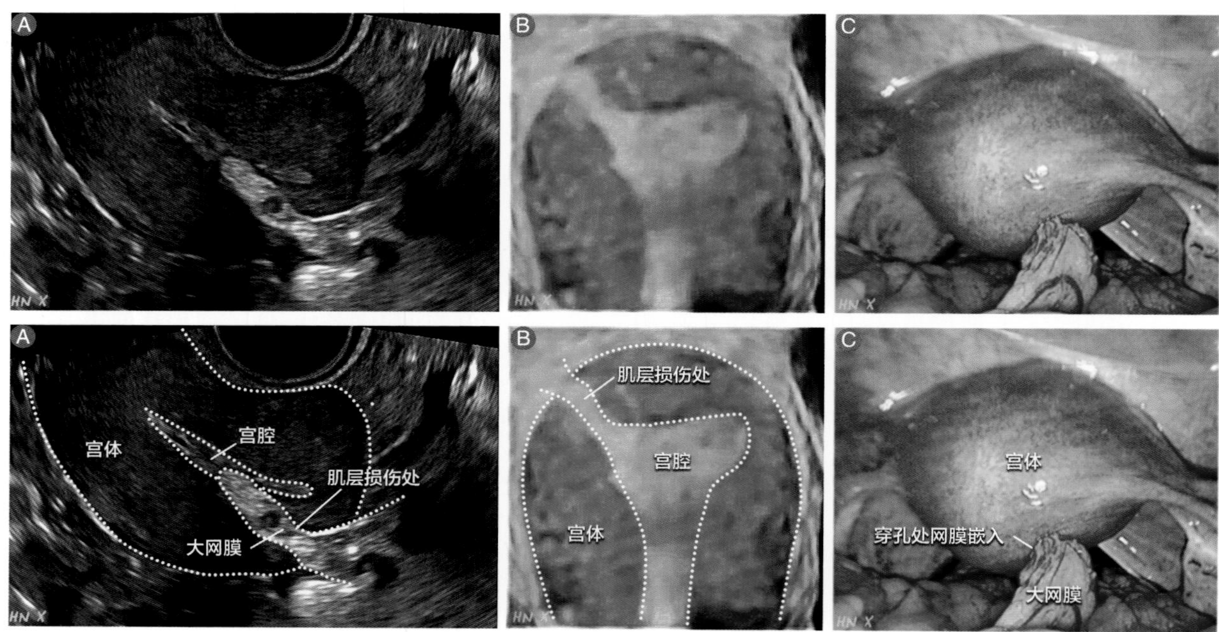

图 6-8-2 ■ 子宫穿孔大网膜嵌入宫腔

A. 灰阶图；B. 子宫冠状面三维成像；C. 腹腔镜观。

第九节 | 剖宫产切口瘢痕憩室

剖宫产切口瘢痕憩室（cesarean scar diverticulum，CSD）是剖宫产术后的远期并发症，瘢痕愈合后在子宫前壁下段形成潜在的腔隙。瘢痕憩室多数没有临床症状，较大的憩室可有月经淋漓不尽，慢性下腹隐痛，影响生活质量，甚至导致不孕。经阴道超声检查是最简便实用的方法，包括经阴道二维超声检查、经阴道三维超声及宫腔超声声学造影。宫腔镜可直接观察病灶位置、大小、深度等，被视为剖宫产切口瘢痕憩室诊断的金标准。镜下可见子宫壁切口处向外呈拱形穹窿样缺损，伴有局部血管增粗显露。但宫腔镜检查为侵入性，且无法测量切口憩室处肌层厚度。

【**定义**】剖宫产切口瘢痕处子宫肌层延续性中断，愈合的瘢痕在子宫前壁下段形成潜在的腔隙，当腔隙较大时，呈横向长形的囊袋向前突出，形成剖宫产切口瘢痕憩室，又称剖宫产切口瘢痕缺陷、剖宫产切口瘢痕壁龛。其发生与多次剖宫产史、切口缝合不当及孕产妇本身糖尿病等高危因素等导致切口愈合不良有关。

【**超声检查方法**】经阴道二维超声检查简便、快捷、可重复，是诊断瘢痕憩室的首选方法，但对于闭合状态无局部积液的憩室容易漏诊。最佳检查时间为经期或阴道不规则出血时，因憩室处有积液易被诊断。经阴道三维超声从三个正交平面观察憩室的全貌，有助于更全面地观察憩室并判断憩室严重程度，较二维超声拥有更高的准确率。宫腔声学造影通过向宫腔内注入造影剂或生理盐水等，可更清晰地显示憩室轮廓，从而准确评估憩室大小，但操作较复杂。

【**超声表现**】

1. 子宫矢状切面 子宫前壁下段肌层连续性中断，可见薄的瘢痕声像，局部可见液性无回声区或絮状低回声区，与宫腔相通，常合并子宫腔积液声像；无回声或低回声区形态多样，可呈楔形、三角形、半圆形、城垛样或囊袋状，多数呈三角形（图 6-9-1），也可呈严重的囊状突出（▶ 视频 6-9-1）。宫腔造影可更清晰显示憩室形态（详见第十二章第二节检查内容及声像图表现）。

2. 子宫横切面或冠状切面 子宫前壁下段低回声区呈左右较宽的椭圆形。通过测量憩室的宽度、深度、容积及残余肌层厚度可以全面评估憩室。三维超声中，子宫三个互交切面可完整显示瘢痕憩室的全貌（图 6-9-2）。

【**瘢痕憩室分型**】有研究发现，憩室大小与月经淋漓不尽有关，是异常子宫出血的风险因素。

1. 根据憩室大小分型 ①轻型：憩室较小、多次检查时有时无者为轻型；②重型：憩室宽大，平均深度 ≥ 7mm，多次检查均不消失；③中型：介于两者之间。

2. 根据憩室外壁残存肌层厚度分型 残存肌层小于憩室附近肌层厚度 80%，或残存肌层厚度<2.2mm，或超声造影显示残存肌层厚度 ≤ 2.5mm，定义为大憩室；小于该值者为小憩室；无残存肌层为完全缺陷。

【**临床意义**】尽管经阴道超声检查对瘢痕憩室的诊断准确性高，简便易行，并可利用多种辅助诊断方法、依据各种分型方法对病灶程度进行评估，但目前对于瘢痕憩室是否需要诊断、诊断对临床的益处等，尚无足够的循证医学数据支持其应用于临床常规描述和测量。目前，瘢痕憩室的诊断仍然是根据有无临床症状，如月经淋漓不尽、不规则阴道流血、继发不孕等，基于临床症状的超声提示可避免过度诊断，并有助于制订临床处理方案。

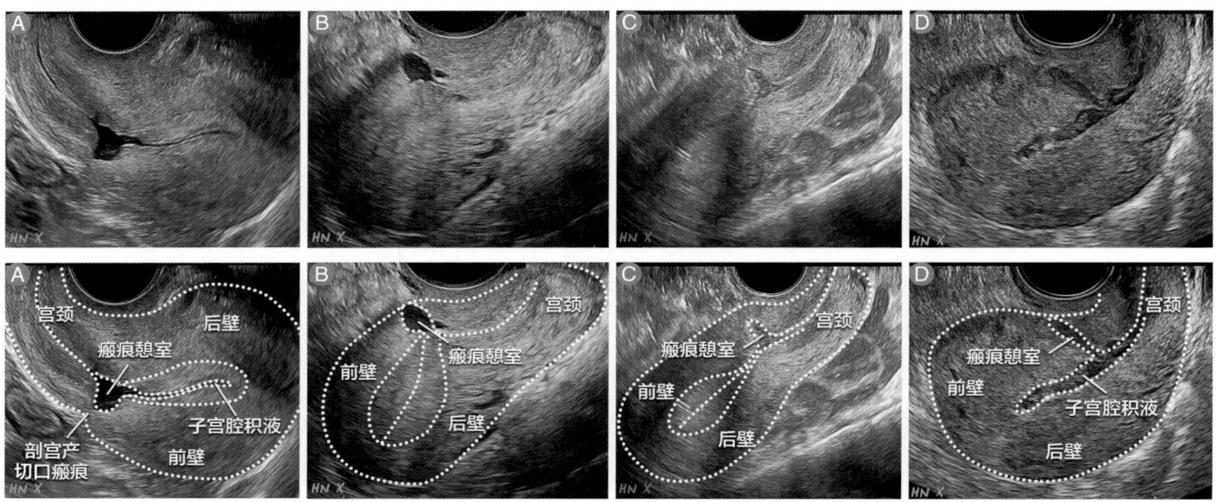

图 6-9-1 ■ 不同形状剖宫产切口瘢痕憩室

A. 楔形；B. 囊袋状；C. 三角形；D. 狭长形。

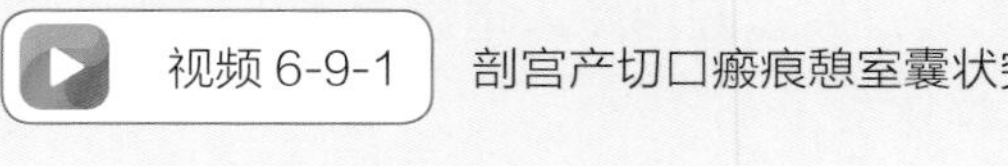

剖宫产切口瘢痕憩室囊状突出

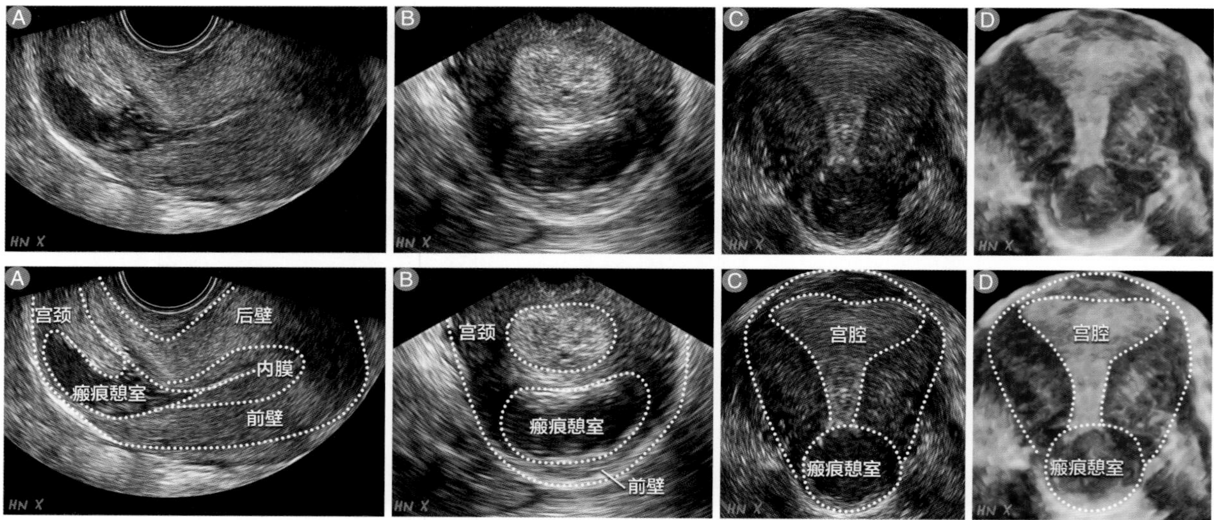

图 6-9-2 ■ 剖宫产切口瘢痕憩室三维超声成像

A. 矢状切面；B. 横切面；C. 冠状切面；D. 子宫冠状面三维表面成像。

（谢红宁　尚建红）

参考文献

1. ABOUGHALIA H, BASAVALINGU D, REVZIN MV, et al. Imaging evaluation of uterine perforation and rupture. Abdom Radiol (NY), 2021, 46 (10): 4946-4966.
2. AHMADI F, JAVAM M. Role of 3D sonohysterography in the investigation of uterine synechiae/asherman's syndrome: pictorial assay. J Med Imaging Radiat Oncol, 2014, 58 (2): 199-202.
3. ALCÁZAR JL, OROZCO R, MARTINEZ-ASTORQUIZA CORRAL T, et al. Transvaginal ultrasound for preoperative assessment of myometrial invasion in patients with endometrial cancer: a systematic review and meta-analysis. Ultrasound Obstet Gynecol, 2015, 46 (4): 405-413.
4. CLARK TJ, STEVENSON H. Endometrial polyps and abnormal uterine bleeding (AUB-P): What is the relationship, how are they diagnosed and how are they treated？ Best Pract Res Clin Obstet Gynaecol, 2017, 40: 89-104.
5. EVANS AT, SZLACHETKA K, THORNBURG LL. Ultrasound assessment of the intrauterine device. Obstet Gynecol Clin North Am, 2019, 46 (4): 661-681.
6. HAMEL CC, VAN WESSEL S, CARNEGY A, et al. Diagnostic criteria for retained products of conception-A scoping review. Acta Obstet Gynecol Scand, 2021, 100 (12): 2135-2143.
7. LOK C, FRIJSTEIN M, VAN TROMMEL N. Clinical presentation and diagnosis of gestational trophoblastic disease. Best Pract Res Clin Obstet Gynaeco, 2021, 74: 42-52.
8. NEWHOUSE I, SPACEY A, SCRAGG B, et al. The diagnostic value and accuracy of ultrasound in diagnosing hydatidiform mole: A systematic review and meta-analysis of the literature. Radiography, 2022, 28 (4): 897-905.
9. NAJI O, ABDALLAH Y, BIJ DE VAATE AJ, et al. Standardized approach for imaging and measuring cesarean section scars using ultrasonography. Ultrasound Obstet Gynecol, 2012, 39 (3): 252-259.
10. NORTON, ME. SCOUTT LM. Feldstein VA. Callen's ultrasonography in obstetrics and gynecology. 6th ed. Philadelphia: Elsevier, 2017.
11. JORDANS IPM, DE LEEUW RA, STEGWEE SI, et al. Sonographic examination of uterine niche in non-pregnant women: a modified Delphi procedure. Ultrasound Obstet Gynecol, 2019, 53 (1): 107-115.
12. PECORELLI S. Revised FIGO staging for carcinoma of the vulva, cervix, and endometrium. Int J Gynaecol Obstet, 2009, 105: 103-104.
13. SILVERBERG SG. Hyperplasia and carcinoma of the endometrium. Semin Diagn Pathol, 1988, 5 (2): 135-153.
14. VAN DEN BOSCH T, VERBAKEL JY, VALENTIN L, et al. Typical ultrasound features of various endometrial pathologies described using International Endometrial Tumor Analysis (IETA)terminology in women with abnormal uterine bleeding. Ultrasound Obstet Gynecol, 2021, 57 (1): 164-172.
15. VETTER MH, SMITH B, BENEDICT J, et al. Preoperative predictors of endometrial cancer at time of hysterectomy for endometrial intraepithelial neoplasia or complex atypical hyperplasia. Am J Obstet Gynecol, 2020, 222 (1): 60. e1-7.
16. VITALE SG, HAIMOVICH S, LAGANÀ AS, et al. Endometrial polyps. An evidence-based diagnosis and management guide. Eur J Obstet Gynecol Reprod Biol, 2021, 260: 70-77.
17. ZAINO R, CARINELLI S G, ELLENSON LH. Tumours of the uterine corpus: epithelial tumours and precursors. Lyon: WHO Press, 2014.

第七章 子宫颈病变的超声诊断

第一节 宫颈炎性病变

慢性宫颈炎(chronic cervicitis)为宫颈受细菌、病毒、真菌等病原体反复感染,侵入宫颈黏膜引起宫颈形态学改变,是已婚妇女最常见的良性病变。

【**病理**】慢性宫颈炎可导致宫颈肥大(cervical hypertrophy)、宫颈息肉(cervical polyp)和宫颈腺囊肿(Nabothian cyst),后者又称纳氏囊肿,为宫颈腺腔出口被阻塞或受压后变狭窄,导致腺体分泌物引流受阻、潴留而形成。其中较特异的形态学改变是宫颈息肉和宫颈腺囊肿。

【**临床表现**】慢性宫颈炎多无症状,少数患者以白带增多、脓性或血性白带为主要症状,还可出现性交后出血、腰骶部疼痛、继发不孕。临床上主要根据症状和妇科阴道扩张器检查,发现宫颈柱状上皮异位、肥大、息肉或宫颈腺囊肿而诊断。

【**超声表现**】根据病理种类不同有不同声像表现,没有宫颈形态学改变的宫颈炎则无特异性声像改变。

1. 宫颈肥大 宫颈增大,子宫矢状切面上宫颈与宫体比例常超过 1/3,横切面宽度接近纵切面。宫颈外形规则,宫颈管的梭形结构存在,但回声增高或减低、不均匀。宫颈肥大并没有诊断标准,CDFI也无特异性,急性宫颈炎时宫颈血流信号增多,频谱多普勒无特征性改变。

2. 宫颈腺囊肿 宫颈前、后壁或前、后唇内单一或多个圆形无回声区,直径可从数毫米到数厘米,边界清(图 7-1-1);有时囊肿内有云雾状低回声。CDFI 无特异性表现。

3. 宫颈息肉 经阴道超声检查可发现位于宫颈管内较大的宫颈息肉,表现为颈管内不均质低或高回声,边界可辨,CDFI 可显示息肉蒂部附着处的细条状血流信号。宫颈管有黏液衬托时,息肉大小和数目清晰可见(图 7-1-1)。超声扫查难以显示较小或位于宫颈外口的息肉。

【**鉴别诊断**】

1. 宫颈癌 早期宫颈癌难与慢性宫颈炎鉴别,多在宫颈刮片或活检时提示宫颈癌后方考虑诊断。

2. 子宫颈肌瘤 病灶边界较清,其内回声有不同程度衰减。结合 CDFI 其边缘有环状或半环状血流信号可有助于确诊。

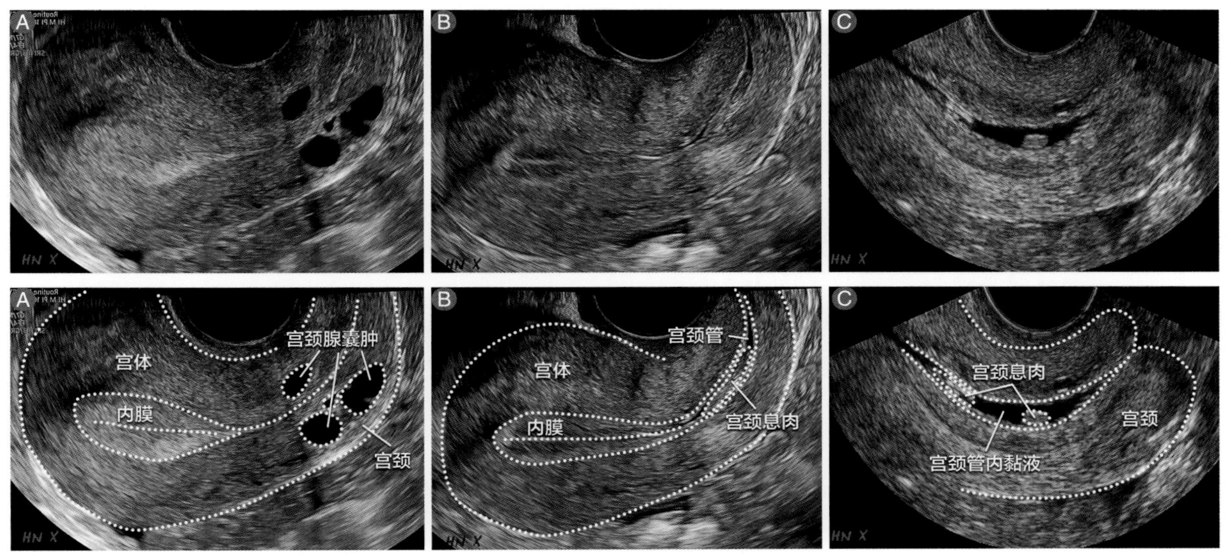

图 7-1-1 ■ 宫颈腺囊肿和宫颈息肉

A. 多发宫颈腺囊肿；B. 宫颈息肉；C. 多发宫颈息肉。

3. 子宫内膜息肉 经阴道超声 CDFI 可帮助分辨宫颈内息肉蒂部来源，若显示血供来自宫腔则为内膜息肉。

> **注意：慢性宫颈炎中宫颈腺囊肿很常见，但除较大囊肿外，一般无需处理，因此超声发现较小的宫颈腺囊肿对临床处理无指导意义，可不予以诊断；宫颈肥大在声像上无特异性，若无临床症状不必提示；超声检查不做“慢性宫颈炎”的诊断。**

第二节 | 宫颈肌瘤

子宫肌瘤绝大多数长在宫体部，宫颈肌瘤（cervical fibroid）少见，仅占子宫肌瘤的 1%~2%。小的宫颈肌瘤可无任何临床症状，较大的宫颈肌瘤多表现为压迫症状，妇科阴道窥镜检查发现宫颈增大。

【超声表现】小的宫颈肌瘤表现为宫颈肌层内不均质高或低回声结节，边界清晰，宫颈及宫颈管形态、结构正常；大的肌瘤或多发性宫颈肌瘤可致宫颈增大、变形，宫颈管结构不清，肌瘤常为不均质低回声，伴声衰减，边界较清；当肌瘤变性时，声像改变与子宫肌瘤变性声像相似。CDFI 可显示肌瘤周边环状或半环状血流信号（图 7-2-1）。宫颈也可能发生血管平滑肌瘤，表现为宫颈肌层向外及向宫旁延伸的低回声肿块，形态不规则或腊肠状，内可见粗大、分支状血管（图 7-2-2）。

【鉴别诊断】

1. 带蒂黏膜下肌瘤 脱落到宫颈管内的宫体肌瘤易被误认为宫颈肌瘤，鉴别要点为带蒂黏膜下肌瘤位于宫颈管内，周边界限清晰，瘤体血供来自宫颈内口以上（详见第五章第二节子宫肌瘤），而宫颈肌瘤位于宫颈肌层内，宫颈管偏移。

2. 宫颈癌 详见本章第三节宫颈癌。

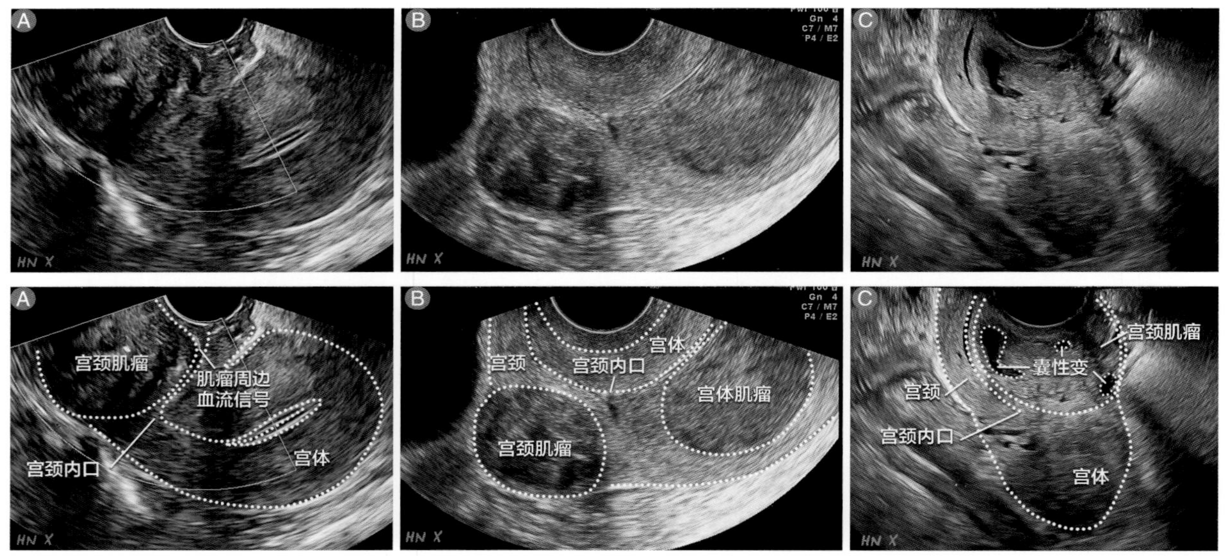

图 7-2-1 ■ 宫颈肌瘤

A. 单发宫颈肌瘤；B. 宫体、宫颈肌瘤；C. 宫颈肌瘤囊性变。

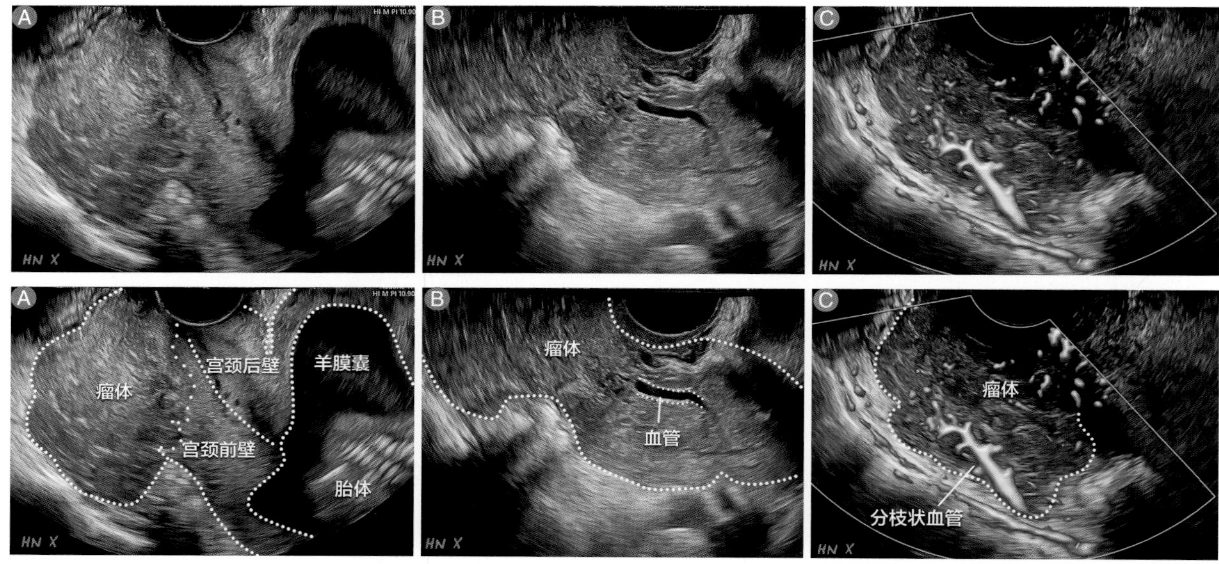

图 7-2-2 ■ 宫颈后壁血管平滑肌瘤（合并妊娠 17 周）

A. 宫颈矢状切面；B. 延伸至宫旁的病灶；C. 宫旁病灶彩色多普勒血流图。

第三节 | 宫颈癌

宫颈癌（cervical cancer）主要为宫颈管单层柱状上皮与宫颈外口鳞状上皮之间的移行区处发生的鳞状细胞癌，占所有宫颈癌的 85%；其他非鳞状细胞癌（腺癌、腺鳞癌、未分化细胞癌、宫颈神经内分泌肿瘤）占 15%。宫颈癌是女性第四常见的癌症，仅次于乳腺癌、结直肠癌和肺癌。随着早期检测技术的普及以及与宫颈癌关系密切的人乳头瘤病毒（human papilloma virus，HPV）疫苗的接种，近年来宫颈癌得到了较好的诊治。

宫颈癌的发展过程包括不典型增生、原位癌和浸润癌。浸润癌肉眼观察可见四种类型：外生型、内生型、溃疡型和颈管型，前三种类型常向阴道穹窿部蔓延，在阴道扩张器检查时容易被发现，临床上采用宫颈细胞学检查结合宫颈组织活检可予以诊断；最后一种类型，病灶发生于宫颈管内，腺癌多见，常向上累及宫体，阴道扩张器无法观察，经阴道超声检查可发现病灶、辅助诊断。根据宫颈癌FIGO分期（2018年），Ⅰ期癌肿局限于宫颈（或宫体），ⅠA期仅镜下可见，ⅠB期癌肿间质浸润深度大于5mm；Ⅱ期病灶浸润到子宫以外，未到阴道的下1/3；Ⅲ期病灶累及阴道下1/3和/或延伸至盆壁、肾或主动脉旁淋巴结；Ⅳ期病灶侵犯至骨盆以外或达膀胱、直肠黏膜。

【临床表现】早期宫颈癌常无症状，宫颈浸润癌的主要症状和体征为：①接触性阴道出血；②阴道排液；③癌肿侵犯周围组织可出现继发症状，如尿道刺激征、大便异常、肾盂积水、肾功能不全等；④局部体征包括宫颈口赘生物或宫颈肥大、质硬。根据宫颈质地、活动度、与盆壁的关系，结合影像学资料可初步判断临床分期。

【超声表现】宫颈癌早期病灶较小，宫颈大小、形态正常，宫颈管梭形结构存在，超声检查无异常表现。当癌肿增大造成宫颈形态学改变时，经阴道超声检查有助于诊断。不同类型宫颈癌在二维灰阶上表现不同，但CDFI均表现为宫颈病灶具有丰富的血流信号，呈放射状、分支状分布，可记录到极低阻力型动脉频谱，RI<0.40。

1. 外生型宫颈癌　宫颈增大，宫颈形态不规则，宫颈外口处可见实性不均质低回声肿块，边界不清，宫颈管结构尚可辨（图7-3-1）。

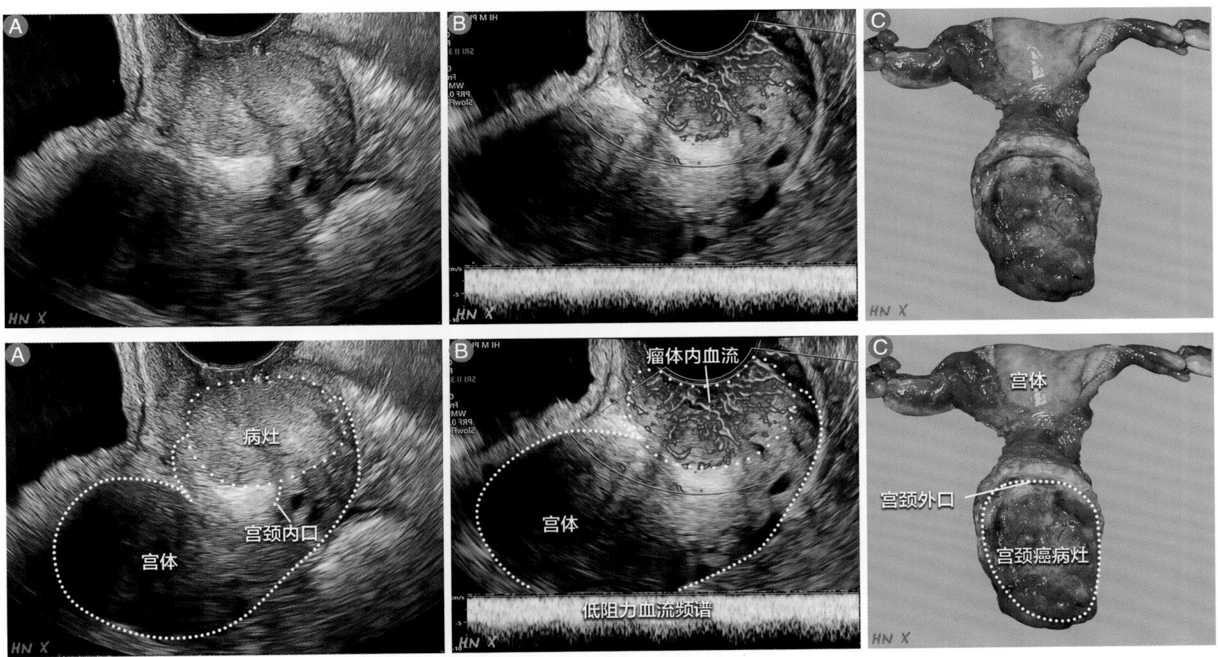

图7-3-1　外生型宫颈癌

A. 灰阶图；B. 彩色多普勒血流图及血流频谱图；C. 标本图。

2. 内生型宫颈癌　宫颈增大，宫颈管结构消失，宫颈中部可见不均质实性低回声团块，与周围正常宫颈组织分界不清（图 7-3-2）。

3. 妊娠期宫颈癌　除宫腔内可见胎儿声像外，向下扫查可见宫颈增大，宫颈管结构不清，经阴道超声可显示癌肿（图 7-3-3）。

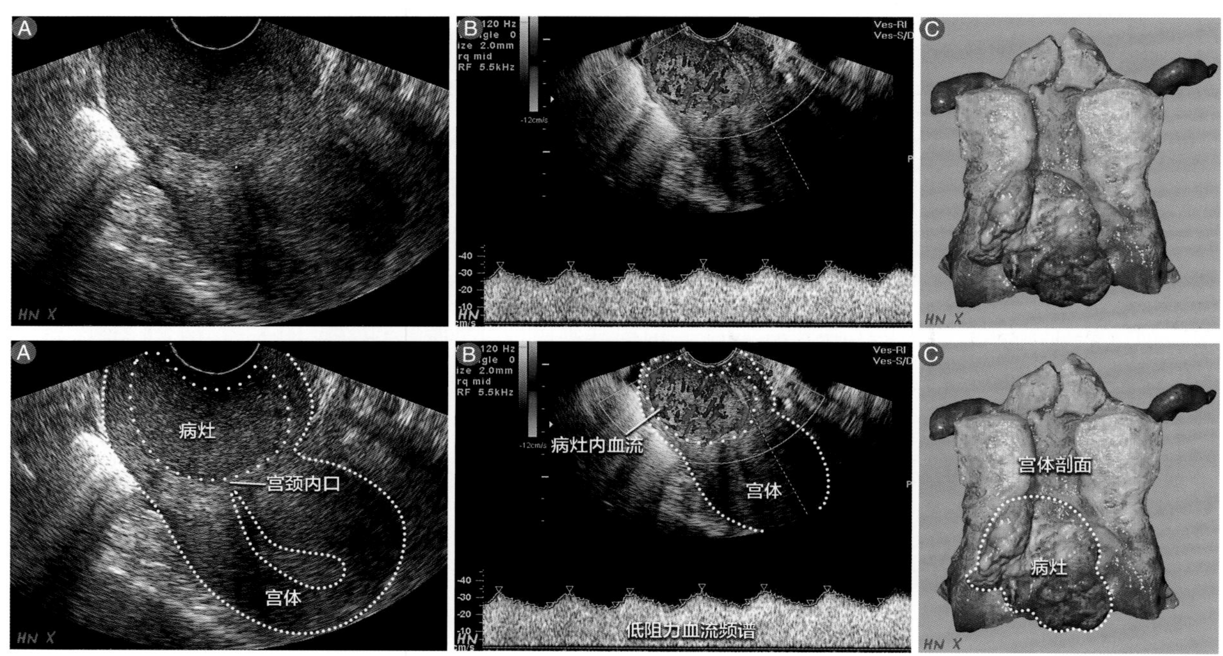

图 7-3-2 ■ 内生型宫颈癌

A. 灰阶图；B. 彩色多普勒血流图及血流频谱图；C. 标本图。

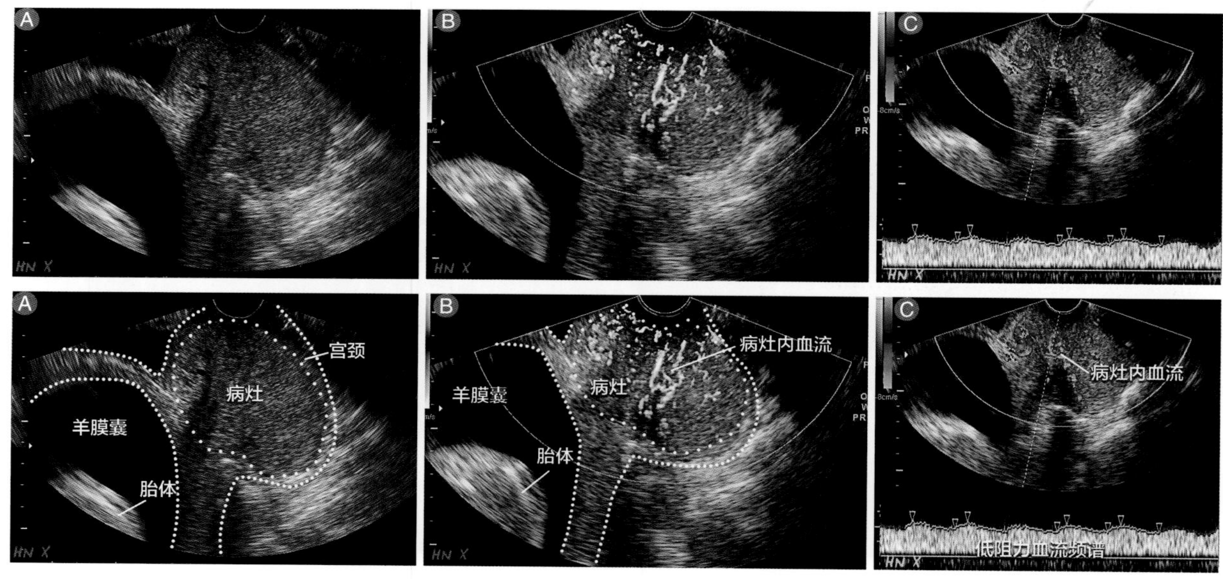

图 7-3-3 ■ 妊娠期宫颈癌（妊娠 18 周）

A. 灰阶图；B. 彩色多普勒血流图；C. 血流频谱图。

4. 宫颈癌宫体浸润时，子宫下段与宫颈病灶界限不清，与子宫内膜癌侵犯宫颈难以鉴别（图 7-3-4）；宫颈癌向前侵犯膀胱时，宫颈实性低回声肿块突向膀胱，膀胱后壁与宫颈前壁界限消失（图 7-3-5）；肿块增大压迫输尿管时，可出现输尿管扩张及肾盂积水声像；肿块向后或向宫旁生长时，宫颈结构杂乱，盆腔内器官结构关系混乱不清。

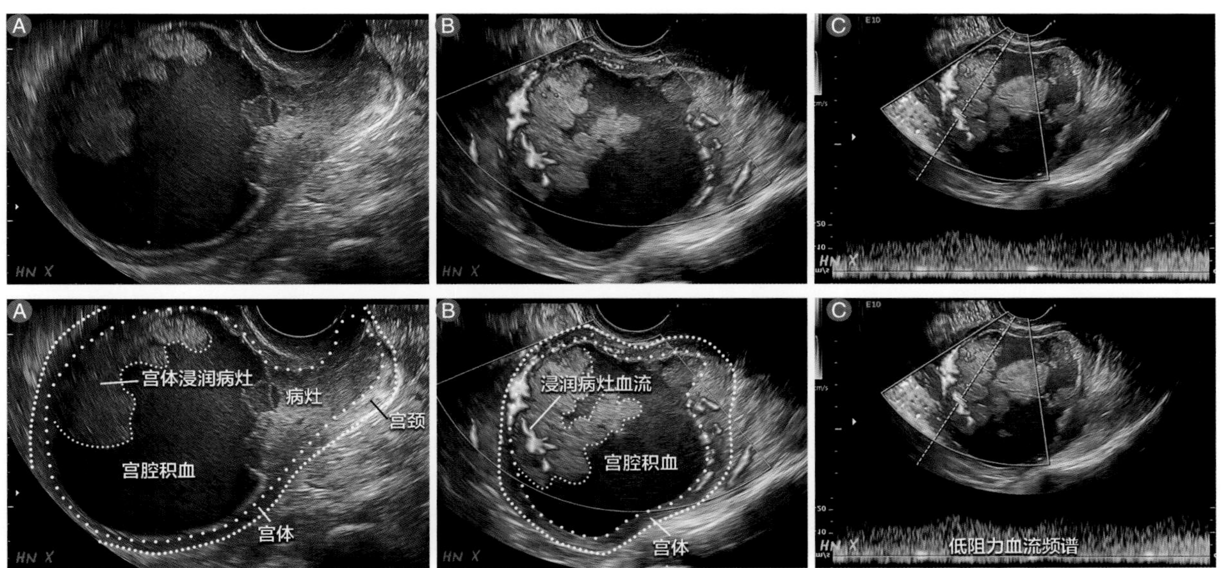

图 7-3-4 ■ 宫颈癌侵犯宫体合并宫腔积血

A. 灰阶图；B. 宫腔内病灶彩色多普勒血流图；C. 血流频谱图。

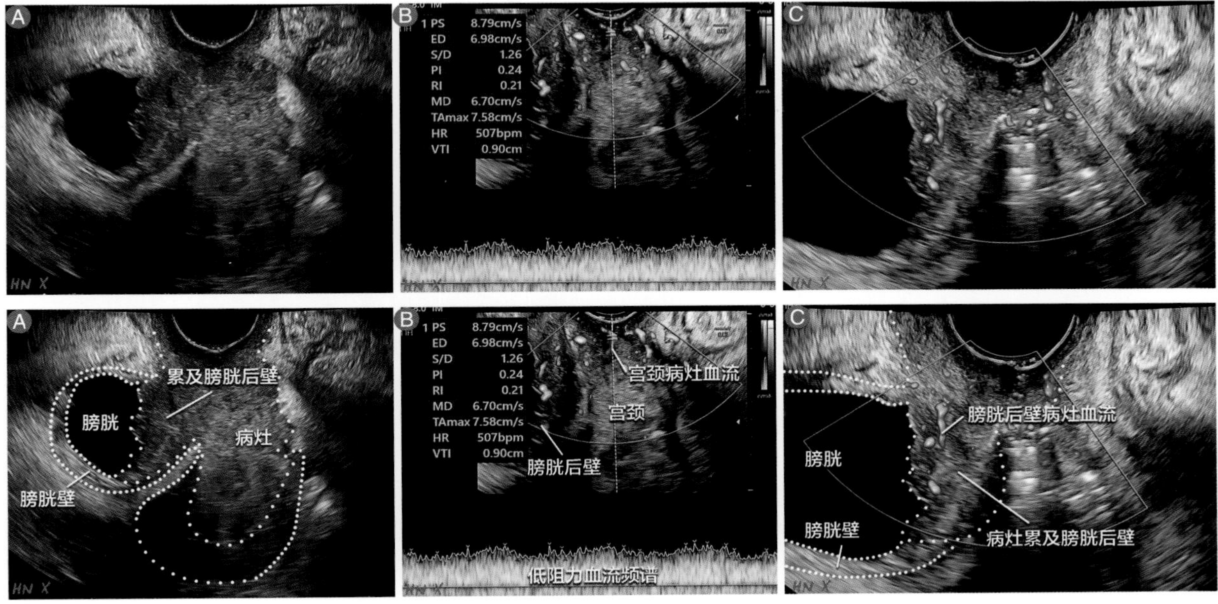

图 7-3-5 ■ 宫颈癌侵犯膀胱

A. 灰阶图；B. 宫颈癌病灶血流频谱图；C. 膀胱病灶彩色多普勒血流图。

【鉴别诊断】主要与宫颈良性病变如宫颈肌瘤鉴别。肌瘤多呈圆形，因有假包膜与周围组织分界清晰，宫颈管结构清晰，瘤内较少血流信号，无低阻力血流频谱。

【临床评价】超声检查对外生型宫颈癌的定性诊断价值不大，常在妇科阴道扩张器检查发现宫颈病变后才有声像图的改变，图像改变也无特异性；但对部分颈管型宫颈癌，经阴道超声灰阶图和 CDFI 能够提供宫颈管病变的信息，对早期诊断起重要作用；对病理确诊为宫颈癌的病例，超声检查可初步判断盆腔器官有无浸润，但对浸润范围的判断较困难，此时磁共振检查有较大优势。可疑宫颈癌病例应首选经阴道彩色多普勒超声，在检查时注意操作轻柔，防止宫颈接触性出血。

（谢红宁）

参考文献

1. DEVINE C, VISWANATHAN C, FARIA S, et al. Imaging and staging of cervical cancer. Semin Ultrasound CT MR, 2019, 40 (4): 280-286.
2. HSIAO YH, YANG SF, CHEN YH, et al. Updated applications of ultrasound in uterine cervical cancer. J Cancer, 2021, 12 (8): 2181-2189.
3. TIAN Y, LUO H. Diagnostic accuracy of transvaginal ultrasound examination for local staging of cervical cancer: a systematic review and meta-analysis. Med Ultrason, 2022, 24 (3): 348-355.

第八章 卵巢病变的超声诊断

卵巢是全身组织来源最复杂、病变的组织学类型最繁多的器官，加上育龄妇女卵巢具有随生理周期变化的特征，生理与病理改变常存在异质同形、异形同质的现象。虽然超声检查尤其是经阴道扫查能够观察卵巢的形态，动态监测其变化，提供一定的病理诊断信息，但卵巢病变存在同图异病和同病异图的情况，使得超声诊断与病理诊断时有不符。要充分了解卵巢的生理变化特征和熟悉常见的病变种类才能够做出比较正确的超声诊断。本章按卵巢肿瘤概述、卵巢瘤样病变、良性卵巢肿瘤、恶性卵巢肿瘤、青少年卵巢肿瘤、卵巢病变并发症分节介绍卵巢病变的特征和常见卵巢生理、病理改变的超声声像特征。

第一节 卵巢肿瘤概述

卵巢肿瘤是女性生殖器常见的肿瘤，而恶性卵巢肿瘤是女性生殖系统三大恶性肿瘤之一。由于卵巢位于盆腔深部，不易被扪及，恶性卵巢肿瘤早期无症状，当肿瘤长大或有症状时已是晚期，加上缺乏有效的早期诊断方法，卵巢恶性肿瘤的生存率仍较低，成为严重威胁妇女健康的肿瘤。超声作为无创、简便、可重复的检查技术，是筛查卵巢肿瘤的首要方法。

【组织学分类】卵巢肿瘤种类繁多，形态复杂，随着卵巢肿瘤的组织学、形态发生学及预后判断研究的进展，其分类逐渐完善。表 8-1-1 为世界卫生组织（WHO，2014 年）制定的卵巢肿瘤组织学分类。了解组织学分类有助于理解卵巢肿瘤的超声特征与病理相关性，辅助判断卵巢肿瘤类型。由于卵巢肿瘤亚型众多，超声诊断无法达到准确的病理学诊断水平，仅对部分有特征性改变的种类如畸胎瘤可有较高的准确率。

【临床表现】

1. 卵巢瘤样病变 不同类型的卵巢瘤样病变有不同临床表现（详见本章第二节卵巢瘤样病变）。

表 8-1-1 ■ 卵巢肿瘤组织学分类（WHO，2014 年）

1. 上皮性肿瘤（epithelial tumor）

（1）浆液性肿瘤（serous tumor）

良性：浆液性囊腺瘤，浆液性腺纤维瘤，浆液性乳头状瘤

交界性：浆液性交界性瘤 / 不典型增生浆液性瘤，浆液性瘤 - 微小乳头状瘤 / 非侵蚀性低级别浆液癌

恶性：低级别浆液性癌，高级别浆液性癌

（2）黏液性肿瘤（mucinous tumor）

良性：黏液性囊腺瘤，黏液性腺纤维瘤

交界性：黏液性交界性瘤 / 不典型增生黏液性瘤

恶性：黏液性癌

（3）子宫内膜样肿瘤（endometrioid tumor）

良性：子宫内膜异位囊肿，子宫内膜样囊腺瘤，子宫内膜样腺纤维瘤

交界性：交界性子宫内膜样肿瘤，不典型增生子宫内膜样肿瘤

恶性：子宫内膜样癌

（4）透明细胞肿瘤（clear cell tumor）

良性：透明细胞囊腺瘤，透明细胞腺纤维瘤

交界性：透明细胞交界性瘤 / 不典型增生透明细胞瘤

恶性：透明细胞癌

（5）Brenner 瘤（Brenner tumor）

良性：Brenner 瘤

交界性：交界性 Brenner 瘤 / 不典型增生 Brenner 瘤

恶性：恶性 Brenner 瘤

（6）浆黏液性肿瘤（seromucinous tumor）

良性：浆黏液性囊腺瘤，浆黏液性腺纤维瘤

交界性：浆黏液交界性瘤 / 不典型增生浆黏液瘤

恶性：浆黏液性癌

（7）未分类癌（undifferentiated carcinoma）

2. 间叶性肿瘤（mesenchymal tumor）

（1）低级别子宫内膜间质肉瘤

（2）高级别子宫内膜间质肉瘤

3. 混合性上皮间叶性肿瘤（mixed epithelial and mesenchymal tumor）

（1）腺肉瘤

（2）癌肉瘤

4. 性索间质肿瘤（sex cord stromal tumor）

（1）单纯间质肿瘤（pure stromal tumor）

良性：纤维瘤，卵泡膜细胞瘤，黄素化卵泡膜细胞瘤，硬化性间质瘤，印戒细胞间质瘤，微囊性间质瘤，间质细胞瘤，类固醇细胞瘤

交界性：富于细胞纤维瘤

恶性：纤维肉瘤，恶性类固醇细胞瘤

（2）单纯性索肿瘤（pure cord tumor）

交界性：幼年型颗粒细胞肿瘤，支持细胞瘤，环状小管性索瘤

恶性：成人型颗粒细胞瘤

续表

(3) 混合性性索间质肿瘤（mixed sex cord stromal tumor）

良性：支持 - 间质细胞瘤高分化型

交界性：支持 - 间质细胞瘤中分化型、网状型

恶性：支持 - 间质细胞瘤低分化型（肉瘤样）

5. 生殖细胞肿瘤（germ cell tumor）

(1) 无性细胞瘤（dysgerminoma）

(2) 卵黄囊瘤（yolk sac tumor）

(3) 胚胎性癌（embryonal carcinoma）

(4) 非妊娠性绒毛膜癌（non-gestational choriocarcinoma）

(5) 成熟性畸胎瘤（mature teratoma）

(6) 未成熟畸胎瘤（immature teratoma）

(7) 混合性生殖细胞肿瘤（mixed germ cell tumor）

6. 单胚层畸胎瘤和体细胞型皮样囊肿

(1) 卵巢甲状腺肿瘤

良性卵巢甲状腺肿瘤

恶性卵巢甲状腺肿瘤

(2) 类癌

甲状腺肿类癌

黏液性类癌

(3) 神经外胚层肿瘤

(4) 皮脂肿瘤

皮脂腺瘤

皮脂腺癌

(5) 其他罕见的单胚层畸胎瘤

(6) 癌类

鳞状细胞癌

其他癌

7. 生殖细胞性索间质肿瘤（germ cell-sex cord stromal tumor）

(1) 性腺母细胞瘤

(2) 混合性生殖细胞 - 性索间质肿瘤

8. 杂类肿瘤（miscellaneous tumor）

(1) 卵巢网状肿瘤

(2) 沃尔夫管肿瘤

(3) 小细胞癌（高钙血症型、肺型）

(4) 肾母细胞瘤

(5) 副神经节瘤

(6) 实性假乳头状肿瘤

9. 间皮肿瘤（mesothelial tumor）

(1) 腺瘤样肿瘤

(2) 间皮瘤

续表

10. 软组织肿瘤（soft tissue tumor）
（1）黏液瘤
（2）其他
11. 瘤样病变（tumor-like lesion）
（1）卵泡囊肿
（2）黄体囊肿
（3）大的孤立的黄素化卵泡囊肿
（4）高反应性黄素化
（5）妊娠黄体瘤
（6）间质增生症
（7）间质卵泡膜细胞增生症
（8）纤维瘤病
（9）重度卵巢水肿
（10）间质细胞增生
（11）其他
12. 淋巴和髓样肿瘤（lymphoid and myeloid tumor）
（1）淋巴瘤
（2）浆细胞瘤
（3）髓样肿瘤
13. 继发性肿瘤（secondary tumor）

2. 卵巢良性肿瘤 早期肿瘤较小，多无症状。肿瘤较大时可有腹胀、腹部肿块及压迫症状；妇科检查扪及宫旁球形肿块，囊性或实性，表面光滑，活动；合并肿瘤扭转时表现为突发下腹剧痛，伴恶心、呕吐，妇科检查可扪及张力大的包块，压痛明显；如有破裂也表现为腹痛、腹膜刺激征、腹水征，妇科检查可触及低张力肿块，边界不清；合并感染时可有持续性下腹痛，伴发热、白细胞计数升高等。具有内分泌功能的性索间质肿瘤可合并月经失调。

3. 卵巢恶性肿瘤 早期无症状，有症状出现时多已到晚期，常表现为：①下腹部不适或盆腔下坠感；②腹部膨胀感；③压迫症状；④疼痛；⑤晚期出现消瘦、严重贫血等恶病质；⑥功能性肿瘤可引起不规则阴道出血等；⑦阴道双合诊检查盆腔肿块质硬，多为双侧，实性或囊实性，常固定，伴有腹水。

4. 部分卵巢肿瘤临床特征 卵巢肿瘤种类繁多，部分有一定的临床特征，掌握这些特征和规律对卵巢肿瘤的影像学鉴别诊断有较大的帮助。

（1）好发年龄：青春期前幼女的实性肿瘤，多为恶性生殖细胞肿瘤；生育年龄妇女好发的卵巢肿瘤有成熟畸胎瘤、囊腺瘤；绝经后妇女卵巢肿瘤以恶性上皮 - 间质肿瘤多见。

（2）肿瘤发生侧别：卵巢肿瘤大多为单侧，浆液性囊腺癌有一半是双侧。成熟性畸胎瘤可在双侧卵巢出现，转移性肿瘤以双侧多见。

（3）肿瘤质地与活动度：卵巢纤维瘤、Brenner 瘤为实性，表面光滑，有一定活动度；成熟畸胎瘤或良性肿瘤多为囊性，光滑，活动度好，移动幅度大；恶性肿瘤多为囊实性，表面凹凸不平，活动度差。

（4）内分泌改变：功能性卵巢肿瘤常出现相应的内分泌改变，如卵巢甲状腺肿瘤可因分泌甲状腺素出现甲状腺功能亢进表现；卵巢睾丸母细胞瘤有男性化表现；绝经期妇女患卵泡膜细胞瘤有雌激素水平增高的临床表现。

5. 肿瘤标志物 不同类型的卵巢肿瘤具有一定的相对特异的血清标志物，结合肿瘤标志物有助于超声诊断及病情监测。①卵巢上皮性肿瘤标志物如CA125、CA19-9、CEA；②卵巢卵黄囊瘤、未成熟性畸胎瘤、无性细胞瘤的肿瘤标志物为甲胎蛋白（AFP）；③非妊娠性绒毛膜癌的肿瘤标志物为β-hCG；④颗粒细胞瘤、卵泡膜细胞瘤可产生较高水平的雌激素；⑤成熟性畸胎瘤恶变时鳞癌相关抗原（SCC）可升高。

6. 卵巢肿瘤相关疾病和综合征

（1）Meigs综合征：卵巢良性肿瘤（纤维瘤）常合并腹水、胸腔积液。

（2）Gorlin综合征（痣样基底细胞癌综合征）：患卵巢纤维瘤的风险增加。

（3）Peutz-Jeghers综合征（黑斑息肉综合征）：可发展为一种罕见的肿瘤，环管状性索瘤中1/3有Peutz-Jeghers综合征，超声表现为较多散在钙化斑肿块。

（4）抗*N*-甲基-D-天冬氨酸受体脑炎：与卵巢成熟畸胎瘤有关，一种严重且潜在致命的神经系统疾病，卵巢畸胎瘤切除可改善预后。

（5）副肿瘤综合征（paraneoplastic syndrome）：发生于某些恶性肿瘤，在未出现肿瘤转移的情况下，已发生远处自身器官功能障碍，如卵巢癌并发皮肌炎。

（6）乳腺癌基因突变：如*BRCA1*和*BRCA2*，与卵巢癌风险增加相关。

（7）卵巢残留综合征：指卵巢切除术后残余的卵巢组织合并粘连导致盆腔肿块和疼痛；有临床病史和囊性附件包块的患者应考虑该病。

【超声声像图分类】对卵巢或附件肿块的声像图观察，应重点关注其部位、大小、囊性还是实性、囊内有无分隔或实性回声结构、实性部分是否均质、边缘是否清晰、肿块内实性部分有无血流信号及血流频谱特征等。根据肿瘤内部及周边的二维灰阶图特征、CDFI表现，各种卵巢肿瘤可表现为以下回声类型，各型的声像特征及其恶性的可能性见表8-1-2。

表8-1-2 ■ 卵巢肿瘤的超声声像图分类

分型	图像特征	二维灰阶特征	彩色多普勒血流图	恶性可能
Ⅰ型 单纯囊性型		单侧或双侧，可以单囊或多囊同时存在，可有单个或数个细而光滑分隔，囊内完全无回声	囊壁上少许血流信号，低速，中等阻力血流频谱；瘤内无血流信号	<3%
Ⅱ型 内部有回声囊性型		囊肿内部无或有细薄分隔，囊内部分或全部含点状或短线状回声	同上	<3%
Ⅲ型 含光团混合性回声型		囊内实性部分为均质或不均质高回声，边缘粗糙或平滑、边界清，位于中部或边缘，可伴后方声衰减	囊壁上少许血流信号，低速，中等阻力血流频谱；瘤内无血流信号，或少许血流信号	<3%

续表

分型	图像特征	二维灰阶特征	彩色多普勒血流图	恶性可能
Ⅳ型 囊性为主混合性回声型		囊内含实性成分，与Ⅲ型的不同在于实性部分轮廓不规整，分隔粗细不均	囊内实质部分血流信号较丰富，中等阻力血流频谱	≈ 50%
Ⅴ型 实性为主混合性回声型		肿块内大部分为实性、小部分为液性成分，实性部分可为均质或不均质	肿块实质部分血流丰富，极易记录到低阻力血流频谱	≈ 70%
Ⅵ型 实性回声型		肿块内完全为实性成分，回声可为均质或不均质	实质部分血流丰富，记录到低 - 中阻力血流频谱	≈ 30%

第二节 | 卵巢瘤样病变

卵巢瘤样病变（ovarian tumor-like lesion）又称卵巢非赘生性囊肿，源于非真性肿瘤引起的卵巢异常增大或卵巢内囊性占位。包括卵巢的功能性囊肿，如滤泡囊肿、黄素化滤泡囊肿、黄体囊肿（血肿）、多囊卵巢综合征，卵巢过度刺激改变等，还有以卵巢实性改变为主的卵巢水肿、间质卵泡膜细胞增生症、卵巢纤维瘤病。另外，还包括一些不能分类的单纯性囊肿及炎性假瘤等。由于卵巢子宫内膜异位囊肿有向恶性转变的倾向，以往归于瘤样病变，2014 年 WHO 卵巢病变分类将其归类于卵巢良性肿瘤，将在本章第三节良性卵巢肿瘤介绍。各种卵巢瘤样病变具有类似的临床特征，包括病变可随生理周期发生变化、多发生在生育年龄、多数可自然消退等。卵巢瘤样病变在声像图上与卵巢肿瘤具有相似的超声声像，可能造成鉴别诊断困难。

一、单房囊肿病变

来源于附件的单房囊性肿块包括卵巢功能性囊肿和输卵管的泡状附件等，均为充满液体的囊泡，形态上相似，后者远离卵巢。发生于卵巢的多种功能性囊肿可表现为相同的声像特征，需病理学检查方能鉴别其来源和性质。

【临床与病理特征】

1. 滤泡囊肿（卵泡囊肿） 为卵泡成熟后不破裂、卵泡腔内液体潴留而形成，呈水泡样突出于卵巢表面。囊壁菲薄，内壁光滑，囊内液清亮透明，淡黄色，直径常不超过 4cm，偶可达 7~8cm。多数在 4~6 周内逐渐吸收或自行破裂。

2. 黄体囊肿 囊性黄体持续存在或增长，或黄体血肿被吸收后，形成黄体囊肿。直径一般不超过 4cm，偶可达 10cm，囊液为透亮或褐色浆液。黄体囊肿可以发生于月经中、后期和妊娠期，若黄体囊肿持续存在，可使月经周期延迟。妊娠期黄体囊肿可以存在较长时间，甚至至妊娠中期。

3. 单纯性囊肿 因无法辨别内衬上皮而不能分类的囊肿。卵泡囊肿、黄体囊肿和附件炎性小囊病变时间较长时，因囊壁纤维化、上皮萎缩和退化，内衬细胞难辨来源（图 8-2-1D）。另外，在女性生殖器发育过程中，各部位均有可能出现囊性改变，包括米勒管来源的输卵管泡状附件、圆韧带囊肿和中肾管来源的卵巢冠囊肿、阔韧带囊肿等，一般根据部位来命名或通称为单纯性囊肿。常无任何临床表现。

4. 卵巢冠囊肿 位于输卵管与卵巢门的两叶阔韧带之间的输卵管系膜内，囊肿由卵巢冠远侧盲端扩大形成，卵巢正常，输卵管被拉长紧靠囊壁。囊肿呈类圆形，直径常约 5cm。

【超声表现】卵泡囊肿或黄体囊肿表现为宫旁附件区小囊性肿物，壁薄，内为无回声，一般大小不超过 5cm。囊肿较小时其一侧周边可见正常卵巢结构，呈半月形附于囊肿边，内见小卵泡（图 8-2-1A）；卵巢冠囊肿常位于子宫和同侧卵巢的上方，与较大的单纯性囊肿声像相似，唯一不同之处在于卵巢冠囊肿位于卵巢的一极，正常卵巢结构常位于囊肿一侧，紧贴囊肿，有明确的分界（图 8-2-1C）。较大的单纯性囊肿难以扫查到正常的卵巢结构，不能判断来源和性质，可仅提示为单纯性囊肿。经阴道高频探头扫查，在近卵巢组织的一侧囊壁上可见少许血流信号，可记录到卵巢动脉的低速、中等阻力型频谱（图 8-2-1B）。卵巢单纯性囊肿直径在 5cm 以下者，超声仅提示卵巢小囊，临床上无需特殊处理，可以在 2~3 个月后复查，囊肿大多会自行消失。

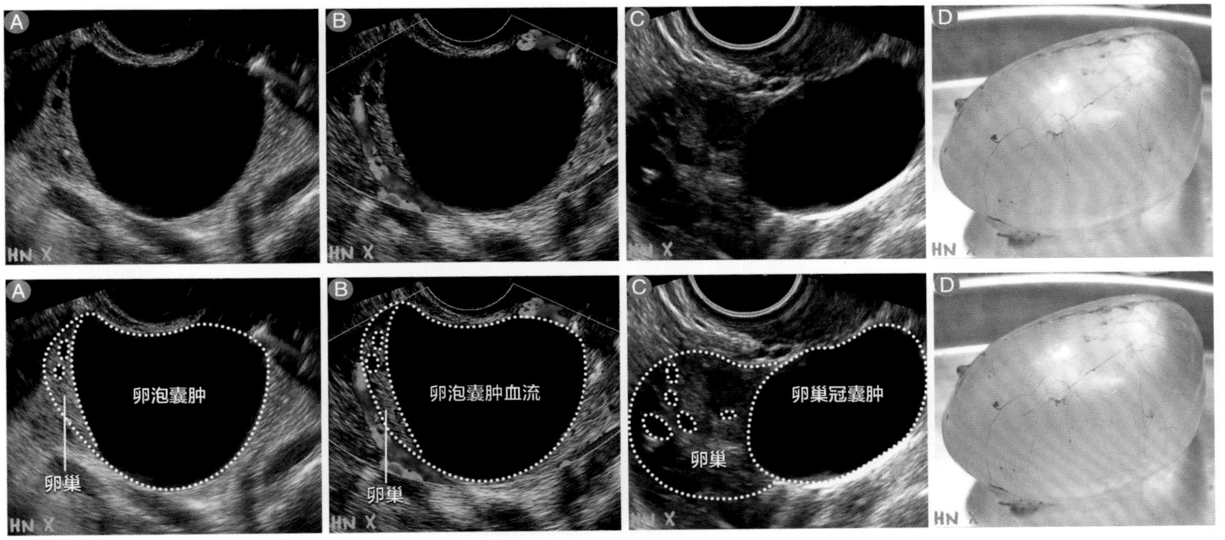

图 8-2-1 ■ 卵巢单房囊肿

A. 卵泡囊肿灰阶图；B. 卵泡囊肿彩色多普勒血流图；C. 卵巢冠囊肿灰阶图；D. 单纯性囊肿标本图。

二、黄体血肿

排卵后卵泡膜层破裂引起出血，血液潴留在卵泡或黄体腔内形成血肿。正常黄体直径约为 1.5cm，以后转变为白体并在下一个周期的卵泡期自然消退。若黄体内出血量多，则形成黄体血肿（corpus luteum hematoma），又称为出血性黄体。多为单侧发生，直径 4~10cm。黄体血肿被吸收后，形成黄体囊肿。较大的血肿破裂时可出现腹腔内出血，腹痛、腹膜刺激征和阴道流血，临床上易误诊为异位妊娠破裂。

【超声表现】根据黄体血肿出血的量和时间不同，声像表现多样化。黄体早期囊内出血较多时，表现为卵巢内近圆形囊肿，囊壁厚，内壁粗糙，囊内杂乱不均质低回声，表现各异；黄体中期血肿内血液凝固，部分吸收，囊壁变薄而规则，内壁光滑，囊内回声减低，呈粗网状或细网状结构；黄体晚期血液吸收后囊肿变小，逐渐转变为白体，囊内回声呈实性稍高回声，与周围卵巢组织分界不清，需根据CDFI显示其周围环状血流判断；当血液完全吸收后形成黄体囊肿，囊壁变得光滑，囊内无回声，根据月经史可提示功能性囊肿（图8-2-2）。

黄体血肿或黄体囊肿的CDFI表现较具特征性，在囊肿的近卵巢髓质部可见一条供应血管，放射状发出分支至黄体囊壁，CDFI或能量多普勒血流图在黄体囊的周围可显示环绕的一圈或半圈血流信号，容易记录到血流频谱（图8-2-3）。黄体早期或妊娠期黄体血流流速较高，可达20~30cm/s，舒张期成分丰富，血流阻力低，RI约为0.5，有时可低于0.40。

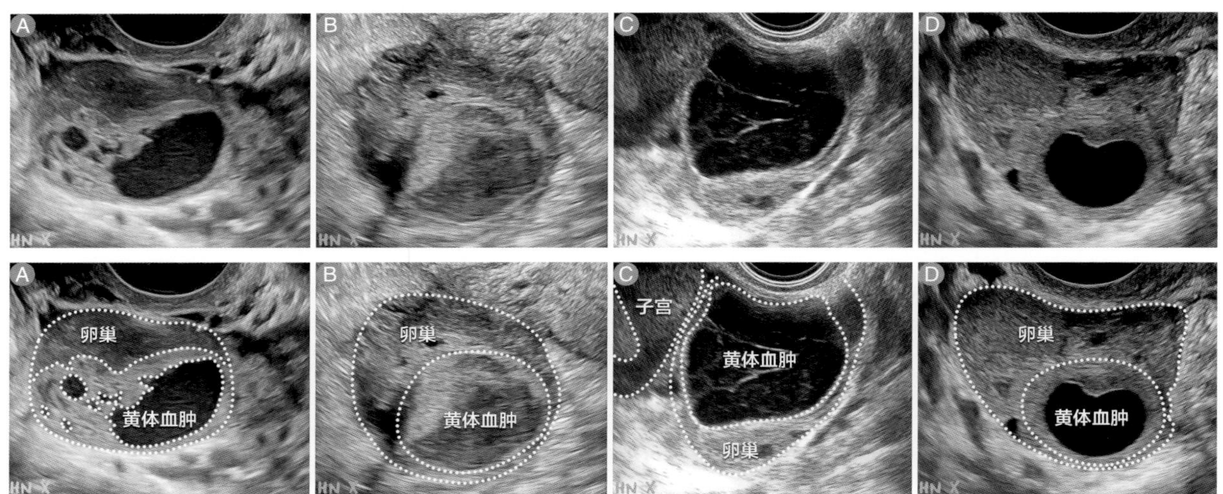

图8-2-2 卵巢黄体血肿各种声像图表现

A. 囊实混合性回声；B. 不均质云雾状回声；C. 网状低回声；D. 液性无回声。

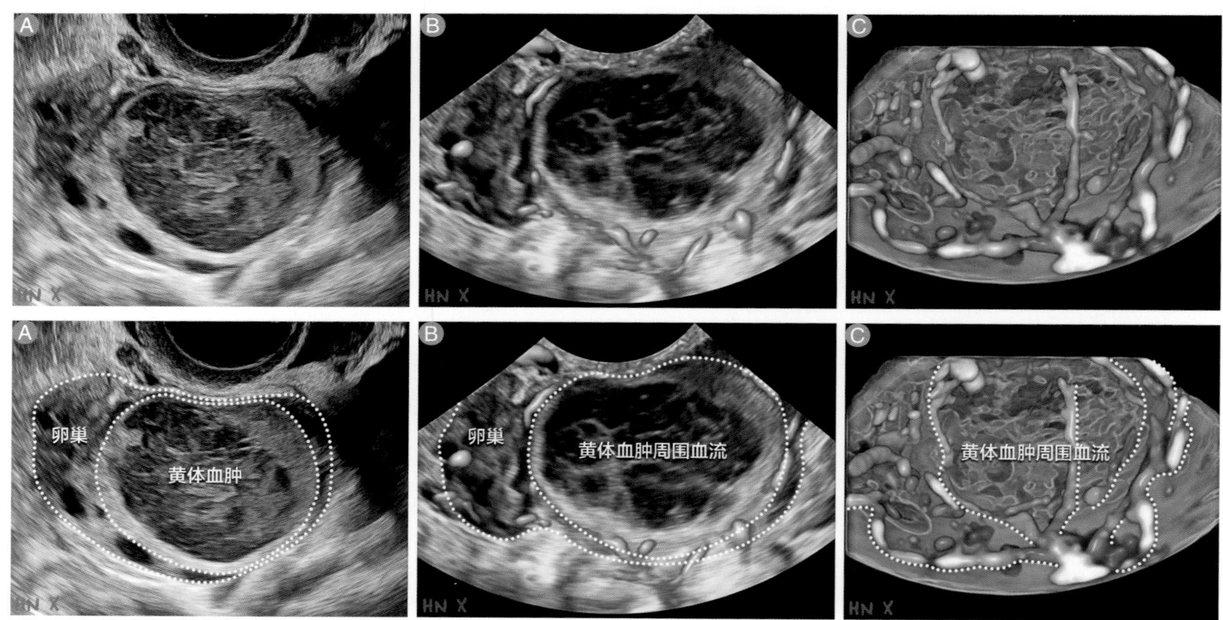

图8-2-3 卵巢黄体血肿超声表现

A. 灰阶图；B. 彩色多普勒血流图；C. 彩色血流三维成像。

【鉴别诊断】黄体出血是最常见的卵巢生理性改变。较大的出血性黄体易被误诊为卵巢实性或混合性肿瘤,较小者易被误诊为子宫内膜异位囊肿。鉴别要点:一是出血性黄体囊壁较厚而不规则,二是其囊周有特征性的环状或半环状血流信号,结合检查时间在月经周期的黄体期可帮助诊断。经阴道超声检查对识别黄体内出血有较大的优势。充分认识黄体的特征是诊断的关键,对于可疑病例,1~2 周复查时若声像图发生较明显改变则支持黄体血肿的诊断。

三、多囊卵巢综合征

多囊卵巢综合征(polycystic ovarian syndrome,PCOS)是因月经调节机制失常所产生的一种综合征,以持续无排卵、雄激素过高、卵巢多囊样改变(polycystic ovarian morphology,PCOM)为特征,常伴有胰岛素抵抗和肥胖的内分泌疾病。患者具有月经稀发或闭经、不孕、多毛和肥胖等一组症状,双侧卵巢呈多囊性增大改变。其病因可能与下丘脑 - 垂体 - 卵巢轴的调节功能紊乱有关。

【病理】双侧卵巢增大,约为正常的 2~5 倍,表面光滑,色灰白发亮,切面可见白膜增厚、纤维化,其下为多发性小囊泡,卵泡数 ≥ 20 个,内含透明液体。镜下见包膜下无主导卵泡或排卵迹象,无黄体形成,可见处于不同发育期的卵泡及闭锁卵泡,扩张成囊。根据基于循证医学的 2018 年 PCOS 临床管理国际指南,PCOM 的临床诊断标准为单侧卵巢内 2~9mm 的小卵泡数 ≥ 20 个,和 / 或单侧卵巢体积 ≥ 10ml,且无黄体、囊肿或优势卵泡。2018 年中华医学会妇产科学分会的《多囊卵巢综合征中国诊疗指南》则采用单侧卵巢内 2~9mm 的小卵泡数 ≥ 12 个作为判断 PCOM 的标准。

【超声表现】

1. 子宫稍小于正常,内膜可因长期受雌激素刺激发生增生改变而增厚,无周期性变化。

2. 双侧卵巢轮廓清晰,均匀性增大,卵巢平均体积约为 ≥ 10ml,卵巢三径线之和大于子宫三径线之和的 1/4;卵巢皮质可见大小相近的小囊呈车轮状排列,直径 2~9mm 的小囊总数超过 12 个,直径不超过 10mm,卵巢中央髓质成分多,回声较高(图 8-2-4A、B)。采用三维超声透明成像模式可将卵巢内卵泡大小和数量全部显示(图 8-2-4D)。

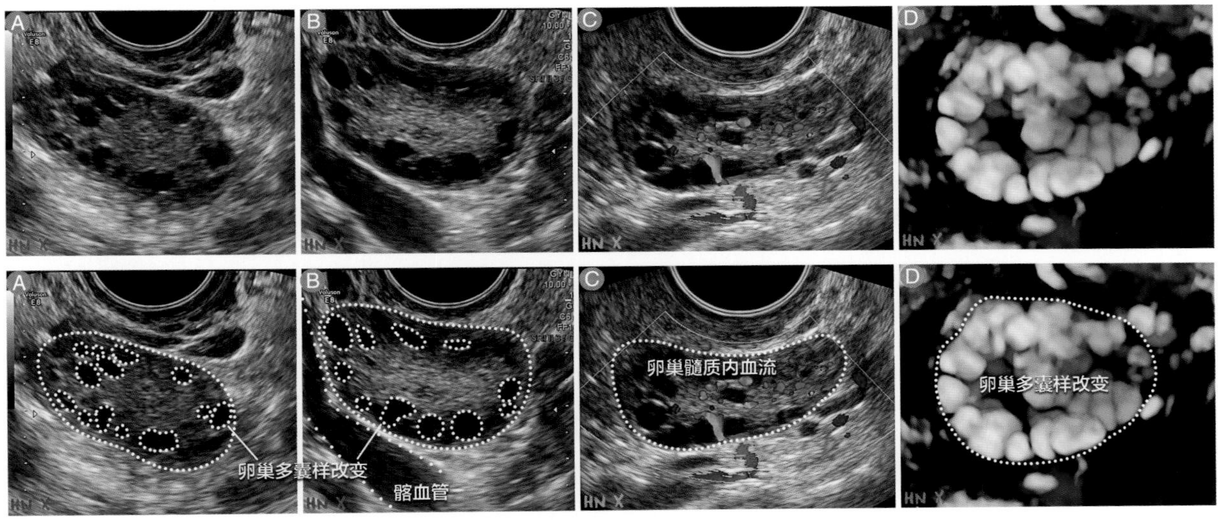

图 8-2-4 ■ 多囊卵巢综合征卵巢多囊样改变

A. 右侧卵巢灰阶图;B. 左侧卵巢灰阶图;C. 彩色多普勒血流图;D. 卵巢三维反转模式成像。

第八章 卵巢病变的超声诊断

3. CDFI 可显示卵巢髓质的血流信号，可记录到中等阻力卵巢动脉血流频谱，与正常卵泡期卵巢血流相比，血流显示率较高，血流阻力较低（图 8-2-4C）。

注意：超声检查不能直接诊断 PCOS，可提示卵巢呈多囊样改变，PCOS 应结合临床症状和内分泌检查结果诊断。详细的超声评估有助于 PCOS 的临床分型和疗效观察。

四、卵巢过度刺激综合征

卵巢过度刺激综合征（ovarian hyperstimulation syndrome，OHSS）是指应用药物诱发排卵过程中卵巢过度反应，出现双侧卵巢增大、多个卵泡发育（图 8-2-5D），毛细血管通透性增加导致体液聚集，引起胸腔积液、腹水、全身水肿，严重者出现尿少、电解质紊乱、肝肾功能受损等一系列症状和体征，也是辅助生殖技术中常见的医源性并发症。近年来，由于对此病症的重视和了解，临床上采用一系列预防和处理方法，重度 OHSS 的发生率大幅度下降。超声监测对 OHSS 的诊断和预防有积极的意义，在治疗过程中定期超声检查有助于监视病情变化。超声引导下腹腔穿刺引流腹水以减轻压迫症状是主要的对症治疗措施。

【临床表现与分度】根据临床表现与实验室检查，将 OHSS 分为轻、中和重度，妊娠可使 OHSS 更为严重。

(1) 轻度：卵巢仅轻度增大，直径小于 5cm；血清 17- 雌二醇和孕酮水平较高，有或无卵泡囊肿 / 黄体囊肿，轻度腹水。

(2) 中度：卵巢直径 5~12cm，出现腹胀，伴随恶心、呕吐和腹泻，腹水 < 1.5L。

(3) 重度：卵巢直径大于 12cm，大量腹水，较少出现胸腔积液和 / 或心包积液，可能出现肾功能不全和血液浓缩，全身水肿和肝功能障碍。出现成人呼吸窘迫综合征、血液浓缩和白细胞增多是严重 OHSS 的标志。卵泡抽吸放液可能会影响卵巢大小，因此基于卵巢大小进行分类需考虑此因素影响。

【超声表现】

1. 二维灰阶 卵巢明显增大，卵巢内因含大量大小不等的卵泡和黄素化囊肿，呈多房囊肿样改变。囊壁菲薄，囊腔形态因相互挤压而不规则，囊内多为液性无回声，个别囊内可见云雾状低回声，囊腔大小一般为 2~6cm（图 8-2-5A、B）。盆腹腔内可见大量液性无回声区，严重时胸腔内也可见液性无回声。

2. 彩色多普勒血流图 卵巢内多房状的分隔上有条状、分枝状血管分布，卵泡抽吸后的黄体周围血流较丰富呈环状。卵巢血流频谱具有特征性，血流速度很高，可达 50cm/s 以上，中等或低阻力，RI 约 0.50（图 8-2-5C），有时 RI 可低至 0.40，类似恶性肿瘤的高速低阻型血流频谱。

【鉴别诊断】OHSS 卵巢的多房状囊肿改变应与多房性的卵巢囊腺瘤鉴别，前者为卵巢整体的改变，内分隔纤细而较规则，囊的形状规整，大多数为圆形；而囊腺瘤是肿瘤病变，外形较规整，内分隔粗细不均，囊大小形状不规则。根据有促排卵的病史较易鉴别，但要注意个别病例在促排卵后可发生卵巢恶变。

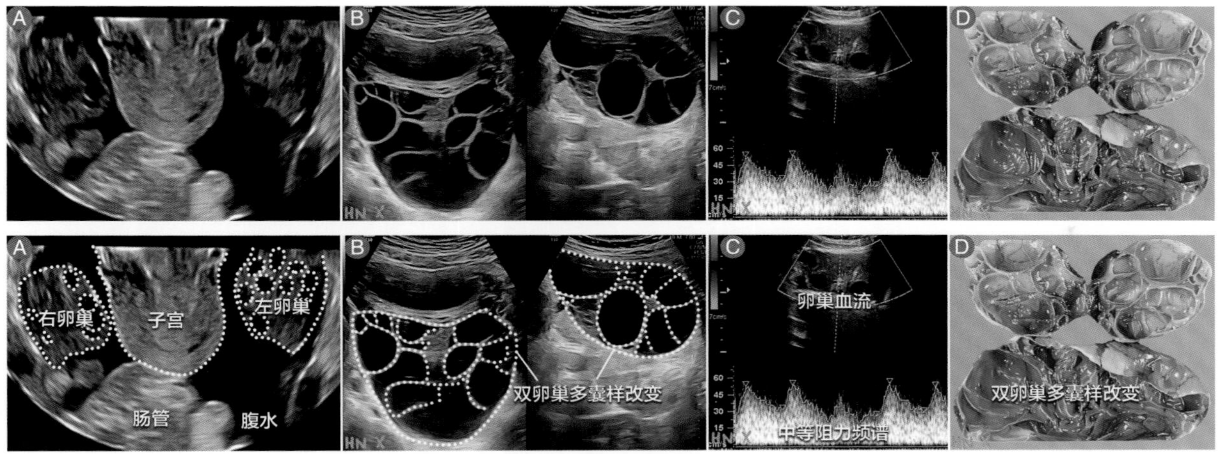

图 8-2-5 ■ 卵巢过度刺激综合征（OHSS）卵巢声像图

A. 中度 OHSS（12 周）；B. 重度 OHSS（18 周）；C. 卵巢彩色多普勒血流图及血流频谱；D. 重度 OHSS 标本图。

五、妊娠黄体瘤

妊娠黄体瘤（luteoma of pregnancy）又称妊娠黄素瘤，是指妊娠过程中卵巢内发生多个黄素化结节状病变，为妊娠期发生的罕见的卵巢瘤样病变。其病理机制为 hCG 刺激卵巢过度黄素化，卵巢基质细胞增生。由于属功能性瘤样病变，产后可自行消失。

【临床表现】多数在妊娠期间无临床症状。约 25% 的孕妇雄激素水平增高，10%~50% 有高雄激素血症，60%~70% 女婴出现男性化。少数病例肿瘤巨大，合并腹水、胸腔积液和 CA125 升高，与恶性肿瘤难鉴别。

【病理】15% 为双侧病变，卵巢瘤体大小为 1.5~15.0cm。肿块轮廓分明、表面隆起，内有出血灶，3/4 瘤体内含有胶体状分泌物的卵泡状结构。

【超声表现】妊娠子宫的一侧或两侧可见增大的卵巢，呈实性为主不均质低回声肿块，边界清晰，内部回声均匀；若合并出血、坏死则为囊实性回声，实性肿块局部有不规则无回声区；CDFI 显示肿块内见条状丰富的血流信号；肿块回声和大小与卵巢恶性肿瘤相似，可短期内迅速增大，并可合并腹水，甚至胸腔积液（图 8-2-6）。

【鉴别诊断】进行性增大的妊娠黄体瘤的声像图改变与卵巢恶性肿瘤鉴别十分困难，特别是前者也可以有肿瘤标记物如 CA125 水平升高。瘤体较小或呈囊性者多考虑功能性改变，瘤体较大时瘤内声像图多具有恶性特征；妊娠期雄激素水平升高、女性胎儿阴蒂肥大等有助于鉴别诊断。

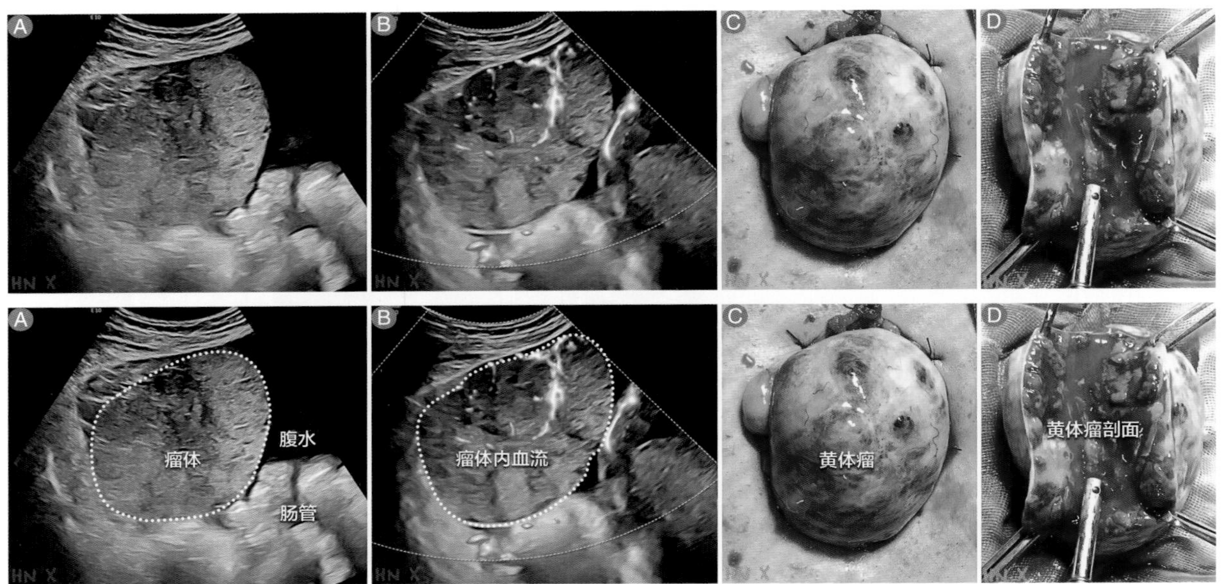

图 8-2-6 ■ 妊娠黄体瘤(妊娠 37 周)
A. 卵巢灰阶图；B. 彩色多普勒血流图；C. 标本图(外观)；D. 标本图(剖面)。

第三节 | 良性卵巢肿瘤

良性卵巢肿瘤种类繁多，形态各异，但瘤体结构大多较规则，部分肿瘤有较特异性的声像图特征。超声检查在二维灰阶图上可以表现为囊性、实性和混合性等多种类型，绝大多数属于少血供型。二维灰阶图可初步区分部分常见的良性卵巢肿瘤的大体类型，结合 CDFI 可以提供良恶性的鉴别依据，但肿瘤具体的病理类型取决于手术后的病理检查，本节主要介绍临床相对常见的良性卵巢肿瘤。

一、卵巢囊腺瘤

卵巢囊腺瘤(cystadenoma of the ovary)包括浆液性囊腺瘤(serous cystadenoma)、黏液性囊腺瘤(mucinous cystadenoma)等，均属于卵巢上皮性肿瘤。浆液性囊腺瘤肿瘤细胞类似输卵管黏膜上皮，分泌浆液；黏液性囊腺瘤肿瘤细胞类似胃肠道黏膜上皮，分泌黏液。发病年龄多为 40~60 岁。

【**病理**】肿瘤常为单侧发生，圆球形，表面光滑有血管，可呈单房或多房。浆液性囊腺瘤以单房或少房囊性多见，囊壁薄，囊内为淡黄色清澈液体(图 8-3-1D)；囊内壁上有时可见乳头(图 8-3-3D)。镜下见囊壁为纤维结缔组织，内衬单层立方或柱状上皮，间质内有时可见砂粒体。黏液性囊腺瘤体积较大，大多呈多房性，切面见大小不等的囊腔内含胶冻样黏液，也可含清液；囊内较少见乳头(图 8-3-2C)。镜下见囊壁为纤维结缔组织，内衬排列整齐的单层高柱状黏液上皮。黏液性囊腺瘤破裂时，黏液可种植于腹膜形成腹膜黏液瘤(myxoma peritoneum)，在腹膜表面生长，不浸润脏器实质。

【**超声表现**】

1. **二维灰阶图** 卵巢囊腺瘤瘤内结构复杂，可以有各种不同声像图表现。

(1) 单房或少房性囊腺瘤属于超声声像分类的Ⅰ型、Ⅱ型，肿块边界清晰，囊壁薄而完整，厚度均匀，内壁光滑，内有纤细带状分隔（图 8-3-1A、C，视频 8-3-1）；单房或少房性囊肿与单纯性囊肿鉴别困难，需定期观察。

(2) 多房性囊腺瘤囊内有纤细分隔回声，隔光滑而均匀（图 8-3-2A）。

(3) 乳头状囊腺瘤在囊内壁上可见乳头样突起（图 8-3-3），乳头较小时仅表现为囊肿壁局部增厚，内壁不平滑呈结节状或不规则状。

(4) 浆液性囊腺瘤囊内多数为无回声或稀疏点状回声，黏液性囊腺瘤囊内大多有云雾状或稀疏低回声。但浆液性囊腺瘤有囊内出血时与黏液性囊腺瘤则无法鉴别。仪器增益调整不合适也会造成囊内有或无回声的假象。

2. 彩色多普勒血流图 肿瘤囊性部分内无血流信号，囊壁、囊内间隔及乳头上可见细条状血流，可记录到低速中等阻力动脉频谱（图 8-3-1B、图 8-3-2B、图 8-3-3B），最大血流速度约为 15cm/s，RI 约为 0.40。当分隔较多、血流较丰富时，血流频谱与恶性卵巢肿瘤频谱相似，需注意交界性或恶性囊腺瘤的可能。

【临床评价】 虽然浆液性与黏液性囊腺瘤在病理上不同，却在超声表现上较难将两者区分。单房性囊腺瘤与卵巢单纯性囊肿或子宫内膜异位囊肿超声表现相似，难以鉴别；乳头状囊腺瘤较容易诊断，但也有被误判为畸胎瘤者；含不规则分隔的囊腺瘤与炎症性粘连的肿块有时不易鉴别，可根据 CDFI 特征辅助诊断。

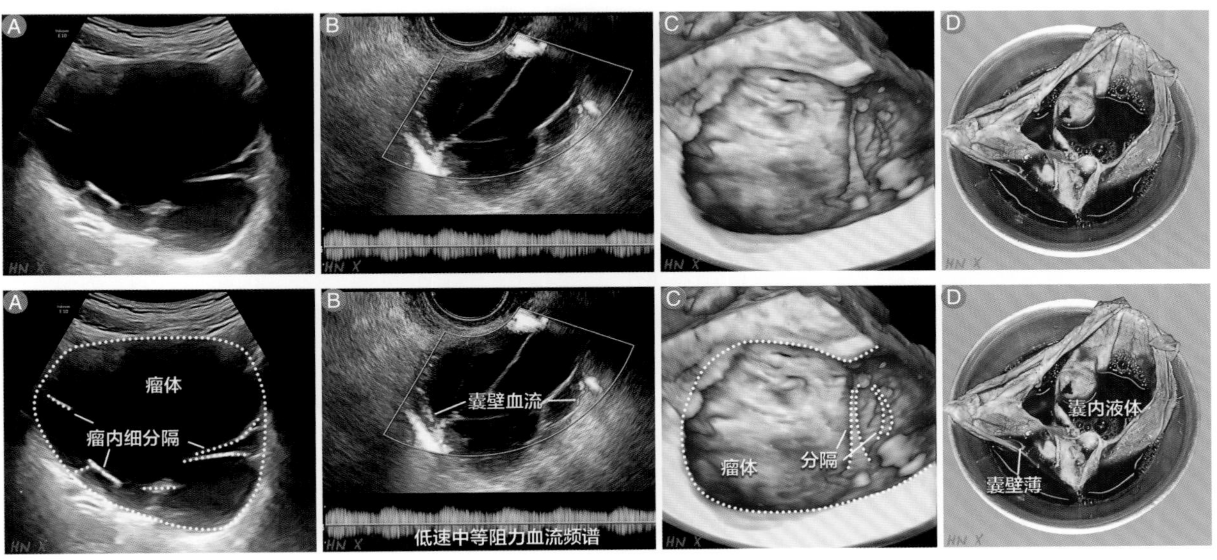

图 8-3-1 卵巢浆液性囊腺瘤（单房或少房性）

A. 灰阶图；B. 彩色多普勒血流图及血流频谱；C. 囊肿内部三维成像；D. 标本图。

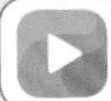 视频 8-3-1 卵巢浆液性囊腺瘤 

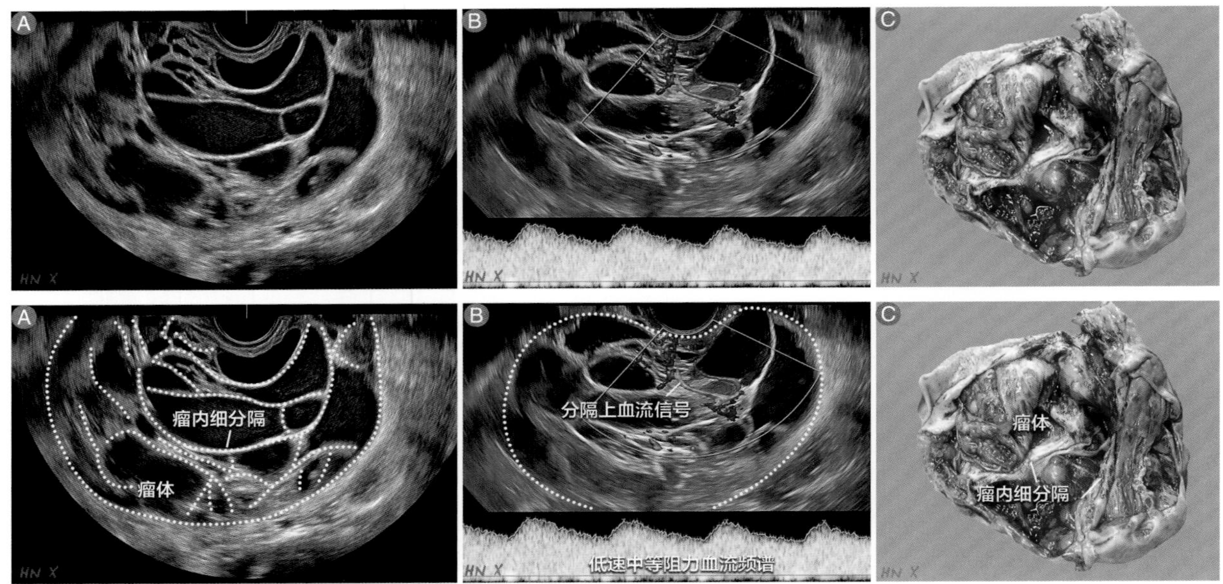

图 8-3-2 ■ 卵巢黏液性囊腺瘤(多房性)

A. 灰阶图；B. 彩色多普勒血流图与血流频谱；C. 标本图。

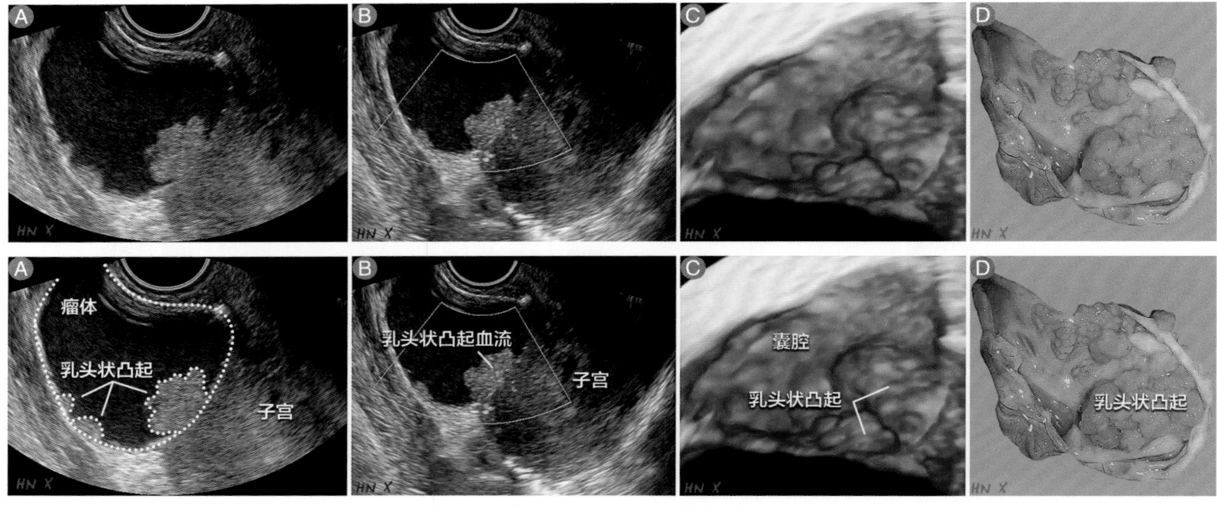

图 8-3-3 ■ 卵巢浆液性乳头状囊腺瘤

A. 灰阶图；B. 彩色多普勒血流图；C. 瘤内三维表面成像；D. 标本图。

二、卵巢子宫内膜异位囊肿

卵巢子宫内膜异位囊肿(ovarian endometriomas)是子宫内膜异位症(endometriosis)最常见的类型，占 80%。具有周期性生长功能的子宫内膜组织出现在子宫正常位置以外的盆腔器官内称为盆腔子宫内膜异位症。以往将卵巢子宫内膜异位囊肿归类于卵巢瘤样病变，2014 年 WHO 的女性生殖系统肿瘤分类更新，将其归属于良性的子宫内膜样肿瘤类，可能与内膜异位囊肿恶变病例增加有关。

【临床表现】主要临床症状为经期下腹或腰骶部疼痛，疼痛程度与病灶大小无明显关系；约 20% 的患者无明显症状；15% 的患者卵巢功能受影响，月经周期经期延长；由于常合并盆腔粘连、输卵管阻塞、排卵障碍、黄体功能不足等，有 40% 的患者合并不孕；合并感染破裂时，引起突发性腹部剧痛，伴腹膜刺激症状。囊肿较小时妇科查体可无阳性发现，当异位灶形成较大的囊肿时，双合诊可在盆腔内触及囊性包块，较固定。

【病理】卵巢内的内膜异位病灶因反复出血形成囊肿，内含暗褐色黏糊状陈旧性血液，似巧克力液体，故以往称为巧克力囊肿（图 8-3-4C）。子宫内膜异位囊肿可单发或多发，大小不一，因囊内出血张力大，囊内液常外漏引起局部炎症反应和组织纤维化，导致卵巢和囊肿固定在盆腔内，与周围组织粘连不能活动。镜下检查子宫内膜异位病灶的囊壁上可见子宫内膜腺体、间质、纤维素及出血等成分。

【超声表现】

1. 卵巢子宫内膜异位囊肿　较小的卵巢子宫内膜异位囊肿经阴道扫查在囊肿外侧可见部分正常含卵泡的卵巢组织，借此判断囊肿来源于卵巢，但囊肿较大时则难以显示正常卵巢组织。囊肿可以单发或多发，囊壁外缘较清晰，但内壁毛糙，囊肿内因含血细胞回声多呈较特征性均匀密集的点状回声，可描述为云雾状或磨玻璃样低回声；CDFI 可在囊壁上显示少许血流信号，可记录到中等阻力、低速血流频谱，囊内则无血流信号（图 8-3-4）。在此基础上根据月经周期、病程长短不同，囊内声像图有不同的表现。

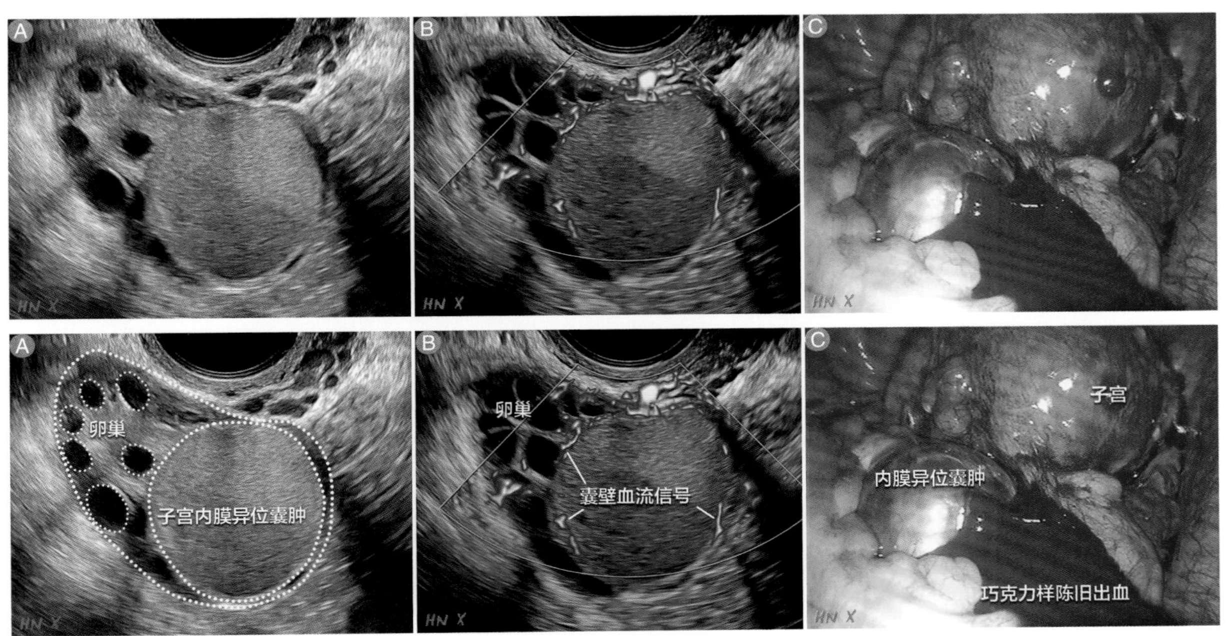

图 8-3-4 ■ 卵巢子宫内膜异位囊肿

A. 灰阶图；B. 彩色多普勒血流图；C. 腹腔镜观。

内膜异位囊肿囊内回声特征变化：①典型的内膜异位囊肿囊壁薄、内壁光滑，囊内呈均匀的云雾状或磨玻璃样低回声，此类回声囊内的巧克力样液体稍稠，行囊肿穿刺时用较粗的针可吸出；②病程不长或月经前囊内回声稀少，呈均匀稀疏低回声，需调高增益与单纯性囊肿鉴别，此类回声囊内液稀薄，在行超声引导囊肿穿刺时容易吸出；③病程较长时，囊内因局部稠厚积血，表现为囊壁厚薄不均，囊内稍高回声团，呈混合云雾状回声，高低回声之间逐渐过渡，没有明显分隔、界限，穿刺抽囊液时需注入生理盐水稀释后方能抽出；④病程较长、囊内反复出血或感染、血块机化、纤维素沉积时，囊壁增厚且厚薄不均，与周围组织粘连，囊壁上常黏附有片块状、沉积状密集高回声，此类回声的内膜异位囊肿易与其他实性卵巢肿瘤混淆（图 8-3-5、视频 8-3-2）。无论囊内回声如何，内膜异位囊肿内部均无血流信号。若囊肿内有分隔则有两种情况，一是卵巢内多个内膜异位囊肿形成的囊肿间的间隔，其隔上可有条状或分枝状血流信号；若单个内膜异位囊肿内由于组织机化、纤维素沉积形成不全分隔时，其隔上无血流信号。

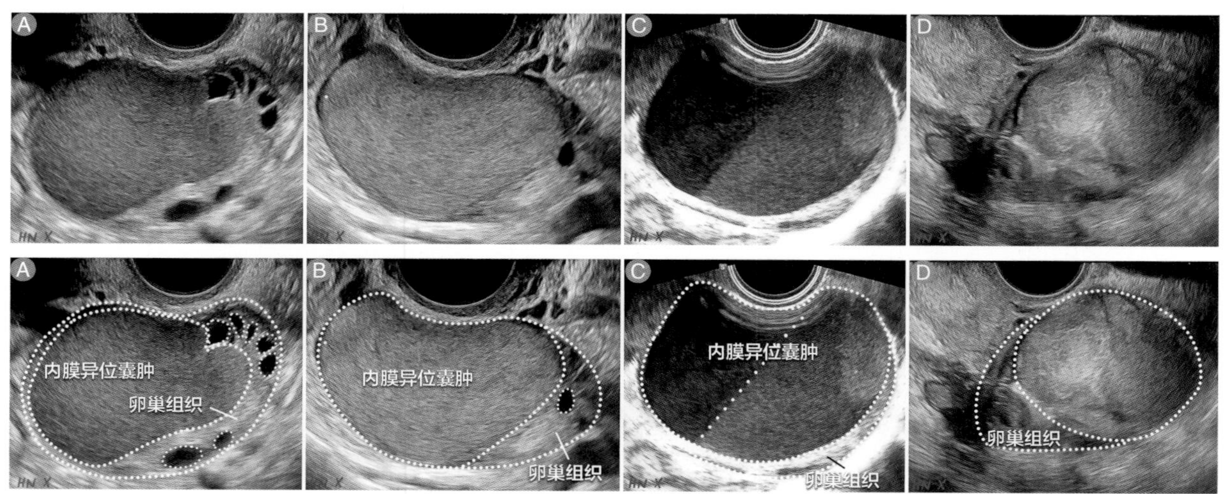

图 8-3-5 ■ 卵巢子宫内膜异位囊肿各种声像图表现

A. 均匀磨玻璃样低回声；B. 磨玻璃样高回声；C. 囊内积液分层；D. 实性不均质回声。

 视频 8-3-2 卵巢子宫内膜异位囊肿

一侧卵巢内可以同时显示不同回声特征的多发性内膜异位囊肿（图 8-3-6A、B）。卵巢子宫内膜异位囊肿常与盆腔脏器粘连，表现为轻推囊肿时，囊肿与子宫及周围结构之间无相对运动。双侧卵巢发生的子宫内膜异位囊肿也较常见，常位于子宫后方，彼此粘连、固定，形成“接吻征”（图 8-3-6C、D），多提示合并盆腔粘连及深部可能有浸润型子宫内膜异位病灶（详见第十一章第一节盆腔子宫内膜异位症）。

2. 卵巢子宫内膜异位囊肿恶变 当卵巢子宫内膜异位囊肿明显增大、病灶内回声发生改变、囊内出现实性病变且 CDFI 显示血流信号，或绝经后囊肿不缩小反而增大，均应警惕子宫内膜样癌的可能性（详见本章第四节恶性卵巢肿瘤）。

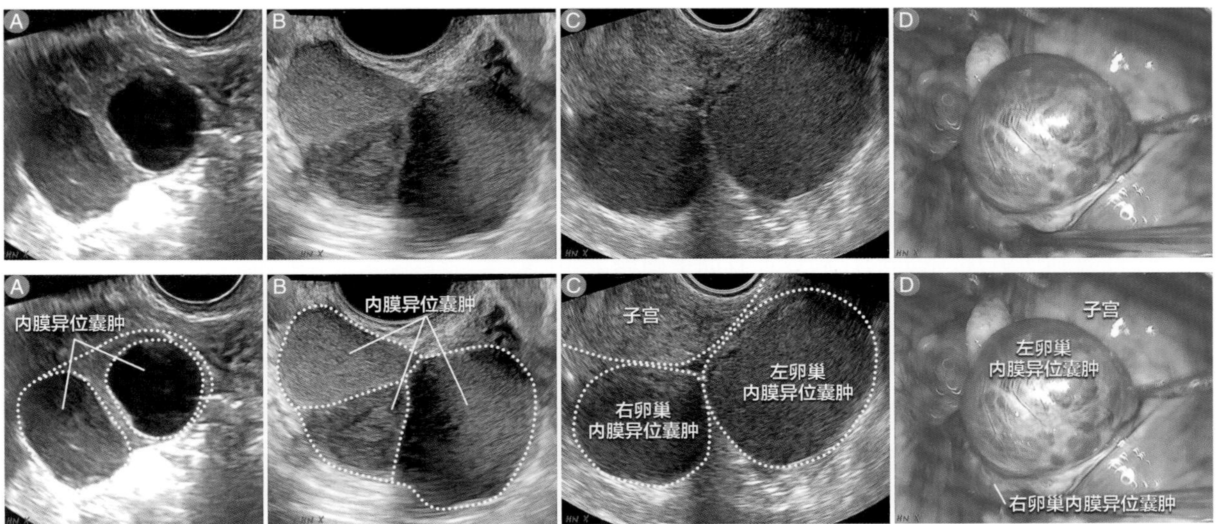

图 8-3-6 ■ 单侧卵巢多发内膜异位囊肿、双侧卵巢内膜异位囊肿

A. 2 个内膜异位囊肿；B. 3 个内膜异位囊肿；C. 双侧卵巢内膜异位囊肿；D. 腹腔镜观。

3. 妊娠期卵巢子宫内膜异位囊肿 受妊娠期激素影响，约 40% 的子宫内膜异位囊肿在孕早期增大，囊壁发生蜕膜化，表现为囊壁明显增厚，出现多个乳头状突起；CDFI 显示增厚的囊壁及乳头内均可见丰富血流信号(图 8-3-7)；瘤体在妊娠中期保持稳定。超声表现与子宫内膜样癌十分相似，单从声像图上难以鉴别，还可因妊娠期出现肿瘤标志物升高而增加鉴别难度，故需结合内膜异位症病史及动态观察仔细判断。

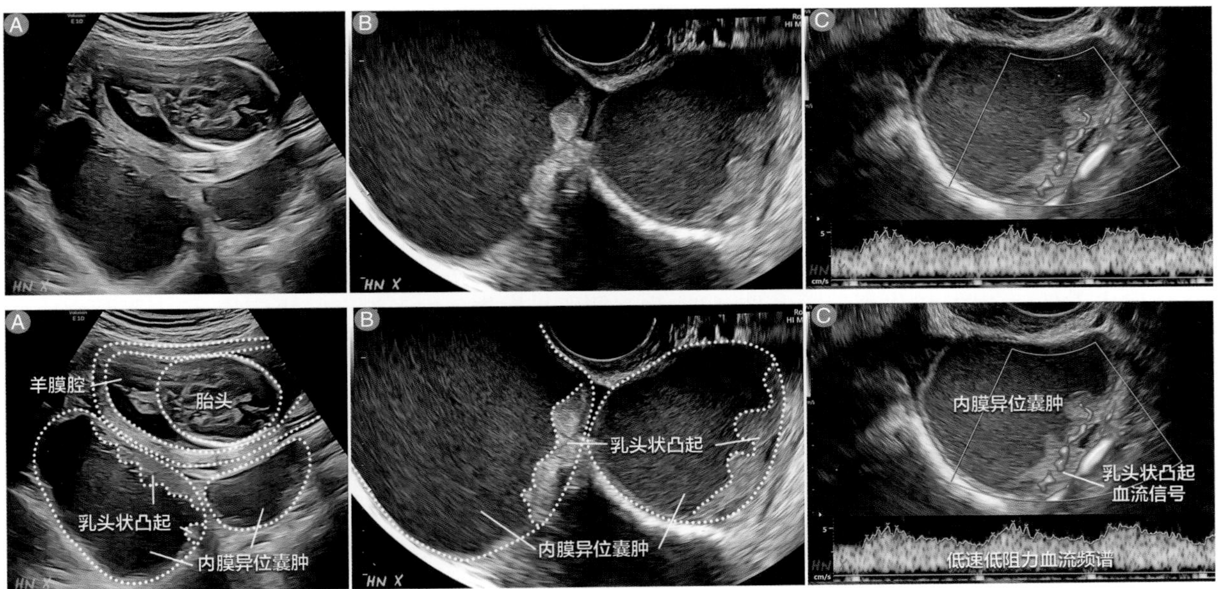

图 8-3-7 ■ 妊娠期卵巢子宫内膜异位囊肿

A. 经腹扫查；B. 经阴道扫查；C. 囊壁乳头状突起血流及频谱。

【鉴别诊断】

1. 均质稀疏回声子宫内膜异位囊肿与卵巢单纯性囊肿鉴别。可根据调节超声仪增益后囊内有无回声鉴别。

2. 均匀云雾状回声子宫内膜异位囊肿与输卵管卵巢积脓鉴别。后者有盆腔炎临床表现，囊肿囊壁厚薄不均，各囊相通，呈管道状结构。子宫内膜异位囊肿合并感染时鉴别较困难，需结合有无子宫内膜异位囊肿病史，抗感染治疗后复查有助于确诊。

3. 单发较小的均质云雾状回声的子宫内膜异位囊肿与卵巢黄体血肿鉴别。后者的壁常较厚，内壁更粗糙，CDFI 显示囊壁上环形丰富血流信号，动脉频谱呈高速低阻型。

4. 混合性回声的子宫内膜异位囊肿与卵巢囊腺瘤囊内出血鉴别。子宫内膜异位症病程较长、有分隔形成时需仔细鉴别。囊腺瘤包膜完整，与周围组织无粘连，界限清晰，可显示明显的包膜结构；有乳头状突起时，乳头与囊液界限清晰可辨；囊壁、间隔、乳头上常可显示血流信号。

5. 囊内有团状高回声的子宫内膜异位囊肿与畸胎瘤鉴别。后者肿块包膜清晰规整，囊内高回声团与周围低或无回声区界限清晰。

6. 混合回声型子宫内膜异位囊肿与卵巢恶性肿瘤鉴别。子宫内膜异位症病程迁延，反复合并感染时，囊壁增厚且不规则，囊内出现不规则实性回声和粗细不等的间隔，难与卵巢恶性肿瘤鉴别，仔细观察其实性回声部分和间隔内有无血流信号，卵巢恶性肿瘤实性回声部分的血流较丰富。需注意，部分子宫内膜异位囊肿可能发生恶变，肿块内血流情况有助于鉴别。

【临床评价】经阴道超声对盆腔内小的子宫内膜异位病灶的检出有很大的帮助，超声诊断率可达 85% 以上。但是由于卵巢子宫内膜异位囊肿的声像变化多样，部分与其他附件肿块如卵巢囊腺瘤、畸胎瘤、卵巢单纯性囊肿及附件炎性肿块等有相似的声像图特征，超声检查仍有一定的误诊率。各种回声类型的内膜异位囊肿声像图随月经周期改变亦可有周期性变化。扫查发现可疑子宫内膜异位囊肿时，应密切结合病史、症状、体征等临床资料，鉴别诊断困难时可根据定期复查辅助鉴别。

三、成熟性畸胎瘤

成熟性畸胎瘤（mature teratoma）为最常见的来源于原始生殖细胞的良性肿瘤，多由 2 个或 3 个胚层组织构成，以外胚层为主，又称成熟囊性畸胎瘤或皮样囊肿（dermoid cyst），约占所有卵巢肿瘤的 20%，发生于任何年龄，以生育年龄多见，10% 为双侧卵巢发生。大多没有临床症状，但由于肿瘤成分特殊，活动度大，容易并发蒂扭转而出现相关症状。

【病理】肿瘤呈圆形或卵圆形，大小 5~10cm，单房性，囊壁外侧常为卵巢间质，囊内可包含外胚层（皮肤、神经组织等），中胚层（肌肉、脂肪、牙齿、毛发等），内胚层（黏蛋白、纤毛上皮、甲状腺组织等）。大体标本常见囊内充满皮脂和不等量毛发，囊壁上可见一个或多个圆丘状息肉样突起，称为头节，其切面可见脂肪、软骨、牙齿、平滑肌和纤维脂肪组织（图 8-3-8）。

【超声表现】

1. 二维灰阶　成熟性畸胎瘤病理组织的多样性使其声像表现多样复杂，在超声声像分型中多数属Ⅱ型、Ⅲ型，少数为Ⅳ型、Ⅴ型、Ⅵ型。瘤体包膜完整，囊壁较厚且均匀。其有多种特征性回声，较具特异性的征象有以下几类。

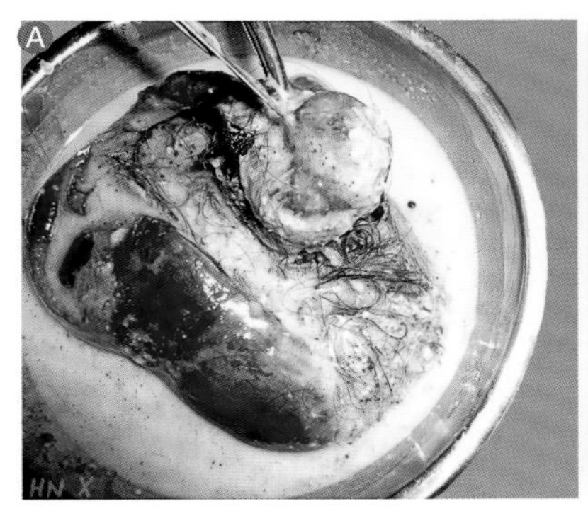
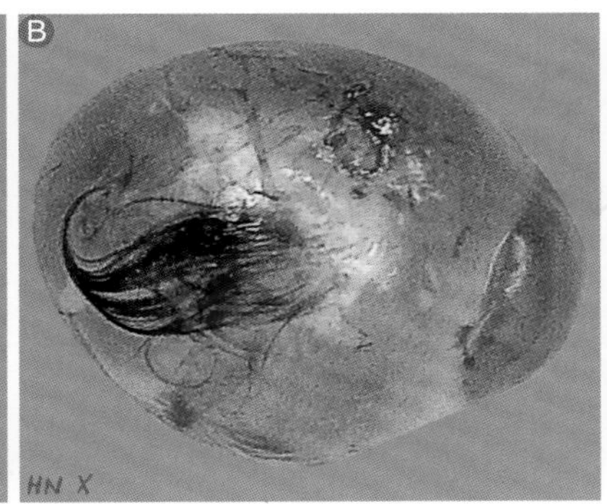
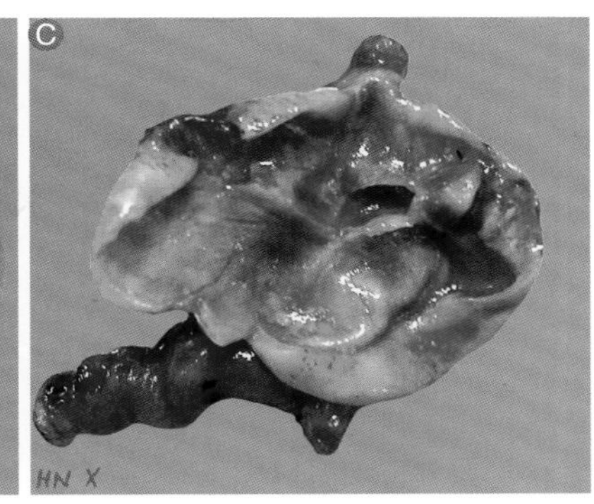

图 8-3-8 ■ 卵巢成熟性畸胎瘤病理标本
A. 标本 1；B. 标本 2；C. 标本 3。

(1)面团征：肿块内含高回声团，圆形或椭圆形，边缘清晰，浮于囊肿内或附于囊壁，肿瘤也可只表现为单个高回声团(图 8-3-9A、B)，高回声团多为脂质和毛发。

(2)壁立结节征：囊肿内壁上可见隆起的强回声结节，可为单个或多个，其后可伴或不伴声影(图 8-3-9C、D)，结节的组织结构常为牙齿或骨组织。

(3)脂液分层征：肿块内高和低回声区之间有一水平分界线，水平线的一侧常为含脂质和毛发成分的均质密集点状高回声，线的另一侧为含水的液性无回声；含脂肪液因比重小而浮在表层，含水和其他成分因比重大下沉于底层，两者之间形成分层界面(图 8-3-9E、F)。

(4)瀑布征或垂柳征：肿块内含实性强回声结节，后方明显回声衰减，似瀑布状或垂柳状(图 8-3-9E、F)。其组织结构上常为大量皮肤组织或骨组织聚集。

(5)杂乱结构征：肿块内含多种回声成分，表现为无回声区内有斑点状、团状强回声，并伴有多条短线状高回声，平行排列，浮于其中(图 8-3-9G、H)。组织学成分也多样，可含有毛发、牙齿、骨组织、钙化及油脂样物。

(6)其他：除以上相对特征性的图像表现外，成熟性畸胎瘤囊肿内部还可表现为星花征、多脂肪球征、指环状强回声或多种回声特征混杂等(图 8-3-10)。

2. 彩色多普勒血流图 绝大多数成熟性畸胎瘤为少血流或无血流信号，即无论瘤内回声如何复杂，瘤体中部甚至包膜上都极难显示血流信号，可据此血流特征区别其他卵巢肿瘤(图 8-3-11)。

3. 易漏诊、误诊的畸胎瘤 虽然畸胎瘤具有以上特征性的声像表现，且肿瘤包膜完整，厚度较均匀，诊断并不困难，但仍有一定的漏诊率、误诊率。部分肿瘤内部回声与肠的回声相似，肿块与周围组织界线不清；或早期瘤体较小，经腹扫查显示困难，是漏诊的常见原因；另外，还有部分病例缺乏典型的畸胎瘤声像表现，可能被误诊为卵巢囊腺瘤、卵巢性索间质瘤、子宫内膜异位囊肿、单纯性囊肿或炎症性积液等，常见误诊图像见图 8-3-12。畸胎瘤内组织以单一胚层来源为主时，如卵巢甲状腺肿、卵巢皮脂腺瘤、卵巢类癌、卵巢神经外胚层肿瘤等瘤体内回声除畸胎瘤特征性征象外，瘤内回声更为杂乱，并且出现较丰富的血流信号，还可记录到低阻力血流频谱，与恶性卵巢肿瘤鉴别困难(图 8-3-13)。

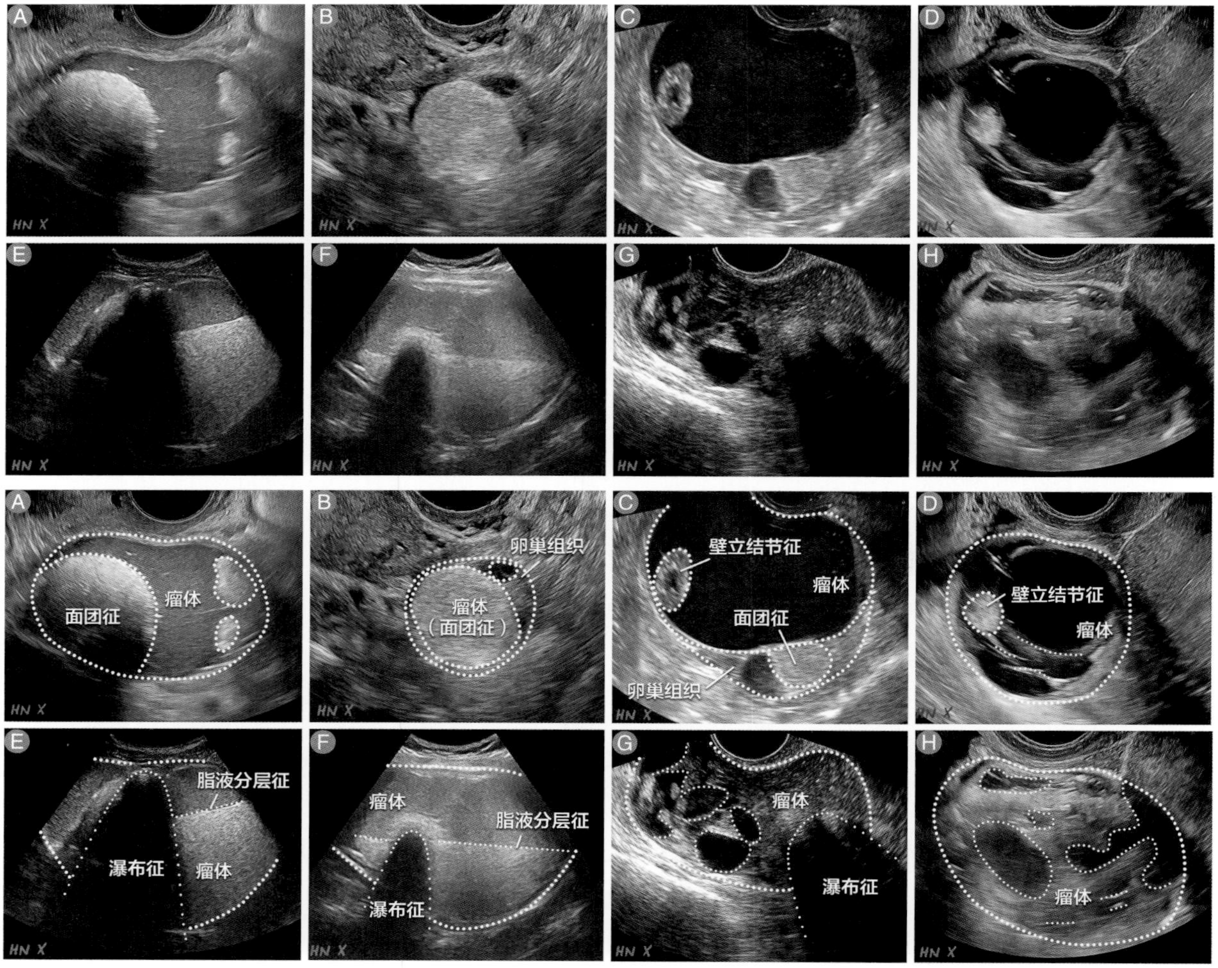

图 8-3-9 卵巢成熟性畸胎瘤多种声像图表现

A、B. 面团征；C、D. 壁立结节征；E、F. 脂液分层征与瀑布征；G、H：杂乱结构征。

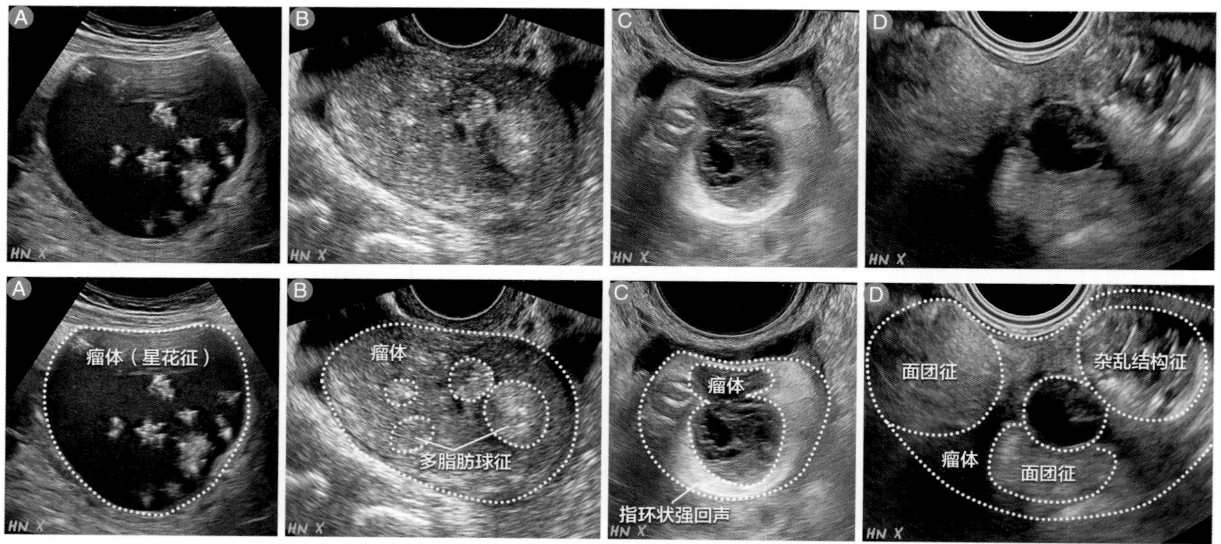

图 8-3-10 卵巢成熟畸胎瘤其他声像图表现

A. 星花征；B. 脂肪球征；C. 指环状强回声；D. 多种回声特征。

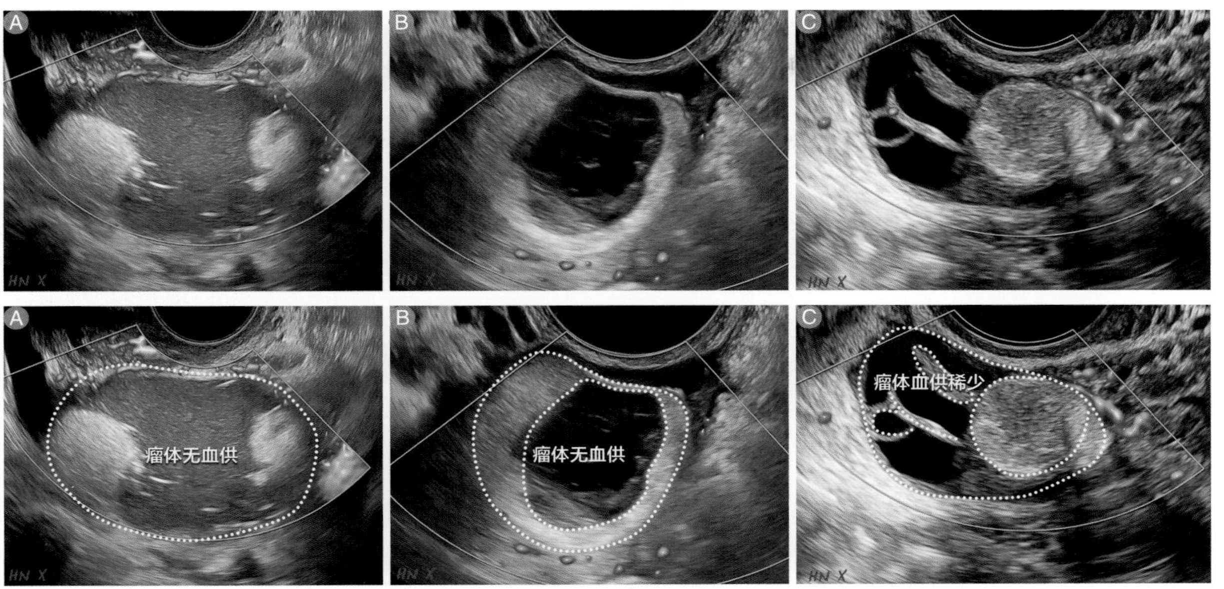

图 8-3-11 ■ 卵巢成熟畸胎瘤血流分布特征

A. 混合回声瘤体；B. 指环状强回声瘤体；C. 面团征瘤体。

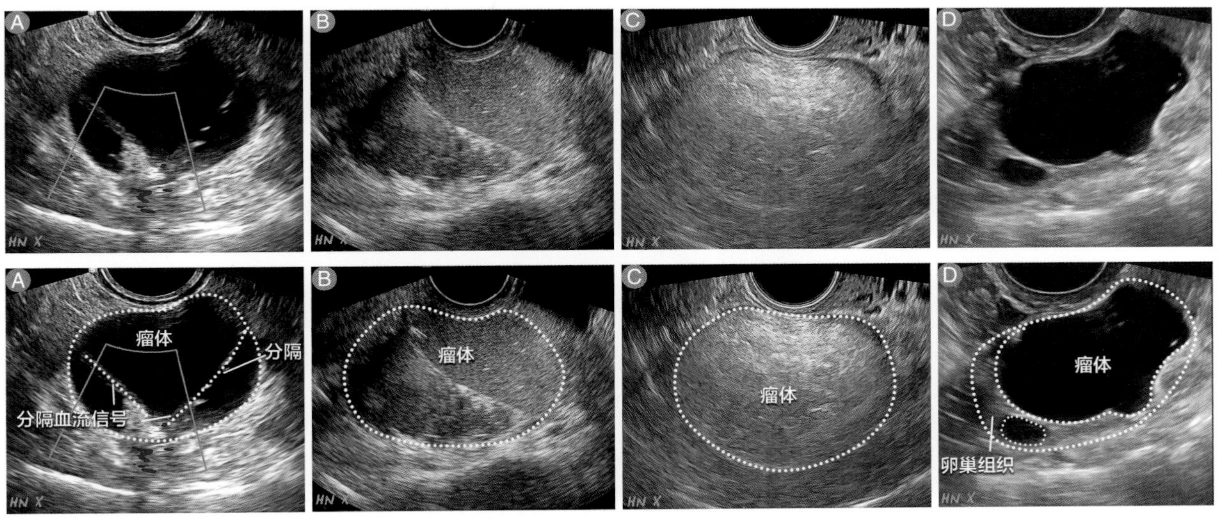

图 8-3-12 ■ 易误诊的卵巢成熟畸胎瘤

A. 易误诊为卵巢囊腺瘤；B. 易误诊为子宫内膜异位囊肿；C. 易误诊为卵泡膜细胞瘤；D. 易误诊为单纯性囊肿或炎性积液。

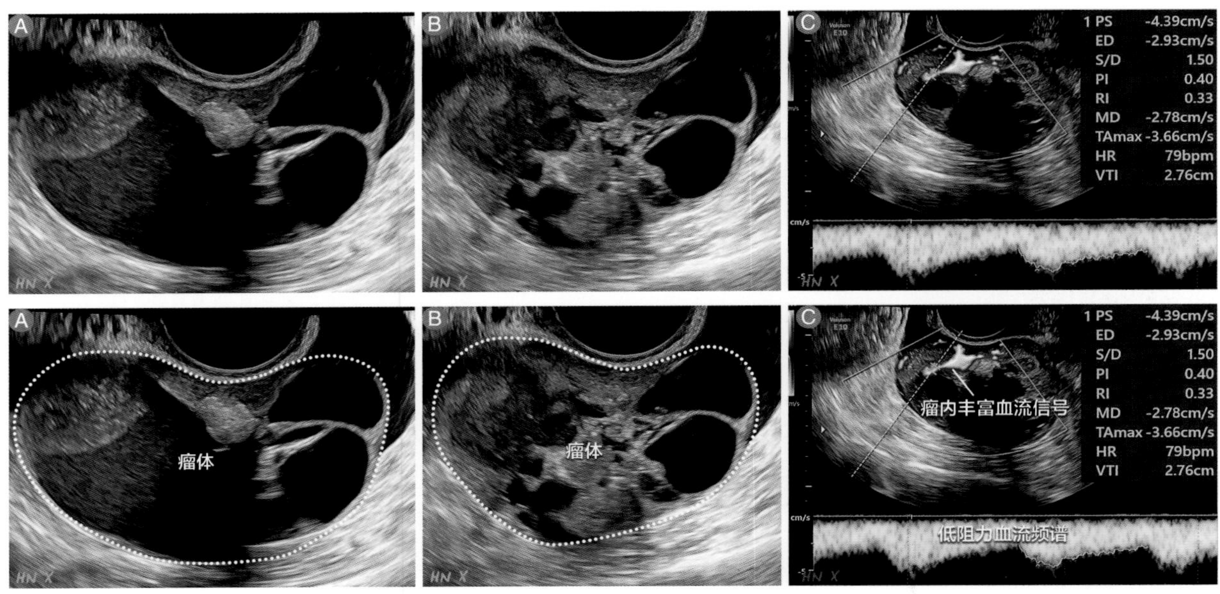

图 8-3-13 ■ 卵巢甲状腺肿

A、B. 不同切面瘤体灰阶图；C. 彩色多普勒血流图与血流频谱。

【**临床评价**】由于畸胎瘤具有特征性的组织学表现，瘤内多种成分的特征性声像使术前超声诊断的准确率达 90% 以上。在行盆腔超声扫查时，强调寻找两侧卵巢，如果能明确显示正常卵巢结构，给予阴性的结论则较有把握，也可防止漏诊。与其他卵巢病变鉴别时需注意几点：①观察肿块包膜，畸胎瘤包膜较厚，在瘤内高回声结构衬托下呈稍低回声；②观察瘤内实性回声结构，其在低回声区内往往独立、清晰、边界清；③CDFI 血流特征，瘤内无或极少血流信号；④在腹部加压观察肿块的整体运动，与周围肠管相鉴别；⑤当畸胎瘤内出现较丰富血流信号，尤其是记录到低阻力血流频谱时应考虑两种可能，一是单胚层畸胎瘤；二是未成熟畸胎瘤（详见本章第四节恶性卵巢肿瘤）。

四、卵巢纤维瘤

卵巢纤维瘤（ovarian fibroma）为来源于卵巢间质组织的良性肿瘤，由纺锤状、卵圆形的纤维细胞组成，产生胶原蛋白。占所有卵巢肿瘤的 4%，多见于中年妇女，单侧多见，双侧发生时应注意一些异常综合征如 Gorlin 综合征。约有 1% 的病例伴发腹水或胸腔积液，称 Meigs 综合征（Meigs syndrome）。

【**病理**】肿瘤为圆形或分叶状，质坚硬，白色，大小中等，表面光滑，切面呈灰白色，镜下大量含胶原纤维的梭形瘤细胞呈编织状排列。

【**超声表现**】声像图上属Ⅵ型，为圆形或椭圆形实性肿块，边界及轮廓清晰，无包膜回声，内部回声似肌瘤，为不均质实性回声，伴栅栏状衰减，后方界线不清，难与带蒂浆膜下肌瘤或阔韧带肌瘤鉴别。瘤体较小时其一侧可见正常卵巢结构。CDFI 在肿块的近场可见少许血流信号，内部血流信号微弱，可记录到低速中等阻力动脉频谱，肿块后部分因声衰减影响，血流不显示（图 8-3-14）。

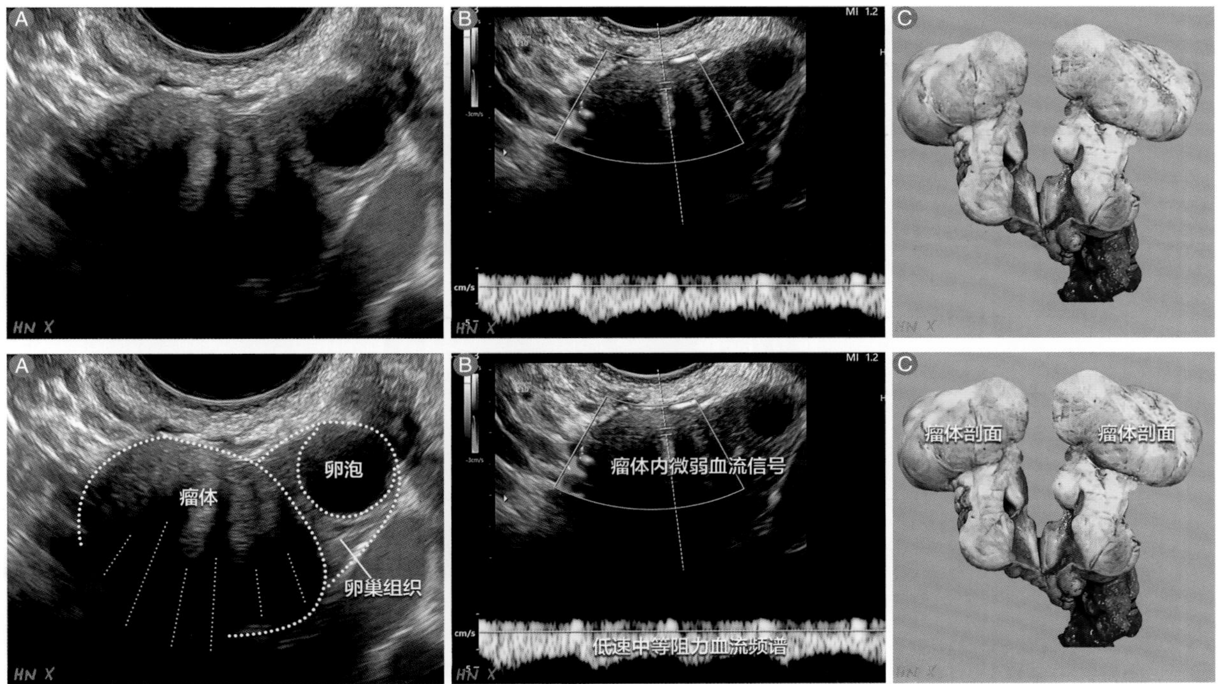

图 8-3-14 ■ 卵巢纤维瘤

A. 灰阶图；B. 彩色多普勒血流图与血流频谱；C. 标本图。

【临床评价】卵巢纤维瘤内部声像表现与浆膜下子宫肌瘤相同，在鉴别上应重点辨别肿瘤与子宫和同侧卵巢的关系，显示双侧正常的卵巢结构时，对排除卵巢纤维瘤有极大的帮助。

五、卵泡膜细胞瘤

卵泡膜细胞瘤（thecoma）为来源于卵巢间质的良性肿瘤，由类似卵巢颗粒细胞的细胞组成，占所有卵巢肿瘤的 1%，大多数为单侧。通常发生于绝经后妇女。因瘤体具有分泌雌激素的功能，常合并子宫内膜增生。

【病理】肿瘤为圆形或椭圆形，大小 5~10cm，实质性，黄色或白色，表面被覆有光泽、薄的纤维包膜，切面实性灰黄色（图 8-3-15C）。镜下瘤细胞呈短梭形，胞质富含脂质呈空泡状，细胞交错排列呈漩涡状，被结缔组织分隔。

【超声表现】声像图上属Ⅵ型，为圆形实性肿块，边界及轮廓清晰，内为密集均匀稍低回声，由于透声性良好，后方回声轻度增强，类似囊性肿物，与子宫内膜异位囊肿的云雾状高回声型极为相似，但没有囊壁结构，内部回声在调大增益后可见轻度栅栏状衰减。部分瘤体表现为实性不均质低回声，内见少许边界较清晰的液性暗区。CDFI 在肿瘤内部可显示散在分布的较微弱的血流信号，记录到低速、中等阻力血流频谱，RI 约为 0.40~0.50（图 8-3-15）。当实性肿块内见大小不等的囊腔，并记录到高速低阻力型频谱时，应注意低度恶性的卵泡膜 - 颗粒细胞瘤。

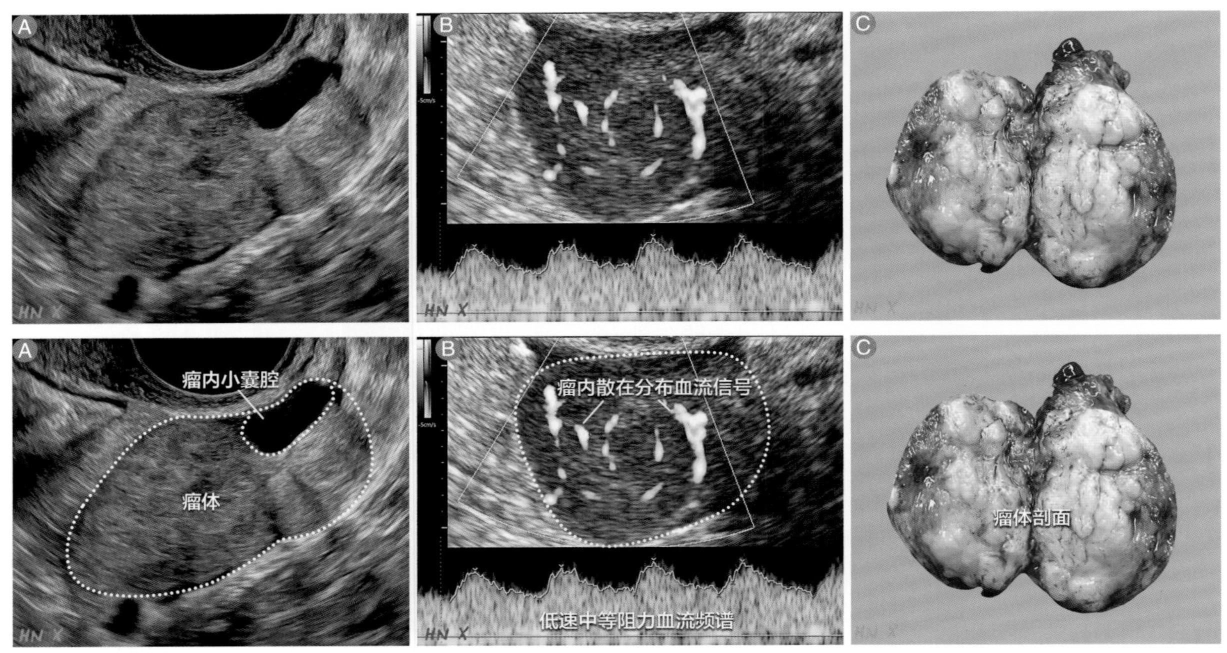

图 8-3-15 ■ 卵巢卵泡膜细胞瘤
A. 灰阶图；B. 彩色多普勒血流图与血流频谱；C. 标本图。

【临床评价】 卵泡膜细胞瘤的二维灰阶图像特征介于实性的纤维瘤和囊性的云雾状高回声型子宫内膜异位囊肿之间，结合彩超有一定的特征性，约有一半病例可以经超声检查诊断。部分病例误诊为子宫内膜异位囊肿、卵巢纤维瘤和浆膜下肌瘤，鉴别的主要依据为：①椭圆形肿块无包膜结构；②瘤体内实性回声轻度衰减；③瘤体内有少许散在血流信号；④同侧卵巢未显示。有功能性子宫出血、子宫内膜增厚者，出现具有以上特征的实性卵巢肿瘤时，应考虑卵泡膜细胞瘤的诊断。

六、卵巢 Brenner 瘤

卵巢 Brenner 瘤（ovarian Brenner tumor）又称纤维上皮瘤，占卵巢肿瘤的 2%~3%，有良性、交界性和恶性三种类型，良性占大部分。

【病理】 良性 Brenner 瘤瘤体直径多数小于 2cm，多为单侧发生，肿瘤呈实质性，切面呈纤维瘤样，灰黄色，有砂粒状钙化。常与囊性卵巢肿瘤如黏液性囊腺瘤、子宫内膜样肿瘤等同时发生，表现为附着在壁上的硬结节，边界清。镜下表现为在丰富的纤维间质内有圆形、界线清楚的上皮细胞巢，间质可见灶性玻璃样变和钙化。

【超声表现】 良性 Brenner 瘤典型的二维灰阶图表现为实性肿块伴重度衰减，使整个瘤体表现为扇形深重声影，呈蛋壳征。当肿瘤与其他囊性卵巢肿瘤并存时，声像图较复杂，可以在囊肿内或囊壁上找到瘤体。CDFI 在瘤体表面和瘤体内均难以检测到血流信号（图 8-3-16）。

【临床评价】 瘤内蛋壳样深重声影与一般纤维瘤实性回声伴衰减不同，也与畸胎瘤内强回声伴声影有差别，可有助于诊断。但有约 1/4 的 Brenner 瘤与其他上皮性肿瘤共存，声像图较为复杂，导致鉴别困难。

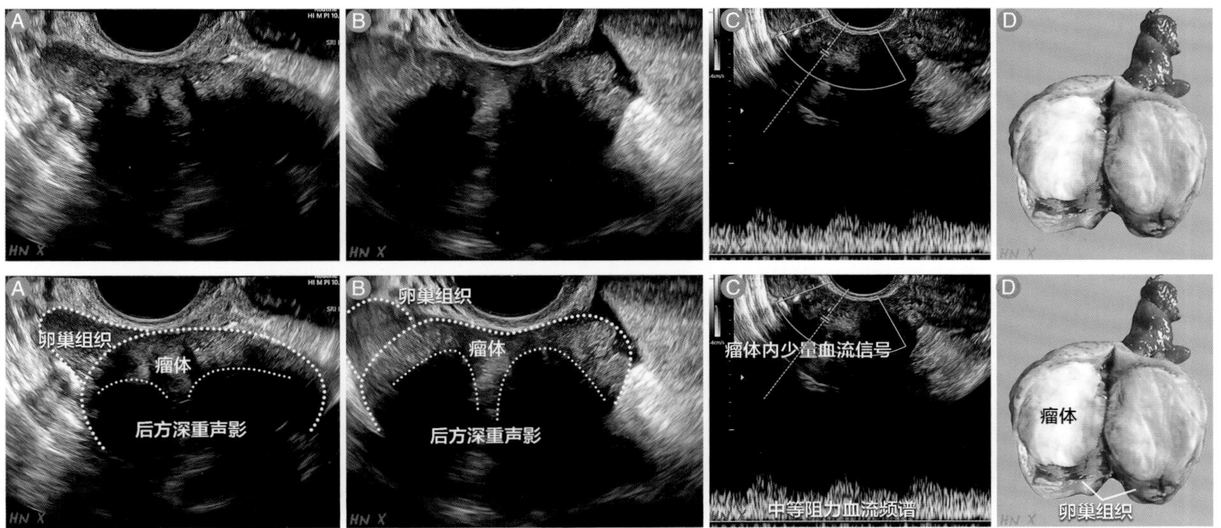

图 8-3-16 卵巢 Brenner 瘤

A. 蛋壳征；B. 深重声影；C. 彩色多普勒血流图与血流频谱；D. 标本图。

第四节 | 恶性卵巢肿瘤

一、卵巢肿瘤的良恶性鉴别

恶性卵巢肿瘤占妇科恶性肿瘤的 25%，在女性致死性癌症中排第 4 位。由于恶性卵巢肿瘤起病隐匿，早期无任何症状，大约 3/4 的病例在发现时已是晚期，而其生存率又取决于发现时的期别和组织学分级，故被喻为“沉默的杀手”（silent killer）。因缺乏特异性的筛查方法，其早期诊断率很低。1990 年，由 Jacobs I 提出的结合超声声像、卵巢肿瘤标志物 CA125 和年龄等指标计算的卵巢恶性肿瘤风险指数（risk of malignancy index，RMI）被广泛应用于预测卵巢恶性病变。但是一个由世界各地多个中心参与的国际卵巢肿瘤评估（International Ovarian Tumor Analysis Approach，IOTA）协作项目自 1999 年起历时 13 年的研究结果提示，由有经验的超声医生获取的卵巢肿块的回声特征是最好的识别卵巢病理类型的方法，CA125 水平并不能为有经验的超声医生对鉴别良恶性提供更多的帮助。由此可见，对卵巢肿瘤声像图的了解是判断恶性卵巢肿瘤最基本的要求。

【临床分期】根据临床、手术和病理结果，恶性卵巢肿瘤采用 2014 年国际妇产科联盟（International Federation of Gynecology and Obstetrics，FIGO）制定的分期标准估计预后和疗效（**表 8-4-1**），超声检查可疑恶性卵巢肿瘤时，可根据病灶及其周围病变粗略判断期别。

【超声表现】恶性卵巢肿瘤种类繁多，组织结构及来源更为复杂，但声像图表现有一定的共性，且各种类型的恶性卵巢肿瘤发展到一定阶段均有相似的声像特征。

表 8-4-1 ■ 原发性恶性卵巢肿瘤的分期（FIGO，2014 年）

分期	定义
Ⅰ期	肿瘤局限于卵巢
ⅠA	肿瘤局限于一侧卵巢，包膜完整，腹水或腹腔冲洗液无恶性细胞
ⅠB	肿瘤局限于两侧卵巢，包膜完整，腹水或腹腔冲洗液无恶性细胞
ⅠC	ⅠA 或ⅠB 期肿瘤，术中播散（ⅠC1）、术前包膜穿破（ⅠC2）、或腹水找到恶性细胞（ⅠC3）
Ⅱ期	一侧或两侧卵巢肿瘤，伴盆腔内扩散
ⅡA	蔓延和 / 或转移到子宫和 / 或输卵管
ⅡB	蔓延到其他盆腔组织
Ⅲ期	一侧或双侧卵巢肿瘤，细胞或组织学证实扩散至盆腔以外腹膜，和 / 或转移至腹膜后淋巴结
ⅢA1	细胞或组织学证实的腹膜后淋巴结转移，ⅢA1（i）：≤ 10mm；ⅢA2（ii）：> 10mm
ⅢA2	显微镜下证实的盆腔以外腹膜转移，伴或不伴淋巴结转移
ⅢB	肉眼可见的盆腔外腹膜转移 ≤ 2cm，有或无腹膜后淋巴结转移
ⅢC	肉眼可见的盆腔外腹膜转移 > 2cm，有或无腹膜后淋巴结转移（包括肿瘤蔓延至肝包膜和脾包膜，无任何实质器官受累）
Ⅳ期	远处转移（不包括腹膜）
ⅣA	胸腔积液找到恶性细胞
ⅣB	实质器官转移和腹腔外器官转移（包括腹股沟淋巴结和腹腔外淋巴结）

1. 二维灰阶 恶性卵巢肿瘤二维灰阶图像错综复杂、形态多样，声像图分类上大多表现为Ⅳ型和Ⅴ型，少数表现为Ⅵ型，极少数为Ⅱ型和Ⅲ型。Ⅳ型多为囊实性，可呈囊性为主或囊实各半，类圆形或椭圆形，形态可不规整，囊壁厚薄不均，内部回声实性与囊性夹杂，无回声的囊腔内有乳头或菜花样实性回声突起；Ⅴ型和Ⅵ型为实性，形态不规整，椭圆形或肾形，包膜大多完整，内部回声杂乱，伴均匀实性或不均匀实性回声，强弱不等，在实性回声中夹有大小不一、类圆形或不规则形的无回声区。除肿瘤本身的表现外，盆腹腔内腹水征是恶性卵巢肿瘤常见的合并征象。

2. 彩色多普勒血流图 肿块的囊壁、囊内间隔上或实性区内可显示丰富的条状、网状或小片状血流信号，此点与良性肿瘤的血管多位于肿块包膜及周边、呈规则排列不同。应用频谱多普勒在肿块内部常可记录到低阻力型动脉血流频谱，RI 常小于 0.40，在肿块边缘部分血流信号较明亮处可记录到较高速血流，收缩期峰值血流速度（peak systolic velocity，PSV）多大于 15cm/s。

【良恶性卵巢肿瘤的鉴别诊断】

1. 临床鉴别 良性与恶性卵巢肿瘤在病史、体征、肿瘤标志物、超声表现上有一定的差别（**表 8-4-2**）。但交界性和早期恶性卵巢肿瘤无论是从病史还是影像学检查上仍然较难判断，需结合手术病理检查确诊。

2. 超声声像图鉴别 恶性肿瘤新生血管生成学说是利用彩超诊断肿瘤良恶性的病理基础。即恶性肿瘤释放血管生成物质，刺激瘤内尤其是肿瘤中心的新生血管生长，后者血管壁缺乏平滑肌，加上瘤内的动静脉吻合、血管湖形成等，使瘤内血流阻力下降、流速增加，可通过彩超检测肿瘤内血流鉴别卵巢肿瘤的良恶性。在不应有血管的区域出现了血流信号，以及检测出高速低阻力血流频谱时，应高度怀疑恶性的可能。

表 8-4-2 ■ 良性与恶性卵巢肿瘤的鉴别要点

鉴别内容	良性肿瘤	恶性肿瘤
病史	病程长，逐渐长大	病程短，迅速长大
体征	单侧多，活动，囊性，表面光滑，一般无腹水	双侧多，实性或半实性，表面结节状，伴腹水，多为血性，可能查到癌细胞
一般情况	良好	逐渐出现恶病质
肿瘤抗原(CA125)	正常	升高
二维灰阶图		
回声类型	Ⅰ型、Ⅱ型和Ⅲ型	Ⅳ型、Ⅴ型和Ⅵ型
肿瘤壁及分隔	边清、壁薄、分隔细而均匀	壁厚薄不均，分隔粗细不均
内部回声	较单纯，无或低回声为主，内壁光滑，实性部分形态规则、边界清晰，或伴声衰减	回声杂乱，囊性与实性区分界不清，实性回声区呈块状不均质，无声衰减
彩色多普勒血流图		
血流分布	无或少量血流，分布在包膜或细隔上	包膜或实质部分血流丰富
血流阻力指数(RI)	>0.40	≤0.40
最大血流速度(PSV)	<15cm/s	≥15cm/s
转移灶	无	腹水征或转移灶

IOTA 推荐应用卵巢肿瘤的 5 个良性声像图特征和 5 个恶性声像图特征作为快速鉴别卵巢肿瘤良恶性的简易法则(**表 8-4-3**)。如果只出现 B 型的声像，考虑为良性；若只出现 M 型的声像，考虑为恶性；两者都有或无，则由专业人员进一步鉴别，此两步超声鉴别法检出恶性卵巢肿瘤的灵敏度为 90%，特异度为 93%。

表 8-4-3 ■ 良性与恶性卵巢肿瘤的超声简易鉴别法(IOTA，2019 年)

良性卵巢肿瘤	恶性卵巢肿瘤
B1　单个囊肿	M1　不均匀实性
B2　含实性成分最大直径<7mm	M2　合并腹水征
B3　含实性成分，伴声衰减	M3　瘤内至少 4 个乳头状突起
B4　多房囊性，分隔光滑，瘤体直径<10cm	M4　不规则多房实性结构，瘤体直径>10cm
B5　无血流信号	M5　丰富血流信号

另外，IOTA 项目组基于 logistic 回归分析创建了恶性卵巢肿瘤的风险预测模型，通过输入相关临床信息和超声声像图特征，可在相关网站上免费计算卵巢肿瘤的恶性风险。模型的变量包括患者

年龄、有无腹水、乳头状突起有无血供、瘤内实性成分最大径线、有无不规则的囊肿内壁以及有无声衰减。

【鉴别良恶性卵巢肿瘤的评价】二维灰阶图联合 CDFI 判断恶性卵巢肿瘤比任何单项指标都具有更高的准确性。统计中山大学附属第一医院近年诊断的卵巢肿瘤病例，有 83.2% 的病例术前获得卵巢肿瘤良恶性的正确判断。IOTA 的研究结论认为，近一半的卵巢肿瘤具有较典型的良性或恶性的声像特征，即使是经验不太丰富的超声医生采用 IOTA 简易判断法也可做出判断，如典型的成熟性畸胎瘤、纤维瘤、晚期的癌肿等。单纯采用肿瘤标志物 CA125 筛查和预测早期卵巢癌灵敏度低，应用超声检查联合 CA125 对绝经后妇女进行卵巢癌筛查，特异度可达 99%。目前可以认为，经阴道超声有可能检测出早期卵巢癌，且优于单纯采用妇科检查和 CA125 检测。

二、常见恶性卵巢肿瘤超声表现

恶性卵巢肿瘤种类繁多，病理结构复杂，部分恶性、交界性或早期恶变的肿瘤在二维灰阶图和 CDFI 上有一定的特点，可以帮助判别其大致类型。但所有种类的晚期癌肿超声表现最后都表现得极为相似，难以判断病理类型。本节将对照病理表现，仅列出临床常见、或超声和临床具有一定特征的种类。以囊实性回声为特征的恶性卵巢肿瘤包括浆液性癌和黏液性癌、未成熟畸胎瘤或成熟性畸胎瘤恶变、子宫内膜样癌或透明细胞癌；以实性肿块为特征表现者包括颗粒细胞瘤、无性细胞瘤、卵黄囊瘤、支持 - 间质细胞瘤、恶性 Brenner 瘤、恶性淋巴瘤、Krukenberg 瘤（Krukenberg tumor）。

（一）浆液性癌和黏液性癌

【临床与病理特征】浆液性癌（serous carcinoma）占恶性卵巢肿瘤的 10%，平均发病年龄为 63 岁，肿瘤标志物 CA125 升高。半数以上为双侧发生，瘤体大小不等，表面光滑或有乳头状物，灰白色，切面为多房，腔内充满乳头，常伴出血坏死，囊液混浊；黏液性癌（mucinous carcinoma）占恶性卵巢肿瘤的 3%~4%，平均发病年龄为 45 岁，单侧多见，瘤体较大，囊壁可见乳头或实质区，质地脆，粗天鹅绒样或乳头状，切面多房，囊液混浊或血性。

【超声表现】

1. 二维灰阶图 肿瘤分化程度越低，声像图上越难以区别浆液性癌和黏液性癌，两者均表现为囊实性肿块。回声类型多为Ⅳ型或Ⅴ型。瘤内回声杂乱，有囊性为主、实性为主，以及囊实混合性回声。囊性为主的肿块囊壁较厚而不均，有粗细不均的分隔，囊液常呈无回声，有囊内出血时呈不均质低回声；实性为主则肿块呈实性块状突起，中部可见大小不等的囊性区，乳头向外生长时则肿块边界难辨（图 8-4-1）。黏液性癌有时具有多隔分房、囊性区内有含黏液的密集云雾状低回声等特征，与浆液性癌有所不同（图 8-4-2）。混合性腺癌也表现为囊实性肿块声像，其肿瘤的实性成分越多，意味着分化程度越低（图 8-4-3）。交界性瘤因恶性程度低，与良性者难以区分（图 8-4-4）。

2. 彩色多普勒血流图 囊腺癌有共同的 CDFI 表现，表现为肿块边缘、间隔上和中央实性区可见丰富血流信号，可记录到低或极低阻力频谱，RI ≤ 0.40，边缘则有较高速血流（图 8-4-1B、图 8-4-2B、图 8-4-3B，▶视频 8-4-1）。

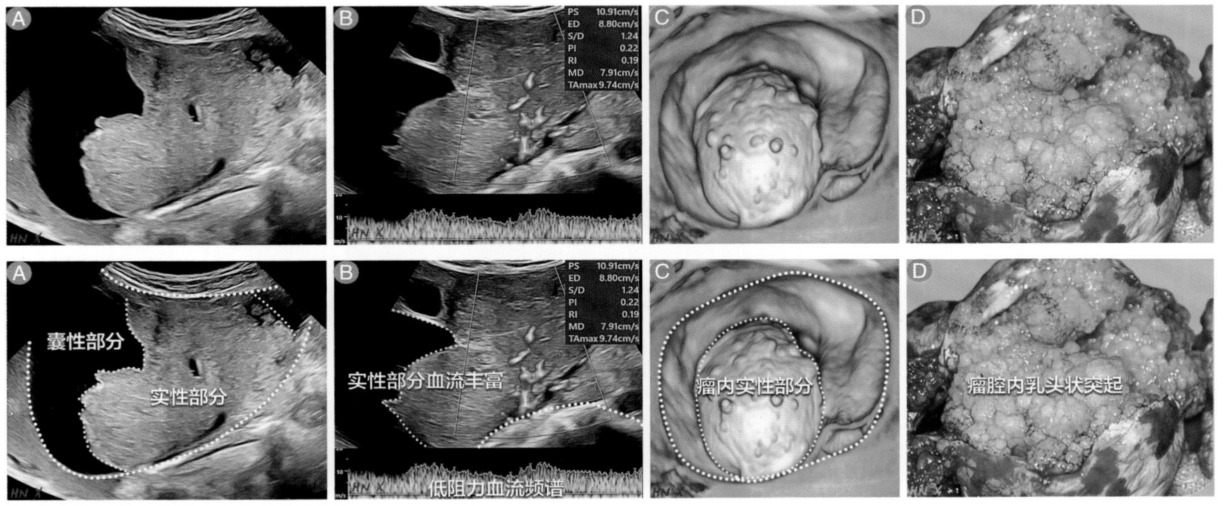

图 8-4-1 ■ 卵巢浆液性癌

A. 灰阶图；B. 彩色多普勒血流图与血流频谱；C. 瘤内三维成像；D. 标本图。

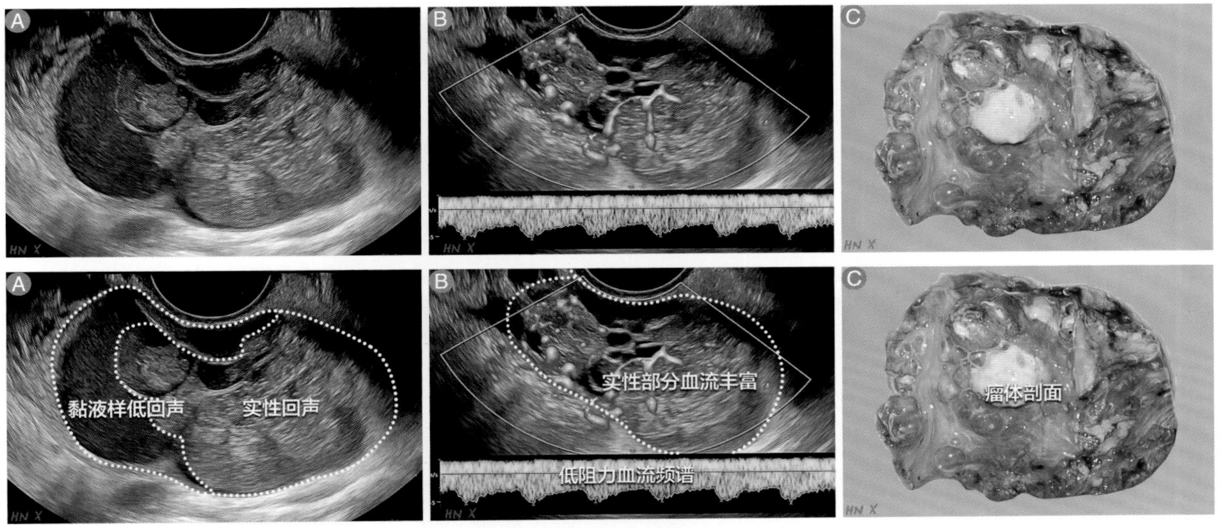

图 8-4-2 ■ 卵巢黏液性癌

A. 灰阶图；B. 彩色多普勒血流图与血流频谱；C. 标本图。

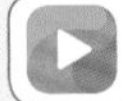 视频 8-4-1 卵巢黏液性癌 

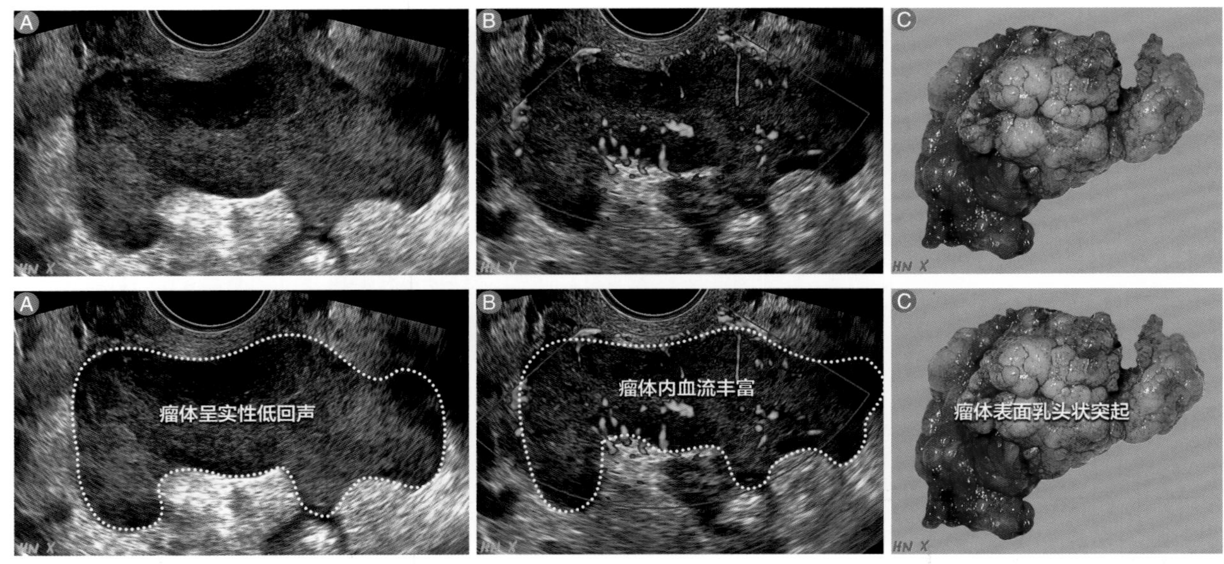

图 8-4-3 ■ 卵巢腺癌

A. 灰阶图；B. 彩色多普勒血流图；C. 标本图。

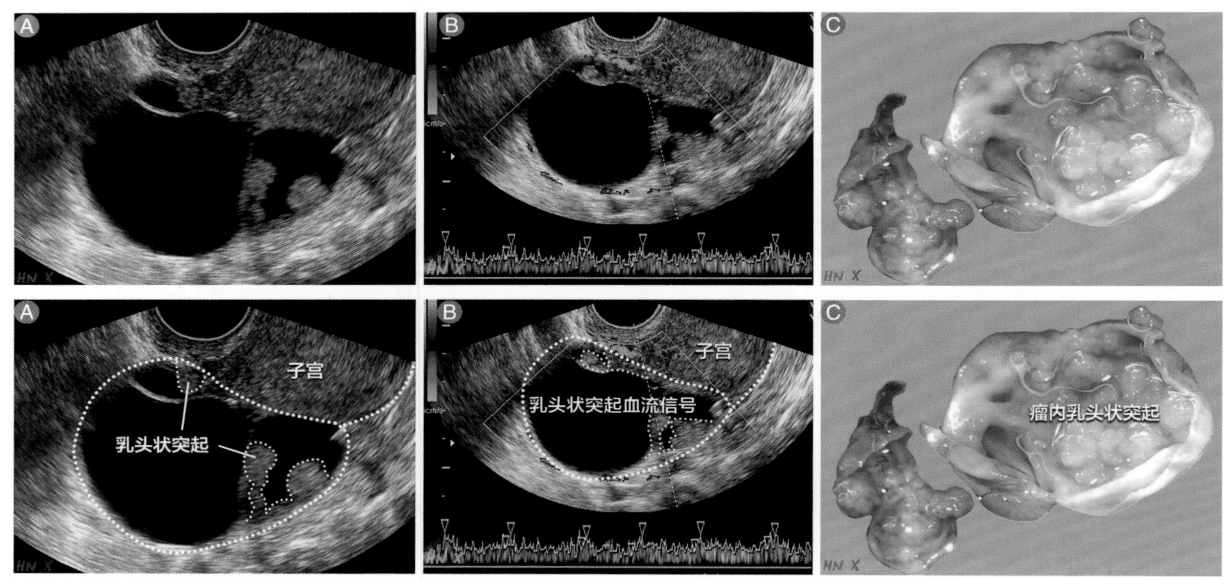

图 8-4-4 ■ 卵巢交界性乳头状囊腺瘤

A. 灰阶图；B. 彩色多普勒血流图与血流频谱；C. 标本图。

（二）子宫内膜样癌与透明细胞癌

【临床与病理特征】卵巢子宫内膜样癌（endometrioid carcinoma）占卵巢恶性肿瘤的 10%~15%，平均发病年龄为 58 岁，42% 的病例有卵巢子宫内膜异位囊肿或盆腔子宫内膜异位症病史，15%~20% 合并子宫内膜癌。瘤体大小不等，表面光滑，切面多为囊性，有乳头生长，囊液多为血性，镜下肿瘤形态类似子宫内膜腺癌，且常并发子宫内膜癌。透明细胞癌（clear cell tumor）占卵巢恶性肿瘤的 6%，平均发病年龄 55 岁，50%~70% 的病例起源于子宫内膜异位症，肿瘤通常为单侧，平均大小 15cm。瘤体为囊实性，大体表现与子宫内膜样癌相似，囊内有淡黄色结节，囊液可为血性，镜下肿瘤细胞由标志性的鞋钉状细胞组成。

【**超声表现**】子宫内膜样癌与透明细胞癌大体病理相似，故两者声像图表现也相近。二维灰阶图上肿块表现与囊腺癌类似，以单房或少房囊性为主，囊内可见磨玻璃样回声，囊壁局部增厚，或囊壁上不规则团块状或乳头状实性成分突出。CDFI 表现为实性成分内可见来自囊壁的供血血管，多普勒频谱呈低阻力型（图 8-4-5、图 8-4-6）。因子宫内膜样癌与透明细胞癌可能来源于子宫内膜异位囊肿恶变，在一半以上的病例中，肿瘤内囊性成分为陈旧性出血，表现为云雾状低回声或磨玻璃样回声，根据病史和此特征，有助于与囊腺癌鉴别。

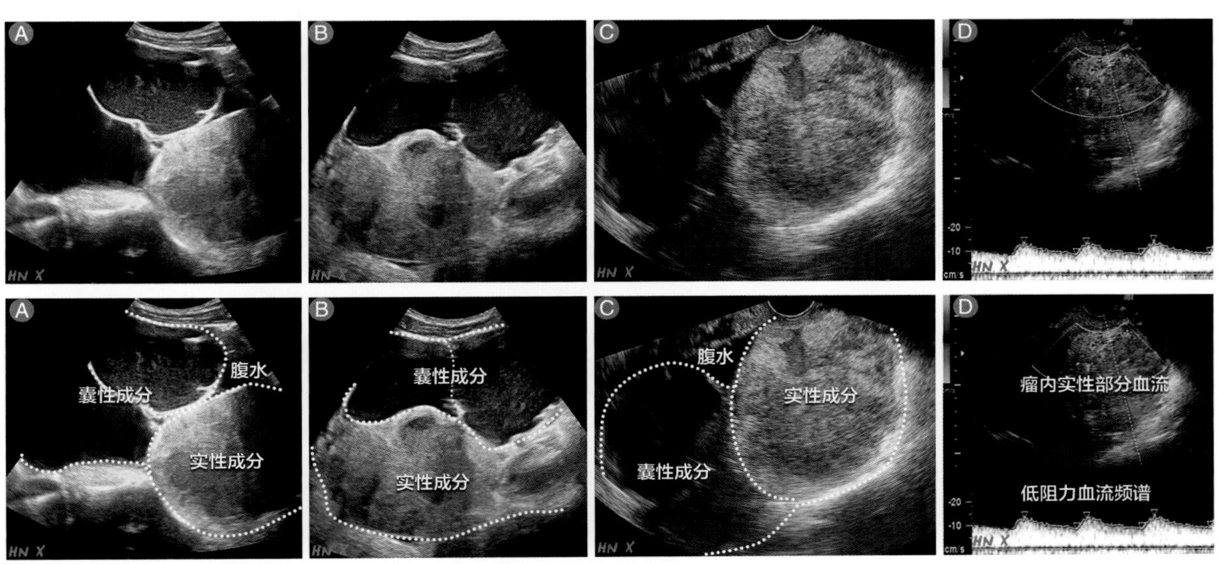

图 8-4-5 ■ 卵巢子宫内膜样癌

A. 瘤体长轴切面；B. 瘤体横切面；C. 经阴道扫查；D. 彩色多普勒血流图与血流频谱图。

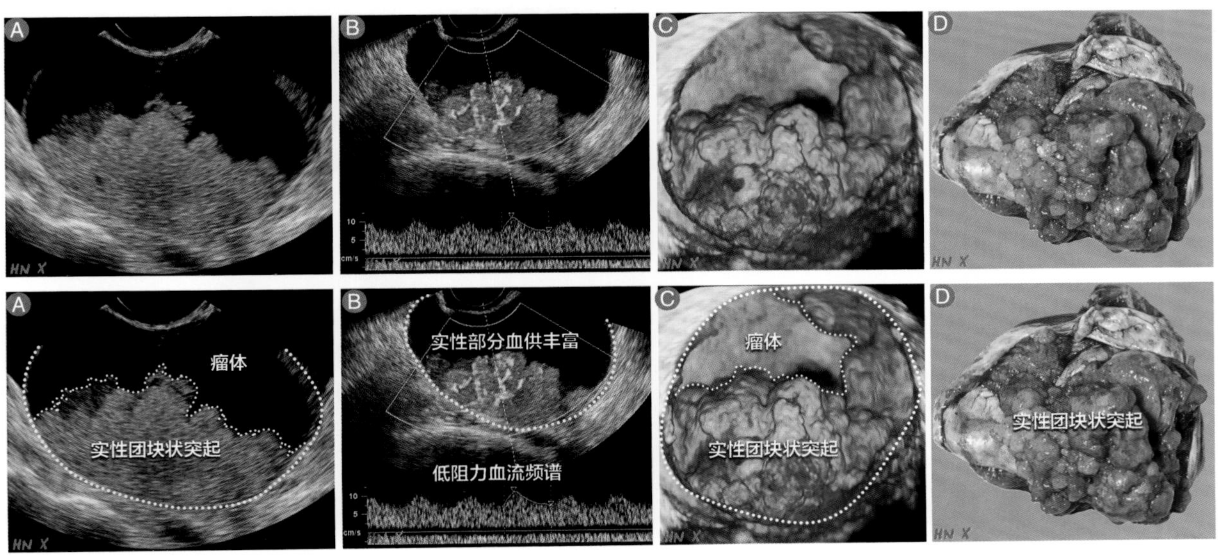

图 8-4-6 ■ 卵巢透明细胞癌

A. 灰阶图；B. 彩色多普勒血流图与血流频谱；C. 瘤内三维表面成像；D. 标本图。

（三）未成熟畸胎瘤和成熟性畸胎瘤恶变

【临床与病理特征】未成熟畸胎瘤（immature teratoma）好发于儿童和青年妇女，较罕见，临床上有甲胎蛋白（α-fetoprotein，AFP）升高的表现。瘤体较大，含有不同数量的未成熟（通常为原始 / 胚胎性神经外胚层）组织，包括最原始的胚状体（图 8-4-7）；成熟性畸胎瘤恶变发生于年龄较大的妇女，恶变成分为癌或肉瘤组织，成熟性畸胎瘤有 1%~2% 发生癌变。

偶见向单一胚层高度分化的单胚层畸胎瘤（monodermal teratoma），如卵巢甲状腺肿、类癌和神经外胚层型肿瘤等。其中，卵巢甲状腺肿相对多见，肿瘤为良性，偶尔有甲状腺功能亢进和腹水；类癌为神经内分泌肿瘤，为低度恶性，可合并类癌综合征；神经外胚层肿瘤很罕见，分化程度低可出现卵巢外转移。

【超声表现】

1. 二维灰阶图　大多表现为卵巢囊实性肿块，其囊性区或实性区内可含有类似成熟畸胎瘤的实性高回声团或多种声像共存的特征，但回声更为杂乱，可出现实性低回声团块（图 8-4-7）。

2. 彩色多普勒血流图　显示瘤内实性区或多或少的血流信号，可记录到低阻力血流，RI ≤ 0.40，回声杂乱和血流信号较丰富可以帮助与成熟性畸胎瘤鉴别，后者瘤内多数难以探及血流信号（图 8-4-7）。

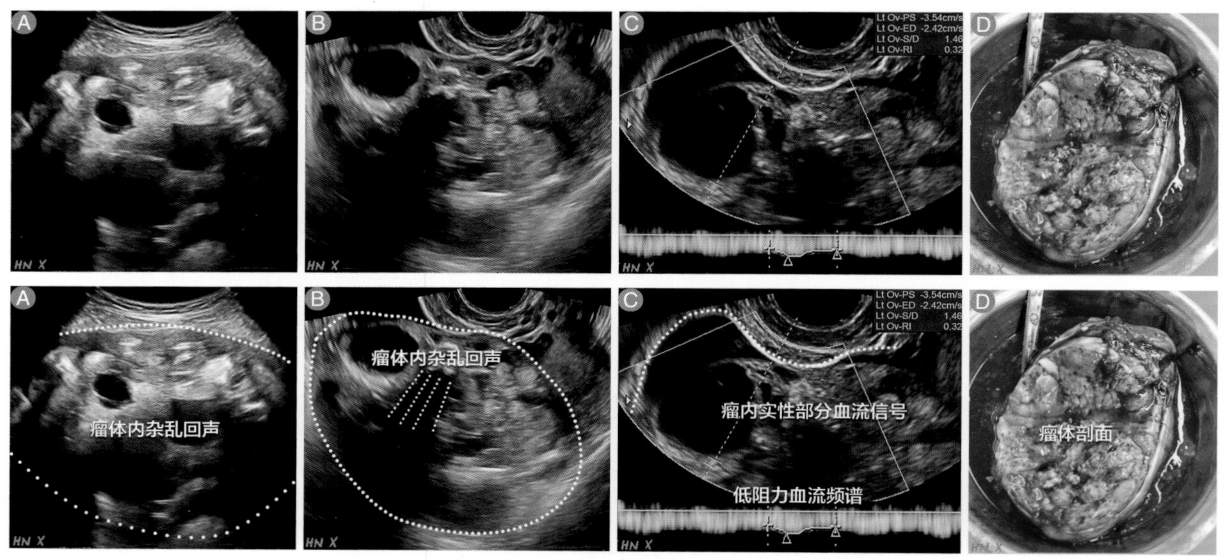

图 8-4-7 ■ 卵巢未成熟畸胎瘤

A. 经腹扫查；B. 经阴道扫查；C. 彩色多普勒血流图与血流频谱；D. 标本图。

3. 单胚层畸胎瘤　卵巢甲状腺肿有良性和恶性两种，良性者可具有较特征的成熟畸胎瘤声像，如高回声团、平行短线状回声等，但瘤内实性区内血流较丰富，可以记录到类似恶性肿瘤的高速、低阻力动脉频谱（图 8-3-13），使其常被判断为恶性；类癌也表现为以实性为主的混合回声，但实性成分回声较高，与液性暗区分界清晰，实质内血流也很丰富，有时可记录到类似恶性肿瘤的低阻力血流频谱。

（四）颗粒细胞瘤

【临床与病理特征】颗粒细胞瘤（granulosa cell tumor）属于低度恶性的卵巢性索间质细胞肿瘤，肿瘤主要由颗粒细胞组成，常伴有数量不等的成纤维细胞和卵泡膜细胞，是一种功能性肿瘤，3/4 以上有雌激素活性，可合并不规则阴道流血等临床症状。单侧多见，瘤体多为实性和囊实性，体积大小不等，圆形或椭圆形，有包膜，剖面组织呈黄色或褐色，质脆易碎，可有单个或多个囊腔（图 8-4-8D）。

【超声表现】二维灰阶图上肿块呈实性不均质回声，不伴声衰减，实性成分内可见单个或多个椭圆形无回声区（图 8-4-8A、B）。幼年型颗粒细胞瘤以实性回声为主。瘤体内部血管扩张明显，血流阻力下降，CDFI 表现为肿瘤内实性部分血流异常丰富，呈低阻高速型（图 8-4-8C）。常合并子宫内膜增厚，子宫增大，肌层血流信号增加。

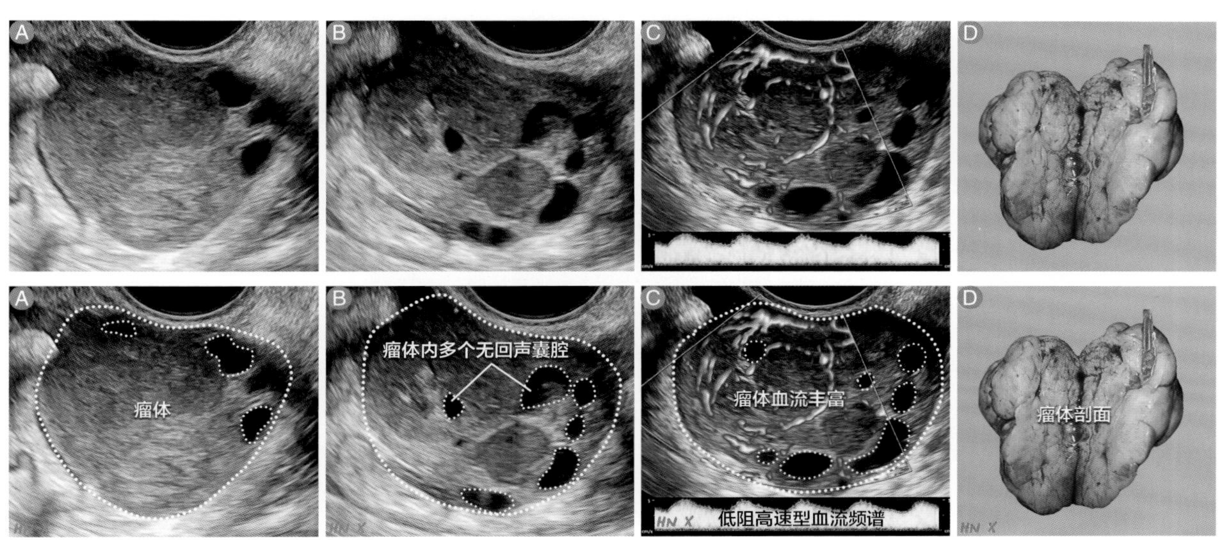

图 8-4-8 ■ 卵巢颗粒细胞瘤

A、B. 不同切面灰阶图；C. 彩色多普勒血流图与血流频谱图；D. 标本图。

（五）无性细胞瘤

【临床与病理特征】无性细胞瘤（dysgerminoma）属于中等恶性的原始生殖细胞肿瘤，由没有特定分化的细胞构成，占卵巢恶性肿瘤的 1%~2%，几乎只发生于青春期及青年女性。肿瘤含滋养细胞时可出现 β-hCG 升高，肿瘤对放疗敏感，预后较好。瘤体中等大小，实质性，单侧多见，触之如橡皮样，切面分叶状，淡棕色（图 8-4-9C）。镜下肿瘤细胞呈圆形或多角形，核大、胞质丰富，呈片状或条索状排列，由少量纤维组织分隔。

【超声表现】肿瘤形状较规则，边界较清晰，内为实质性不均质稍低回声，无声衰减，瘤体中部可见树枝状稍高回声分隔，将实性肿瘤组织分隔成小叶状高、低不等回声区（图 8-4-9A）。彩色多普勒血流图显示瘤内血管主要分布于稍高回声的分隔上，血流频谱呈高速低阻力型（图 8-4-9B）。

（六）卵黄囊瘤

【临床与病理特征】卵黄囊瘤（yolk sac tumor），以往称内胚窦瘤，是卵巢原始生殖细胞恶性肿瘤，具有上皮和间质等多向分化特性，恶性程度高；60% 为单侧，发病平均年龄为 18 岁；血清 AFP 浓度增高，可与畸胎瘤或无性细胞瘤并存。瘤体包膜完整光滑，切面呈灰黄色，大部分为实质性，组织脆，常有出血、坏死和囊性变，实质部分中可见形态不规则、大小不等的囊腔，含胶状囊液（图 8-4-10D）。早期即可发生转移，预后差。

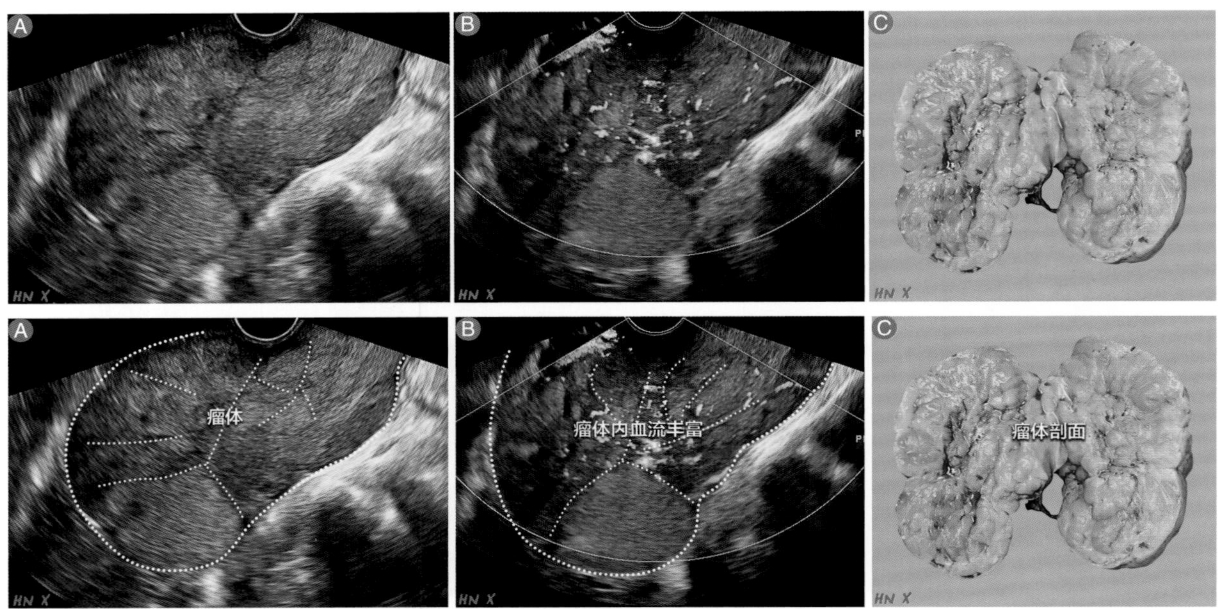

图 8-4-9 ■ 卵巢无性细胞瘤

A. 灰阶图；B. 彩色多普勒血流图；C. 标本图。

【超声表现】二维灰阶图上肿块表现为以实性为主的囊实性结构，瘤体较大，实性部分为较均质的等回声或稍低回声，内见大小不一、边界清晰的囊腔散在分布，CDFI 表现为肿块实性回声区内血流信号非常丰富，血流阻力很低（图 8-4-10）。

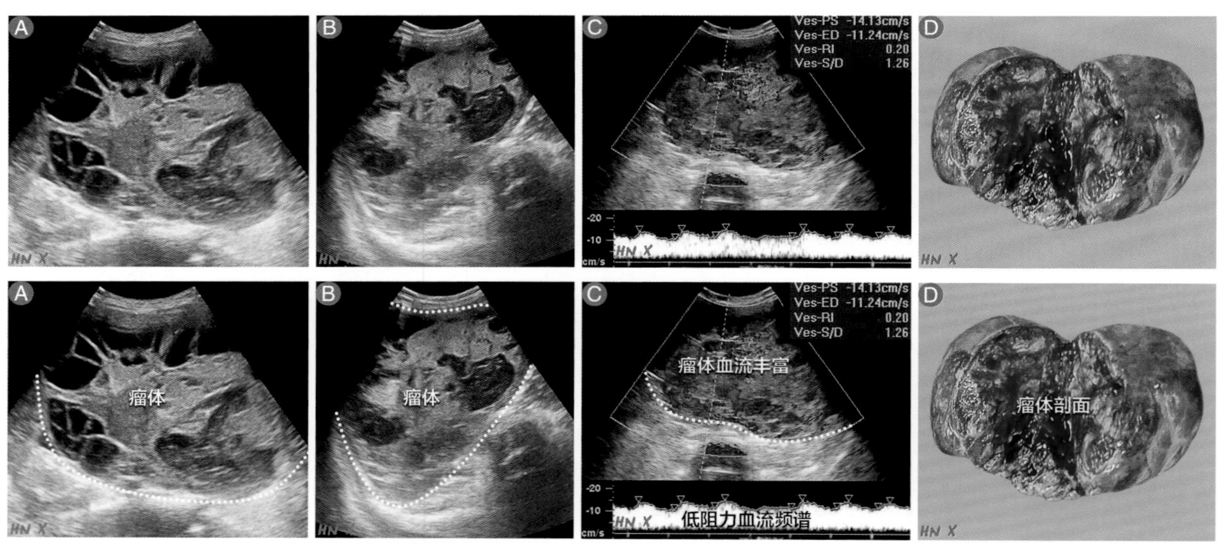

图 8-4-10 ■ 卵巢卵黄囊瘤

A、B. 灰阶图；C. 彩色多普勒血流图与血流频谱图；D. 标本图。

（七）支持 - 间质细胞瘤

【临床与病理特征】支持 - 间质细胞瘤（Sertoli-Leydig cell tumor）属于混合性索间质肿瘤，又称男性母细胞瘤、睾丸母细胞瘤，罕见。瘤体较小，实性或囊实性，表面光滑（图 8-4-11D），有时呈分叶状，切面灰白色，镜下为不同分化程度的支持细胞及间质细胞。一半病例出现男性化表现。

【**超声表现**】二维灰阶图上肿瘤呈椭圆形，边界清晰，内为实性较密集均匀的中等回声，或不均质回声伴点状强回声，CDFI 可显示瘤内血流较丰富（图 8-4-11）。

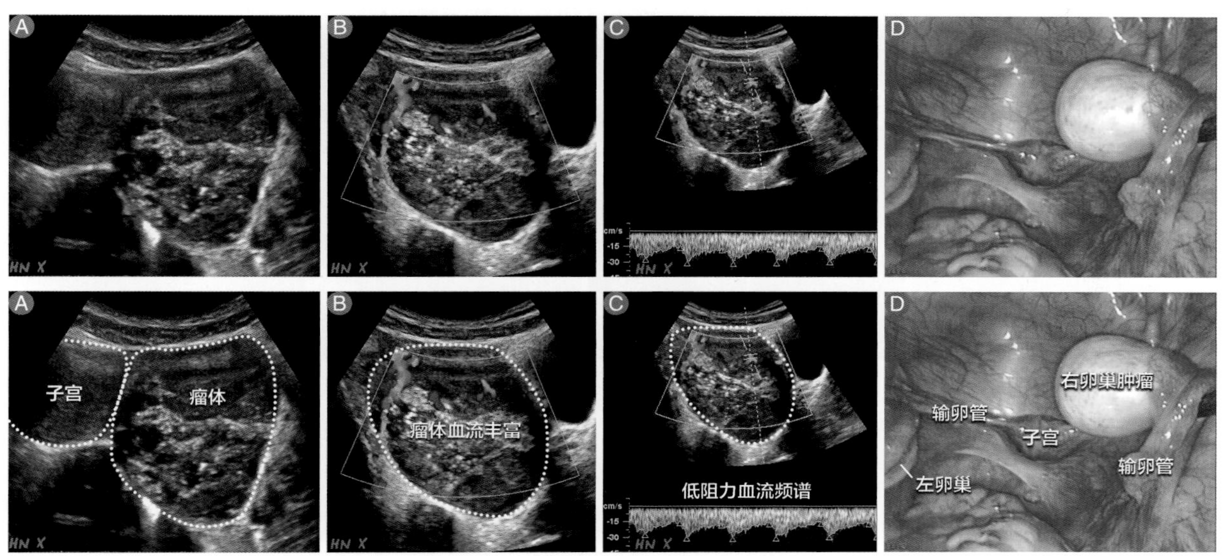

图 8-4-11 ■ 卵巢支持 - 间质细胞瘤

A. 灰阶图；B. 彩色多普勒血流图；C. 血流频谱图；D. 腹腔镜观。

（八）卵巢恶性淋巴瘤

【**病理**】原发性卵巢淋巴瘤（primary ovarian lymphoma）非常罕见，病变局限于卵巢，外周血及骨髓无任何异常细胞；继发性卵巢淋巴瘤多数为全身淋巴瘤的一部分，或是邻近淋巴结或器官的恶性淋巴瘤扩散或浸润。卵巢淋巴瘤表面光滑，呈结节状，质韧，剖面灰白或乳白色，呈鱼肉或脑组织状，半数以上病例双侧卵巢受累。

【**超声表现**】双侧卵巢对称性增大，呈较均质实性等或低回声，其内血流信号丰富，可记录到低阻力血流频谱（图 8-4-12）。发现卵巢低回声实性肿块后，应常规扫查腹腔及其他脏器有无淋巴瘤病灶。

（九）卵巢转移瘤

【**病理**】体内任何部位的原发性癌均可能转移至卵巢形成卵巢转移性肿瘤（metastatic ovarian tumor），占卵巢肿瘤的 5%~10%，大多累及双侧卵巢，病灶表现为多发性结节，镜下可见原发肿瘤的形态特征。常见的卵巢转移癌为 Krukenberg 瘤，为含明显印戒细胞成分的黏液性腺癌，占所有卵巢肿瘤的 3%~4%，大多来自胃肠道，肿瘤大小不等，表面光滑、结节状，切面实性，可见灶性黏液样区，伴出血坏死（图 8-4-13D）。镜下肿瘤细胞为黏液细胞，胞质内富含黏液，细胞核被黏液挤向一侧而贴近胞膜呈半月形，形成印戒细胞，间质内可有黏液，形成黏液湖。

【**超声表现**】

1. Krukenberg 瘤　双侧卵巢增大，呈肾形，无明显包膜结构，但边界清晰，瘤体呈实性不均质稍高回声，伴少许声衰减，其内散在大小不等的液性暗区；CDFI 显示瘤内血流丰富（图 8-4-13）。可在盆腹腔其他部位扫查到边界不清、有相似回声的肿块，合并腹水。

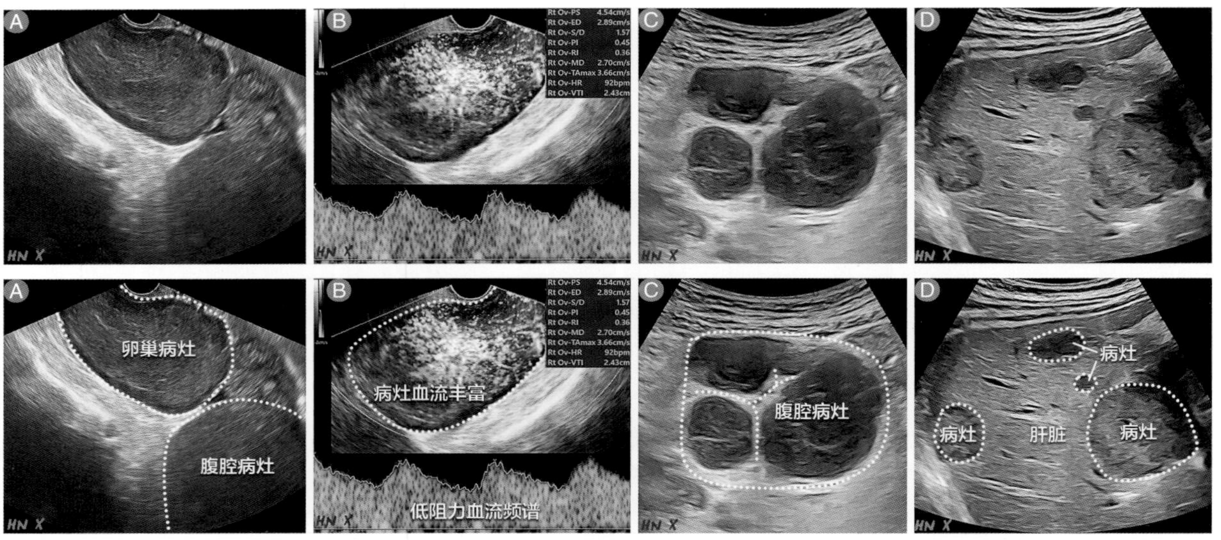

图 8-4-12 ■ 侵袭性 B 细胞性淋巴瘤

A. 卵巢病灶；B. 卵巢病灶血流及频谱；C. 腹腔内病灶；D. 肝脏内病灶。

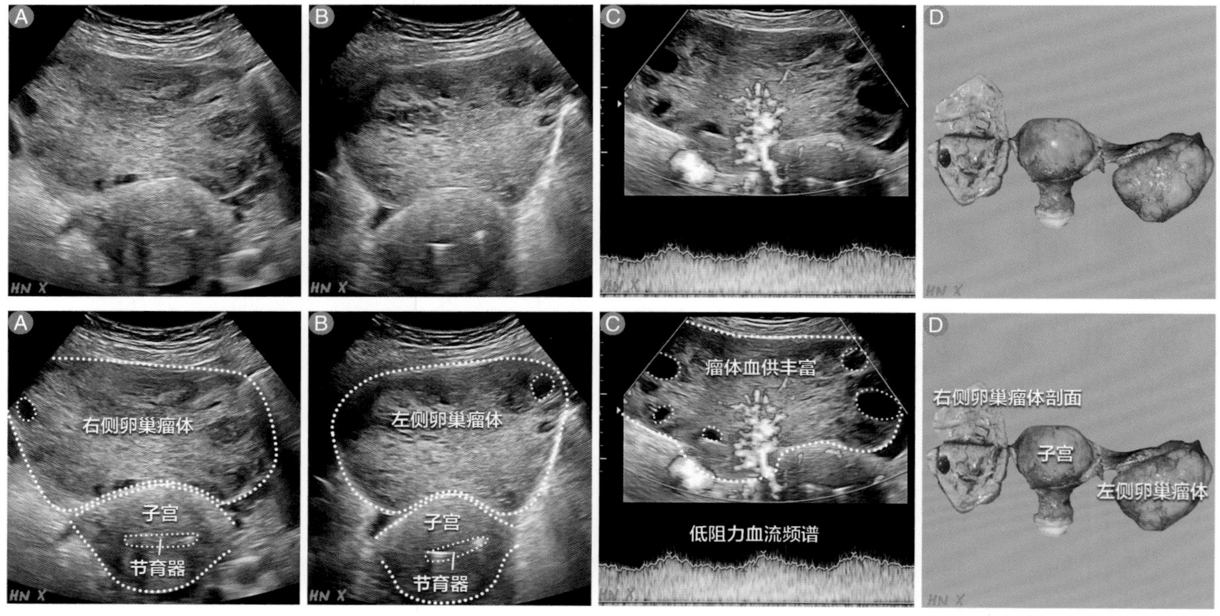

图 8-4-13 ■ 双侧卵巢 Krukenberg 瘤

A. 右侧；B. 左侧；C. 彩色多普勒血流图与血流频谱图；D. 标本图。

2. 恶性卵巢肿瘤复发 卵巢癌术后或化疗后需注意复发或残存癌，经腹扫查对盆腹腔内较小的复发或残存癌常不灵敏，经阴道扫查能够清晰地显示阴道残端及其周围的病变。癌肿常表现为不均质低回声结节，形状不规则，边界欠清，病灶稍大时 CDFI 可在瘤内显示低阻力的血流信号(图 8-4-14)，借此可与阴道残端血肿或机化鉴别。腹膜局限性增厚应考虑为卵巢肿瘤种植，周围器官侵犯时局部出现低回声肿块，边界不清。复发癌常与腹水并存，早期少量腹水的检出有助于诊断。

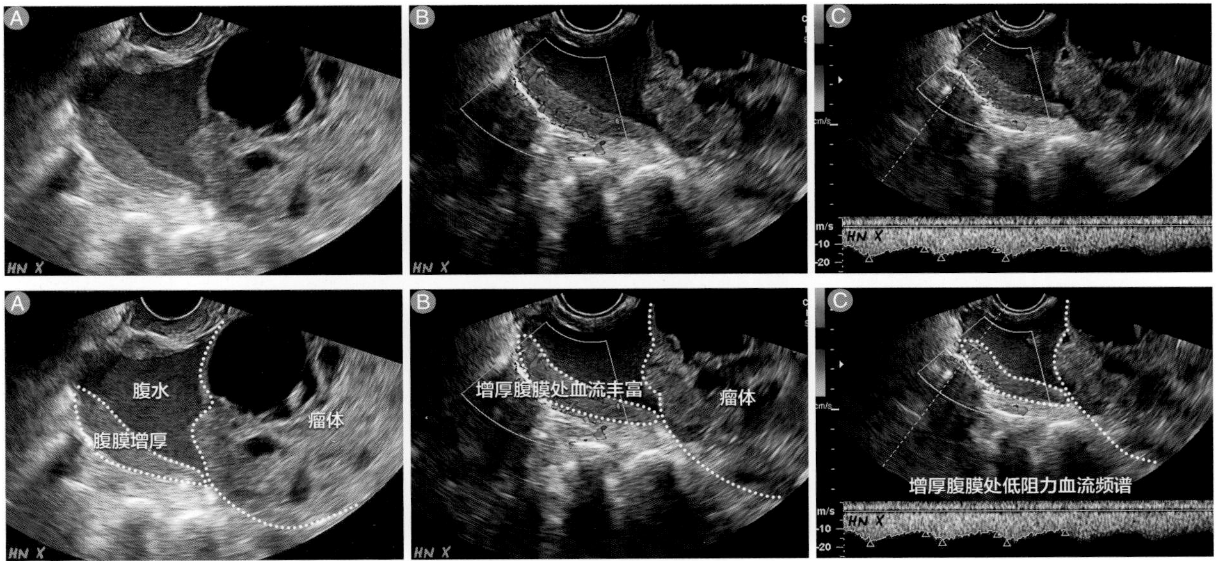

图 8-4-14 ■ 卵巢腺癌复发腹膜种植

A. 灰阶图；B. 彩色多普勒血流图；C. 血流频谱图

【鉴别诊断】卵巢转移性肿瘤需与其他位于盆腔的来源于卵巢以外的恶性肿瘤鉴别。胃肠道、大网膜和腹膜后组织来源的恶性肿瘤也可表现为与卵巢肿瘤回声相似的盆腔肿瘤，如实性回声的腹膜后纤维瘤声像与卵巢纤维瘤相同；混合性回声的直肠癌肿块与卵巢囊腺癌相似；胃肠道来源的黏液腺癌与卵巢黏液性癌难以分辨(图 8-4-15)。单纯根据肿块内部回声特点不能与原发的卵巢肿瘤鉴别，需特别仔细寻找双侧卵巢，若正常卵巢结构可清晰显示，再仔细询问相关的病史，应不难鉴别。

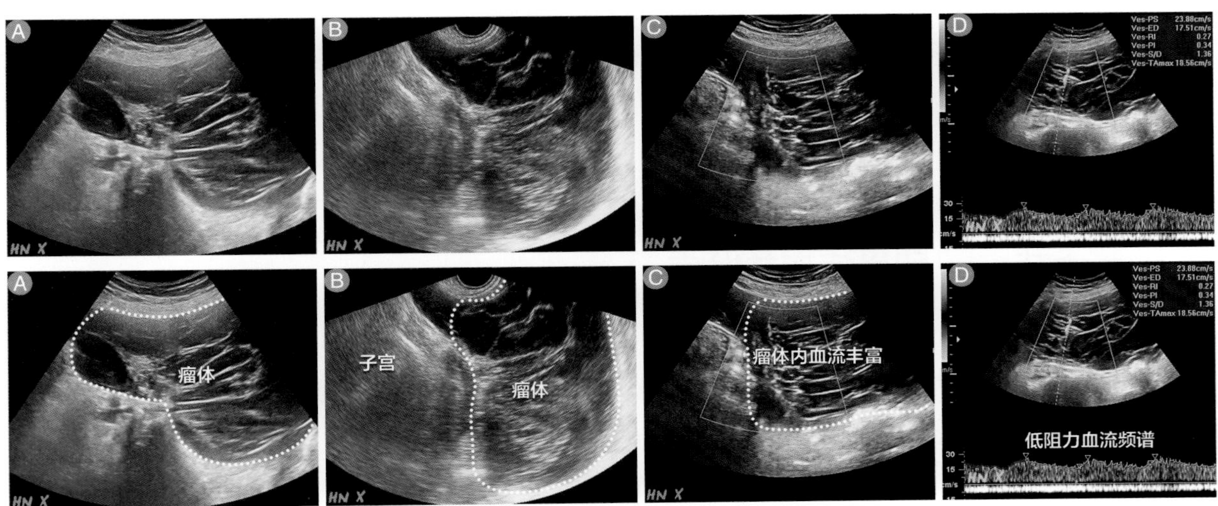

图 8-4-15 ■ 阑尾黏液腺癌卵巢转移

A. 经腹扫查；B. 经阴道扫查；C. 彩色多普勒血流图；D. 血流频谱图。

第五节 | 青少年卵巢肿瘤

青少年卵巢肿瘤的发病率相对较低，青春期卵巢开始发育并逐渐成熟，此期间卵巢生长活跃，容易发生肿瘤。笔者医院的资料显示，15~19 岁年龄段病例数约为 0~9 岁年龄段的 16 倍，且卵巢肿瘤的恶性比例较高，占 18.2%。

1. 好发种类 与生育年龄妇女卵巢肿瘤的好发种类不同，青少年卵巢肿瘤无论恶性还是良性，均以生殖细胞肿瘤为主，其次是上皮性肿瘤。恶性肿瘤中主要为未成熟畸胎瘤，而成人恶性卵巢肿瘤 90% 以上为上皮性肿瘤，青少年恶性上皮性肿瘤是以恶性程度较低的交界性肿瘤为主，预后相对较好。

2. 恶性肿瘤特征 青少年恶性卵巢肿瘤一般体积较大，有报道以肿瘤大于 80mm 作为判断肿瘤良恶性的截断值，笔者所在医院资料也得到了类似的结果，并发现肿瘤内部回声特点与其良恶性亦有密切关系，囊性回声类型绝大部分为良性肿瘤，而实性回声类型则大部分为恶性肿瘤。虽然混合性回声类型的肿瘤大多数为良性，但仍有可能是恶性，需结合 CDFI 鉴别，绝大多数恶性肿瘤实性成分可见较丰富血流信号，而良性肿瘤内无明显血流信号或仅周边见少量血流信号，结合 CDFI 可提高肿瘤良恶性的诊断率。

3. 合并征象 青少年卵巢肿瘤就诊病例中，肿瘤扭转、出血占一定比例，其声像表现复杂，良恶性鉴别诊断困难。另外，卵巢性腺细胞瘤可导致两性畸形。

> **注意：虽然青少年卵巢肿瘤发病率较低，但恶性比例较高，实性回声肿块绝大多数为恶性，病理类型主要为生殖细胞肿瘤，恶性上皮细胞肿瘤以交界性肿瘤为主，相对成人恶性度低，预后好。术前超声检查可较正确评估青少年卵巢肿瘤的良恶性，对临床治疗方案的选择具有重要的指导意义。**

第六节 | 卵巢病变并发症

卵巢病变中，除发生恶性卵巢肿瘤特有的腹水、肿瘤转移、恶病质等并发症外，在特定情况下还会发生卵巢、卵巢肿瘤蒂扭转（附件扭转），囊肿破裂，瘤内出血等。这些并发症导致一部分无症状的卵巢病变转变为需紧急手术处理的妇科急诊。此类并发症的共同临床特征为突发下腹痛，伴恶心、呕吐，偶有发热，白细胞增高；妇科检查可扪及张力大的包块，压痛明显；囊肿破裂时肿块张力低，边界不清；合并肿瘤出血时腹膜刺激征更明显，红细胞计数减低；大多数有跳跃、活动、排便或撞击史。出现相关症状时，应排除与妊娠相关的急腹症。超声检查是重要的诊断和鉴别诊断手段。

一、卵巢及卵巢肿瘤扭转

【临床与病理特征】较大的附件肿块如卵巢肿瘤或瘤样病变、增大的卵巢、肿胀的输卵管等由于快速的体位改变可发生急性或慢性扭转，扭转的蒂部由输卵管、卵巢系膜和卵巢固有韧带组成。发生扭转时，卵巢及附件肿块沿蒂部完全或部分扭转，瘤体及卵巢血供减少，静脉及淋巴回流受阻，瘤体淤血、水肿，并急剧增大，继而动脉血流受阻，肿瘤发生坏死变为紫黑色，易破裂及继发感染。此并发症好发于蒂部较长、活动度良好、中等大小、密度不均（重心偏于一侧）的卵巢病变，如卵巢畸胎瘤内含有毛发、油脂、牙齿、骨片等组织，体位急剧改变时瘤体容易失衡发生扭转。妊娠合并卵巢肿瘤时，孕中期肿瘤可随增大的子宫升入腹腔，也容易并发扭转；妊娠晚期子宫充满整个腹腔，肿瘤活动空间小，扭转少见；产后子宫缩小，腹腔空间增大，也可能发生扭转。部分小于 360° 的不完全扭转可以自动复位。

【超声表现】

1. 卵巢肿瘤蒂扭转　除原发病灶的瘤体特征外，还出现肿瘤与子宫之间的扭转蒂部的“麻绳状”低回声。蒂部扭转程度不同，“麻绳”的螺旋数量不同；肿块包膜由于充血水肿，常表现为增厚、回声降低。CDFI 显示蒂部“麻绳”处有无血流信号可反映扭转程度和轻重、有无导致瘤体缺血。扭转圈数多、时间较长时，原发病灶的肿瘤内出现坏死、出血，使得内部回声杂乱，其内部及包膜均无血流信号（图 8-6-1）。

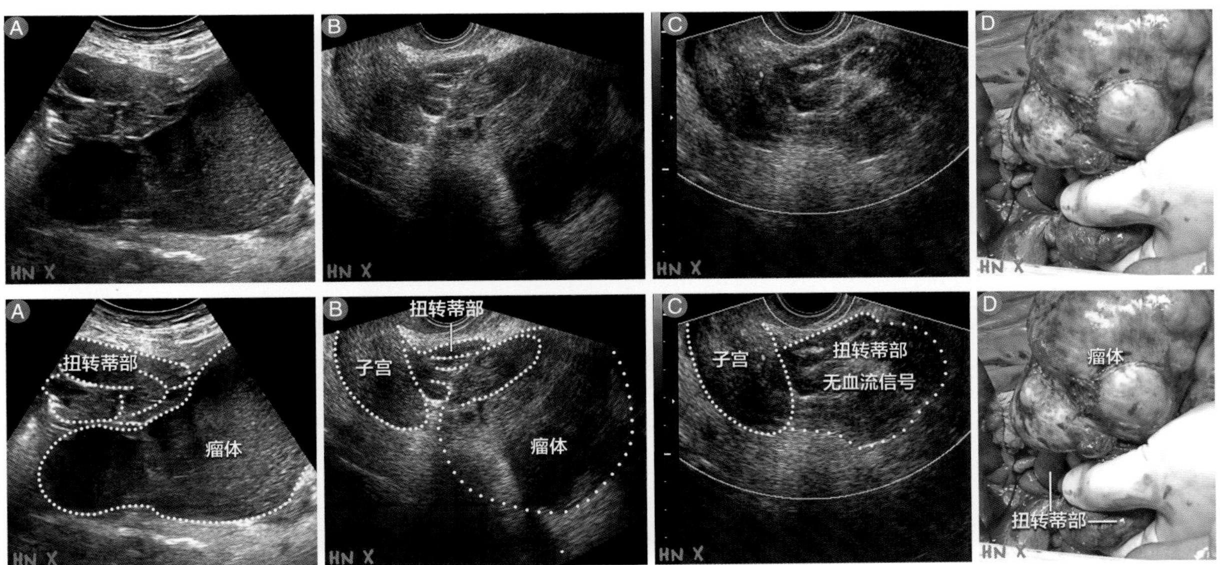

图 8-6-1 ■ 卵巢肿瘤蒂扭转

A. 经腹扫查；B. 经阴道扫查；C. 彩色多普勒血流图；D. 手术所见。

2. 卵巢扭转　腹痛侧的卵巢增大，卵巢内结构模糊，内呈不均匀低回声，卵巢皮质周围可辨认小卵泡结构，在卵巢与子宫之间仔细扫查，可见“麻绳状”低回声。CDFI 表现较有特异性，增大的卵巢内无血流信号，在扭转蒂部的长轴或短轴切面显示少许螺旋状分布的血流信号（图 8-6-2、视频 8-6-1），随着扭转时间的延长，血供阻断完全，蒂部血流可能不再显示。

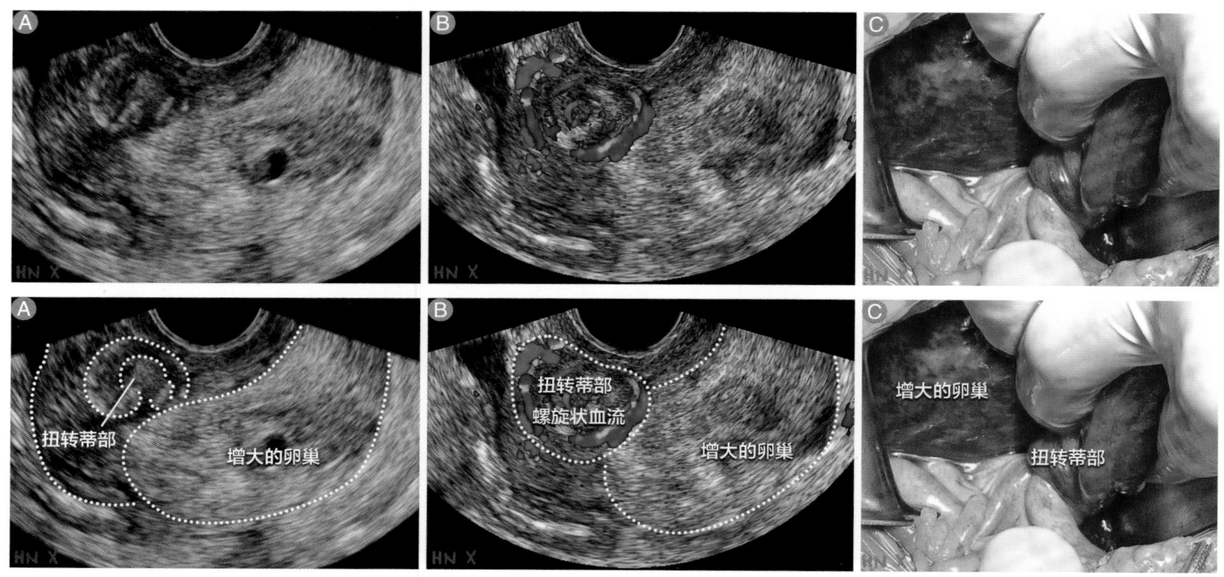

图 8-6-2 ■ 卵巢扭转

A. 灰阶图；B. 蒂部彩色多普勒血流图；C. 手术所见。

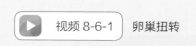

注意：附件扭转在扭转不完全、血流阻断不充分、充血水肿不明显时超声诊断困难，需密切结合临床症状仔细排查；扭转不完全或扭转较松时，彩超可以显示肿块内血流信号，经腹加经阴道或经直肠扫查，仔细找到“麻绳”状蒂部有助于明确诊断。笔者医院回顾性分析了 109 例孕期和非孕期卵巢扭转的临床和超声特征，术前超声诊断准确率为 84%，妊娠组附件扭转的检出率较高，以卵巢扭转多见，非妊娠组以畸胎瘤多见。

二、卵巢囊肿破裂

【临床与病理特征】囊性的卵巢肿瘤或功能性囊肿可发生自发性或外伤性破裂，自发性常见于张力较大者，如逐渐增大的子宫内膜异位囊肿，或肿瘤蒂扭转并发的肿瘤破裂；外伤性患者有下腹撞击病史。临床症状轻重取决于破裂口大小、流入腹腔囊液的性质和数量。小囊肿或单纯浆液性囊肿破裂时，患者症状较轻；大囊肿或畸胎瘤、子宫内膜异位囊肿破裂后可导致剧烈腹痛、腹部压痛、反跳痛等腹膜刺激征，合并恶心、呕吐，严重者可发生休克。

【超声表现】表现为子宫旁附件区囊性为主的肿块，边界不清，形状不规则，呈塌陷状；或原有的单纯性囊肿变小，囊壁塌陷。CDFI 显示不规则囊性肿块近子宫侧包膜可见血流信号，具有原发囊肿的血流供应特征。直肠子宫陷凹或盆腔、腹腔可见积液声像。根据囊性肿瘤性质不同，流出物回声不一，合并出血时，积液内可见云雾状低回声；单纯囊肿破裂时积液为无回声。超声常无法显示破裂口的具体位置。

三、卵巢肿瘤瘤内出血

恶性卵巢肿瘤生长速度较快、瘤体组织坏死时可发生瘤内出血。临床上，生理性黄体囊肿内出血最常见，应与肿瘤鉴别（详见本章第二节卵巢瘤样病变）。其他卵巢病变的出血常合并肿瘤蒂扭转或肿瘤破裂。囊内出血量较多时可有腹痛、贫血，甚至休克症状。卵巢囊性肿瘤内出血时，肿瘤内见区域性絮状回声或云雾状回声，CDFI 显示瘤内无血流信号。声像图无特异性，其诊断往往需结合腹痛症状、月经史，以及通过对比以往附件肿块的声像变化考虑。肿瘤或囊肿内出血若无明显症状，很难被发现，瘤内出血使得肿瘤内部回声更为复杂，增加卵巢肿瘤性质判断的难度。

（谢红宁　尚建红）

参考文献

1. ALVES AS, FÉLIX A, CUNHA TM. Clues to the diagnosis of borderline ovarian tumours: An imaging guide. Eur J Radiol, 2021, 143: 109904.
2. ANFELTER P, TESTA A, CHIAPPA V, et al. Imaging in gynecological disease (17): ultrasound features of malignant ovarian yolk sac tumors (endodermal sinus tumors). Ultrasound Obstet Gynecol, 2020, 56 (2): 276-284.
3. BLUMENFELD Z. The ovarian hyperstimulation syndrome. Vitam Horm, 2018, 107: 4 23-451.
4. CHANG-PATEL EJ, PALACIOS-HELGESON LK, GOULD CH. Adnexal torsion: a review of diagnosis and management strategies. Curr Opin Obstet Gynecol, 2022, 34 (4): 196-203.
5. COSTEIRA FS, FÉLIX A, CUNHA TM. Brenner tumors. Br J Radiol, 2022, 95 (1130): 20210687.
6. DAWOOD MT, NAIK M, BHARWANI N, et al. Adnexal torsion: review of radiologic appearances. Radiographics, 2021, 41 (2): 609-624.
7. DIERICKX I, VALENTIN L, VAN HOLSBEKE C, et al. Imaging in gynecological disease (7): clinical and ultrasound features of Brenner tumors of the ovary. Ultrasound Obstet Gynecol, 2012, 40 (6): 706-711.
8. DURMUŞ Y, KILIÇ Ç, ÇAKIR C, et al. Sertoli-Leydig cell tumor of the ovary: Analysis of a single institution database and review of the literature. J Obstet Gynaecol Res, 2019, 45 (7): 1311-1318.
9. GUERRIERO S, TESTA AC, TIMMERMAN D, et al. Imaging of gynecological disease (6): clinical and ultrasound characteristics of ovarian dysgerminoma. Ultrasound Obstet Gynecol, 2011, 37 (5): 596-602.
10. FENG JL, LEI T, XIE HN, et al. Spectrums and outcomes of adnexal torsion at different ages. J Ultrasound Med, 2017, 36 (9): 1859-1866.
11. FENG JL, ZHENG J, LEI T, et al. Comparison of ovarian torsion between pregnant and non-pregnant women at reproductive ages: sonographic and pathological findings. Quantitative Imaging in Medicine and Surgery, 2020, 10 (1): 137-147.
12. FLICEK KT, VANBUREN W, DUDIAK K, et al. Borderline epithelial ovarian tumors: what the radiologist should know. Abdom Radiol (NY), 2021, 46 (6): 2350-2366.
13. FROYMAN W, LANDOLFO C, DE COCK B, et al. Risk of complications in patients with conservatively managed ovarian tumours (IOTA5): a 2-year interim analysis of a multicentre, prospective, cohort study. Lancet Oncol, 2019, 20 (3): 448-458.
14. HEREMANS R, VALENTIN L, SLADKEVICIUS P, et al. Imaging in gynecological disease (24): clinical and ultrasound characteristics of ovarian mature cystic teratomas. Ultrasound Obstet Gynecol, 2022, 60 (4): 549-558.
15. JOHAM AE, NORMAN RJ, STENER-VICTORIN E, et al. Polycystic ovary syndrome. Lancet Diabetes Endocrinol,

2022, 10 (9): 668-680.
16. JAVADI S, GANESHAN DM, JENSEN CT, et al. Comprehensive review of imaging features of sex cord-stromal tumors of the ovary. Abdom Radiol (NY), 2021, 46 (4): 1519-1529.
17. KORENAGA TK, TEWARI KS. Gynecologic cancer in pregnancy. Gynecol Oncol, 2020, 157 (3): 799-809.
18. LALWANI N, PATEL S, HA KY, et al. Miscellaneous tumour-like lesions of the ovary: cross-sectional imaging review. Br J Radiol, 2012, 85 (1013): 477-486.
19. MARKO J, MARKO KI, PACHIGOLLA SL, et al. Mucinous neoplasms of the ovary: radiologic-pathologic correlation. Radiographics, 2019, 39 (4): 982-997.
20. MARTIRE FG, LAZZERI L, CONWAY F, et al. Adolescence and endometriosis: symptoms, ultrasound signs and early diagnosis. Fertil Steril, 2020, 114 (5): 1049-1057.
21. MORO F, BAIMA POMA C, ZANNONI GF, et al. Imaging in gynecological disease (12): clinical and ultrasound features of invasive and non-invasive malignant serous ovarian tumors. Ultrasound Obstet Gynecol, 2017, 50 (6): 788-799.
22. MORO F, BOLOMINI G, SIBAL M, et al. Imaging in gynecological disease (20): clinical and ultrasound characteristics of adnexal torsion. Ultrasound Obstet Gynecol, 2020, 56 (6): 934-943.
23. MORO F, MAGOGA G, PASCIUTO T, et al. Imaging in gynecological disease (13): clinical and ultrasound characteristics of endometrioid ovarian cancer. Ultrasound Obstet Gynecol, 2018, 52 (4): 535-543.
24. JIANG MJ, LE Q, YANG BW, et al. Ovarian sex cord stromal tumours: analysis of the clinical and sonographic characteristics of different histopathologic subtypes. J Ovarian Res, 2021, 14 (1): 53.
25. PETRONE M, BERGAMINI A, TATEO S, et al. Transvaginal ultrasound in evaluation and follow-up of ovarian granulosa cell tumors. Int J Gynecol Cancer, 2020, 30 (9): 1384-1389
26. Practice Committee of the American Society for Reproductive Medicine. Prevention and treatment of moderate and severe ovarian hyperstimulation syndrome: a guideline. Fertil Steril, 2016, 106 (7): 1634-1647.
27. PRAT J, FIGO Committee on Gynecologic Oncology. Staging classification for cancer of the ovary, fallopian tube, and peritoneum. Int J Gynaecol Obstet, 2014, 124 (1): 1-5.
28. SALEH M, BHOSALE P, MENIAS CO, et al. Ovarian teratomas: clinical features, imaging findings and management. Abdom Radiol (NY), 2021, 46 (6): 2293-2307.
29. SHETTY M. Imaging and differential diagnosis of ovarian cancer. Semin Ultrasound CT MR, 2019, 40 (4): 302-318.
30. TIMMERMAN D, PLANCHAMP F, BOURNE T, et al. ESGO/ISUOG/IOTA/ESGE Consensus Statement on pre-operative diagnosis of ovarian tumors. Int J Gynecol Cancer, 2021, 31 (7): 961-982.
31. 中华医学会妇产科学分会内分泌学组及指南专家组 . 多囊卵巢综合征中国诊疗指南 . 中华妇产科杂志 , 2018, 53 (1): 2-6.
32. 李国宏 , 冯洁玲 , 彭艳芳 , 等 . 不同年龄阶段卵巢扭转超声和病理特征分析 . 新医学 , 2017, 48 (8): 570-574.
33. 尚建红 , 杜柳 , 谢红宁 , 等 . 不同年龄阶段卵巢恶性肿瘤超声与病理对照研究 . 肿瘤影像学 , 2016, 25 (1): 27-32.
34. 谢红宁 , 彭软 . 二维及三维超声在妇科盆腔肿瘤诊断中的应用 . 实用妇产科杂志 , 2011, 46 (11): 810-812.
35. 中国医师协会超声医师分会 .《中国妇科超声检查指南》. 北京 : 人民卫生出版社 , 2017.

第九章 输卵管病变的超声诊断

第一节 | 输卵管炎性病变

由于女性生殖器的自然防御功能减低,病原体侵入而引起女性内生殖器及其周围的结缔组织发生炎症,称为盆腔炎(pelvic inflammatory disease)。包括急性盆腔炎和慢性盆腔炎,前者包括急性子宫体炎和急性附件炎、输卵管卵巢脓肿(tubo-ovarian abscess),后者表现为输卵管积水(hydrosalpinx)、盆腔粘连等。由于急、慢性盆腔炎症或盆腔结核等常累及附件尤其是输卵管,发生输卵管的形态改变,故本节重点描述急、慢性输卵管炎症的超声声像特征。输卵管炎症常波及卵巢,或因粘连致两者难以区分。

【病理】

1. 输卵管卵巢脓肿 输卵管卵巢充血、肿胀,输卵管增粗,管壁增厚,管腔内纤维素性脓性物渗出,形成输卵管积脓;若与卵巢内脓肿穿通,则形成输卵管卵巢脓肿;脓肿若穿破入盆腹腔或同时合并盆腔腹膜炎症,则可引起弥漫性腹膜炎、盆腔积脓。

2. 慢性输卵管积水 多为双侧性。输卵管肿大增粗,伞端或峡部粘连闭锁,浆液性渗出液积聚形成输卵管积水。积水输卵管表面光滑,管壁薄,形似卷曲腊肠,可游离或与周围组织有粘连。

3. 输卵管卵巢炎性囊肿 输卵管伞端与卵巢相互粘连,其内液体渗出形成囊肿,也可由输卵管卵巢脓肿的脓液被吸收后囊腔内液体渗出而成。

4. 结核性盆腔炎 输卵管增粗、粘连,形成结核性肉芽肿、干酪样坏死、腹水等。

【临床表现】

1. 急性期 下腹痛伴发热,脓肿形成时有下腹包块及局部刺激症状。妇科检查:下腹肌紧张、压痛及反跳痛,阴道充血,宫口脓性分泌物,穹窿部触痛、饱满,宫颈举痛,宫体胀大有压痛,附件区压痛,有脓肿形成时可触及囊性包块。

2. 慢性期 全身症状不明显,下腹坠胀、腰骶部酸痛,劳累后加重。妇科检查附件区可扪及增粗的输卵管,呈条索状,轻度压痛;输卵管积水或卵巢囊肿时,宫旁可扪及囊性肿物,活动度较差。慢性附件炎可有急性或亚急性发作,出现急性期症状。

3. **盆腔结核** 原发或继发性不孕，月经稀少或闭经；年轻女性午后发热、盗汗、消瘦、腹胀痛、下腹包块或腹水，慢性盆腔炎久治不愈。腹部检查按压下腹壁有“揉面”感。

【**超声表现**】当炎症造成子宫附件结构发生形态改变时，可依靠超声声像图给予诊断。急性炎症早期，或慢性期仅有粘连没有积液时，常无任何超声表现。

1. 盆腔急性炎症

(1)单纯性卵巢输卵管炎：脓肿未形成，仅有输卵管增粗，表现为卵巢旁不规则肠管状低回声区；当合并盆腔积液时，增粗的输卵管在液体的衬托下容易显示(图 3-1-8)。卵巢可增大、卵泡结构模糊。输卵管与卵巢粘连成一体，推之无相对运动。

(2)输卵管卵巢脓肿：附件区可显示长形、腊肠状或管道状弯曲的囊性肿块，管壁增厚，厚度较均匀，管腔横切面因显示输卵管黏膜皱襞呈“齿轮”状，囊内为不均质低回声或云雾状回声，是因脓肿内含脱落细胞、脓细胞等所致。合并卵巢脓肿时，输卵管常包裹卵巢，形成混合性肿块，可显示圆形或椭圆形囊腔，囊壁较厚，内为不均匀云雾状回声，其边缘可见模糊的卵巢结构。CDFI 显示混合性肿块实性间隔上有较丰富血流信号，可记录到中 - 高阻力血流频谱，偶尔出现低阻力型动脉性频谱，需与恶性卵巢肿瘤鉴别(图 9-1-1、视频 9-1-1)。

(3)盆腔积脓：脓液渗出积聚在子宫旁或直肠窝，局部出现形态不规则、密度不均的云雾状低回声区；子宫浆膜面增厚，回声减低，轮廓不清；卵巢边界模糊、结构难辨，脓肿广泛时弥漫分布于盆腔甚至腹腔内，呈不规则形或多角形，包绕子宫附件(图 9-1-2)。

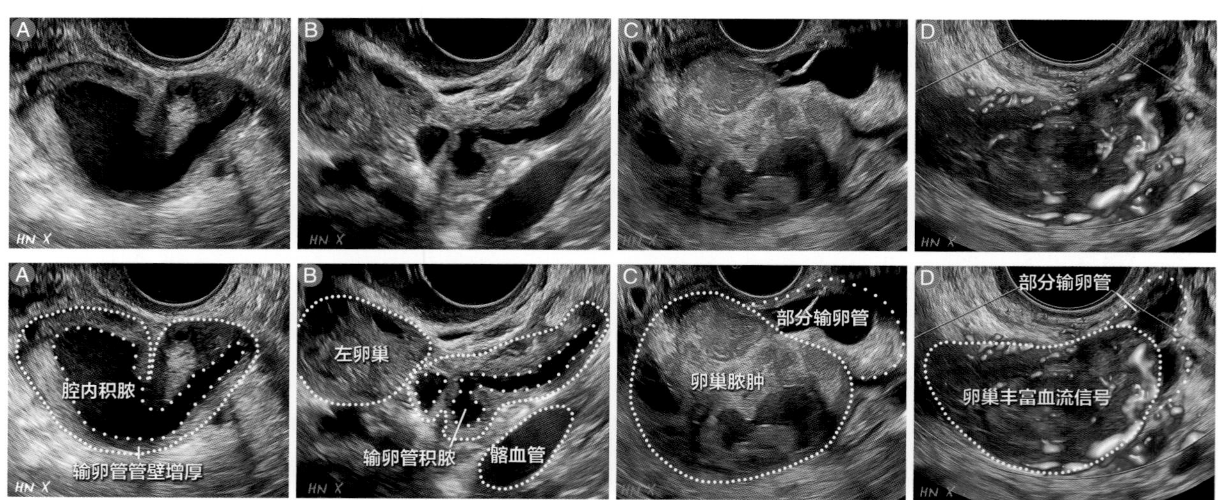

图 9-1-1 ■ 输卵管卵巢脓肿

A. 右侧输卵管积脓；B. 左侧输卵管积脓；C. 卵巢脓肿；D. 卵巢脓肿彩色多普勒血流图。

视频 9-1-1 输卵管积脓

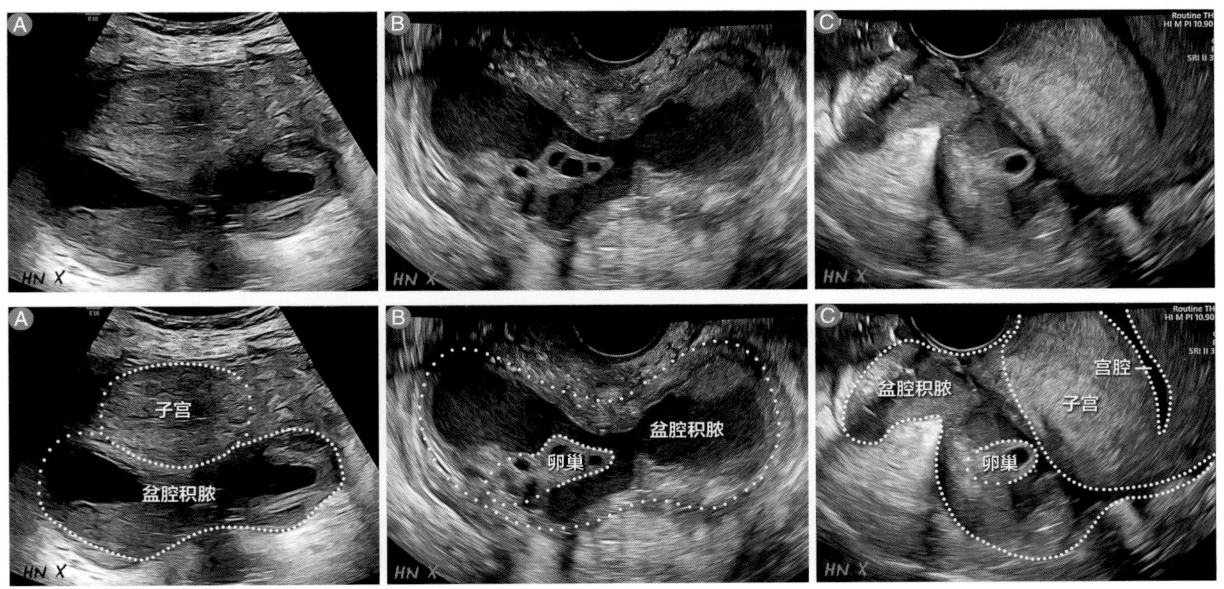

图 9-1-2 ■ 盆腔积脓

A. 经腹扫查；B. 经阴道扫查子宫后方冠状切面；C. 经阴道扫查子宫后方矢状切面。

2. 盆腔慢性炎症　可表现为输卵管积水或子宫、卵巢旁局限性积液。

(1) 输卵管积水：多数患者因不孕症检查而发现。子宫旁囊性肿块，呈腊肠状、弯曲肠管状或盲袋状，边界清，囊壁有时可见输卵管黏膜皱襞突起，囊内为无回声或稀疏点状回声；其旁可见同侧卵巢，有时卵巢被积水的输卵管包绕(图 9-1-3)。CDFI 为少血供表现。

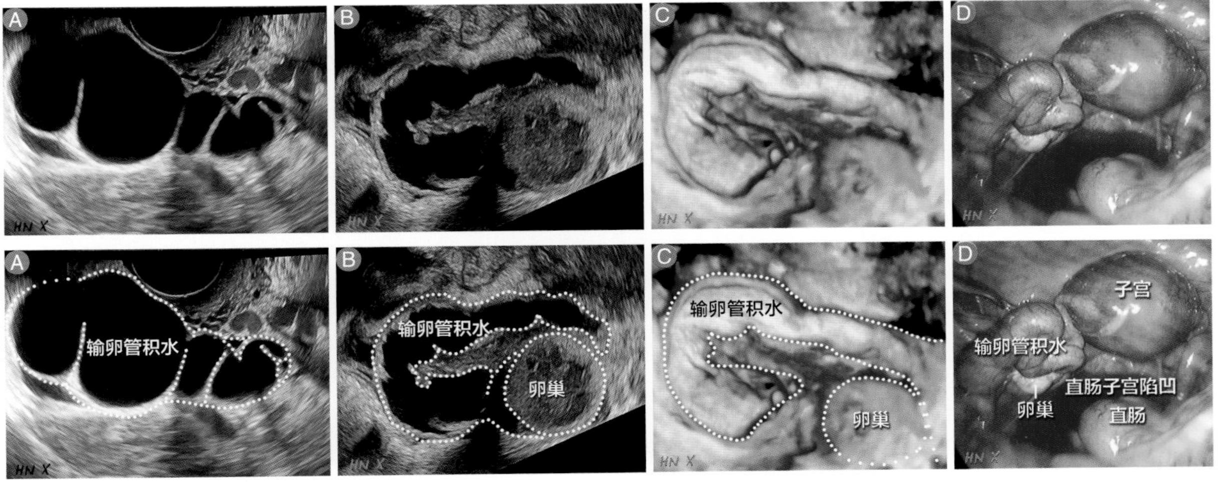

图 9-1-3 ■ 输卵管积水

A. 二维灰阶图；B. 三维任意切面成像；C. 三维反转模式成像；D. 腹腔镜观。

(2) 输卵管卵巢积液：声像图表现与输卵管积液相似，因合并卵巢积水，同时存在卵泡结构，故宫旁囊性肿块常呈多房状，类多囊卵巢改变，并常有“囊中囊”的表现，囊的形状不规则，边界不清，囊内有粗细不等的分隔，囊内液清亮无回声，有时可见部分正常卵巢结构(图 9-1-4A)；CDFI 显示囊内分隔上少许血流信号，卵巢部分可显示血流。

(3)慢性盆腔炎其他声像改变：常有盆腔粘连、盆腔积液，局部积液多积聚在直肠子宫凹、宫旁，表现为宫旁或子宫后方不规则形或多角形液性无回声区，其内见细带状回声，卵巢被液性无回声区包绕，有时可见无回声区内输卵管漂浮(图 9-1-4B、C)。

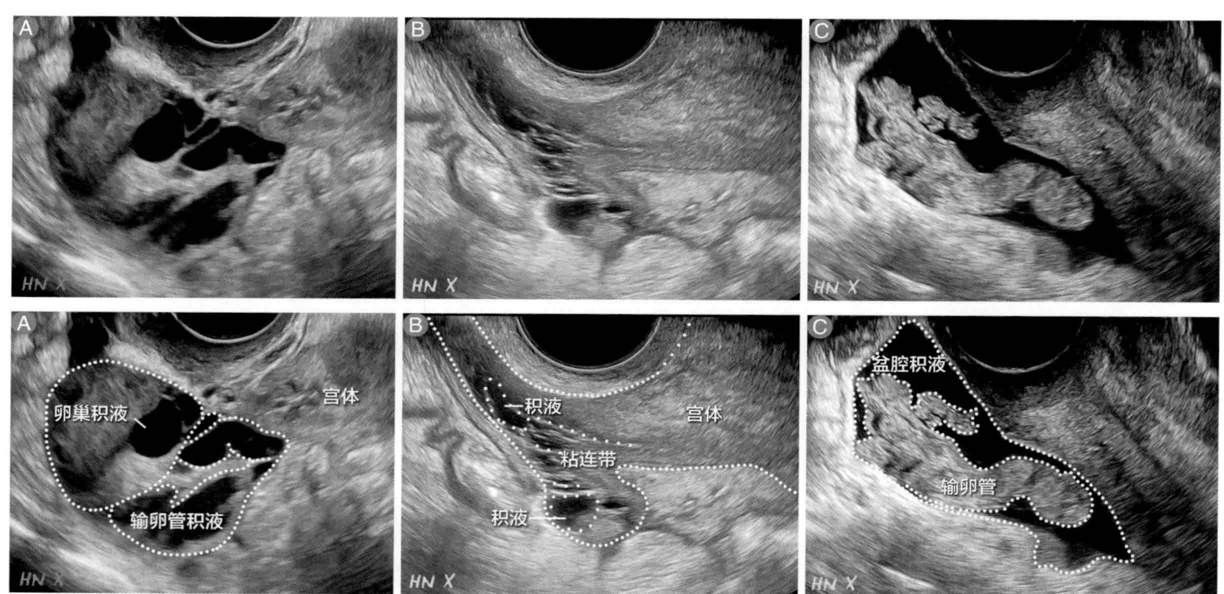

图 9-1-4 慢性盆腔炎表现
A. 输卵管卵巢积液；B. 盆腔粘连；C. 宫旁局限性积液。

3. **结核性盆腔炎** 声像图改变大多无特异性，表现为与一般急、慢性盆腔炎相似的声像，急性期形成脓疡时多种声像混合出现，病灶内血流较丰富(图 9-1-5)；较特征性的声像表现为子宫内膜、子宫浆膜面、附件或肠管表面可见粟粒状强回声斑；输卵管增粗、积液、钙化，或呈串珠状粘连于子宫周围；盆腹腔无回声区内常可见不规则细网状、条索状粘连带回声，个别病例腹腔炎症渗出较多，局限性积液内粘连带易被误诊为卵巢囊腺瘤(图 9-1-6)。

【鉴别诊断】

1. **急性输卵管卵巢炎与附件恶性肿瘤** 当附件肿块无法显示输卵管特征性的管道状结构时，主要的鉴别要点为病史和双合诊检查，若近期有下腹疼痛、发热、脓性白带、附件包块触痛等，则提示有炎症的存在，必要时在短期抗感染治疗后复查，再做诊断。

2. **输卵管卵巢积水与卵巢多房性囊腺瘤** 两者均表现为多房囊状肿块，不仔细扫查容易误诊。前者包块的形状不规则，囊内分隔纤细，囊腔多为圆形或管道状，较规则，CDFI 显示其分隔上血流稀少；后者外形较规则，瘤体有包膜结构，囊腔和分隔杂乱不规则，囊壁及分隔上易显示血流信号。

【临床评价】输卵管积液或积脓在声像图上具有弯曲管道状的特征，管道状结构的横切面有输卵管黏膜突起的“齿轮征”，在发现附件肿物时仔细辨别有无类似的形态结构有助于鉴别其他性质的肿块。有时亚急性感染性肿块无论在灰阶图还是 CDFI 表现上，都难与恶性肿瘤鉴别。无输卵管积液表现的盆腔炎无特异性的声像，在诊断和鉴别诊断上需参考临床病史和妇科检查情况。需注意高龄妇女的临床表现不明显，常被误诊为恶性肿瘤。遇到疑难病例时，抗感染治疗后定期复查，比较声像图变化将对诊断起重要作用。怀疑结核时，腹部检查“揉面感”是诊断线索。

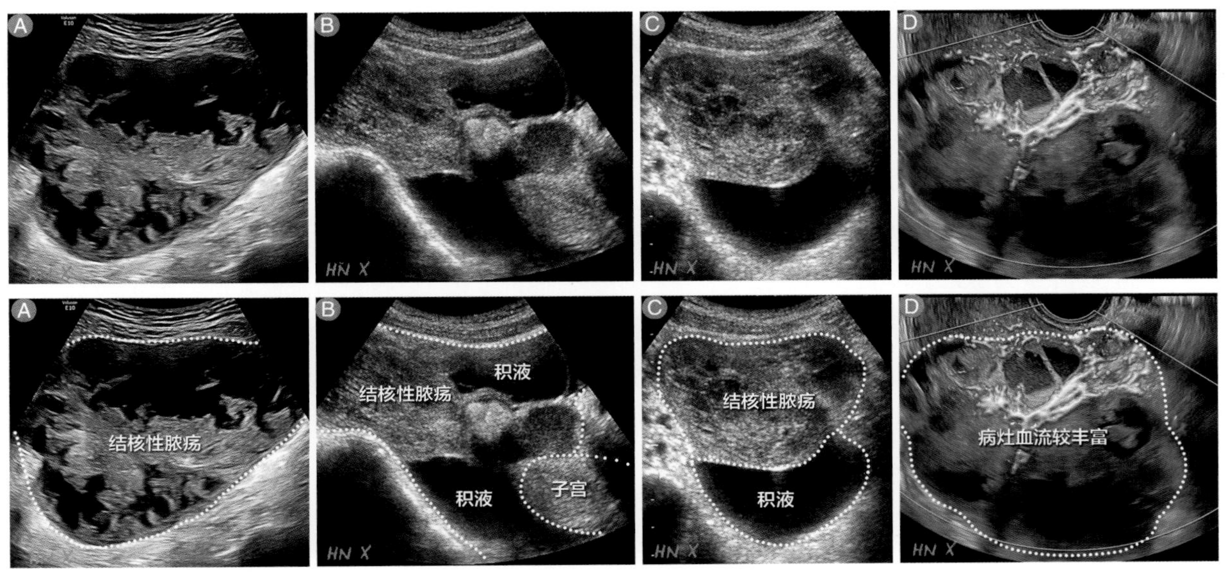

图 9-1-5 ■ 盆腔结核性脓疡

A. 病灶 1；B. 病灶 2；C. 病灶 3；D. 彩色多普勒血流图。

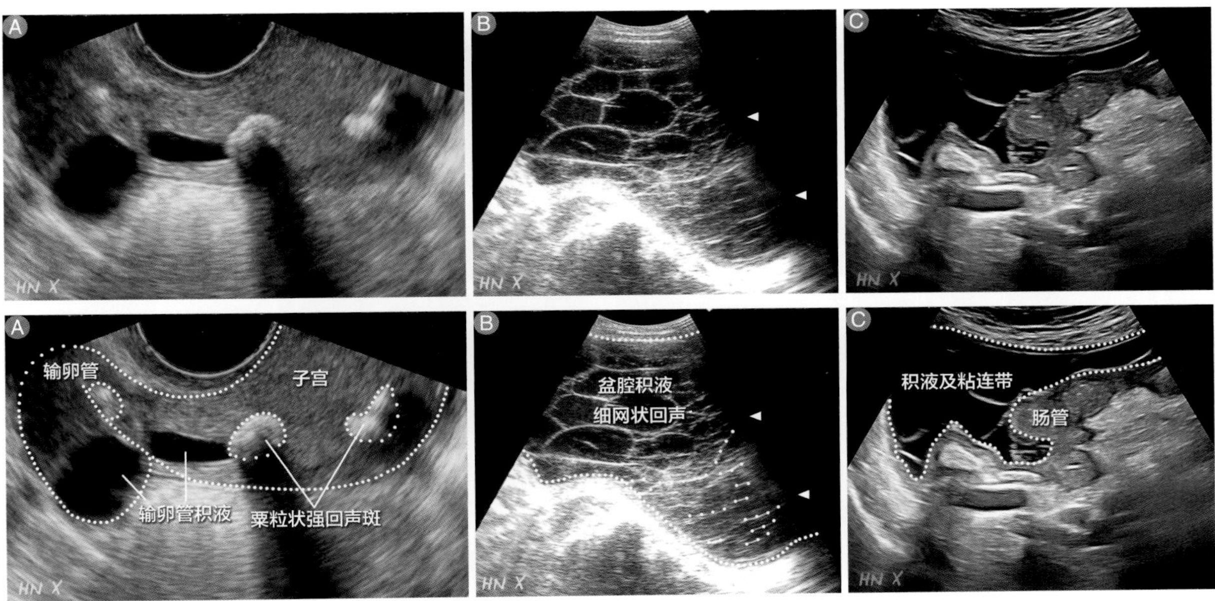

图 9-1-6 ■ 结核性盆腔炎

A. 子宫输卵管粟粒状强回声斑；B. 腹腔细网状回声；C. 肠间积液及粘连带回声。

第二节 | 原发性输卵管癌

输卵管的恶性肿瘤非常罕见，多数继发于子宫和卵巢的恶性肿瘤。原发性输卵管癌（fallopian tube cancer）发病率更低，占妇科恶性肿瘤的0.5%，多发生于绝经后妇女，平均发病年龄为52岁。病因可能与慢性输卵管炎症有关。临床分期与卵巢恶性肿瘤分期相同。

【病理】 单侧多发，癌肿好发于壶腹部，起自输卵管黏膜。输卵管结节状增大、增粗呈腊肠状，外观似输卵管积水，内含血性液体，其切面见输卵管管腔扩大，壁薄，内含灰白色乳头状或菜花状赘生物。镜下癌肿多为腺癌。

【临床表现】 早期无特异症状和体征，常被忽视。肿瘤进展可出现输卵管癌的典型三联症，即阴道排液、腹痛、盆腔肿块。阴道排液为常见和特异性的症状，排液为浆液性、黄色、无臭，呈间歇性，量时多时少，有时为血性。病变侧下腹部隐痛、钝痛。部分患者妇科检查在子宫一侧盆腔内可扪及活动度差的肿物。晚期出现血性腹水。

【超声表现】

1. 子宫旁不规则形或腊肠形肿物，无包膜，内呈不均质混合性低回声，或因有管腔积血出现不规则云雾状回声区；子宫内常有宫腔线分离、宫腔积液征象，子宫内膜无明显增厚（图9-2-1）。合并输卵管积血或积液时与输卵管炎性积水难以鉴别。

2. CDFI显示宫旁肿块囊壁上或实质部分内见散在血流信号，与卵巢恶性肿瘤相似，血流呈低阻力型（图9-2-1C）。

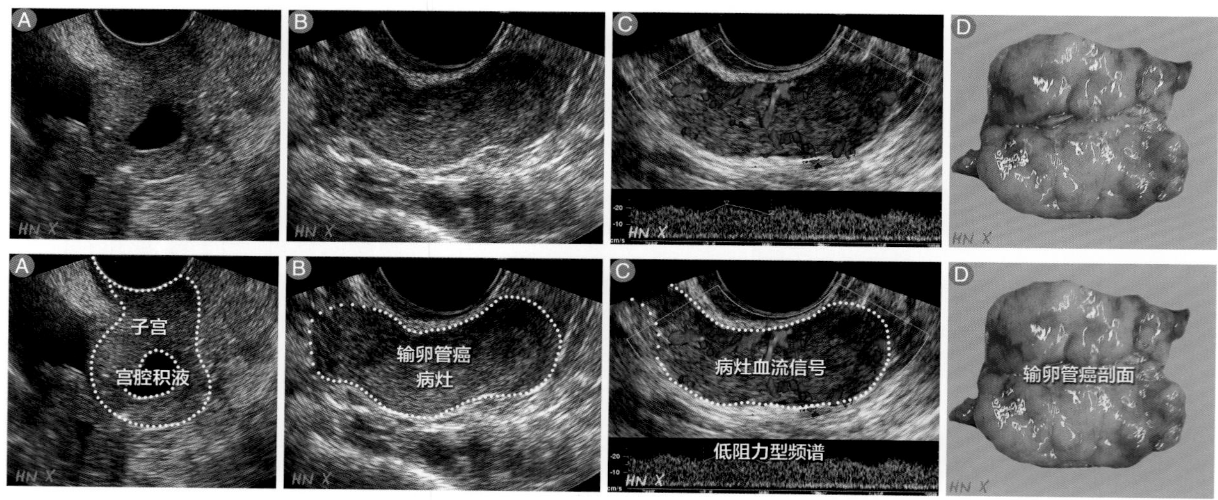

图9-2-1 ■ 原发性输卵管癌

A. 子宫腔积液；B. 宫旁腊肠形病灶；C. 彩色多普勒血流图；D. 标本图。

【鉴别诊断】

1. **恶性卵巢肿瘤** 输卵管癌肿较大时超声图像上与恶性卵巢肿瘤相似，加上癌肿多侵犯卵巢，故常被误诊为卵巢恶性肿瘤。此时重要的鉴别依据是不规则阴道排液病史。若在肿块旁见到正常的卵巢结构,判断肿块来自输卵管可能性较大。

2. 输卵管卵巢脓肿 单纯声像图上难以鉴别,病史有时不典型,老年妇女常无发热、腹痛,易误诊为癌肿,结合妇科双合诊附件区有明显压痛可帮助诊断。

【临床评价】输卵管癌超声图像无特异性,定位诊断困难。笔者医院收治的 18 例原发性输卵管癌中,虽均有附件肿块,但只有 8 例术前超声提示输卵管癌,均有阴道排液病史、合并宫腔少许积液。因此,对本病的超声诊断应强调病史,对以阴道排液为主诉的绝经期妇女应常规经阴道超声检查排除输卵管癌。

(谢红宁)

参考文献

1. BRIDWELL RE, KOYFMAN A, LONG B. High risk and low prevalence diseases: Tubo-ovarian abscess. Am J Emerg Med, 2022, 57: 70-75.
2. LUDOVISI M, DE BLASIS I, VIRGILIO B, et al. Imaging in gynecological disease (9): clinical and ultrasound characteristics of tubal cancer. Ultrasound Obstet Gynecol, 2014, 43 (3): 328-335.
3. OKAZAKI Y, TSUJIMOTO Y, YAMADA K, et al. Diagnostic accuracy of pelvic imaging for acute pelvic inflammatory disease in an emergency care setting: a systematic review and meta-analysis. Acute Med Surg, 2022, 9 (1): e806.
4. REVZIN MV, MOSHIRI M, KATZ DS, et al. Imaging evaluation of fallopian tubes and related disease: A primer for radiologists. Radiographics, 2020, 40 (5): 1473-1501.

第十章 阴道、尿道病变的超声诊断

第一节 | 阴道病变

一、阴道壁囊肿

阴道壁囊肿包括上皮包涵性囊肿、胚胎遗留性囊肿（中肾管囊肿）、子宫内膜异位囊肿和阴道腺病。病变可位于阴道的前壁、后壁或侧壁，临床上先天性中肾管囊肿和包涵性囊肿多见。

【超声表现】经耻骨联合上方扫查，在子宫颈下方、阴道内可见椭圆形无回声或极低回声的囊性结构，突入阴道，使阴道闭合气线弯曲。经阴道或会阴扫查显示囊肿边界清晰，内壁光滑，可观察囊肿与阴道壁、宫颈或尿道壁的关系，明确囊肿来源（图 10-1-1）。阴道壁子宫内膜异位囊肿囊内可见磨玻璃样回声（详见第十一章第一节盆腔子宫内膜异位症）。

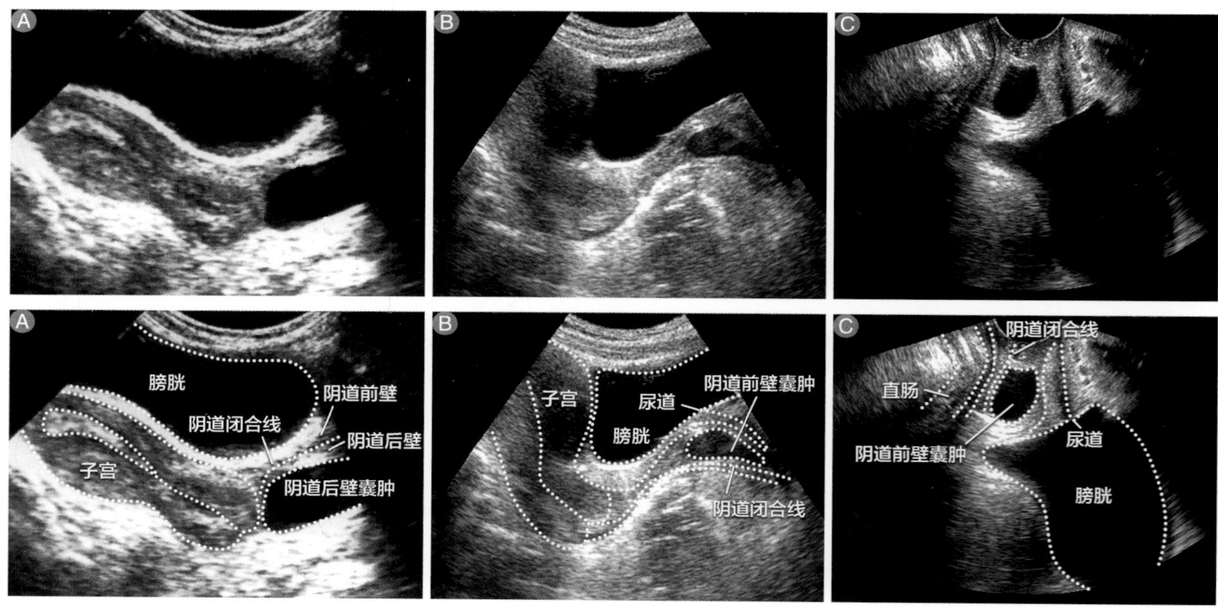

图 10-1-1 ■ 阴道壁囊肿

A. 阴道后壁囊肿（经腹扫查）；B. 阴道前壁囊肿（经腹扫查）；C. 阴道前壁囊肿（经阴道扫查）。

> **注意：**经阴道扫查探头进入太深时，位于阴道中、下段的囊肿往往容易漏诊，妇科双合诊检查则更容易发现，因此需重视妇科检查，并强调阴道探头应缓慢置入，探头进入的同时实时观察阴道壁回声可防止漏诊。

二、阴道肿瘤

阴道肿瘤少见，包括原发性和继发转移性肿瘤。其病理类型多样，良性肿瘤大多来源于阴道壁平滑肌，包括平滑肌瘤、纤维瘤、脂肪瘤、乳头状瘤等，多为实性；恶性肿瘤有原发性阴道癌、肉瘤和黑色素瘤等，均较罕见。

（一）良性阴道肿瘤

【临床表现】多为阴道壁平滑肌瘤，一般没有明显临床症状，肿瘤较大时可出现局部压迫症状。妇科双合诊检查可发现肿瘤自阴道壁突起，质硬，边界清晰，表面光滑。

【超声表现】为宫颈下方、阴道壁向阴道腔突出的实性肿块，边界清晰，内为实性回声，较大肌瘤伴声衰减，有时呈结节分叶状；CDFI 显示肿瘤外周及内部散在分布条状血流，血流频谱与肌瘤相似（图 10-1-2）。宫颈轮廓清，结构正常。

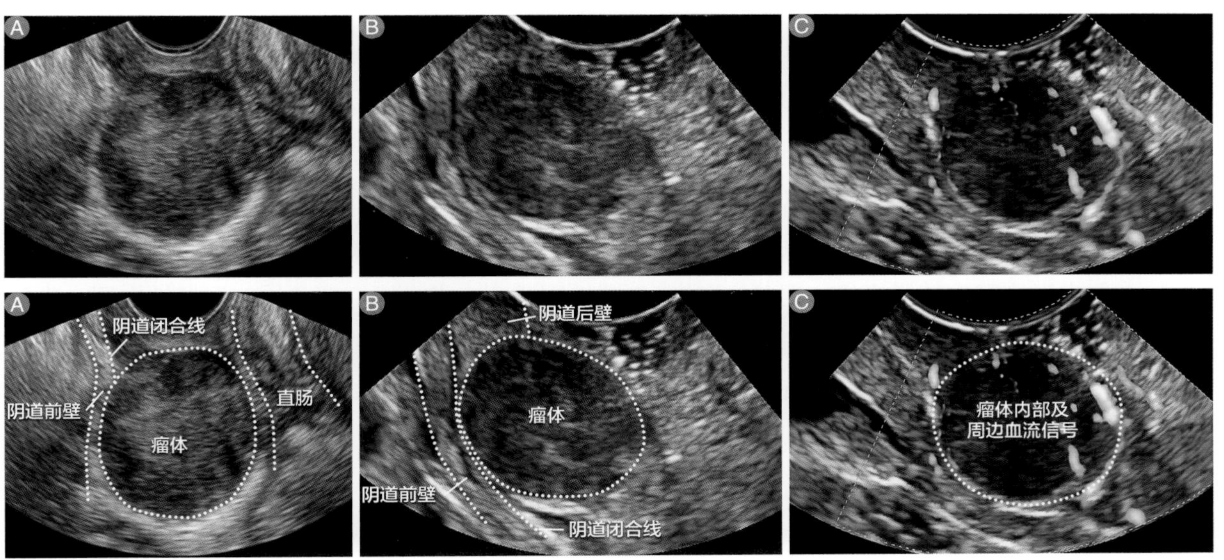

图 10-1-2 ■ 阴道后壁平滑肌瘤

A. 经阴道扫查；B. 经直肠扫查；C. 彩色多普勒血流图。

（二）恶性阴道肿瘤

【临床表现】无痛性阴道出血、白带增多、性交后出血等症状，妇科检查可发现阴道壁有结节、菜花状肿物，局部质硬，边界欠清，活动度差。

【超声表现】阴道壁不均质低回声肿块，边界不清、形态不规则，肿瘤较大时阻塞阴道，阴道上段甚至宫腔可积液，将子宫上推；CDFI 显示肿块内血流信号丰富，可记录到低阻力血流频谱；阴道壁肿瘤局部浸润时瘤体形态及边界不规则（图 10-1-3）。肿瘤侵犯宫颈使宫颈、阴道结构难辨时，难与宫颈癌转移鉴别。

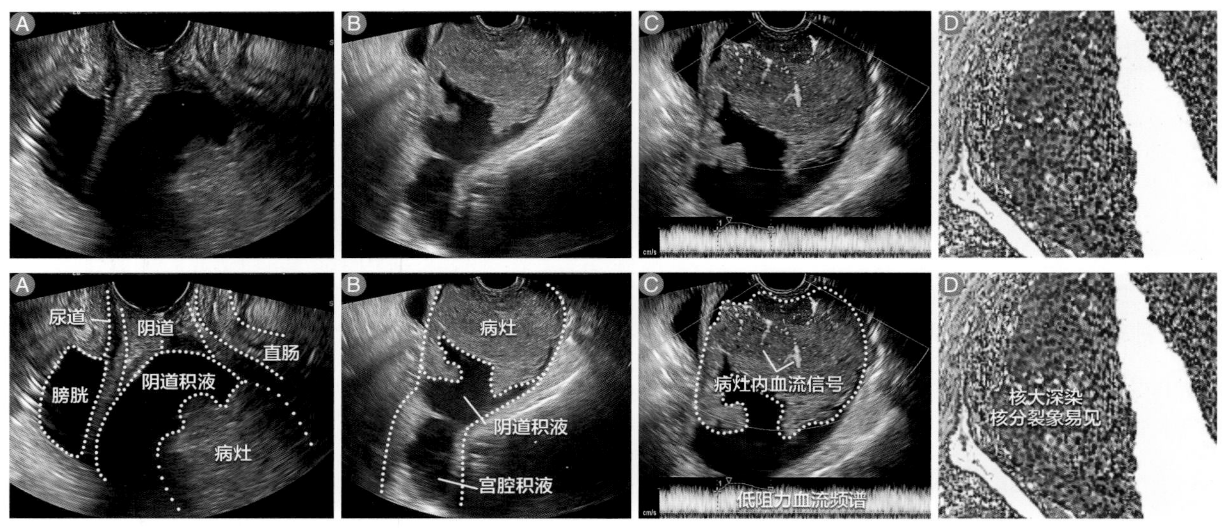

图 10-1-3 ■ 阴道壁鳞状细胞癌

A. 经会阴扫查；B. 经阴道扫查；C. 彩色多普勒血流图；D. 瘤体病理所见。

三、阴道瘘

先天或后天获得性阴道瘘（vaginal fistula）是指阴道腔与周围腔道结构出现病理性窦道相连。其中，常见类型为尿道阴道瘘（urethro-vaginal fistula），即尿道与阴道之间发生瘘道，多见于骨盆骨折、产道损伤或宫颈癌放疗后。另外，还包括直肠阴道瘘，即直肠与阴道相通，大多合并先天性肛门直肠畸形。其他罕见类型还有膀胱阴道瘘、输尿管阴道瘘、尿道异常开口于阴道等。

【临床表现】 因阴道瘘的类型不同可有不同的临床表现。尿道阴道瘘表现为阴道长期有尿液渗出，瘘口较小或位于远端尿道时，可保持一定的自主排尿量，但瘘口较大或位于近端尿道时，可无自主排尿，表现为真性尿失禁样症状。因月经来潮，先天性阴道瘘患者自青春期开始有周期性血尿。直肠阴道瘘表现为从轻度溢粪至显著溢粪不等，瘘口小、合并肛门狭窄或肛门闭锁时则表现为慢性不完全性肠梗阻，小儿排便困难。膀胱阴道瘘、尿道阴道瘘、输尿管阴道瘘等，临床表现为阴道尿液漏出。

【超声表现】 阴道瘘的形态学改变轻微，常规超声检查难以发现，对于临床怀疑的病例，有针对性地采用经会阴、经阴道或经直肠超声扫查阴道壁才可能诊断。

1. 尿道阴道瘘 在病灶处可见尿道后壁、阴道前壁的低回声带连续性中断，局部可见垂直于阴道壁的短条状瘘管回声连接尿道（图 10-1-4A）。排尿时观察可见瘘管扩张，尿液经过瘘管进入阴道并在阴道腔内积聚（图 10-1-4B、C）。也可通过抬高臀部后，向阴道腔内注射生理盐水，在液体衬托下观察阴道壁的连续性，以及液体通过瘘道的走行，予以帮助诊断。

2. 直肠阴道瘘 在病灶处可见阴道后壁、直肠前壁的低回声带连续性中断，局部可见垂直于阴道壁的不均质瘘管回声连接直肠（图 10-1-4D）。

> **注意：阴道瘘的直接超声声像表现较隐匿。在静息状态下不一定能清晰显示出瘘管，在排尿状态下检查较容易显示尿道阴道瘘，而直肠阴道瘘则主要根据溢粪和衣物粪染等病史有针对性地检查获得诊断。**

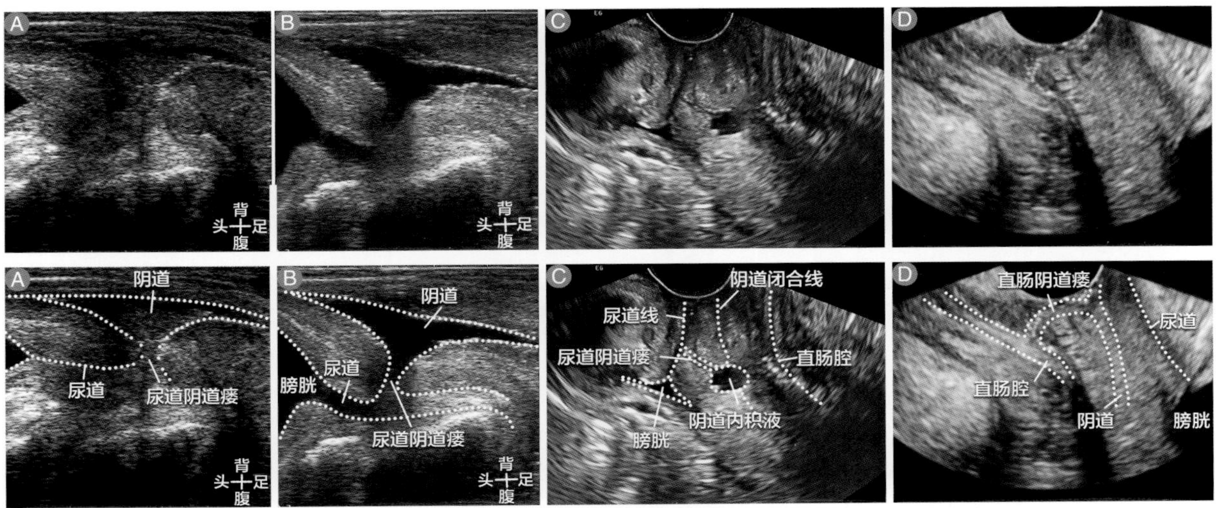

图 10-1-4 ■ 尿道阴道瘘与直肠阴道瘘

A. 经直肠双平面超声扫查显示尿道阴道瘘(静息状态); B. 经直肠双平面超声扫查显示尿道阴道瘘(排尿状态); C. 经会阴扫查显示尿道阴道瘘; D. 经阴道下段扫查显示直肠阴道瘘。

第二节 | 尿道病变

女性尿道位于阴道前方,较短,起于膀胱颈部下的尿道内口,开口于阴道前庭,分为近段、中段和远段。尿道壁内侧为尿道黏膜,黏膜下有丰富的尿道旁腺,尿道周围有尿道阴道括约肌环绕。女性尿道发生病变时,可表现为排尿困难、尿频、尿急、尿痛、血尿、尿失禁、漏尿、会阴疼痛及性交不适等症状。当出现以上症状或有外伤等病史时,尿道超声检查可以帮助发现和诊断相关疾病。

【尿道超声检查方法】女性尿道超声检查可选择经直肠、经阴道、经会阴及经腹部等途径。观察尿道近段及中段病灶首选经直肠或经阴道途径,需做排尿期检查或检查尿道外口病灶时可加做经会阴超声检查,可采用二维超声扫查,也可应用双平面探头切换显示两个正交平面。扫查时首先进行静息状态观察,初步了解尿道基本情况,确定有无病变。若有排尿困难、可疑尿道憩室、尿道外伤等情况,则根据需要再行排尿状态观察,特殊情况还可采用导管插入状态下观察。

【正常尿道超声表现】静息状态下正常尿道呈长条状,尿道壁呈中等回声,闭合的尿道腔呈线状高回声;在静息状态下尿道的横切面呈圆形,中心呈高回声,周边低回声;背侧的阴道呈 U 形贴于尿道后壁(图 10-2-1)。需注意,当探头声束与尿道长轴平行时,尿道因声衰减影响,显示为无回声,不利于观察尿道壁结构,因此经阴道扫查时应调整探头扫查角度,显示尿道各层结构。经直肠扫查因声束与尿道长轴垂直,较容易显示尿道全长。

一、尿道结石

女性尿道结石(urethral calculus)较少见,分为原发性和继发性。原发性尿道结石一般在尿道已有病变的基础上发生,如尿道炎、狭窄、憩室、异物、长期尿瘘等;继发性尿道结石是肾、膀胱结石排经

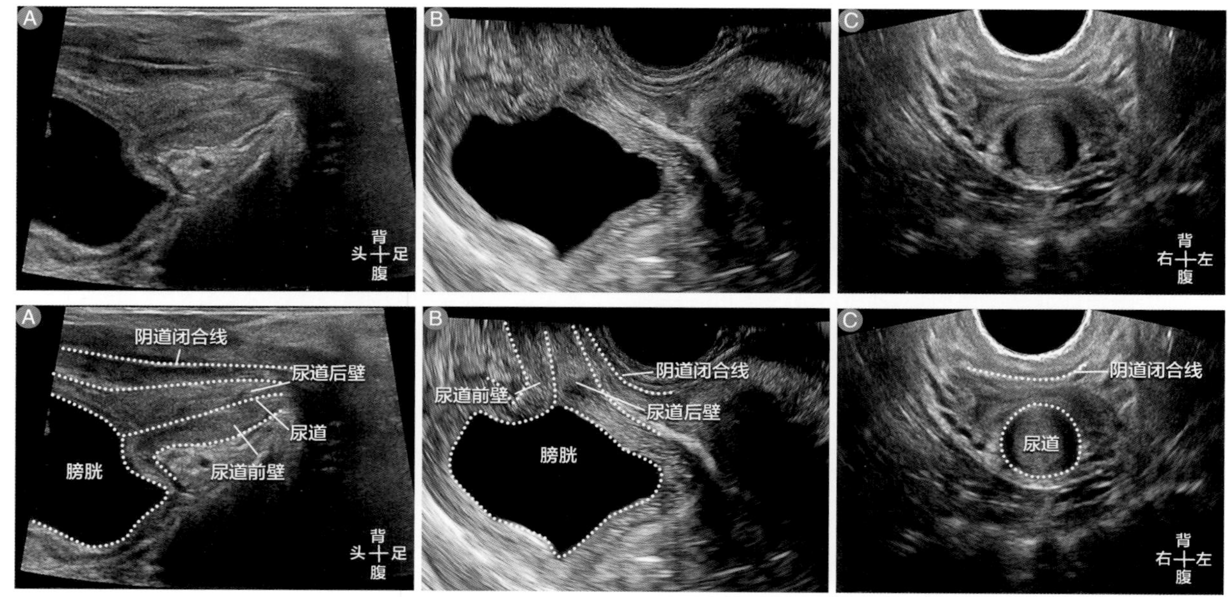

图 10-2-1 ■ 女性尿道超声表现

A. 耻骨联合上方扫查尿道矢状切面；B. 经阴道扫查尿道矢状切面，C. 经会阴扫查尿道横切面。

尿道或嵌于尿道所致。根据结石成分的不同，可分为含钙结石和非含钙结石，多数结石成分并非单一的，可能为含多种成分的混合性结石。

【**临床表现**】主要为排尿困难、尿流突然中断、尿痛、血尿等，可伴反复泌尿系统感染。

【**超声表现**】表现为尿道腔内单个或多个团块状强回声，后方伴声影（图 10-2-2A）。

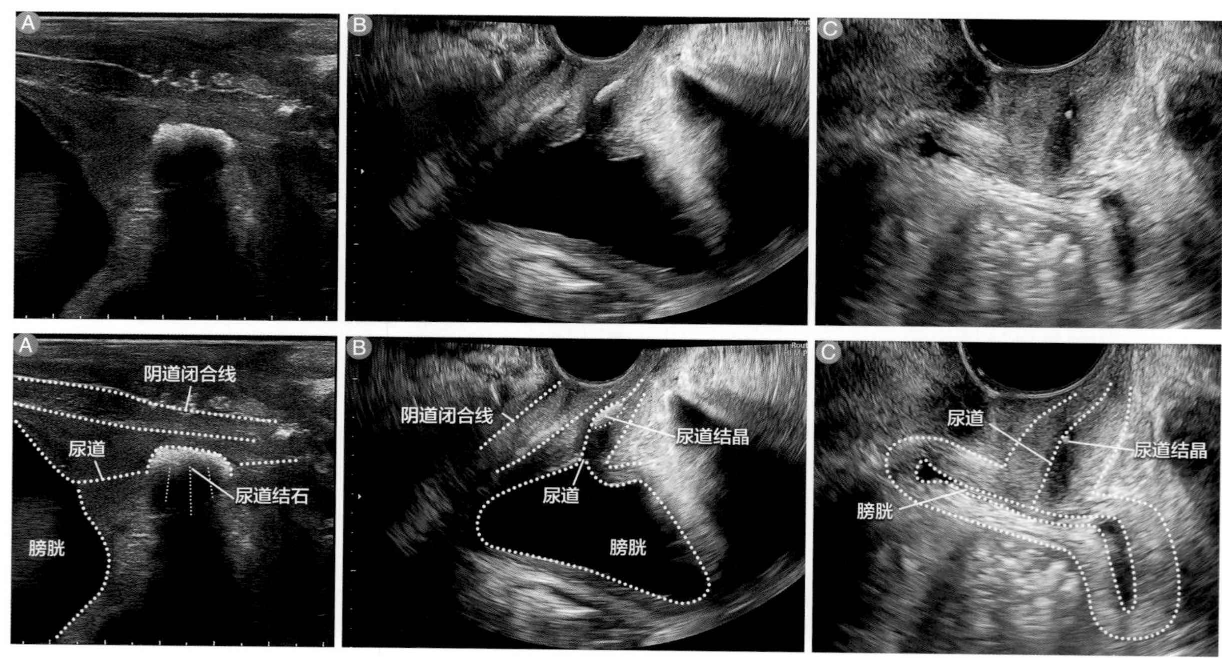

图 10-2-2 ■ 尿道结石与尿道结晶

A. 尿道结石（经直肠双平面超声）；B、C. 尿道结晶（经阴道超声）。

【鉴别诊断】

1. 尿道黏膜下结晶　是位于尿道黏膜下而不在尿道腔内的强回声斑，后方声影不明显（图 10-2-2B、C），部分尿道黏膜下结晶后方可见彗星尾征，结合病史和尿道镜检查有助于鉴别。两者正确鉴别有助于指导临床处理，尿道结石需外科治疗，而黏膜下结晶一般不需处理。

2. 尿道异物　通常有异物置入相关病史，根据异物种类及形态的不同声像图表现多样。

二、尿道憩室

尿道憩室（urethral diverticulum，UD）是指尿道周围与尿道相通的囊性腔隙性病变，是临床上较常见的女性尿道疾病，其发生常与尿道旁腺体感染、分娩创伤和尿道医源性操作损伤等有关，憩室壁为机化的纤维组织，其周边缺乏尿道肌层组织，又称为假性憩室。因病变部位隐蔽，临床无特异表现，极易误诊与漏诊。

【临床表现】排尿后滴沥状尿失禁、尿频、尿急、反复尿路感染、排尿困难等。憩室较大合并感染时可继发阴道下坠感，严重者导致性交疼痛甚至性交困难。

【超声表现】尿道憩室表现为位于尿道周围的囊性包块，大小形态不一，典型者可见与尿道相通的开口。分为单纯型和复杂型，单纯型表现为尿道周围边界清晰的无回声区，呈圆形或椭圆形，内部无分隔和钙化；复杂型表现为尿道周围的无回声区伴分隔或钙化，可部分或全部环绕尿道（图 10-2-3A、B）。尿道憩室与尿道相通的开口一般很小，超声检查有时很难显示，可通过在尿道内加压注入超声造影剂观察，显示造影剂经开口进入憩室腔（图 10-2-3C）。但当憩室口较小或因局部炎症反应堵塞开口时，造影剂不能流入憩室腔内。

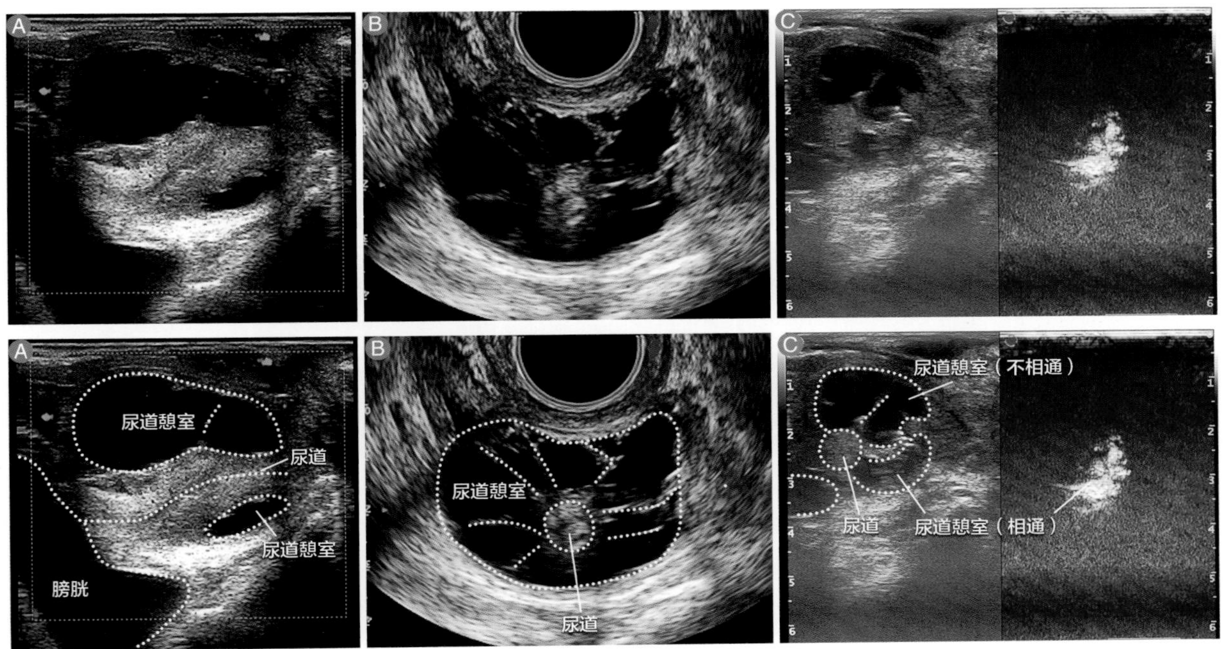

图 10-2-3 ■ 尿道憩室

A. 经直肠双平面超声显示尿道矢状面；B. 经直肠双平面超声显示尿道横切面；C. 经直肠双平面灰阶超声及造影。

【鉴别诊断】

1. **尿道旁囊肿** 可从囊性病变位置、内部回声、开口等方面加以鉴别。尿道旁囊肿多位于尿道远段或近尿道外口，内部一般无分隔，无开口与尿道腔相通；尿道憩室一般位于尿道中段，复杂型尿道憩室内部常有带状分隔或钙化，应用经尿道腔超声造影可辅助显示憩室开口。

2. **阴道壁囊肿** 位于阴道壁的无回声区，囊壁及内部无明显钙化，与阴道壁分界不清晰，不包绕尿道、不与尿道相通。

三、尿道肿瘤

女性原发性尿道肿瘤（urethral tumor）属罕见疾病，包括良性肿瘤和恶性肿瘤。由于肿瘤性质、组织来源、生长部位不同，其临床表现和预后存在差异。常见的良性肿瘤有血管瘤、平滑肌瘤、腺瘤等；恶性肿瘤包括近段尿道发生的尿路上皮癌和腺癌，远段尿道发生的鳞癌。其他罕见病理类型包括淋巴瘤、神经内分泌癌、肉瘤、副神经节瘤、黑色素瘤和转移瘤等。

【临床表现】早期或肿瘤较小时常无症状，瘤体较大时可出现排尿困难、尿道口流血或血性分泌物、尿频、尿痛等。

【超声表现】表现为位于尿道壁或尿道腔内的肿块，肿块呈低回声、等回声或高回声。良性肿瘤通常呈圆形或椭圆形，边界清晰，一般位于尿道的一侧壁；恶性肿瘤通常形态不规则，内部回声不均匀，可伴钙化，肿块较大时尿道形态失常，肿块与尿道的位置关系密切，多环绕尿道生长。CDFI 显示肿块内有血流信号。位于尿道腔内的肿瘤在尿道闭合时瘤体通常显示不清，需在排尿状态下检查方可清晰显示（图 10-2-4）。

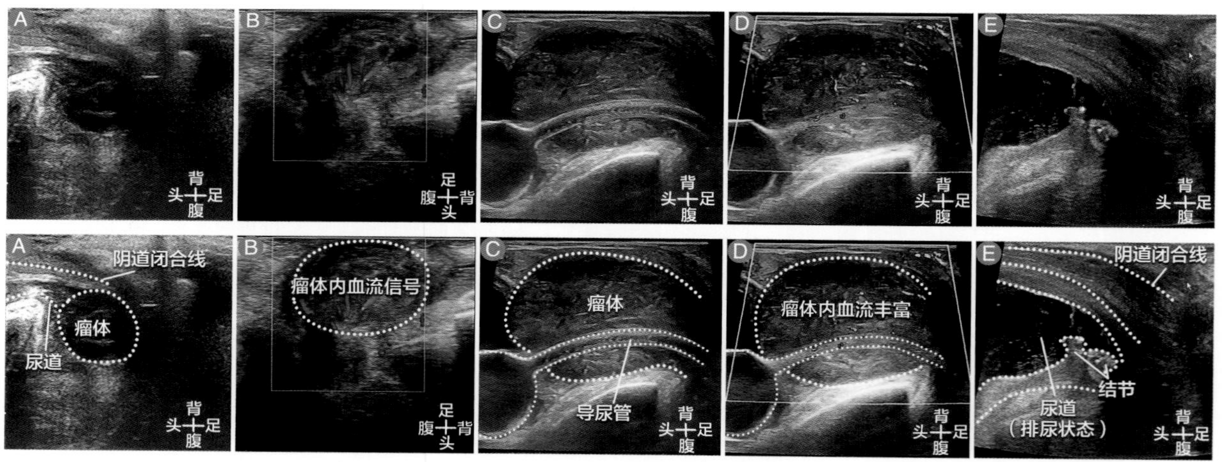

图 10-2-4 ■ 尿道肿瘤（经直肠双平面探头扫查）

A. 尿道平滑肌瘤灰阶图；B. 尿道平滑肌瘤彩色多普勒血流图；C. 尿道透明细胞癌灰阶图；D. 尿道透明细胞癌彩色多普勒血流图；E. 尿道鳞状上皮乳头状瘤样增生灰阶图。

【鉴别诊断】

1. **尿道旁囊肿伴感染** 可表现为尿道旁低回声或混合回声结节，边界清，可能误诊为尿道肿瘤，但常有疼痛和触痛，CDFI 显示其内无血流信号，而周边可见较丰富血流信号。

2. 阴道肿瘤　肿块发生的位置不同，推挤肿块观察其与尿道及阴道壁的相对运动关系可辅助诊断，但肿块较大或侵犯周围组织时常不易鉴别。

> **注意：超声检查对于尿道肿瘤的检出的灵敏度较高，可清晰显示尿道肿瘤的形态、大小、边界、内部回声及与膀胱、阴道、直肠等周围软组织的解剖关系，但无法判断尿道肿瘤的病理类型，可行超声引导下肿块穿刺活检进一步明确诊断。**

四、其他尿道病变

（一）尿道旁囊肿

尿道旁囊肿（paraurethral cyst，PC）是一种良性女性尿道周围囊性病变。先天性尿道旁囊肿来源于尿生殖窦胚胎残留的各种成分，包括尿道旁腺囊肿、米勒管囊肿、Gartner 囊肿。获得性尿道旁囊肿一般是包涵囊肿，多继发于产伤或医源性损伤。

【临床表现】 可无症状，也可有疼痛、排尿困难、性交困难及触及肿块等。

【超声表现】 尿道周围可见囊性占位，形态规则，囊壁光滑，内部为无回声区，合并感染时囊内可见细密点状回声，囊肿与尿道不相通。囊肿多位于尿道远段或近尿道外口（图 10-2-5A）。

【鉴别诊断】

1. 尿道憩室　见本节二、尿道憩室。

2. 阴道壁囊肿　位于阴道壁的无回声区，尿道结构无异常。

> **注意：超声检查显示尿道周围囊性占位时，应观察囊肿大小、与尿道腔之间的关系、囊内有无分隔、囊肿的上下缘与尿道内口与外口的距离等，对超声鉴别诊断及临床治疗方案的选择有较大帮助。**

（二）尿道狭窄

尿道狭窄（urethral stricture）是指因感染、外伤、医源性损伤、恶性肿瘤或放疗等引起尿道黏膜或周围纤维化并伴有挛缩、尿道内径减小，导致无法有效排空膀胱的疾病。

【临床表现】 排尿困难、排尿踌躇、排尿费力、尿线变细、排尿后滴沥等，部分表现为尿失禁和反复尿路感染。

【超声表现】 静息状态下尿道狭窄声像图表现无特异性，在排尿状态或尿道充盈时可观察到狭窄处尿道开放受限，局部管腔明显狭窄甚至闭锁，狭窄近端尿道明显扩张，狭窄段结构紊乱，尿道壁不光滑、平整（图 10-2-5B、C）。

> **注意：超声检查尿道狭窄尽量在排尿状态下进行，有助于明确狭窄的部位，测量狭窄段的长度和内径，了解狭窄程度。**

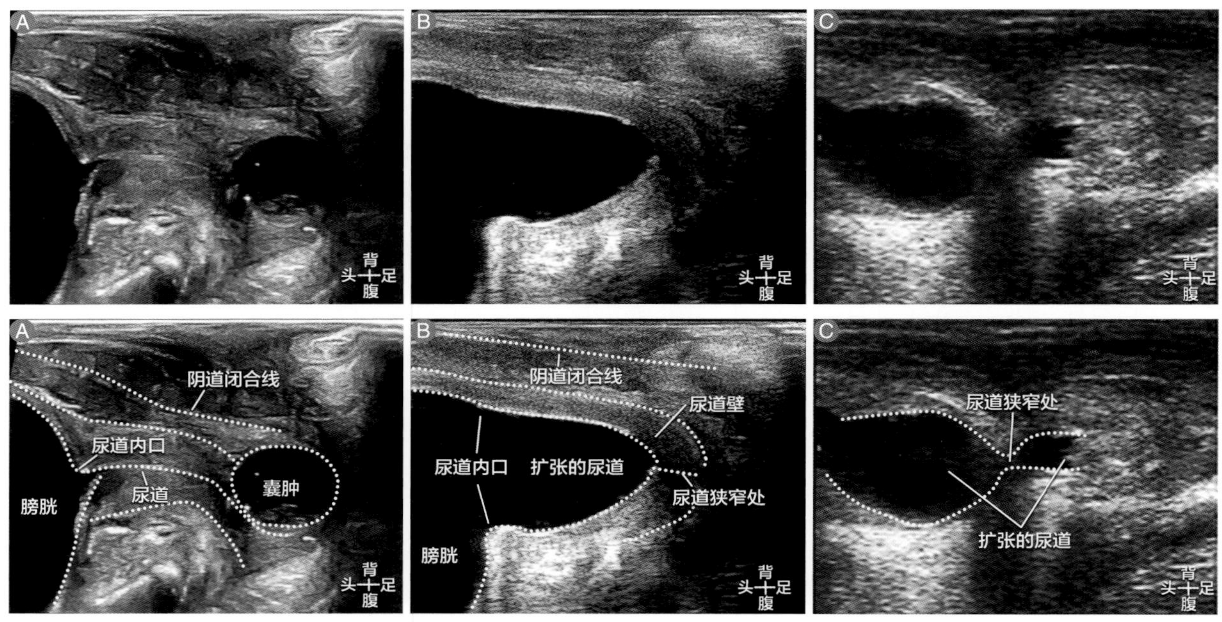

图 10-2-5 ■ 尿道旁囊肿与尿道狭窄（经直肠双平面探头扫查）

A. 尿道旁囊肿；B. 炎症性尿道狭窄；C. 损伤性尿道狭窄。

（应 涛　谢红宁）

参考文献

1. GAKIS G, WITJES JA, COMPÉRAT E, et al. EAU guidelines on primary urethral carcinoma. Eur Urol, 2013, 64 (5): 823-830.
2. MOREY AF, BROGHAMMER JA, HOLLOWELL C, et al. Urotrauma guideline 2020: AUA Guideline. J Urol, 2021, 205 (1): 30-35.
3. PHAM TX, QUIROZ LH. Ultrasonographic imaging of the pelvic floor. Obstet Gynecol Clin North Am, 2021, 48 (3): 617-637.
4. RIECHARDT S, WATERLOOS M, LUMEN N, et al. European Association of Urology Guidelines on Urethral Stricture Disease Part 3: Management of strictures in females and transgender patients. Eur Urol Focus, 2022, 8 (5): 1469-1475.
5. SERNA-GALLEGOS T, JEPPSON PC. Female pelvic fistulae. Gynecol Clin North Am, 2021, 48 (3): 557-570.

第十一章 其他盆腔病变的超声诊断

第一节 盆腔子宫内膜异位症

具有周期性生长功能的子宫内膜组织出现在子宫体外的盆腔部位称为盆腔子宫内膜异位症（endometriosis in pelvis cavity），与子宫腺肌病一起统称为子宫内膜异位性疾病。虽为良性病变，但具有类似恶性肿瘤的转移和种植能力，其发病机制可能是子宫内膜随经血逆流种植于盆腹腔，也有经淋巴或静脉播散等可能。超声检查是子宫内膜异位症诊断和治疗后随访的首选方法，大多数有占位效应的病灶都可以通过详细的超声检查发现，但不同部位的异位病灶有其相应的特征性声像图表现。对可疑子宫内膜异位症患者进行超声检查时，应密切结合病史、症状、体征等临床资料，掌握相关超声检查方法、途径、技巧，熟悉声像图特征，全面、规范进行超声评估，可为子宫内膜异位症的早期诊断与随访提供更多有效信息。

【病理】子宫内膜异位症的临床病理类型有：①腹膜型子宫内膜异位症（peritoneal endometriosis，PEM），病变局限于腹膜表面；②卵巢型子宫内膜异位症（ovarian endometriosis，OEM），即卵巢子宫内膜异位囊肿，是最常见的类型（详见第八章第三节良性卵巢肿瘤）；③深部浸润型子宫内膜异位症（deep-infiltrating endometriosis，DIE），指内膜异位病灶浸润局部组织深度 ≥ 5mm，包括子宫骶韧带、直肠子宫陷凹（rectouterine pouch）、阴道穹隆、直肠阴道隔、直肠或结肠壁的内膜异位，也可侵犯膀胱壁和输尿管；④其他部位型子宫内膜异位症（other endometriosis，OtEM），包括手术瘢痕异位症及其他少见的远处部位异位症。子宫内膜异位症的病理基础是异位的内膜随卵巢激素变化发生周期性出血，异位灶反复穿破出血，最后导致盆腔粘连、卵巢功能异常、输卵管变形阻塞，严重者病变向前浸润膀胱，向后浸润直肠，向下穿透阴道后穹窿。病灶处出现紫褐色斑点，逐渐发展成小泡、结节，最后形成大小不等囊肿。镜下检查，子宫内膜异位病灶的囊壁上可见子宫内膜腺体和间质，但反复出血的病灶可能无此典型组织结构。

【临床表现】主要临床症状为月经期下腹或腰骶部疼痛。轻者仅有腰骶部酸胀感，重者可影响工作，经后渐消失，疼痛程度与病灶大小无明显关系。异位病灶位于直肠子宫陷凹时，可出现性交痛；肠道子宫内膜异位症可出现腹痛、腹泻或便秘，甚至周期性便血；异位灶浸润至膀胱输尿管时出现血尿、肾积水。盆腔病灶较小时妇科查体可无阳性发现，若病灶位于子宫后壁或直肠子宫陷凹，阴道后穹窿可触及痛性结节；当异位灶形成较大的囊肿时，双合诊可在盆腔内触及囊性包块，较固定。子宫内膜异位症患者出现深部性交痛、经期排便痛、黏液便或血便、便秘及肾积水等，常提示有 DIE。不同的临床症状和体征，有助于针对性地检出子宫内膜异位病灶。

一、深部浸润型子宫内膜异位症

【超声检查方法】2016 年，国际深部内膜异位症研究小组（International Deep Endometriosis Analysis Group，IDEA）推荐在超声扫查过程中，使用 4 个基本步骤对临床怀疑深部子宫内膜异位症或已知子宫内膜异位症的妇女进行超声检查。

第一步：常规检查子宫和附件有无子宫腺肌病、有无卵巢子宫内膜异位囊肿。

第二步：经阴道超声评估有无内膜异位症超声“软指标”，包括特定部位触痛、卵巢移动度。

第三步：应用实时动态扫查观察子宫“滑动征”以评估盆腔直肠子宫陷凹有无粘连。

第四步：寻找和评估前、后盆腔的 DIE 病灶。

完整的盆腔子宫内膜异位症的超声检查应包括以上所有步骤，可根据情况调整顺序。

【超声扫查技巧】

1. 检查子宫滑动征（sliding sign） 由于子宫内膜异位症最常合并盆腔粘连，判断有无盆腔粘连及其程度是子宫内膜异位症超声检查的重要内容。子宫滑动征是通过检查子宫与周围组织的相对运动，间接判断有无盆腔粘连，特别是检查直肠子宫陷凹有无因粘连而封闭的简便方法。简单操作方法：一只手握阴道探头，将探头置于阴道穹窿，另一只手置于被检查者下腹部，手置于下腹部固定子宫体、将探头轻轻推挤宫颈，或探头固定在阴道穹窿，手在下腹部轻推子宫体，同时观察子宫下段和宫底部与直肠前壁有无相对运动，若与直肠前壁有相对运动，则此处滑动征阳性，可判断局部无粘连（视频 11-1-1）。如果子宫上段或下段有一个部位滑动征阴性，则提示可能有局部粘连，若子宫下段和宫体部与直肠前壁均无相对运动，则判断直肠子宫陷凹封闭、盆腔有较严重粘连。同法也可用于观察子宫前壁与膀胱后壁之间、卵巢与周围组织间的相对运动，判断局部粘连的情况（视频 11-1-2）。

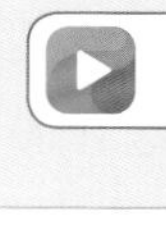 视频 11-1-1 子宫滑动征阳性

视频 11-1-2 子宫 - 卵巢粘连——滑动征阴性

2. 触痛阳性引导法 结合临床病史和主诉，对妇科检查触痛阳性部位有针对性地寻找，同时在阴道探头扫查过程中注意被检查者的疼痛反应，于疼痛区域仔细寻找，有助于快速定位 DIE 病灶。

3. 辅助超声成像检查法 可经阴道注入生理盐水或凝胶，达到类似造影效果，有助于观察阴道

壁、阴道前后穹窿或直肠壁的 DIE 病灶。对于复杂病例的术前评估，还可以在超声检查前适当做肠道准备，也有助于检出直肠、乙状结肠等部位的 DIE 病灶。

【超声表现】DIE 常累及盆腔多个部位，好发于宫颈后方区域(如直肠子宫陷凹、子宫骶韧带)，直肠阴道隔，直肠 - 乙状结肠前壁。不同部位的 DIE 有不同的声像图表现，盆腔内子宫内膜异位病灶较小(如腹膜型)或无临床症状时，较难发现病灶。采用经阴道或经直肠扫查，导致盆腔正常结构改变的 DIE 病灶可以检测出来，但位于盆腹腔较高部位的小病灶难以检出。

1. 直肠子宫陷凹 DIE 直肠子宫陷凹是位于子宫颈后方、直肠阴道隔上方、子宫与直肠间的腔隙，也是 DIE 最常累及的部位。发生 DIE 时，直肠子宫陷凹腔隙封闭，局部出现低回声病灶。经阴道超声检查子宫滑动征阴性，即宫颈和 / 或宫体后方与直肠前壁之间相对运动消失，局部可见边界不规则的低回声结节。病灶可向下延伸累及阴道后穹窿、直肠阴道隔；向后延伸累及直肠前壁；向前浸润累及子宫浆膜层(图 11-1-1)。

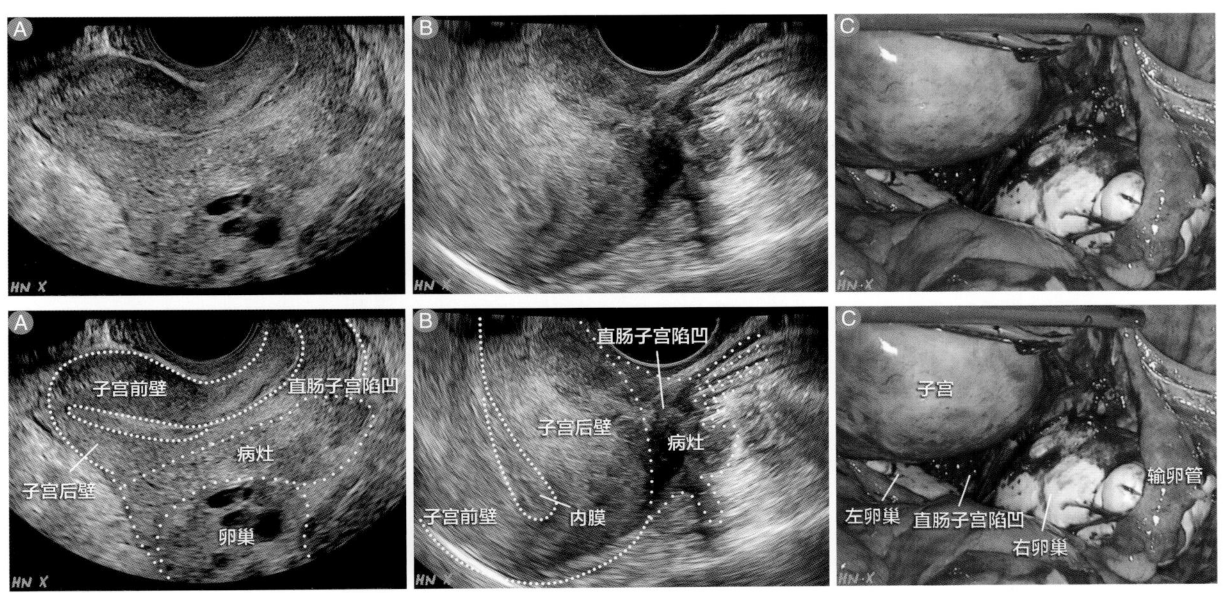

图 11-1-1 ■ 直肠子宫陷凹 DIE

A. 病灶累及子宫后壁、卵巢；B. 病灶累及子宫浆肌层；C. 腹腔镜观。

2. 肠道 DIE 以直肠和直肠 - 乙状结肠交界处受累较常见。超声探头置于阴道后穹窿扫查，在肠管纵切面显示肠壁，DIE 病灶使局部肠壁增厚，肠壁折叠聚集，病灶呈长条形、带状低回声向高回声肠腔方向放射状延伸，呈特征性“印第安头饰”征；部分病灶边缘呈规则梭形结节状，为肠壁内膜异位囊肿；CDFI 显示病灶内无血流信号，或可见少许细条状血流信号(图 11-1-2、视频 11-1-3)。肠道 DIE 病灶多数侵犯肠壁浆膜层及肌层，极少累及黏膜层。也可有同一节段肠壁多个病灶或数个肠段受累。

3. 子宫骶韧带 DIE 在直肠子宫陷凹封闭的病例中多数双侧子宫骶韧带也受累。正常情况下子宫骶韧带与周围组织分界不清，超声难以分辨，发生 DIE 时，经阴道超声动态扫查宫颈两侧，可见位于宫颈后外侧、与宫颈相延续、环绕骶韧带的带状或结节状低回声(图 11-1-3A)。

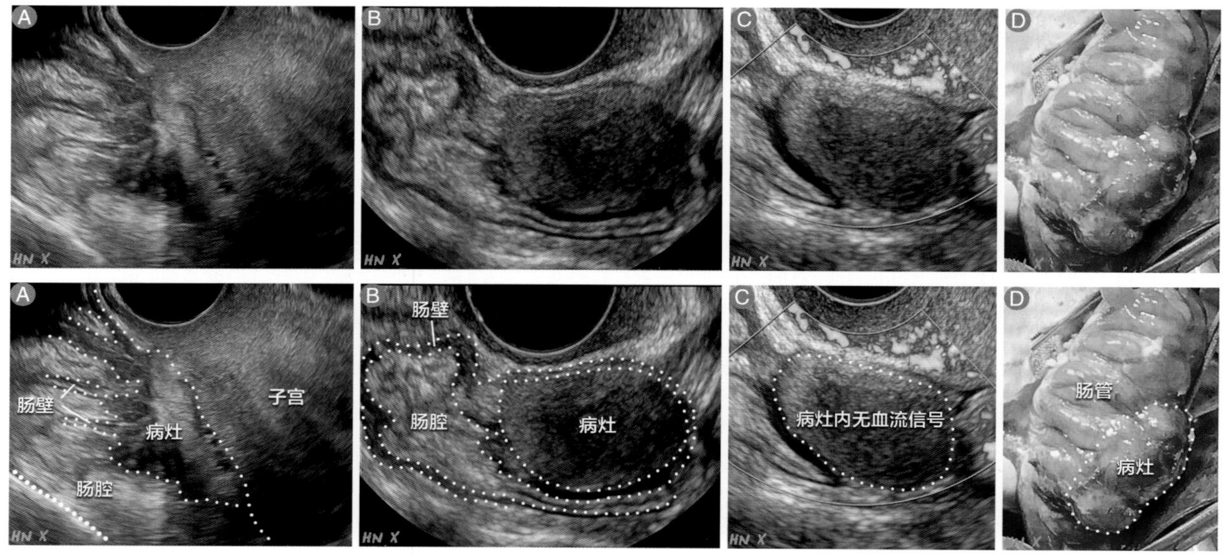

图 11-1-2 ■ 肠道 DIE

A.“印第安头饰”征；B. 直肠 - 乙状结肠交界处肠壁异位病灶；C. 彩色多普勒血流图；D. 手术所见。

视频 11-1-3 肠道 DIE

4. 直肠阴道隔 DIE 直肠阴道隔为阴道后壁与直肠前壁软组织间隙，下至阴道外口，上至宫颈后壁下缘水平。该区域 DIE 病灶向前累及阴道后壁，向后累及直肠前壁。阴道超声检查时，探头置于阴道下段，可见阴道后壁与直肠前壁间结节状或不规则低回声区（图 11-1-3B）；病灶也可仅局限于阴道壁（图 11-1-3C）。

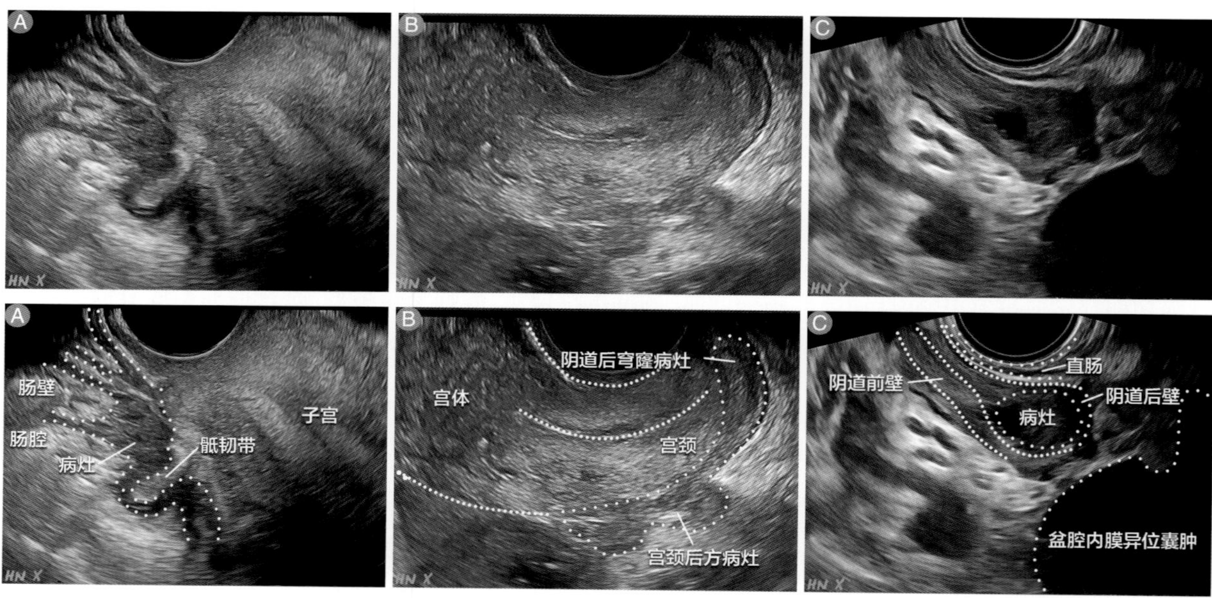

图 11-1-3 ■ 子宫骶韧带、直肠阴道隔和阴道后壁 DIE

A. 子宫骶韧带 DIE；B. 直肠阴道隔 DIE；C. 阴道后壁 DIE（经直肠扫查）。

5. 膀胱 DIE　膀胱 DIE 病灶多发生于膀胱底部近中线处，超声表现为膀胱壁局部低回声结节，形态不规则，较大时向膀胱腔内突出，DIE 病灶多位于膀胱壁肌层内，偶可累及黏膜层致膀胱内壁粗糙；CDFI 可显示病灶内少许散在血流信号（图 11-1-4）。子宫 - 膀胱陷凹封闭，子宫前壁与膀胱间的相对运动消失。扫查时膀胱应有少量尿液充盈，可以减少假阴性。

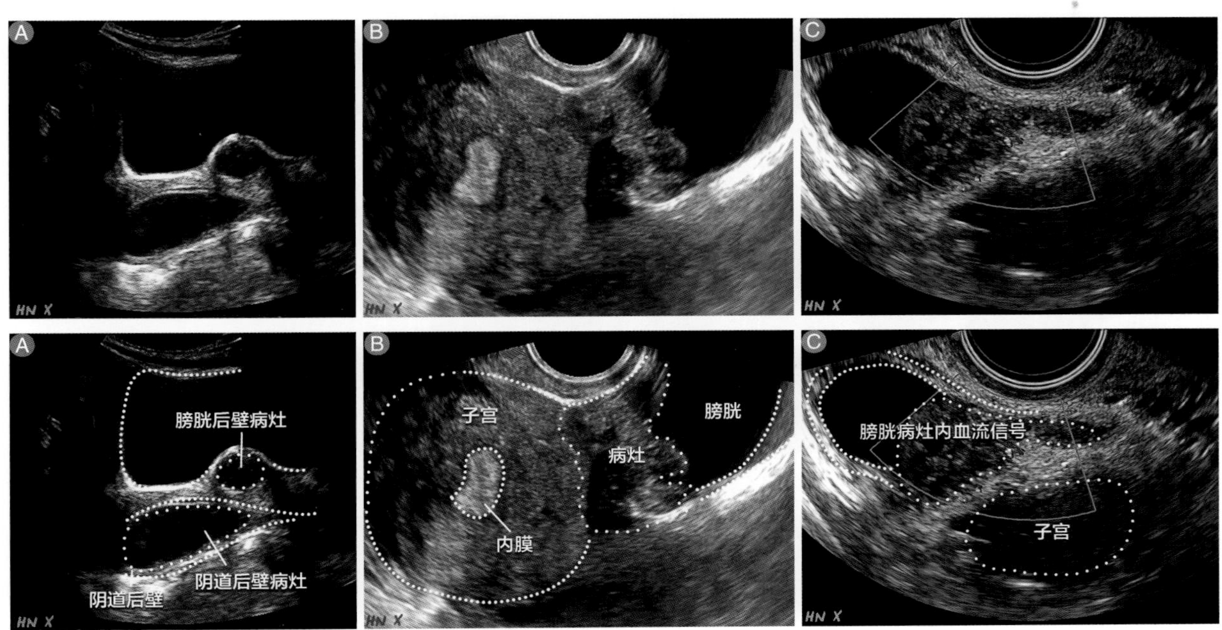

图 11-1-4 ■ 膀胱 DIE

A. 膀胱 DIE 合并阴道壁 DIE（经腹扫查）；B. 膀胱 DIE 累及黏膜；C. 膀胱 DIE 病灶彩色多普勒血流图。

6. 输尿管 DIE　后盆腔 DIE 病灶可累及输尿管及其周围组织，造成局部输尿管梗阻，出现同侧肾积水，严重者可致肾功能受损。超声检查难以直接检出输尿管壁的病灶，多数通过肾盂、输尿管积水的间接征象判断。膀胱 DIE 若累及输尿管，可在膀胱内输尿管开口处显示低回声团（图 11-1-5）。

【**鉴别诊断**】大部分 DIE 病灶在二维灰阶超声图像上与盆腔内恶性肿瘤播散、转移或种植浸润的表现非常相似，但 DIE 病灶内均极少或无血流信号，且临床上多数有子宫内膜异位症的典型症状，如触痛、性交痛等，借此可鉴别。

> **注意：** 重视相关病史、症状和体征，是提高 DIE 检出率的第一步。DIE 病灶常与 OEM 并存，发现卵巢子宫内膜异位囊肿时，应按 IDEA 小组推荐的扫查步骤寻找 DIE 病灶。有可疑病灶时，应对病灶部位、数目、大小等进行详细描述，并评估盆腔粘连情况、有无肾积水等。详细的超声检查结果将为临床提供准确诊断信息，有助于临床手术风险评估、辅助选择手术方式，改善临床预后。

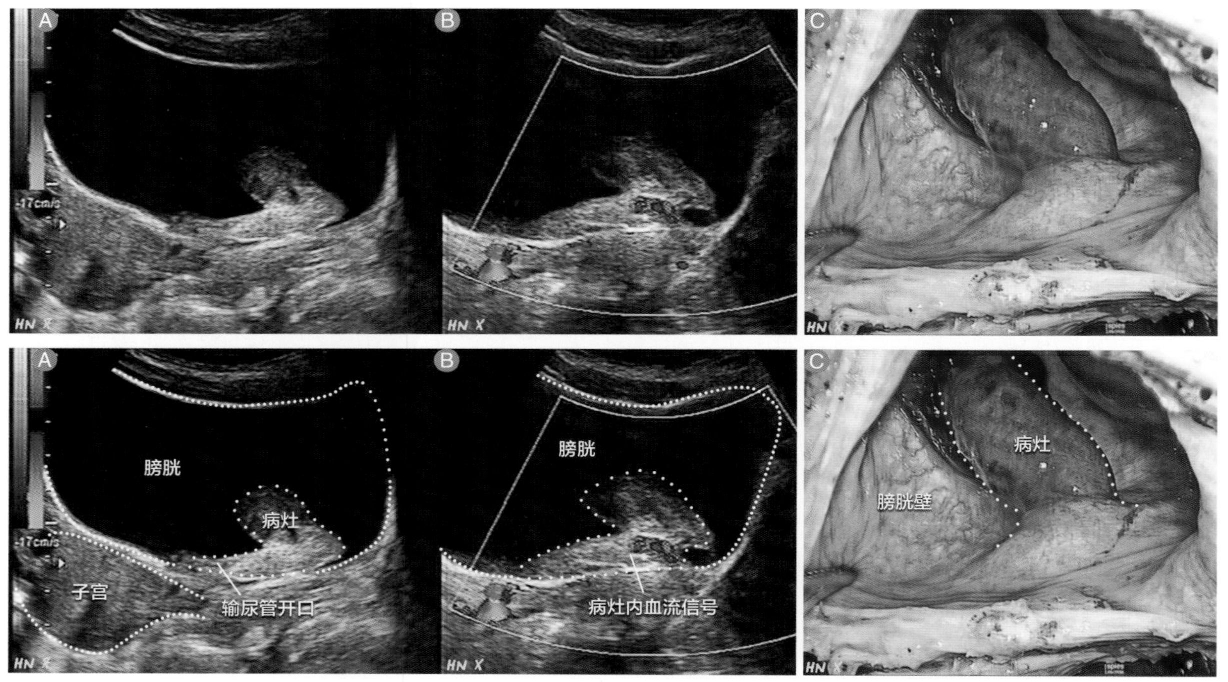

图 11-1-5 ■ 膀胱 DIE 累及输尿管
A. 灰阶图；B. 彩色多普勒血流图；C. 术中打开膀胱所见。

二、其他部位型子宫内膜异位症

除前述的卵巢型和深部浸润型子宫内膜异位症外，子宫内膜异位病灶还可能发生于身体其他部位。最常见的其他部位型子宫内膜异位症为手术后瘢痕处发生的内膜异位症，另外，还有一些盆腔内或少见的远处部位异位症。

1. 瘢痕子宫内膜异位症 主要发生于剖宫产术后腹壁瘢痕，或阴道分娩会阴侧切口上瘢痕。临床表现为与月经周期相关的瘢痕部位疼痛。瘢痕各层均可发生异位病灶，多位于皮下脂肪层和肌层。超声表现为腹壁瘢痕或会阴瘢痕增厚，病灶呈梭形或椭圆形不均质实性低回声，形态不规则，边界较模糊，有时可见小囊性区，CDFI 偶可显示少许血流信号（图 11-1-6），扫查时局部有压痛。

2. 盆腔子宫内膜异位囊肿 盆腔内宫旁异位病灶反复出血形成卵巢外的囊性肿块，可有两种超声表现，一种表现为局限性出血，囊内血液较浓稠，表现为宫旁、卵巢以外囊性低回声肿块，内回声类似卵巢子宫内膜异位囊肿的磨玻璃样回声，囊肿形态不规则或多发；另一种表现为宫旁或盆腔不规则、多角形液性暗区，内有稀疏点状回声，常被提示为宫旁局限性积液（图 11-1-7A）。

3. 宫颈子宫内膜异位囊肿 在宫颈组织内呈圆形、类圆形云雾状低回声区，边界较清晰，内壁粗糙，其囊壁由宫颈组织构成，囊内血液浓稠时呈等回声（图 11-1-7B），此与宫颈腺囊肿的囊壁光滑、囊内无回声声像图不同，结合盆腔有异位囊肿、局部触痛和痛经史有助于鉴别。

4. 关节腔子宫内膜异位症 在一些罕见的病例，子宫内膜异位发生至盆腔外，甚至到关节腔，出现关节部位周期性疼痛和积液，如图 11-1-7C 为一例罕见的髋关节腔子宫内膜异位症。

注意：其他部位型子宫内膜异位症的超声表现更无特异性，必须结合病史，特别是身体局部与月经周期相关的疼痛，往往是诊断此类型内膜异位症的唯一线索。

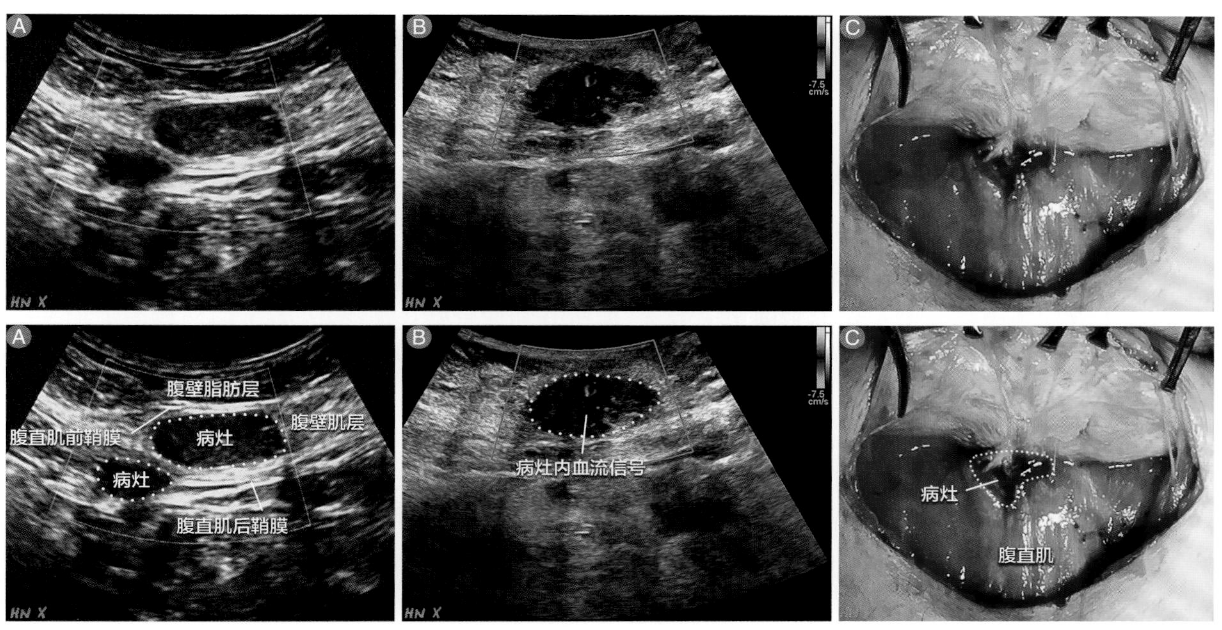

图 11-1-6 腹壁瘢痕子宫内膜异位症

A. 腹壁多发异位病灶；B. 病灶彩色多普勒血流图；C. 手术所见。

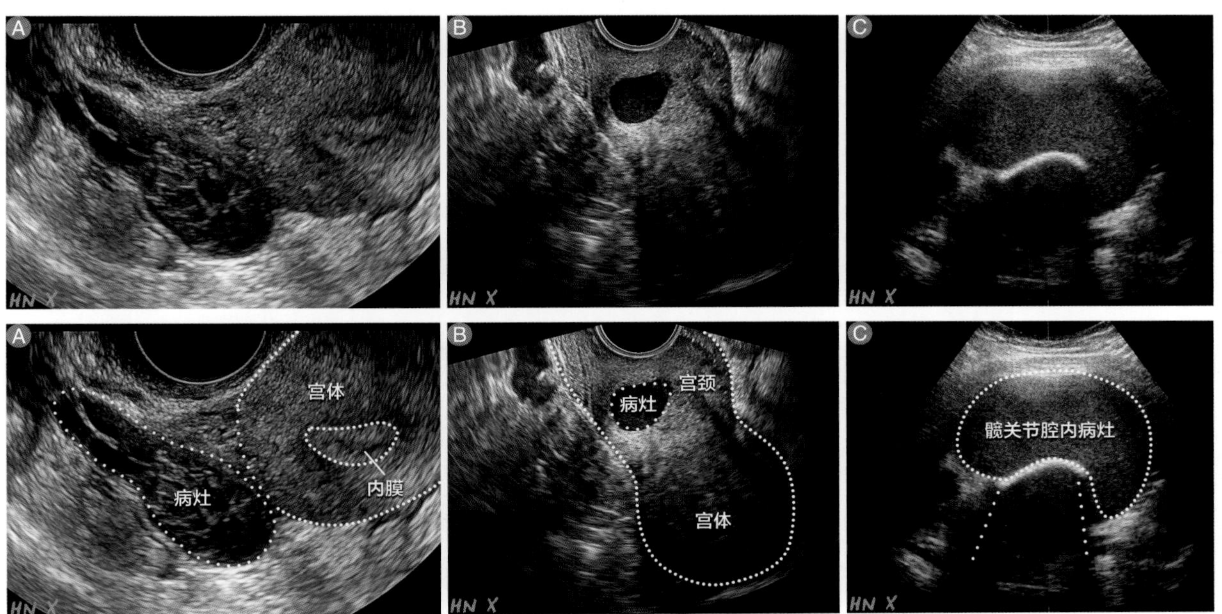

图 11-1-7 盆腔、宫颈、髋关节腔子宫内膜异位症

A. 盆腔子宫内膜异位囊肿；B. 宫颈子宫内膜异位囊肿；C. 髋关节腔子宫内膜异位症。

第二节 | 子宫切除术后并发症

妇科疾病或妇科肿瘤的主要手术方式包括：①全子宫切除，即切除子宫和宫颈，保留一侧或两侧卵巢；②次全子宫切除，即只切除宫体，保留宫颈、一侧或两侧卵巢；③广泛全宫切除，即切除子宫、宫颈和两侧附件。另外，恶性肿瘤还可根据病情需要行盆腔或腹腔淋巴结清扫。盆腔手术有一定并发症，如阴道残端和盆腔内血肿、积液、感染积脓、盆腔腹膜囊肿，以及恶性肿瘤残留或术后复发等，通过超声检查可以辅助诊断。手术后超声检查的指征包括阴道流血不止、持续发热、下腹疼痛，恶性肿瘤术后定期观察盆腔内有无肿瘤残留或复发等。

1. 子宫切除术后盆腔 根据不同手术方式，保留盆腔器官结构的多少，有不同的超声表现。经腹超声扫查膀胱后方无子宫结构，子宫全切除者可见低回声阴道壁和高回声阴道闭合气线，其上方无任何结构；经阴道扫查阴道残端上方无子宫结构，可见肠管结构(图 11-2-1A)；次全子宫切除者在膀胱后方可以显示宫颈结构，因没有宫体做参照，手术余留宫颈形态各异，经腹扫查宫颈结构往往难以辨认，经阴道超声则可根据宫颈管结构判断(图 11-2-1B)。保留卵巢者则可找到一侧或双侧卵巢结构。

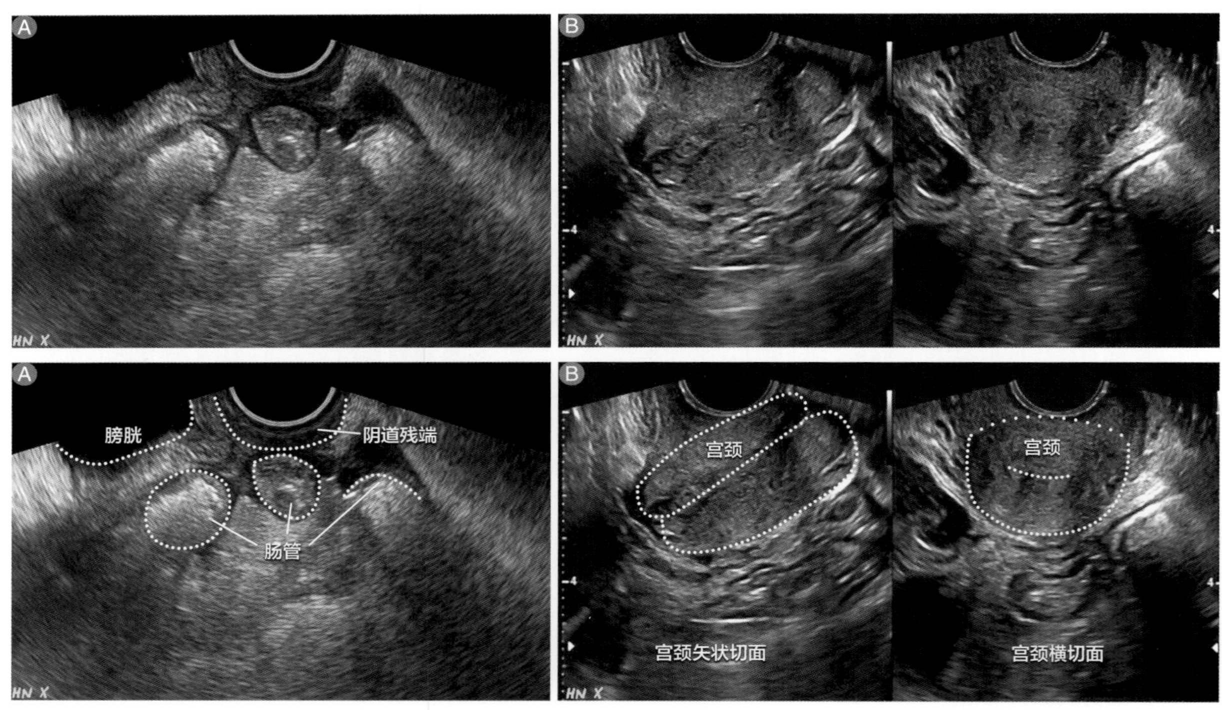

图 11-2-1 ■ 子宫切除术后盆腔

A. 子宫全切术后；B. 子宫次全切术后。

2. 子宫切除术后阴道残端血肿 子宫全切术后由于阴道残端小血管出血，可在残端上方聚集形成血肿。根据出血范围、出血量、出血时间的不同，超声表现有所不同。在阴道上方或一侧可见低回声的肿块，形态不规则，边界欠清，内为不均质或云雾状或细网状低回声，CDFI 显示其内无血流信号(图 11-2-2A)。结合术后有不规则阴道流血、术后下腹持续疼痛病史可以确诊。当出血时间长、血肿机化时，可形成阴道上方实性低回声结构，易与肿瘤复发、残留宫颈等混淆，可根据血肿内无血流信号鉴别。

3. 子宫切除术后盆腔感染积脓 感染多发生于术后一周内，术后持续腹痛、发热，白细胞升高。超声检查盆腔内无子宫，阴道残端上方可见不规则低回声及不均质云雾状回声(图 11-2-2B)，结合术后腹痛、发热、白细胞升高，提示有盆腔感染积脓。可做经阴道超声引导下阴道穹窿部穿刺，一方面明确诊断，另一方面可行引流、脓腔抗生素冲洗，以达到迅速、有效治疗的目的。

4. 子宫切除术后盆腔腹膜囊肿 为盆腔手术后远期并发症，由于术后粘连，在盆腹腔的肠管、大网膜及内生殖器官之间形成包裹性积液。部分病例行淋巴清扫术后常出现盆腔淋巴囊肿，超声表现为盆腹腔内囊性肿块，形态不规则，壁薄，内为无回声区，可有条状细带分隔(图 11-2-2C)，根据手术病史、囊肿分布特点可与巨大卵巢囊肿、输卵管积水等鉴别。

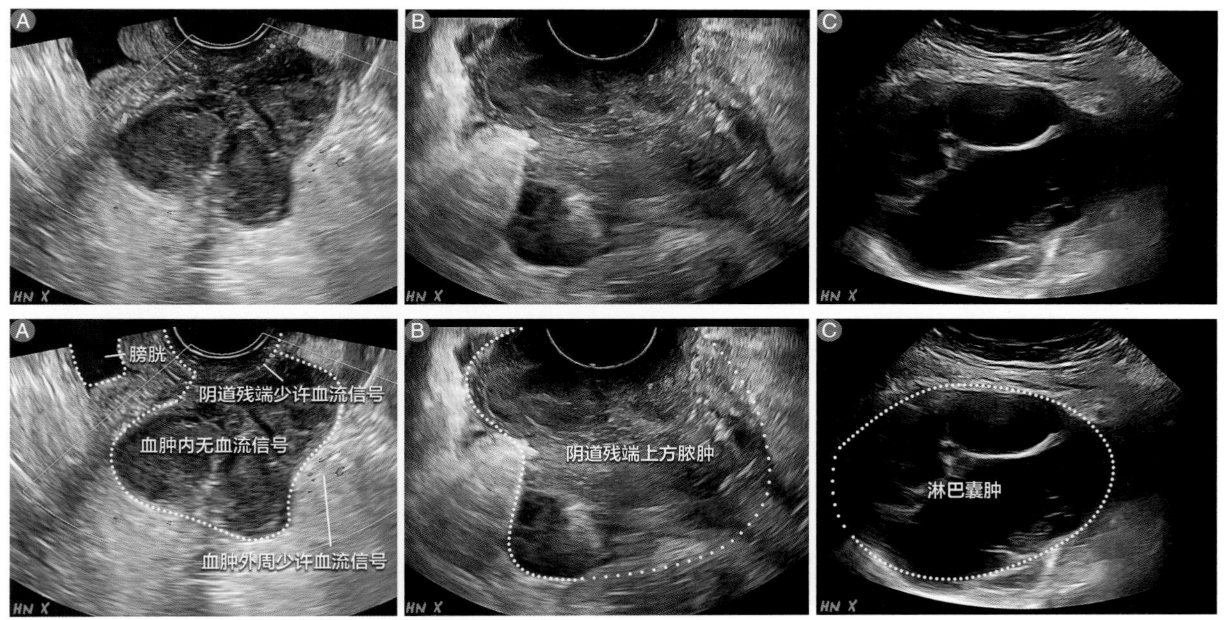

图 11-2-2 ■ 子宫切除术后阴道残端血肿、盆腔积脓和淋巴囊肿

A. 阴道残端血肿彩色多普勒血流图；B. 阴道残端上方脓肿；C. 盆腔淋巴囊肿(经腹扫查)。

5. 恶性肿瘤术后复发 恶性肿瘤术后需定期行超声和肿瘤指标监测。经阴道超声显示阴道残端上方实性不均质低回声肿块，边界不清，形状不规则，亦可呈不均质囊实性混合回声，可伴有腹水；CDFI 显示实性病灶内较多血流信号，肿块增大时血流信号丰富，并可记录到中 - 低阻力血流频谱(图 11-2-3)。

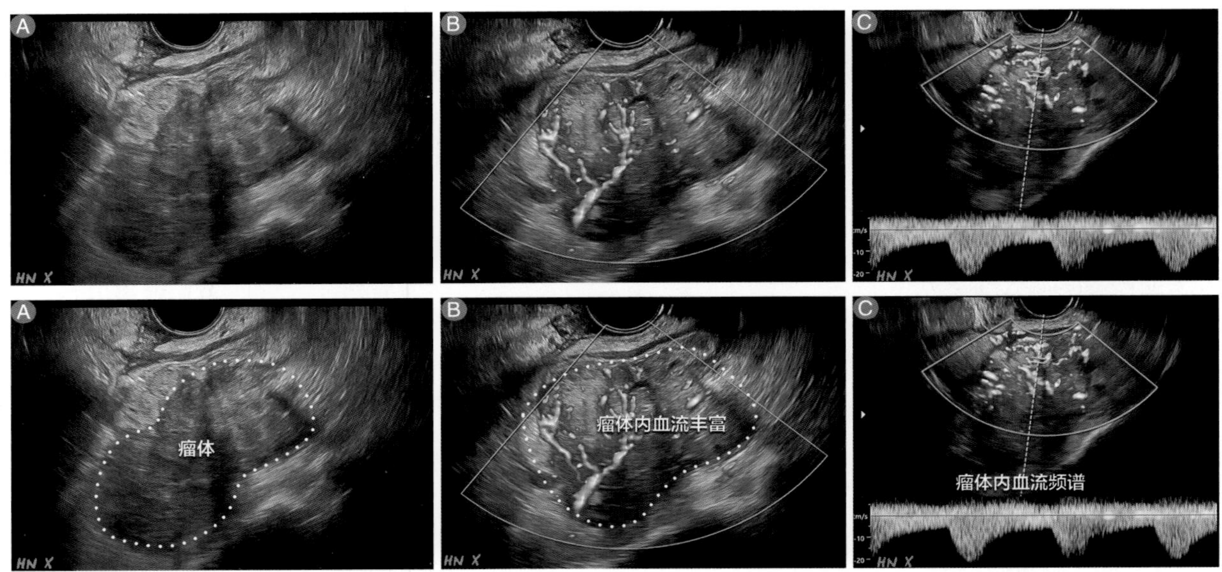

图 11-2-3 ■ 卵巢恶性肿瘤术后复发

A. 灰阶图；B. 彩色多普勒血流图；C. 血流频谱图。

第三节 ｜ 盆腔血管疾病

一、盆腔淤血综合征

盆腔淤血综合征（pelvic congestion syndrome）是由多种因素引起的盆腔静脉血管充血、扩张和淤血所致的综合征，是引起妇科慢性疼痛的重要原因之一。女性盆腔内血管丰富，静脉吻合支多，血管壁薄、弹性差，小静脉缺乏静脉瓣，较大静脉的静脉瓣功能不全，不能有效防止血液倒流；盆腔内静脉丛相互交通，血流相对缓慢；盆腔静脉穿行于疏松结缔组织中，缺乏有力的支持和衬托；左侧卵巢静脉行程长，呈直角汇入左肾静脉，不利于静脉回流等，以上均是产生静脉扩张淤血的解剖学因素。孕产频繁、人工流产、分娩创伤、长期便秘、长期站立工作或负重劳动过度等是引起盆腔淤血综合征可能的原因。选择性逆行卵巢静脉造影术的开展和腹腔镜的普遍应用，血管性介入诊疗技术的发展，使该病的诊断和治疗有了很大的提高。

【临床表现】临床表现多种多样，自觉症状往往与体征和客观检查不相符，易与慢性盆腔炎等疾病相混淆，常被诊断为神经官能症。症状包括持续性下腹坠痛、腰骶部疼痛、性交痛，月经量多、白带过多，但体征除下腹部轻度深压痛外，少有明显的阳性发现，表现为典型的“三痛二多一少”，易被诊断为神经官能症。腹腔镜检查子宫均匀增大，表面呈紫蓝色或有瘀血，输卵管系膜内血管扩张、增粗，阔韧带内和主韧带内静脉迂曲怒张，可见静脉瘤样改变；子宫体两侧后方静脉数量增多，形成蔓状静脉丛。

【超声表现】子宫稍大或正常，肌层回声均匀或稍不均，肌层血管扩张，以两侧浆膜下为甚；一侧或两侧宫旁显示管道状、蔓状、麻花状低回声区，经阴道超声显示其内云雾状回声，呈沸水样滚动；血管管腔内径常增宽，常大于1cm；CDFI在子宫浆膜下肌层、宫旁管道状低回声区内可显示血流信号，大多数为静脉性频谱，子宫和卵巢内有时可见增多的静脉血流（图11-3-1）。

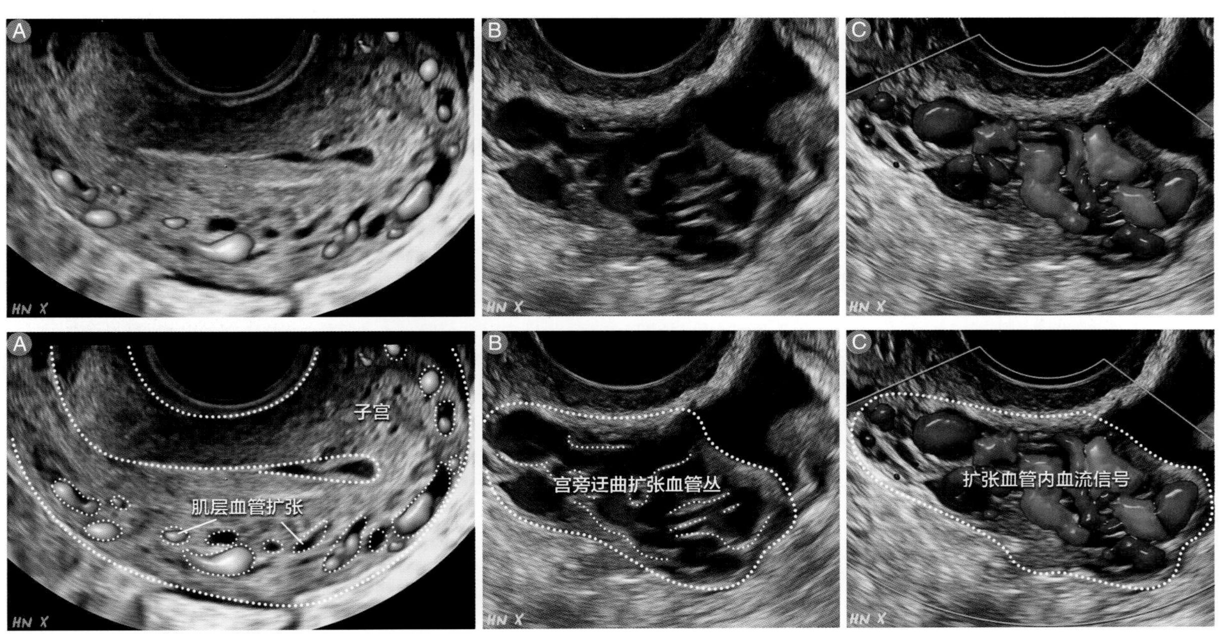

图 11-3-1 ■ 盆腔淤血

A. 子宫肌层血管扩张彩色多普勒血流图；B. 宫旁静脉扩张灰阶图；C. 宫旁静脉扩张彩色多普勒血流图。

> **注意：超声只能提示宫旁静脉增多、增宽，不能直接给予盆腔淤血综合征的诊断，需结合慢性盆腔疼痛、主诉与体征不相符等特征考虑；CDFI可以帮助筛查此征，选择性逆行卵巢静脉造影术是目前公认的确诊方法。**

二、盆腔动静脉畸形

盆腔动静脉畸形（pelvic arteriovenous malformation，PAVM）是罕见的妇科疾病，包括子宫动静脉畸形（uterine arteriovenous malformation，UAVM）和宫旁血管畸形。UAVM较宫旁动静脉畸形多见，是子宫动脉分支和子宫静脉丛未经过毛细血管网而通过畸形血管团连接而形成，子宫动脉管壁与引流静脉之间发生动静脉短路，形成子宫动静脉瘘（uterine arteriovenous fistula，UAVF），也有部分子宫肌层局部小动脉壁损伤破裂，形成假性动脉瘤。

【**病因**】PAVM分为先天性和获得性两种。先天性PAVM多因胚胎期原始血管发育异常，可合并盆腔脏器或其他系统的血管畸形，有自限趋势，临床罕见。获得性PAVM相对常见，多数继发于手术创伤（如刮宫、剖宫产、人工流产）及妊娠相关疾病。与妊娠相关的UAVM可继发于胎盘植入、妊娠滋养细胞肿瘤（详见第五章第四节妊娠滋养细胞肿瘤）、自然分娩、不全流产等。

【**临床表现**】PAVM 平时可无任何症状和体征，偶可出现疼痛、血尿、异常阴道或直肠出血。与妊娠相关的 UAVM 既可表现为不规则阴道流血、下腹痛、继发性贫血等，也可表现为无明显诱因的阵发性阴道大出血，在短时间内大量出血后迅速停止的"开关式"出血，严重时可导致休克。如在未诊断该病的情况下进行清宫手术，可发生难以控制的子宫大出血，严重时可导致休克。妇科双合诊检查有时可触及盆腔内血管震颤，局部温度增高。

【**超声表现**】PAVM 根据病灶部位不同有不同的超声表现。

（1）子宫动静脉畸形：大多数病例继发于滋养细胞疾病造成的子宫肌层血管构筑异常。灰阶超声图像上表现为子宫肌层增厚，局部回声不均匀，可见不规则无回声区或管道状 / 蜂窝状无回声或低回声区；子宫肌层血管面积增加，血管密集，走行迂曲，CDFI 可见异常回声区内五彩镶嵌的血流信号，血流分布杂乱（图 11-3-2）；子宫肌层假性动脉瘤表现为肌层瘤样扩张的血管，瘤腔内漩涡状翻滚血流，收缩期动脉内高速血流冲入瘤腔，舒张期血流返回至动脉管腔（图 11-3-3）。频谱多普勒在血流信号丰富区域可检测到高速低阻血流频谱，平均收缩期峰值流速可达 136cm/s，平均阻力指数为 0.3。因有动脉 - 静脉交通，可检测到搏动性毛刺样高速血流频谱，此为动静脉瘘的较特异性表现，也可呈双向高速血流频谱。双侧子宫动脉及其分支血流阻力下降。有研究显示，出现 UAVM 时检测子宫动脉收缩期峰值血流速度（peak systolic velocity，PSV）可以预测病变严重程度，当 PSV ≥ 83cm/s 时，活动性子宫出血风险高；PSV<40cm/s 时，活动性出血风险低；正常参考数值为 9~44cm/s。

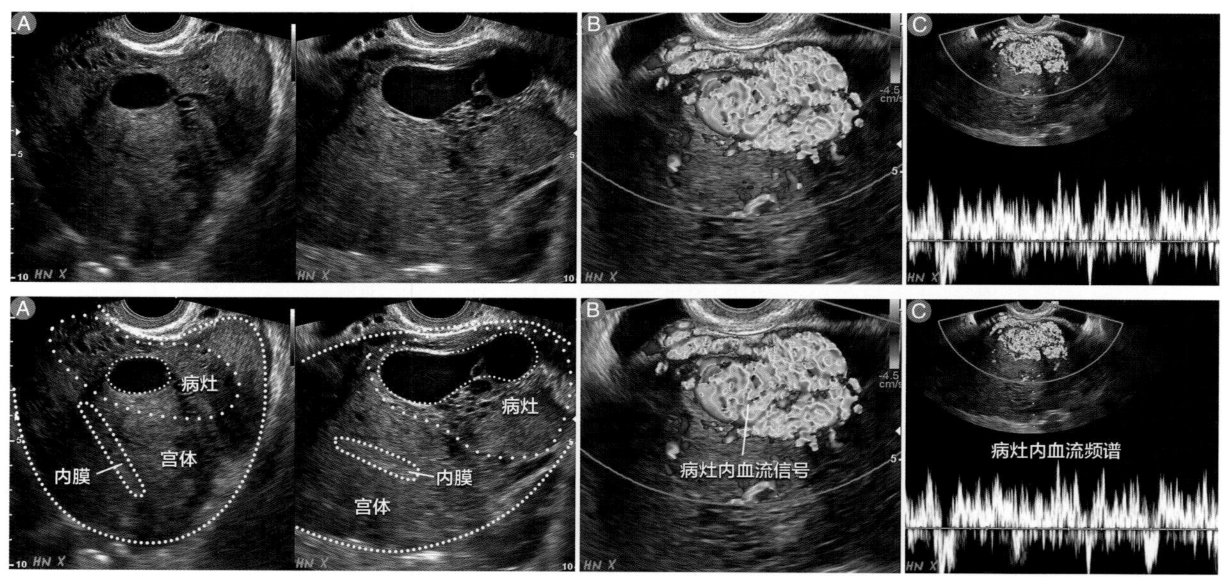

图 11-3-2 绒癌后子宫肌层动静脉畸形
A. 灰阶图；B. 彩色多普勒血流图；C. 血流频谱图。

（2）宫旁动静脉畸形：子宫声像图表现无异常，盆腔内宫旁可见囊性肿物，呈圆形，边界清；采用高分辨力阴道探头可以显示其内有沸腾水样滚动低回声。CDFI 显示囊内血流信号丰富，可检测到搏动性毛刺样高速血流频谱（图 11-3-4）。

> **注意：**妇科超声检查发现 UAVM 时，应检查血 β-hCG，首先排除妊娠相关疾病，如最常见的妊娠滋养细胞疾病、不全流产等，有助于临床针对病因选择合适的治疗方案。盆腔内囊性占位其内回声呈翻滚云雾状时，CDFI 可快速、准确地判断有无盆腔动静脉畸形，可作为大出血快速诊断的首选方法。急诊处理可根据患者对生育的要求，采用动脉栓塞、血管硬化治疗或子宫切除术等方式。

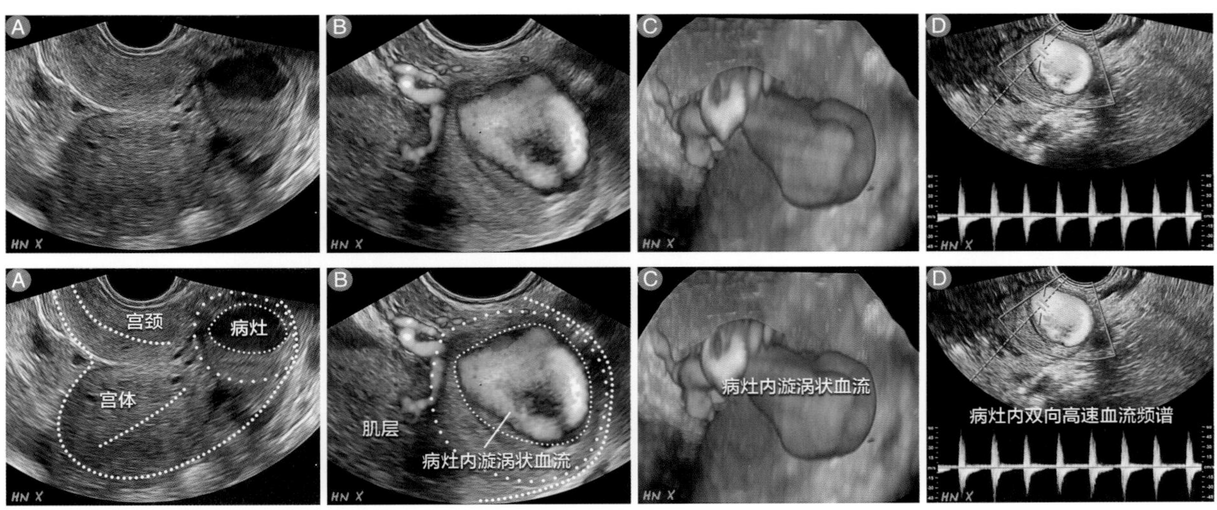

图 11-3-3 ■ 子宫肌层假性动脉瘤膨出

A. 灰阶图；B. 彩色多普勒血流图；C. 三维血流成像；D. 血流频谱图。

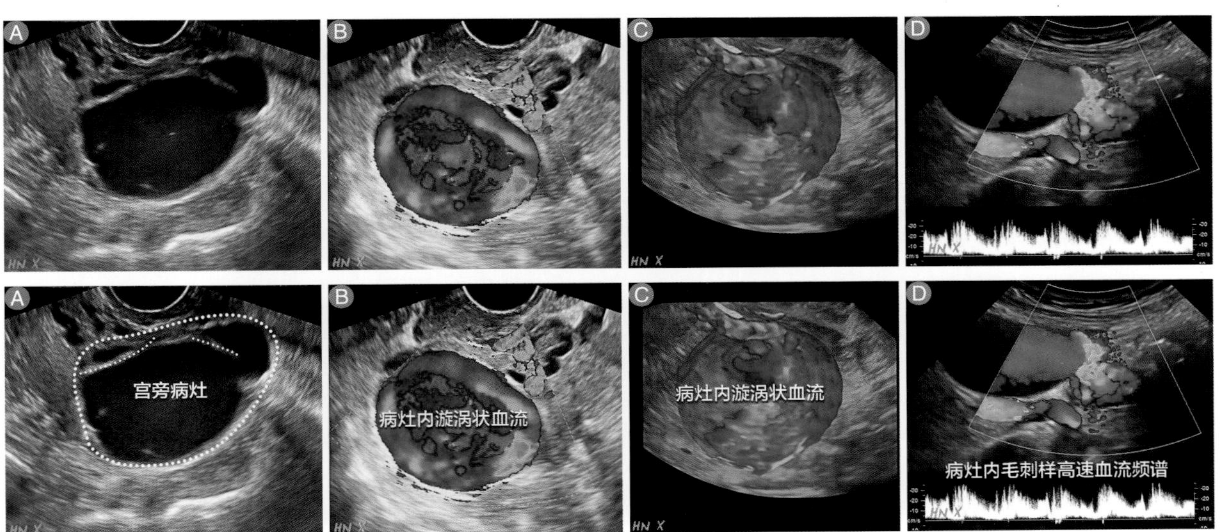

图 11-3-4 ■ 宫旁动静脉瘘

A. 灰阶图；B. 彩色多普勒血流图；C. 三维血流成像；D. 血流频谱图。

第四节 | 盆腔、阴道异物

盆腔阴道异物残留最常见的为幼女阴道内异物，异物多为纽扣、豆子、金属或塑料玩具等，临床上表现为阴道不规则的脓性或脓血性分泌物。妇产科手术后异物残留则属于医源性异物，最常见的是阴道内纱布或棉球残留，也可残留在宫腔和盆腹腔内，表现为妇科手术或操作后腹痛、发热、大量分泌物排出等。另外，还有盆腔异物，包括木棍异物、子宫托进入直肠等。节育器嵌入肌层也是盆腔异物的原因。

金属类异物超声声像表现为强回声，伴彗星尾征；塑料、胎骨、木棍、棉纱等异物表现为高回声，伴声影，声影深浅程度不同；节育器断裂、木棍异物等形状多呈斑点状、条状、团状或不规则形；棉纱或棉球等可呈半圆形、不规则形或类肿瘤回声，多伴后方回声衰减，病灶内无血流信号。可以根据异物与子宫腔、子宫肌层和周围结构的关系，判断异物的确切位置。部分绝经后妇女子宫肌层内出现钙化灶，常由小血管闭塞机化或原有的肌瘤钙化变性引起，应注意与宫腔异物鉴别（图 11-4-1、图 11-4-2）。

注意：仔细询问病史对盆腔、阴道异物的正确诊断有很大的帮助。

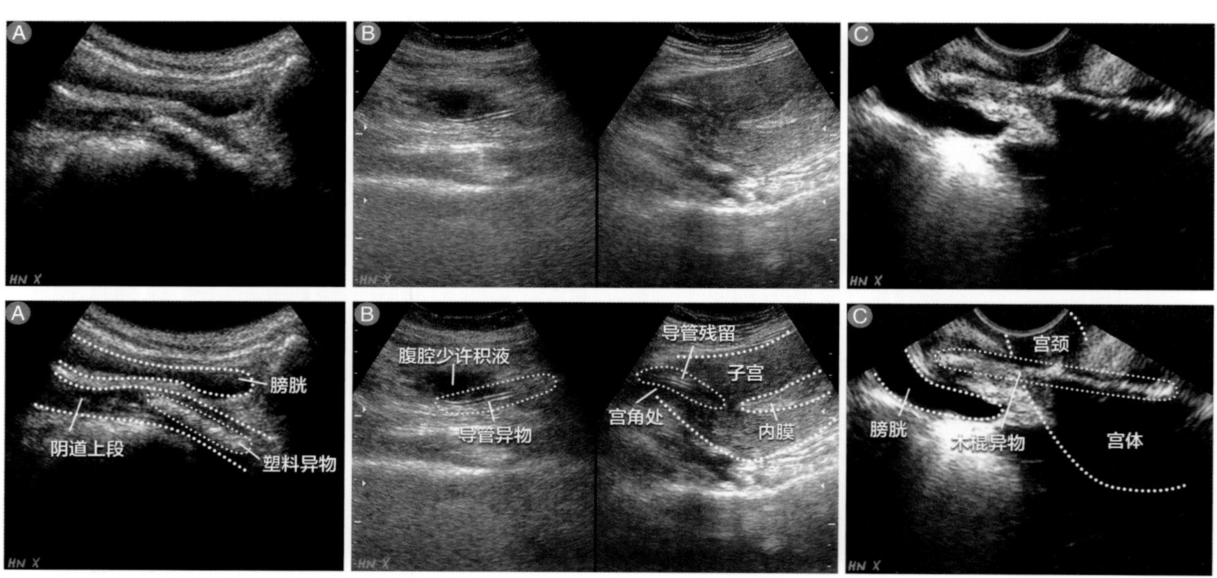

图 11-4-1 ■ 盆腔异物

A. 幼女阴道塑料异物；B. 子宫及宫旁导管遗留；C. 盆腔内木棍异物。

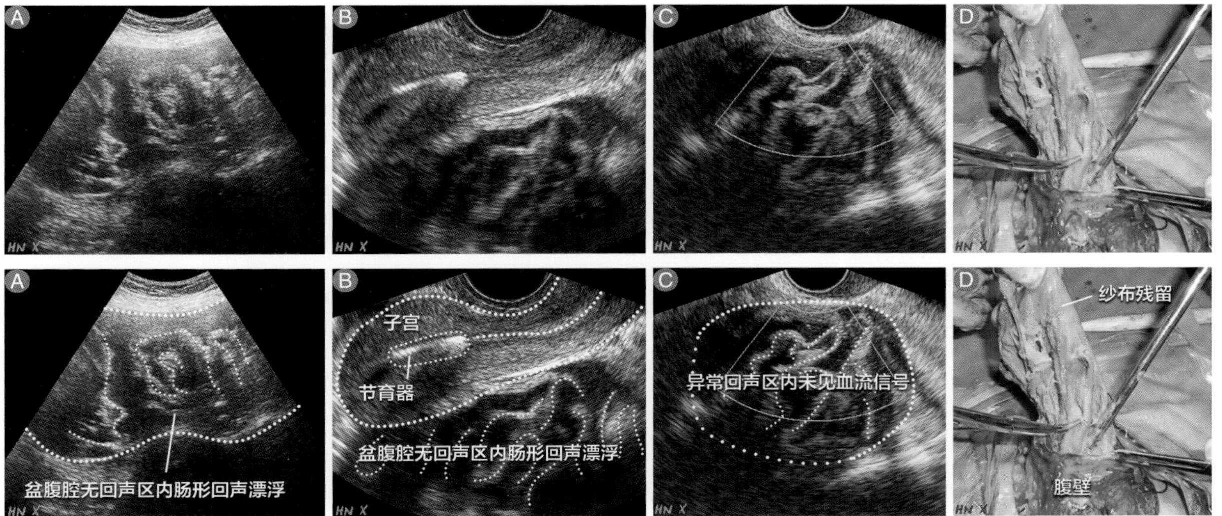

图 11-4-2 ■ 剖宫产术后盆腔纱布遗留

A. 经腹扫查灰阶图；B. 经阴道扫查；C. 经阴道扫查彩色多普勒血流图；D. 纱布取出术。

第五节 | 膀胱病变

女性盆腔除子宫、卵巢、输卵管及阴道外，位于子宫前面的膀胱也可能发生占位性病变，超声检查时需注意鉴别诊断。

膀胱病变最常见的是膀胱炎，主要由特异性和非特异性细菌感染引起，其中可能引起膀胱壁增厚的腺性膀胱炎因膀胱黏膜水肿、黏膜腺样结构增生，导致膀胱壁弥漫性增厚，超声扫查显示膀胱壁均匀增厚，厚度可达 5mm（图 11-5-1A）；其他类型的膀胱炎可出现局限性的膀胱增厚。

膀胱内囊性病变最常见的是输尿管囊肿，超声检查显示膀胱三角区输尿管开口处囊性肿物突向膀胱内（图 11-5-1B），随输尿管的排尿活动，具有节律性舒缩变化。

膀胱内实性占位病变伴声衰减时，需考虑膀胱结石（图 11-5-1C）。膀胱壁实性占位需注意膀胱肿瘤，膀胱恶性肿瘤中以膀胱尿路上皮癌最常见，占膀胱癌的 90% 以上，表现为膀胱壁突起实性回声肿块，边界清晰，内血流丰富，可记录到低阻力动脉血流频谱，肌层浸润时局部血流丰富（图 11-5-2）。其他少见的非尿路上皮癌包括鳞状细胞癌、腺细胞癌、小细胞癌、混合型癌、癌肉瘤及转移性癌等。膀胱良性病变包括乳头样瘤、膀胱息肉等。需注意膀胱内沉积物聚集时，可形成膀胱内低回声占位，但无血流信号，据此可与膀胱肿瘤鉴别（图 11-5-1D）。

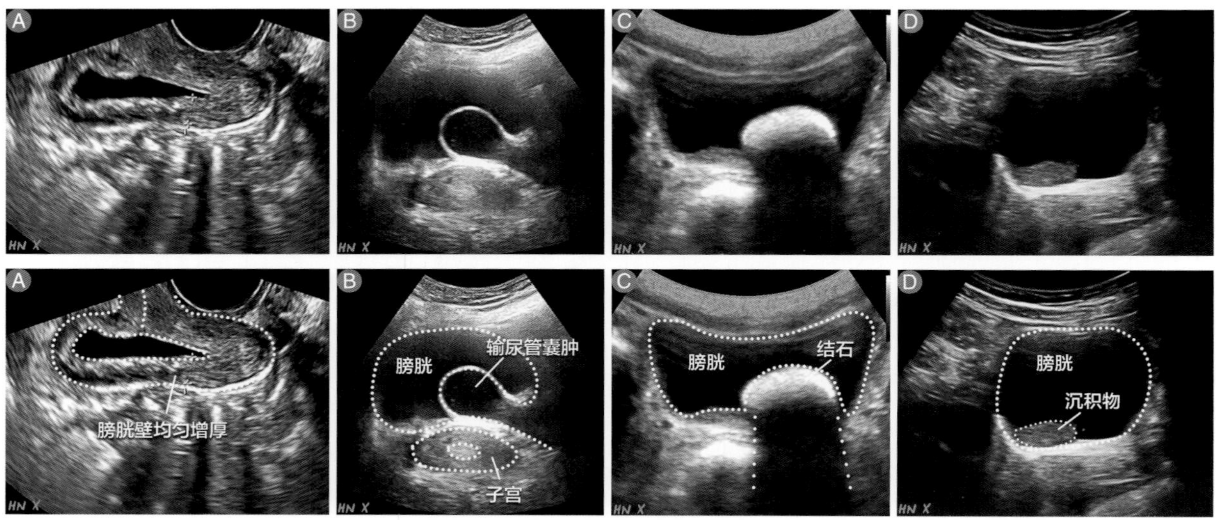

图 11-5-1 ■ 膀胱非肿瘤病变

A. 宫颈癌化疗后腺性膀胱炎；B. 膀胱内输尿管囊肿；C. 膀胱结石；D. 膀胱内沉积物。

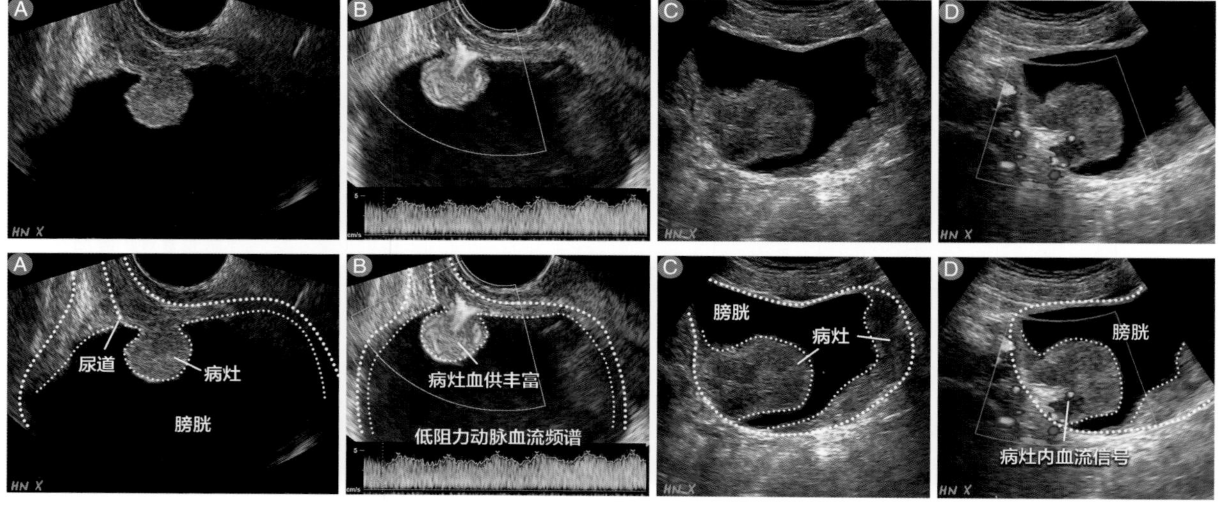

图 11-5-2 ■ 膀胱尿路上皮癌

A. 病例 1 灰阶图；B. 病例 1 血流及频谱图；C. 病例 2 灰阶图；D. 病例 2 彩色多普勒血流图。

（谢红宁）

参考文献

1. GONCALVES MO, SIUFI NETO J, ANDRES MP, et al. Systematic evaluation of endometriosis by transvaginal ultrasound can accurately replace diagnostic laparoscopy, mainly for deep and ovarian endometriosis. Hum Reprod, 2021, 36 (6): 1492-1500.

2. AAS-ENG MK, MONTANARI E, LIENG M, et al. Transvaginal sonographic imaging and associated techniques for

diagnosis of ovarian, deep endometriosis, and adenomyosis: A comprehensive review. Semin Reprod Med, 2020, 38 (2/3): 216-226.

3. DANIILIDIS A, GRIGORIADIS G, DALAKOURA D, et al. Transvaginal ultrasound in the diagnosis and assessment of endometriosis-an overview: How, why and when. Diagnostics (Basel), 2022, 12 (12): 2912.
4. MAPLE S, CHALMERS KJ, BEZAK E, et al. Ultrasound characteristics and scanning techniques of uterosacral ligaments for the diagnosis of endometriosis: A systematic review. J Ultrasound Med, 2023, 42 (6): 1193-1209.
5. ANNAM A. Female pelvic vascular malformations. Semin Intervent Radiol, 2018, 35 (1): 62-68.
6. HOANG VT, VAN HAT, TRINH CT, et al. Uterine arteriovenous malformation: A pictorial review of diagnosis and management. J Endovasc Ther, 2021, 28 (5): 659-675.
7. BASILE A, FAILLA G, GOZZO C. Pelvic congestion syndrome. Semin Ultrasound CT MR, 2021, 42 (1): 3-12.
8. 梁炎春 , 刘多 , 黄佳明 , 等 . 肠道子宫内膜异位症病灶分布特点及其临床意义 . 中国实用妇科与产科杂志 , 2020, 36 (11): 1105-1109.

第十二章 子宫输卵管超声造影

子宫输卵管超声造影（hysterosalpingo-contrast sonography，HyCoSy）自 20 世纪 90 年代开始应用于临床，近 10 年来随着高分辨力超声探头技术和实时三维超声成像技术的发展，子宫输卵管声学造影将二维灰阶超声、静态三维超声、实时三维超声、超声造影谐波成像技术联合应用于宫腔病变和输卵管通畅性的评估，可以连续动态观察和记录造影剂在宫腔、输卵管及盆腔内的流动过程，从而为临床提供了一种新的评估技术。根据系列研究报道，HyCoSy 诊断输卵管阻塞的灵敏度达 92%~98%，特异度达 90%~95%。2018 年，中华医学会生殖医学分会的《输卵管性不孕诊治的中国专家共识》将 HyCoSy 列为评估输卵管通畅程度的重要方法（证据等级 2B）。HyCoSy 具有安全无创、实时动态、无辐射、可重复、多维度综合评估等优势，目前已在国内外生殖领域得到广泛应用，并成为不孕症主要检查方法之一。

第一节 检查方法与操作流程

【适应证】

1. 不孕症患者输卵管通畅性评估。
2. 输卵管绝育术、再通术、成形术或其他相关手术治疗后效果评估。
3. 疑诊盆腔粘连，输卵管、卵巢周围粘连或输卵管伞端闭锁。
4. 输卵管妊娠保守治疗后输卵管通畅性评估。
5. 经阴道超声无法判断的宫腔病变或宫腔发育异常。
6. 对碘过敏无法行碘油造影者。

【禁忌证】

1. 内、外生殖器的急、慢性炎症，包括滴虫性或念珠菌性阴道炎。
2. 盆腔结核活动期。
3. 宫颈或宫腔可疑恶性病变。
4. 严重的全身性疾病，不能耐受手术者。

5. 超声造影剂过敏史。

6. 月经期和可疑妊娠。

【检查前准备】

1. 受检者准备

(1) 检查时间在月经干净后 3~7 天，对于月经不规律者可稍延期，但应在排卵前进行。

(2) 经期开始至检查前禁止性生活，必要时行妊娠试验排除妊娠。

(3) 常规妇科检查、白带检查。

(4) 检查当日测量体温并记录相关病史(生育史、手术史等)。

(5) 签署知情同意书。

2. 超声仪器及配置 具有低机械指数超声造影成像技术的彩色多普勒超声诊断仪，配备经阴道二维超声探头和 / 或经阴道三维容积超声探头。

3. 常规超声检查 造影前经阴道超声扫查子宫、附件区及直肠子宫陷凹，观察子宫附件、盆腔有无病变，以及直肠子宫陷凹是否有积液。

4. 宫腔置管 置管前半小时肌内注射阿托品 0.5mg。受检者取截石位，常规外阴、阴道消毒铺巾，阴道扩张器暴露宫颈外口，持宫颈器固定后，宫腔内置入特制的双腔球囊导管，根据宫腔大小向球囊内注入生理盐水 1.0~2.0ml，使水囊和导管固定于宫颈内口上方。

5. 造影剂配制 参考超声造影剂说明书。以目前较为常用的造影剂注射用六氟化硫微泡为例，向六氟化硫冻干粉瓶内注入 5ml 生理盐水，震荡配制成微泡悬浮液。造影时抽取 2.5~5.0ml 微泡悬浮液与生理盐水混合配制成 20~40ml 稀释造影剂备用。

【超声造影检查步骤】

1. 宫腔水囊调节与三维超声预扫描 水囊大小调节至宫腔容积的 1/3~1/2；取子宫横切面扫查，观察双侧宫角与卵巢的空间位置关系，确定初始扫查切面，启动三维超声，调整取样框及容积扫查角度至尽可能包括双侧卵巢及子宫底部。

2. 注入生理盐水 子宫横切面显示双侧宫角，经导管缓慢注入 5ml 生理盐水，同时旋转、摆动探头，观察液体进入宫腔及在输卵管内流动的情况，并尽量追踪至卵巢周围和盆腔。注入的生理盐水和宫腔内的气体混合，常形成气体微泡，在输卵管内呈流动的条状高回声。

3. 超声造影剂推注 缓慢匀速推注造影剂，实时观察造影剂进入宫腔和双侧输卵管的过程，注意两侧输卵管的通畅性、卵巢周围造影剂包绕情况、盆腔内造影剂弥散程度、子宫肌层及宫旁静脉丛是否有逆流；同时记录注入造影剂的剂量、注入造影剂的压力大小、有无造影剂反流和受检者的疼痛程度。

4. 超声造影成像 注入造影剂的同时进行超声扫查成像。

(1) 实时三维超声成像：激活预设的输卵管造影模式，确定初始切面后保持探头不动，启动实时三维超声造影，注入造影剂的过程中，动态观察造影剂在宫腔、输卵管内走行及盆腔弥散的全过程，扫查完成后储存动态容积数据，后期可调出储存的动态容积数据进行分析。

(2) 二维灰阶成像：进入双幅同屏二维超声对比造影模式，继续向宫腔内持续匀速推注造影剂，分别沿两侧宫角实时动态追踪造影剂在输卵管内的流动轨迹，观察伞端造影剂溢出、卵巢周围造影剂包绕和盆腔造影剂弥散情况，储存造影过程的动态图像。

(3)静态三维超声成像：启动三维超声，同时向宫腔内继续缓慢匀速推注造影剂，采集两侧输卵管的静态三维超声图像，进一步获取输卵管的细微结构特征作为补充，采集完成后储存容积数据。

5. 宫腔水造影 经阴道二维超声显示子宫矢状切面，缩小水囊，下拉至宫腔下段，向导管内注入生理盐水，反复抽吸以消除残存微气泡，观察宫腔形态及有无占位，随后放空水囊，边撤管边注射生理盐水，观察宫腔下段及宫颈管。应用三维成像技术亦可获得宫腔形态相关的三维容积数据。

> **注意：①推注造影剂前宫腔内注入生理盐水对输卵管内小型黏液栓、内膜碎屑或细小粘连具有一定的疏通作用，可避免或减少假阳性结果。另外，还可结合推注压力的大小，初步评估输卵管通畅度的信息。推荐使用加温后的生理盐水，避免因低温刺激引起输卵管痉挛。②在输卵管通畅性检查中通常以实时三维超声造影为主，静态三维超声造影可作为补充分析手段。**

【**术后处理**】子宫输卵管超声造影结束后受检者应留观 30 分钟，确定无过敏反应、疼痛已缓解方能离开。术后如无特殊情况不需常规应用抗生素，禁止盆浴、性生活 1~2 周。

【**操作流程图**】子宫输卵管超声造影的操作过程可参照下列流程。

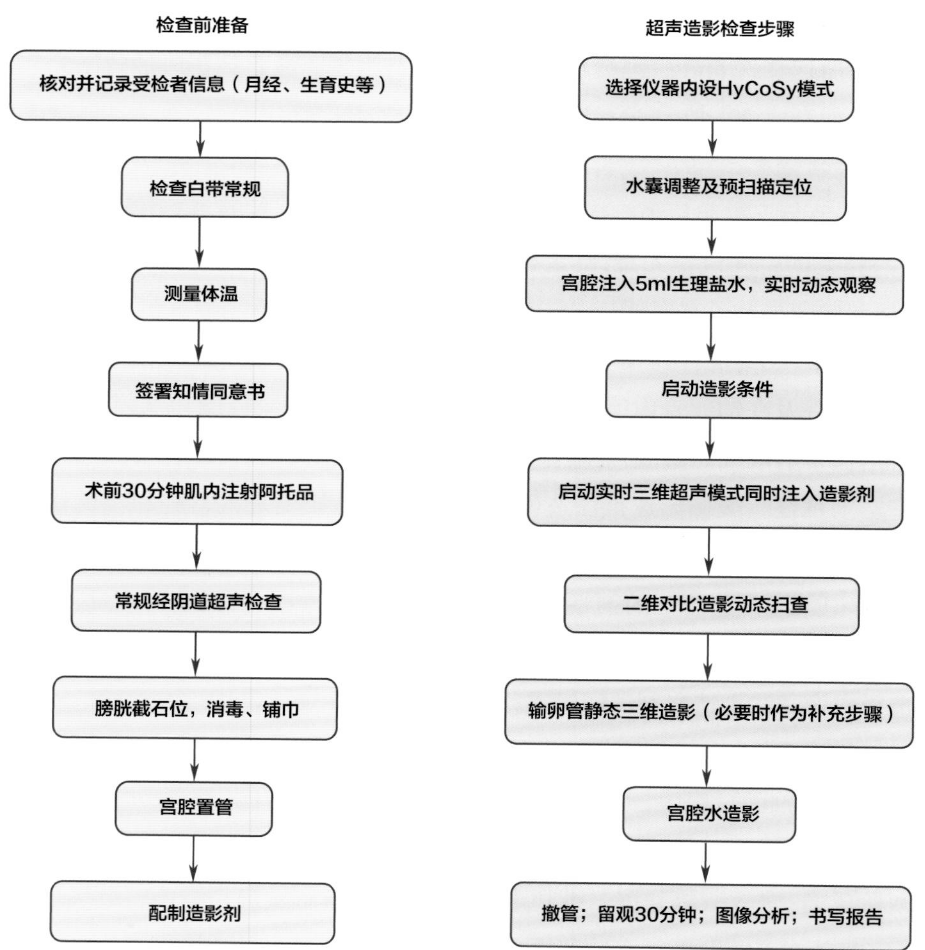
检查前准备
核对并记录受检者信息（月经、生育史等）
检查白带常规
测量体温
签署知情同意书
术前30分钟肌内注射阿托品
常规经阴道超声检查
膀胱截石位，消毒、铺巾
宫腔置管
配制造影剂
超声造影检查步骤
选择仪器内设HyCoSy模式
水囊调整及预扫描定位
宫腔注入5ml生理盐水，实时动态观察
启动造影条件
启动实时三维超声模式同时注入造影剂
二维对比造影动态扫查
输卵管静态三维造影（必要时作为补充步骤）
宫腔水造影
撤管；留观30分钟；图像分析；书写报告

第二节 | 检查内容及声像图表现

一、输卵管通畅性评估

【输卵管通畅性】

1. **输卵管通畅** 推注造影剂时阻力小，宫腔无膨大。实时三维超声造影可见造影剂强回声进入宫腔后由宫角快速流入输卵管并向远端流动，输卵管全程显影，走行自然、粗细均匀，伞端造影剂呈片状溢出（图 12-2-1、视频 12-2-1）。二维超声造影可显示输卵管内造影剂呈粗细均匀的连续条带状回声，伞端可见造影剂呈片状强回声溢出，造影剂聚集在卵巢周围呈环状回声（图 12-2-2）。

2. **输卵管通而不畅** 推注造影剂时阻力大，宫腔可膨大，受检者有较明显疼痛感。实时三维超声造影显示造影剂自宫腔进入输卵管，输卵管近端纤细，远端或迂曲膨大，或曲折成角、结节状、扭曲团状，伞端仅少量造影剂溢出（图 12-2-3、视频 12-2-2）。二维超声造影输卵管走行可呈不连续、僵硬、反折或管径粗细不均，输卵管远端可膨大扭曲。伞端见少量造影剂溢出，卵巢周围造影剂呈半环状包绕（图 12-2-4）。

注意：临床上输卵管通而不畅的诊断缺乏客观评判标准，其与输卵管通畅的临床处理方案并无明显不同，因此亦有将输卵管通而不畅诊断为输卵管通畅。

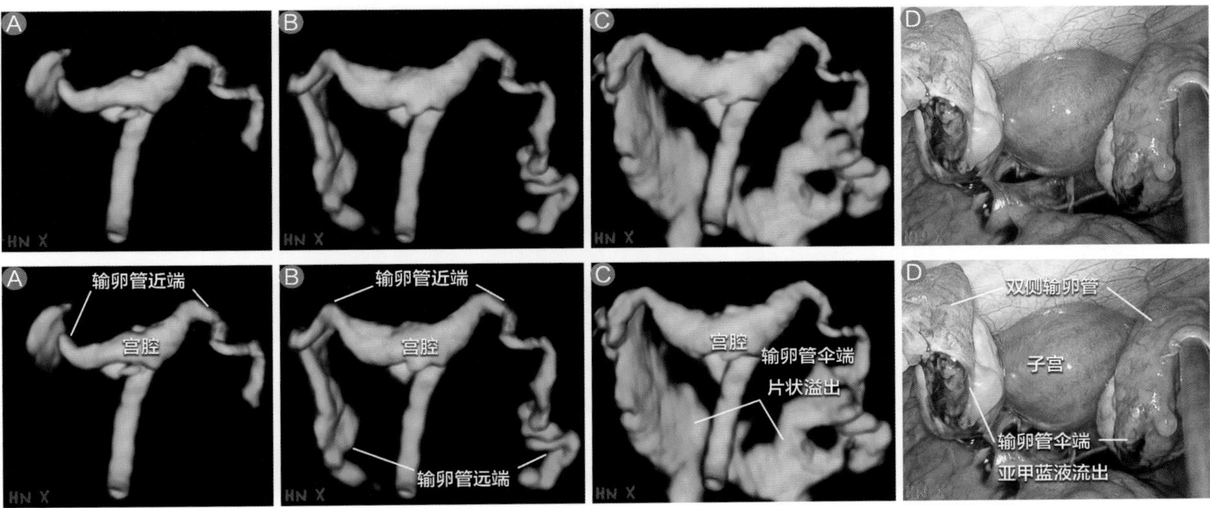

图 12-2-1 输卵管通畅实时三维超声造影

A. 第 1 秒造影剂进入宫腔及双侧输卵管近端；B. 第 2 秒造影剂流入双侧输卵管远端；C. 第 9 秒造影剂经输卵管伞端片状溢出；D. 腹腔镜下双侧输卵管伞端亚甲蓝液流出。

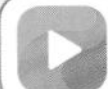 视频 12-2-1 输卵管通畅实时三维超声造影 

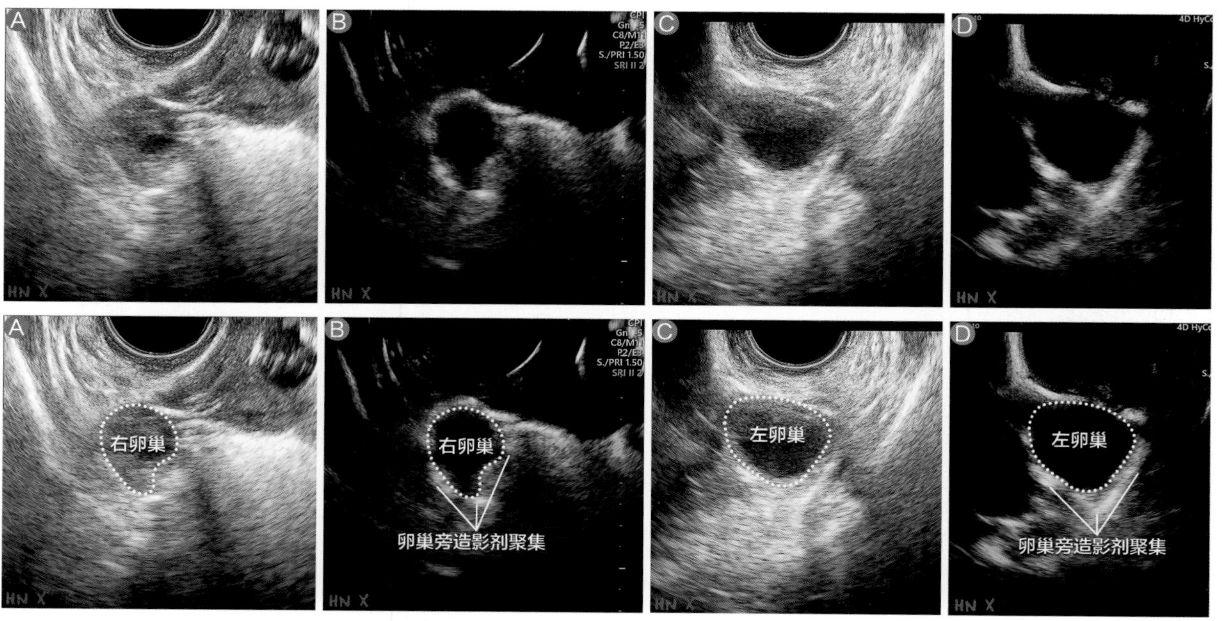

图 12-2-2 输卵管通畅双侧卵巢旁造影剂聚集（双幅对比造影模式）

A. 右卵巢灰阶模式；B. 右卵巢造影模式；C. 左卵巢灰阶模式；D. 左卵巢造影模式。

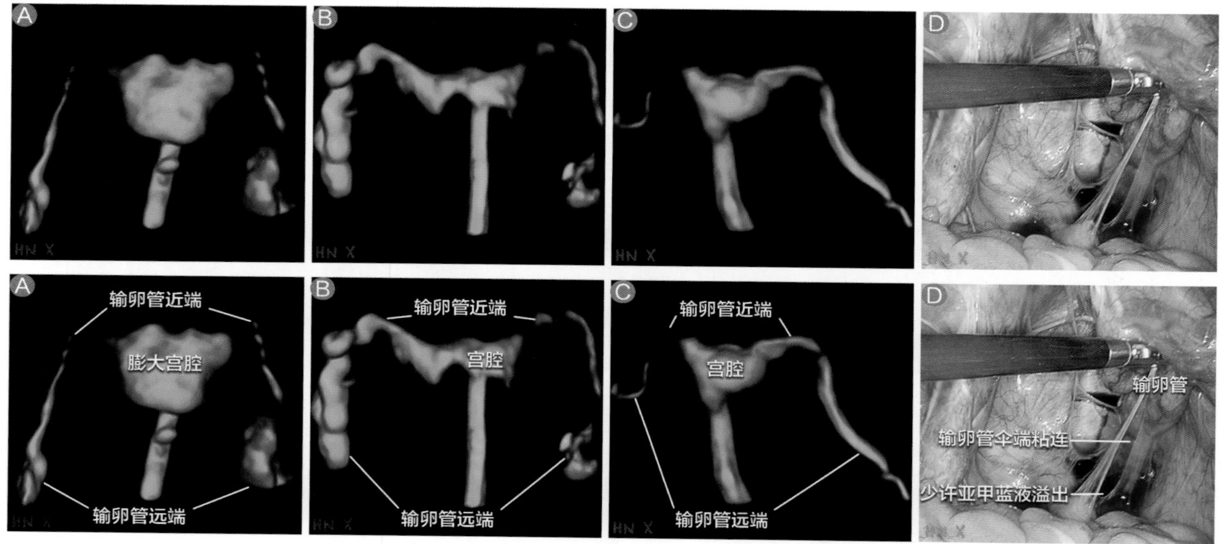

图 12-2-3 输卵管通而不畅实时三维超声造影表现

A. 双侧输卵管通而不畅；B. 左侧输卵管通而不畅；C. 右侧输卵管通而不畅；

D. 腹腔镜下右侧输卵管通而不畅，伞端少许亚甲蓝液溢出。

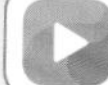 视频 12-2-2 输卵管通而不畅实时三维超声造影 

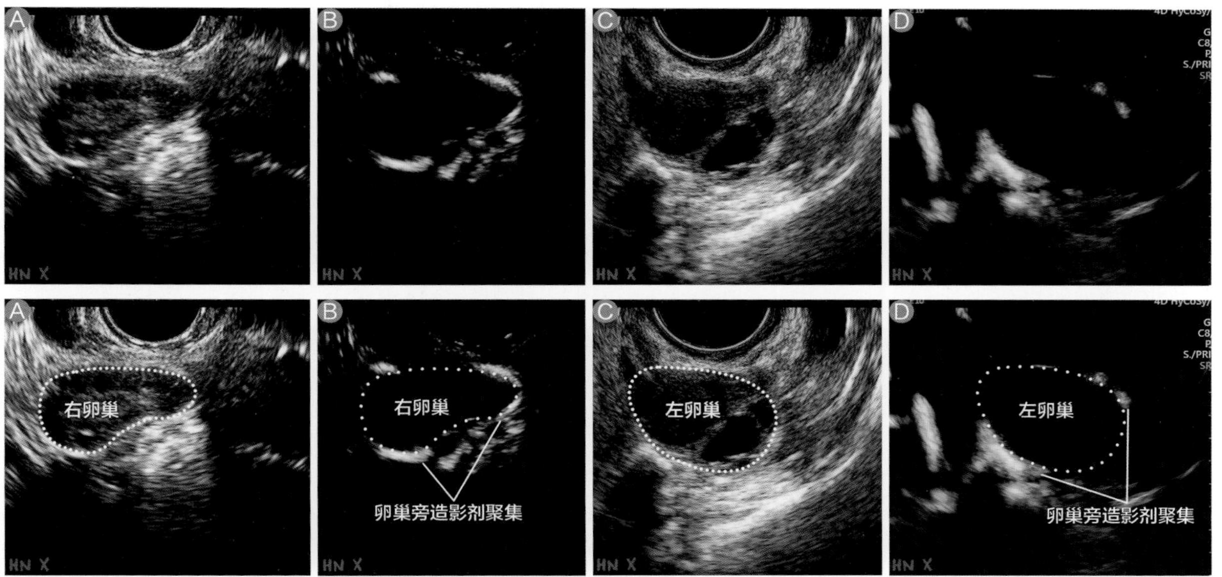

图 12-2-4 ■ 输卵管通而不畅卵巢旁造影剂分布表现（双幅对比造影模式）

A. 右侧卵巢灰阶模式；B. 右侧卵巢造影模式；C. 左侧卵巢灰阶模式；D. 左侧卵巢造影模式。

3. 输卵管阻塞

(1)输卵管近端阻塞：推注造影剂时阻力极大，宫腔膨大明显，受检者疼痛明显。实时三维超声造影显示造影剂进入宫腔后未能流入阻塞侧输卵管，宫角圆钝，输卵管全程不显影(图 12-2-5)。二维超声造影显示阻塞侧输卵管全程不显影，伞端无造影剂溢出，同侧卵巢周围无造影剂环绕(图 12-2-6)。

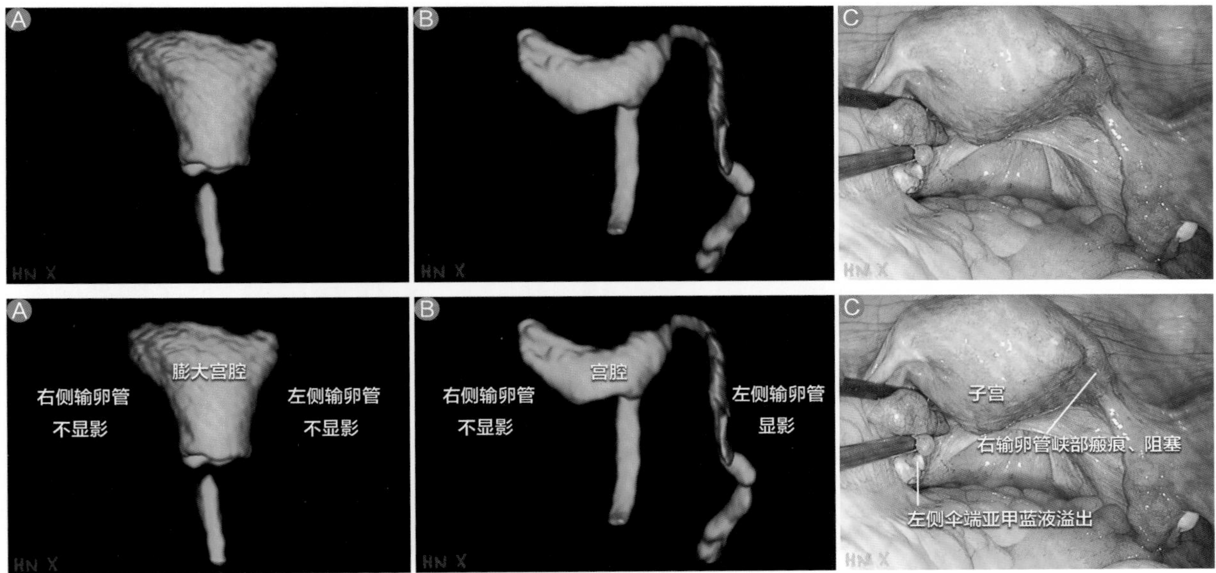

图 12-2-5 ■ 输卵管近端阻塞实时三维超声造影

A. 双侧输卵管近端阻塞；B. 右侧输卵管近端阻塞；C. 腹腔镜下右侧输卵管近端阻塞。

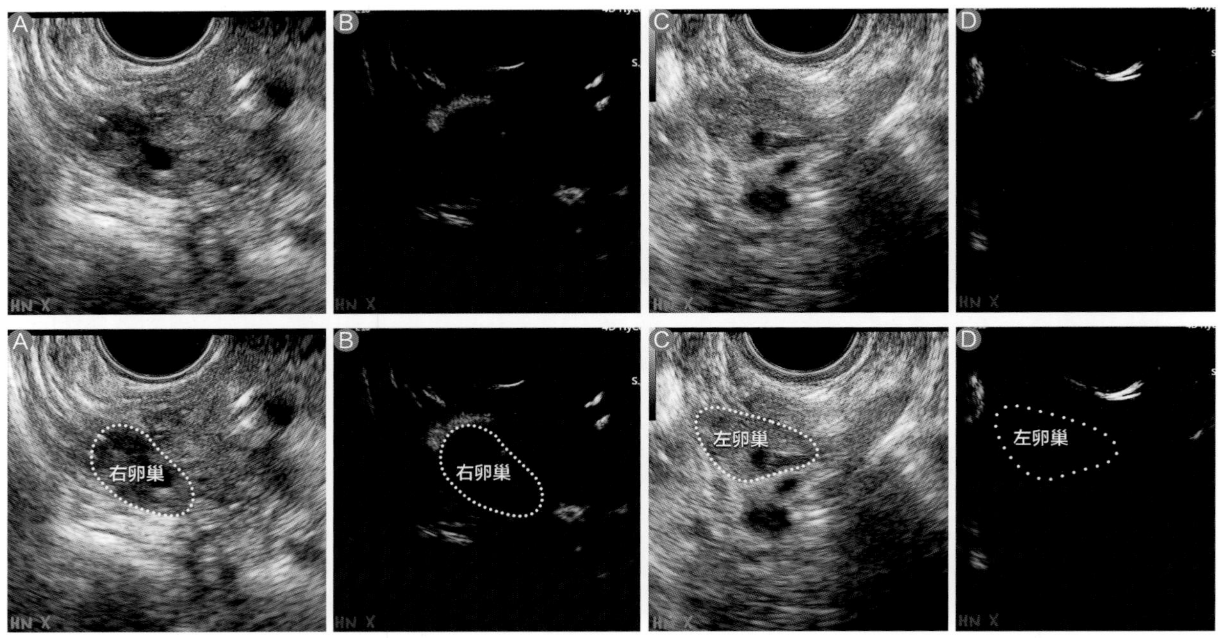

图 12-2-6 ■ 输卵管梗阻双侧卵巢旁无造影剂环绕（双幅对比造影模式）

A. 右侧卵巢灰阶模式；B. 右侧卵巢造影模式；C. 左侧卵巢灰阶模式；D. 左侧卵巢造影模式。

（2）输卵管远端阻塞：推注造影剂时阻力大，宫腔膨大明显，受检者疼痛明显。实时三维超声造影显示造影剂进入宫腔后流入输卵管，输卵管近端显影、走行僵硬或扭曲，可合并输卵管积液，造影剂注入后阻塞处造影剂淤滞，远端呈盲袋状（图 12-2-7），伞端无造影剂溢出，同侧卵巢周围无造影剂环绕。

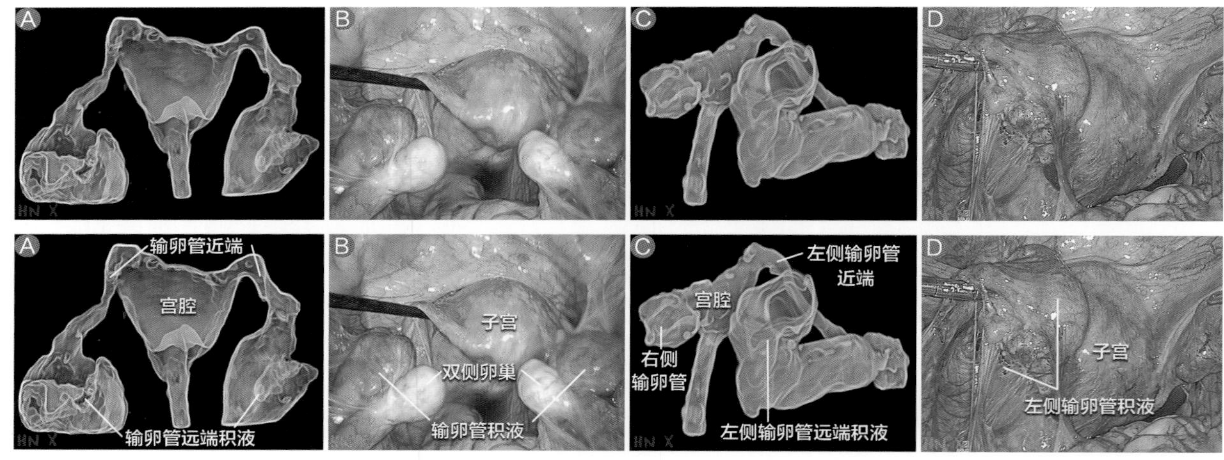

图 12-2-7 ■ 输卵管远端阻塞实时三维超声造影

A. 双侧输卵管远端膨大积液（轮廓剪影成像）；B. 腹腔镜下双侧输卵管积液，伞端未见亚甲蓝液流出；

C. 左侧输卵管积液（轮廓剪影成像）；D. 腹腔镜下左侧输卵管积液，伞端未见亚甲蓝液流出。

注意：①输卵管近端阻塞的假阳性率较高，影响因素为内膜碎片、黏液栓、宫腔占位性病变，输卵管痉挛，造影管及球囊位置，严重的造影剂逆流；②单侧输卵管可疑阻塞或通而不畅时，二维超声造影应优先观察该侧输卵管内造影剂流动及卵巢周围造影剂包绕情况，避免因探头摆动或造影剂自然流动而产生假阴性结果；③一侧输卵管通畅，另一侧判断困难时，可待造影剂消退后，宫腔内再次注入生理盐水或造影剂，直接观察输卵管伞端有无液体或造影剂溢出，此为输卵管通畅最具特异性的征象（图 12-2-8、视频 12-2-3）。

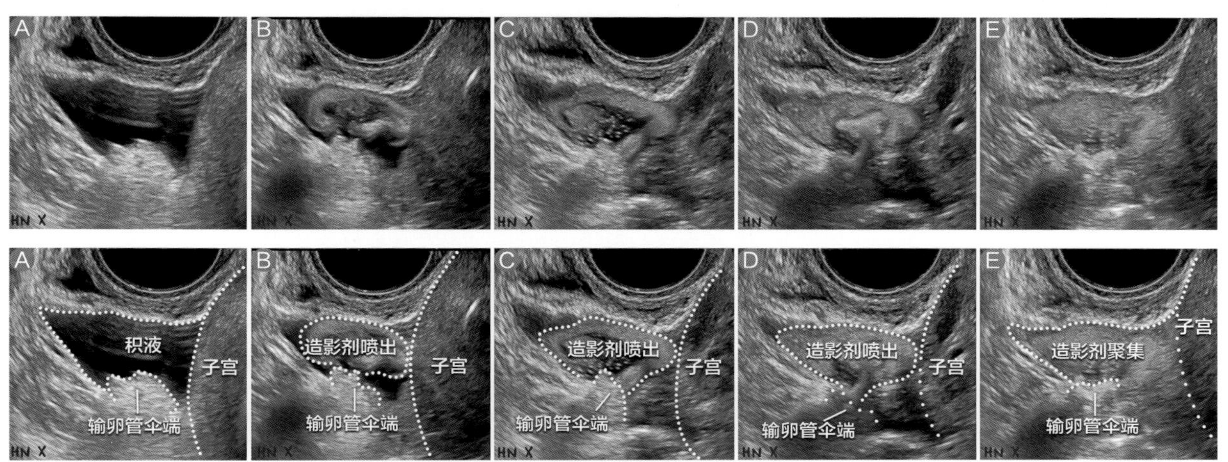

图 12-2-8 输卵管伞端造影剂溢出过程

A. 注射造影剂前输卵管伞端周围积液；B、C、D. 注射造影剂过程中伞端造影剂喷出；E. 造影剂聚集。

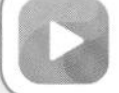 视频 12-2-3 输卵管伞端造影剂溢出过程

【造影剂盆腔弥散】

1. 输卵管通畅且盆腔无粘连时，造影剂进入盆腔，呈均匀分布，卵巢及子宫周围可见造影剂回声环绕，肠间隙造影剂弥散分布。

2. 一侧输卵管阻塞导致较少的造影剂进入盆腔或盆腔有粘连时，盆腔内造影剂弥散不均匀，局限于卵巢周围或盆腔局部，卵巢周围可见造影剂呈半环状包绕。

3. 双侧输卵管阻塞时，子宫、卵巢周围及肠间隙无造影剂弥散。

【造影剂逆流】造影剂逆流是指在子宫输卵管造影过程中，造影剂经异常途径进入子宫肌层和/或盆腔内静脉的现象。子宫肌层造影剂逆流时，局部或整个肌层内可见造影剂弥散，逆流造影剂呈范围不一、强度不等的斑片状、云雾状或不规则团块状分布（图 12-2-9）。宫旁盆腔静脉丛内造影剂逆流时，子宫两侧静脉丛内造影剂呈杂乱网状、树枝状分布（图 12-2-10）。造影剂逆流易与显影的输卵管重叠，增加造影图像分析难度，甚至导致误判。

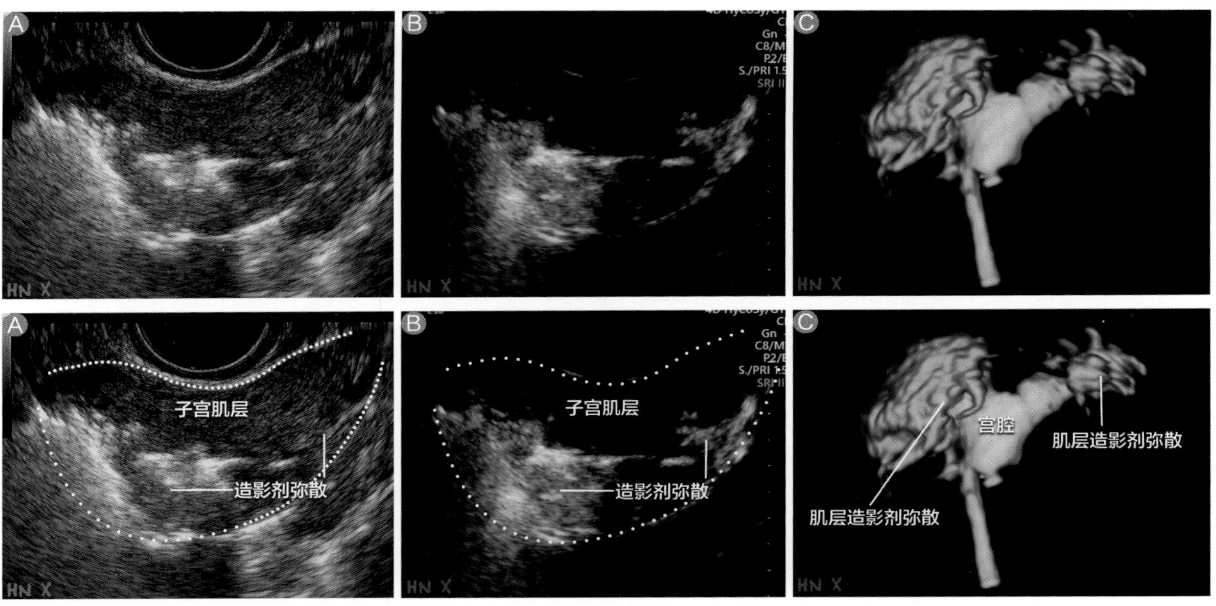

图 12-2-9 ■ 子宫肌层造影剂逆流

A. 二维灰阶图；B. 造影模式图；C. 实时三维超声造影成像。

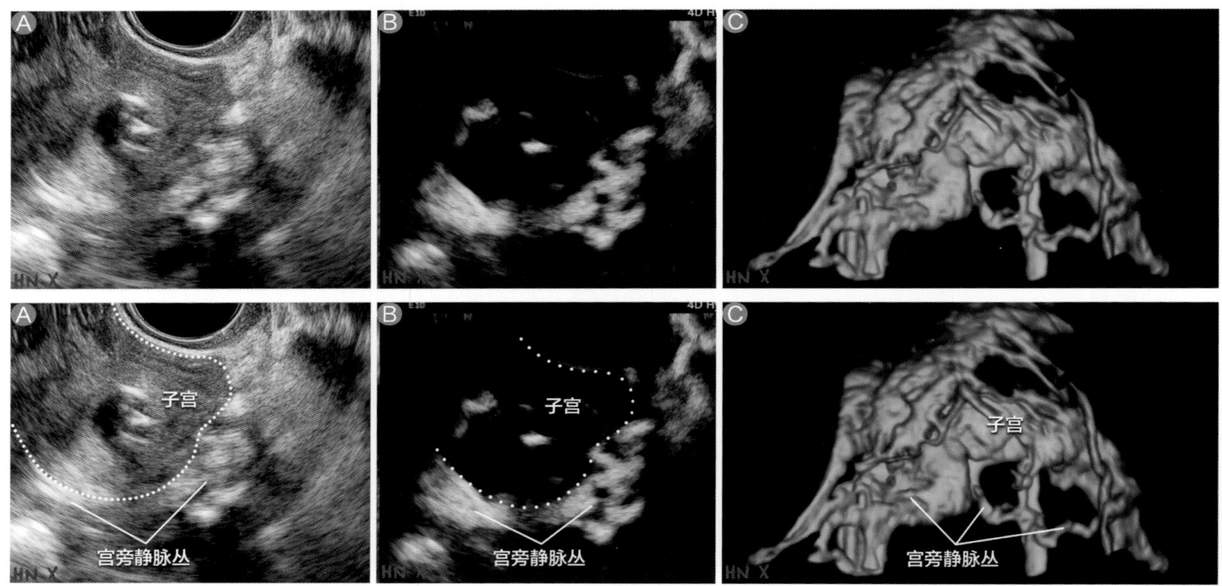

图 12-2-10 ■ 宫旁静脉丛造影剂逆流

A. 二维灰阶图；B. 造影模式图；C. 实时三维超声造影成像。

注意：为减少造影剂逆流干扰输卵管通畅与否的判断，操作过程中应注意宫腔内水囊不宜过大，推注生理盐水和造影剂不宜过快。若发生严重逆流导致无法判断时，可采用二维实时追踪，尝试观察输卵管伞端有无造影剂溢出或考虑择期二次造影。

二、宫腔水造影显像

1. **正常宫腔水造影显像** 宫腔水造影过程中，可在宫腔内尚残存微气泡（正性造影）或全部气泡消失、宫腔内充盈生理盐水的状态下（负性造影）观察宫腔形态。操作时在输卵管造影结束后，放空宫腔水囊，边撤管边注射生理盐水，观察宫腔下段及宫颈管。正常情况下宫腔形态正常，内膜面光整，宫腔内造影剂无明显充盈缺损和衾影（图 12-2-11）。

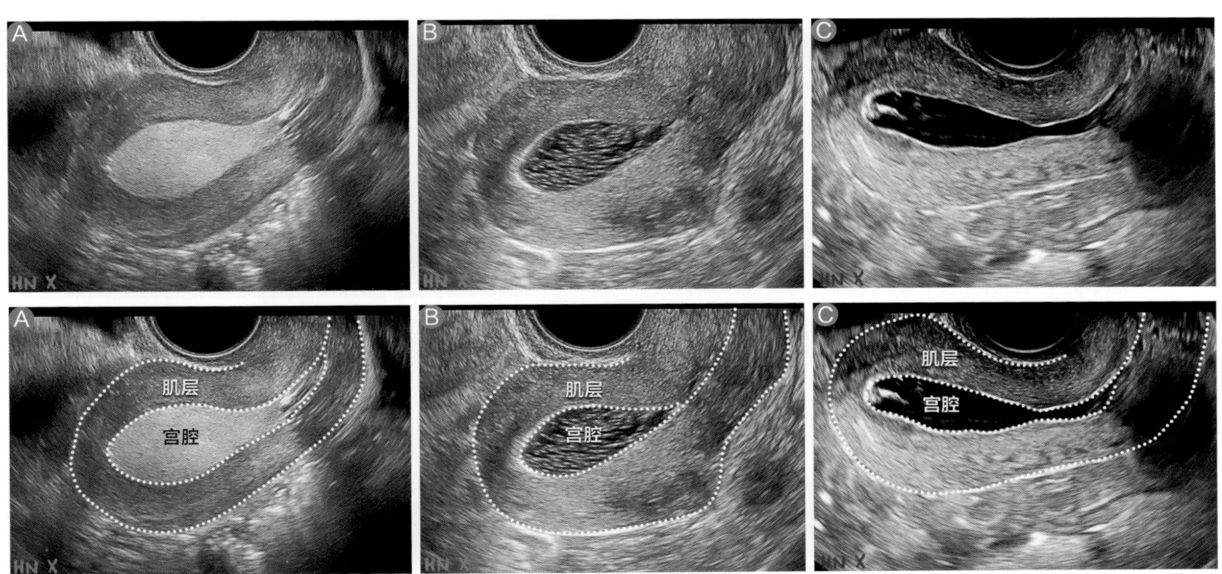

图 12-2-11 正常子宫宫腔水造影

A. 宫腔内残存较多造影剂；B. 宫腔内残存少量造影剂；C. 宫腔内生理盐水充盈。

2. **子宫畸形水造影显像**

(1) 半子宫及残角子宫：半子宫宫腔水造影时，宫腔呈管状或圆柱状，常偏于一侧（图 12-2-12）；若同时合并内膜腔的残角子宫且与半子宫腔相通，宫腔水造影则显示偏侧圆柱状的宫腔对侧可见狭小管道状结构的残角子宫；若残角子宫无宫腔或有宫腔但与半子宫的宫腔不相通，则宫腔水造影仅显示半子宫。

(2) 双宫体子宫与纵隔子宫：完全性双宫体子宫和完全性纵隔子宫需行双侧宫腔置管，并分别注入造影剂了解双侧输卵管的通畅性。宫腔造影时可显示两侧宫腔均呈圆柱状，每侧宫腔造影图像类似半子宫的宫腔形态（图 12-2-13A）。部分性双宫体子宫和部分性纵隔子宫行宫腔造影时，置管于宫腔下段，宫腔水造影显示宫腔呈 Y 形（图 12-2-13B、C）。

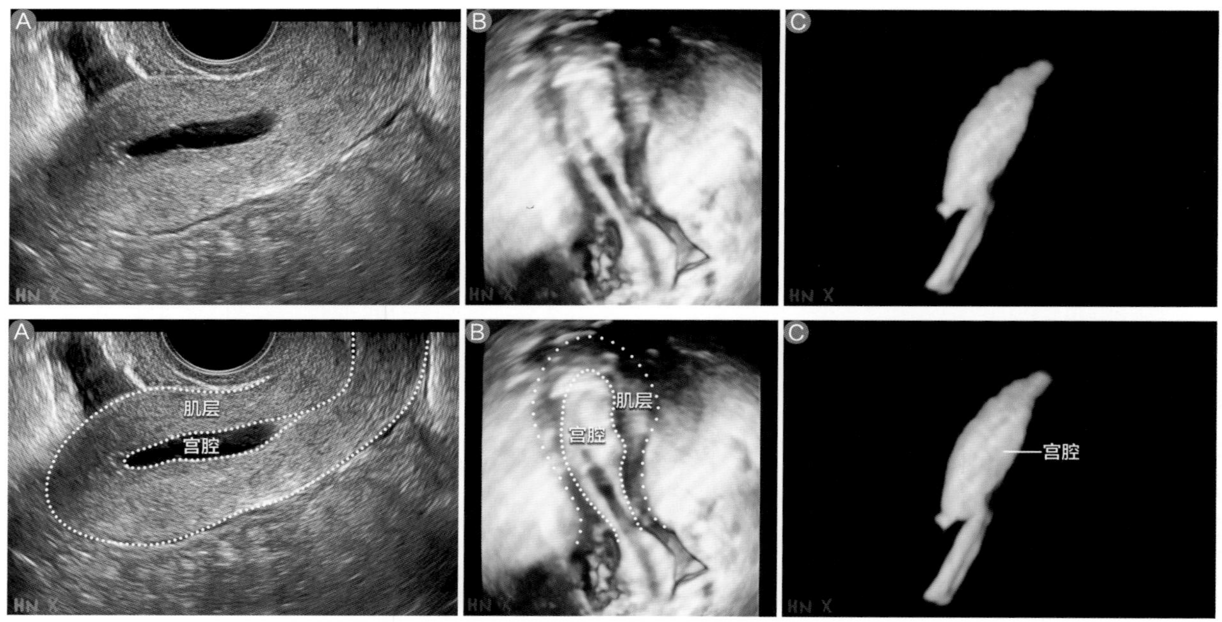

图 12-2-12 ■ 半子宫宫腔水造影

A. 二维灰阶图；B. 三维超声成像；C. 宫腔三维超声反转成像。

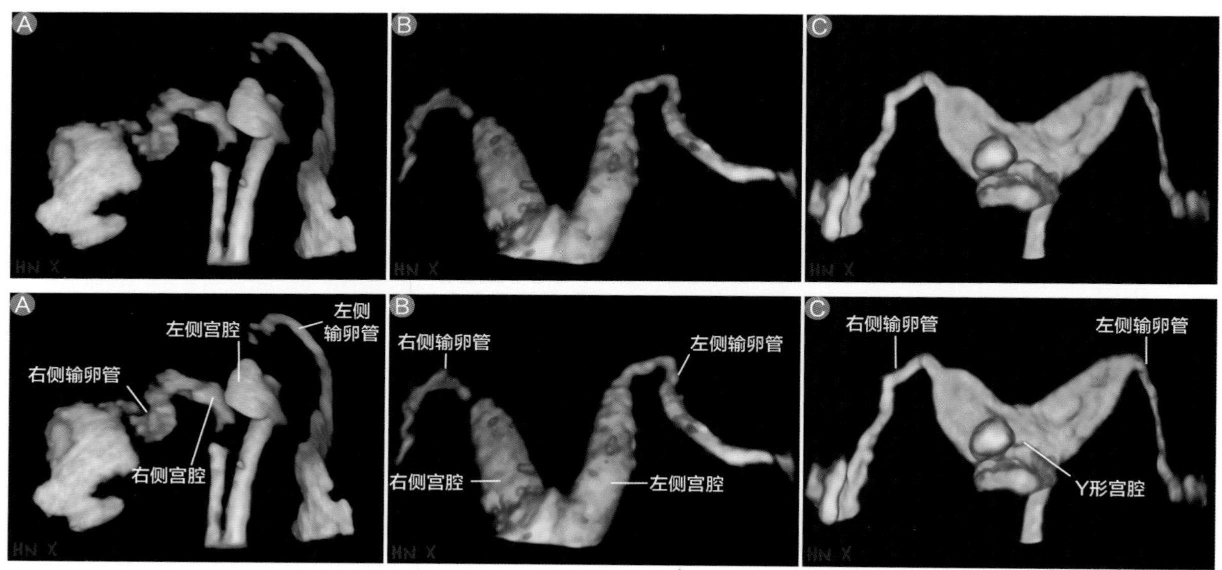

图 12-2-13 ■ 双宫体子宫与部分性纵隔子宫三维超声造影

A. 双宫体子宫；B. 部分性双宫体子宫；C. 部分性纵隔子宫。

注意：子宫输卵管超声造影前经阴道超声检查时应仔细判断有无子宫、宫颈和阴道畸形。根据各种子宫畸形的特殊情况进行有针对性的处理，如若有两个不相通的宫腔，需准备两条造影管，分别行双侧宫腔置管；若下段宫腔融合相通，需注意勿将造影管置入过高，导致仅单侧宫腔显影及对侧输卵管近端阻塞的假阳性结果，或可考虑双侧宫腔分别置管造影。

3. 宫腔病变水造影显像

(1) 子宫内膜息肉：宫腔水造影显示宫腔内膜不光整，可见单个或多个息肉样等回声结节向宫腔突起，可显示其附于内膜上的蒂部(图 12-2-14A、B，视频 12-2-4)。

(2) 黏膜下子宫肌瘤：宫腔水造影表现为宫腔内实性等回声凸起，因有无回声液体衬托，容易观察肌瘤突向宫腔的程度(图 12-2-14C)。根据肌瘤突向宫腔的程度可分为 0~ Ⅱ型。0 型：肌瘤蒂部狭窄，瘤体完全位于宫腔内；Ⅰ型：基底较宽，肌瘤突向宫腔部分 ≥ 50%；Ⅱ型：肌瘤大部分位于肌层，突入宫腔部分 < 50%。

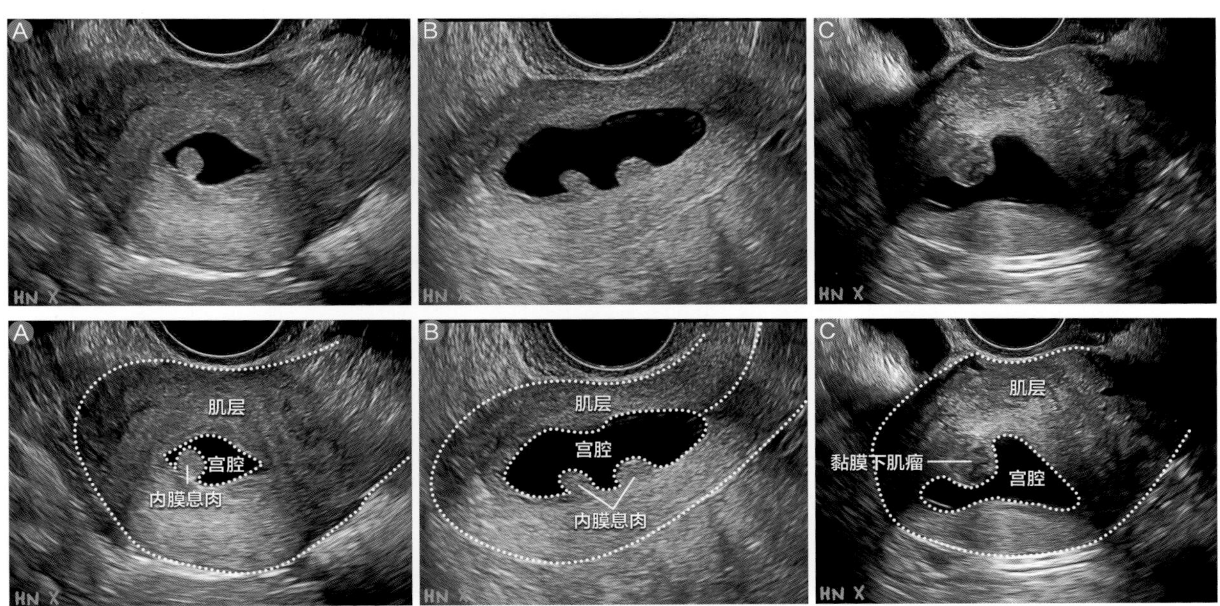

图 12-2-14 子宫内膜息肉与黏膜下肌瘤宫腔水造影

A. 单发内膜息肉；B. 多发内膜息肉；C. 黏膜下肌瘤。

视频 12-2-4 子宫内膜息肉宫腔水造影

(3) 宫腔粘连：宫腔造影显示宫腔内膜状、带状回声连于宫壁间，或子宫内膜面不光整，宫腔形态不规整(图 12-2-15A、B)。

(4) 子宫剖宫产瘢痕憩室：宫腔水造影显示子宫下段瘢痕处可见无回声充盈，呈三角形、楔形或短棒状瓮影(图 12-2-15C)。

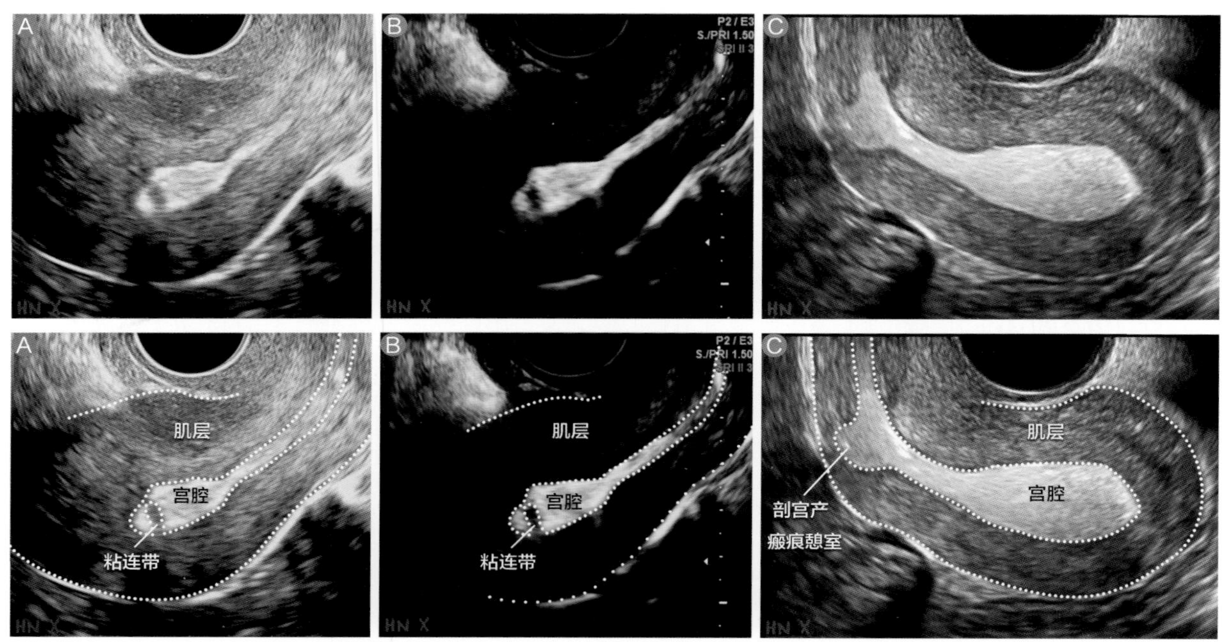

图 12-2-15 宫腔粘连与瘢痕憩室宫腔造影剂造影

A. 宫腔粘连(灰阶图); B. 宫腔粘连造影模式显影; C. 瘢痕憩室(灰阶图)。

第三节 | 检查报告书写

(一) 超声描述

1. 常规超声检查

(1)记录子宫各测量径线数据。

(2)描述子宫位置及其与双侧卵巢的空间位置关系。

(3)若子宫或卵巢有病变时,应详细描述病变的位置、大小和声像图特征。

2. 输卵管超声造影检查

(1)造影管水囊位置与径线。

(2)注入造影剂后宫腔是否有膨大、变形或边缘不规则。

(3)双侧输卵管显影情况:描述输卵管走行(自然或僵硬)、管径粗细、有无迂曲膨大及其部位,记录双侧输卵管伞端有无造影剂溢出。

(4)双侧卵巢周围造影剂包绕的范围,盆腔内造影剂弥散情况。

(5)子宫肌层或宫旁静脉丛有无造影剂逆流。

(6)注入造影剂的剂量、阻力大小与受检者疼痛程度。

3. 宫腔水造影检查

(1)宫腔形态是否正常,有无宫腔畸形。

(2)宫腔内膜是否光整,有无占位性病变,记录病变的位置、大小和声像图特征。

4. 记录造影过程中发生的特殊情况，如球囊脱落、置管困难等。

（二）超声报告图像

（1）建议提供体现双侧输卵管通畅性的图像。

（2）建议提供宫腔形态或宫腔病变水造影图像。

（三）超声结果提示

1. 子宫、附件、盆腔一般情况。
2. 双侧输卵管通畅性（侧别、部位）。
3. 宫腔形态及有无占位性病变。

（杜 柳　谢红宁）

参考文献

1. GLANC P, GROSZMANN Y, HAMPER U, et al. AIUM practice parameter for the performance of sonohysterography and hysterosalpingo-contrast sonography. J Ultras Med, 2021, 40: E39-E45.
2. XU Z, PENG C, LV Y, et al. The performance of transvaginal two-dimensional fundamental sonosalpingography combined with saline infusion pelvic sonosalpingography for assessing fimbrial part's morphology and function of the fallopian tubes. J Ultrasound Med, 2022, 41: 41-50.
3. QU E, ZHANG M, JU J, et al. Is hysterosalpingo-contrast sonography (HyCoSy) using sulfur hexafluoride microbubbles (SonoVue) sufficient for the assessment of fallopian tube patency？ A systematic review and meta-analysis. J Ultrasound Med, 2023, 42 (1): 7-15.
4. ALCÁZAR JL, MARTINEZ A, DUARTE M, et al. Two-dimensional hysterosalpingo-contrast-sonography compared to three/four-dimensional hysterosalpingo-contrast-sonography for the assessment of tubal occlusion in women with infertility/subfertility: a systematic review with meta-analysis. Hum Fertil (Camb), 2022, 25 (1): 43-55.
5. 聂芳，谢红宁．妇科超声造影图鉴．北京：人民卫生出版社，2022.

第十三章 盆腔病变经静脉超声造影

经外周静脉超声造影（contrast-enhanced ultrasound，CEUS）检查可以显示子宫、卵巢及其病变的血流灌注特征，在二维灰阶和彩色多普勒超声检查的基础上，为妇科疾病诊断和治疗疗效判断提供辅助信息。已有研究报道，经外周静脉造影检查应用于宫体和宫腔病变可提高复杂病例鉴别诊断的能力，应用于子宫恶性肿瘤有助于了解病灶范围及浸润程度，应用于盆腔占位性病变可辅助判断病灶来源和进行良恶性鉴别。另外，还可用于引导盆腔病灶穿刺活检、肿瘤或炎症性肿块治疗的疗效评估等。但对于多数妇科盆腔病变，目前的临床研究数据尚未证实经静脉超声造影有特异性的征象，常规超声检查仍然是妇科疾病的首选检查方法。应强调，经静脉超声造影需掌握适应证，在二维灰阶和彩色多普勒检查未能明确诊断时，可采用静脉超声造影了解病灶血供以提供辅助鉴别诊断的信息。另外，因安全性未知，目前国内外指南均不推荐超声造影应用于产科超声检查。

第一节 适应证、禁忌证与检查方法

【适应证】

1. 宫体和宫腔疾病诊断、鉴别诊断和疗效观察。
2. 辅助判断盆腔肿块组织来源、鉴别良恶性。
3. 引导盆腔病灶穿刺活检、介入治疗疗效观察。

【禁忌证】

1. 对六氟化硫或造影剂其他成分过敏者。
2. 近期急性冠脉综合征或缺血性心脏病，过去 7 天内出现心绞痛或心脏症状出现明显恶化，近期做过冠脉介入手术，急性心力衰竭，心功能Ⅲ/Ⅳ级，严重心律失常者。
3. 重度肺动脉高压、未控制的系统高血压和成人呼吸窘迫综合征患者。
4. 孕妇或哺乳期妇女。

【检查前准备】

1. 预约检查前了解性生活史，尽量避开月经期（不规则阴道流血除外）。

2. 受检者在检查前应签署知情同意书。

3. 选择扫查途径。当病灶较大、经腹部扫查可显示清楚时，采用经腹部超声扫查途径；当病灶较小或位于子宫后方，或需要观察病灶内乳头状结节等局部细节特征时，可采用经阴道超声扫查方式；无性生活史者或因各种原因无法将探头置于阴道内者可采用经直肠超声扫查途径。

4. 经腹部超声造影时需适度充盈膀胱，经阴道和经直肠超声造影前需排空膀胱。

5. 仪器及造影剂配制

(1) 超声诊断仪：应具备低机械指数实时谐频（谐波）造影功能和造影分析软件，配备经腹探头（频率 2.5~4.0MHz）和经阴道探头（频率 5.0~9.0MHz）。

(2) 造影剂制备和注射：造影剂制备参考超声造影剂说明书；注射造影剂针头直径 ≥ 20G，按照说明书抽取一次造影剂量，采用经肘中静脉快速推注方式静脉注射。

6. 超声造影前常规超声检查。采用经腹部和经阴道 / 经直肠方式联合检查，了解子宫、卵巢、附件区和盆腔情况，记录病灶位置、大小、数目、形态、边界、回声及血流情况。

【检查步骤和方法】

1. 操作步骤 将扫查切面固定于目标区域，激活造影成像模式，调节造影成像条件，调节增益至背景噪声刚消失、膀胱后壁回声隐约可见；弹丸式注射造影剂并开始计时，当微泡到达目标区域时，缓慢扇形扫查整个病灶，观察造影剂灌注和消退情况；储存超声造影 120 秒内的动态图像，如有必要可储存更长时间的造影图像。若要对病灶进行时间 - 强度曲线定量分析，应固定探头于感兴趣区，并记录灌注全过程。

2. 确定目标区域 检查的目标区域应包含病灶和参照组织（部分子宫或卵巢）。若病灶较大不能同时显示参照组织，可采用二次注射（注射间隔时间 10 分钟以上），先记录病灶区造影剂灌注时间、消退时间和灌注模式，后观察子宫或卵巢等参照组织的造影剂灌注情况。

3. 造影时相 经外周静脉妇科盆腔超声造影时相分为增强早期和增强晚期。增强早期指子宫动脉开始灌注至子宫肌层完全灌注、肌层强度逐渐增强及到达峰值的过程；增强晚期指子宫肌层峰值强度开始减退至造影前水平的过程。

4. 观察指标 包括病灶增强时间、增强水平和造影剂分布形态特征。增强时间以子宫肌层为参照，分为早增强、同步增强和迟增强；增强水平以子宫肌层为参照，分为高、等、低和无增强，病灶内增强水平不一致时，以最高增强部分为准；造影剂分布描述为均匀和不均匀。时间 - 强度曲线用于定量分析病灶内造影剂从出现（开始）增强、强度达峰值、开始消退及持续增强的整个过程，可分析开始增强时间、达峰时间、峰值强度、半廓清时间和曲线下面积等参数。

第二节 | 正常子宫、卵巢经静脉超声造影表现

（一）正常子宫经静脉超声造影表现

子宫动脉起于双侧髂内动脉前干，经宫旁组织到达子宫颈外侧缘后分为上下两支。上支沿子宫外侧缘至子宫底，发出分支供应子宫、输卵管和卵巢，并与卵巢动脉吻合；下支供应子宫颈和阴道上

部。子宫动脉进入子宫肌层后，依次发出弓状动脉（第1级，供应肌层外1/3）、放射状动脉（第2级，供应肌层中1/3）和螺旋动脉（第3级，供应肌层内1/3及内膜）。

经静脉超声造影增强早期，正常子宫的子宫动脉主干及分支首先灌注，呈高增强，随后子宫增强，增强顺序依次为浆膜层→肌层→内膜层，宫颈和宫体同步或稍晚于宫体增强；造影剂分布均匀，肌层增强程度稍高于内膜层；增强晚期，造影剂的减退与增强顺序相反，减退顺序依次为内膜层→肌层→浆膜层，内膜增强水平始终低于肌层；宫颈和宫体同步消退（图13-2-1）。

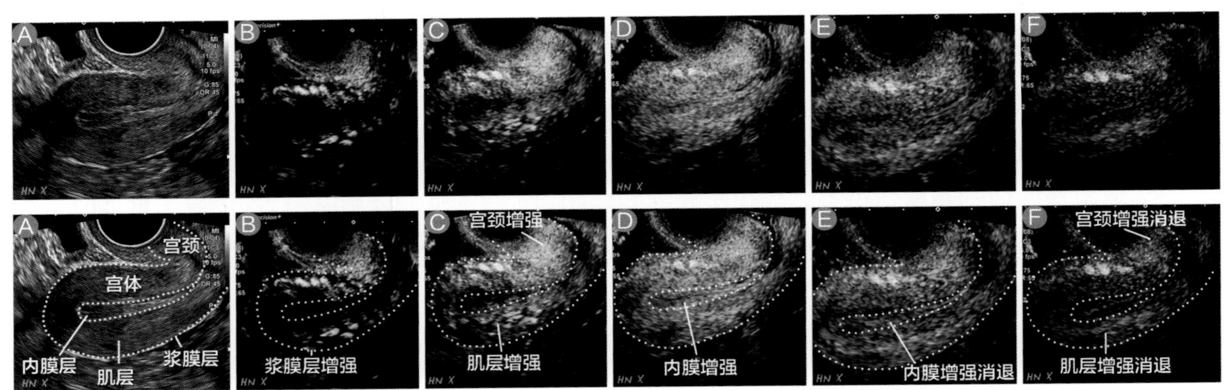

图13-2-1 ■ 正常子宫经静脉超声造影

A. 子宫灰阶图；B. 增强早期肌层自浆膜层开始增强；C. 随后肌层及宫颈增强；D. 肌层增强达峰值并内膜增强；E. 增强晚期内膜开始消退；F. 肌层及宫颈造影剂消退。

（二）正常卵巢静脉超声造影表现

卵巢受卵巢动脉和子宫动脉卵巢支双重供血。注射超声造影剂16~20秒后，卵巢中央髓质部分开始增强，继而周围皮质部分增强。整体增强后卵巢的实质部分增强，卵泡无增强，表现为高增强区内存在多个小囊状的“多囊状”无增强区。增强晚期造影剂逐渐消退，髓质部分仍然呈持续性高增强，皮质部分明显减弱。绝经后卵巢增强强度弱，皮质呈稀疏低增强，“多囊状”结构不明显。

第三节 | 子宫体病变经静脉超声造影表现

（一）子宫内膜和子宫腔病变

1. 子宫内膜息肉 在增强早期，子宫内膜息肉开始增强的时间同步或稍晚于子宫肌层，早于子宫内膜；增强水平与肌层相同或稍低于肌层，高于子宫内膜；在增强晚期，造影剂消退晚于子宫内膜，与子宫肌层同步（图13-3-1）。

2. 子宫内膜癌 早期常规超声检查多无异常改变，或仅有子宫内膜增厚，超声造影也无灌注异常表现。随着病情的发展，子宫内膜癌侵犯肌层时，超声造影可有灌注异常表现。在增强早期，肿瘤病灶显示快速高增强，开始增强时间和达峰时间明显早于周围肌层；在增强晚期，肿瘤病灶造影剂消退早于周围肌层、呈相对低增强（图13-3-2、视频13-3-1）。因病灶在超声造影时与正常肌层分界相对清晰，可显示病变范围和肌层浸润的程度，有助于临床分期和指导治疗。

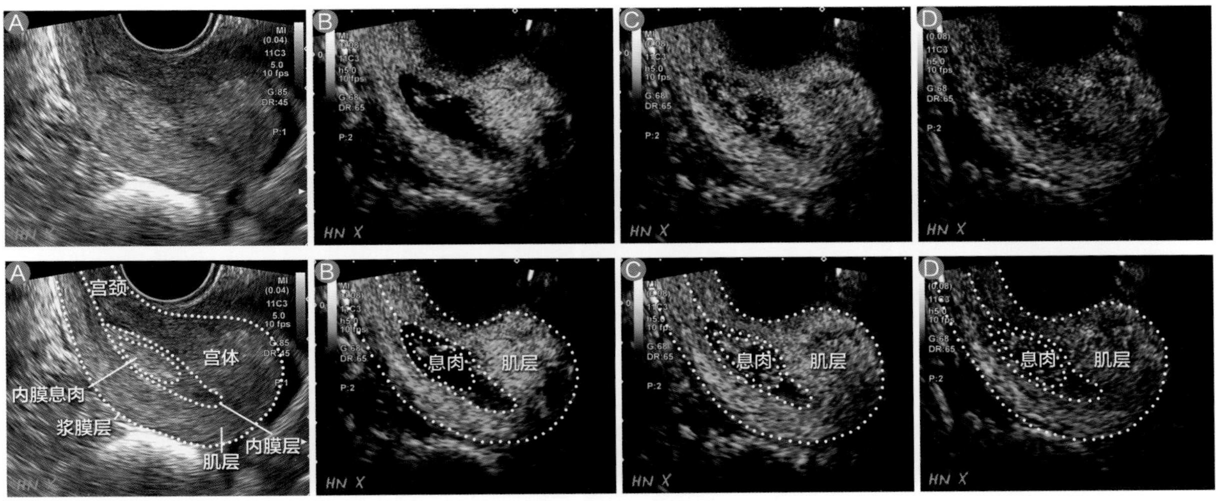

图 13-3-1 ■ 子宫内膜息肉经静脉超声造影

A. 灰阶图；B. 增强早期，内膜息肉晚于肌层、早于内膜增强；C. 内膜息肉增强水平稍低于肌层；D. 增强晚期，内膜息肉与肌层同步消退。

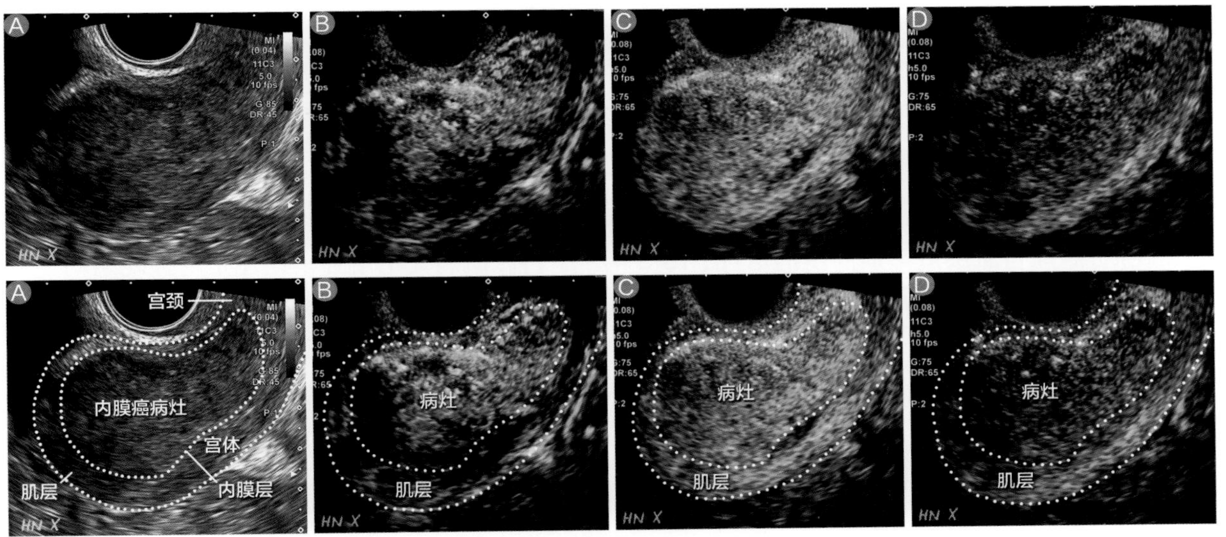

图 13-3-2 ■ 子宫内膜癌经静脉超声造影

A. 灰阶图；B. 增强早期，病灶早于肌层增强；C. 病灶内造影剂强度达峰；D. 增强晚期，病灶早于肌层消退、呈相对低增强。

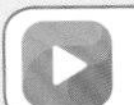 视频 13-3-1 子宫内膜癌经静脉超声造影 

（二）子宫肌层病变

1. 子宫肌瘤 子宫肌瘤的超声造影表现与其供血血管有关。在增强早期，供血血管或肌瘤假包膜先增强，呈环形增强，瘤体呈向心性整体增强；增强晚期的造影剂消退顺序则相反（图 13-3-3）。较小的壁间子宫肌瘤在增强早期假包膜的环形增强不明显。当肌瘤出现玻璃样变性和囊性变时,变性区域无造影剂灌注,其余部分仍保持肌瘤的超声造影特点。肉瘤样变时,增强早期可见多条滋养血管呈不规则分枝状增强,瘤内造影剂不均匀增强;增强晚期未见明显包膜的环形增强,病灶与肌层分界不清。

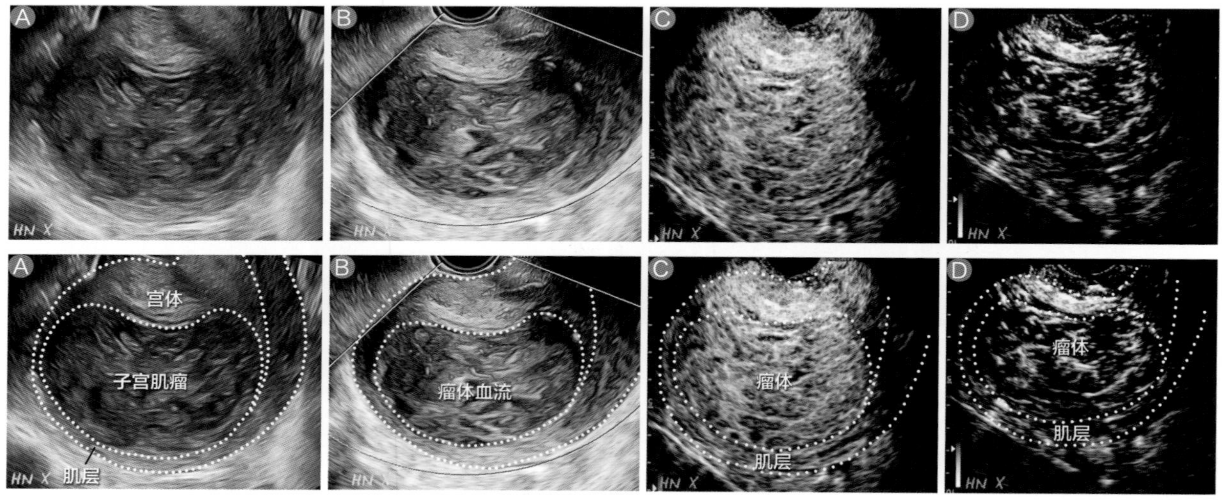

图 13-3-3 子宫肌瘤经静脉超声造影

A. 灰阶图;B. 彩色多普勒血流图;C. 达峰期瘤体整体增强;D. 增强晚期病灶造影剂消退。

2. **子宫腺肌病** 子宫腺肌病血供来源于子宫动脉,病灶内血管细小、杂乱无章。病变超声造影图像表现多样。增强早期,子宫动脉主干先增强,病灶内可见不规则分枝状血管,无周边环形血管。与子宫肌层相比,开始增强时间可提前、同步或延后,增强强度可呈非均匀的多灶性的高、等、低增强。增强晚期,病灶与肌层造影剂同步消退(图 13-3-4)。子宫腺肌病无论增强早期还是增强晚期均无周边环状增强,此点与子宫肌瘤超声造影表现不同,为两者鉴别的主要依据之一。

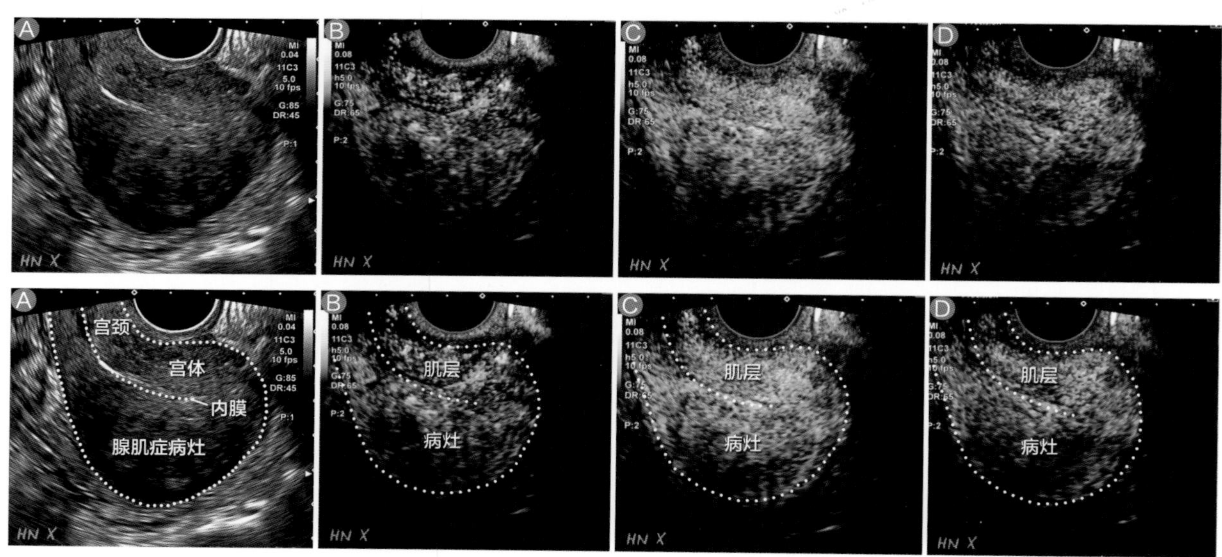

图 13-3-4 子宫腺肌病(前壁)经静脉超声造影

A. 灰阶图;B. 增强早期病灶与肌层同时增强;C. 病灶内造影剂强度达峰;D. 增强晚期病灶与肌层同步消退。

第四节 | 宫颈癌经静脉超声造影表现

宫颈癌的主要病理类型为鳞状细胞癌、腺癌和未分化癌，以鳞状细胞癌最多见。宫颈癌的超声表现取决于病程发展程度。早期宫颈大小、形态无明显变化，由于病灶局限、浸润范围小，癌变病灶微循环改变不明显，超声造影可不显示异常的肿瘤灌注特征。随着病情进展，病变区在增强早期表现为均匀或不均匀早增强，增强晚期病灶内造影剂提前不均匀消退（图 13-4-1、视频 13-4-1）。超声造影有助于宫颈癌的病变范围和浸润程度的识别，亦可用于宫颈癌新辅助化疗的疗效评估。

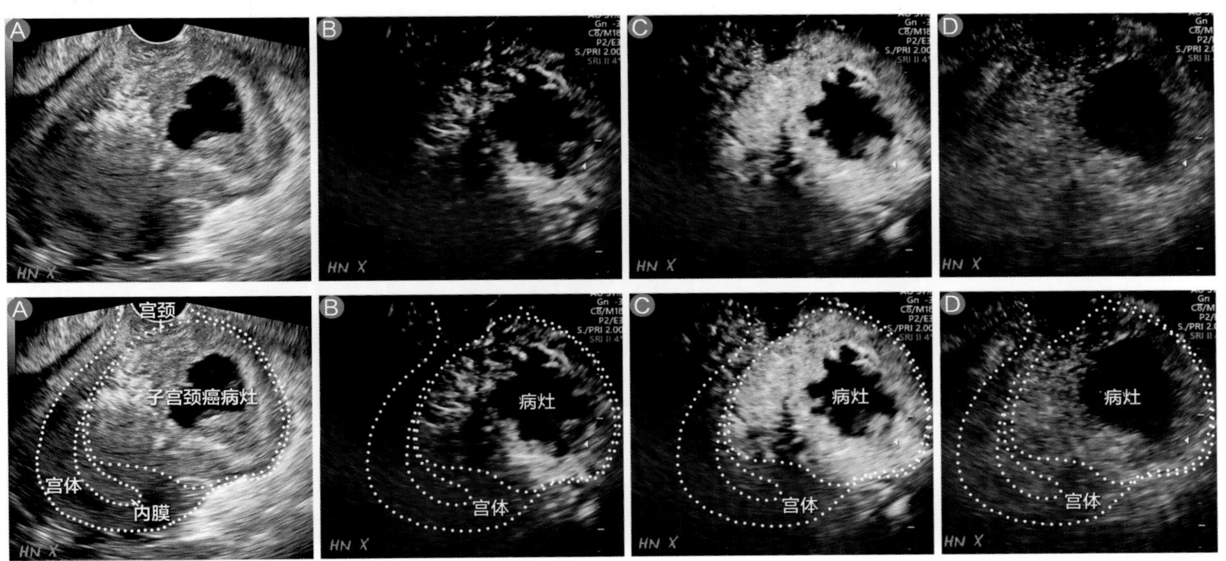

图 13-4-1 宫颈癌经静脉超声造影

A. 灰阶图；B. 增强早期，病灶早于肌层不均匀增强（病灶中部坏死区）；C. 病灶造影强度达峰；D. 增强晚期，病灶内造影剂不均匀消退。

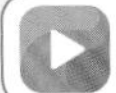 视频 13-4-1 宫颈癌经静脉超声造影 

第五节 | 卵巢病变经静脉超声造影表现

（一）卵巢非赘生性囊肿

卵巢非赘生性囊肿包括滤泡囊肿、黄体囊肿、黄素囊肿等。常规超声检查图像典型，多数不需要超声造影进一步检查。超声造影增强早期囊壁及分隔同步或缓慢弱增强，内部类实质性部分无增强，增强强度均匀；增强晚期造影剂消退缓慢，呈“慢进慢退”型。

（二）卵巢良性肿瘤

1. 卵巢囊腺瘤 卵巢囊腺瘤包括浆液性囊性瘤和黏液性囊腺。增强早期囊壁呈环状或半环状均匀慢增强；囊内有分隔时，分隔与囊壁同步增强；如囊壁或分隔上有乳头状突起或小结节，其增强与囊壁及分隔基本同步、强度接近。增强晚期肿块囊壁、分隔造影剂消退缓慢，呈“慢进慢退”（图 13-5-1）。超声造影显示的乳头状增强结构可视为特殊的肿瘤内血管分支、肿瘤末梢血管灌注和肿瘤生长的标志，但不能据此鉴别肿瘤的良恶性。

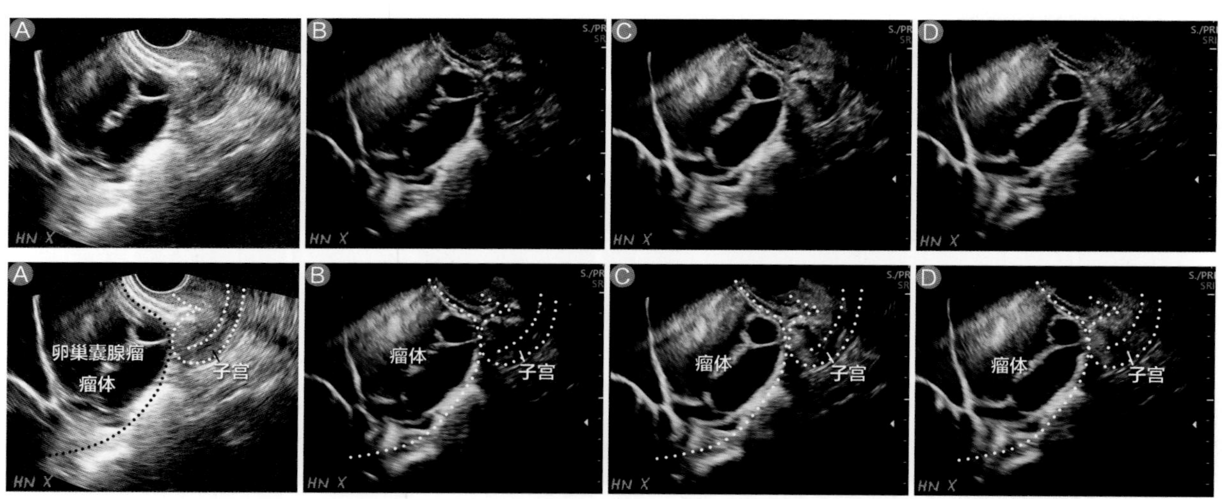

图 13-5-1 ■ 卵巢囊腺瘤经静脉超声造影

A. 灰阶图；B. 增强早期，病灶囊壁及分隔同步增强；C. 病灶囊壁及分隔内造影剂强度达峰；D. 增强晚期，病灶囊壁及分隔造影剂缓慢消退。

2. 其他卵巢良性肿瘤 包括卵巢畸胎瘤、纤维瘤、卵泡膜细胞瘤等。在增强早期，病灶内造影剂呈中低强度的慢增强，多呈向心性增强，增强晚期造影剂消退晚于肌层，并见包膜呈环状、半环状增强（图 13-5-2）。

（三）卵巢恶性肿瘤

卵巢恶性肿瘤多呈实性或囊实混合性，肿瘤形态不规则，边缘不齐整、内部回声不均匀，内部新生血管数量明显增多，分布不规则，分支紊乱，存在大量动静脉瘘，这些改变是采用超声造影评估恶性肿瘤灌注的病理基础。

实性恶性肿瘤在增强早期呈强度高的早增强，增强晚期造影剂消退时间晚，并保持持续增强；瘤体内血管多而粗大、形态扭曲且紊乱，造影剂多呈离心性不均匀增强；瘤体包膜不清（图 13-5-3、▶视频 13-5-1）。囊实混合性恶性肿瘤的囊壁、分隔及实性部分在增强早期呈强度高的早增强，增强晚期造影剂消退时间晚，并保持持续增强。

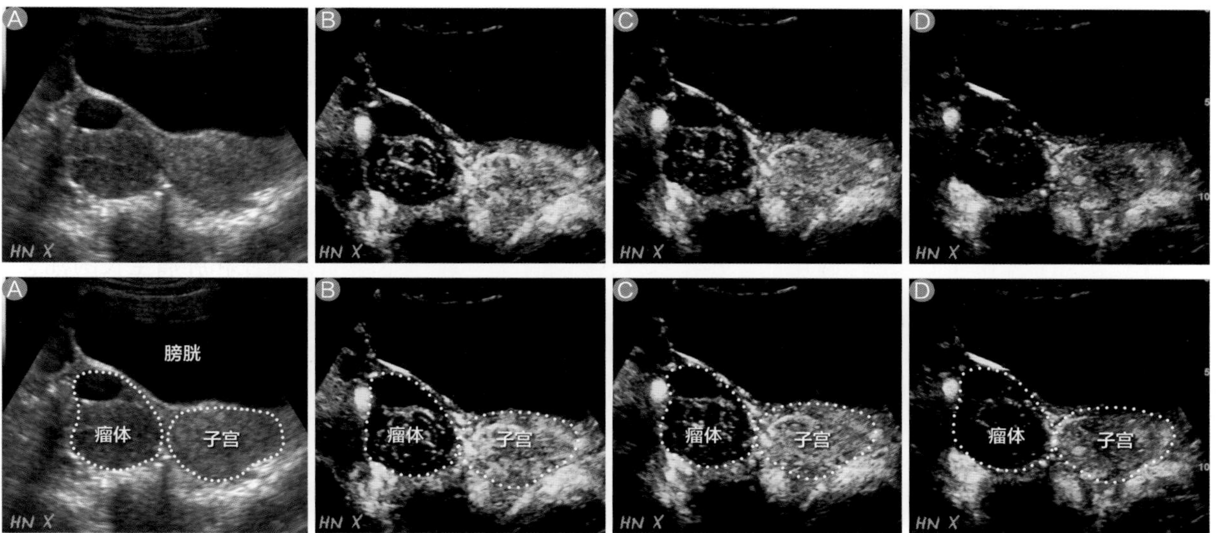

图 13-5-2 ■ 卵巢卵泡膜纤维瘤经静脉超声造影

A. 灰阶图；B. 增强早期，病灶内造影剂缓慢增强；C. 病灶内造影剂呈向心性增强；
D. 增强晚期，病灶内造影剂晚于肌层消退。

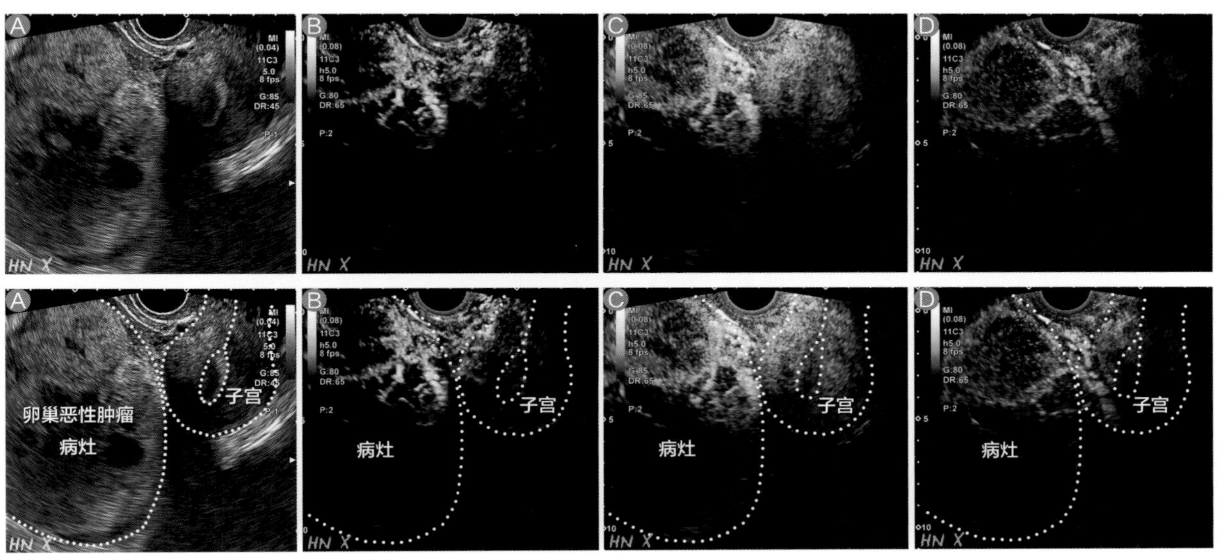

图 13-5-3 ■ 卵巢恶性肿瘤经静脉超声造影

A. 灰阶图；B. 增强早期，病灶早于肌层增强；C. 病灶内造影剂强度达峰；
D. 增强晚期病灶内造影剂晚于肌层消退。

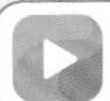 视频 13-5-1 卵巢恶性肿瘤经静脉超声造影 

（冯洁玲 谢红宁）

参考文献

1. STOELINGA B, JUFFERMANS L, DOOPER A, et al. Contrast-enhanced ultrasound imaging of uterine disorders: a systematic review. Ultrasonic Imaging, 2021, 43 (5): 239-252.
2. SCONFIENZA LM, PERRONE N, DELNEVO A, et al. Diagnostic value of contrast-enhanced ultrasonography in the characterization of ovarian tumors. J Ultrasound, 2010, 13 (1): 9-15.
3. WANG J, LV F, FEI X, et al. Study on the characteristics of contrast-enhanced ultrasound and its utility in assessing the microvessel density in ovarian tumors or tumor-like lesions. Int J Biol Sci, 2011, 7 (5): 600-606.
4. SZYMANSKI M, SOCHA MW, KOWALKOWSKA ME, et al. Differentiating between benign and malignant adnexal lesions with contrast-enhanced transvaginal ultrasonography. Int J Gynaecol Obstet, 2015, 131 (2): 147-151.
5. 中国医师协会超声医师分会 . 中国超声造影临床应用指南 . 北京：人民卫生出版社 , 2017.
6. 聂芳 , 谢红宁 . 妇科超声造影图鉴 . 北京：人民卫生出版社 , 2022.

第三篇 | 产科篇

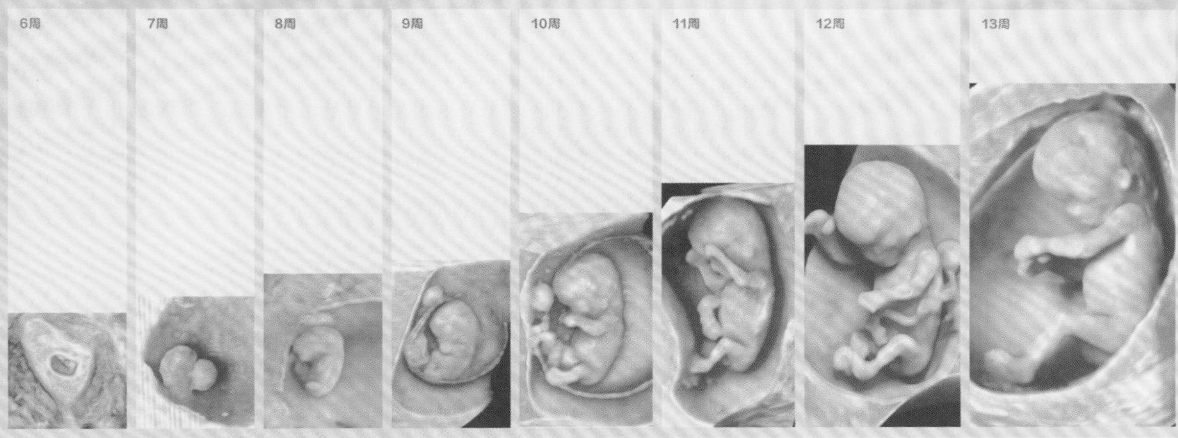

第十四章 正常妊娠超声诊断与产科超声检查规范

妊娠全程约 280 天里，卵子受精是妊娠的开始，胎儿及其附属物自母体排出是妊娠的终止。妊娠第 13 周末之前为早期妊娠(约为停经 13^{+6} 周)，第 14~27 周末为中期妊娠，第 28 周以上为晚期妊娠，第 37~42 周为足月妊娠，第 42 周以上为过期妊娠。超声检查是妊娠全程的重要监测手段，可以观察胚胎、胎儿宫内生长变化过程，妊娠不同时期超声检查的内容不同，通过产前超声监测胎儿生长发育，了解胎儿器官结构有无异常及羊水、胎盘等情况，是孕期检查的最重要内容。

第一节 早期妊娠超声检查

孕早期的超声检查重点是明确宫内妊娠，排除异位妊娠；判断妊娠囊的结构是否正常、囊内有无胚胎、胚胎是否存活；判断孕周；观察胎儿有无重大畸形(如无脑儿)；有无多胎妊娠及判断多胎妊娠的绒毛膜性；测量胎儿颈后透明层筛查染色体三体综合征；母体妊娠合并盆腔占位病变的诊断等。孕早期超声检查的途径不同，其检查结果可能会有一定差异。经阴道高分辨力探头扫查所获图像较经腹扫查明显清晰，能更早地显示胚胎和胎儿结构，但扫查角度稍受限。经腹扫查图像不清晰时，可选择经阴道途径获取更清晰的图像。

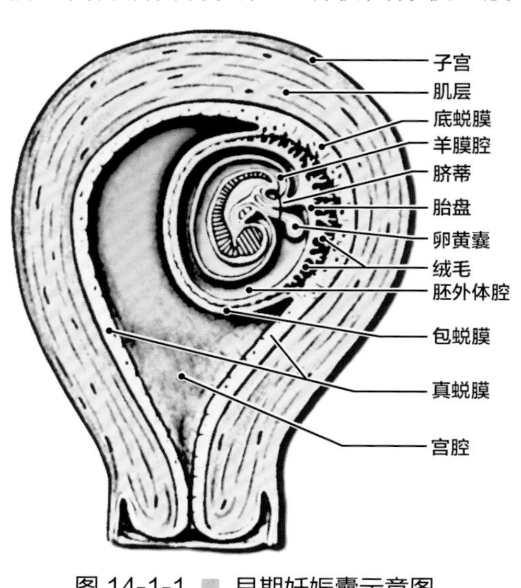

图 14-1-1 ■ 早期妊娠囊示意图

受精卵约在月经周期的第 15 天形成，在月经周期约第 23 天着床，子宫内膜迅速蜕膜变，蜕膜分为底蜕膜、包蜕膜和真蜕膜：①底蜕膜以后发育成胎盘的母体部分；②包蜕膜随囊胚发育逐渐突向子宫腔，至妊娠 12 周包蜕膜与真蜕膜贴近，逐渐融合；③真蜕膜为底蜕膜及包蜕膜以外覆盖子宫腔的蜕膜(图 14-1-1)。受精卵由桑葚胚发育至囊胚时出现一空囊，含少量液体，称为胚外体腔，胚外体腔外围环绕一层滋养层，以后与底蜕膜发育形成胎盘。囊腔出现时超声检查即可分辨出早早孕期的妊娠囊。滋养层内面细胞分裂分化形成羊膜囊与卵黄囊，其内充满囊液，两囊间的细胞层称为胚盘，为胎体发生的始基。卵黄囊至 11 周后逐渐萎缩变扁被羊膜囊挤到一侧，而羊膜囊内羊水逐渐增加，胚外体腔消失。

妊娠孕周从末次月经第 1 日开始计算，通常比排卵或受精时间提早 2 周，比着床提早 3 周。妊娠第 10 周（受精后 8 周）前称为胚胎（embryo），是主要器官分化发育的时期，也是受外界因素影响发生结构畸形最多的时期。妊娠第 10 周开始（受精后第 8 周）称为胎儿（fetus），是各器官进一步发育成熟的时期。中枢神经系统起源于胚盘外胚层的神经板，以后形成神经、神经管，头端发育为脑，胚胎 7~8 周大脑半球形成；原始心管在胚胎 3~4 周开始搏动，建立血液循环，由于心管的生长速度比周围心腔的生长速度快，在围心腔内不能伸直发展故出现弯曲，形成心房、心室和大血管，胚胎 7~8 周形成心脏雏形；胎儿肾脏起源于中胚层，在 8 周末由前肾诱导形成，自 12 周后具有泌尿功能；腹壁发育在胚胎 11 周随中肠袢退回腹腔内而完成；上下肢芽在胚胎 4 周末开始形成，逐渐长大加长，至 8~9 周上下肢完全长成。妊娠 12 周末胎儿身长约 9cm，顶臀长 6~7cm，重 12~15g。

一、子宫与妊娠囊

1. 子宫肌层与内膜层变化 妊娠开始，受卵巢激素水平升高的影响，子宫体逐渐增大，肌层肥厚，子宫动脉分支增多，肌层血流信号比非孕状态时丰富。经阴道超声扫查在宫腔线的一侧内膜可见圆形增强回声区，中央有小囊状液性暗区，宫腔线局部突起变形；CDFI 可观察到子宫肌层内彩色血流信号增多，着床部位彩色血流束增粗，可判断妊娠囊着床的位置；三维扫查子宫冠状切面成像可显示妊娠囊位于宫腔的确切位置（图 14-1-2）。妊娠 5~8 周，妊娠囊周围的高回声绒毛形成内环，外周为蜕膜形成的低回声外环，CDFI 显示内有血流信号，绒毛构成的原始胎盘区可见滋养层周围血流（peri-trophoblastic flow），反映了子宫螺旋动脉向着床部位供应血液，满足妊娠囊生长发育所需，局部可形成小血池，为胎盘循环的前身。滋养层周围血流的存在对早期妊娠至关重要。在妊娠 10 周后胎盘开始形成，双环征消失。子宫动脉频谱多普勒舒张期成分增多，血流阻力降低，提示子宫血流灌注量增加。随着妊娠的进展，子宫动脉的高阻力血流逐步演变为低阻力并伴有丰富舒张期成分的血流。

2. 妊娠囊（gestational sac，GS） 表现为宫腔内圆形或近圆形的囊状结构，轮廓完整，囊壁呈均匀高回声。停经约 29 天的早期妊娠囊直径 1~2mm，以后平均每天增长 1mm。孕早期妊娠囊结构变化较大，在 12 周以前，除胚胎外，需注意观察妊娠囊外围的绒毛膜囊、中部的羊膜囊、胚外体腔和胚胎的卵黄囊。外周绒毛膜是将来形成胎盘的结构，呈高回声环绕妊娠囊；羊膜囊环绕胚胎，囊内为羊膜腔，羊膜囊与绒毛膜之间的空隙为胚外体腔，内含液体（图 14-1-3）。随着孕周的增加，羊膜囊增大，羊水增多，羊膜与绒毛膜融合，约 14 周胚外体腔消失。因羊膜囊壁极薄，需调高增益或经阴道超声观察。在胚点或胚芽一旁显示一小圆形囊状结构为卵黄囊，直径约 3~8mm。妊娠 5 周时卵黄囊很清晰，妊娠 11 周后逐渐萎缩、囊内液消失逐渐转为实性。早期卵黄囊紧靠胚胎，以后以一条细带与胎儿脐部相连，本身则游离在胚外体腔内、附着在羊膜上。卵黄囊的存在及大小对诊断早孕胚胎存在及先兆流产的预后有一定的临床意义。发现卵黄囊可以判定为宫内妊娠并有胚胎存在，虽然早早孕时暂未见胎心搏动，但卵黄囊清晰、大小正常可推断胚胎良好；卵黄囊未显示或直径大于 10mm，胚胎预后不良风险较高。早期胎盘形成过程中，绒毛膜下可出现一过性的小血池，超声图像上表现为绒毛膜隆起征象（图 14-1-4、▶视频 14-1-1），数周后多数自然消退。

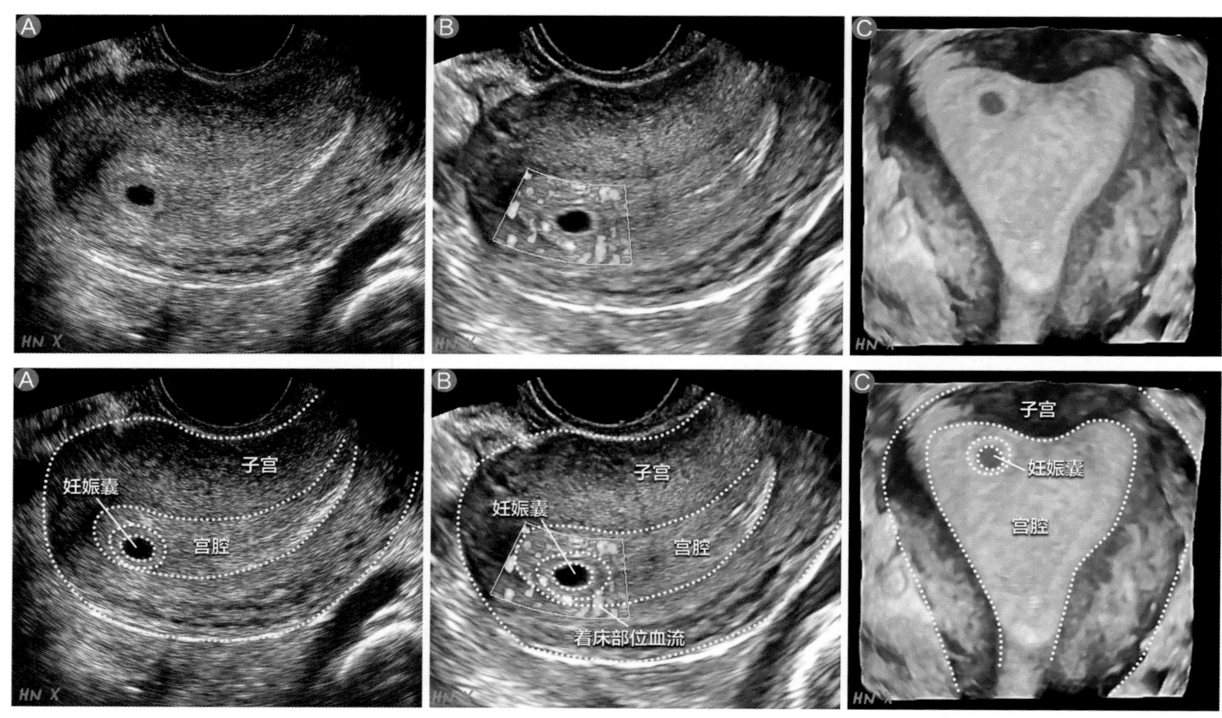

图 14-1-2 宫内早早孕

A. 灰阶图；B. 彩色多普勒血流图；C. 宫腔三维成像。

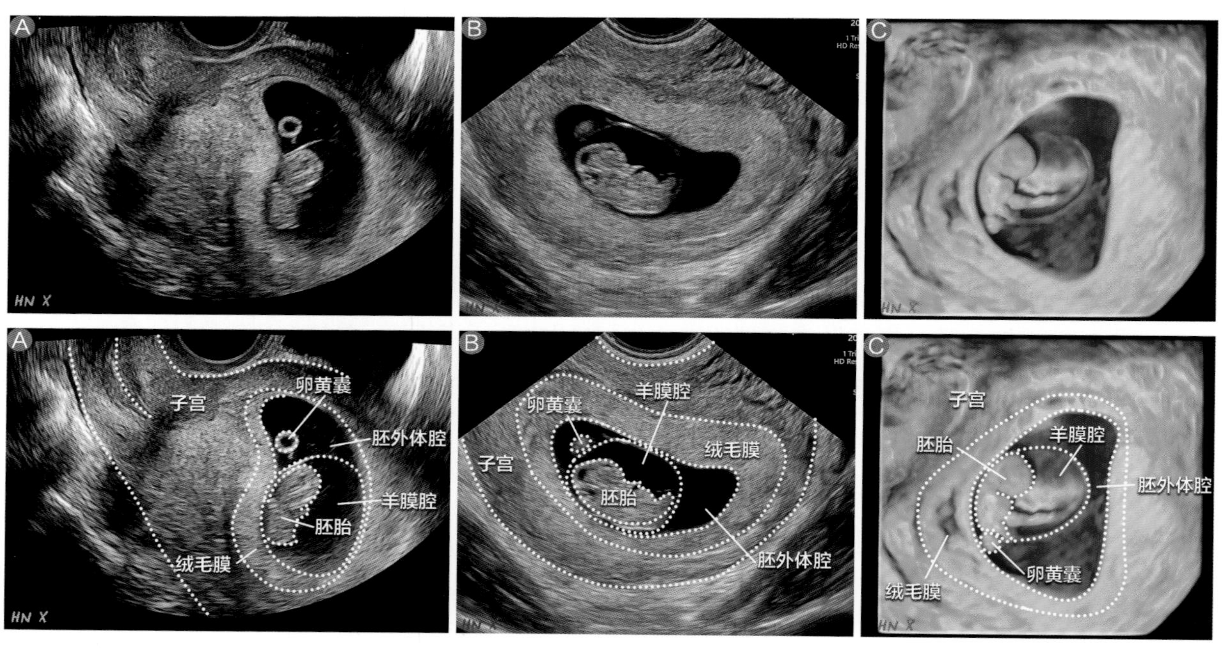

图 14-1-3 宫内妊娠(9周)

A. 子宫矢状切面；B. 子宫横切面；C. 宫腔三维成像。

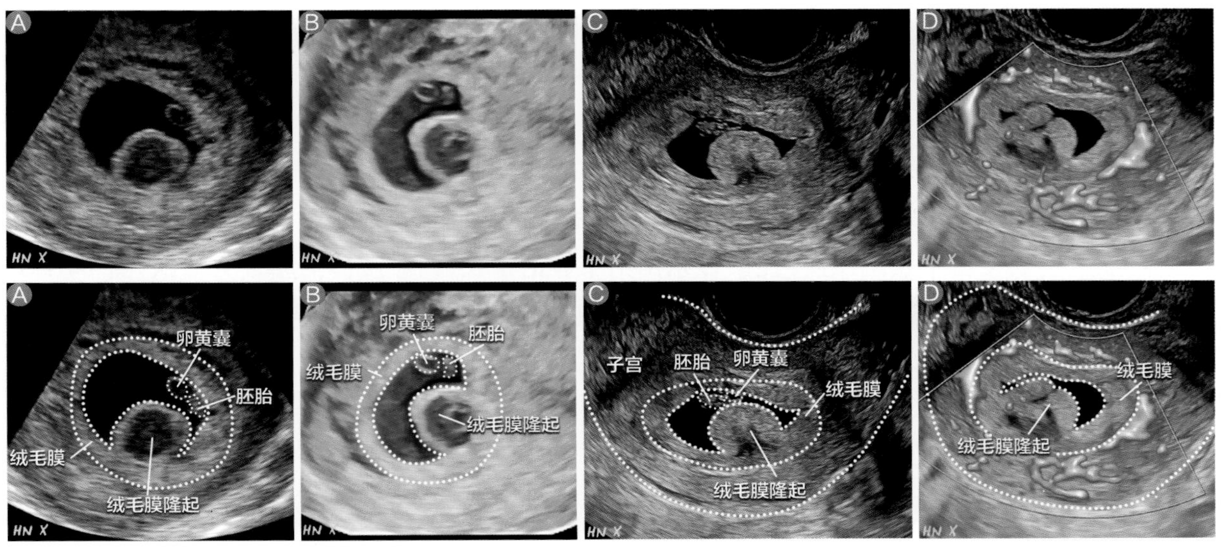

图 14-1-4 ■ 早期妊娠胎盘绒毛膜隆起

A. 灰阶图（妊娠 6 周）；B. 三维成像（妊娠 6 周）；C. 灰阶图（妊娠 7 周）；D. 彩色多普勒血流图（妊娠 7 周）。

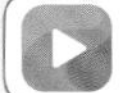 视频 14-1-1 早期妊娠胎盘绒毛膜隆起（7 周） 

二、胚胎与胎儿

经阴道扫查显示孕早期胚胎和胎儿的结构非常清晰，比经腹扫查提早 1~2 周观察到胎儿结构。三维超声扫查表面成像可以显示宫内胚胎和胎儿的全貌及其体表发育的特征，还可以利用三维容积测量功能估测胚胎体积变化（图 14-1-5）。妊娠第 5 周起，经阴道扫查可以观察到的结构及其声像表现如下述。

4~5 周：妊娠囊内卵黄囊的一旁可显示一短条状高回声，紧贴卵黄囊壁，称为胚点，此为最早的胚胎，尚无原始心管搏动。5 周末起在高回声的胚芽中央可见微弱的原始心管搏动。

6 周：胚胎呈逗点状，灰阶超声图隐约可见原始心管搏动，CDFI 可清晰显示跳动的血流信号，早期心管搏动频率较低，约 60~80 次 /min。有胎芽和胎心搏动声像可确诊为妊娠。经阴道扫查三维超声成像可显示逗点状的胚胎胎体（图 14-1-5）。

7 周：胚胎长约 4mm，头部向腹侧弯曲，显示颅内低回声的单脑泡，无颅骨钙化。心脏搏动明显，心率约 80~100 次 /min，可显示胎体头极和尾极轮廓，并见极短小的肢芽，尚未能分辨肢体结构，三维超声显示胚胎外形轮廓呈蚕豆状（图 14-1-5）。

8 周：胚胎初具人形，头颅、躯干、四肢可清楚显示。头部矢状切面可以扫查到 3 个脑泡（前脑、中脑和菱脑），声像图表现为弯曲的腔隙；脊柱轮廓及背部结构变得清晰；前腹壁开始可观察到生理性中肠疝，为增厚的稍强回声（图 14-1-6A，视频 14-1-2）；上、下肢增长，手臂及其运动可辨认，但手指和足趾尚不能辨认。三维超声表面成像显示胎体全貌，已初具人形（图 14-1-5）。

9 周：胎儿各部分发育趋于完善，经阴道超声扫查已能观察到大部分结构。颅骨开始轻度钙化，前脑泡已完全分裂形成双侧端脑泡，形成双侧侧脑室，侧脑室内可见对称的高回声脉络丛（图 14-1-6B）；跳动的心脏四腔心结构隐约可辨；中肠疝显示清晰；肢体发育，指 / 趾虽已形成但超声尚难以辨认（图 14-1-5）。

10 周：此期开始称为胎儿。身体结构较 9 周胎儿更为清晰，颅骨开始钙化形成颅骨环，颅内侧脑室结构清晰，可显示第三、四脑室（图 14-1-6C）；面部显示面骨，可显示眼眶和上、下颌骨；颈背部可清晰显示皮肤及皮下软组织层；能够显示出上下肢的全长，四肢肢体活动较为活跃（图 14-1-5、图 14-1-6E）；高分辨力阴道探头扫查隐约可显示心脏四腔结构；大部分胎儿 10 周末生理性中肠疝消失（图 14-1-6D）。

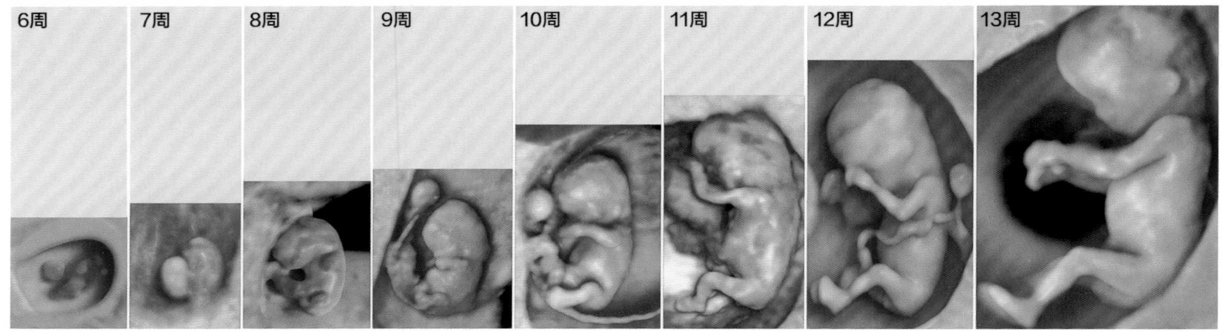

图 14-1-5 ■ 孕早期（6~13 周）胚胎 - 胎儿三维超声成像

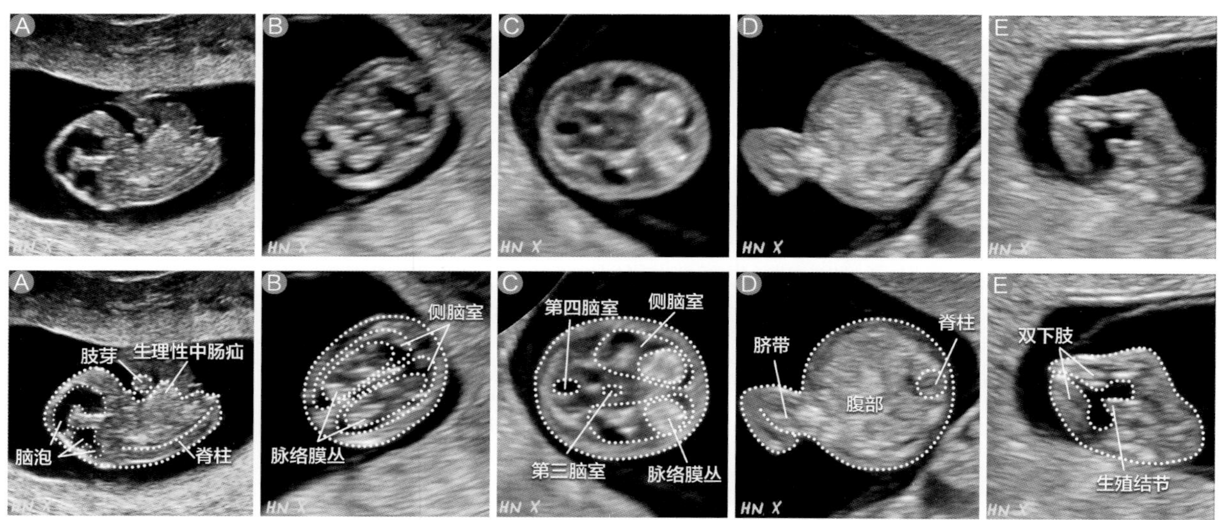

图 14-1-6 ■ 孕早期胚胎 - 胎儿结构

A. 8 周胚胎矢状切面；B. 9 周胚胎头颅横切面；C. 10 周胎儿头颅横切面；D. 10 周胎儿腹部横切面；E. 10 周胎儿下肢长轴切面。

 视频 14-1-2 孕早期（8 周）胚胎

三、11~13^{+6}周胎儿超声检查

随着高分辨力腔内探头技术的进步和发展，清晰的超声图像为了解宫内胎儿发育的详细完整信息提供了重要手段。早期妊娠的胚胎和胎儿，尤其是 11 周以后的胎儿发育较快，全身结构声像图变化很大，除大脑以外，身体重要器官结构在 14 周前基本形成，超声检查可以分辨出大部分的胎儿结构。因此时胎儿仍然位于母体盆腔内，采用经阴道探头扫查可获取较腹部扫查更为清晰的图像，为观察随孕周变化的孕早期胎儿的详细结构信息提供了重要手段。近年来应用经阴道超声了解早期妊娠胎儿发育特点取得了很大进展，很多严重或重大畸形如无脑儿、脑膨出、开放性脊柱裂、复杂型心脏畸形、缺肢、胸腹壁裂等能在孕早期予以诊断。另外，11~13^{+6}周是测量胎儿颈后透明层厚度筛查 21 三体综合征的时期，在此期对胎儿进行超声软指标检查有助于早期发现和诊断三体综合征，为临床处理提供重要咨询信息。

1. 11~13^{+6}周胎儿结构超声检查 此期胎儿各器官结构发育基本完成，随着孕周的增加，各器官结构的超声声像图逐渐清晰。胎头的颅骨环回声完整，钙化低，颅内可见居中的大脑镰、对称的大脑半球、比例较大的双侧侧脑室、侧脑室内脉络丛、丘脑、后颅窝、小脑；头面、耳郭开始显现；脊柱椎体可辨认，为串珠状高回声；经阴道扫查可辨认出心脏的位置和四腔心结构，CDFI 可显示两条平行的房室血流信号；胎儿腹部可显示胃泡，生理性中肠疝消失；四肢及长骨可显示；此期肾脏已发育完善，高分辨力阴道探头扫查可以显示脊柱两旁的双侧肾脏，盆腔可显示膀胱，CDFI 可显示膀胱两侧的脐动脉；外生殖器已由生殖结节发育成初阴，形成一小突起。

基于国际妇产超声学会（The International Society of Ultrasound in Obstetrics and Gynecology，ISUOG）的孕早期超声检查实践指南、2019 年中国医师协会超声医师分会的《中国产科超声检查指南》和 2022 年中华医学会超声医学分会妇产超声学组的《超声产前筛查指南》，推荐此期超声检查应观察以下几个重要切面：胎儿正中矢状切面、颈后透明层测量切面、经侧脑室头颅横切面、心脏四腔心切面、腹部横切面、脐带腹壁入口横切面、双上肢切面、双下肢切面。图 14-1-7 为 11~13^{+6}周胎儿结构筛查标准切面及各切面主要结构。

2. 11~13^{+6}周胎儿超声软指标 超声软指标是指与胎儿染色体异常相关的一些轻微病变或生理性异常延迟消失的超声参数。目前较公认的与 21 三体综合征关系密切的、普遍用于临床筛查的指标是胎儿颈后透明层厚度和胎儿鼻骨。另外，静脉导管频谱和心脏三尖瓣反流频谱等参数也可以作为染色体异常和心脏异常高风险指标。本节介绍各指标的超声扫查方法和图像特征，各指标异常的临床意义详见第二十八章胎儿异常综合征。

（1）胎儿颈后透明层（nuchal translucency，NT）：是指胎儿颈背部皮肤层与筋膜层之间软组织的最大厚度。进行 NT 测量时应遵循英国胎儿医学基金会（British Fetal Medicine Foundation，FMF）推荐的标准进行：① NT 的检查时间应在妊娠 11~13^{+6}周，或胎儿顶臀长为 45~84mm。②所用超声探头应有较高分辨力，所获图像可显示界限清晰的透明层边缘。③显示胎儿的正中矢状切面，胎头自然安静状态，不能过度仰伸或屈曲，尽可能取胎儿面部朝向孕妇腹壁的仰卧位。④测量时应将图像放大，仅显示胎儿头部和胸腔上部，放大图像至测量标尺精确到 0.1mm。⑤分清胎儿的皮肤和羊膜，此时期胎儿的枕部、背部常贴近羊膜，容易将羊膜误为胎儿皮肤。观察结果不满意时，可等待胎儿运动后位置发

生改变时再观察。⑥测量游标置于透明层前后界面上，垂直皮肤及胎儿长轴测量皮肤与筋膜之间透明层的最宽距离（图 14-1-8、视频 14-1-3）。

注意：关于 NT 的检查时间，由于目前很多仪器测量的妊娠周数与胎儿顶臀长并不完全符合 11~13^{+6} 周时胎儿顶臀长（45~84mm），故 NT 的测量可以根据孕早期第一次超声检查的孕周进行校对后，孕周满足 11~13^{+6} 周时测量，也可以在测量的顶臀长为 45~84mm 时测量。关于为何测量 NT 尽可能取胎儿面部朝向孕妇腹壁的体位，是因为面部朝前时，由于重力的作用透明层厚度最大，更易标准化观察和测量，此要求尤其适用于 NT 测值介于正常与异常而难以判断的情况。

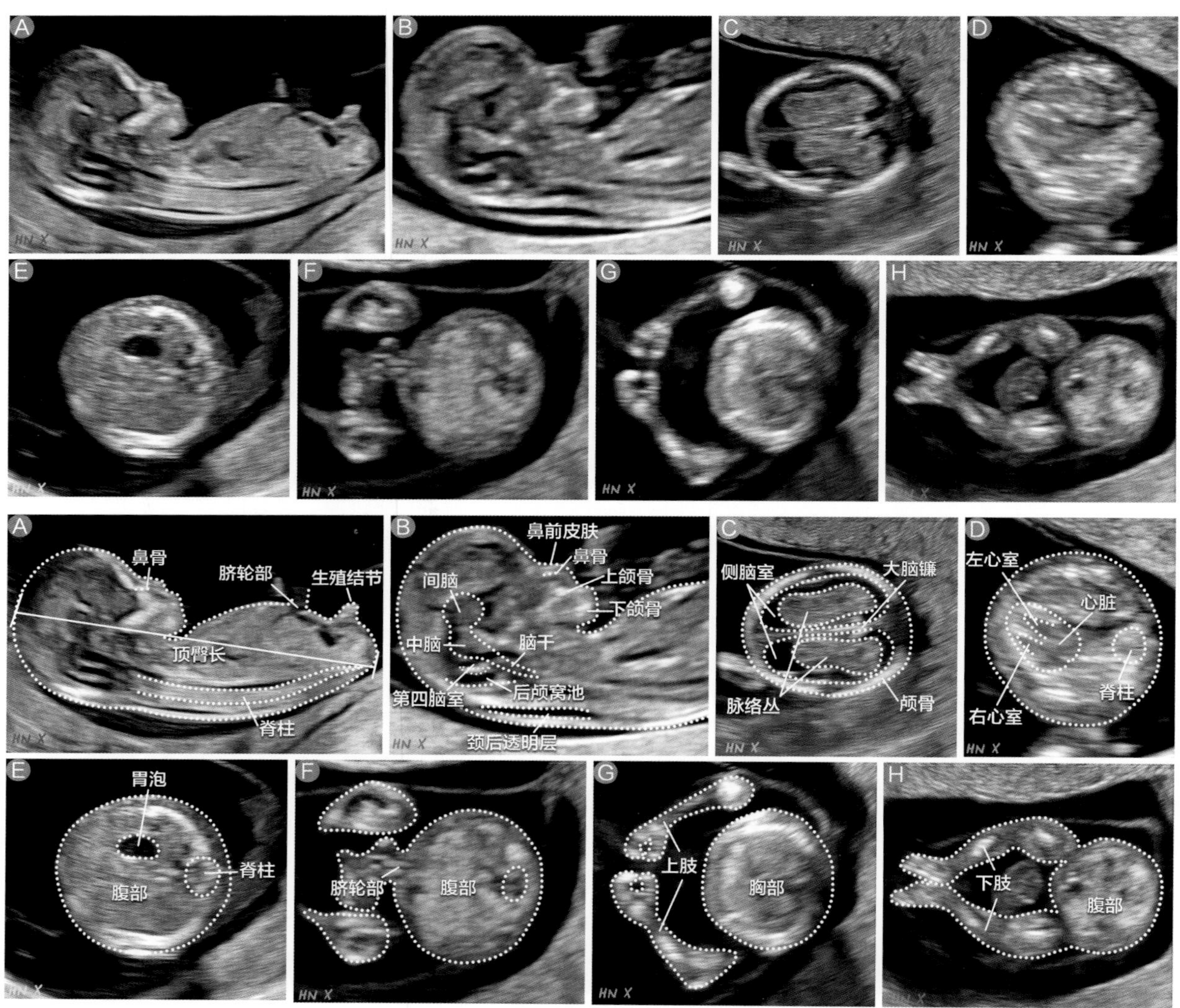

图 14-1-7 11~13^{+6} 周胎儿结构超声检查

A. 正中矢状切面；B. 颈后透明层测量切面；C. 经侧脑室头颅横切面；D. 心脏四腔心切面；E. 腹部横切面；F. 脐带腹壁入口横切面；G. 双上肢切面；H. 双下肢切面。

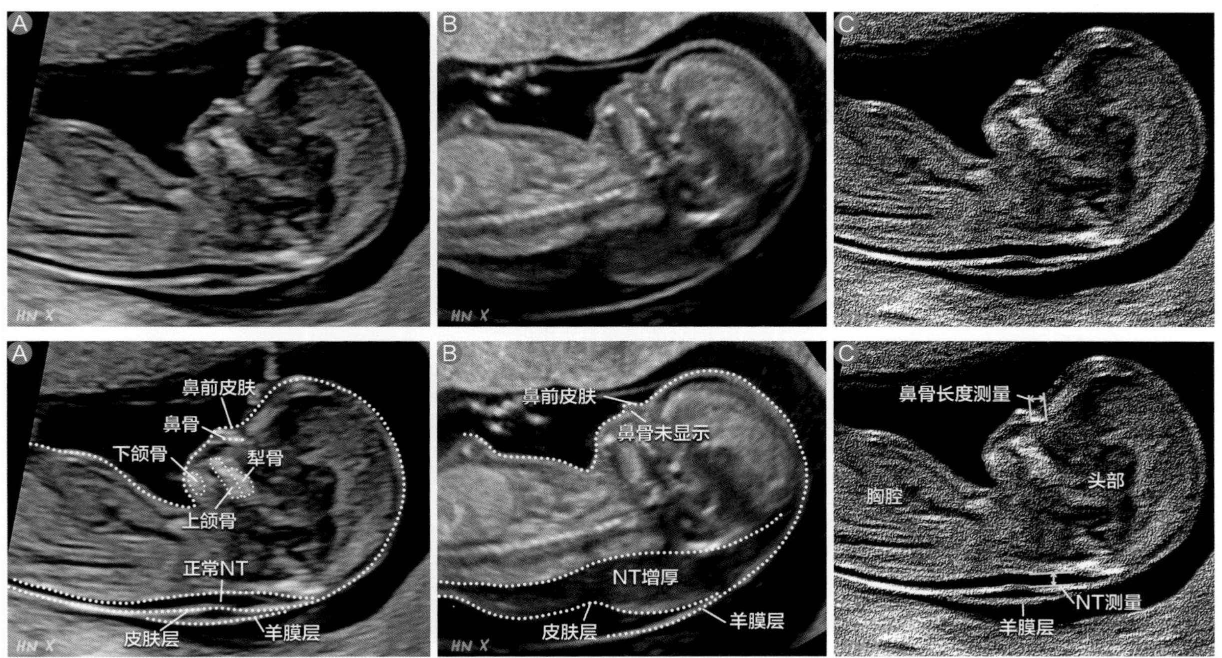

图 14-1-8 ■ 11~13^{+6} 周胎儿颈后透明层（NT）和鼻骨测量切面

A. 正常胎儿；B. NT 增厚、鼻骨缺失胎儿；C. 测量示意图。

视频 14-1-3　11~13^{+6} 周胎儿颈后透明层切面扫查

（2）鼻骨（nasal bone，NB）：胎儿鼻骨在胚胎 4 周形成，第 6 周开始发育，在 9~11 周开始骨化。骨化完全的鼻骨为一对上窄下宽长形的骨板，呈弓背向上的拱形结构，两侧鼻骨在中线相邻，孕早期两侧鼻骨之间间隙较宽，孕中晚期间隙消失。孕早期扫查和测量鼻骨在 NT 测量切面，要求：①图像尽量放大至胎儿头和胸部占据整个屏幕；②显示胎头的正中矢状切面，胎面部朝向探头，面部前方无胎手等结构遮挡；③超声声束的入射角与鼻骨的长轴垂直，或轻度的角度倾斜（45°~135°）显示鼻骨的边界，于此切面在鼻骨皮肤下方测量高回声的鼻骨全长。若鼻骨未钙化，则无法显示（图 14-1-8）。11~13^{+6} 周鼻骨的长度范围在 1.5~4mm。

注意：观察鼻骨时应注意，若声束方向与鼻骨长轴方向相同，即自鼻尖顶端扫查会出现鼻骨缺失的假象；较小孕龄的胎儿两侧鼻骨之间的间隙的存在可能影响矢状切面鼻骨的图像和测量，笔者建议采用鼻骨冠状切面显示双侧鼻骨，此方法可得到更清晰准确的图像（图 14-1-9A）；当 NT 测量切面未能显示鼻骨高回声时，可增加冠状切面扫查，或面部三维最大模式成像观察额骨下方有无高回声鼻骨以助判断（图 14-1-9B、C、D）。另外，孕早期胎儿鼻骨钙化程度的变异度较大，对鼻骨钙化与否的定性观察比长度测量更有意义。

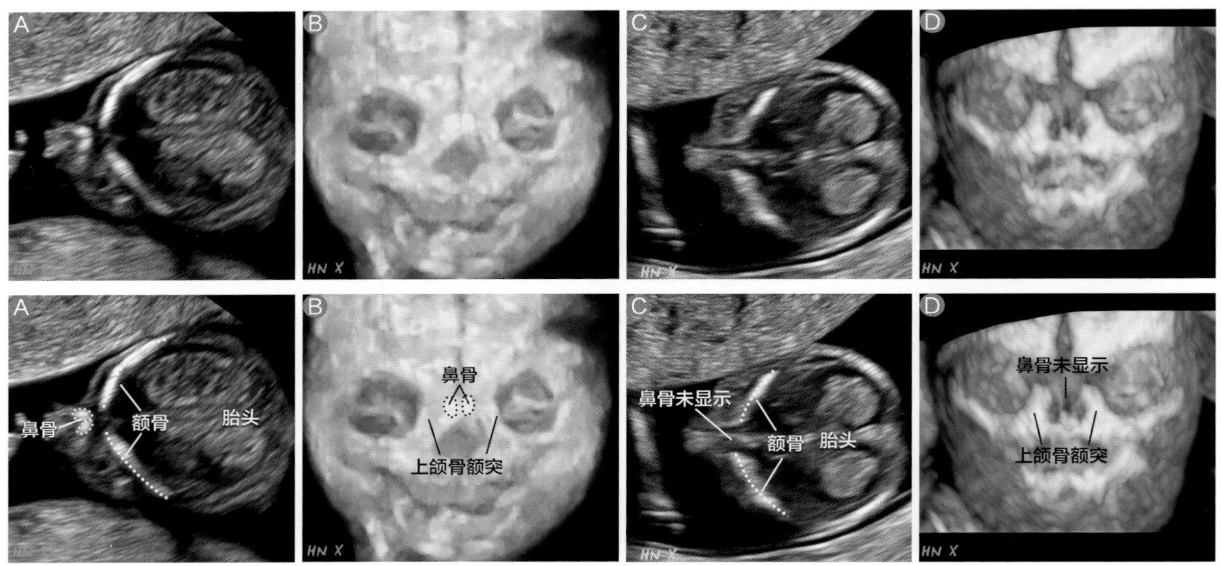

图 14-1-9 ■ 孕早期胎儿鼻骨冠状切面和面部三维成像

A. 正常胎儿鼻骨冠状切面；B. 正常胎儿面部三维最大模式成像；C. 鼻骨缺失胎儿鼻骨冠状切面；D. 鼻骨缺失胎儿面部三维最大模式成像

(3) 静脉导管(ductus venous, DV)：胎儿 DV 是连接脐静脉和下腔静脉的细短的管道状血管，位于肝内、右心房下方。取胎体矢状切面，启动彩色多普勒，显示脐静脉进入肝脏后与右心房连接的亮度较高的一段静脉即为 DV，但二维灰阶超声则较难显示 DV。彩色取样门置于此段可记录到 DV 频谱，正常 DV 频谱特征是心室收缩(S 波)及舒张(D 波)时高速，心房收缩时仍有正向血流(a 波，图 14-1-10A)。当 DV 血流频谱出现 a 波消失或倒置时，可认为 a 波异常，常常提示胎儿右心功能受损(图 14-1-10B)。

> **注意：因 DV 附近有左、右肝静脉汇入下腔静脉，取样门位置稍有偏倚即会记录到肝静脉或下腔静脉的频谱，与 DV 的频谱出现重叠，导致 a 波消失或倒置的假像，造成误判。因此检测时应放大图像，调小频谱取样门的宽度，沿着脐静脉近心端在显示较高流速的明亮的血流信号处定位测量。**

(4) 三尖瓣反流(tricuspid regurgitation, TR)：胎儿心脏三尖瓣血流频谱测量相对以上指标较困难，需要较高的图像分辨力，对胎儿位置要求也较高，需获得心尖四腔心或心底四腔心切面，启动彩色多普勒，充分放大图像，调整彩色多普勒预设置条件，至血流信号刚好显示双流入道，无外溢，取样门设置宽约 3mm，置于右心房室交界处、跨过三尖瓣瓣膜测量。正常三尖瓣频谱为双峰状，舒张期无血流信号(图 14-1-10C)。当舒张期出现反流信号，且流速大于 60cm/s 时，方可认为是 TR(图 14-1-10D)。

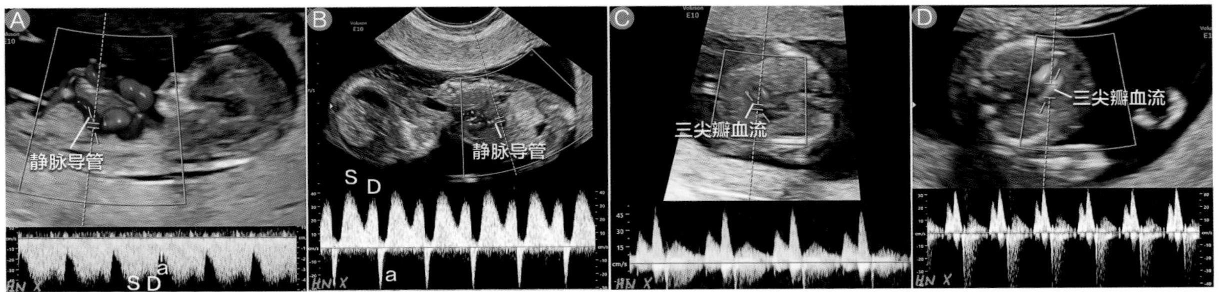

图 14-1-10 ■ 11~13^{+6} 周胎儿静脉导管和三尖瓣血流频谱

A. 正常静脉导管血流频谱；B. 静脉导管 a 波倒置；C. 正常三尖瓣血流频谱；D. 三尖瓣反流血流频谱。

注意：孕早期胎儿心脏检查彩色多普勒预设条件非常重要，三尖瓣血流检测的角度也是一个重要影响因素，右室流出道血流容易被误认为 TR，需仔细鉴别。

四、早期妊娠的孕龄估计

对于月经周期不规律、末次月经不清和提前或推迟排卵者，在早期行超声检查，根据胚胎和胎儿发育情况可以准确地推算孕龄。

1. 妊娠囊测量 以妊娠囊大小推测孕周的准确度不高，妊娠囊的出现是诊断早孕的依据，而出现胚胎才能正确判断胎龄。测量妊娠囊可取最大宽径和横径，测量时以内壁间距离为标准，推算孕周的计算方式有多种，因形态不同和个体差异较大，对临床帮助不大，较少应用。简便估计孕龄的方法：孕龄（周）= 妊娠囊最大直径（cm）+3。

2. 胚胎形态及胎儿顶臀长（crown-rump length，CRL）测量 妊娠 5 周时妊娠囊内可见胚胎呈点状高回声，经腹扫查难辨心管搏动，经阴道超声常可见心管搏动。妊娠 6 周，胚胎呈小芽状，多数能见心管搏动。妊娠 7 周，胚胎呈豆芽状，胎心搏动明显。妊娠 8 周胚胎初具人形，可通过测量顶臀长推算胎龄，顶臀长的测量应在胎儿自然状态下，在胎儿正中矢状切面上测量头颅顶端皮肤外缘至骶尾端皮肤外缘的距离，测量方法见图 14-1-7。简便估计方法为：孕龄（周）=CRL（cm）+6.5。简便估计法在临床上较实用，此法可沿用至 11 周，此后根据产前超声专业超声仪器内配置的胎儿生物测量数据库，输入测量值即可通过特定公式计算得出相应孕周。

五、早期妊娠超声检查要点

1. 经阴道超声的应用 孕早期经阴道超声检查与经腹扫查相比，可克服因腹壁厚、腹壁瘢痕、胎儿直立位、探头分辨力低等多种原因造成的图像不清晰或难以获得重要切面、测量指标不准确的不足，使得孕早期常规检查排除病理妊娠、确定孕周、11~13^{+6} 周胎儿结构筛查和软指标检测等达到最大效能。且根据国内外多年的孕早期超声检查的实践经验，经阴道超声检查是安全的，至今尚无证据提示孕早期经阴道超声检查会增加流产的风险。

2. 孕早期超声检查安全性 超声检查应充分遵循最小安全剂量原则(as low as reasonably achievable,ALARA),即以最小暴露剂量获得诊断信息。目前产科超声诊断仪器的出厂设置已对超声输出功率有严格控制,机械指数(mechanical index,MI)应小于1,热指数(thermal index,TI)应小于0.7,操作者应注意显示器上实时显示的输出功率在正常范围内。现孕早期应用彩色多普勒并非禁忌,但应注意适应证,在高危病例或灰阶超声可疑异常的情况下应用,并尽量控制检查时间。

3. 孕早期结构畸形筛查 随着安全且有高分辨力的阴道超声探头,以及兼顾了穿透力和分辨力的高频经腹探头的进步,孕早期胎儿结构筛查得到广泛应用。基于ISUOG孕早期超声检查实践指南,标准化检查方案对于孕早期筛查胎儿严重结构畸形具有重要的指导作用。有文献报道,遵循早孕超声规范化指南,40.6%的先天畸形病例和76.3%的异常结构可以在孕早期被检出,而复杂的先天性心脏畸形在孕早期检出率可达90%。

4. 孕早期超声软指标 孕早期超声软指标对筛查21三体综合征及其他染色体核型异常起到了重要作用,已得到广泛应用。但近年来无创DNA技术的普及,使染色体核型异常的筛查获得了更高的效能,从而使孕早期结构畸形筛查相较于超声软指标检测具有更重要的意义。

第二节 | 中期妊娠超声检查

妊娠13~16周胎儿全身发育已趋完善,自16周起,几乎所有晚期能够观察到的器官结构采用高分辨力探头扫查都可观察到,但常规经腹扫查最佳显示胎儿结构的时间约为20周,此时胎儿大部分器官结构已发育良好,羊水量适中,胎儿活动范围较大,利于从不同角度扫查不同切面,获得最佳诊断信息,可检出大部分先天畸形。而晚期妊娠由于羊水减少、胎体增大、胎儿运动范围有限、骨骼钙化影响等,不利于全面观察,但妊娠晚期超声检查可评估胎儿生长发育情况,与孕中期结果对比可发现和判断进展性的病变。超声在产前了解胎儿生长发育、器官结构评估以及多胎妊娠监测中都起到重要作用。ISUOG的临床应用标准制定委员会(Clinical Standards Committee,CSC)于2011年颁布了孕中期产前超声临床应用指南,2019年中国医师协会超声医师分会编写了《中国产科超声检查指南》,2022年中华医学会超声医学分会与国家卫生健康委妇幼司联合发表了《超声产前筛查指南》,以上国内外指南为产前超声检查提供了指导性的建议,本节将基于以上指南的基本检查要求,介绍产科超声检查的基本标准切面及其结构要点,更详细的胎儿各系统结构超声检查方法和正常声像将在胎儿各系统发育异常的相应章节中进行介绍。

一、中期妊娠超声检查规范

【人员资质】开展孕中期超声检查机构的操作人员应该接受产前超声诊断的专业培训,包括临床应用和安全性培训;其日常工作为胎儿超声检查;参加医学继续教育培训;遵循转诊制度,发现可疑胎儿畸形时应进行会诊、转诊;定期接受质量控制检查。

【检查适应证】所有孕妇均应在孕中期接受一次系统胎儿超声检查以排除胎儿畸形和妊娠合并症。

【知情同意】孕中期超声检查前应告知孕妇及其家属,产前超声检查是了解胎儿主要解剖结构最常用、无创、可重复的方法；其主要目的是评估胎儿生长发育和发现严重的结构异常。虽然孕中期超声检查可检出多种畸形，但是一方面必须知道宫内条件如胎位、羊水过多或过少、腹壁厚等，均可能影响异常图像的识别而造成漏诊和误诊，另一方面有些进展性病变在妊娠晚期才可能发生，孕中期无法诊断，因此即使是最有经验的专家也有可能发生漏诊或误诊。

【检查时机】国外推荐在 18~22 周进行孕中期超声检查，我国的产前超声检查指南推荐孕中期超声检查时间在 20~24 周。此期虽不能像孕早期那样精确判断孕周，但可及时发现主要的先天畸形。

【检查目的】评估孕周、检出先天畸形、多胎妊娠监测、评估胎儿生长发育。

【检查内容】胎心搏动；胎儿数目(多胎妊娠绒毛膜性)；胎儿胎龄 / 大小；胎儿全身重要结构；胎盘、羊水等附属结构。目前大量研究证明，胎儿血流多普勒在低危人群预测不良妊娠结局的效能有限，因此产前超声常规检查中胎儿血流多普勒不列为常规检查项目。

【超声仪器】具备最基本的配置：实时灰阶成像；经腹探头(3~5MHz)；显示超声输出功率且超声输出功率可调节；可停帧；具备电子测量键；可打印 / 存储图像；性能稳定，仪器质量良好。

【超声图像储存】孕中期超声检查报告应该以电子版或纸质版的形式记录。储存或打印孕中期超声检查标准切面的图像，有条件的还需储存胎儿心脏的动态图像。

【产前超声安全性】临床实践证明产前超声检查是安全的。但是，孕中期超声检查时应尽量使用最低的超声输出功率、减少暴露时间、使胎儿接受最小剂量的超声辐射，遵循 ALARA 原则。输出功率 MI 和 TI 均应小于 1，且在机器上实时显示。

二、中期妊娠超声检查标准切面

随着超声分辨力的提高，20~24 周的孕中期超声检查可以对胎儿全身大部分器官进行实时扫查，得到大量解剖结构切面，为产前发现和诊断各系统、部位畸形提供重要的信息。对于孕中期的常规超声筛查，最基本的内容应包括胎儿全身重要的器官和结构，获取相应的标准切面，并做相应测量。

1. 头颅 随孕龄的增长，胎头增大，颅骨钙化逐渐增强，颅内结构在妊娠 16 周后逐渐显示清楚。孕中期胎儿头颅的基本超声检查包括颅骨完整性、透明隔腔、大脑镰、丘脑、侧脑室、小脑及后颅窝，应测量双顶径、头围、侧脑室宽度、小脑横径和后颅窝池宽度。经侧脑室横切面、经丘脑横切面和经小脑横切面 3 个标准切面可显示以上重要结构。发现可疑声像时，应行详细的神经超声学检查，增加头颅矢状切面和冠状切面的观察，可发现和诊断有形态学改变的颅脑病变(详见第二十一章胎儿中枢神经系统发育异常的超声诊断)。

(1)经侧脑室横切面：从胎头顶部向下平移、横切面扫查，颅骨环变大，呈椭圆形，至显示脑中线、透明隔腔、双侧丘脑和侧脑室的前、后角为经侧脑室横切面(图 14-2-1A)。透明隔腔是在两层透明隔之间的充满液体的腔隙，位于脑中线前 1/3 处，呈等号样，约 16 周出现，近足月时消失，妊娠末期透明隔腔内液体吸收、两层薄膜融合。脑中线中部可见两侧对称的丘脑，呈低回声。侧脑室体部有高回声脉络丛，整个孕期侧脑室内有少量积液。在经侧脑室横切面、平顶枕沟水平测量体部最大宽径，正常小于 10mm。

(2)经丘脑横切面：侧脑室平面轻微向下平移为头颅最大平面，即经丘脑横切面(图 14-2-1B)。脑中线居中，从前向后显示侧脑室前角、透明隔腔、丘脑和大脑脚，有时可观察到位于中部的第三脑室。此切面提供的解剖结构信息与侧脑室切面相似，但与侧脑室切面相比，丘脑切面更容易扫查到，尤其是在妊娠晚期。在此切面上获取的头颅生物测量值可重复性较高，因此此切面被定为测量双顶径和头围的标准平面。测量双顶径时，游标置于头颅最宽处测量，同时在高回声的颅骨外缘测量头围。

(3) 经小脑横切面：在经丘脑横切面稍向后倾斜探头扫查，显示双侧小脑半球的最大切面(图 14-2-1C)。此切面从前向后可显示侧脑室前角、透明隔腔、丘脑、第四脑室、小脑和后颅窝池。双侧小脑半球与中间稍高回声的小脑蚓部为类哑铃状，小脑半球回声比大脑实质稍强，其周围为后颅窝池，亦称小脑延髓池，充满液体，内有一些由蛛网膜皱襞等形成的隔膜回声。在此切面测量小脑横径和后颅窝池宽度，前者为小脑半球两侧最大距离，后者为小脑蚓部至枕骨板内缘的最短距离，正常后颅窝池的宽度约 2~10mm。

注意：胎儿头颅扫查时应注意：①观察颅骨形状、完整性和钙化程度。正常颅骨表现为连续高回声的椭圆形，除在颅缝处中断外，不应有任何骨性缺损，没有局部突出或凹陷，不易随加压变形。②远离探头的一侧颅内结构显示较清楚，而靠近探头近场的结构因颅骨衰减常显示不清，应变换角度动态扫查。③观察脑中线是否居中，大脑半球是否对称；应注意观察脑实质回声，有无占位病变。④观察颅内脑室系统有无增宽或消失，侧脑室是否对称，脑中线或脑外间隙有无囊性占位。⑤注意双顶径、头围和小脑横径是否符合相应孕周，侧脑室、后颅窝池宽度是否在正常范围。

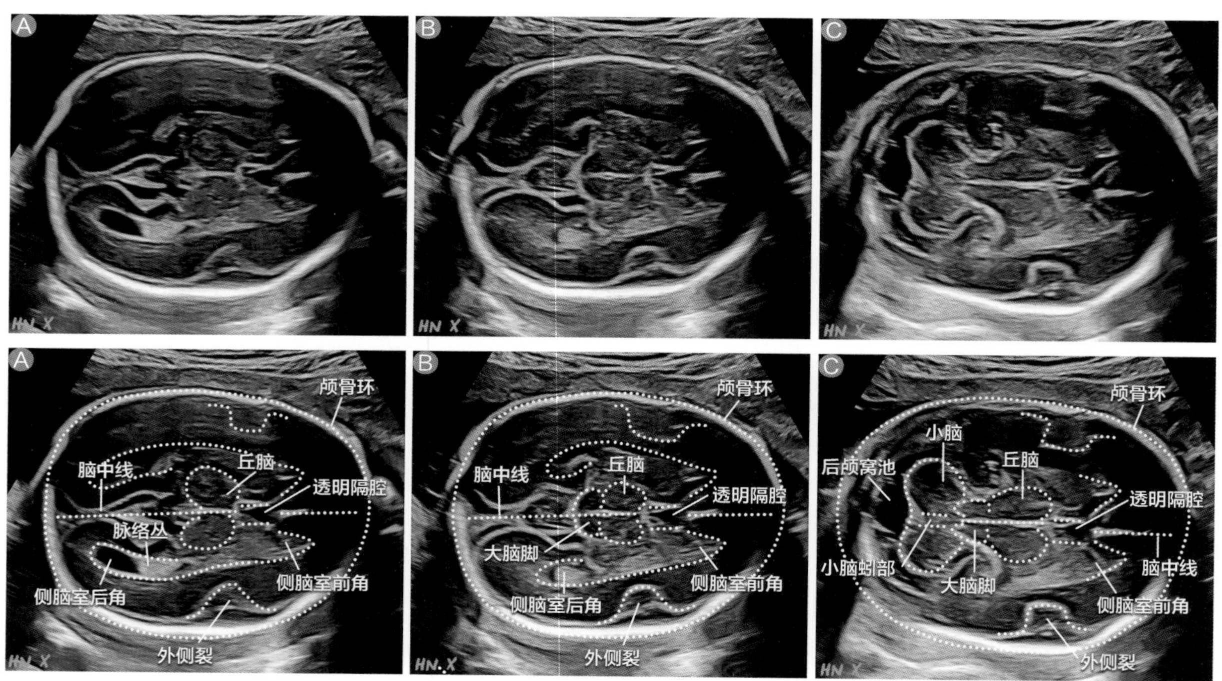

图 14-2-1 孕中期胎儿头颅标准切面
A. 经侧脑室横切面；B. 经丘脑横切面；C. 经小脑横切面。

2. 面部　妊娠 18 周后胎儿面部发育基本完善，各结构显示并逐渐清晰。孕中期胎儿面部应观察鼻唇冠状切面，显示上唇线的连续性以排除唇裂。如胎儿位置及宫内条件允许，还可观察面部正中矢状切面以发现特殊面容，观察双眼横切面排除眼畸形。胎儿面部其他结构的观察详见第二十章胎儿颜面及颈部异常的超声诊断。

(1) 鼻唇冠状切面：取胎儿面部冠状切面前后扫查，显示两个鼻孔、上唇和完整连续的唇线（图 14-2-2A）。

(2) 面部正中矢状切面：探头纵行扫查胎儿面部，从上往下依次显示额骨、鼻骨、鼻尖、上唇、上颌骨、下唇、下颌骨及颏部（图 14-2-2B）。

(3) 双眼横切面：在双眼水平横行扫查，显示双眼眶最大切面，中部为鼻梁，双侧眼眶等大、等圆，眼眶内显示眼球及其内的玻璃体，前方的晶状体（图 14-2-2C）。正常眼球中部间距测量值（mm）约等于孕周数，两眼球内缘距离约等于眼球直径。

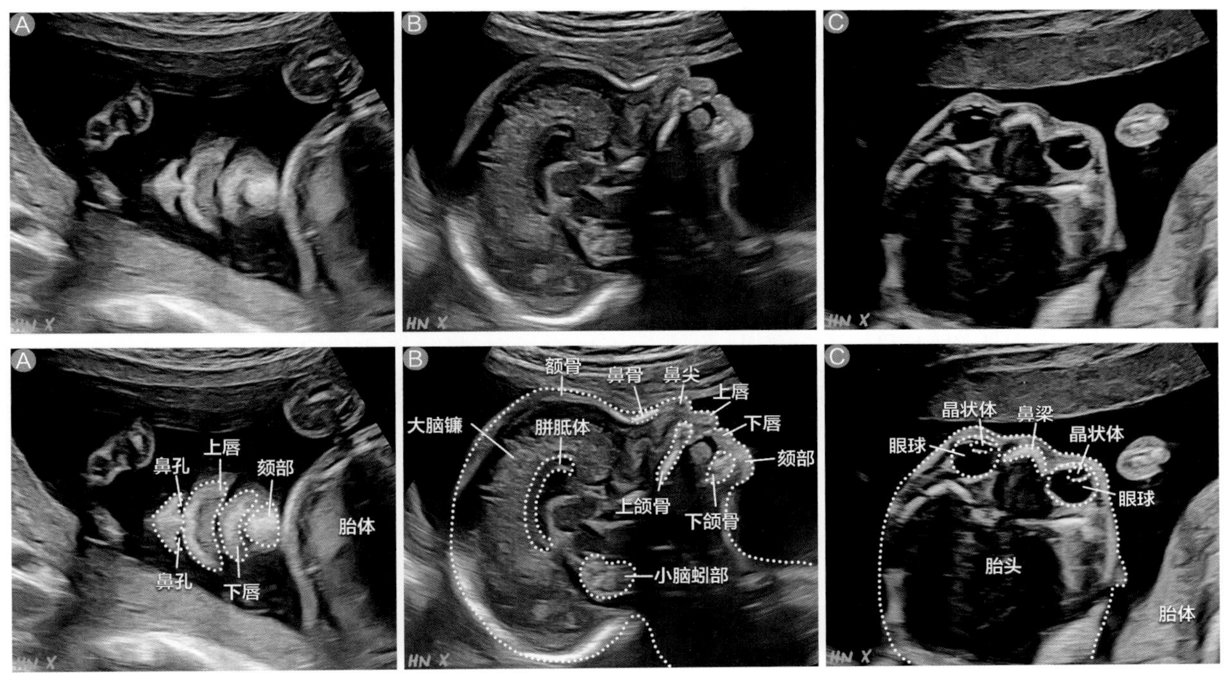

图 14-2-2 ■ 孕中期胎儿面部标准切面
A. 鼻唇冠状切面；B. 面部正中矢状切面；C. 双眼横切面。

(4) 面部三维成像：有羊水衬托的情况下，在胎儿面部采集三维容积，进行三维表面成像，能够直接描绘出胎儿面部特征，直观地显示出胎儿面貌，并可观察和捕捉胎儿在宫内的各种表情，为判断面部发育异常提供了重要的辅助手段（图 14-2-3）。

注意：①鼻唇冠状切面扫查应重点观察唇线的连续性，同时观察鼻形态；②面部正中矢状切面观察面部轮廓有无异常、鼻骨是否钙化、鼻梁有无塌陷、有无下颌短小等；③双眼横切面重点观察两侧眼眶是否等大、等圆，眼球内晶状体是否存在。

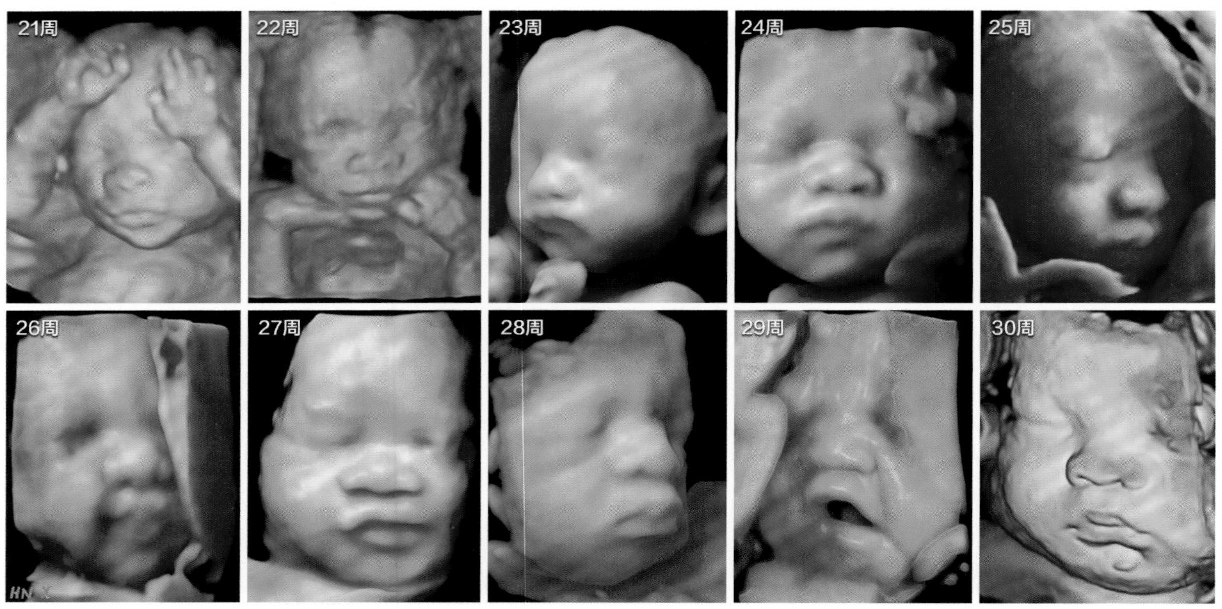

图 14-2-3 ■ 胎儿面部三维超声成像

3. 胸部和心脏 孕中期胎儿双肺、心脏及大血管已发育完全，胸部超声扫查可观察胸腔内双侧肺脏、心脏和大血管。重要的观察切面是心脏四腔心切面、左室流出道切面、右室流出道切面、三血管 - 气管切面、左侧胸腔矢状切面和右侧胸腔矢状切面。扫查时，胎儿前胸朝向探头，使超声束避开肋骨和胸骨的遮挡。先扫查胎儿腹腔脏器，定位胃泡位置后，探头稍向胎儿头侧偏移，显示四腔心切面，然后原地稍向头侧偏，显示左室流出道、右室流出道切面，最后探头稍向颈部偏移，显示三血管 - 气管切面（图 14-2-4、▶视频 14-2-1）。探头平行脊柱长轴左右扫查显示胸腔矢状切面，主要观察胸腔与腹腔分界线，判断膈肌完整性。胸腔和心脏标准切面扫查，可发现和诊断绝大多数的先天性心脏畸形和胸腔病变。

（1）四腔心切面（four chamber view，4CV）：胸部心脏四腔切面是筛查心脏畸形和肺部异常的最重要切面。此切面上胸廓对称，双侧肺清晰，呈均匀高回声；心内大部分结构可显示（图 14-2-5）。根据心尖朝向不同，可有左、右胸骨旁四腔心、心尖四腔心、心底四腔心，不同位置的四腔心切面所获得的图像结构清晰度有差异。四腔心切面观察心脏需注意以下内容。

1）位置、大小、心轴：心脏大部分位于左侧胸腔，与胃泡同侧；心尖朝向左胸壁，心轴角度（心脏长轴与胸骨 - 脊柱正中线之间的夹角）为 45° ± 20°；心脏最大面积占胸腔面积 ≤ 1/3，心脏横径与胸廓横径比 ≤ 1/2；无明显心包积液，心肌厚度均匀。

2）心房：左、右心房宽径大致相等；卵圆瓣在左心房侧，原发房间隔可显示。

3）心室：左、右心室宽径大致相等，室间隔完整，右心室近心尖部有调节束。

4）房室瓣：两侧房室瓣开放、关闭活动无受限；房室瓣关闭时与房室隔垂直形成“十字交叉”。三尖瓣隔瓣附着在室间隔的位置较二尖瓣前瓣附着位置稍低、更近心尖，显示为“十字交叉”处有错位（offset）；三尖瓣远端附着于心尖，二尖瓣远端附着于左心室壁。

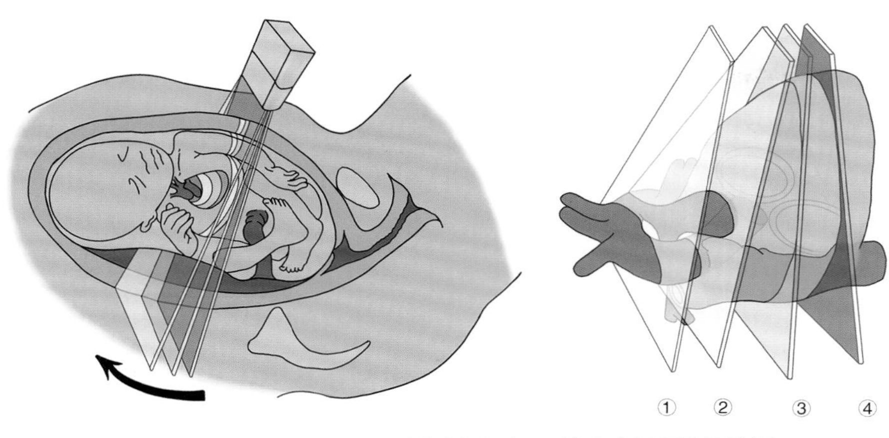

图 14-2-4 ■ 胎儿心脏扫查示意图

 视频 14-2-1 孕中期胎儿心脏超声检查过程 

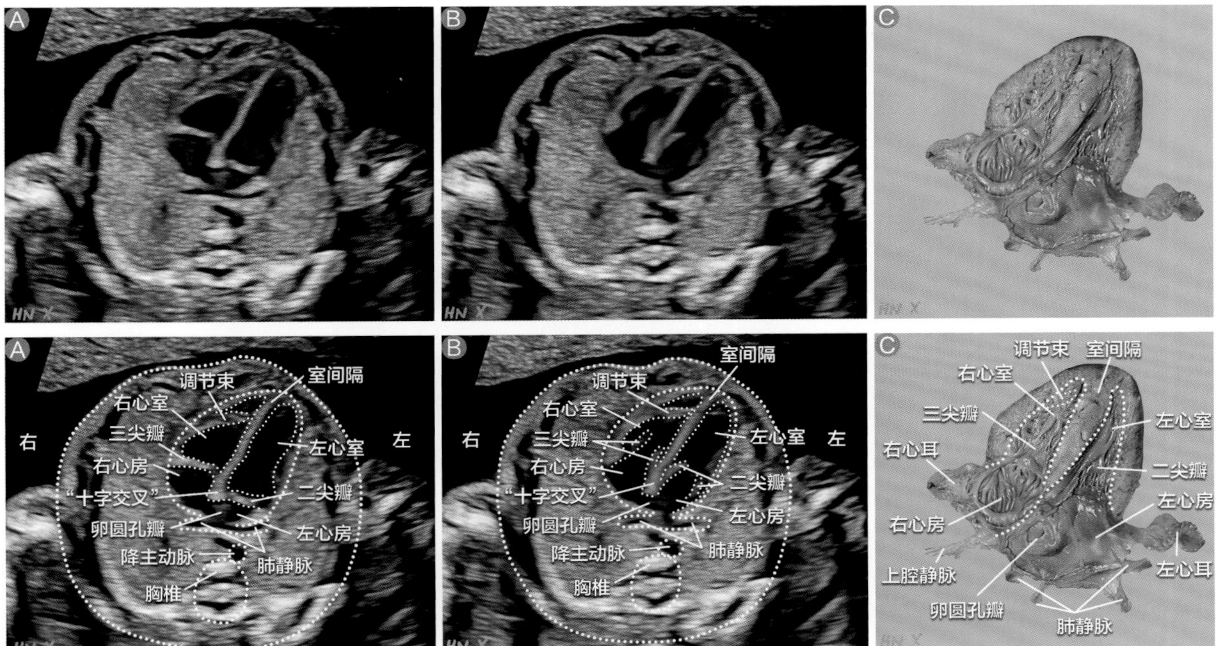

图 14-2-5 ■ 孕中期胎儿心脏四腔心切面
A. 收缩期瓣膜关闭；B. 舒张期瓣膜开放；C. 同孕期心脏标本图。

5）血管：左心房后方可显示肺静脉连接左心房，呈“牛角状”；脊柱左前方可见降主动脉横切面。

（2）左室流出道切面（left ventricular outflow tract，LVOT）：心室流出道切面是筛查和诊断圆锥动脉干发育异常的重要切面(图 14-2-6A)。探头在四腔心切面稍向胎儿头侧、右肩方向偏转,即可显示LVOT。应观察的内容包括:①升主动脉与形态学左心室相连接;②主动脉前壁与室间隔相连续,后壁与二尖瓣前叶相连续;③主动脉瓣纤细,启闭运动正常;④与右室流出道发出的主肺动脉存在血管交叉,夹角约为 70°;⑤主动脉内径略小于肺动脉内径;⑥ CDFI 可见左心室朝向升主动脉的前向血流。向上追踪扫查可见升主动脉向右侧走行后弯回脊柱左前方形成主动脉弓,再向下延伸为降主动脉,形成“左弓左降”,在平行脊柱的矢状切面扫查可显示主动脉弓及弓上的 3 条分支(详见第二十二章第二节正常胎儿心血管超声检查)。

(3)右室流出道切面(right ventricular outflow tract,RVOT):心脏扫查显示左室流出道切面后,探头继续稍向头侧倾斜、并向胎儿左肩稍旋转即可显示 RVOT(图 14-2-6B)。此切面需观察的内容:①肺动脉与形态学右心室相连接;②肺动脉瓣纤细,启闭运动正常;③与左室流出道发出的升主动脉存在血管交叉,肺动脉位于主动脉的前方,与主动脉的夹角约 70°,CDFI 动态扫查及三维超声成像可显示两者交叉立体结构(图 14-2-7、视频 14-2-2);④肺动脉内径比主动脉内径略宽,肺动脉起始部与主动脉起始部内径比约为 3∶2;⑤ CDFI 可见右心室朝向主肺动脉的前向血流。需动态扫查显示主肺动脉远端至肺的左右分支方可确定为肺动脉。

(4)三血管 - 气管切面(three vessels-trachea view,3VT):心脏扫查显示 RVOT 后,探头角度稍偏正垂直于上纵隔,即可显示 3VT(图 14-2-6C)。此切面上可显示位于颈前、上纵隔的大血管,从左向右依次为动脉导管、主动脉弓、上腔静脉横切面和气管横切面,血管管径从左到右逐渐减小,动脉导管与主动脉弓朝向颈椎左前方连接降主动脉起始部。此切面对发现和诊断动脉锥干畸形具有重要意义。

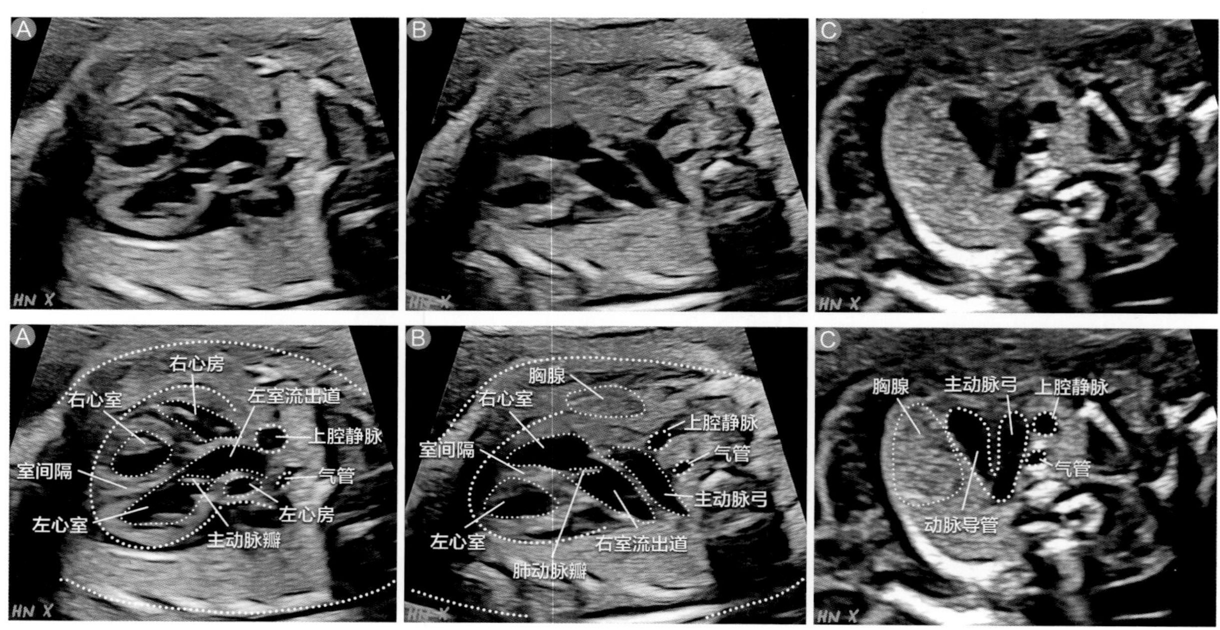

图 14-2-6 ■ 孕中期胎儿心脏左、右室流出道和三血管 - 气管切面

A. 左室流出道切面;B. 右室流出道切面;C. 三血管 - 气管切面。

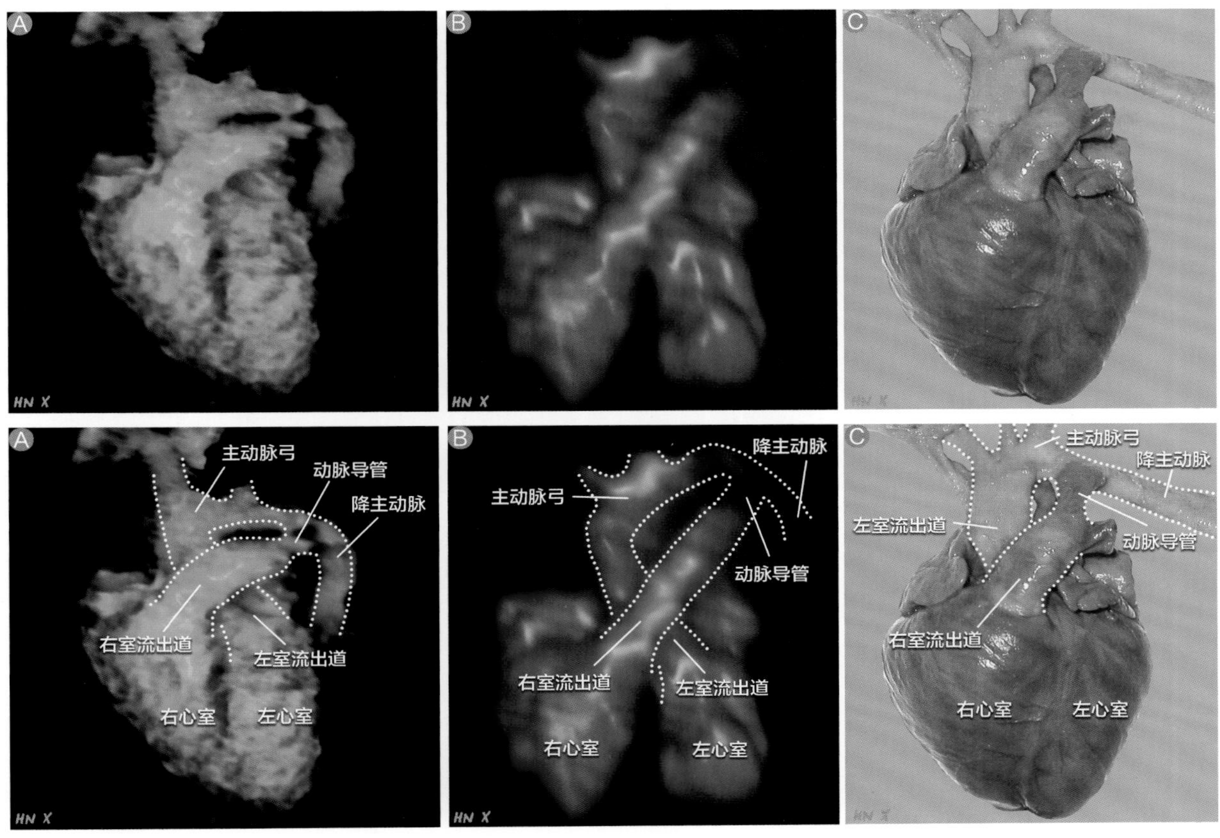

图 14-2-7 ■ 胎儿心脏流出道切面 CDFI 三维成像与标本对照

A. 心室流出道三维反转模式成像；B. 心室流出道 CDFI 三维成像；C. 同孕期心脏标本图。

 视频 14-2-2 胎儿心脏流出道切面扫查 CDFI 

注意：心脏扫查时应注意：①采用单点聚焦，将图像角度调小获得较大的帧频；②将图像放大至刚好显示胎儿胸廓，心脏占据整个屏幕的 1/3~1/2；③根据观察内容不同，手动调节超声扫查方向，如观察房室瓣膜和肺静脉的最佳角度为心尖四腔心，观察房室隔和大血管的最佳角度为胸骨旁四腔心；④应用彩色多普勒观察心脏及大血管时，应根据管腔大小、血流速度的不同实时调节彩色增益和量程；⑤正常胎儿心率为 120~160 次 /min，规律，在孕早期和胎动时心率可偏快及加速、胎心搏动偶发不规则及期前收缩、妊娠中期一过性心动过缓等现象多数为功能性。

(5) 双侧胸腔矢状切面：在脊柱长轴左侧显示左侧胸腔矢状切面，此切面上显示胸腔内高回声的左肺、部分心脏结构、胸腔与腹腔间弧形低回声带、腹腔内胃泡和肠管（图 14-2-8A）。在脊柱长轴右侧显示右侧胸腔矢状切面，此切面上显示胸腔内高回声的右肺、胸腔与腹腔间弧形低回声带、腹腔内肝脏(图 14-2-8B)。胸腔与腹腔间弧形低回声带是由膈肌和胸、腹腔界面回声差别所形成,可直接和间接判断膈肌有无缺损及判断有无膈疝。

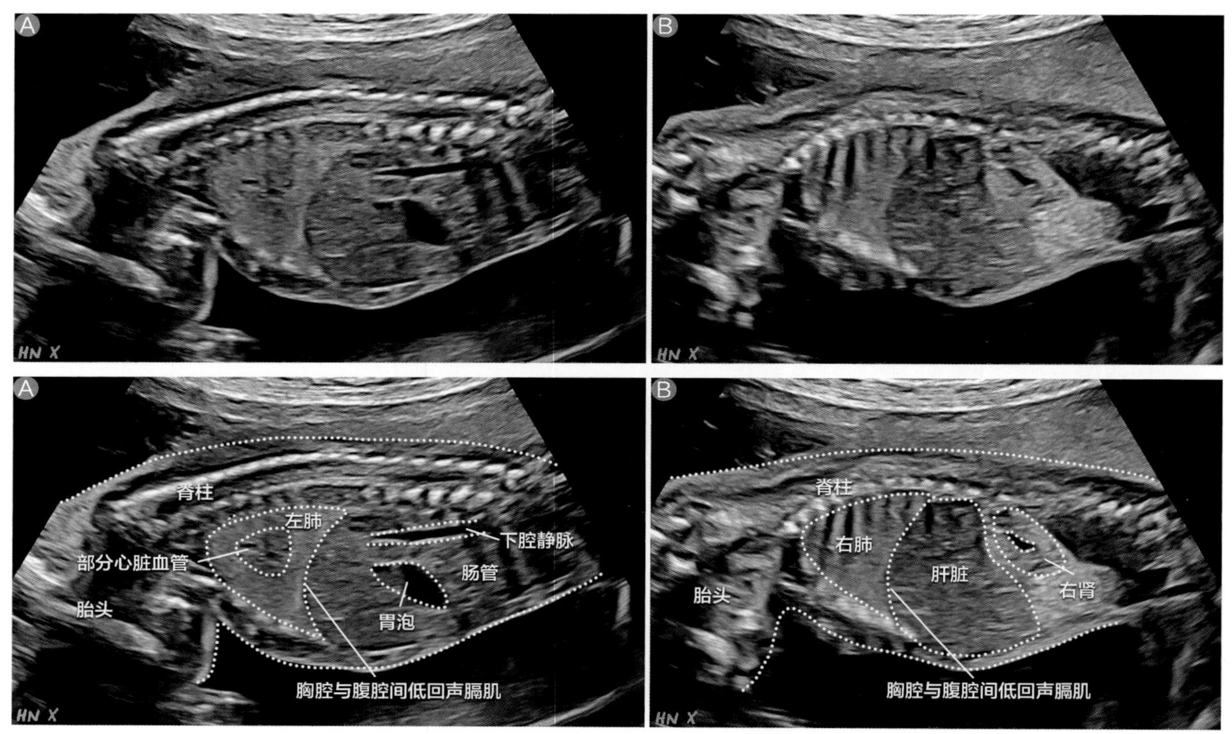

图 14-2-8 ■ 孕中期胎儿双侧胸腔矢状切面
A. 左侧胸腔矢状切面;B. 右侧胸腔矢状切面。

4. 腹部　孕中期胎儿腹部超声检查需观察腹壁的完整性,观察腹腔内脏器官如肝脏、胃泡、肠管、双侧肾脏和肾上腺、膀胱、脐动脉等。腹部扫查获取 4 个标准切面,即腹围横切面、脐带腹壁入口切面、双肾水平横切面和膀胱水平横切面,观察记录到以上结构,可筛查腹壁发育异常、内脏膨出、肾缺如、腹腔肿物等异常,并进行腹围测量。

(1)腹围横切面:此切面也是孕中期超声检查中最重要的生物测量切面。显示大部分肝脏、部分胃泡、胸椎横切面、腹壁、两侧各一根肋骨(图 14-2-9A)。肝脏占据右上腹,是腹部最大的实质性器官,为均匀等回声,内有管状无回声,包含门静脉、肝动静脉等结构。肝内可见脐静脉肝内段、门静脉窦部。胃泡位于左上腹,呈囊状无回声,大小可变化。脊柱左前方可见降主动脉横断面,右前方可见下腔静脉横断面。在此切面沿腹壁皮肤外缘测量腹围。此切面向下轻移动探头可显示肝右叶下方的胆囊结构,呈椭圆形无回声。

(2)脐带腹壁入口切面:腹围横切面稍向下,可显示腹壁前方脐带附着处,此切面重点观察脐轮部腹壁的完整性、有无组织物自腹腔膨出(图 14-2-9B)。

(3)双肾水平横切面:胎儿双肾自 11~13^{+6} 周开始显示,孕中期后显示清晰。在双肾水平横切面上,肾脏位于脊柱腰椎两侧,横切面近圆形;肾盂、肾盏及肾包膜呈高回声,肾实质、髓质呈低回声;可有少许肾盂分离,宽度小于 10mm。肾盂分离的宽度应在此切面进行测量(图 14-2-9C)。

在胎儿脊柱两侧平行脊柱做肾脏的纵行扫查，显示肾脏呈蚕豆形，为最大切面，孕周越大结构越清晰。

(4)膀胱水平横切面：妊娠11周后胎儿膀胱即可显示，为下腹部、盆腔中部无回声区，界限清晰，两侧可见左、右脐动脉，CDFI显示血流汇合朝向腹壁脐轮部(图14-2-9D)。此切面可判断单脐动脉。膀胱大小在排尿前后有变化。

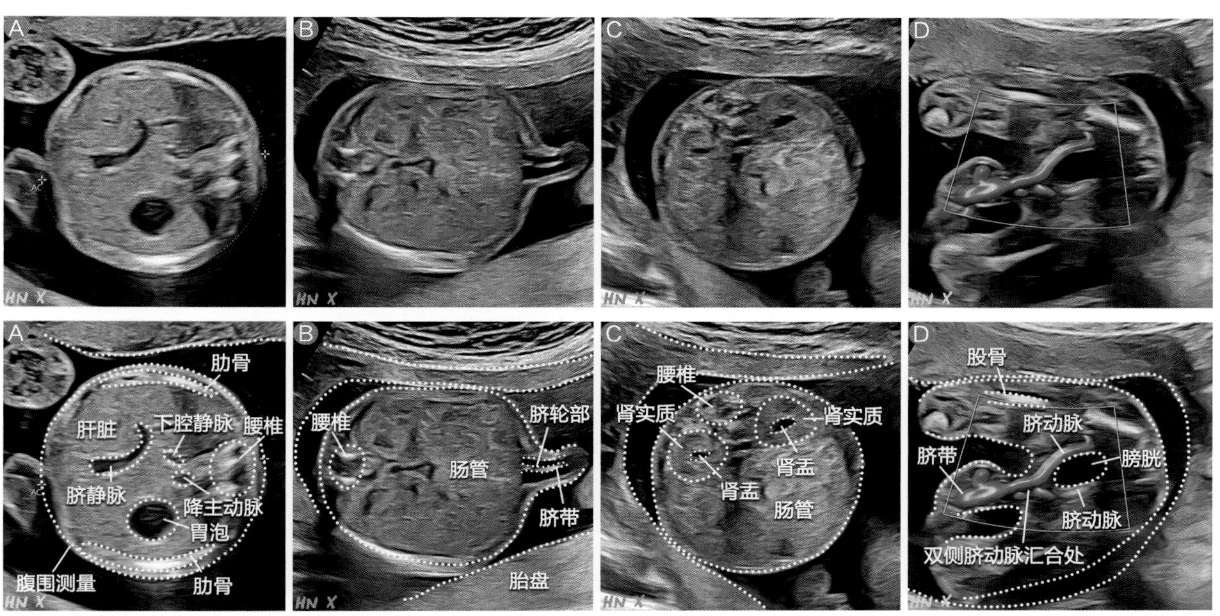

图14-2-9 ■ 孕中期胎儿腹部横切面

A. 腹围切面；B. 脐带腹壁入口切面；C. 双肾水平横切面；D. 膀胱水平横切面。

注意：腹部检查时应注意：①判断腹部脏器的位置是否正常。胃泡位于左侧腹腔，大部分肝脏位于右侧；胆囊位于肝下缘、脐静脉右侧；肠管位于肝脏下方；膀胱在腹腔下部、两侧髂骨之间的盆腔内。②观察腹壁的完整性，特别是脐带插入处的前腹壁，有无组织膨出。③观察腹腔内有无囊性、实性占位病变，有无肠管扩张。④观察双侧肾脏结构及肾盂分离程度，孕中期胎儿双侧肾盂分离属于正常现象，超过10mm时应对胎儿泌尿系统进行全面评估(详见第二十五章胎儿泌尿生殖系统发育异常的超声诊断)。⑤由于腹围的测量值受切面是否标准的影响较大，因此腹围测量应在标准的腹围横切面进行，切面内不应显示上方的肺、下方的肾脏。

5. 脊柱和四肢 孕中期胎儿骨骼系统已发育完善，因羊水量在孕中期达高峰，胎儿在宫内容易变换体位，为评估胎儿全身骨骼系统发育情况提供了良好的检查条件。胎儿脊柱和四肢长骨标准切面显示和测量可辅助判断大多数骨发育异常疾病。

(1)脊柱正中矢状切面：孕中期胎儿脊柱的常规超声检查，应对胎儿脊柱矢状切面、冠状切面进行观察，显示脊柱的自然生理弯曲，正常脊柱为前后弯曲，颈、腰部可有左右侧弯，但可复位。从胎儿头颅后方向下沿脊柱长轴扫查颈、胸、腰和骶尾等各段脊柱椎体，显示椎体排列和走行。孕中期早期探头扫查宽度可在一个切面上显示脊柱全长，但孕中期多数需分两段显示完整脊柱，上段为显示颈、胸椎，下段为腰、骶尾椎。正中矢状切面应显示背部皮肤的完整性，显示椎管和其内脊髓，在腰、骶尾段的椎管内可显示脊髓圆锥末端位于第二腰椎水平（图 14-2-10）。脊髓圆锥位置判断的方法有三种，一是目测法，即脊髓圆锥末端平肾门水平；二是倒数法，即脊髓圆锥以下的椎体数为 7~8 节；三是顺数法，即对脊柱行三维成像，显示脊髓圆锥以上、第十二肋骨以下的腰椎为 2 个（图 14-2-11）。此切面可筛查开放性脊柱裂、闭合性脊柱裂和脊柱侧弯畸形。

（2）四肢长骨切面：胎儿四肢长骨在 10 周出现超声可识别的骨化。孕早期在一个切面上可以显示上肢或下肢全貌；孕中期由于肢体长度增加，以及胎儿活动频繁，常常需多个切面观察肢体的完整性。孕中期超声检查时应从近端到远端、或远端到近端连续扫查两侧上肢和手、两侧下肢和足，避免遗漏。扫查时在胎儿肩胛部稍外侧旋转探头显示肱骨，由肘关节的位置追踪显示尺、桡骨，尺骨较桡骨稍长。在胎儿膀胱两侧辨认髂嵴，髂嵴稍外方旋转探头显示股骨，膝关节以下可显示胫骨与腓骨，胫骨处于内侧，近端较粗大，外侧为腓骨。游标置于肱骨和股骨的干骺端测量肱骨和股骨的长度（图 14-2-12）。胎儿手指需在周围羊水衬托下，手掌运动时才易分辨；胎儿足趾较小，排列紧密，因此胎儿手指、足趾计数困难，故目前胎儿手指和足趾的计数在孕中期超声检查中不作为常规要求，有不良产史或高危妊娠的孕妇可做针对性专项检查（详见第二十六章胎儿骨骼系统和四肢异常的超声诊断）。

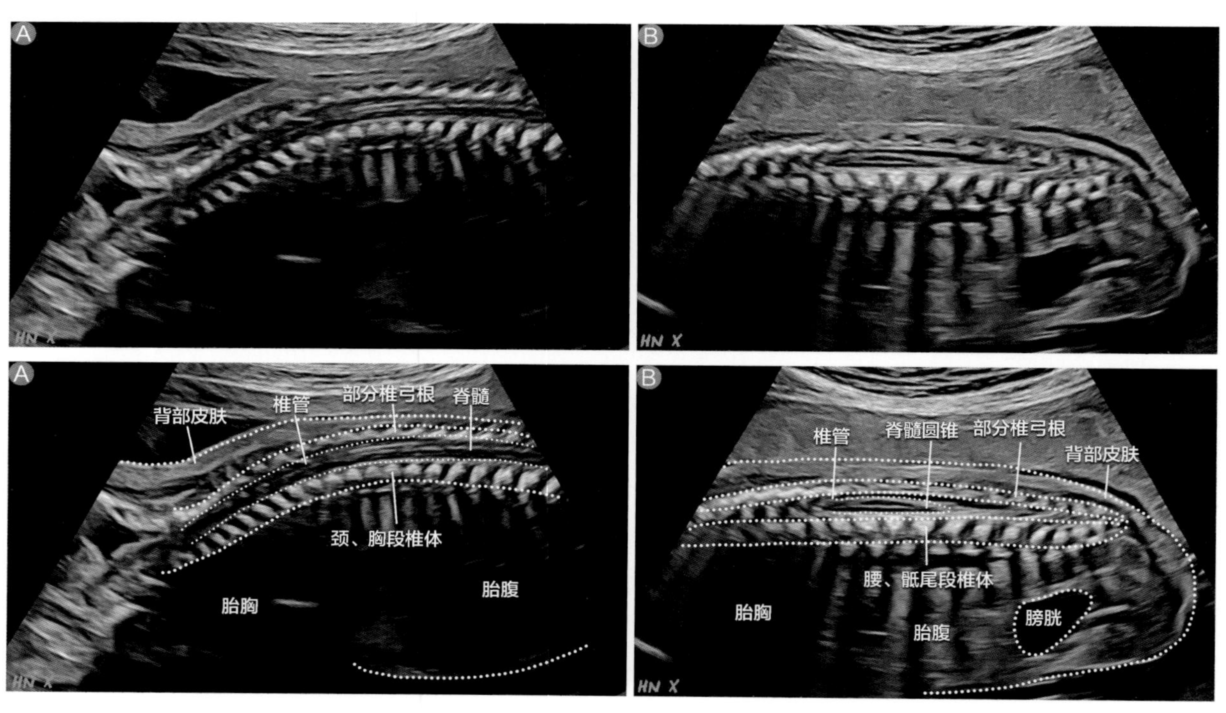

图 14-2-10 ■ 孕中期胎儿脊柱正中矢状切面

A. 颈、胸段脊柱正中矢状切面；B. 腰、骶尾段脊柱正中矢状切面。

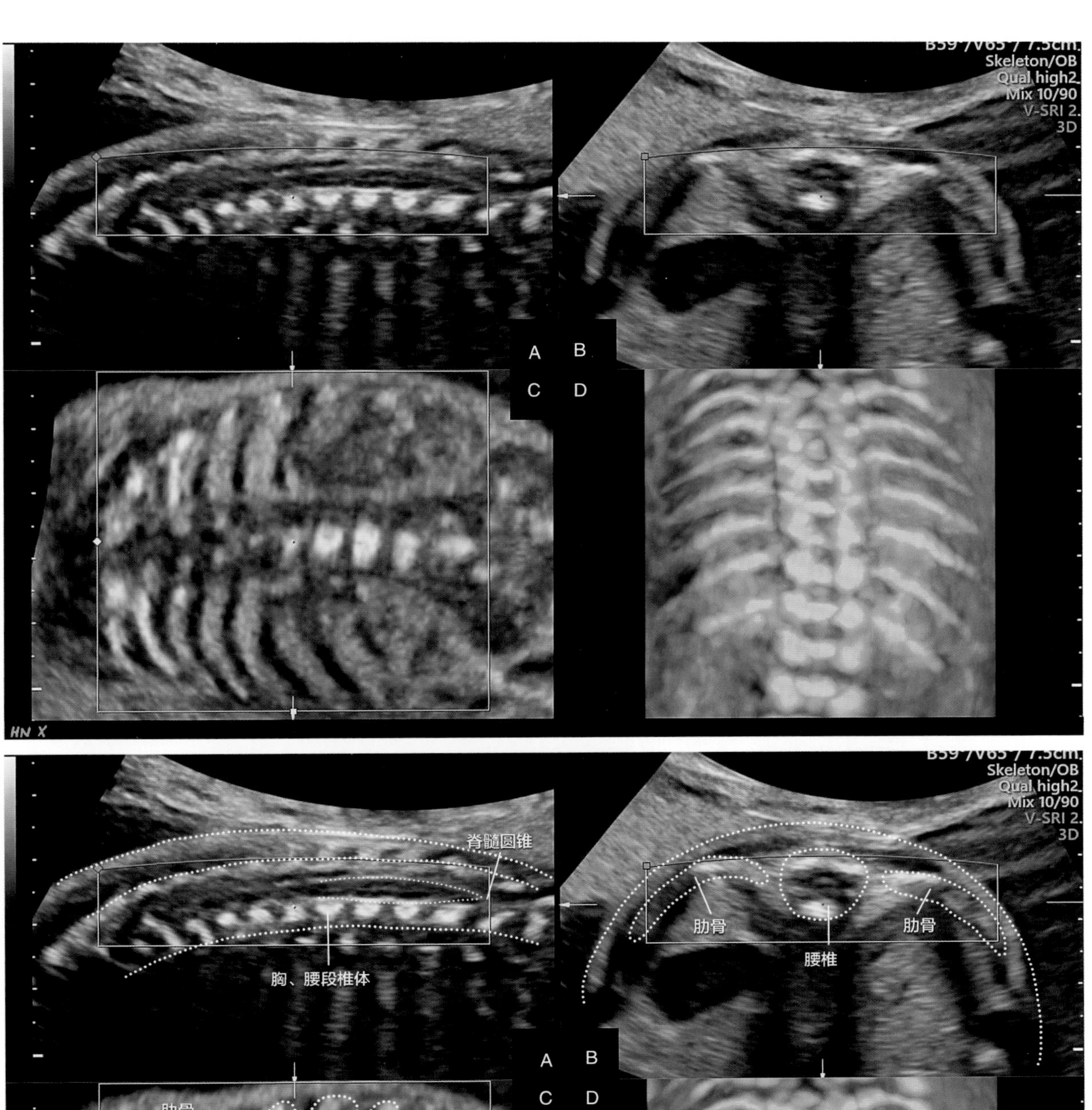

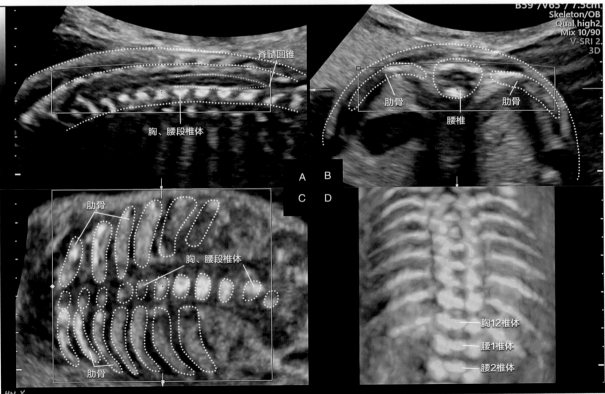

图 14-2-11 胎儿脊柱脊髓圆锥三维超声定位法

A. 胸腰椎正中矢状切面；B. 胸椎横切面；C. 经神经管冠状切面；D. 脊髓圆锥以上脊柱、肋骨三维成像。

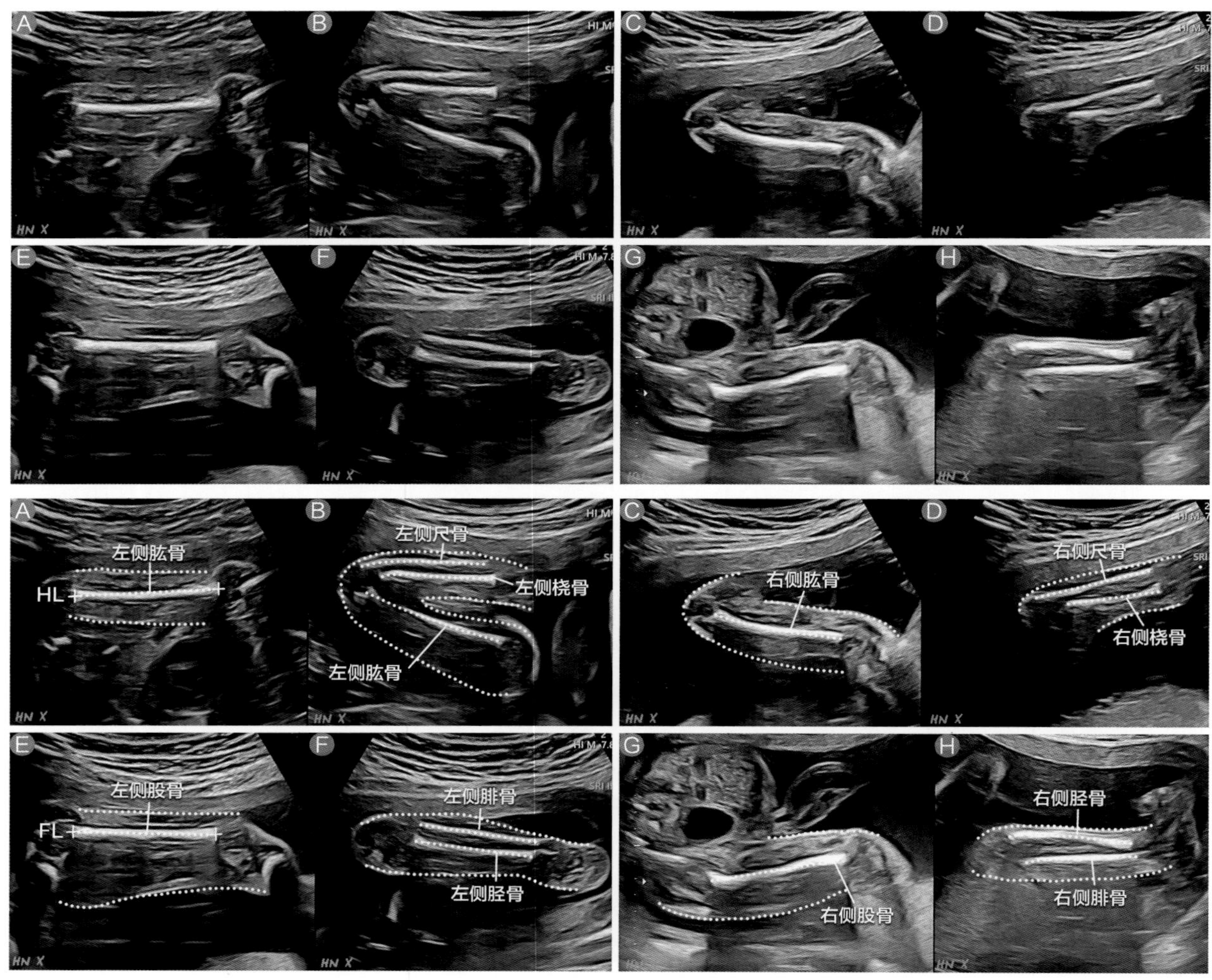

图 14-2-12 孕中期胎儿四肢长骨切面

A. 左侧肱骨；B. 左侧尺、桡骨；C. 右侧肱骨；D. 右侧尺、桡骨；E. 左侧股骨；F. 左侧胫、腓骨；G. 右侧股骨；H. 右侧胫、腓骨。

注意：脊柱检查时应注意：①脊柱正中矢状切面不应显示两侧椎弓，超声束应穿过两侧椎弓间无钙化、透声良好的棘突，显示椎管内脊髓和其前方的串珠样的椎体。由于棘突很窄，需要精细的扫查手法才能获得腰、骶尾段脊柱正中矢状切面，获得清晰标准的正中矢状切面对于排除脊柱裂有重要帮助。②三维超声成像可提供完整、立体、直观的脊柱椎体、肋骨的声像信息，辅助诊断复杂的椎体异常（详见第二十六章胎儿骨骼系统和四肢异常的超声诊断）。③胎儿肢体的扫查是全身结构扫查的难点，也是重点。遵循有序、仔细、扫查到远端的原则进行检查，可防止漏检和漏诊。④应在长骨的长轴与声束垂直的切面进行肱骨和股骨的测量，避免角度倾斜导致测量误差。

6. 胎儿附属结构和宫颈 胎儿附属结构包括胎盘、脐带和羊水。孕中期开始，每一次超声检查都应该观察这些结构以排除合并病理妊娠。对胎盘和脐带的观察，常规检查脐带胎盘附着处切面和宫颈内口切面，可以观察胎盘回声特征，排除胎盘占位病变、脐带异常附着、脐血管前置、宫颈扩张等病理情况。

（1）脐带胎盘附着处切面：早期妊娠的胎盘呈均匀增强回声，呈新月形贴附在子宫壁上。孕中期胎盘回声逐渐减低，孕中期后胎盘的厚度为 2~4cm。孕中期胎盘实质部分呈均质等回声，与子宫肌层间可见低回声或无回声带，为子宫肌壁的静脉丛。胎盘实质内有时可见近圆形或不规则形的低回声或无回声区，为绒毛间隙即胎盘内血池，呈云雾状低回声，随震动可见翻滚。脐带通常附着于胎盘中部的实质部分，切面上可显示脐带附着处的脐血管分支（图 14-2-13A）。

（2）宫颈内口切面：在耻骨联合后方，胎儿先露部的下方，显示宫颈和宫颈内口，观察宫颈内口处有无胎盘或血管声像。在膀胱少许充盈状态下、胎儿先露下方有一定羊水的条件下较易观察此切面（图 14-2-13B）。

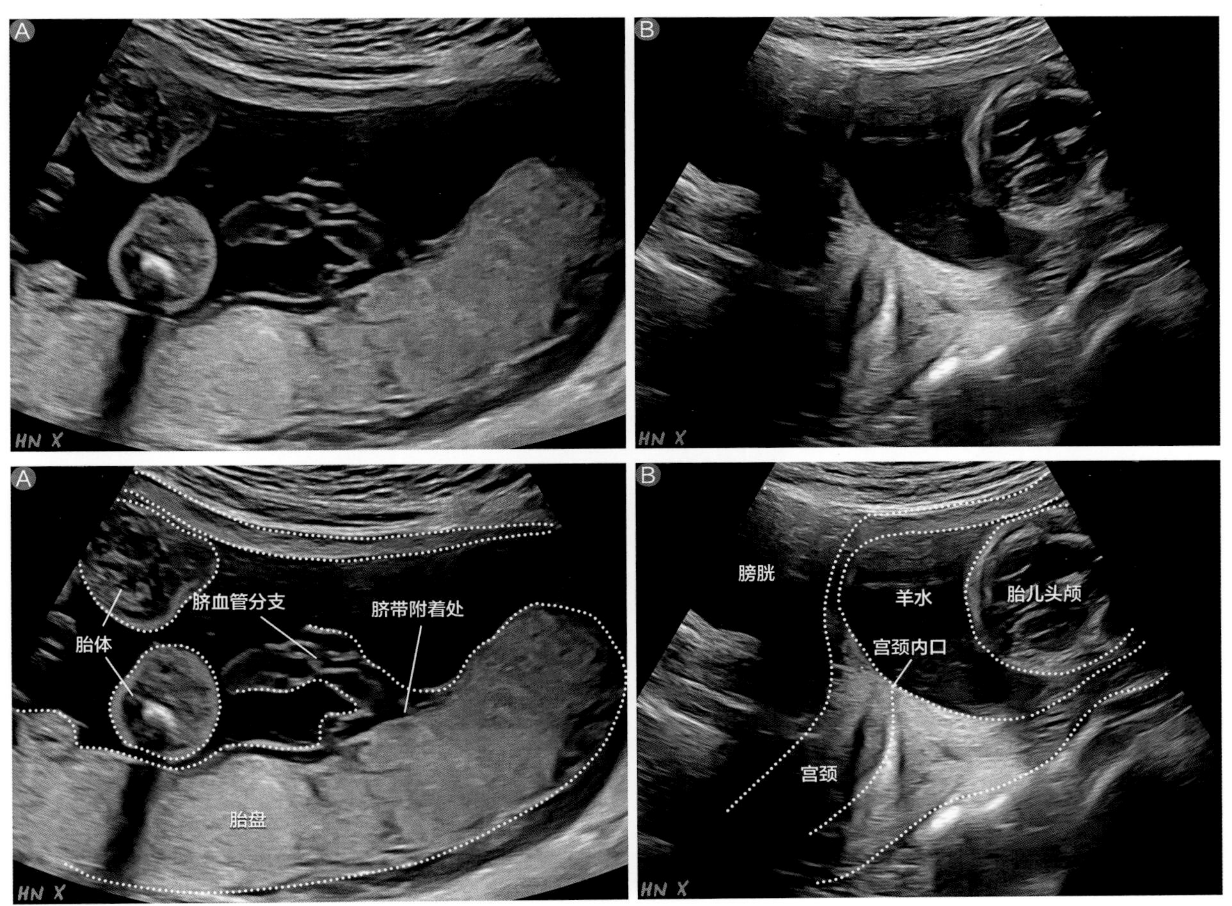

图 14-2-13 ■ 孕中期脐带胎盘附着处切面和宫颈内口切面
A. 脐带胎盘附着处切面；B. 宫颈内口切面。

三、产科超声检查标准切面评估

根据国内外相关行业规范的要求，医务人员在从事产前超声工作之前，应接受系统的规范化培训，进行一定数量的实时操作，并留存标准图像进行考核。产科超声涵盖了胎儿全身解剖结构和附属结构的检查，检查内容多、要求高、难度大，故培训周期较长。对于培训效果的检验和考核，还需对留存的切面图像进行客观评价，应参照标准切面的量化评分体系，进行统一规范的考核。2022 年，中国医师协会超声医师分会发表了《产科超声规范化培训考核标准中国专家共识(2022 版)》，提出了产科超声检查标准切面的具体内容和评分细则，一方面为我国产前超声人员规范化培训的考核提供了参照标准，另一方面为建立产前超声质控标准提供了依据，最终促进了产前超声考核的科学化、标准化和同质化，提升了产前超声从业人员的专业能力。**表 14-2-1**、**表 14-2-2** 总结孕早期(11~13^{+6} 周)和孕中期(20~24 周)胎儿超声检查标准切面内应显示结构的细节，具体赋分可根据各机构情况而定。

表 14-2-1 ■ 11~13^{+6} 周胎儿超声检查标准切面结构内容

切面名称	切面内主要结构	非标准情况
1. 胎儿正中矢状切面	颅顶 间脑 鼻骨、鼻尖 脊柱全长 腹壁完整性 臀部(生殖结节)	显示髂骨 显示眼眶 过度仰伸 / 屈曲
2. 颈后透明层测量切面	颅顶 间脑 鼻骨、鼻尖 上颌骨 下颌骨 颈后透明层	显示眼眶 过度仰伸 / 屈曲
3. 经侧脑室横切面	颅骨环 脑中线居中 双侧侧脑室、脉络丛	显示眼眶
4. 心脏四腔心切面	双肺 左、右室流入道同色彩 椎体	左、右室流入道无间隔 左、右室流入道血流有交叉
5. 腹部横切面	胃泡 脐静脉 椎体	
6. 脐带腹壁入口横切面	腹壁完整 脐带腹壁入口 椎体横切面	
7. 双上肢切面	左上肢肢体长轴 右上肢肢体长轴	
8. 双下肢切面	左下肢肢体长轴 右下肢肢体长轴	

表 14-2-2 ■ 20~24 周胎儿超声检查标准切面结构内容

切面名称	切面内主要结构	非标准情况
1. 经侧脑室横切面	颅骨环 脑中线居中 透明隔腔 侧脑室前角 侧脑室后角 丘脑 大脑外侧裂	显示大脑脚
2. 经丘脑横切面	颅骨环 脑中线居中 透明隔腔 丘脑 大脑脚 大脑外侧裂	显示部分小脑
3. 经小脑横切面	颅骨环 脑中线居中 透明隔腔 小脑半球 小脑蚓部 小脑延髓池	
4. 双眼眶横切面	双眼眶等大 双侧晶状体	
5. 上唇冠状切面	双侧鼻孔 上唇及唇线	
6. 颜面正中矢状切面	额骨 鼻骨、鼻尖 上唇、上颌骨 下唇 下颌、下颌骨	显示上颌骨额突
7. 胸腔矢状切面	左侧：显示肺、胃泡 右侧：显示肺、肝脏	
8. 脊柱矢状切面	颈胸段脊柱 腰骶段脊柱 皮肤完整 脊髓圆锥 脊髓圆锥以下椎体≥7 节	显示两侧椎弓
9. 四腔心切面	四个腔室 室间隔、卵圆孔瓣 心内膜垫“十字交叉” 三尖瓣、二尖瓣 至少一条肺静脉入左心房 降主动脉横切面 双肺 椎体横切面	显示左室流出道 显示冠状静脉窦（长轴）

续表

切面名称	切面内主要结构	非标准情况
10. 左室流出道切面	左心房、左心室 右心室 升主动脉前壁与室间隔连续 双肺 椎体横切面	
11. 右室流出道切面	右心室 主肺动脉与右心室连续 动脉导管 主动脉横切面 椎体横切面	
12. 三血管 - 气管切面	上腔静脉横切面 气管横切面 主动脉弓与动脉导管汇合	
13. 腹围横切面	腹壁完整 胃泡 脐静脉肝内段 椎体横切面 降主动脉横切面 下腔静脉横切面 双侧各一条肋骨	单侧显示 2 条以上肋骨 显示肾 显示肺
14. 脐带腹壁入口切面	脐带腹壁入口 腹壁完整 椎体横切面	
15. 双肾水平横切面	双侧肾及肾盂 椎体横切面	
16. 膀胱水平横切面	膀胱 膀胱两侧脐动脉 脐轮汇合处	
17. 肱骨长轴切面(双侧)	声束与肱骨长轴间角度 60°~90° 肱骨两侧干骺端清晰显示	声束与肱骨长轴之间的角度小于 45°
18. 尺桡骨长轴切面(双侧)	尺桡骨两侧干骺端清晰显示	
19. 股骨长轴切面(双侧)	声束与股骨长轴之间的角度为 60°~90° 股骨两侧干骺端清晰显示	声束与股骨长轴之间的角度小于 45°
20. 胫腓骨长轴切面(双侧)	胫腓骨两侧干骺端清晰显示	
21. 脐带胎盘附着处切面	脐血管在胎盘表面分支	
22. 宫颈内口切面	宫颈及宫颈内口	

第三节 | 胎儿宫内生长发育评估

通过超声检查测量胎儿生物径线评估胎儿生长发育是否正常,需参照妊娠周数和胎龄,根据胎体各部分超声测值是否与孕周相符合综合判断。临床上采用孕龄来评价胎儿发育情况。妊娠龄从受精日前 14 日算起，对于月经周期为 28 天的妇女来说，孕龄即从末次月经第一天算起。若月经周期不规则或末次月经遗忘，则需根据孕早期超声检查胎儿发育指标推断孕周。超声检查估计孕龄的方式，在孕早期可采用胚胎顶臀长（CRL）估算（详见本章第一节早期妊娠超声检查）；中晚期则通过测量胎头双顶径、头围、腹围、股骨长度等判断。若之前详细的超声检查已经判断孕周，则后续的检查不需要再次校对孕周，至少需间隔 3 周后再进行复测，测量结果通常以测量值与同孕周预测值的差异程度来表示，这种差异程度可以用 Z-score、百分位数或图表的形式描述。本节结合 2022 年 ISUOG 国际规范产前超声检查指南要求，介绍孕中期胎儿生物测量和宫内状况评估。

> **注意：超声估计孕龄越早期越准确，一般超声估测的孕龄误差为所估计孕龄的 ±8%，即孕龄越大，误差范围越大。由于遗传、种族差异造成的胎儿大小、身材比例的差异自孕中期逐渐开始显现。孕中期尚可根据胎儿头围和股骨长判断孕周，孕晚期一般不再根据超声的生物测量数据进行孕周的推算，只能进行胎儿体重估测。**

一、胎儿生长指标超声测量规范

根据超声测量胎儿各项指标准确判断孕周的前提是测量方法的标准化。只有通过严格的质量控制，采用统一标准，才能保证所用测量指标评估发育的准确性。ISUOG 指南推荐的胎儿生长评估超声测量指标包括双顶径、头围、腹围、股骨。由于小脑横径在孕中期测量简便、测值稳定、与孕周关系恒定，有研究证实胎儿宫内生长受限、其他生物测量指标小于相应孕周时，小脑横径值仍在正常范围，故有助于准确判断孕周。

1. 胎头双顶径（biparietal diameter，BPD）

（1）测量标准切面：经丘脑横切面。

（2）测量方法：游标置于近场颅骨的外侧缘、远场颅骨的内侧缘、垂直于脑中线进行测量。应避免因颅骨衰减所致界限不清的测量误差。测量双顶径的方法可采用近场的颅骨外缘到远场的颅骨内缘，或外缘到外缘，但同一机构应采取统一的方法，并注意与正常参考值的测量方法是否相一致。

2. 头围（head circumference，HC）

（1）测量标准切面：同双顶径切面。

（2）测量方法：游标一端置于头颅前额中部外缘，另一端置于枕骨中部外缘，启动椭圆形测量模式，调整测量框在颅骨外缘测量。还可用以下公式计算胎儿头围：头围（mm）=1.62×［双顶径（mm）+枕额径（mm）］，枕额径是在双顶径测量切面，沿脑中线测量额骨至枕骨的距离。

> **注意：生理性或病理性胎儿头型异常（短头或长头）时，根据双顶径判断孕周不准确，此时应采用头围判断孕周。**

3. 小脑横径（transverse cerebellar diameter，CD） 随孕周增长，妊娠 14~21 周，每周增长 1mm，22~38 周每周增长约 1~2mm。

（1）测量标准切面：经小脑横切面。

（2）测量方法：测量两侧小脑半球最外缘间距。

4. 腹围（abdominal circumference，AC）

（1）测量标准切面：腹围横切面。

（2）切面要点：图像尽量显示为圆形；显示肝内脐静脉连接门静脉；显示部分胃泡；两侧各一根肋骨；不应显示双侧肾脏和肺（图 14-2-9A、表 14-2-2）。

（3）测量方法：在腹围横切面沿腹壁皮肤外缘测量腹围。可用超声仪配置的椭圆形周长测量模式直接测量获得腹围，也可通过测量腹前后径（APAD）和横径（TAD）计算，但无论采用何种方法，所有径线都应在此切面的皮肤外缘测量。腹前后径为前腹壁和脊柱后方皮肤外缘最大间距，垂直此测量线的腹部最宽径即为横径，腹围（AC）（mm）=π/2 ×［APAD（mm）+TAD（mm）］=1.57 ×［APAD（mm）+TAD（mm）］。

5. 股骨长（femur length，FL）

（1）测量标准切面：股骨最长长轴切面，显示两端钙化的干骺端。测量时需保持超声束与股骨长轴之间入射角度为 60°~90°。

（2）测量方法：将测量游标置于钙化的干骺端两端中部，测量钙化的长骨骨干的最长径，不包括股骨末端的干骺以及末端三角形的伪像，否则测量值比真实值大（图 14-2-12）。

二、胎儿体重估测

超声估计胎儿体重（estimate fetal weight，EFW）是临床上相对最客观的估计胎儿体重法，可以判断胎儿生长发育状况，孕中期发现宫内生长受限，孕晚期指导分娩方式的选择。另外，还可作为双胎妊娠胎儿发育不一致的重要评估指标。孕中期 EFW 可作为以后评估生长发育异常的基线资料。EFW 是根据胎儿各项生物指标的测值，综合各参数结果经统计学处理而得出。

评估胎儿生长是否符合相应孕周，可采用多项生物学指标推算胎儿体重。目前已有文献发表了不同的胎儿估重公式。基于 2018 年 Hammami 等的一项纳入 5 163 例、比较 70 余种胎儿估重公式的前瞻性研究，目前 ISUOG 推荐采用 Hadlock 等提出的以头围、腹围、股骨长为参数的公式进行胎儿估重。推荐的体重估测公式为 Hadlock-3 体重公式：胎儿预测体重（EFW）=$10^{1.335-0.000\,034\times(AC\times FL)+0.003\,16\times BPD+0.004\,57\times AC+0.016\,23\times FL}$，测量值 HC、AC、FL 的单位为 mm，EFW 的单位为 g。此公式在大多数产科超声诊断仪器内均有预设，当完成胎儿生物测量，测值输入仪器后，仪器内置的计算软件可给出体重预测值。

超声测量估计胎儿体重应注意以下几点。

1. 胎儿超声指标的测量一定要准确，准确的测量数据是推算结论的前提，而获取标准切面才能保证测量准确。

2. 多项超声指标比单项更准确。因为不同胎儿各部位生长有较大的差异，且一个部位的测量误差可以通过另一部位的准确测量加以纠正。

3. 虽然常选用的指标为胎儿双顶径、头围、腹围、股骨长，但当胎头呈较圆或长椭圆形时，头围的测量更为重要。

4. 估测公式复杂，可选用目前使用的超声仪器内置的计算公式和数据，一般仪器内有各人种胎儿测量参考数据，由于人种和地域存在个体的差异，有条件时应将本地区所取得的资料推算出适用的公式更为合理。估测公式中包含的指标越多，预测体重结果越准确。

三、中、晚期妊娠胎儿生长指标参考值

对已进行孕周校对的胎儿进行超声检查，测量胎儿各部位的径线，得出胎儿生长发育的超声测量值，通过公式运算对胎儿进行估重，然后对照已经建立的胎儿正常生长曲线图，可了解胎儿生长速度，结合孕龄判断有无生长发育异常。目前，有许多来自国内外不同地区的正常胎儿可供参考的生长曲线图，但不同地区、不同种族，胎儿的生长发育规律是不同的，因此应考虑人口、地区、民族的差异，根据本地区的数据选择合适的正常参考值和生长曲线图。

判断胎儿生长是否正常的方法，是在获取胎儿估重值后，根据正常胎儿生长曲线图来定位估重值所处的相应孕周的百分位数。目前可供使用的正常胎儿生长曲线包括：①非定制曲线，以总体人群生长情况为预期生长标准的生长曲线，如传统的 Hadlock 胎儿生长曲线、INTERGROWTH-21st 胎儿生长曲线等，将人群总体生长曲线的第 10 百分位数定为正常生长下限，第 90 百分位数定为正常生长上限；②定制生长曲线，是一种可调节的胎儿生长图表，其百分比曲线可上、下移动，通过考虑已知会影响增长的非病理因素，如孕妇身高、体重、胎次、种族 / 民族和胎儿性别等个性化估计胎儿生长潜力；③半定制曲线，仅考虑部分会影响增长的非病理因素，如基于中国人群校正的胎儿生长曲线、基于性别校正的 WHO 生长曲线、基于种族变量校正的美国国家儿童健康与人类发展研究所胎儿生长曲线等；④国家区域生长曲线，是以某一国家或区域人群为基础建立的适用于当地人群的生长曲线。基于不同的生长曲线判断胎儿生长发育有一定的差异，因此，正常参考值应尽可能选择基于中国人群数据的胎儿生长参照曲线。

以下胎儿超声生物测量径线参考值全部来自中山大学附属第一医院的 3 397 例具有正常妊娠结局的中国人群的产前超声测量数据（表 14-3-1~ 表 14-3-5），以及相应的增长曲线（图 14-3-1）。在孕中期，胎儿头围比腹围稍大，头围与腹围的比值在（1~1.1）: 1，到孕晚期，腹围与头围的比值约为 1∶1。

表 14-3-1 ■ 各孕周胎儿双顶径超声测量参考值　　单位：mm

孕周	-2*SD*	均数	+2*SD*	孕周	-2*SD*	均数	+2*SD*
11	13.8	17.6	21.3	21	47.9	52.7	57.6
12	16.2	20.7	25.1	22	49.0	54.1	59.3
13	18.3	23.2	28.0	23	50.1	56.4	62.0
14	21.4	25.6	29.8	24	53.2	59.5	65.8
15	23.6	29.6	35.7	25	55.7	61.3	66.8
16	29.4	34.2	39.0	26	58.5	64.0	69.5
17	33.3	39.3	45.1	27	62.2	68.1	73.9
18	37.0	42.0	46.9	28	66.0	71.7	77.5
19	40.5	45.9	51.4	29	68.0	74.7	81.5
20	42.9	48.5	54.2	30	71.2	77.9	84.5

续表

孕周	-2*SD*	均数	+2*SD*	孕周	-2*SD*	均数	+2*SD*
31	73.4	80.4	87.4	36	84.5	90.9	97.2
32	75.9	82.6	89.3	37	86.4	92.3	98.1
33	77.3	84.3	91.2	38	87.3	93.2	99.1
34	79.8	86.7	93.6	39~40	88.0	93.8	99.5
35	82.8	88.7	94.7				

表 14-3-2 ■ 各孕周胎儿头围超声测量参考值　　单位：mm

孕周	-2*SD*	均数	+2*SD*	孕周	-2*SD*	均数	+2*SD*
11	41.6	60.3	79.0	26	216.5	237.5	258.5
12	59.3	73.5	87.6	27	221.7	248.5	275.3
13	70.3	83.5	96.8	28	241.4	261.1	280.8
14	83.3	96.0	108.7	29	249.7	272.8	295.8
15	94.3	111.2	128.0	30	258.1	282.1	306.1
16	110.3	125.2	140.2	31	267.9	288.3	308.7
17	121.8	143.7	165.7	32	272.9	295.3	317.8
18	137.0	154.4	171.9	33	273.7	300.5	327.2
19	150.9	170.3	189.8	34	287.7	310.1	332.6
20	160.1	179.4	198.8	35	291.4	313.8	336.1
21	178.2	195.4	212.5	36	296.4	320.6	344.9
22	182.6	200.4	218.2	37	305.0	326.6	348.0
23	190.0	208.5	227.1	38	305.7	326.7	347.8
24	196.1	219.1	242.1	39~40	314.5	334.9	355.4
25	205.9	227.0	248.0				

表 14-3-3 ■ 各孕周胎儿小脑横径超声测量参考值　　单位：mm

孕周	-2*SD*	均数	+2*SD*	孕周	-2*SD*	均数	+2*SD*
16	14.2	15.9	17.5	26	27.8	30.2	32.7
17	16.1	17.3	18.5	27	28.9	31.9	34.9
18	17.1	18.6	20.2	28	30.3	33.7	37.1
19	18.5	20.0	21.9	29	31.1	34.9	38.7
20	19.5	21.0	22.9	30	33.1	37.0	41.0
21	20.2	22.2	24.5	31	35.0	39.1	42.4
22	21.4	23.7	26	32	36.3	41.0	44.5
23	22.6	24.9	27.1	33	38.5	43.1	47.3
24	24.2	26.8	29.4	34	40.2	44.8	49.1
25	26.4	28.6	30.8	35	41.1	46.7	51.4
				36~40	43.3	49.8	54

表 14-3-4 ■ 各孕周胎儿腹围超声测量参考值　　单位：mm

孕周	−2*SD*	均数	+2*SD*	孕周	−2*SD*	均数	+2*SD*
11	33.5	49.7	66.0	26	182.8	210.6	236.2
12	46.5	60.8	75.1	27	194.3	225.0	255.7
13	55.1	68.5	82.0	28	213.4	237.7	262.1
14	66.9	79.9	92.9	29	220.7	247.2	273.7
15	77.9	93.7	109.5	30	230.0	262.4	291.5
16	90.8	108.5	125.3	31	239.6	269.1	298.6
17	96.7	119.7	143.7	32	244.8	278.6	312.4
18	108.2	132.0	155.9	33	253.5	286.5	319.4
19	126.9	146.3	165.8	34	267.1	299.6	332.1
20	135.4	157.2	178.9	35	268.7	303.8	337.0
21	151.2	169.8	193.3	36	285.8	316.3	354.7
22	155.1	175.7	196.3	37	285.2	321.0	355.9
23	161.0	183.6	206.2	38	293.0	329.6	366.3
24	168.2	193.6	219.0	39~40	311.3	340.5	369.2
25	177.8	203.1	228.3				

表 14-3-5 ■ 各孕周胎儿股骨长、肱骨长超声测量参考值　　单位：mm

孕周	股骨长			肱骨长		
	−2*SD*	均数	+2*SD*	−2*SD*	均数	+2*SD*
11	3.4	6.2	8.9	3.0	6.1	9.1
12	5.2	8.1	11.2	5.1	8.3	11.6
13	6.3	10.2	14.2	6.8	10.6	14.4
14	8.4	12.4	16.5	8.7	12.7	16.6
15	11.8	16.1	20.4	11.8	16.2	20.7
16	16.4	19.7	22.9	16.8	20.0	23.7
17	19.1	22.8	26.2	19.5	22.6	25.9
18	22.0	26.6	31.1	21.3	26.6	30.6
19	26.3	30.5	34.7	26.4	29.6	32.9
20	27.8	32.8	37.8	27.3	31.6	35.9
21	32.7	35.7	41.4	31.3	34.6	39.2
22	33.2	37.7	42.2	31.4	35.7	40.1
23	34.6	39.8	44.9	32.8	37.3	41.9
24	36.9	42.1	47.3	34.1	39.2	44.4
25	38.8	43.9	49.0	36.1	40.9	45.7
26	39.7	46.2	52.6	37.4	42.6	47.8

续表

孕周	股骨长			肱骨长		
	-2*SD*	均数	+2*SD*	-2*SD*	均数	+2*SD*
27	43.6	49.3	55.0	40.1	45.3	50.4
28	46.8	51.8	56.7	42.6	46.8	51.0
29	47.3	54.7	60.9	44.1	48.8	53.4
30	50.8	56.6	62.3	45.5	51.1	56.6
31	52.3	58.0	63.7	47.0	52.4	57.8
32	54.9	60.4	65.9	49.0	53.8	58.6
33	55.4	61.6	67.8	49.4	54.8	60.3
34	57.4	63.7	69.8	50.3	56.4	62.6
35	59.9	65.5	71.2	52.0	58.0	64.0
36	62.0	67.5	74.0	53.1	59.5	65.8
37	62.2	68.7	75.2	54.5	60.2	66.8
38	63.9	69.7	75.5	55.1	60.6	66.2
39~40	65.7	71.0	76.2	57.1	61.5	67.1

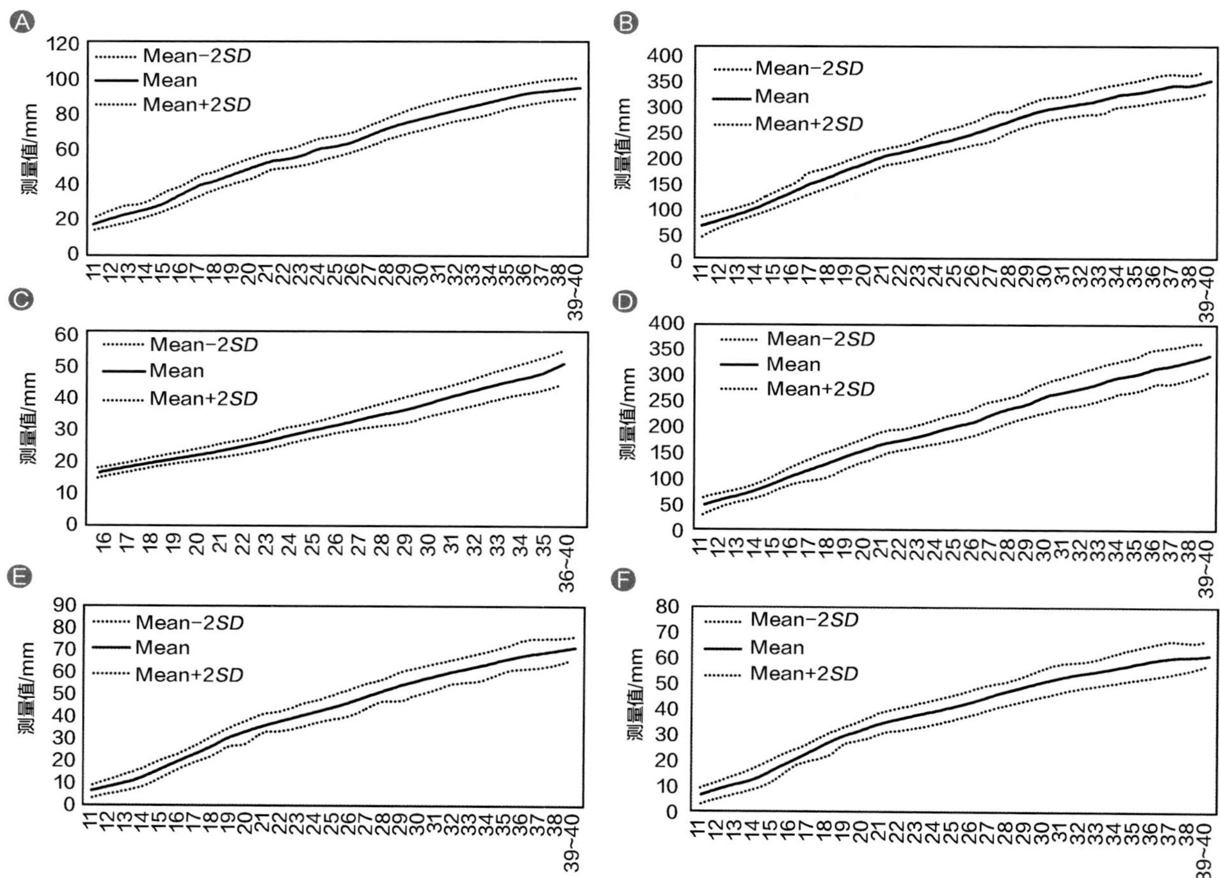

图 14-3-1 ■ 胎儿各超声生物测量指标随孕周变化曲线图(均数 ±2*SD*)

A. 双顶径；B. 头围；C. 小脑横径；D. 腹围；E. 股骨；F. 肱骨。Mean. 均数；*SD*. 标准差。

第四节 | 胎儿宫内状况评估

一、胎位的诊断

超声可观察宫内胎儿的胎势（fetal attitude）、胎产式（fetal lie）、胎先露（fetal presentation）和胎方位（fetal position）。胎势指胎儿宫内的姿势，正常的胎势为胎头俯屈，脊柱略前弯，四肢屈曲交叉于胸腹前；胎产式指胎体纵轴与母体纵轴的关系，两纵轴平行称为纵产式，两纵轴垂直为横产式，两纵轴交叉为斜产式，胎儿在宫内多为纵产式；胎先露指最先进入骨盆的胎儿部分。纵产式有头先露（枕先露、前囟先露、额先露、面先露），臀先露（混合臀先露、单臀先露、单足先露、足先露）；横产式为肩先露。另外，偶见头或臀与胎手或胎足同时入盆的为复合先露。

孕中期超声检查判断胎儿有无异常的第一步是判断胎方位（胎位），根据胎方位、胎势继而判断胎儿内脏位置是否正常；足月后超声检查判断胎方位有助于分娩方式的决策。胎方位指胎先露部的指示点与母体骨盆的关系。枕先露为枕骨，面先露为颏部，臀先露为骶骨，肩先露为肩胛骨。根据指示点与母体骨盆左、右、前、后、横的关系有不同的胎位。妊娠 28 周前胎位容易改变，32 周后胎位较稳定不易改变。超声判断胎位很准确，检查时首先判断胎先露，将探头放在耻骨联合上探查，见头颅光环为头位，见臀部或足部为臀位，见肩、手或背为横位。以孕妇腹部的纵向扫查探测胎儿脊柱的位置可决定胎位的左、右、前、后、横。胎儿脊柱在母体乳中线与腹中线间为枕前位 / 骶前位；乳中线与腋前线间为枕横位 / 骶横位。脊柱位置在腋前线偏后为枕后位或骶后位。孕中期常见胎方位见图 14-4-1。

二、胎儿的运动

正常胎儿在宫内处于完全放松的状态并且有规律运动，但胎动没有固定的形式。超声检查观察到的胎儿宫内运动，可作为评估胎儿宫内状态的指标，发现胎儿姿势异常或固定、持续性的胎动消失，提示胎儿可能伴有运动异常相关疾患如关节挛缩症等。应用实时三维超声技术（又称四维超声）可以实时观察和记录胎儿运动，为了解胎儿宫内状态提供了新的有效手段。

1. 头、躯干与四肢的运动 自妊娠 8 周起超声可观察到胚胎微弱的、上下浮沉、较短促的运动，肢体微屈保持一定张力；第 10~12 孕周可有肢体、头、躯干的伸展及旋转运动（视频 14-4-1）；第 18 孕周以后胎儿发育迅速，整体运动空间减少，局部运动明显。胎动次数个体差异很大，孕妇自觉胎动次数与胎儿监护或超声观察下的胎动数相差较大，晚期胎动的观察是胎儿监护和生物物理评分的重要项目。

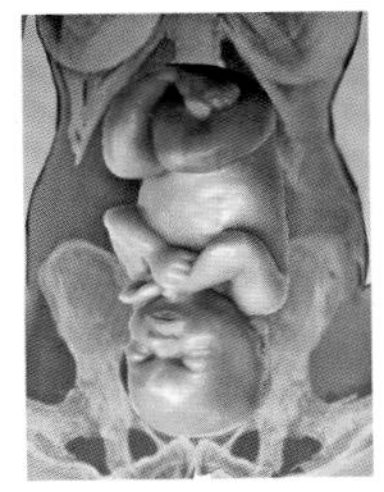
LOP

LOT

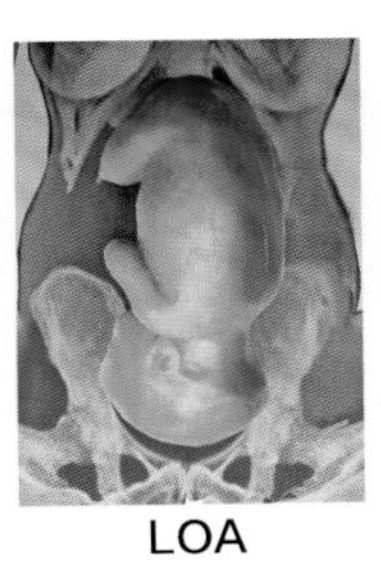
LOA

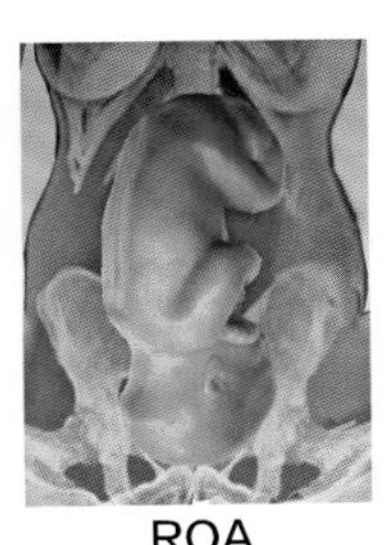
ROA

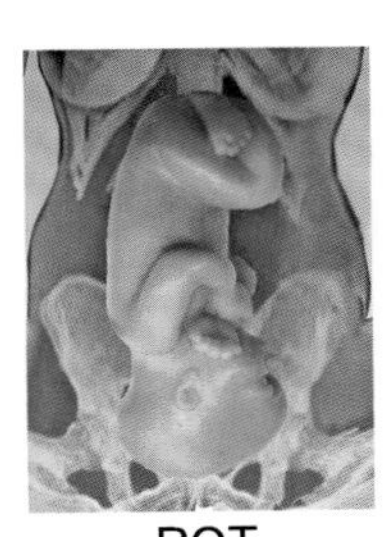
ROT

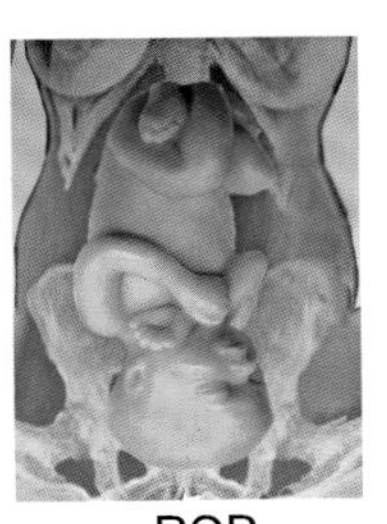
ROP

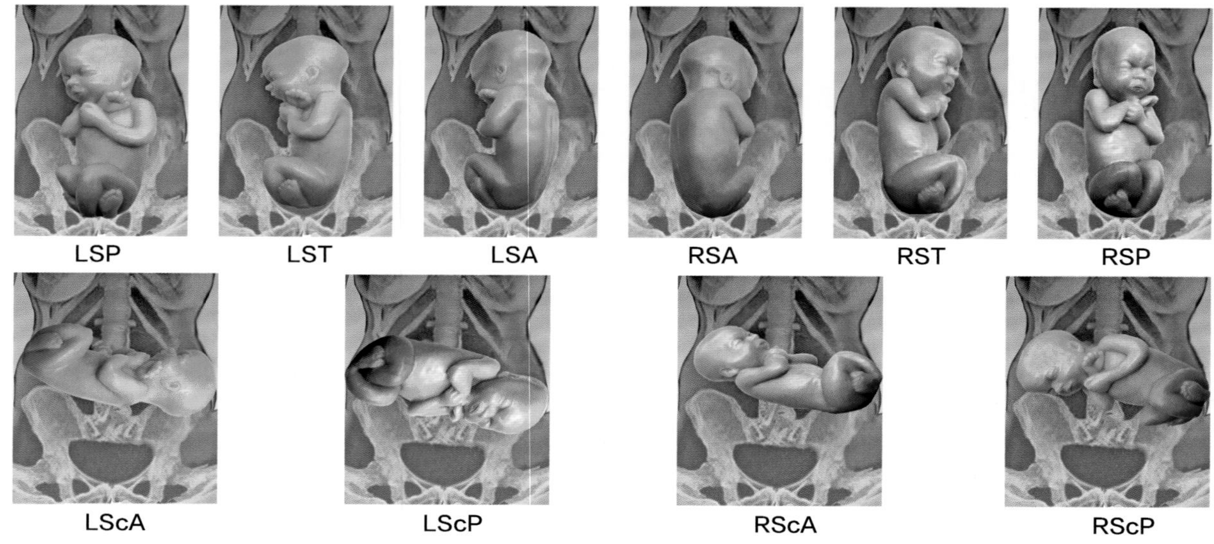

图 14-4-1 ■ 胎方位示意图

LOP. 左枕后；LOT. 左枕横；LOA. 左枕前；ROA. 右枕前；ROT. 右枕横；ROP. 右枕后；LSP. 左骶后；LST. 左骶横；LSA. 左骶前；RSA. 右骶前；RST. 右骶横；RSP. 右骶后；LScA. 左肩前；LScP. 左肩后；RScA. 右肩前；RScP. 右肩后。

2. 呼吸样运动 胎儿在 13 周后即可观察到微弱呼吸样运动，16 周后逐渐明显。胎儿的呼吸样运动呈间歇性，呼吸时胸部、腹部向外扩展和回缩，横膈上下运动。妊娠中期开始观察胎儿呼吸样运动，以腹部的扩展、回缩为主，频率及幅度不规则。妊娠 30~34 周后呼吸样运动较典型，但不规则，往往是一次或数次吸或呼的动作后停顿一段时间，然后又一次呼或吸的动作。妊娠 36 周后呼吸样运动次数更多更有力。

胎儿呃逆样运动是一种特殊的呼吸样运动类型，呃逆有阵发性及节律性，胎儿头上抬，下颌微张，胎胸下部及上腹内收，频率约 30 次 /min。有学者认为呃逆样运动是胎儿早期的呼吸运动，有助于胎儿肺血管发育。

3. 吞咽动作 超声观察胎儿吞咽动作最早是妊娠 10^{+5} 周，明显的吞咽动作在 16~20 孕周可见，包括吞、咽的动作。吞咽是间断发生的，频率及间歇无一定规律。吞咽时会出现胎儿的吮吸动作，会把手指或手的其他部分放到唇部做吮吸动作，偶尔可观察到胎儿反吐羊水动作。胎儿的吞咽动作促进了消化道的生长发育。

4. 哈欠样运动 妊娠晚期常可观察到胎儿在宫内的哈欠样运动，持续数秒后停止。胎儿的哈欠样运动也促进了肺的成熟。

三、胎儿生物物理评分

孕晚期胎儿宫内状况的评估主要是判断有无宫内缺氧，常用的判断方法有胎心听诊、胎动计数、胎心电子监护、胎儿血流多普勒超声指标检测、羊水量和生物物理评分（biophysical profile，BPP）。1980 年 Manning 参考新生儿阿普加评分指标，首次提出采用胎儿生物物理指标评价孕晚期胎儿宫内生理状态。BPP 包括以下五项指标。

1. 无负荷胎心监测试验（non-stress test，NST） 观察胎儿心率在胎动时候的变化，有无加速。正常情况下，胎动时心率加快，通过胎儿心电监护仪可记录到，为 NST 阳性。发生宫内缺氧时，胎动时胎心无加速或加速程度低。

2. 胎儿呼吸运动（fetal breath movement，FBM） 胎儿在无全身躯干运动的时候，胸腹部、膈肌发生上下有规律的运动。正常情况下 FBM 在孕晚期频繁出现，呈阵发性，持续时间不等，最长可达 30 分钟，间隔时间最长可达 2 小时。

3. 胎动（fetal movement，FM） 为胎儿头部、躯干或肢体的旋转、屈伸等大幅度运动。孕晚期正常胎动约每 10 分钟 3 次以上。每小时<3 次、或 12 小时<20 次为胎动减低。

4. 胎儿肌张力（fetal tone，FT） 表现为胎儿躯干和四肢保持屈曲状态，伸屈运动良好，伸展运动后可迅速恢复屈曲状态。发生宫内缺氧时，四肢张力减少。

5. 羊水量（amniotic fluid volume，AFV） 羊水量在孕晚期逐渐减少，最大羊水池深度<2cm 为羊水过少，反映了胎儿宫内状况不良。

1980 年 Manning 的胎儿 BPP 标准见表 14-4-1，其临床意义见表 14-4-2。5 项指标中的 FBM、FM、FT、AFV 均为超声检查结果。

> **注意：BPP 预测胎儿不良结局的临床研究自 20 世纪 80 年代至今仍在进行，由于检测时间长，操作可行性受限，其作为常规宫内监测方法的临床价值一直存在争议。2008 年的一项 meta 分析基于 20 多年的高危人群中 BPP 应用的临床效能研究的文献数据，从循证医学角度得出的结论显示，大部分 BPP 应用于临床的研究在设计上存在问题，如病例入组有较高的选择偏倚、缺乏随机对照等，其临床效能的数据不能反映真实的情况。值得注意的是，常规应用 BPP 是否增加过度产前干预、延长住院时间、新生儿近远期发病率增高等，还需要更多研究证实。**

表 14-4-1 ■ Manning 胎儿生物物理评分法

项目	观察时间	2 分	0 分
胎动（FM）	30 分钟	≥2 次躯干肢体活动（连续出现计 1 次）	<2 次躯干肢体活动或无活动
肌张力（FT）	30 分钟	≥1 次躯干肢体伸展复屈、手指摊开合拢	肢体完全伸展 躯干伸展缓慢
胎儿呼吸运动（FBM）	30 分钟	≥1 次 持续≥20 秒	无 / 持续<20 秒
羊水量（AFV）		最大羊水池≥2cm	最大羊水池<2cm
无刺激试验（NST）	20 分钟	≥2 次胎动 伴胎心加速≥15bpm 持续≥15 秒	<2 次胎动 伴胎心加速<15bpm 持续<15 秒

表 14-4-2 ■ Manning 评分法的临床意义

评分	胎儿情况预计
10	无急性、慢性缺氧依据
8(A)	可能有急性缺氧
8(B)	可能有慢性缺氧
6(A)	疑有急性缺氧
6(B)	疑有急、慢性缺氧
4(A)	可有急性缺氧
4(B)	可有急、慢性缺氧
2	急性缺氧或伴慢性缺氧
0	急、慢性缺氧

注:A. 羊水量正常;B. 羊水量不正常。

四、孕中期胎儿血流多普勒超声检查

彩色多普勒超声技术能够检测宫内胎儿血流动力学状况,通过观察母体和胎儿大血管的血流动力学指标变化,可对胎儿宫内生长发育、预后等情况做出辅助判断,为临床决策提供依据。临床常用的胎儿宫内血流动力学评估指标为脐动脉血流检测、大脑中动脉血流检测等(详见第十八章妊娠期母胎彩色多普勒超声监测)。

第五节 | 正常产褥期子宫

从胎盘娩出至产妇全身器官(除乳腺外)恢复或接近正常未孕状态的时期,称为产褥期(puerperium),一般为 6 周。产褥期变化最大的是子宫,胎盘娩出后子宫逐渐恢复至未孕前状态的过程称为子宫复旧(involution of uterus)。子宫体逐渐缩小,子宫内膜再生,产后 1 周子宫可缩小至如妊娠 12 周大小,产后 6 周恢复至妊娠前子宫大小。产后 1 周宫颈外形及内口逐渐恢复至妊娠前宫颈的形态。

由于产后数天内子宫较大,不需膀胱充盈,经腹超声检查即可显示子宫及宫腔。此后动态超声监测可观察正常子宫复旧的过程,测量子宫大小、观察子宫肌层、子宫内膜及子宫腔内的情况,判断有无胎盘残留、剖宫产切口有无血肿,提供对产褥期子宫复旧良好与复旧不良的判断依据。

一、阴道分娩后产褥期子宫

正常阴道分娩后,子宫复旧的过程表现为子宫、宫颈缩小,子宫肌层回声逐渐变均匀,宫腔积血排出后内膜显示。

1. 子宫 产后子宫呈扁长形，轮廓清晰，大多数为水平稍前倾位。阴道分娩后的子宫逐天缩小，以子宫长径的变化明显，每天缩短约 8mm，横径每天缩小约 3mm，前后径每天缩小约 1.5mm，子宫的三径之和每天减少 13mm，至产后第 10 天子宫三径和约 24cm。**表 14-5-1** 为笔者医院对 329 例正常足月阴道分娩孕妇的产后子宫超声测量的径线变化值。

表 14-5-1 ■ 产后 1~10 天子宫各径线测量值（均数 ± *SD*） 单位：mm

产后天数	例数	长径	前后径	横径	三径之和
1	50	174.2 ± 23.6	68.0 ± 9.9	109.2 ± 11.7	351.4 ± 28.5
2	77	160.1 ± 17.1	71.8 ± 8.4	103.3 ± 11.4	335.3 ± 23.0
3	90	154.9 ± 18.8	68.5 ± 8.7	102.6 ± 10.7	302.6 ± 25.5
4	75	146.1 ± 16.5	68.3 ± 8.6	98.0 ± 10.2	312.4 ± 22.4
5	24	138.8 ± 12.9	66.5 ± 7.9	94.6 ± 6.3	299.8 ± 12.1
6	22	132.4 ± 17.2	69.7 ± 8.5	91.8 ± 7.5	293.9 ± 22.3
7	17	121.8 ± 15.9	68.8 ± 9.6	89.3 ± 8.4	279.9 ± 22.0
8	16	116.6 ± 1.80	63.1 ± 9.5	84.5 ± 7.8	264.2 ± 18.9
9	15	115.6 ± 10.4	53.8 ± 7.8	82.8 ± 3.3	252.2 ± 17.9
10	15	101.6 ± 8.8	56.0 ± 8.3	81.8 ± 5.9	237.8 ± 17.9

注：子宫长径为宫底至宫颈外口的距离。

2. 子宫肌层 产后第 1 周子宫肌层回声不均匀，见不均质点状、散在斑状回声，并见短管道状无回声区（图 14-5-1），胎盘附着面的同侧肌层较厚，不均回声较明显，随着产后子宫缩复，肌层回声逐渐趋向均匀，大多数复旧正常的子宫肌层回声在 1 周后接近正常子宫肌层回声。

3. 子宫内膜和宫腔 产后子宫内膜大多数呈线状回声，基底线与肌层分界不清，胎盘附着处的内膜线常不清晰；可因宫腔积血出现宫腔分离，宫腔内因含血凝块，其内回声表现为不均质低回声或高回声（图 14-5-1）。若内膜显示，厚度不均匀，宫腔内出现低回声或增强团块状回声，应注意胎盘胎膜残留可能。

4. 宫颈 宫体与宫颈的分界不明显，宫颈短宽，宫颈管周围呈低回声，横切时呈扁圆形。产后 5~7 天子宫逐渐恢复至妊娠前子宫的形态，宫体与宫颈的分界逐渐明显，宫颈管的低回声区逐渐缩小，恢复至妊娠前宫颈管的梭形结构。

二、剖宫产术后产褥期子宫

剖宫产术后子宫、子宫内膜及子宫颈管的变化与正常产褥期变化基本一样，但复旧过程较缓慢，因此子宫径线测量比阴道分娩后子宫大。除此之外，最主要的声像特征是可显示子宫前壁下段手术切口回声。正常剖宫产术后切口处瘢痕回声表现为局部肌层稍向外隆起，局部呈不均匀低回声，早期可见排列规则的斑点状强回声（缝合线回声），在切口附近常见局限性积血的低回声，局部无血流信号（图 14-5-2）。术后第 4 周切口处强回声消失，子宫前壁下段仍然可见因瘢痕造成的局部肌层变薄。

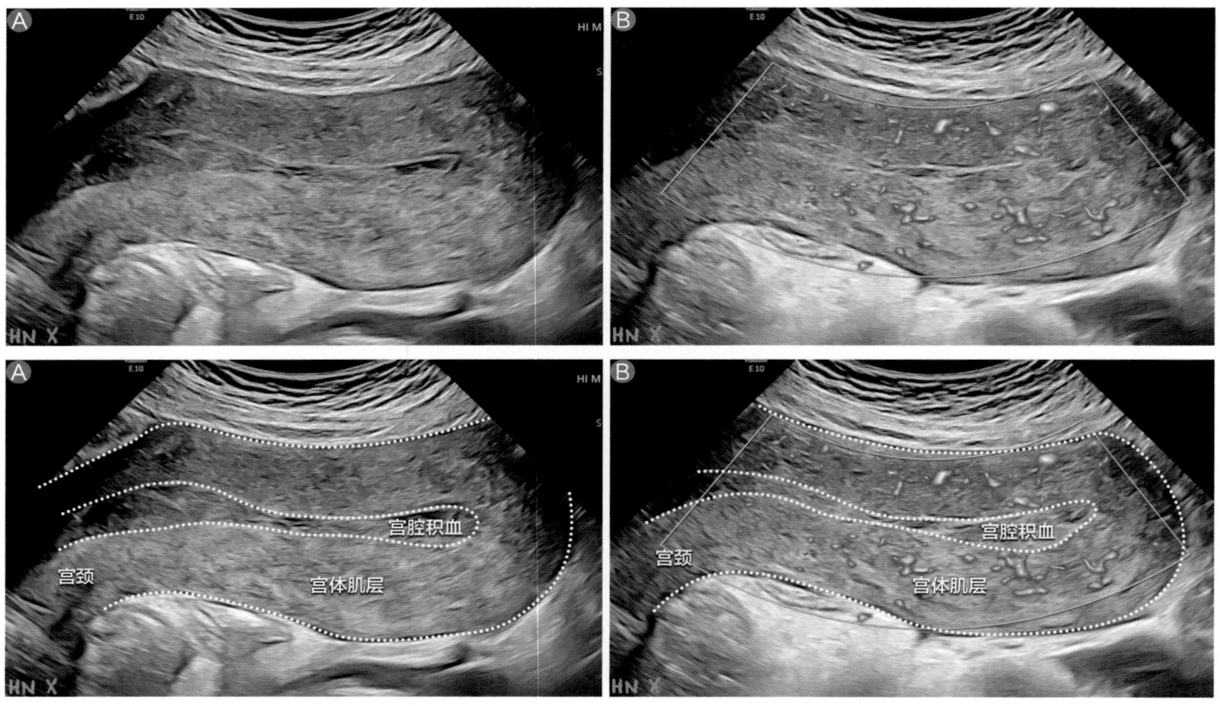

图 14-5-1 ■ 阴道分娩后第一天子宫(经腹扫查)

A. 灰阶图；B. 彩色多普勒血流图。

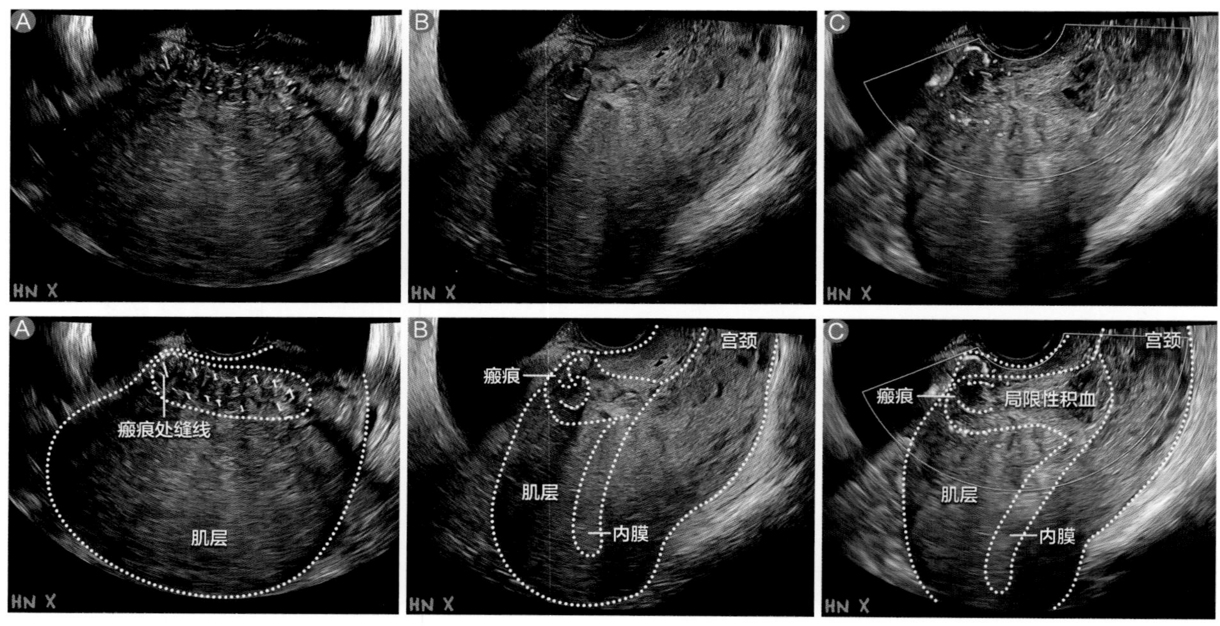

图 14-5-2 ■ 剖宫产术后一周子宫(经阴道扫查)

A. 子宫下段横切面显示瘢痕处缝线；B. 子宫矢状切面；C. 子宫矢状切面彩色多普勒血流图。

（谢红宁）

参考文献

1. International Society of Ultrasound in Obstetrics and Gynecology, C M BILARDO, R CHAOUI, et al. ISUOG Practice Guidelines (updated): performance of 11-14-week ultrasound scan. Ultrasound Obstet Gynecol, 2023, 61 (1): 127-143.
2. KARIM JN, BRADBURN E, ROBERTS N, et al. First-trimester ultrasound detection of fetal heart anomalies: systematic review and meta-analysis. Ultrasound Obstet Gynecol, 2022, 59 (1): 11-25.
3. LIAO Y, WEN H, OUYANG S, et al. Routine first-trimester ultrasound screening using a standardized anatomical protocol. Am J Obstet Gynecol, 2021, 224 (4): 396. e1-15.
4. SALOMON LJ, ALFIREVIC Z, BILARDO CM, et al. Practice guidelines: performance of first-trimester fetal ultrasound scan. Ultrasound Obstet Gynecol, 2013, 41 (1): 102-113.
5. SYNGELAKI A, HAMMAMI A, BOWER S, et al. Diagnosis of fetal non-chromosomal abnormalities on routine ultrasound examination at 11-13 weeks' gestation. Ultrasound Obstet Gynecol, 2019, 54 (4): 468-476.
6. 姜玉新 . 中国胎儿产前超声检查规范 . 北京 : 人民卫生出版社 , 2016.
7. 中国医师协会超声医师分会 . 中国产科超声检查指南 . 北京 : 人民卫生出版社 , 2019.
8. 中国产前诊断专家组医学影像组 . 超声产前筛查指南 . 中华超声影像学杂志 , 2022, 31 (1): 1-12.
9. SALOMON LJ, ALFIREVIC Z, BERGHELLA V, et al. Practice guidelines for performance of the routine mid-trimester fetal ultrasound scan. Ultrasound Obstet Gynecol, 2011, 37 (1): 116-126.
10. SALOMON LJ, ALFIREVIC Z, BERGHELLA V, et al. ISUOG Practice Guidelines (updated): performance of the routine mid-trimester fetal ultrasound scan. Ultrasound Obstet Gynecol, 2022, 59 (6): 840-856.
11. YOSHIZATO T, KOZUMA Y, HORINOUCHI T, et al. Diagnosis of fetal abnormalities during the first trimester. Kurume Med J, 2021, 66 (2): 85-92.
12. HAMMAMI A, MAZER ZUMAETA A, SYNGELAKI A, et al. Ultrasonographic estimation of fetal weight: development of new model and assessment of performance of previous models. Ultrasound Obstet Gynecol, 2018, 52 (1): 35-43.
13. SALOMON LJ, ALFIREVIC Z, DA SILVA COSTA F, et. al. ISUOG Practice Guidelines: ultrasound assessment of fetal biometry and growth. Ultrasound Obstet Gynecol, 2019, 53 (6): 715-723.
14. 中国医师协会超声医师分会 . 产科超声规范化培训考核标准中国专家共识 (2022 版). 中华超声影像学杂志 , 2022, 31 (5): 369-378.
15. LALOR JG, FAWOLE B, ALFIREVIC Z, et al. Biophysical profile for fetal assessment in high risk pregnancies. Cochrane Database Syst Rev, 2008, 3, 2008 (1): CD000038.

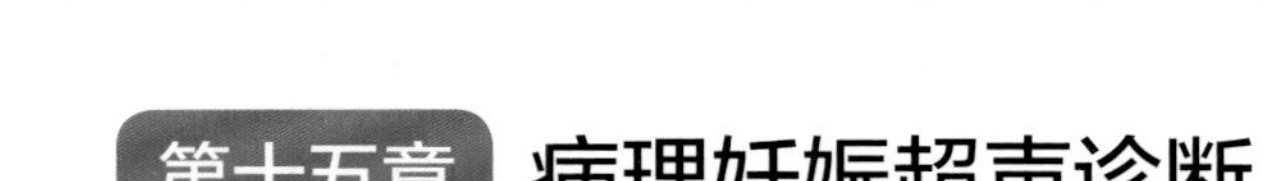

第十五章 病理妊娠超声诊断

第一节 | 流产

胚胎或胎儿尚未具有生存能力而妊娠终止者，称为流产（miscarriage）。我国将妊娠不满 28 周自行终止者，称为自然流产。流产发生在妊娠 12 周前为早期流产，在妊娠 12 周后为晚期流产。自然流产是人类自然选择的一种方式，胎儿染色体异常、母体黄体功能不足、子宫畸形、宫内感染、接触有毒物及母胎免疫排斥等均是引起流产的原因。早期流产多为胚胎死亡，继而底蜕膜出血并形成血肿，引发宫缩排出胚胎。部分病例先有绒毛膜剥离、阴道流血，最后胚胎死亡。晚期流产多数为宫颈功能不全、宫腔内压力增大、宫口扩张所致。

临床上按自然流产发展的不同阶段，分为先兆流产、难免流产、不全流产和完全流产，另外还有胚胎停止发育、死胎较长时间仍未排出的过期流产（稽留流产）。临床表现与超声图像在各阶段均有不同的特点。

一、先兆流产

【**临床表现**】先兆流产（threatened abortion）表现为少量阴道流血或轻微下腹痛，宫口未开，妊娠囊完整，胚胎存活，子宫大小与孕周相符，妊娠试验阳性。此期可行安胎治疗。

【**超声表现**】宫内妊娠囊内见胚胎或胎儿，大小与停经孕周符合，有胎心搏动，妊娠囊与子宫壁之间可见云雾状低回声区，为绒毛膜从宫壁剥离、局部积血（图 15-1-1A、B，▶视频 15-1-1）；CDFI 可显示胎心或脐血管搏动的闪烁血流信号，高回声的绒毛膜下仍有滋养层周围血流信号（图 15-1-1C）。胎心搏动是胚胎存活的唯一佐证。当剥离范围增大时，胚胎停止发育，转变为难免流产。

二、难免流产

【**临床表现**】难免流产（inevitable abortion）时胚胎停止发育，流产已不可避免，部分病例宫颈口已开，表现为阴道流血量增多或出现阴道流水，腹痛加剧。

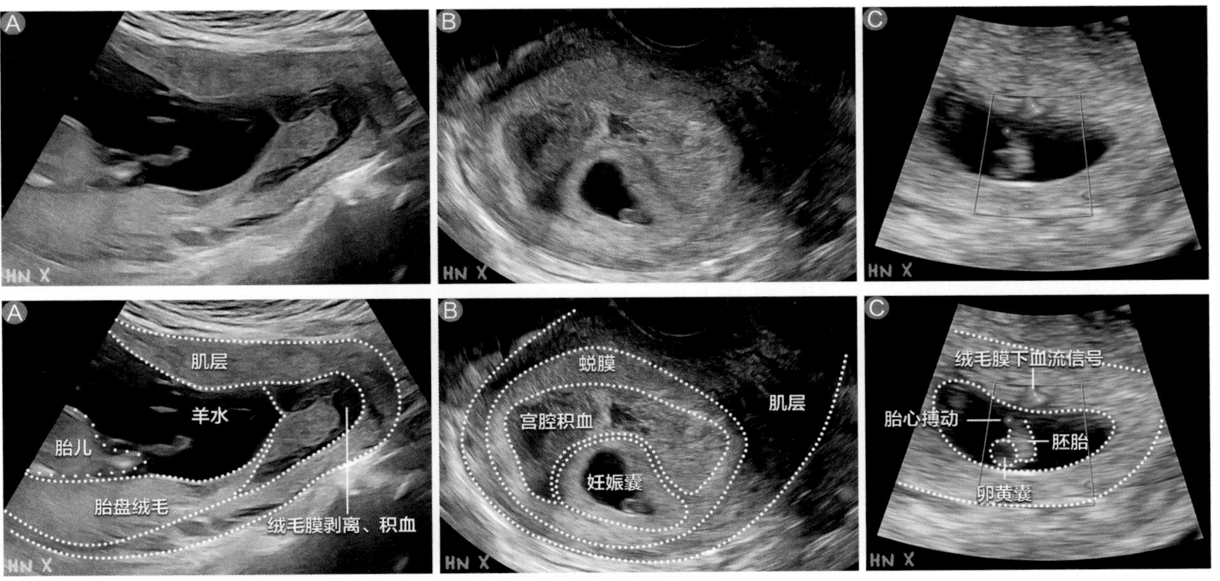

图 15-1-1 ■ 早期先兆流产超声表现

A. 妊娠 12 周先兆流产；B. 妊娠 6 周先兆流产；C. 妊娠 6 周先兆流产胚胎彩色多普勒血流图。

视频 15-1-1 妊娠 6 周先兆流产（微弱胎心搏动）

【超声表现】妊娠囊从宫壁分离，可变形、下移至子宫下段或宫颈管内，甚至部分排至宫颈外口或阴道；胚胎多已停止发育，可见绒毛膜剥离、上段宫腔积血，妊娠囊内未见胚胎或有胚胎无胎心搏动（图 15-1-2A）；CDFI 显示妊娠囊内胚胎无胎心搏动信号；若妊娠囊未完全剥离，仍可记录到滋养层周围血流（图 15-1-2B）。当妊娠囊下移至宫颈管时，绒毛膜已与宫腔剥离，绒毛周围无滋养层血流信号，需与宫颈局部血流丰富的宫颈妊娠鉴别。

注意：应慎重诊断胚胎停止发育，不能仅根据孕早期一次超声检查无胎心搏动就下诊断。胚胎长径达 7mm 无胎心搏动，伴卵黄囊过小或过大，或妊娠囊直径达 25mm 仍无胚胎（空囊），或曾经有胎心搏动，以后复查无胎心搏动，符合以上条件则可以判断为胚胎停止发育（图 15-1-2C、D）。

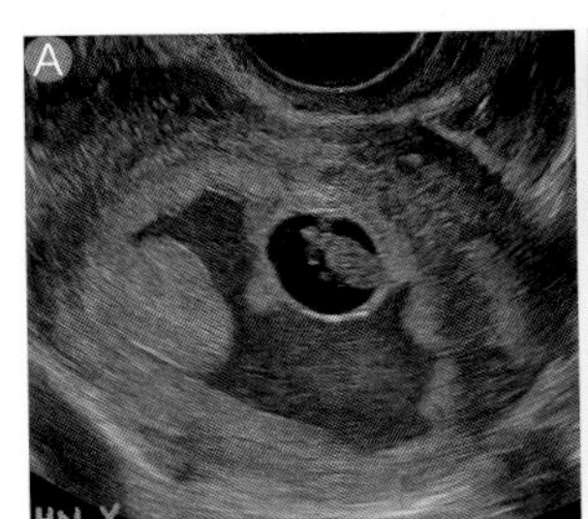

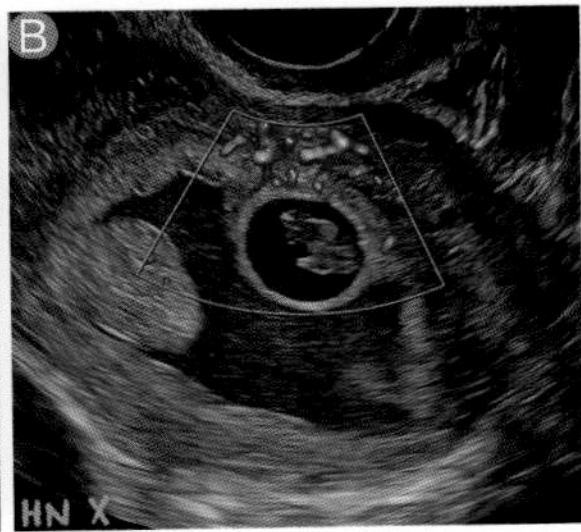

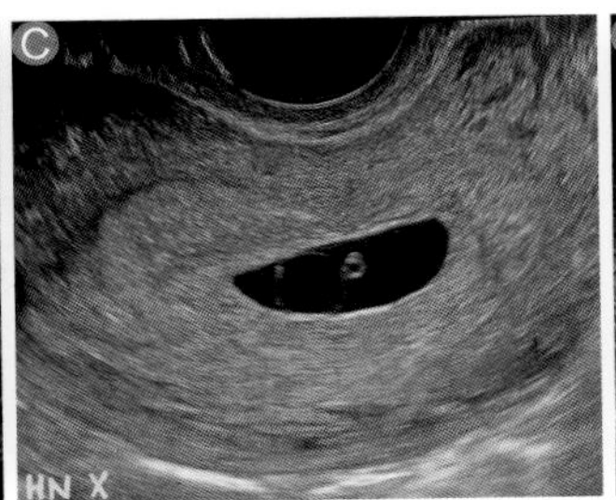

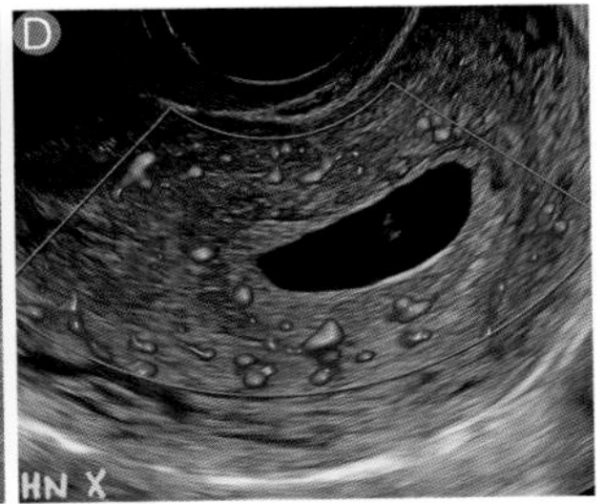

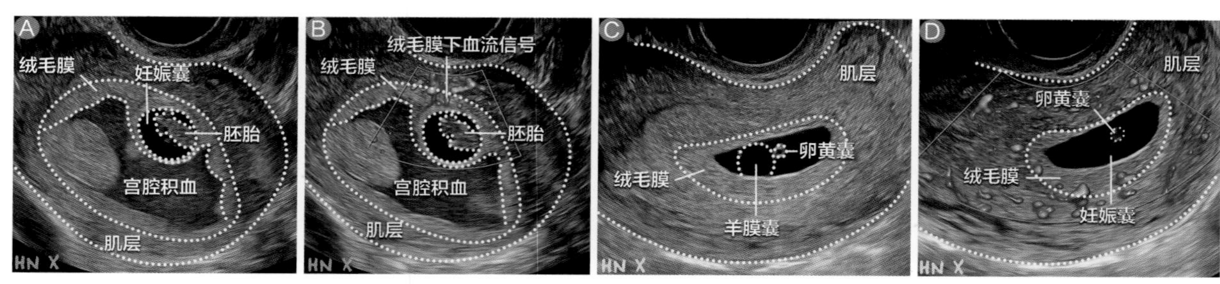

图 15-1-2 ■ 难免流产超声表现

A. 妊娠 8 周难免流产灰阶图；B. 妊娠 8 周难免流产彩色多普勒血流图；C. 妊娠 7 周胚胎停育、小卵黄囊；D. 妊娠 7 周胚胎停育、小卵黄囊彩色多普勒血流图。

三、稽留流产

【**临床表现**】稽留流产（missed abortion）为胚胎或胎儿已死亡未及时自然排出而长时间存在于子宫腔内。表现为早孕反应消失，有先兆流产症状或无任何症状，子宫不再增大反而缩小。多数胚胎已枯萎。子宫颈口关闭，子宫小于相应孕周。

【**超声表现**】子宫小于相应停经孕周，宫腔内妊娠囊变形，囊内无正常胚胎，残存的胚胎或胎儿变形，位于囊的一侧；有时妊娠囊不清，仅残存胎盘绒毛，并宫腔积液。部分胎盘可发生水肿变性（胎盘部分水泡样变），高回声的绒毛内可见大小不等的蜂窝状暗区，可根据血、尿 hCG 水平较低与部分性葡萄胎鉴别；CDFI 显示妊娠囊内无胎心搏动信号，囊周仍可记录到低阻力的滋养层血流频谱（图 15-1-3）。

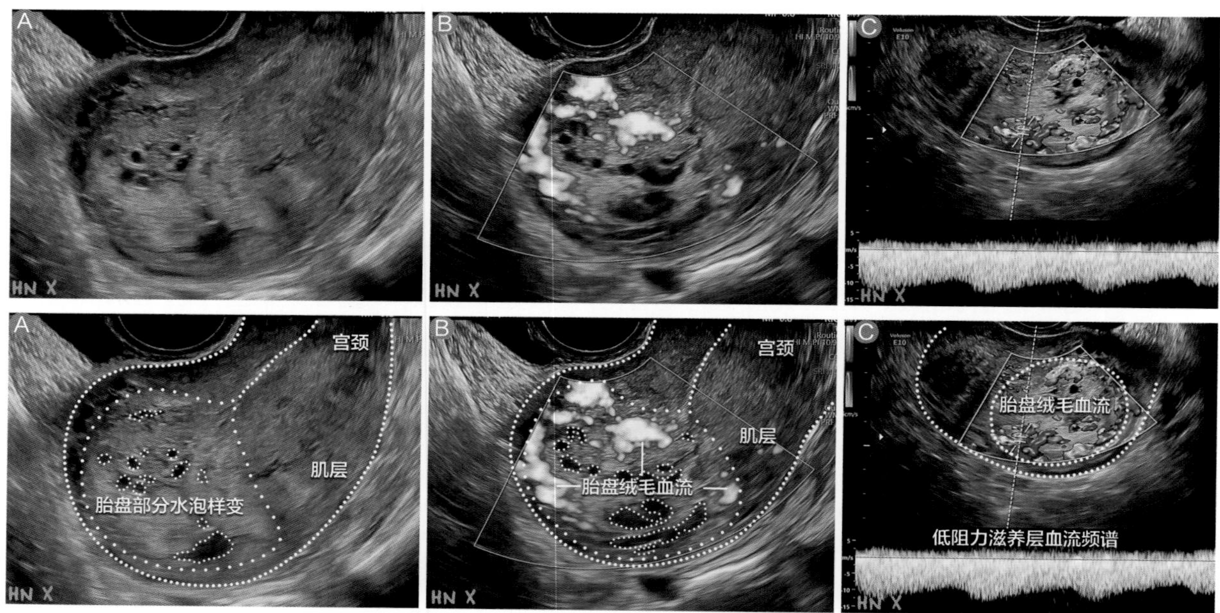

图 15-1-3 ■ 停经 14 周稽留流产胎盘水泡样变

A. 灰阶图；B. 彩色多普勒血流图；C. 彩色多普勒血流图及血流频谱。

四、不全流产

【临床表现】不全流产(incomplete abortion)表现为妊娠囊已排出,宫腔内仍残留部分组织物及血块,阴道出血较多,宫颈口可见活动性出血或组织物堵塞,子宫小于相应孕周。可发生于自然流产、人工流产或药物流产后。少量组织物残留时出血不多。若组织物残留时间过长可合并感染,出现发热、白细胞增多等表现,为感染性流产。

【超声表现】子宫比相应孕周小,宫腔内见不规则斑状、团状高回声,可伴少许液性无回声区。不均质高回声团的大小根据组织物及血块的多少而不同。CDFI 显示子宫腔内不均质高回声内无血流信号,但相邻局部肌层可见丰富的血流信号,可记录到低阻力型的类滋养层周围血流频谱。彩色多普勒可辅助判断有活性的绒毛组织残留,有助于鉴别宫腔积血。超声图像详见第六章第五节流产后组织物残留。

五、完全流产

【临床表现】完全流产(complete abortion)妊娠组织物已完全排出,阴道流血减少,宫颈口闭合,子宫恢复正常大小。

【超声表现】子宫大小接近正常,宫腔内膜呈线状,宫腔内可有少许积血声像。CDFI 未见异常血流信号。

> **注意:超声诊断与临床诊断不同,大多数情况下超声不能做流产各阶段的临床诊断,但应提示宫腔内有无妊娠囊、囊内有无胚胎、胚胎数目、有无存活,描述妊娠囊有无变形、绒毛膜有无剥离,以及有无组织物残留等。**

第二节 | 异位妊娠

受精卵种植在子宫体部宫腔以外部位的妊娠称异位妊娠(ectopic pregnancy),是导致妇产科急腹症的常见原因。包括宫外异位妊娠,如输卵管妊娠、卵巢妊娠、腹腔妊娠,以及宫内异位妊娠,如宫颈妊娠、残角子宫妊娠和瘢痕妊娠等(图 15-2-1)。异位妊娠以输卵管妊娠最常见。异位妊娠的病因包括受精卵发育异常、输卵管炎或输卵管发育不良、辅助生殖技术等。另外,随着剖宫产率增加,剖宫产切口瘢痕妊娠发生率逐渐上升,由于增加不良妊娠预后的风险,也被列为宫内异位妊娠。

异位妊娠的主要临床表现为停经、腹痛与阴道流血,即异位妊娠三联症。由于妊娠囊种植部位和转归不同,临床表现有较大的变化。未破裂的异位妊娠无明显腹痛;流产型有腹痛但不剧烈;破裂型腹痛较剧烈,伴贫血甚至休克;陈旧性异位妊娠不规则阴道流血时间较长,曾有剧烈腹痛,后呈持续性隐痛。不典型停经史常被诊断为月经不调、子宫异常出血等。随着阴道超声的普遍应用,许多异位妊娠在典型临床症状出现前就可能得到诊断。对于育龄妇女出现月经周期延长或不规则阴道流血,超声检查应特别注意排除异位妊娠。

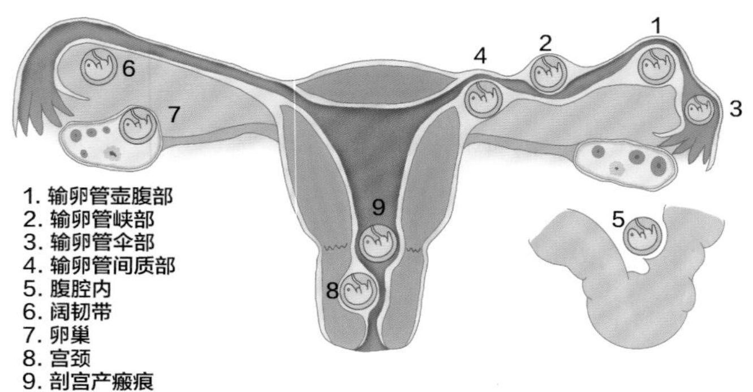

图 15-2-1 异位妊娠发生部位示意图

不同部位异位妊娠的共同声像表现为子宫稍大，宫内无妊娠囊，大多数子宫内膜明显增厚，有时可见子宫内膜分离，形成假孕囊，但周边无高回声绒毛形成的双环征，可与宫内早早孕的妊娠囊鉴别。宫内未见正常妊娠囊结构时，应特别注意宫旁有无异常占位，经阴道超声检查可提高异位妊娠的检出率，文献报道异位妊娠的经腹超声检出率为 40.9%~76.0%，经阴道超声检出率为 75.6%~95.8%。当育龄妇女停经、妊娠试验阳性，但宫内宫外超声检查均未发现明确征象时，称为未明确部位妊娠（pregnancy of unknown location，PUL），超声检查发现 PUL 和单次 β-hCG 测值并不能作为判断异位妊娠或胚胎停止发育的指标，需要定期复查确诊。

一、输卵管妊娠

异位妊娠最常发生的部位是输卵管，输卵管妊娠（tubal pregnancy）约占所有异位妊娠的 95%，其中输卵管壶腹部最多见。根据症状的轻重、妊娠的转归分为以下 4 种类型，各型超声表现有所不同。

1. 输卵管妊娠未破裂 附件区可见类妊娠囊的环状高回声结构，其中部为液性无回声区，呈 Donut 征（图 15-2-2、视频 15-2-1）。停经 6 周以上未破裂异位妊娠胚胎可存活，经阴道扫查常可见卵黄囊和胚胎，根据胚胎的大小可以判断孕周；若胚胎存活，CDFI 显示小囊内有闪烁的血流信号，可记录到胎心搏动频谱；早早孕或胚胎停止发育则无胎心搏动，但在类妊娠囊的周围可记录到类滋养层周围血流，可辅助判断异位妊娠病灶（图 15-2-3）。宫旁双侧卵巢结构清晰，此期盆腔和腹腔多无积液。

2. 输卵管妊娠流产 宫旁不规则小肿块，边界不清，肿块内部呈不均质高回声和不规则液性无回声区，有时 Donut 征仍可辨；经阴道超声可以辨认出子宫旁、卵巢外的妊娠囊，周围包绕不等量的液性无回声区。肿块呈腊肠状有助于判断输卵管妊娠，同侧输卵管可见扩张积液；盆腔内可见无回声区，量较少（图 15-2-4）。

3. 输卵管妊娠破裂 异位妊娠种植部位输卵管破裂出血，宫旁血块聚集形成较大肿块，无明显边界，内部回声杂乱，难辨妊娠囊结构，经仔细扫查在杂乱回声中偶尔可辨认 Donut 征（图 15-2-4）；盆、腹腔内可见大量液性无回声区。CDFI 表现为不规则肿块内散在点状血流信号或无血流信号。

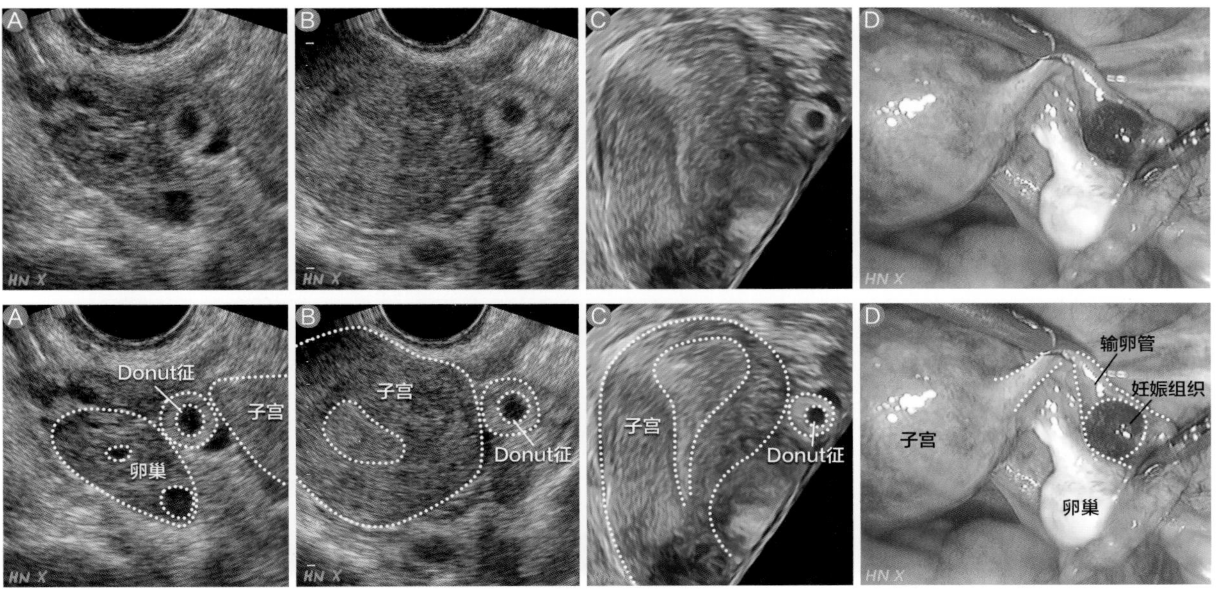

图 15-2-2 ■ 输卵管妊娠 5 周(未破裂)

A. 卵巢旁 Donut 征；B. 宫旁 Donut 征；C. 宫旁 Donut 征三维成像；D. 腹腔镜下观。

视频 15-2-1 输卵管妊娠 5 周(未破裂)

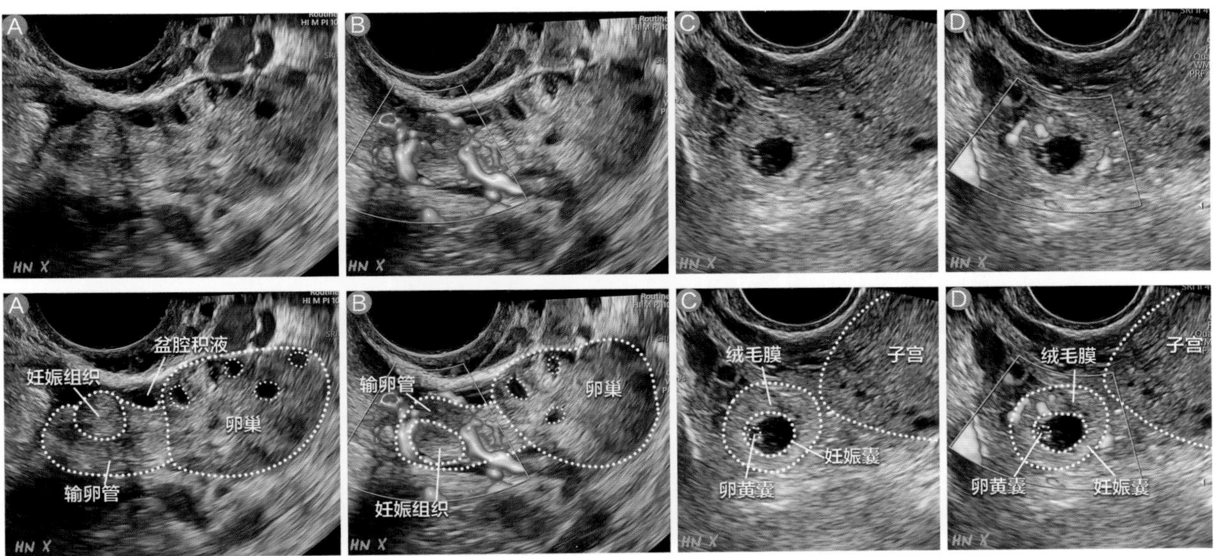

图 15-2-3 ■ 输卵管妊娠病灶血流特征

A. 输卵管妊娠早早孕灰阶图；B. 输卵管妊娠早早孕彩色多普勒血流图；C. 输卵管妊娠 6 周灰阶图；D. 输卵管妊娠 6 周彩色多普勒血流图。

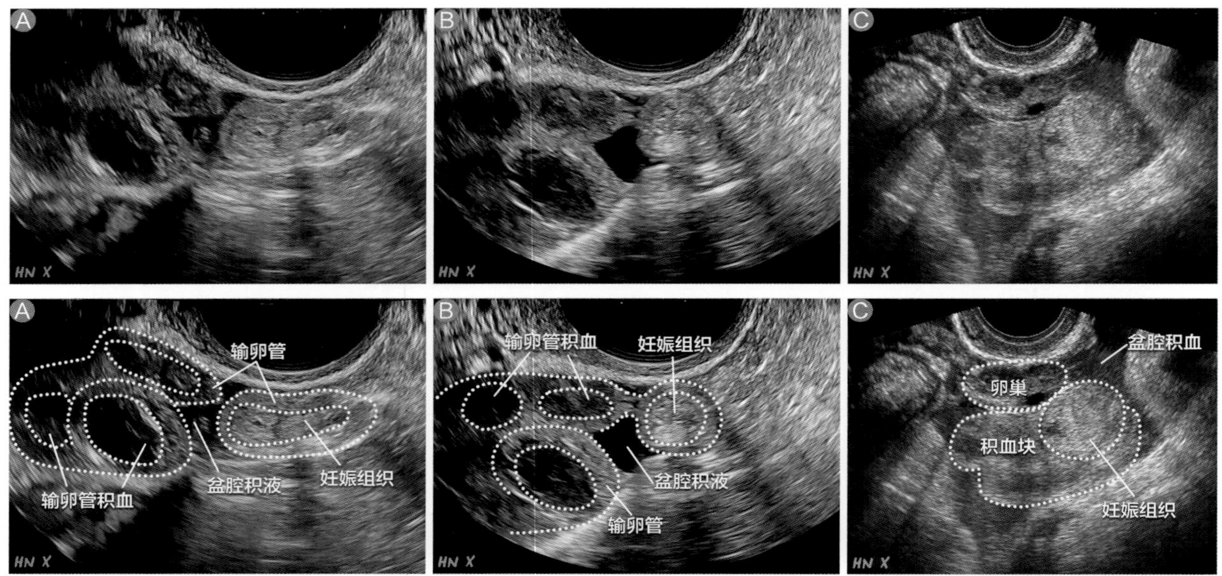

图 15-2-4 ■ 输卵管妊娠流产和破裂

A. 输卵管妊娠流产病灶长轴切面；B. 输卵管病灶短轴切面；C. 输卵管妊娠破裂。

4. **陈旧性异位妊娠** 异位妊娠胚胎、绒毛停止发育，病灶逐渐变小，表现为宫旁不规则形实性小肿块，肿块内部呈不均质等或高回声，可有少量盆腔积液；CDFI 显示肿块内血流信号不丰富，仔细扫查可在肿块边缘部分见 1~2 条血管，频谱多普勒可以记录到怪异型血流频谱，是由于滋养细胞侵蚀局部血管形成小的假性动脉瘤所致，其表现具多样性，但以舒张期出现反向血流为主（正常盆腔内小动脉舒张期无反向血流，图 15-2-5）。

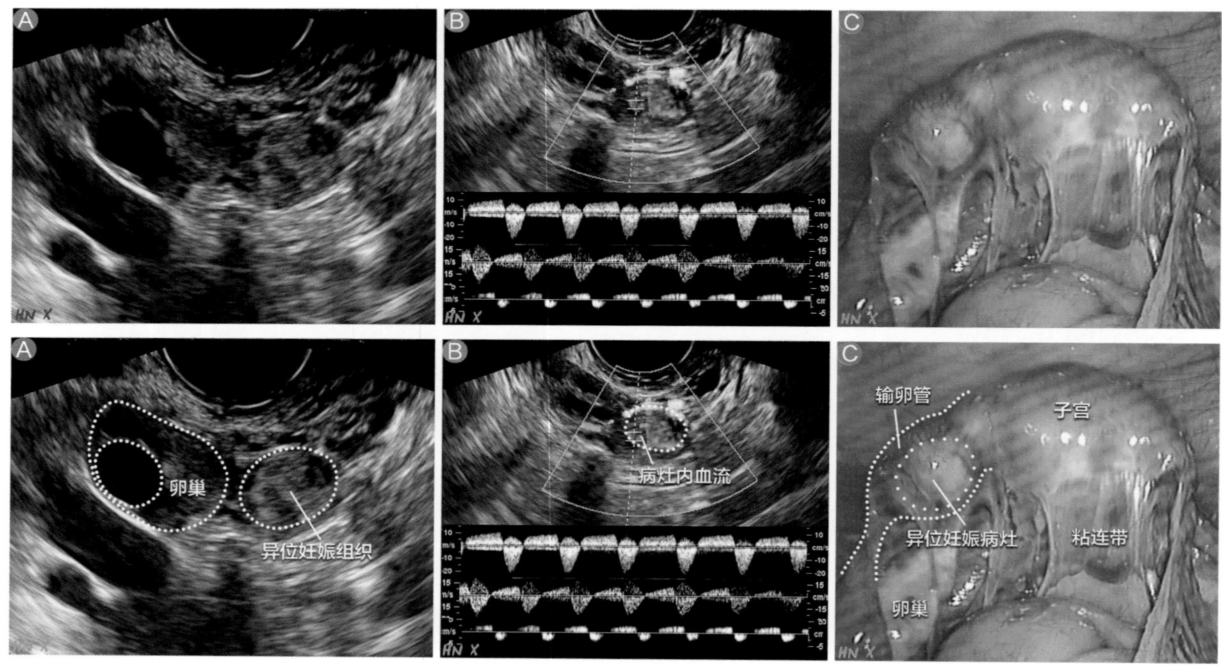

图 15-2-5 ■ 陈旧性异位妊娠

A. 灰阶超声图；B. 彩色多普勒血流图及怪异型血流频谱；C. 腹腔镜下观。

> **!** **注意：重视病史和对异位妊娠的警惕是提高检出率的关键；尽可能采用经阴道扫查，可提高早期检出率；强调动态观察，孕周太小、异位妊娠未破裂时容易漏诊；盆腔扫查时应清晰显示出双侧卵巢的正常声像，在卵巢旁仔细寻找类妊娠囊结构，卵巢的显示对判断附件区小病灶的来源有重要的作用。**

二、剖宫产切口瘢痕妊娠

剖宫产切口瘢痕妊娠（cesarean scar pregnancy，CSP）简称瘢痕妊娠，是一种特殊类型的宫内异位妊娠，特指胚胎着床于前次剖宫产子宫切口瘢痕处的妊娠。CSP 是一个限时定义，仅限于孕早期（≤12 周），胚胎种植于无正常肌层和内膜的瘢痕处，因两侧为子宫动脉主干，绒毛可直接侵蚀局部较大血管分支，导致血流异常丰富，如不警惕，行宫腔操作时极易造成子宫大出血，危及生命。部分病例若选择保守治疗，至孕中晚期大多合并前置胎盘并胎盘植入，具有极高的围产期大出血、子宫切除的风险（详见第十七章第五节剖宫产后再次妊娠并发症）。

【**超声表现**】超声检查是诊断 CSP 的首选方法，常规采用经阴道检查，当病灶较大或宫颈过长时应联合经腹部检查。

超声表现：①宫腔中部及上段未见妊娠囊；②经腹扫查子宫呈两端小、中间大的纺锤形，中间膨大的瘢痕处可见孕囊或杂乱回声结构，难辨瘢痕和肌层；③经阴道扫查可见妊娠囊周围高回声的绒毛全部或部分附着于子宫前壁下段的瘢痕上，瘢痕菲薄，宫颈管结构清晰，宫颈口闭合；④ CDFI 表现为瘢痕处绒毛下血流信号丰富，可记录到高速低阻的滋养层周围血流频谱，若胚胎存活可见胎心搏动的闪烁血流信号（图 15-2-6）。

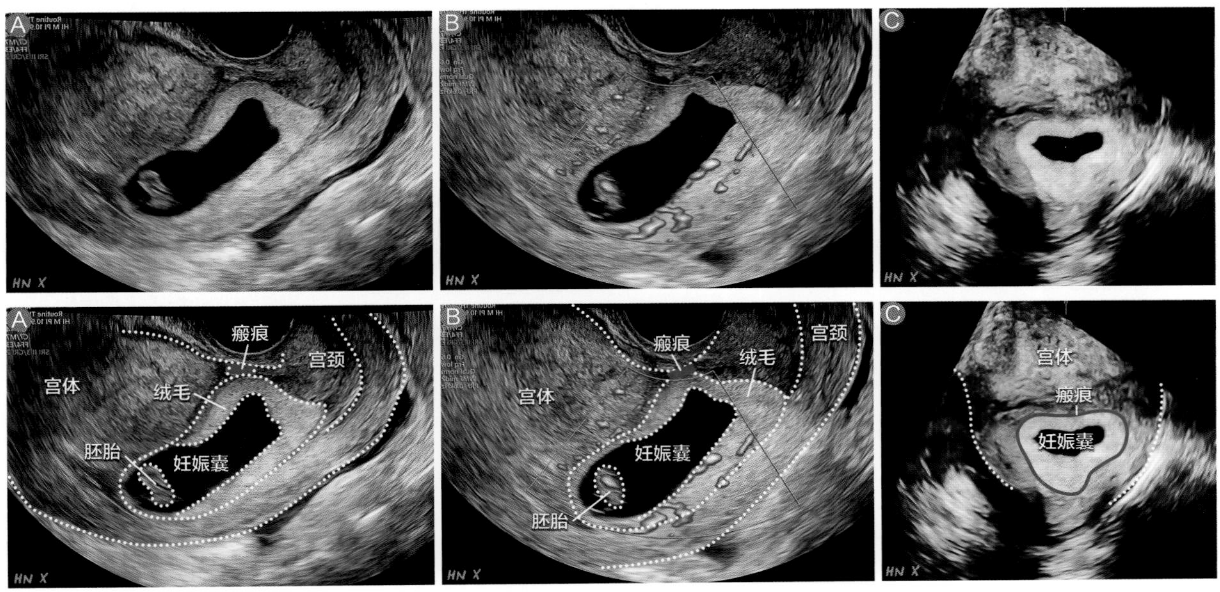

图 15-2-6 剖宫产切口瘢痕妊娠（7 周）

A. 子宫正中矢状切面灰阶图；B. 子宫正中矢状切面彩色多普勒血流图；C. 瘢痕处冠状切面三维成像。

第十五章　病理妊娠超声诊断

超声分型：有报道根据 CSP 着床于子宫前壁瘢痕处妊娠囊的生长方向和子宫前壁瘢痕处残余肌层的厚度（residual myometrium thickness，RMT）将 CSP 分为三型。Ⅰ型：妊娠囊部分着床于瘢痕处，向宫腔方向生长，RMT>3mm；Ⅱ型：妊娠囊部分着床于瘢痕处，向宫腔内生长，子宫前壁下段肌层厚度≤3mm；Ⅲ型：妊娠囊完全着床于瘢痕处并向膀胱方向突起，宫腔及宫颈管空虚，妊娠囊与膀胱之间子宫肌层明显变薄甚至缺失，厚度≤3mm（图 15-2-7、视频 15-2-2）。另外，可采用三维超声判断妊娠绒毛覆盖瘢痕的范围，根据覆盖瘢痕的范围将 CSP 分为完全覆盖型、部分覆盖型和边缘覆盖型（图 15-2-8）。

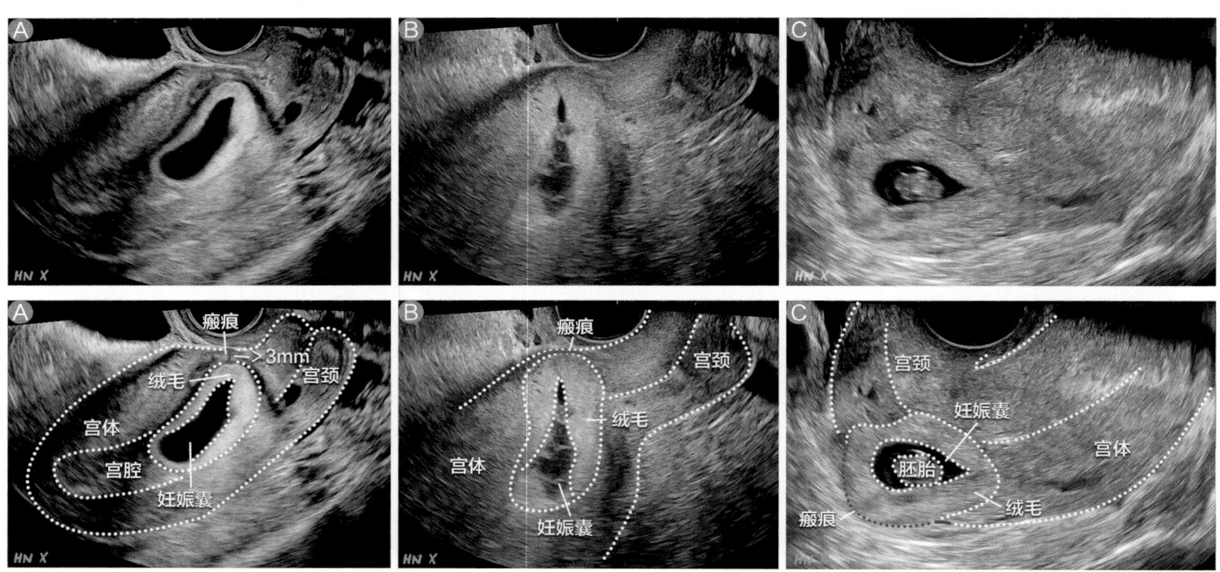

图 15-2-7 剖宫产切口瘢痕妊娠超声分型（子宫正中矢状切面）
A. Ⅰ型；B. Ⅱ型；C. Ⅲ型。

 视频 15-2-2 剖宫产切口瘢痕妊娠（Ⅲ型）

【鉴别诊断】

1. **宫颈妊娠** 妊娠囊位于宫颈管内，瘢痕处无妊娠结构，见下文。

2. **难免流产** 妊娠囊脱落至子宫下段剖宫产切口瘢痕憩室处时，容易被误诊为瘢痕妊娠，但无胎心搏动、瘢痕处无明显血流信号。

3. **滋养细胞肿瘤** CDFI 可见肌层五彩镶嵌的血流信号，可探及动静脉瘘频谱，血 β-hCG 值异常增高。

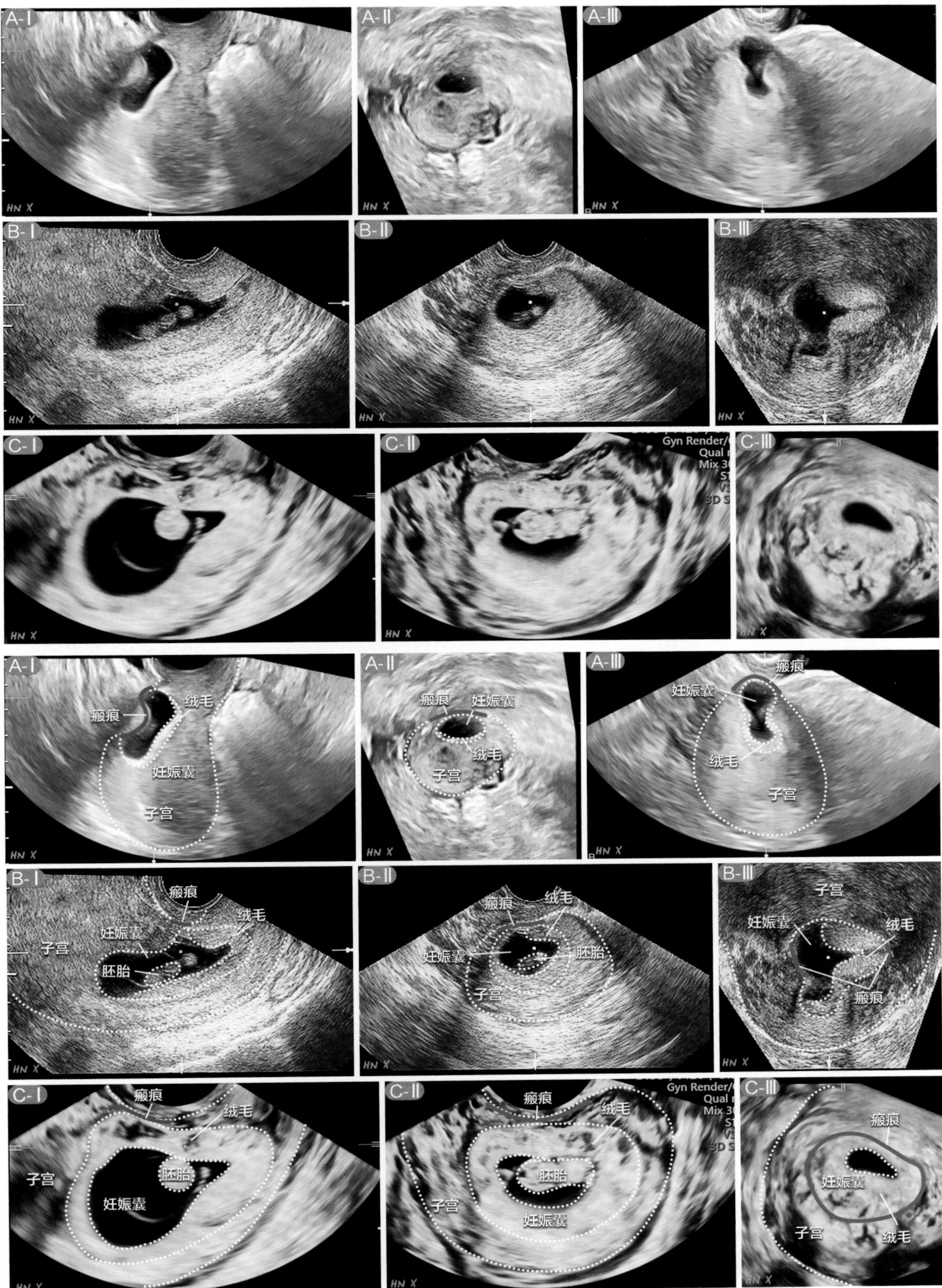

图 15-2-8 ■ 剖宫产切口瘢痕妊娠瘢痕处三维互交切面成像

A. 绒毛附着于子宫后壁；B. 绒毛附着于瘢痕一侧；C. 绒毛完全覆盖瘢痕。Ⅰ. 子宫正中矢状切面；Ⅱ. 子宫瘢痕处横切面；Ⅲ. 子宫瘢痕处冠状切面。

【**预后指标**】CSP 的严重程度、发展、转归、预后有所不同，治疗方案选择也不尽相同。有研究显示，妊娠囊大小、妊娠部位血流丰富程度、妊娠周数等是决定预后的因素。中华医学会妇产科学分会发布的《剖宫产术后子宫瘢痕妊娠诊治专家共识(2016)》认为，孕周<8 周的Ⅰ型 CSP 可在超声监视下行清宫手术，Ⅱ型、Ⅲ型及孕周≥8 周的Ⅰ型 CSP 需在清宫手术前行术前预处理，如行子宫动脉栓塞术、注射甲氨蝶呤等，也可进行腹腔镜下或经阴道行 CSP 妊娠物清除术 + 子宫瘢痕修补术。笔者应用三维超声分析妊娠绒毛覆盖瘢痕的范围，完全或部分覆盖者若继续妊娠，易发生胎盘植入，边缘覆盖者临床预后良好。若能将反映病灶形态学特征的二维超声、反映绒毛活性的多普勒血流评估，以及反映病灶空间关系的三维超声等多种超声技术联合运用，对 CSP 进行综合评估，将有助于更好地指导临床处理及判断预后。

> **!** **注意**：**CSP 的最佳诊断孕周为 6~7 周；有剖宫产史的妇女再次妊娠都应首先排除有无 CSP；经阴道超声观察胎盘绒毛与瘢痕位置的关系比妊娠囊的位置更重要；应常规行 CDFI 观察局部血流，预测有无胎盘植入。近年来随着 CSP 的监测和管理技术提高，CSP 逐渐不被列为异位妊娠范畴。由于 CSP 仍位于子宫内，多数病例随妊娠进展，妊娠囊向宫腔方向生长，约 55% 的病例可妊娠至晚期，此过程中虽有胎盘植入、子宫切除的风险，但多数最终可获得有生机儿，甚至足月儿。这一观点促使临床慎重考虑 CSP 的去留，若为珍贵胎儿，在严密超声监测、做好急诊剖宫产、新生儿抢救的准备下，CSP 也可以考虑继续妊娠。**

三、输卵管间质部妊娠

输卵管间质部妊娠(interstitial tubal pregnancy)占异位妊娠的 2%~4%，死亡率为 2%~5%。因间质部肌层较厚，妊娠可维持 3~5 个月才发生破裂。由于此区域血管丰富，若孕周较大，一旦破裂，出血量多，病情较凶险。

超声表现为子宫增大，一侧宫角向外突出，内见妊娠囊，囊内可见胚芽或胎儿，胚胎存活时可见胎心搏动，囊周围近宫腔侧有薄层子宫肌层围绕，但其外上方肌层逐渐变薄甚至消失。子宫冠状切面三维成像显示宫腔三角形形态基本完整，一侧宫角向外上方凸起，内可见妊娠囊结构(图 15-2-9、图 15-2-10、▶视频 15-2-3)；若间质部妊娠胚胎停止发育，局部绒毛侵入间质部肌层，局部血流丰富，可记录到类似滋养细胞肿瘤的血流及频谱改变(图 15-2-11)。因间质部妊娠破裂可导致严重出血，诊断后应及时手术治疗。

四、宫角妊娠

严格来说宫角妊娠只是一个临时诊断，是早期妊娠囊位于宫腔一侧宫角处，仅可显示早期绒毛的高回声环，周围少许血流信号(图 15-2-12A、B)。随着孕周的增加，妊娠囊逐渐增大，有两种临床转归，若大部分绒毛种植于宫腔内功能层内膜，妊娠囊逐渐突入宫腔，成为宫内妊娠；若绒毛种植面位于输卵管开口处，妊娠囊向输卵管间质部方向生长，则成为输卵管间质部异位妊娠。早期妊娠超声检查发现妊娠囊种植在一侧宫角处时，不要急于下异位妊娠的诊断，应观察 1~2 周，若随着子宫增大妊娠囊突入宫腔，则成为正常妊娠；若生长过程中突向宫角输卵管间质部，局部肌层不完整，则成为输卵管间质部妊娠。宫角处妊娠囊可以经阴道三维超声成像，直接显示妊娠囊位于宫腔的具体位置（图 15-2-12C）。三维成像对于不全流产绒毛残留部位的判断也有帮助。

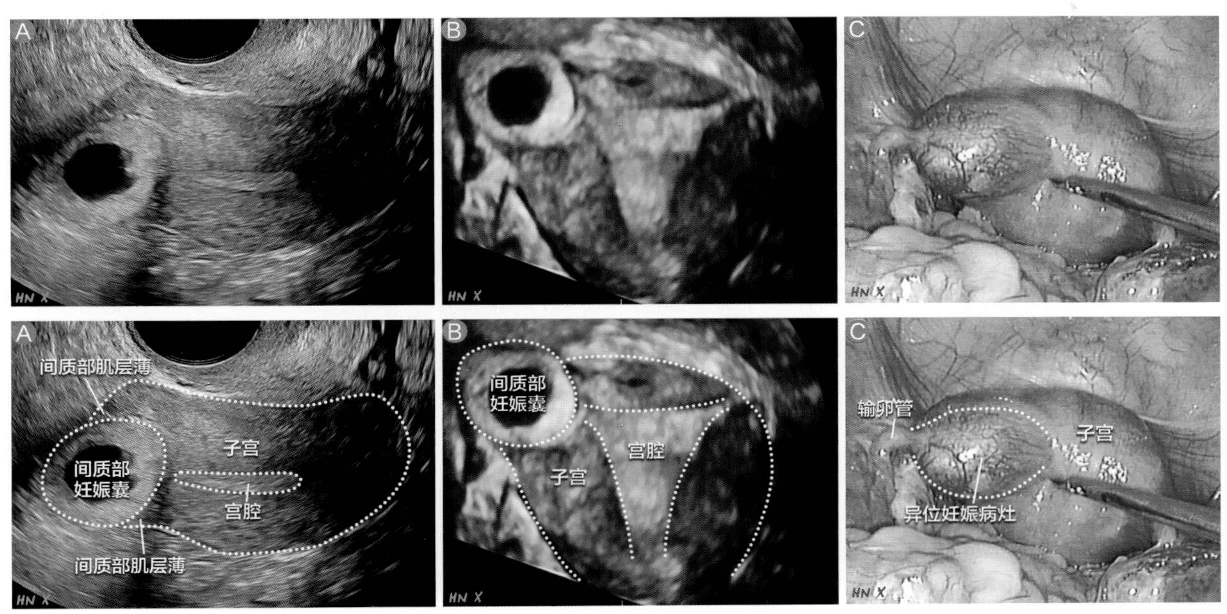

图 15-2-9 ■ 输卵管间质部妊娠（5 周）

A. 子宫横切面灰阶图；B. 子宫冠状切面三维成像；C. 腹腔镜下观。

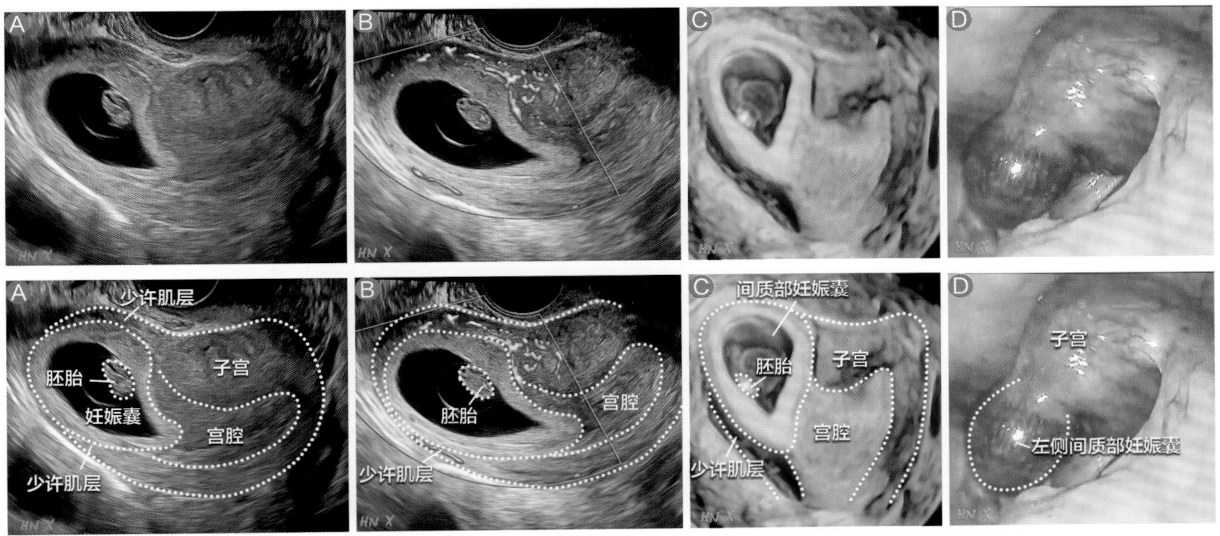

图 15-2-10 ■ 输卵管间质部妊娠（7 周胚胎存活）

A. 子宫横切面灰阶图；B. 子宫横切面彩色多普勒血流图；C. 子宫冠状切面三维成像；D. 腹腔镜下观。

视频 15-2-3 输卵管间质部妊娠（7 周胚胎存活）

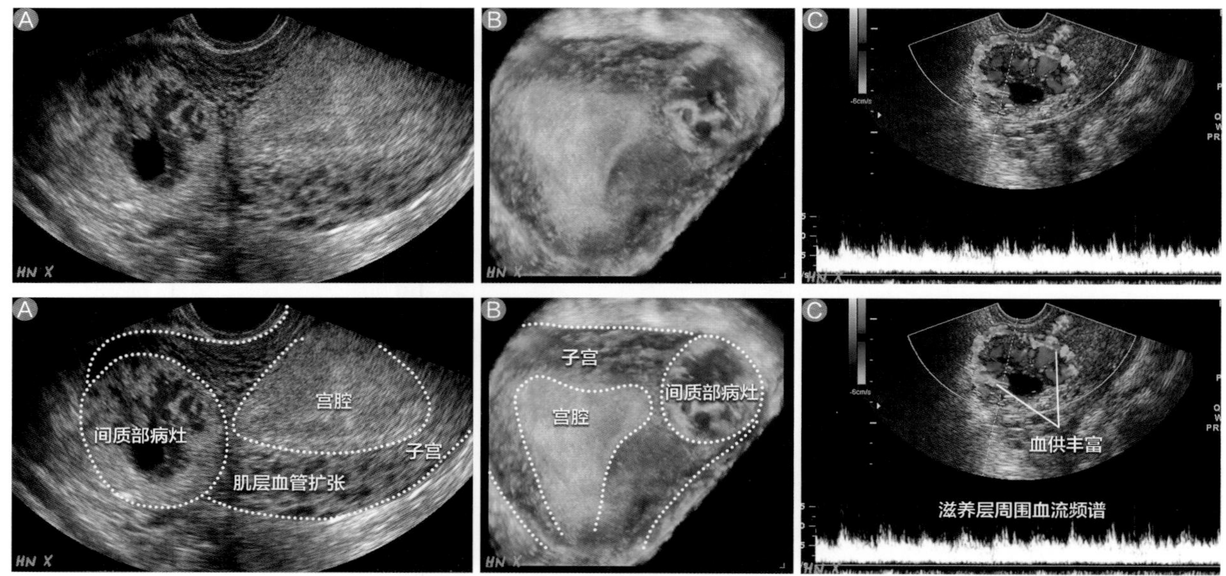

图 15-2-11 ■ 输卵管间质部妊娠（10 周胚胎停止发育）
A. 子宫横切面灰阶图；B. 子宫冠状切面三维成像；C. 病灶彩色多普勒血流图及血流频谱。

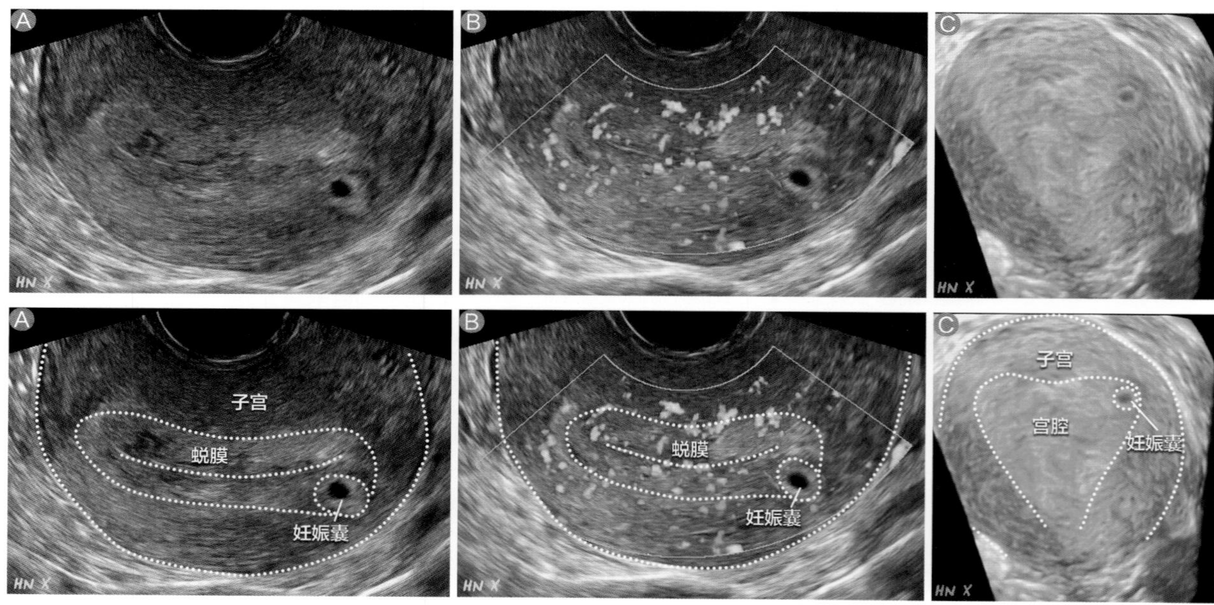

图 15-2-12 ■ 宫角妊娠（早早孕）
A. 子宫横切面灰阶图；B. 子宫横切面彩色多普勒血流图；C. 子宫冠状切面三维成像。

五、残角子宫妊娠

残角子宫为先天性子宫发育畸形，当受精卵种植于残角子宫的残腔时，称为残角子宫妊娠(rudimentary horn pregnancy)。残角子宫妊娠多发生于有内膜腔、内膜腔与宫颈不相通的残角子宫病例。由于有完整的子宫肌层包绕，残角子宫妊娠可以至晚期才发生破裂，一旦破裂极易造成腹腔内大出血，危及生命。

超声表现为子宫稍增大，子宫一侧见圆形包块，内有妊娠囊和胚胎，妊娠囊外有完整肌层包裹，但与正常宫腔内膜及宫颈管均不相连，包块与子宫紧贴或有蒂相连，经阴道超声检查观察宫颈管与含妊娠囊侧宫腔的关系，妊娠囊下缘与宫颈之间有肌层间隔(图 15-2-13)。应注意排除双子宫或双角子宫。至妊娠中晚期时正常子宫难以显示，超声检查极易漏诊。残角子宫妊娠偶可维持至妊娠晚期而获得活婴，但有破裂风险，需密切监测。

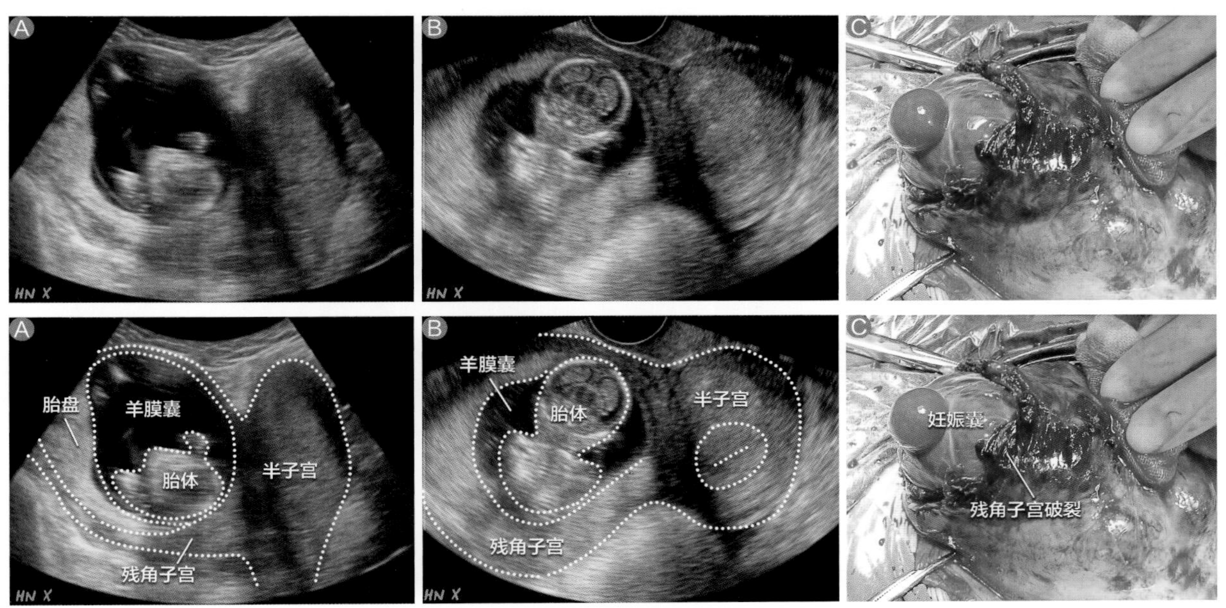

图 15-2-13 ■ 残角子宫妊娠及残角破裂

A. 经腹扫查；B. 经阴道扫查；C. 残角破裂术中所见。

六、宫颈妊娠

宫颈妊娠(cervical pregnancy)较罕见，约占妊娠的 1/9 000，占异位妊娠的 1%。由于妊娠绒毛侵蚀宫颈管血管，临床多表现为停经后无痛性阴道流血，流血量较多，严重者可危及生命，因此早期诊断非常重要。

超声表现为宫颈膨大，与子宫体相连呈葫芦状，宫颈管内见回声杂乱区或胚囊，高回声的绒毛环状附着于宫颈管，宫颈内口闭合。CDFI 显示宫颈肌层血管扩张，血流异常丰富，可见滋养层周围血流。探及存活的胚胎、绒毛下宫颈肌层血流异常丰富则可排除宫腔妊娠囊脱落至宫颈管

(图 15-2-14)。在腹部稍加压,宫腔妊娠流产可表现为妊娠囊形状或位置改变,呈“滑动征”,但宫颈妊娠时无此表现。

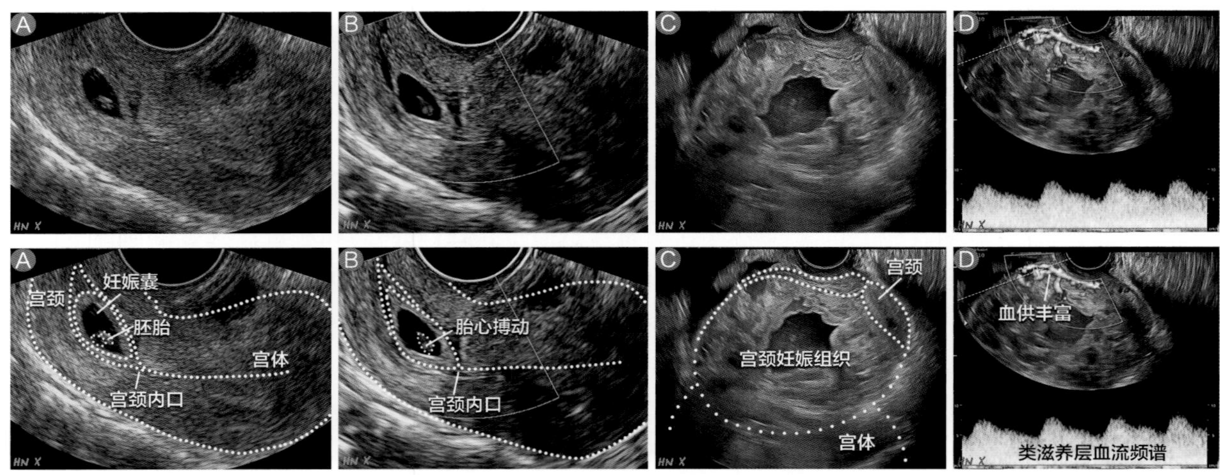

图 15-2-14 ■ 宫颈妊娠

A. 妊娠 6 周胚胎存活灰阶图;B. 妊娠 6 周胚胎存活彩色多普勒血流图;C. 妊娠 13 周胚胎停止发育灰阶图;D. 妊娠 13 周胚胎停止发育彩色多普勒血流图。

七、卵巢妊娠

卵巢妊娠(ovarian pregnancy)很罕见,约占所有异位妊娠的 0.5%~3%,占正常妊娠的 1/(7 000~40 000)。尽管高分辨力的阴道超声提高了异位妊娠的诊断率,但是卵巢妊娠术前判断仍然十分困难,多数在手术中才得以诊断。术中诊断标准为双侧输卵管正常;妊娠囊位于卵巢内,通过卵巢韧带与子宫相连;病理检查妊娠囊周边必须有卵巢组织。

卵巢妊娠未破裂时,超声可见一侧卵巢增大,形态不规则,内见一小高回声环,CDFI 显示周围环状彩色血流,记录到滋养层周围血流频谱(图 15-2-15)。卵巢周围无其他肿块。但无胚胎的卵巢妊娠与卵巢出血性黄体囊肿超声表现相似,需结合停经史、妊娠试验阳性鉴别。大部分卵巢妊娠在妊娠 40 天内发生破裂,破裂后出血形成杂乱回声的包块,与输卵管妊娠破裂难以鉴别。

八、腹腔妊娠

腹腔妊娠(abdominal pregnancy)是指妊娠囊种植于腹(盆)腔内,而非输卵管、卵巢或阔韧带,约占所有妊娠的 1/(2 200~10 200)。多数继发于输卵管妊娠破裂、妊娠囊脱落入腹(盆)腔继续生长,种植部位可以是宫旁盆壁、腹膜后、肠间、膀胱、脾脏、肝脏和膈肌。腹痛为主要临床症状,疼痛区域多为种植的部位。

早期妊娠因妊娠囊太小超声检查难以发现,较大孕周的妊娠囊与孕妇腹壁贴近,胚胎、胎儿和胎盘周围未见子宫肌层回声,可探及腹腔脏器结构(图 15-2-16)。

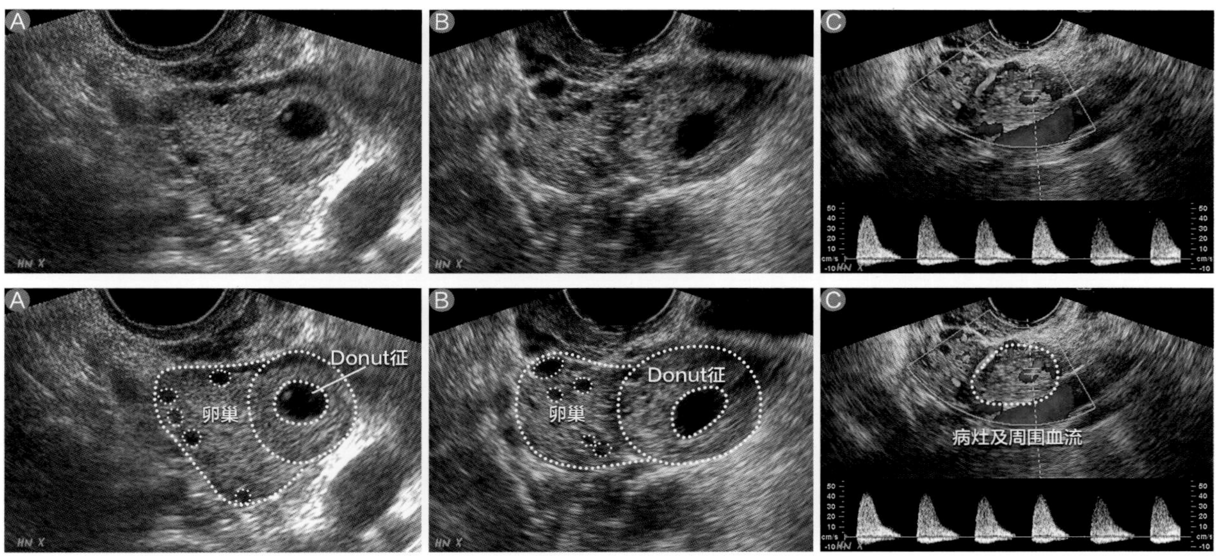

图 15-2-15 ■ 卵巢妊娠

A. 病例 1 灰阶图；B. 病例 2 灰阶图；C. 病例 2 彩色多普勒血流图。

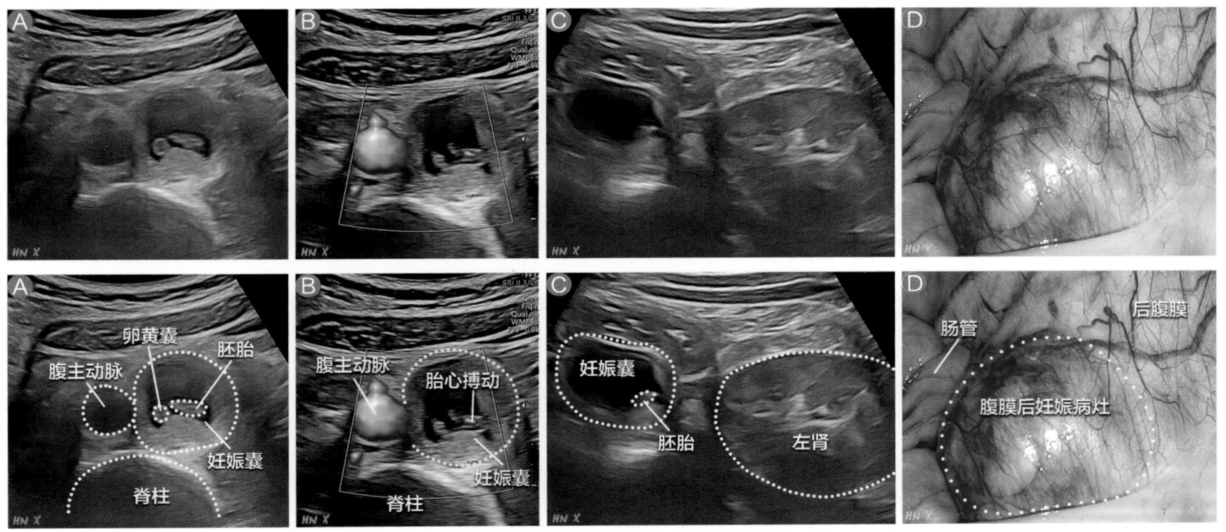

图 15-2-16 ■ 腹主动脉左侧腹膜后妊娠（7 周）

A. 灰阶图；B. 彩色多普勒血流图；C. 与左肾的关系；D. 腹腔镜下观。

九、宫内妊娠合并异位妊娠

宫内妊娠合并异位妊娠也称宫内宫外同期妊娠（heterotopic pregnancy），其中宫外妊娠大部分发生在输卵管，偶尔可见同时合并宫内异位妊娠。多发生于应用辅助生殖技术之后，有报道其占辅助生殖妊娠总数的 1%。由于有正常宫内妊娠，多无腹痛、阴道流血等临床症状，不易引起注意。

超声表现为子宫内见妊娠囊，宫腔以外区域另见妊娠结构。根据异位妊娠发生的部位不同，可有不同表现（图 15-2-17）。

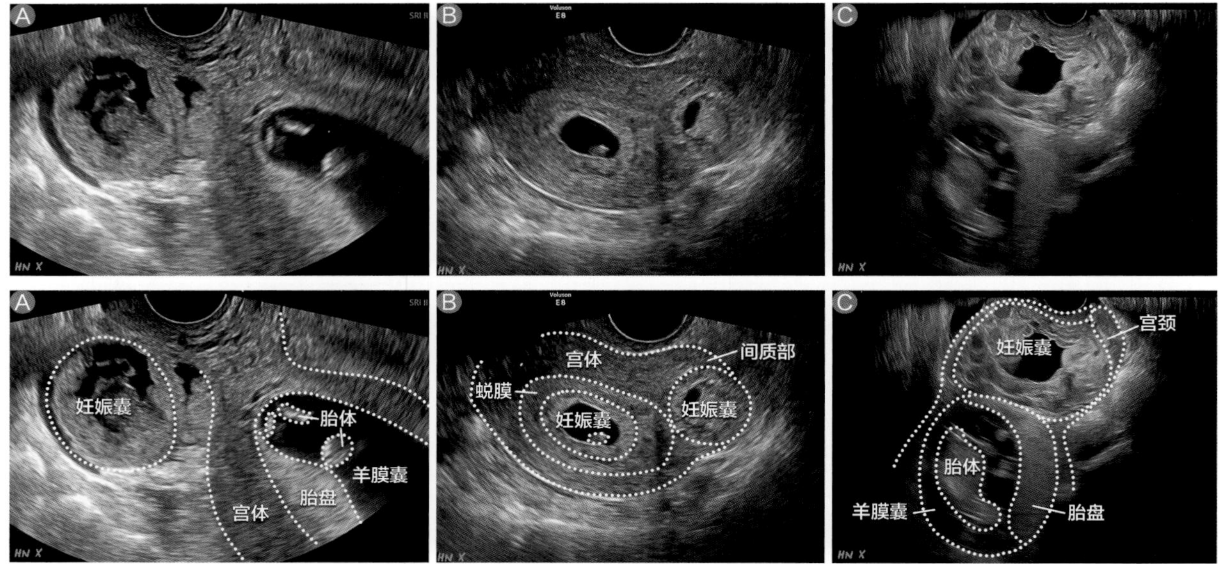

图 15-2-17 ■ 宫内妊娠合并异位妊娠

A. 宫内妊娠合并输卵管壶腹部妊娠；B. 宫内妊娠合并输卵管间质部妊娠；C. 宫内妊娠合并宫颈妊娠。

注意：对于临床上有宫内妊娠，但同时合并腹痛、阴道流血的病例，超声检查证实宫内妊娠后，还应全面扫查排除合并异位妊娠。对此情况的认识和警惕是诊断的关键。笔者医院曾回顾 85 例宫内、宫外同期妊娠的病例，虽然总体诊断灵敏度达 94.1%，但仅有 57.6% 在首次阴道超声检查时得到确诊。

第三节 | 多胎妊娠

一次妊娠同时有两个或两个以上胎儿时，称多胎妊娠（multiple pregnancy），以双胎（twins）发生率最高，约占所有活胎的 3.2%，其中 2/3 为双卵双胎，1/3 为单卵双胎。辅助生殖技术的广泛开展使两胎及两胎以上妊娠的发生率显著增加。多胎妊娠与围产期母胎并发症的发生率增加有关，包括早产、高血压疾病、妊娠糖尿病、胎儿生长受限、死胎和新生儿死亡。双胎妊娠死胎发生率为 1.2%，三胎及以上的死胎发生率为 3.1%，早产在多胎妊娠的发生率高达 60%，因此多胎妊娠属高危妊娠，应早期确诊。其中，单绒毛膜双胎是多胎妊娠中最复杂的类型，是导致多胎妊娠不良结局的最重要因素（详见第二十七章单绒毛膜双胎妊娠并发症），可以通过仔细的超声检查协助诊断，为临床处理提供重要依据。

一、多胎妊娠的发生与分类

（一）双卵双胎

双卵双胎指两个胎儿由两个卵子分别受精形成，两个胎儿染色体、基因不相同，故性别、容貌可不同。两个受精卵各自种植在子宫内不同部位，形成独立的胎盘和胎囊，种植位置接近时两个胎盘可融合一起，但血管不交通。根据双胎两个绒毛膜融合的特性可以有双绒毛膜双羊膜囊双胎（dichorionic diamniotic twins，DCDA）和单绒毛膜双合子双胎（monochorionic dizygotic twins，MCDZ）。前者最常见，两个胎盘分开，胎囊之间间隔由两层羊膜囊和两层绒毛膜组成；后者极少见，为两胎绒毛膜发生融合，两个胎囊之间间隔由两层羊膜组成（图 15-3-1）。

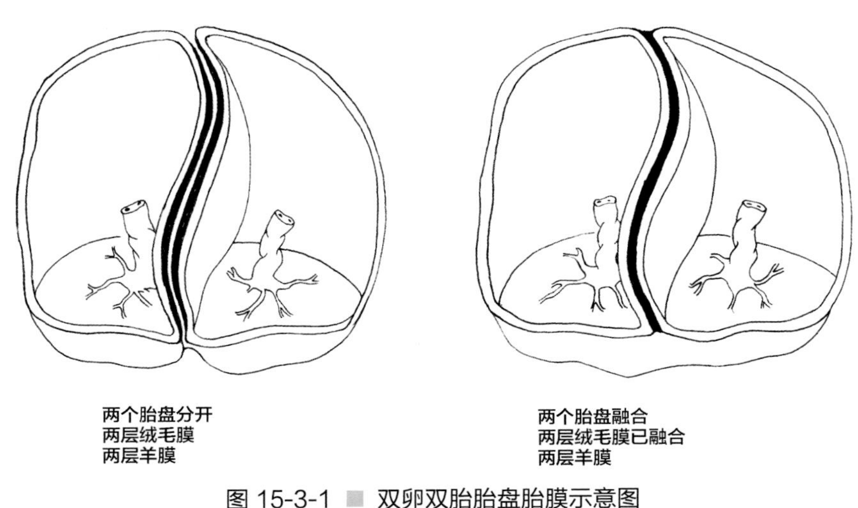

图 15-3-1 ■ 双卵双胎胎盘胎膜示意图

（二）单卵双胎

单卵双胎指两个胎儿由单一受精卵分裂而成。由于胎儿遗传基因相同，其性别相同、容貌相似。根据受精卵分裂时间不同，可形成 DCDA、MCDA 和单绒毛膜单羊膜囊（monochorionic monoamniotic twins，MCMA）（图 15-3-2）。单卵双胎的发生率较恒定，但在辅助生殖技术妊娠中增加 2~3 倍。

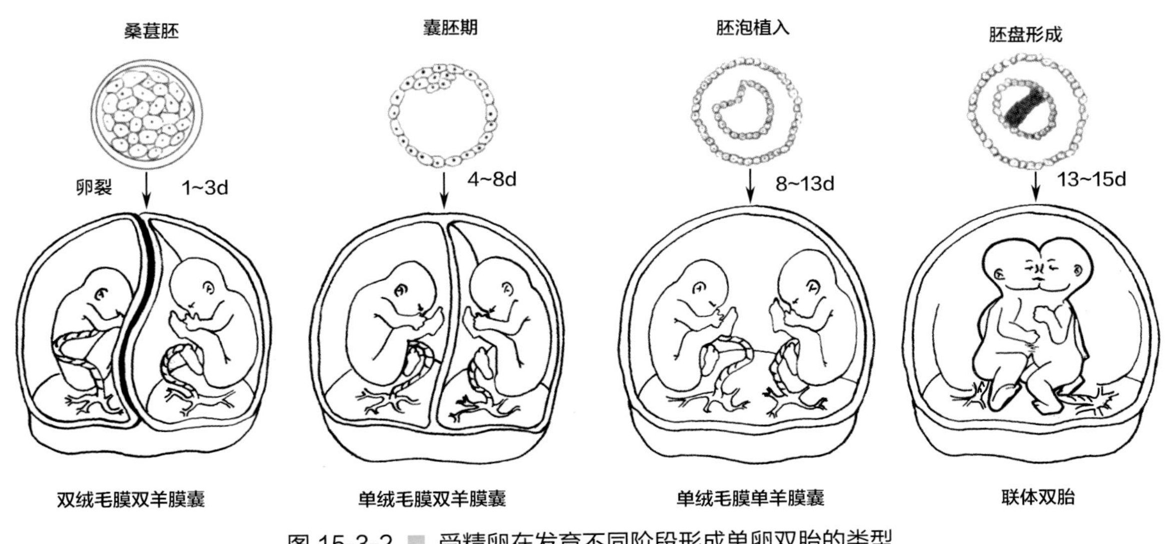

图 15-3-2 ■ 受精卵在发育不同阶段形成单卵双胎的类型

1. 胚胎分裂发生在桑葚期（受精 3 天内），每个胎儿各有独立的胎盘、羊膜和绒毛膜，两胎囊间隔由两层羊膜及两层绒毛膜组成，与双卵双胎相似，属于 DCDA，此类型约占单卵双胎妊娠 1/3。

2. 胚胎分裂发生在囊胚期(受精第4天后),胎儿各自有其羊膜囊但共享一个绒毛膜及胎盘,两胎囊间隔为两层羊膜,属于MCDA,两胎儿的血管在胎盘内可能发生交通。

3. 胚胎分裂发生在胚泡植入、羊膜囊形成后(受精第8天后),则两个胎儿共享一个胎盘、一个羊膜囊,形成MCMA。

4. 胚胎分裂发生在原始胚盘形成后(受精第12天后),则将导致不同程度、不同形式的联体双胎。

注意:所有单绒毛膜双胎的胎儿血管在胎盘内均有可能发生血管交通,从而导致一系列单绒毛膜双胎特有的并发症(详见第二十七章单绒毛膜双胎妊娠并发症)。

(三)三胎以上的多胎

三胎以上妊娠多由3个或3个以上卵子受精形成,每个胎儿均有各自的胎盘和胎膜,血液循环独立。由双卵形成的三胎或三胎以上妊娠较少见,单卵三胎或三胎以上更少见。三胎以上妊娠的组织发生学更复杂,就三胎妊娠来说,可以有下列多种组合:

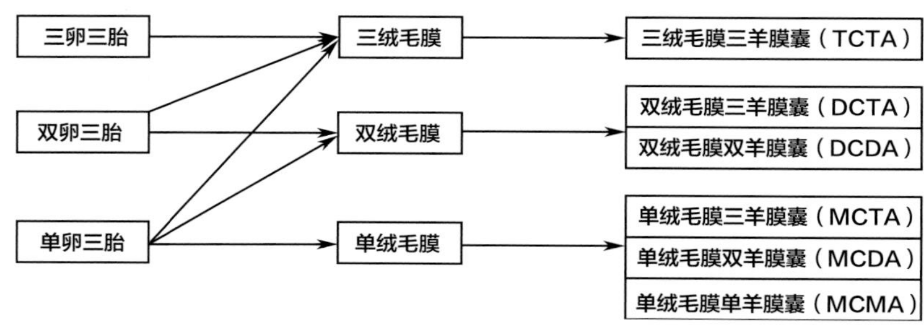

二、多胎妊娠的超声识别

超声诊断多胎妊娠简便易行,准确的诊断对临床处理起指导作用。多胎妊娠胎儿数量的判断并不难,但临床上重要的是判断多胎妊娠的类型,尤其绒毛膜性的判断,有助于诊断双胎并发症,指导孕期管理及多胎妊娠减胎术。单绒毛膜双胎的流产、早产、胎儿生长受限及胎儿畸形的发生率远高于双绒毛膜双胎。

1. 双绒毛膜双羊膜囊双胎(DCDA) 此类双胎可以是双卵双胎(两胎性别可有差异),也可以是单个受精卵分裂而成的单卵双胎(两胎性别相同),两胎血循环互不影响。

(1)妊娠囊和胎盘绒毛:早期妊娠可以清晰显示两个分离的妊娠囊,囊周可见高回声绒毛(图15-3-3A)。8周起妊娠囊内可以辨认各囊内的羊膜囊和胚外体腔。早期两妊娠囊种植部位相隔较远者可以显示两个分开的高回声的胎盘绒毛;随着妊娠囊增大,两胎种植部位接近,两胎盘绒毛发生融合,两胎盘间可见三角形的突起间隔,称为双胎峰(twin peak)(图15-3-3B)。随着孕周的增长,平滑绒毛膜消退,三角形凸起难以辨认,绒毛膜性的判断逐渐困难,可通过显示较厚的双胎间隔辅助判断(图15-3-3C)。妊娠20周时,只有85%的双绒毛膜囊妊娠可辨认出双胎峰。

(2)胎膜隔:两胎间胎膜隔较厚,尤其在早期,自妊娠中期胎膜隔逐渐变薄。

(3)胎儿性别：两胎若为不同性别则可确定是双卵双胎，但如果为同一性别则可能是单卵也可能是双卵双胎。

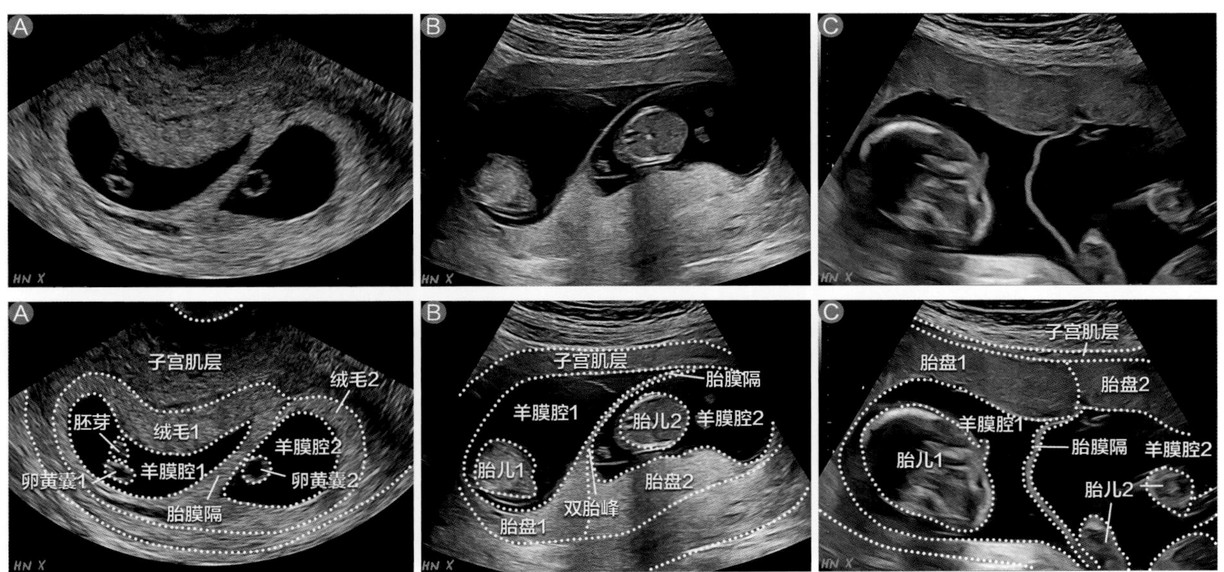

图 15-3-3 ■ 双绒毛膜双胎

A. 妊娠 6 周；B. 妊娠 13 周；C. 妊娠 20 周。

2. 单绒毛膜双羊膜囊双胎（MCDA） 此类双胎为单卵双胎的一种，囊胚期内细胞团分裂成两个发育中心，各自形成独立胚胎，共享一个胎盘，可发生双胎间血管交通。

(1)妊娠囊和胎盘绒毛：早期妊娠宫内仅见一个妊娠囊，周围有高回声的胎盘绒毛环绕，无双胎峰，囊内可见两个胚胎或胎儿（图 15-3-4）。

(2)胎膜隔：较早期妊娠时难以分辨羊膜囊，至 6 周起经阴道超声扫查可显示一个胚外体腔内两个卵黄囊、点状胚胎及胚胎周围的羊膜囊；至 11 周开始羊膜囊融合形成两胎间胎膜隔，因此 MCDA 双胎间胎膜由双层羊膜形成；妊娠中、晚期胎膜菲薄，需仔细扫查识别（图 15-3-4C）。

(3)胎儿性别：两胎性别相同。

3. 单绒毛膜单羊膜囊双胎（MCMA） 亦为单卵双胎的一种，为羊膜囊形成后胚盘分裂为两个胚胎形成。两胎儿间血管也可交通，发生双胎间脐带缠绕、联体畸形等机会明显增加。以往的观察发现，单绒毛膜双胎的羊膜囊数与卵黄囊数一致，提示在孕 8 周前根据卵黄囊数来判断单羊膜囊还是双羊膜囊。但随着高分辨力超声探头的应用，逐渐发现羊膜囊数不一定等于卵黄囊数，也有卵黄囊数与胎儿数相同的情况，即单羊膜囊也可以是双卵黄囊，因此在孕 11 周开始行 NT 筛查时为判断羊膜囊数的最佳时间。

(1)妊娠囊和胎盘绒毛：同 MCDA。

(2)胎膜隔：两胎间无羊膜隔（图 15-3-5）。

(3)胎儿性别：两胎性别相同。

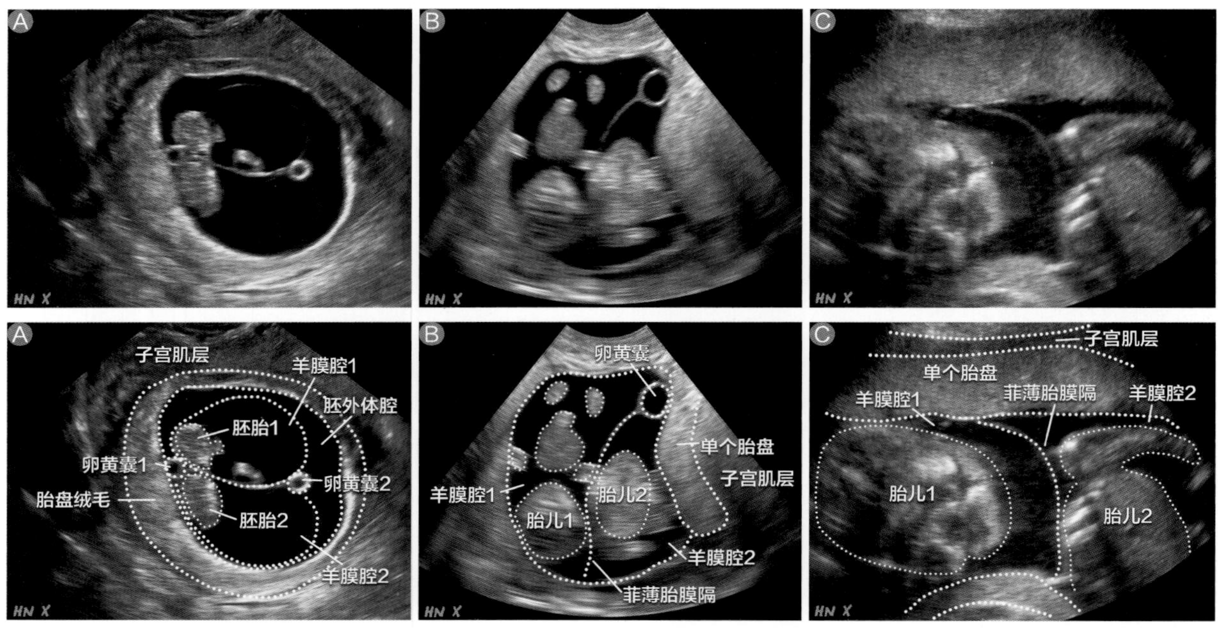

图 15-3-4 ■ 单绒毛膜双羊膜囊双胎
A. 妊娠 7 周；B. 妊娠 11 周；C. 妊娠 22 周。

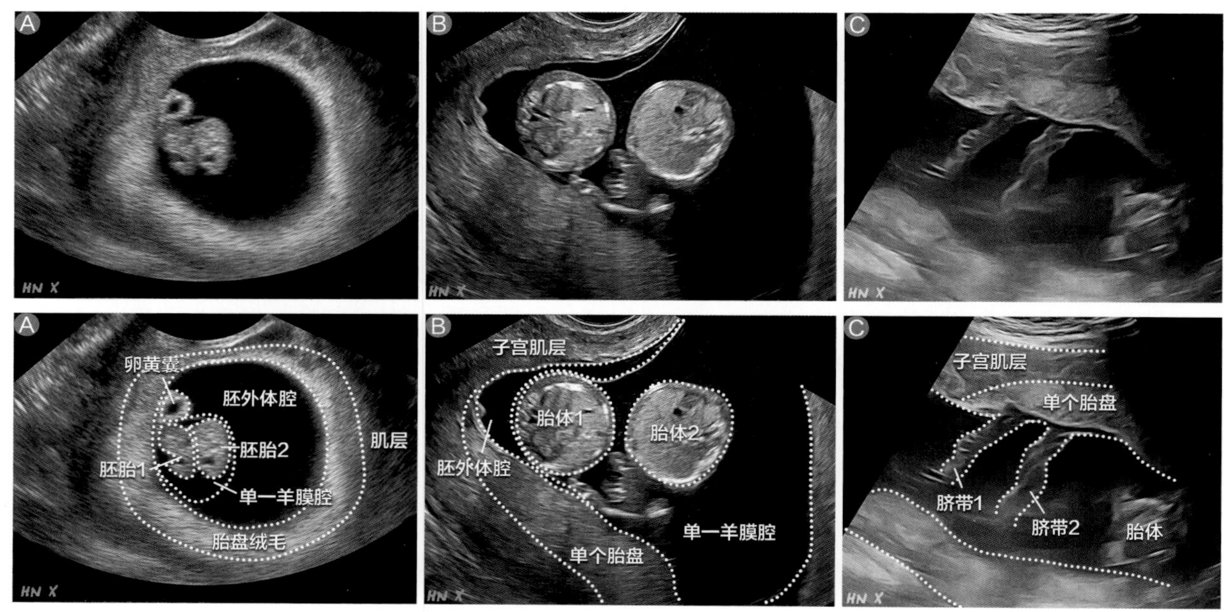

图 15-3-5 ■ 单绒毛膜单羊膜囊双胎
A. 妊娠 7 周；B. 妊娠 13 周；C. 妊娠 22 周

4. **其他少见的多胎妊娠声像** 辅助生殖技术常带来各种类型的多胎妊娠，超声检查可根据以上特征判断胎儿数目、绒毛膜性、羊膜囊数，为临床决策提供辅助信息。多胎妊娠包括绒毛膜性参考上述的三胎妊娠的各种组合（图 15-3-6）；四胎妊娠、五胎妊娠大多数源于促排卵治疗，超声检查时应注意全面扫查子宫，尽早判断绒毛膜性，孕早期可行三维超声成像显示全部胚胎和胎儿结构（图 15-3-7），孕周较大时则应仔细记录每一个胎儿以免漏诊。

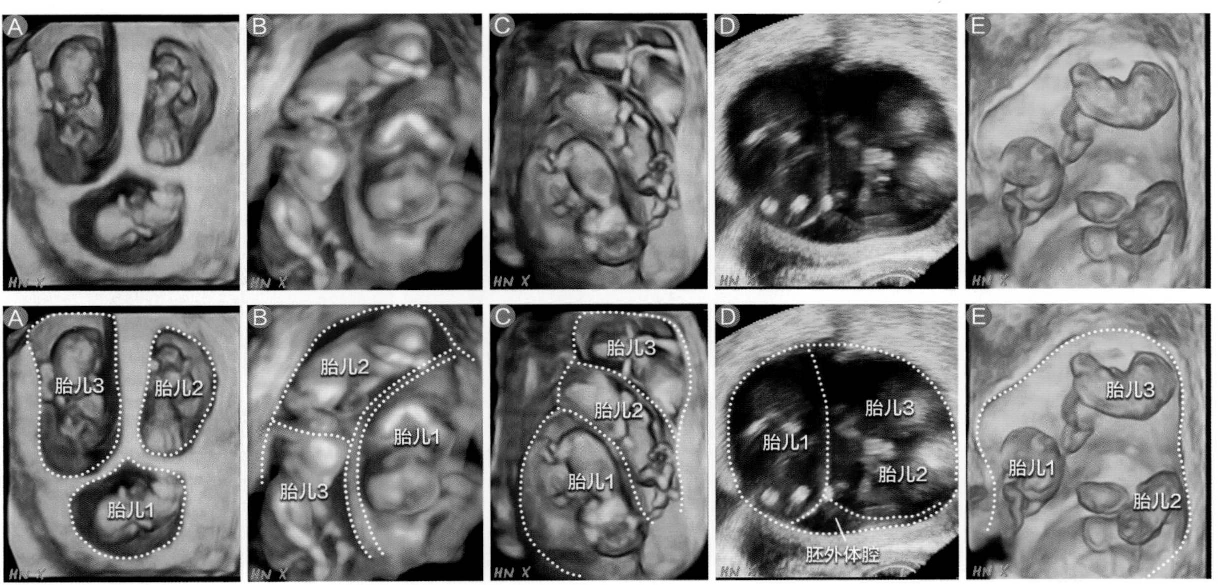

图 15-3-6 ■ 三胎妊娠(8~10 周)绒毛膜性和羊膜性

A. 三绒三羊(TCTA)三胎;B. 双绒三羊(DCTA)三胎;C. 单绒三羊(MCTA)三胎;D. 单绒双羊(MCDA)三胎;E. 单绒单羊(MCMA)三胎。

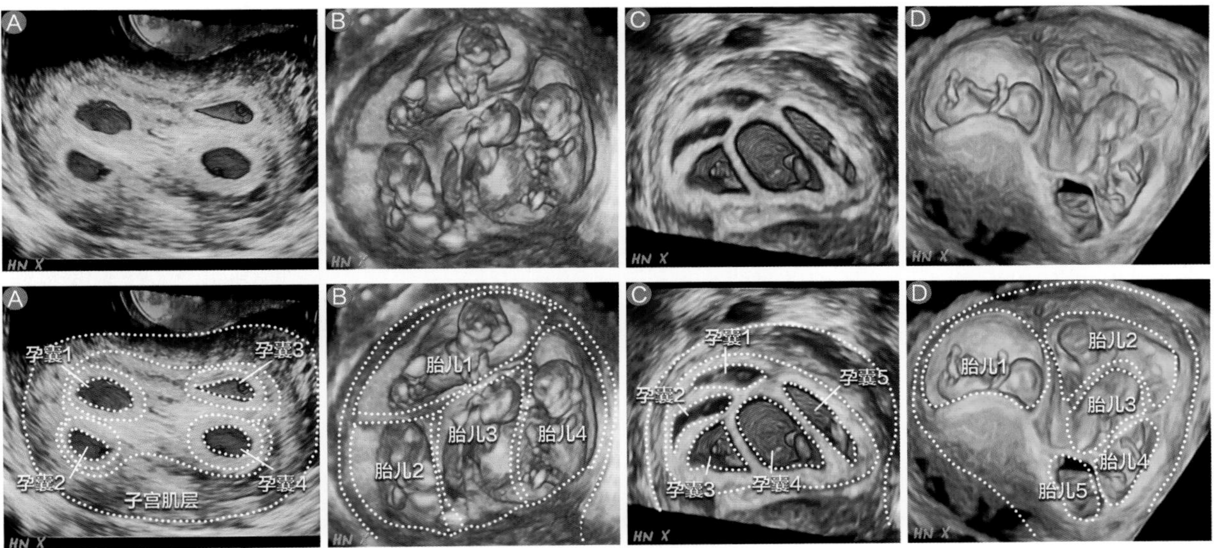

图 15-3-7 ■ 四胎妊娠和五胎妊娠

A. 四绒四羊四胎(6 周);B. 四绒四羊四胎(12 周);C. 五绒五羊五胎(7 周);D. 五绒五羊五胎(10 周)。

三、多胎妊娠超声检查要点

1. 任何时候超声检查发现宫内多胎妊娠,都应尽可能判断绒毛膜性,并留存判断绒毛膜性的超声图像。首次检查时间越早，诊断准确性越高。妊娠 7~10 周通过妊娠囊数目判断绒毛膜性的准确性可达 100%；妊娠 11~14 周根据胎盘绒毛双胎峰、胎膜隔特征进行绒毛膜性和羊膜性的判断，准确性可达 100%（图 15-3-8）。

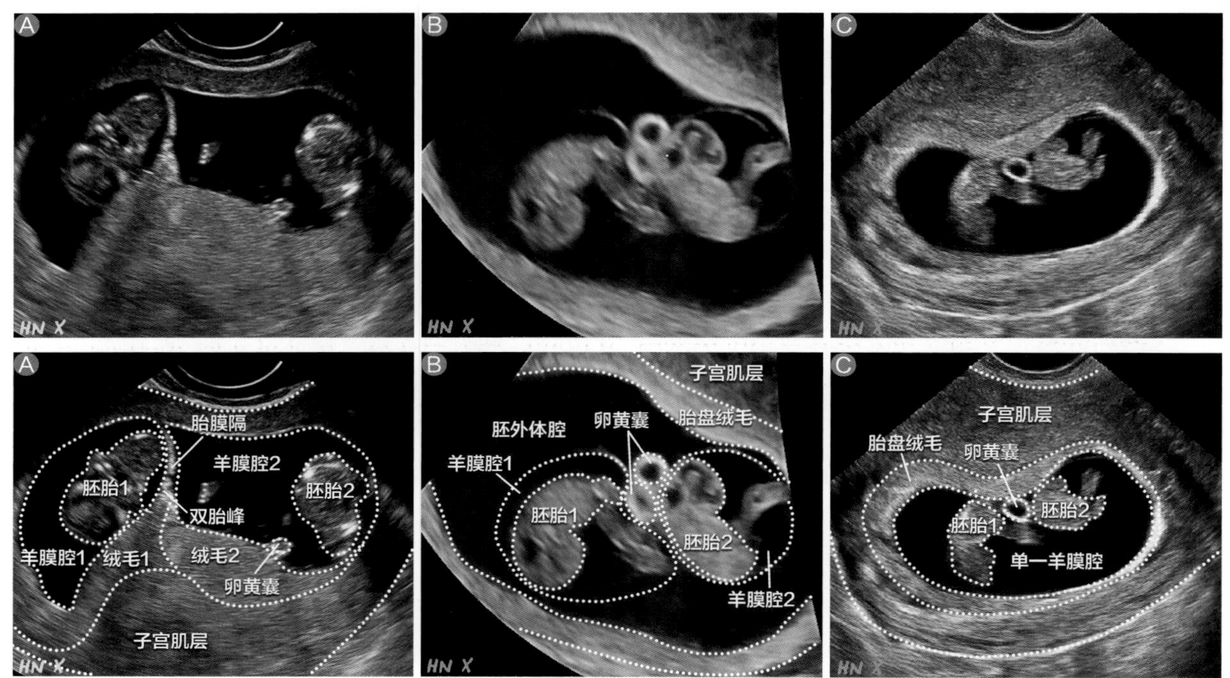

图 15-3-8 ■ 孕早期双胎妊娠绒毛膜性和羊膜性的判断

A. 双绒毛膜双羊膜囊（DCDA）双胎；B. 单绒毛膜双羊膜囊（MCDA）双胎；C. 单绒毛膜单羊膜囊（MCMA）双胎。

2. 双胎妊娠绒毛膜性判断要点为：①双绒毛膜双胎两胎盘间呈“双胎峰”或“λ”征，单绒毛膜双胎无“双胎峰”，孕中晚期双绒毛膜双胎两胎盘完全融合难以与单绒膜双胎鉴别；②双绒毛膜双胎两胎间隔膜较厚，单绒毛膜双胎两胎间隔膜菲薄，但孕中晚期以此判断绒毛膜性较困难；③两胎若性别不同则为双卵双胎，若为同一性别则可能是单卵也可能是双卵双胎。

3. 尽早确定孕周，以大胎儿的顶臀长估算孕周。以可靠和可持续追踪的方法标记胎儿，注意胎动导致的胎儿位置互换。

4. 分别扫查各胎儿发育情况，需注意排除联体畸形、脐带相互缠绕、双胎之一发育异常，以及判断有无单绒毛膜双胎，以及注意定期监测单绒毛膜双胎特有的并发症（详见第二十七章单绒毛膜双胎妊娠并发症）。

5. 中晚期判断多胎妊娠时注意全面扫查，避免假阳性或假阴性。应注意三胎以上胎儿相互交叉、重叠时容易漏、误诊。孕中期以后进行胎儿发育参数测量时，应注意一个胎儿测量完成后再测量另一个胎儿，从胎头循其脊柱至四肢依顺序检查，避免各胎儿交叉测量造成混乱。

6. 多胎妊娠胎盘一般占据宫内壁较大面积，应特别注意有无前置胎盘。

7. 多胎妊娠常合并羊水过多，有胎膜分隔时应分别测量各羊膜囊内最大羊水池深度。

第四节 | 子宫颈功能不全

子宫颈功能不全(cervical insufficiency)又称宫颈内口松弛症，指由于宫颈纤维组织及平滑肌含量减少，或宫颈内口纤维组织断裂，导致宫颈括约能力下降，宫颈呈病理性扩张和松弛，子宫颈内口关闭不全，以致易发生反复流产和早产。宫颈发育不良、宫颈损伤、宫颈锥切术等是导致宫颈功能不全的主要原因。非孕期宫颈由纤维结缔组织及少量平滑肌组织构成，内含大量胶原蛋白和黏多糖，妊娠期受激素水平影响，宫颈胶原溶解性增加，胶原蛋白分解，胶原纤维重新排列，透明质酸及含水量增加，至分娩前宫颈逐渐变软，缩短、消失，直至分娩宫口张开。宫颈成熟重塑的机制尚未明了，但宫颈软化发生在足月前则会引发早产。

【诊断标准】宫颈功能不全是一个临床诊断，其诊断标准为既往有 1 次或多次的孕中期无宫缩、无分娩发动的自然流产史，排除病理妊娠；在非孕期检查宫颈内口可顺利通过 8 号宫颈扩张器。

【检查方法】经阴道扫查观察宫颈形态清晰准确，探头不必进入阴道很深，在阴道外 1/3 处就可得到清晰图像，又可避免接触宫颈，检查和测量不受母亲肥胖、宫颈位置和胎儿遮挡影响。先观察宫颈结构，清晰显示宫颈管和宫颈内口、外口再测量宫颈长度，为从宫颈内口到外口距离，测量三次取最短值。应注意孕期子宫下段收缩、宫颈内口辨认困难可导致测量值过大。

【超声表现】

1. 非孕期 超声检查宫颈无明显异常，若有宫颈锥切术史，则宫颈较短。笔者医院曾对 46 例临床诊断宫颈功能不全者的宫颈长度与正常宫颈进行对照，前者宫颈长度(2.81 ± 0.52)cm，正常组(3.02 ± 0.49)cm，但以宫颈长度缩短预测宫颈功能不全的灵敏度和特异度均较低；同时采用宫颈弹性成像(elastography for cervix，E-cervix)技术检查两组宫颈弹性指标，证实了宫颈功能不全者的宫颈相对偏软且不均质，弹性指标预测宫颈功能不全的效能较宫颈长度指标好。

2. 妊娠期 正常宫颈长度在 3~4cm，宫颈内、外口闭合，宫颈管呈线状(图 15-4-1A)，随妊娠周数增加，宫颈长度先变长、近足月宫颈缩短，孕早期为 3.31cm(2.97~3.57cm)，孕中期为 3.61cm(3.30~4.06cm)，孕晚期为 3.49cm(3.08~3.95cm)。宫颈功能不全在孕期无宫缩情况下表现为宫颈缩短<2.5cm，宫颈内口扩张，形成漏斗样或鸟嘴状，羊膜囊下降突入宫颈管(图 15-4-1B、C)。妊娠期宫颈功能不全行宫颈环扎术后，可在宫颈肌层显示环扎线的高回声，三维成像可显示其环状高回声全貌，可辅助准确判断环扎部位(图 15-4-2)，应注意与宫颈病变鉴别。

【早产的预测】虽然一些研究已证明经阴道超声检查发现的宫颈长度缩短与早产关系密切，但采用不同的宫颈长度预测早产风险的效能有较大差异。采用宫颈长度<2.5cm 预测早产，对于有早产史者，阳性预测值为 70%，但没有早产史者，阳性预测值为 40%。另外，一些随机对照试验从成本 - 效益角度分析发现，检测宫颈长度后实施宫颈环扎术或黄体酮安胎等干预的方法并无明显益处，因此从循证医学的角度，对非高危人群不建议常规测量宫颈长度。

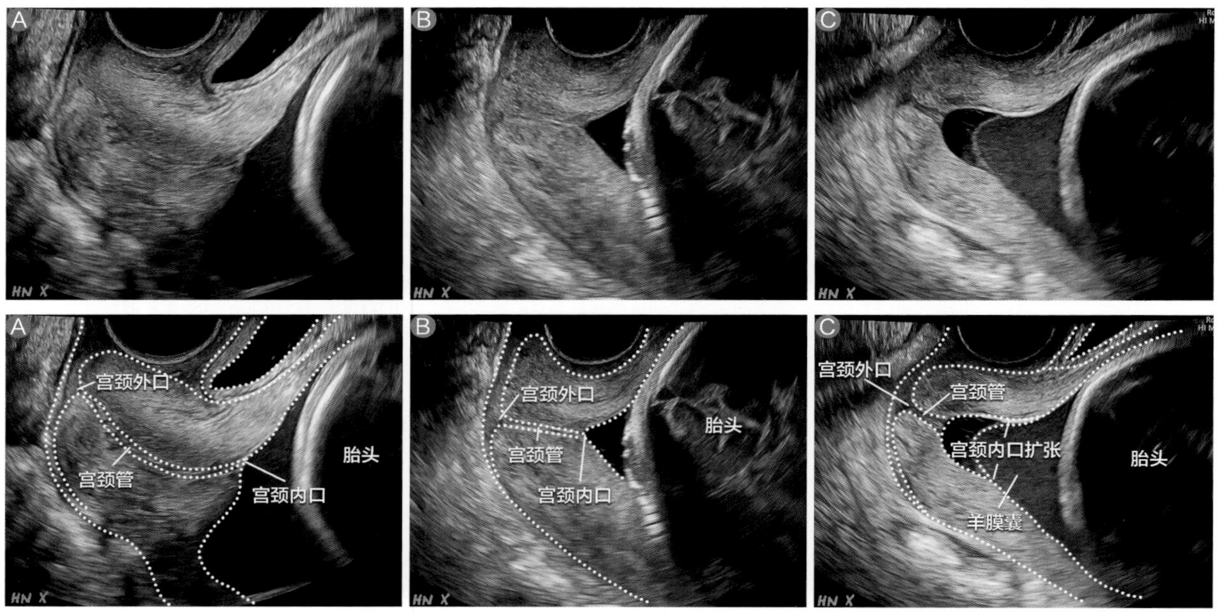

图 15-4-1 ■ 孕中期正常与功能不全的宫颈
A. 正常宫颈；B. 宫颈缩短；C. 宫颈内口扩张。

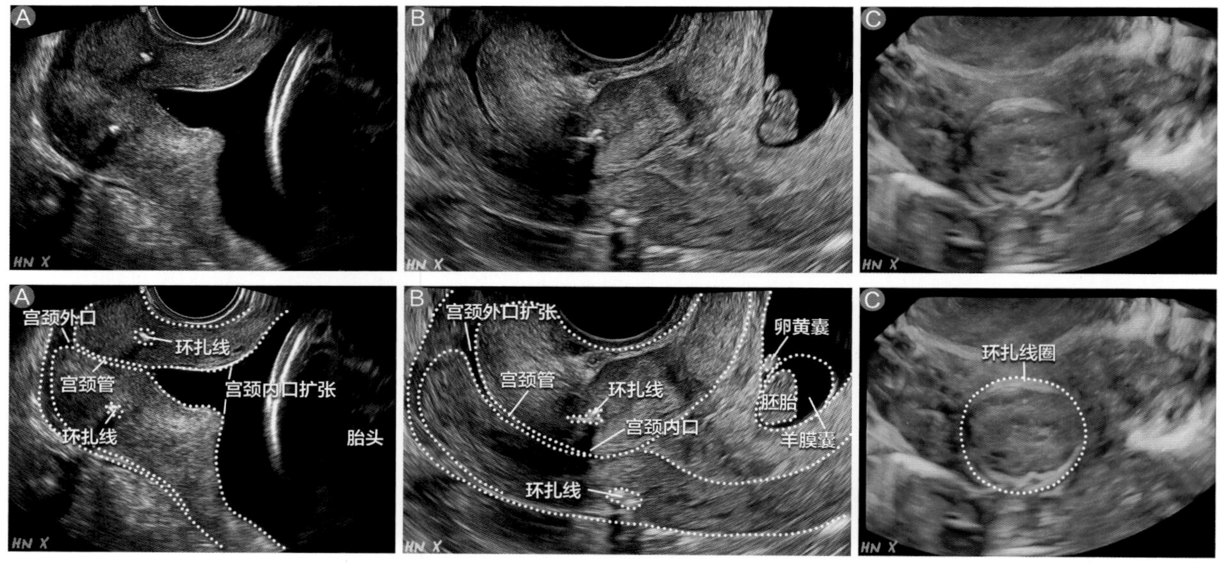

图 15-4-2 ■ 妊娠期宫颈环扎术后
A. 宫颈内口扩张宫颈环扎术后；B. 宫颈内外口扩张宫颈环扎术后；C. 宫颈横切面三维成像。

注意：宫颈功能不全是临床诊断，不应仅根据超声宫颈测量值做出诊断，应密切结合临床表现和病史。另外，子宫颈的长度因人而异，尤其是有足月阴道分娩史的经产妇，常有宫颈缩短，甚至有宫颈展平者，也可维持至足月妊娠，故宫颈长度单一指标不足以预测宫颈功能。

第五节 | 盆腔病变合并妊娠

一、子宫肌瘤合并妊娠

约 3%~12% 的妊娠期孕妇产前可检出子宫肌瘤。非孕期子宫肌瘤生长缓慢，但妊娠时随着体内激素水平增加，肌瘤快速增大，部分瘤体因供血不足而出血坏死，发生红色变性。临床表现为腹痛或局部压痛。

超声表现：在正常子宫肌层中可见梭形或圆形的低回声结节，边界较清，伴有不同程度的声衰减(图 15-5-1A)；体积较小的肌瘤，以及位于子宫侧壁或后壁的肌瘤常会漏诊。因孕早中期常有子宫收缩，肌层局部增厚形成肌瘤的假象，又称“移动性肌瘤”(图 15-5-1B)，可动态观察鉴别，后者在数分钟后自然消失。当发生子宫肌瘤红色变性时，瘤体快速增大，瘤内回声衰减不明显呈花纹状，CDFI 显示瘤内无明显血流信号(图 15-5-1C、D)，探头加压时局部有压痛。但大多数情况下红色变性的肌瘤没有特异性声像图表现，需结合病史辅助诊断。

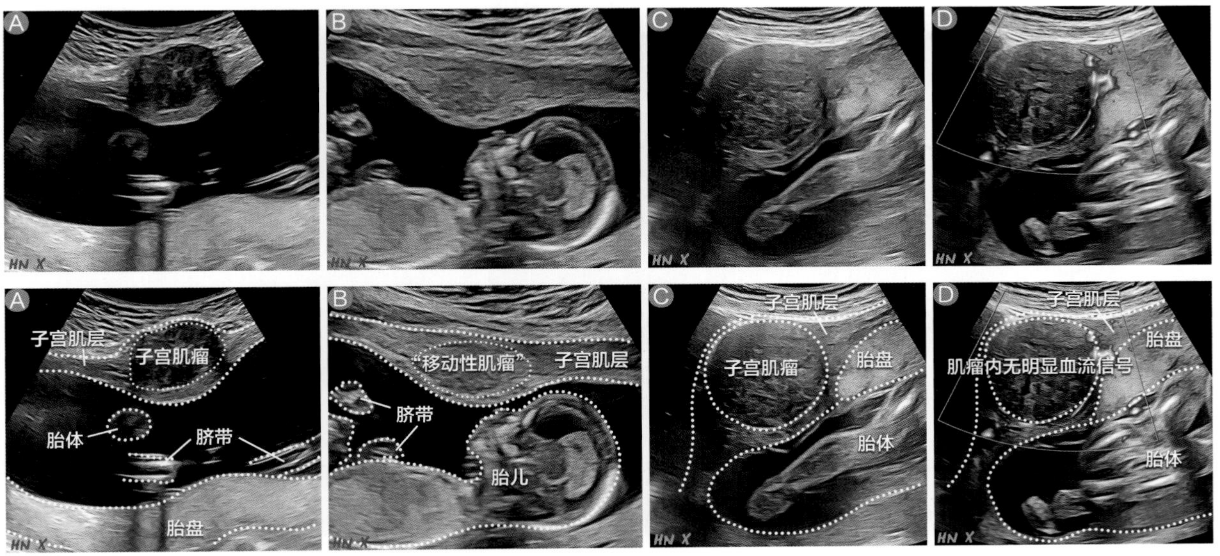

图 15-5-1 ■ 子宫肌瘤合并妊娠

A. 子宫前壁浆膜下肌瘤；B. 子宫前壁“移动性肌瘤”；C. 子宫前壁下段肌瘤红色变性；D. 肌瘤红色变性彩色多普勒血流图。

二、附件肿块合并妊娠

附件肿块合并妊娠最多见的是妊娠黄体囊肿和卵巢畸胎瘤，偶有合并其他附件肿块。本节介绍与妊娠密切相关的卵巢占位病变及并发症。

1. 妊娠黄体瘤(luteoma of pregnancy) 又称妊娠黄素瘤，为妊娠期卵巢黄体发生的结节状增生，瘤体呈棕黄色或红褐色，鱼肉状，镜下可见瘤细胞胞质嗜酸性，弥漫性增生。属于卵巢瘤样病变，为功能性肿瘤，多数病例在妊娠结束后数月自然消退。较罕见。孕妇雄激素水平升高，出现男性化特征可合并腹水，偶可见合并胸腔积液，部分病例可出现肿瘤标志物升高。

【**超声表现**】卵巢瘤样增大，程度不等，呈实性较均质结节状低回声，其内可有散在、大小不等的圆形囊腔。CDFI 显示瘤体蒂部条状供血血管，瘤内血流信号丰富，可记录到类恶性肿瘤的高速极低阻力动脉性频谱（图 15-5-2）。

【**鉴别诊断**】较难与卵巢实性恶性肿瘤鉴别。可结合孕前有无附件肿瘤病史鉴别，必要时可行穿刺活检病理鉴别。

2. **卵巢子宫内膜异位囊肿** 在妊娠期子宫内膜异位囊肿的囊壁蜕膜化，在超声声像图上有特有的征象（详见第八章第三节良性卵巢肿瘤）。

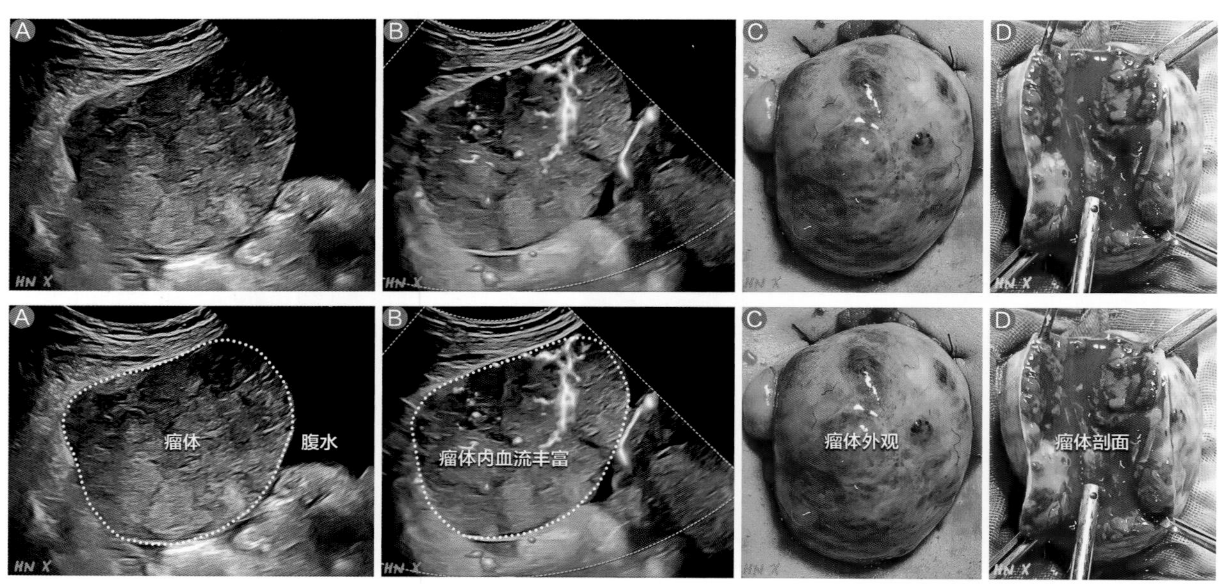

图 15-5-2 ■ 妊娠黄体瘤

A. 灰阶图；B. 彩色多普勒血流图；C. 瘤体外观；D. 瘤体剖面。

3. **妊娠期卵巢或卵巢肿瘤蒂扭转** 随着妊娠的进展，子宫增大，卵巢肿块位置变动，可能发生蒂扭转，出现急腹症。早期妊娠时附件肿块容易检出，中晚期妊娠由于子宫增大，附件上移，附件肿块可上升至腹腔内、子宫后方，很容易漏诊。妊娠期超声检查常规扫查两侧宫旁，可减少漏诊。妊娠期还可能发生卵巢扭转，扭转的卵巢水肿增大，需与卵巢畸胎瘤扭转鉴别，扭转的蒂部动态扫查可显示麻绳状结构，CDFI 可显示螺旋状血流信号（图 15-5-3）。笔者医院回顾性分析 25 例妊娠期卵巢扭转的临床和超声特征，术前卵巢扭转的超声诊断率为 84%，合并卵巢水肿较常见。卵巢肿瘤扭转的发生率较低。

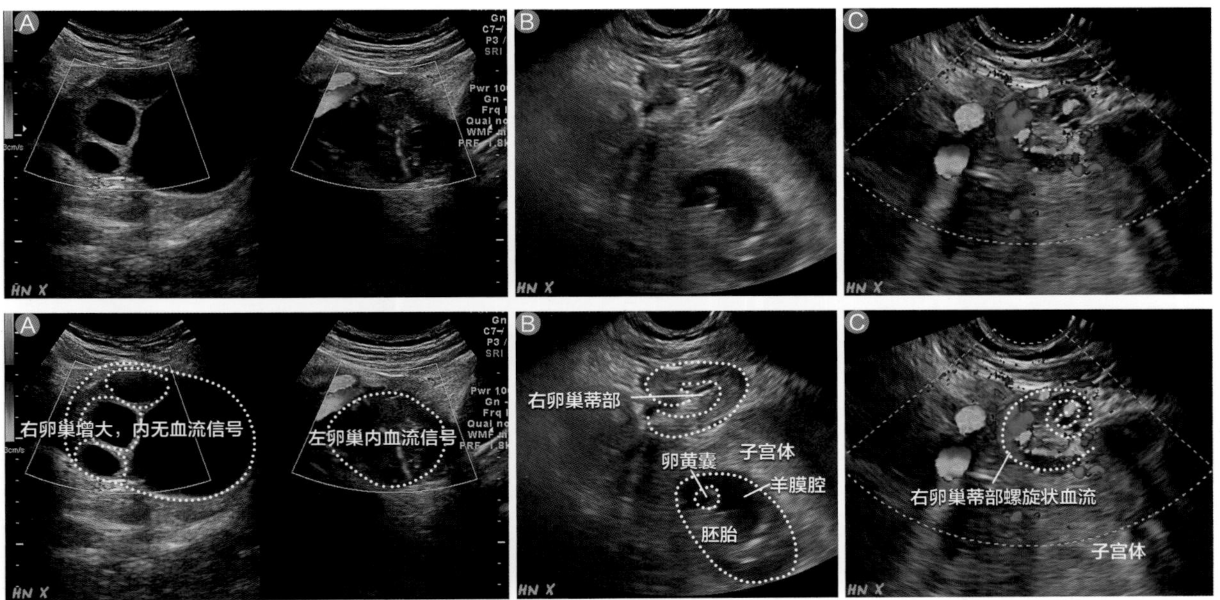

图 15-5-3 ■ 妊娠 13 周右侧卵巢扭转

A. 双侧卵巢彩色多普勒血流图；B. 右卵巢蒂部麻绳状声像图；C. 右卵巢蒂部螺旋状血流。

第六节 | 异常产褥

异常产褥包括产褥感染、产道损伤血肿、晚期产后出血等，超声检查可以帮助寻找病因及观察生殖道病变。

一、产褥感染

产褥感染（puerperal infection）是指分娩时及产褥期生殖道受病原体感染引起的局部和全身炎症，大部分感染发生在产后 10 天内，也有在产褥期末发病。产褥感染的三大临床症状为发热、腹痛、恶露异常。因炎症的部位、范围及反应程度不同其临床表现不尽相同。根据感染发生的部位可分为会阴、阴道、宫颈、腹部伤口、子宫切口的局部感染；急性子宫内膜炎；急性盆腔结缔组织炎；腹膜炎；血栓性静脉炎；脓毒血症等。

超声检查有助于了解内生殖器的炎症表现及炎症范围。

1. 急性子宫内膜炎、子宫肌炎、宫颈炎 因感染影响子宫的缩复，子宫各径线比同期正常产褥的子宫大，肌层普遍呈不均质回声，内膜回声亦不均匀。复旧不良宫腔积血时可见宫腔分离，宫腔内见液性暗区和不均质斑点状回声；如果出现有片块状或团块状回声时，要注意有无组织物残留。

2. 急性盆腔结缔组织炎、急性输卵管炎、腹膜炎 表现为子宫轮廓较模糊，肌层回声不均匀，宫旁见杂乱低回声或液性暗区，直肠子宫陷凹可有液性暗区；脓肿形成时可见附件区囊性或混合性肿块，输卵管可积液或积脓，声像图与附件炎症包块相同。

3. 产道裂伤、手术切口的局部感染 产道的损伤包括宫颈裂伤和阴道裂伤，可以在局部形成血肿及感染灶，在损伤的部位可探查到肿块，与一般的血肿、脓肿特点一样。剖宫产腹部切口处的血肿、脓肿可出现在皮下的各层内，多在肌层或筋膜下形成囊性或混合性肿块；子宫切口处感染可见在子宫前壁下段肌层切口处的边界模糊、向外隆起的混合性肿块，有血肿或脓肿时可见囊性肿块（图 15-6-1）。

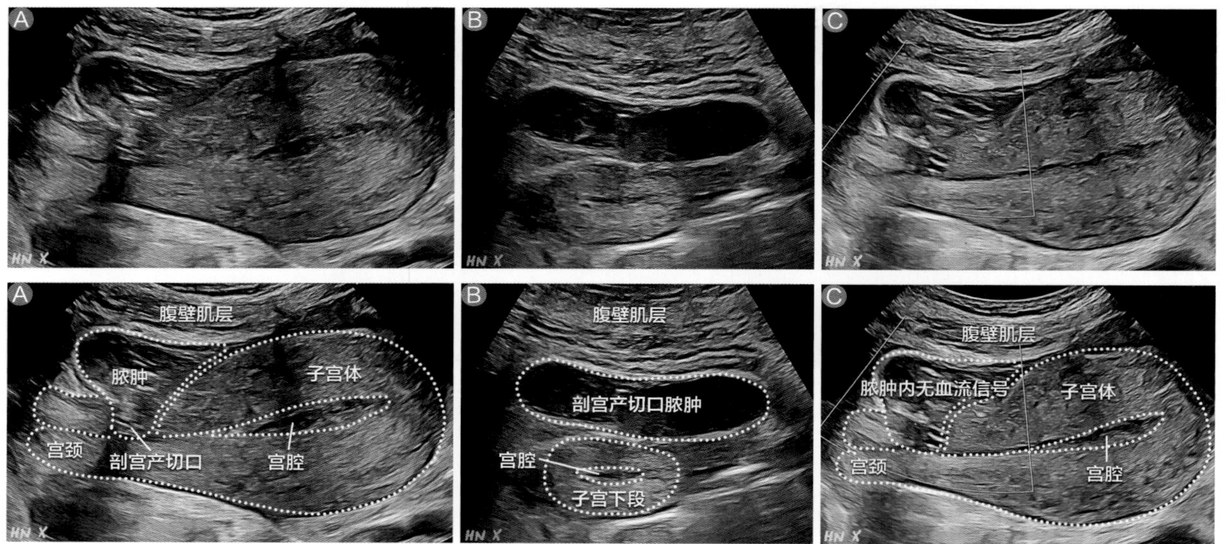

图 15-6-1 ■ 剖宫产术后切口感染脓肿形成

A. 子宫矢状切面；B. 子宫下段横切面；C. 子宫矢状切面彩色多普勒血流图。

二、晚期产后出血

晚期产后出血是指分娩 24 小时后，在产褥期内发生的子宫大量出血。其病因有胎盘胎膜残留、胎盘植入、剖宫产切口裂开以及其他合并症如子宫内膜炎、黏膜下子宫肌瘤等。晚期产后出血的产妇应常规进行超声检查，以了解子宫、产道、剖宫产切口、盆腔的情况，正确做出诊断、及时处理。超声检查要注意观察子宫大小、子宫内膜、宫腔、肌层、宫旁组织及阴道的情况。

1. 胎盘植入 产后胎盘不能正常娩出时应考虑胎盘植入，表现为宫腔内见稍高回声的胎盘声像，局部肌层菲薄，胎盘与局部肌层界限消失，甚至直达浆膜下都无正常肌层回声。胎盘植入的产前和产后超声表现详见第十六章第三节胎盘植入系谱。

2. 胎盘、胎膜残留 胎盘残留时，宫腔内有不规则、大小不一的低回声或高回声团，与子宫肌层分界欠清晰，CDFI 显示不均回声团与肌层交界处可有点状、条状或丰富血流信号（图 15-6-2）；若仅有胎膜残留，组织物与子宫肌层分界清晰，局部无明显血流信号。组织团块如果阻塞在子宫下段或宫颈管内，可同时伴有宫腔中上段的积血声像，内为不均低回声。子宫测量径线增大，提示缩复不良。

3. 产道或手术切口血肿、切口感染、愈合不良 剖宫产切口处血肿时可见切口处囊状低回声区，内含云雾状回声或絮状不均匀回声，边界粗糙（图 15-6-3A、B），血肿也可出现在宫腔内胎盘附着处，局部与宫壁分界不清，内无血流信号（图 15-6-3C、D），应注意与稍高回声的胎盘残留鉴别。产道的血肿多出现在阴道穹窿部或阴道中上段，形成囊性肿块，向盆腔内扩展时可形成较大的囊性肿块。当血肿向宫腔或阴道穿破时，出现大量阴道出血，血肿可变小或消失。

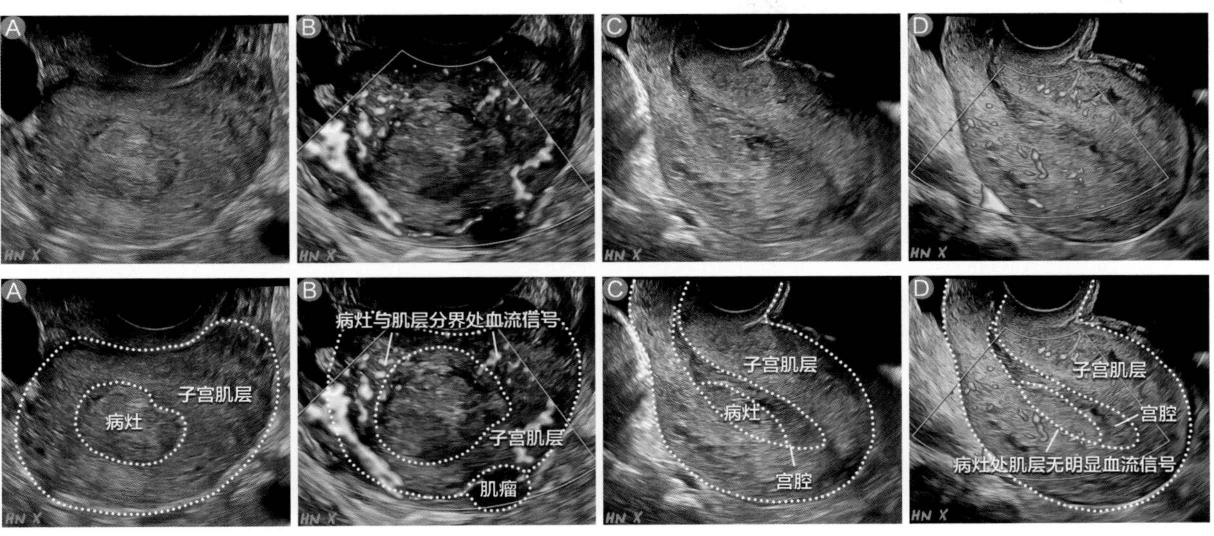

图 15-6-2 ■ 产后胎盘、胎膜残留

A. 部分胎盘残留灰阶图；B. 部分胎盘残留彩色多普勒血流图；C. 部分胎膜残留灰阶图；D. 部分胎膜残留彩色多普勒血流图。

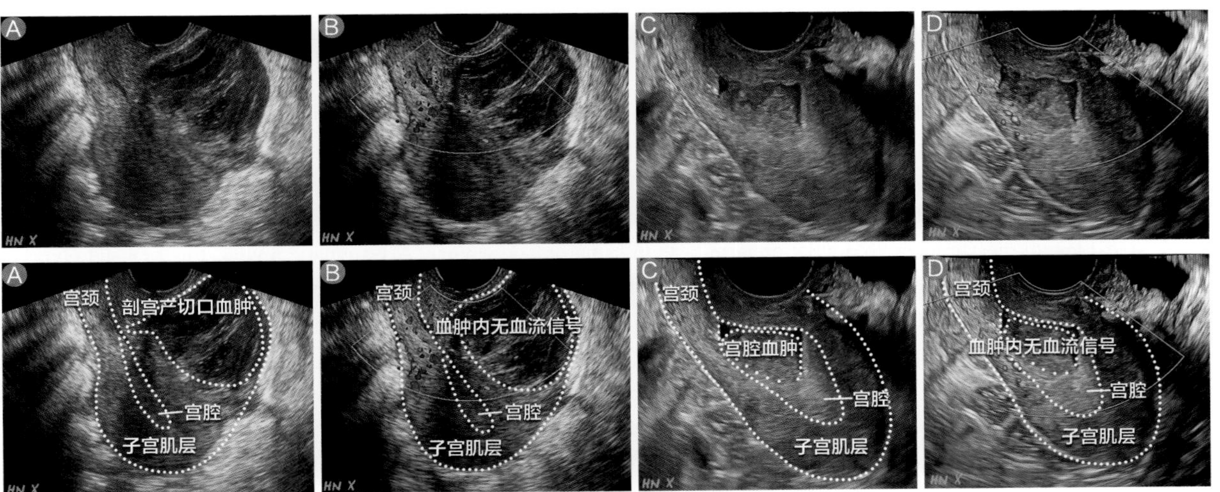

图 15-6-3 ■ 剖宫产切口血肿和宫腔内血肿

A. 剖宫产切口血肿灰阶图；B. 剖宫产切口血肿彩色多普勒血流图；C. 宫腔内血肿灰阶图；D. 宫腔内血肿彩色多普勒血流图。

（谢红宁）

参考文献

1. American College of Obstetricians and Gynecologists' Committee on Practice Bulletins—Gynecology. ACOG Practice Bulletin No. 200: Early pregnancy loss. Obstet Gynecol, 2018, 132 (5): e197-207.
2. SCIBETTA EW, HAN CS. Ultrasound in early pregnancy: viability, unknown locations, and ectopic pregnancies. Obstet Gynecol Clin North Am, 2019, 46 (4): 783-795.
3. WEBSTER K, EADON H, FISHBURN S, et al. Ectopic pregnancy and miscarriage: diagnosis and initial management: summary of updated NICE guidance. BMJ, 2019, 367: l6283.
4. CALÌ G, TIMOR-TRITSCH IE, PALACIOS-JARAQUEMADA J, et al. Outcome of cesarean scar pregnancy managed expectantly: systematic review and meta-analysis. Ultrasound Obstet Gynecol, 2018, 51 (2): 169-175.
5. DIBBLE, EH LOURENCO AP. Imaging unusual pregnancy implantations: rare ectopic pregnancies and more. AJR Am J Roentgenol, 2016, 207 (6): 1380-1392.
6. NOËL L, THILAGANATHAN B. Caesarean scar pregnancy: diagnosis, natural history and treatment. Curr Opin Obstet Gynecol, 2022, 34 (5): 279-286.
7. PANAITESCU AM, CIOBANU AM, GICĂ N, et al. Diagnosis and management of cesarean scar pregnancy and placenta accreta spectrum: case series and review of the literature. J Ultrasound Med, 2021, 40 (9): 1975-1986.
8. RICHARDSON A, GALLOS I, DOBSON S, et al. Accuracy of first-trimester ultrasound in diagnosis of tubal ectopic pregnancy in the absence of an obvious extrauterine embryo: systematic review and meta-analysis. Ultrasound Obstet Gynecol, 2016, 47 (1): 28-37.
9. TONICK S, CONAGESKI C. Ectopic pregnancy. Obstet Gynecol Clin North Am, 2022, 49 (3): 537-549.
10. SHANG J, PENG R, ZHENG J, et al. The indicator of clinical outcomes for patients with heterotopic pregnancy following in-vitro fertilization with embryo transfer. Taiwan J Obstet Gynecol, 2019, 58 (6): 827-832.
11. 中华医学会妇产科学分会计划生育学组 . 剖宫产术后子宫瘢痕妊娠诊治专家共识 (2016). 中华妇产科杂志 , 2016, 51 (8): 568-572.
12. American College of Obstetricians and Gynecologists'Committee on Practice Bulletins—Obstetrics, Society for Maternal-Fetal Medicine. Multifetal gestations: twin, triplet, and higher-order multifetal pregnancies: ACOG practice bulletin, number 231. Obstet Gynecol, 2021, 137 (6): e145-162.
13. DEHAENE I, LORTHE E, GURNEY L, et al. Accuracy of the combination of commercially available biomarkers and cervical length measurement to predict preterm birth in symptomatic women: A systematic review. Eur J Obstet Gynecol Reprod Biol, 2021, 258: 198-207.
14. ZHANG L, ZHENG Q, XIE H, et al. Quantitative cervical elastography: a new approach of cervical insufficiency prediction. Arch Gynecol Obstet, 2020, 301 (1): 207-215.
15. DU L, ZHANG LH, ZHENG Q, et al. Evaluation of cervical elastography for prediction of spontaneous preterm birth in low-risk women: a prospective study. Journal of ultrasound inmedicine, 2020, 39 (4): 705-713.
16. DU L, LIN MF, WU LH, et al. Quantitative elastography of cervical stiffness during the three trimesters of pregnancy with a semiautomatic measurement program: A longitudinal prospective pilot study. The journal of obstetrics and gynaecology research, 2020, 46 (2): 237-248.
17. CATHCART AM, NEZHAT FR, EMERSON J, et al. Adnexal masses during pregnancy: diagnosis, treatment, and prognosis. Am J Obstet Gynecol, 2022, 19: S0002-9378 (22) 02179-2.
18. DASARI S, RANGARAM P, GUNDABATTULA SR, et al. Bilateral luteomas of pregnancy. J Obstet Gynaecol, 2013, 33 (5): 521.
19. FENG JL, ZHENG J, LEI T, et al. Comparison of ovarian torsion between pregnant and non-pregnant women at reproductive ages: sonographic and pathological findings. Quantitative Imaging in Medicine and Surgery, 2020, 10 (1): 137-147.

第十六章 胎儿附属结构异常的超声诊断

胎儿附属结构包括胎盘、脐带和羊水。胎儿附属结构异常是导致产科病理和急症的重要因素，而产前超声检查是筛查这些异常的唯一手段。因此，从孕中期开始，每一次超声检查都应注意观察胎儿附属结构，排除病理妊娠。

第一节 正常胎儿附属结构超声表现

（一）胎盘

胎盘（placenta）是胎儿与母体间进行物质交换的器官，由胎儿的羊膜、叶状绒毛膜和母体的底蜕膜构成。羊膜覆盖在胎盘的子面，叶状绒毛膜为胎盘实质主要成分，底蜕膜为胎盘的母面，构成胎盘的母体部分。足月的胎盘近圆形，中央厚，周边薄，直径16~20cm，平均厚2.5cm。胎盘垂直切面上，羊膜下绒毛膜板发出40~60根绒毛干，绒毛干逐级发出绒毛，末端以细胞滋养层固着于底蜕膜。脐血管分支沿绒毛干进入绒毛，形成毛细血管，绒毛干之间为绒毛间隙，有底蜕膜伸入其内形成胎盘隔（placental septum），将胎盘分隔为15~30个胎盘小叶，小叶含1~4根绒毛干及其分支。子宫螺旋动脉和静脉的分支开口于绒毛间隙，绒毛间隙内充满母体血液，绒毛浸泡其中（图16-1-1A）。因此，胎盘含母-胎两套血液循环，母体含氧量高的动脉血从子宫螺旋动脉流入绒毛间隙，与绒毛内胎儿血进行物质交换，再经子宫静脉回母体；胎儿含氧低的血经脐动脉分支流入绒毛毛细血管，与绒毛间隙内含氧高的母体血进行物质交换，成为含氧高的血，再经脐静脉回流到胎儿。母-胎血液在各自封闭的管道内循环进行物质交换。产前超声可以观察整个孕期胎盘的变化，CDFI可显示胎盘血管分布状况（图16-1-1B），辅助发现和诊断胎盘病变。正常妊娠的胎盘在各孕期的超声表现有所不同。

1. 早期妊娠胎盘超声表现 胎盘呈均匀稍高回声，新月形贴附在子宫壁上，胎盘与子宫壁的界限清晰；较易观察脐带在胎盘的附着点；CDFI显示胎盘内血流信号不多（图16-1-2）。偶尔可见胎盘内或边缘有局限性囊性结构，突向羊膜腔内，仔细观察其内可见云雾状翻滚低回声，为绒毛膜隆起（详见第十四章第一节早期妊娠超声表现，图14-1-4）。有研究显示，绒毛膜隆起可能是正常胎盘绒毛发育过程中的超声表现，大部分随孕周增加而消退，没有临床意义。

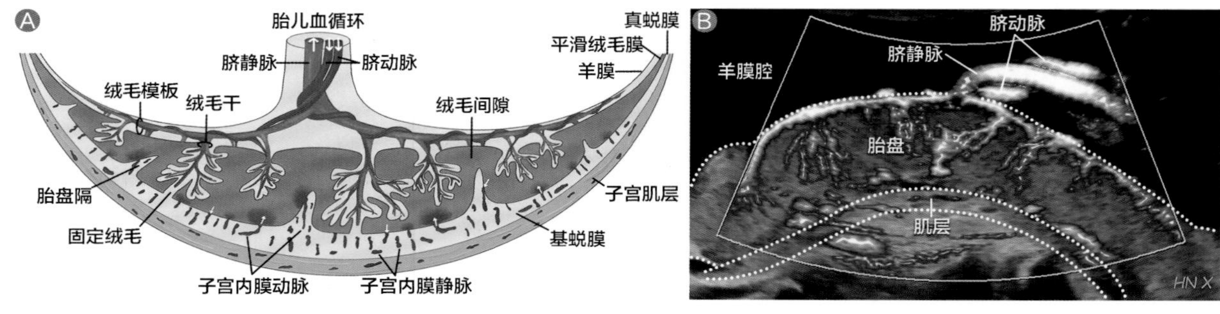

图 16-1-1 ■ 胎盘结构示意图与孕中期胎盘彩色多普勒血流图

A. 胎盘结构示意图；B. 孕中期胎盘彩色多普勒血流图。

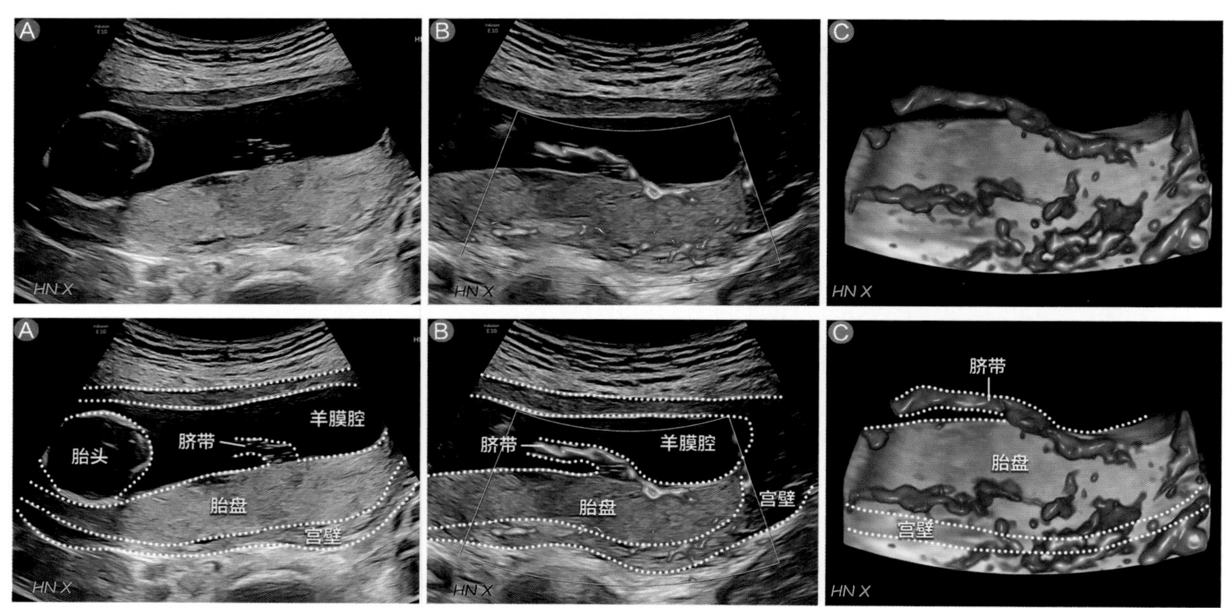

图 16-1-2 ■ 早期妊娠（13 周）胎盘超声表现

A. 灰阶图；B. 彩色多普勒血流图；C. 胎盘血流三维成像。

2. 孕中期胎盘超声表现 妊娠 12 周后胎盘回声逐渐减低，胎盘轮廓清晰，灰阶超声显示胎盘切面分为三部分：①胎盘子面，又称绒毛膜板，在羊水衬托下呈带状高回声，孕中期此高回声带比较平滑；②胎盘母面，即胎盘基底层，与肌层间可见一低回声带，使胎盘与子宫肌壁间分界清晰，胎盘下低回声带由子宫肌壁的静脉丛形成，有时可见网条状无回声为扩张的静脉丛，以子宫下段侧壁多见，需注意与胎盘早期剥离的血肿、血块鉴别；③胎盘实质，由胎盘内各级绒毛及绒毛间隙构成。孕中期胎盘实质部分呈均质等回声，有时可见近圆形或不规则形的云雾状回声区，为绒毛间隙，即胎盘内母体血池，可见翻滚低回声。孕中期胎盘实质内血管逐渐增多，自脐带附着于胎盘处，沿胎盘绒毛干呈放射状逐级发出分支（图 16-1-3）。

3. 孕晚期胎盘超声表现 孕中期后期，胎盘实质逐渐呈分叶状，胎盘母面出现斑状、线状或环形高回声钙化，为胎盘成熟的表现。以往根据妊娠各期胎盘声像图表现不同，将胎盘进行成熟度分级，分为0、Ⅰ、Ⅱ、Ⅲ级。0级为上述的孕早、中期胎盘，呈均匀等回声，胎盘胎儿面绒毛板平直，胎盘内无分叶状结构，此时胎盘未成熟。Ⅰ级多数发生在孕晚期早期胎盘，胎盘回声仍较低，绒毛板起伏呈波浪状，胎盘小叶隐约可辨，胎盘实质内出现斑点状强回声，为胎盘成熟早期，亦称为胎盘钙化Ⅰ度（图16-1-4A）。Ⅱ级多为孕晚期后期，胎盘成熟，胎盘母面基底层可见线状高回声，亦称为胎盘钙化Ⅱ度（图16-1-4B）。Ⅲ级胎盘发生在足月，胎盘老化，功能开始减退，胎盘被分成多小叶状结构，胎盘基底部线状高回声沿胎盘小叶形成环状，胎盘实质内散在强回声斑，亦称为胎盘钙化Ⅲ度（图16-1-4C）。

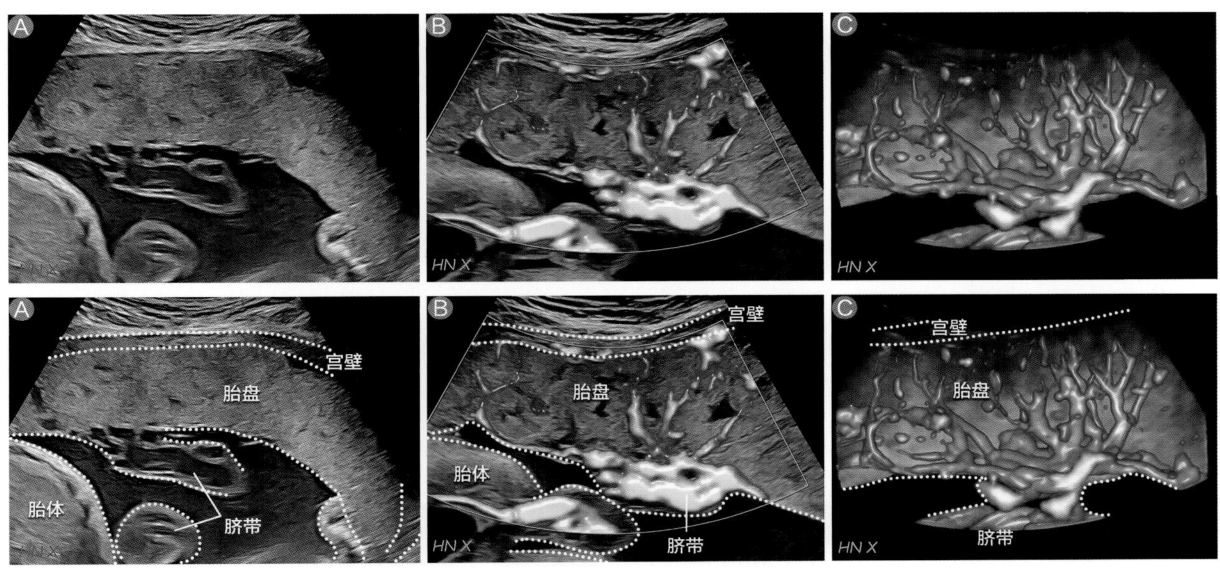

图16-1-3 ■ 孕中期(24周)胎盘超声表现

A. 灰阶图；B. 彩色多普勒血流图；C. 胎盘血流三维成像。

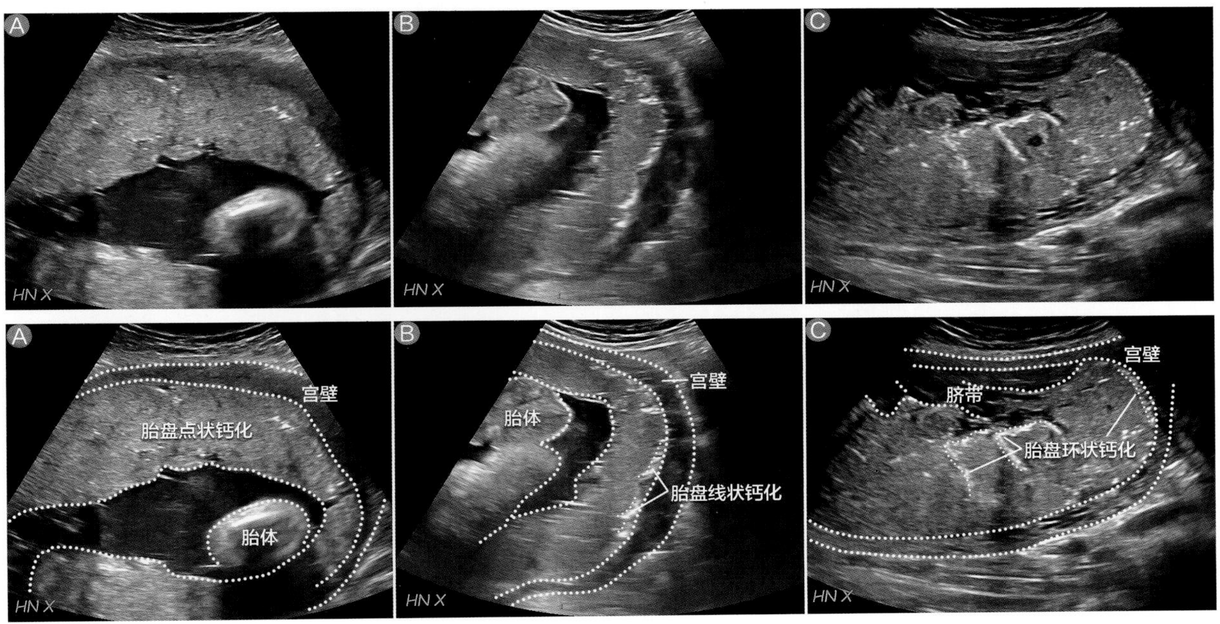

图16-1-4 ■ 孕晚期Ⅰ、Ⅱ、Ⅲ级胎盘超声表现

A. Ⅰ级胎盘；B. Ⅱ级胎盘；C. Ⅲ级胎盘。

> **注意：** 临床上可以简单根据超声胎盘钙化度估测胎盘成熟程度，若胎盘提早出现钙化，应注意胎盘功能下降。但是由于胎盘的超声钙化度的判断缺乏定量评估标准，存在一定的主观性，且胎盘超声声像改变与功能改变的相关性尚未详知，因此超声不能作为临床判断胎盘成熟度的单一指标，需结合临床资料。

（二）脐带

脐带（umbilical cord）是胎儿与胎盘相互连接的带状器官，胎儿端连于胎儿腹壁脐轮，胎盘端连于胎盘胎儿面。妊娠足月时脐带长度约 30~70cm，直径 1.0~2.5cm，表面披覆羊膜。脐带内含一条脐静脉和两条脐动脉，前者管腔较大，壁较薄，后者管腔较小，壁厚。血管周围有胚胎结缔组织华通胶（Wharton jelly），有保护脐血管的作用。胎儿通过脐带血循环与母体进行营养与代谢物质的交换。

脐带超声表现为漂浮在羊水池中扭曲的绳索样带状物。脐带的纵切面为绳索状，三条带状管道呈螺旋状扭曲；横切面可见“品”字形排列的两条脐动脉与一条脐静脉，血管周围均质低回声为华通胶（图 16-1-5）。脐带内血管螺旋的形状和程度可以有个体差异，可以是脐带内动脉、静脉一起呈螺旋状扭曲，也可以动脉环绕静脉螺旋，或静脉环绕动脉螺旋，且同一胎儿脐带可同时表现出多种形式的螺旋（图 16-1-6）。有研究探索脐带螺旋的程度与胎儿预后的相关性，但因脐带形状有较大个体差异，至今尚无明确的预测不良预后的参数。CDFI 可显示脐带内血管血流，并可进行血流频谱测量。

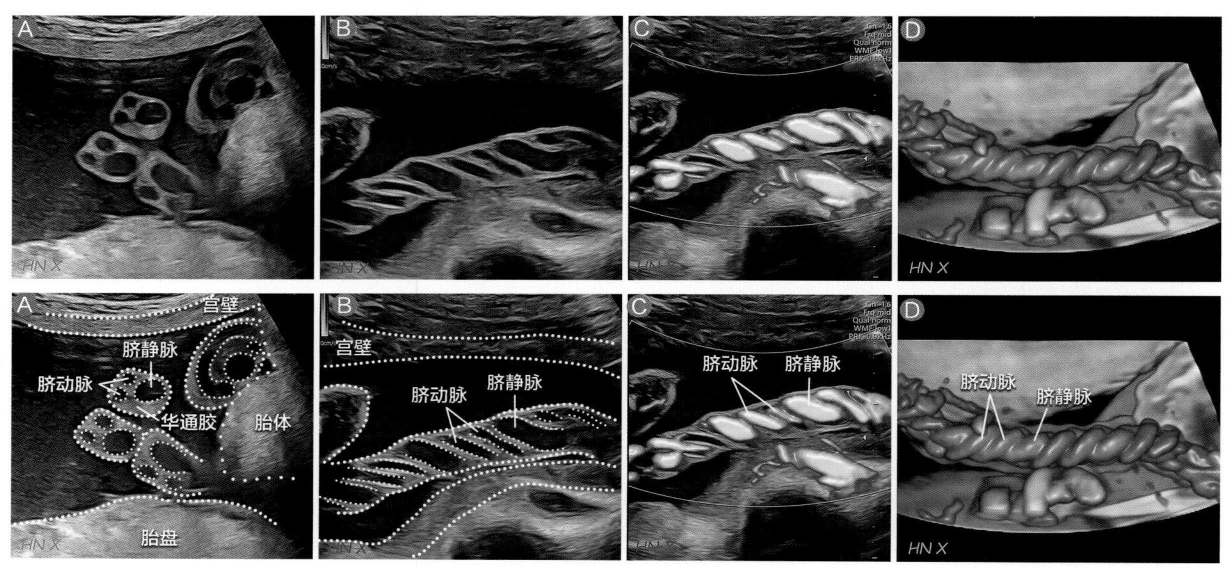

图 16-1-5 ■ 孕中期脐带超声表现

A. 脐带横切面；B. 脐带长轴切面；C. 脐带彩色多普勒血流图；D. 脐带血流三维成像。

（三）羊水

羊水（amniotic fluid）为充满在羊膜腔内的液体。妊娠早期羊水的来源主要是母体血清经胎膜进入羊膜腔的透析液。自妊娠 12 周开始，胎儿肾脏开始形成尿液，逐渐成为羊水的主要来源，胎儿通过吞咽羊水使羊水量趋于平衡。母体、羊水、胎儿三者间不断进行液体交换，母胎间通过胎盘交换，母体与羊水间是通过胎膜交换，胎儿与羊水间通过消化道、呼吸道、泌尿道以及皮肤进行交换，三者各环节代谢正常才可保持羊水量的相对恒定。妊娠早期羊水量较少，中期后逐渐增加，妊娠足月时羊水量约800~1 200ml。

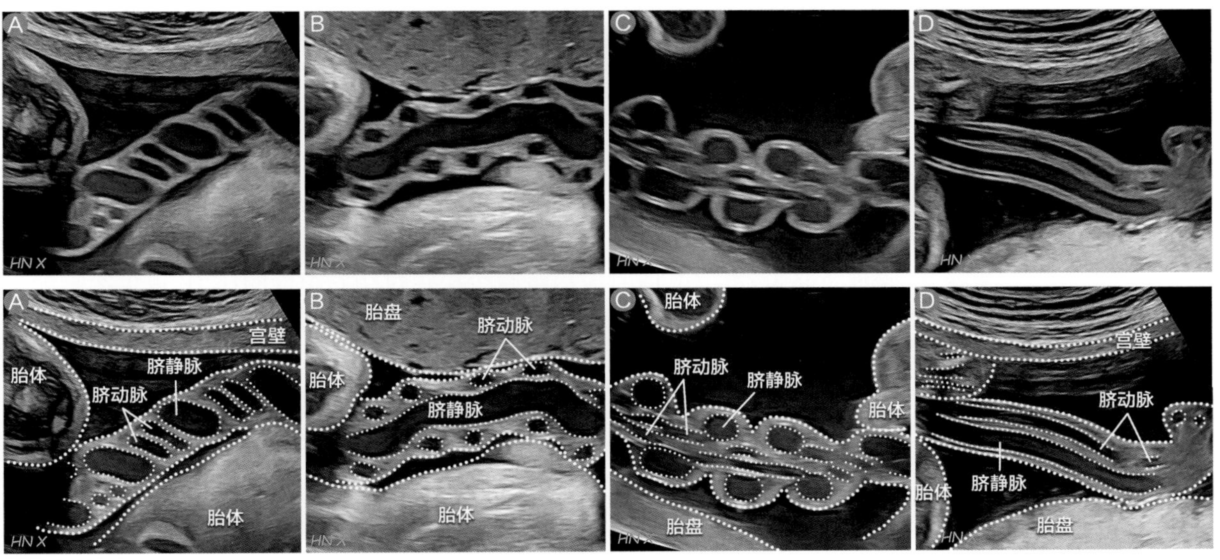

图 16-1-6 ■ 胎儿脐带多种螺旋模式

A. 脐带动脉、静脉均匀螺旋；B. 脐动脉绕脐静脉螺旋；C. 脐静脉绕脐动脉螺旋；D. 脐带局部失螺旋。

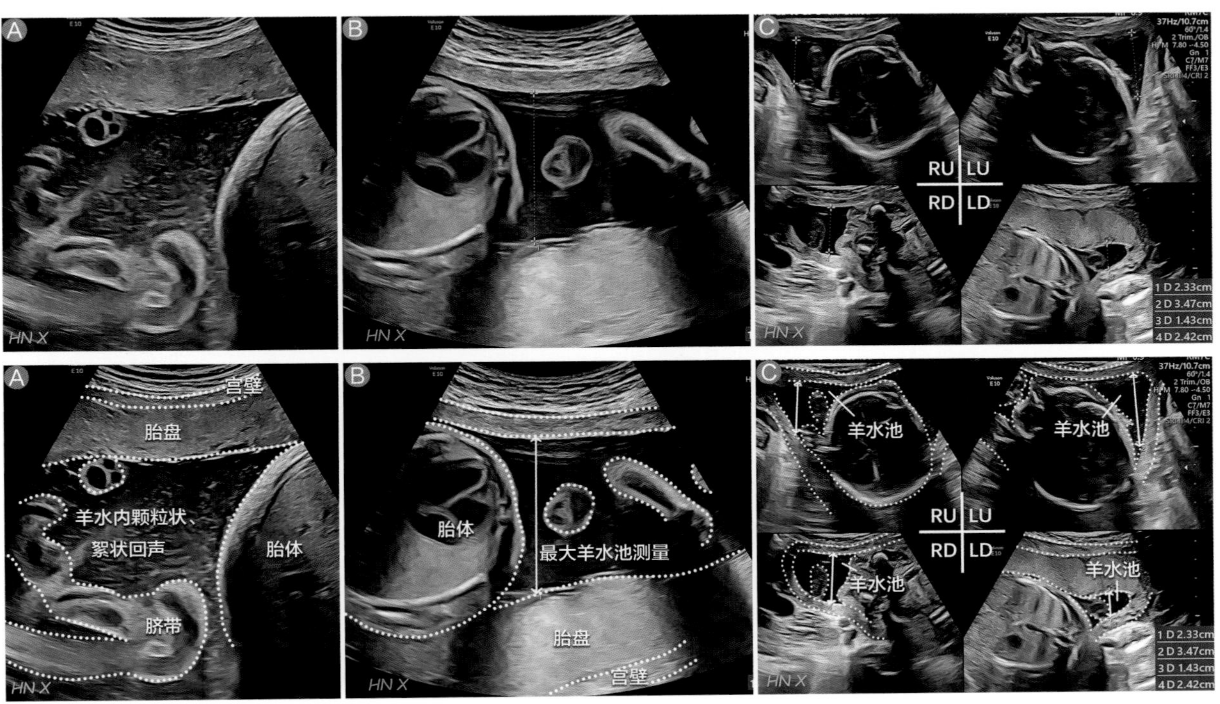

图 16-1-7 ■ 羊水内漂浮物及羊水量超声评估方法

A. 羊水内漂浮物；B. 最大羊水池测量法；C. 羊水指数法。RU. 右上象限；LU. 左上象限；RD. 右下象限；LD. 左下象限。

羊水的超声表现为宫腔内胎体周围的无回声区，被躯干及肢体分隔成可变化的、相通的羊水池，羊水池的大小可代表羊水量的多少。妊娠早、中期的羊水呈无回声，妊娠晚期在无回声区内出现悬浮的颗粒状、絮状回声，较稀疏，为胎脂、脱落上皮、毳毛、胎粪等的反射回声（图 16-1-7A）。羊水量的多少反映了胎儿肾脏功能和宫内状况，超声估测羊水量的方法包括简单的最大羊水池羊水量测量（AFV）法和羊水指数（amniotic fluid index，AFI）法。前者显示最大羊水池，声束垂直地面，测量羊水池最深径线（图 16-1-7B），正常参考值范围在 2~8cm；后者以母体脐孔为中心划成 4 个象限，在各象限的羊水池垂直水平面测量羊水池最大深度，4 个测量值相加的总和即为 AFI，AFI 值正常值范围为 8~25cm（图 16-1-7C）。测量羊水池时，探头与母体腹壁紧贴，被测量的羊水暗区尽可能前后境界清晰明确，其间不要夹杂胎儿、胎盘及脐带等结构，同时应尽量减少探头对孕妇腹壁的压力，以免影响测量结果。

第二节 | 前置胎盘

正常情况下孕中期胎盘附着于子宫前壁或后壁，两侧达子宫侧壁，向上可覆盖宫底，最下缘不低于子宫下段。妊娠早期宫腔较小，胎盘绒毛可以附着在子宫下段或宫颈口上方，至孕中期胎盘可随着子宫增大而逐渐向上移动，称为胎盘迁移，孕中期迁移到正常位置。若妊娠 28 周以后胎盘附着在子宫下段，仍低于胎先露部，下缘达到或覆盖宫颈内口，则称为前置胎盘（placenta previa）。高危因素包括多次流产史、宫腔操作史、产褥感染史、剖宫产史、多孕产次、双胎妊娠、辅助生殖技术受孕以及子宫形态异常等。前置胎盘患病率为 0.3%~0.5%。无痛性反复阴道出血是前置胎盘的主要症状，诊治不及时，可导致阴道大出血甚至威及生命。超声检查是发现和诊断前置胎盘的首选影像学手段。

临床上根据胎盘下缘与宫颈内口的关系，将前置胎盘分为 4 类：①完全性前置胎盘，宫颈内口完全被胎盘组织覆盖；②部分性前置胎盘，胎盘组织覆盖部分宫颈内口，此为宫颈口张开至 3cm 时阴道检查诊断；③边缘性前置胎盘，胎盘附着于子宫下段，下缘达到但未超越宫颈内口；④低置胎盘，即胎盘附着于子宫下段，最下缘距宫颈内口<2cm，但未达宫颈内口。孕晚期由于子宫下段形成、宫颈管消失、宫口扩张等因素，胎盘边缘与宫颈内口的关系随孕周可发生改变，因此超声检查的分类与临床分类有所不同，分为前置胎盘（胎盘覆盖宫颈内口）和低置胎盘（胎盘最下缘距离宫颈内口 ≤ 20mm）两大类（图 16-2-1）。英国皇家妇产科学院和加拿大妇产科学会指南推荐前置胎盘或低置胎盘的临床诊断需在妊娠 ≥ 32 周时做出，不推荐在妊娠 20 周前做诊断。但是在孕中期发现胎盘位置较低时，应在孕晚期再次评估。

【超声扫查方法】可以选经腹、经阴道和经会阴扫查途径观察宫颈内口与胎盘的关系。经腹扫查简便安全，但需膀胱适度充盈，膀胱不够充盈时宫颈显示不清，容易漏诊；过度充盈则子宫下段受压易误诊为宫颈导致假阳性。另外，妊娠晚期胎儿先露部下降影响后壁胎盘与宫颈内口关系的观察，常常漏诊。经阴道扫查能清晰显示宫颈内口与胎盘的位置关系，准确测量胎盘跨过宫颈内口的距离。任何时候怀疑胎盘前置都建议选择经阴道超声检查。探头置于阴道外 1/3，或轻置于阴道前、后穹窿扫查，有阴道出血时先行外阴消毒。经会阴扫查适用于阴道大量出血者，因扫查深度有限，对低置胎盘和正常位置胎盘观察有限。

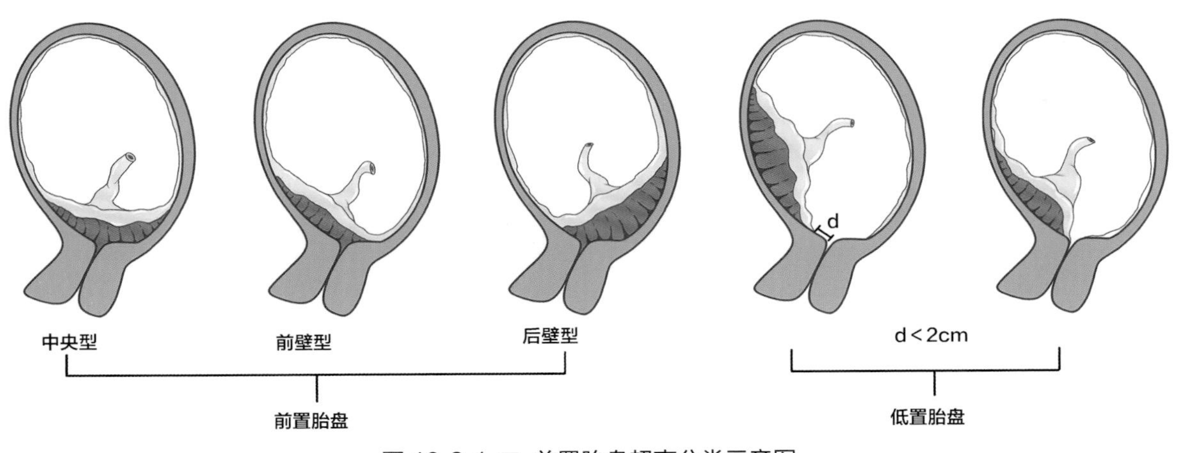

图 16-2-1 ■ 前置胎盘超声分类示意图

【超声表现】

1. 前置胎盘 经阴道扫查，探头进入阴道中部显示子宫颈和宫颈管，宫颈管上端宫颈内口完全被胎盘实质覆盖。根据胎盘体附着在子宫下段的位置，还可分为不同类型：①中央型，即胎盘的中心部分覆盖子宫颈内口（图 16-2-2）；②前壁型，即胎盘大部分附着于子宫前壁，下段小部分跨过子宫颈内口至后壁（图 16-2-3A）；③后壁型，胎盘大部分附着于子宫后壁，下段小部分延伸至前壁，覆盖子宫颈内口（图 16-2-3B）；④侧壁型，胎盘大部分附着于子宫左或右侧壁，下段小部分延伸至对侧壁，覆盖子宫颈内口，侧壁型图像可采用宫颈和子宫下段冠状面三维重建获得（图 16-2-3C）。

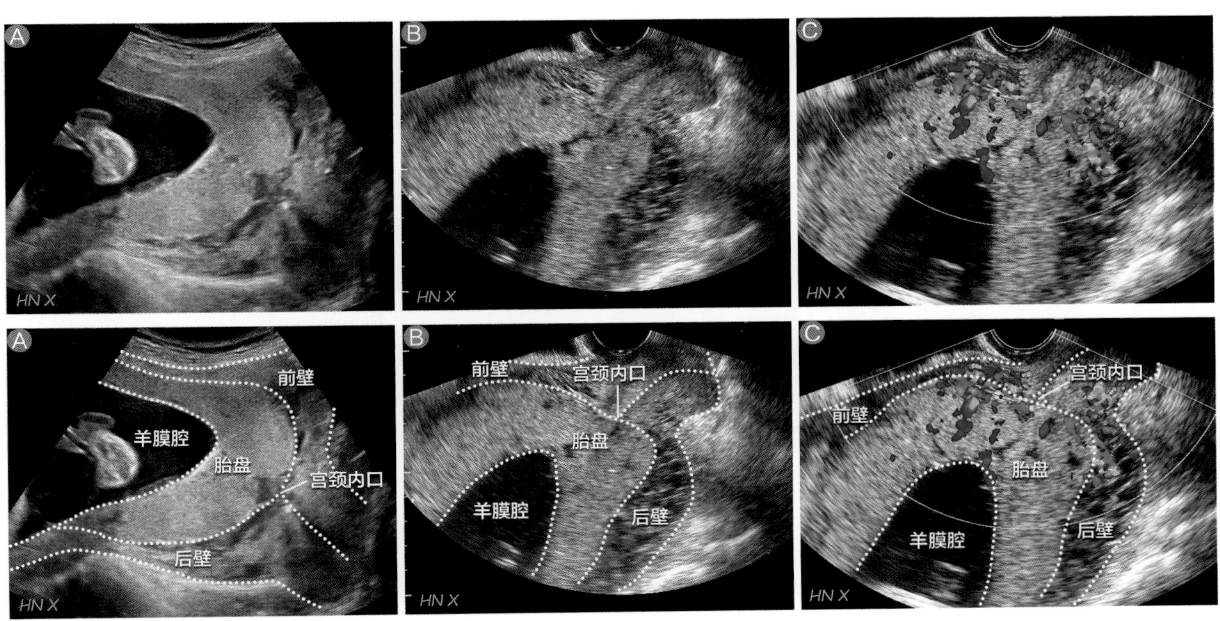

图 16-2-2 ■ 前置胎盘（中央型）

A. 经腹扫查；B. 经阴道扫查；C. 经阴道扫查彩色多普勒血流图。

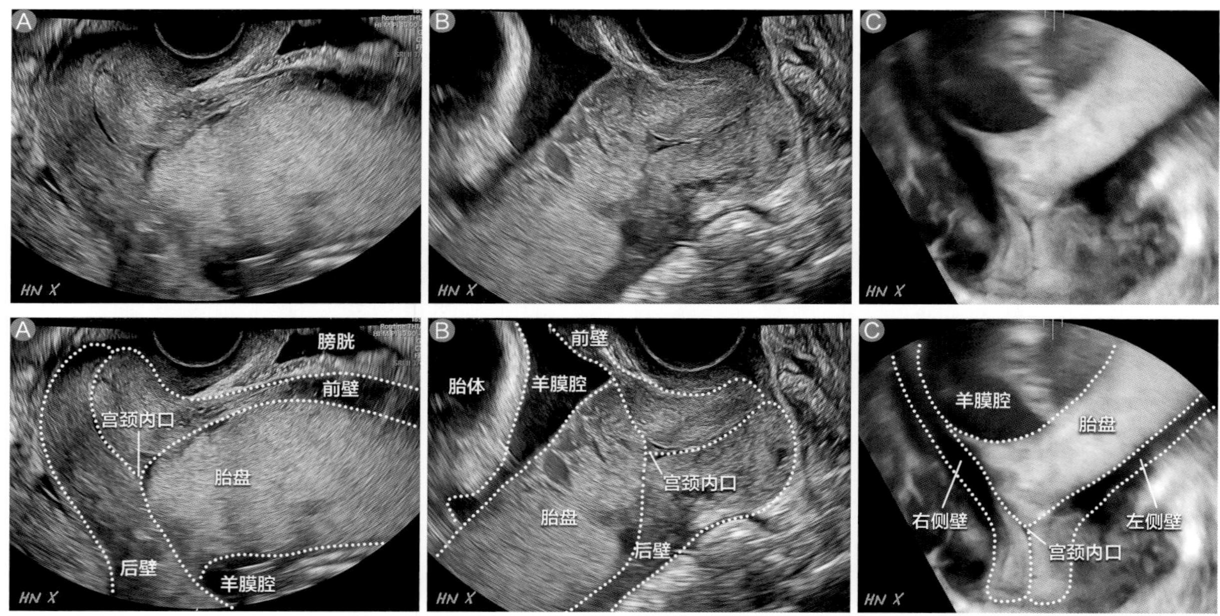

图 16-2-3 ■ 前置胎盘（经阴道扫查）

A. 前壁型；B. 后壁型；C. 侧壁型（冠状切面三维成像）。

2. 低置胎盘　胎盘下缘或胎盘下缘血池距离宫颈内口 2cm 以内，但未覆盖宫颈内口。建议经阴道扫查显示完整宫颈管和宫颈内口，可准确测量胎盘下缘距宫颈内口的距离以获得正确诊断（图 16-2-4）。

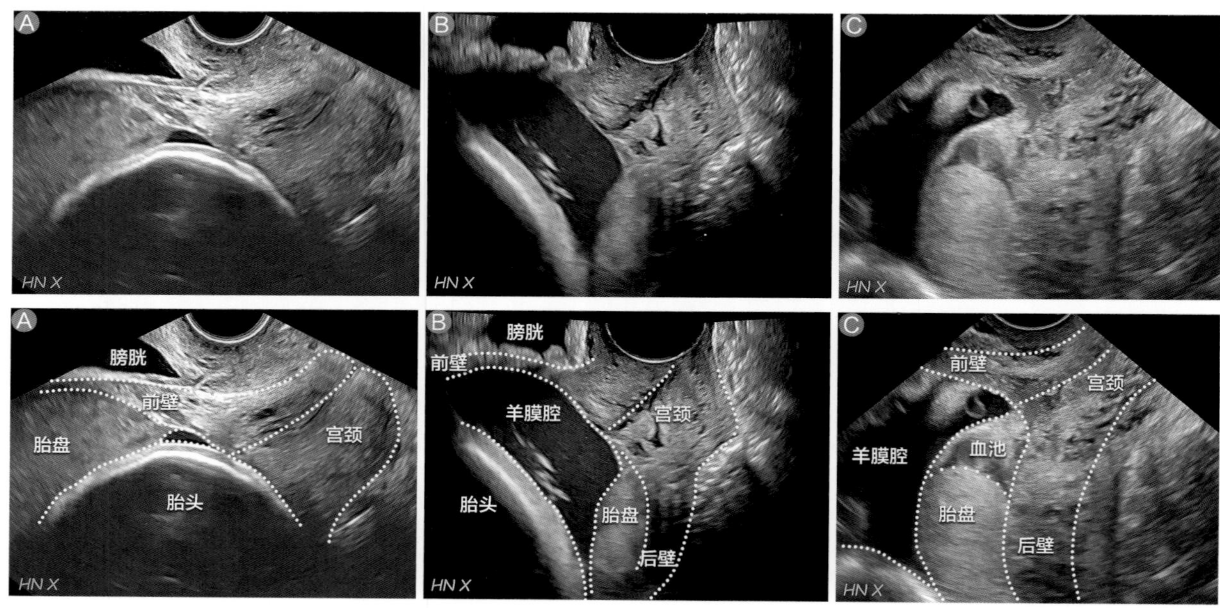

图 16-2-4 ■ 低置胎盘

A. 前壁胎盘；B. 后壁胎盘；C. 后壁胎盘下缘血池近宫颈内口。

【鉴别诊断】前置胎盘应与胎盘边缘血窦破裂、脐血管前置破裂、合并宫颈内口上方积血块相鉴别。经阴道超声仔细观察胎盘边缘与宫颈内口的位置关系，一般不难鉴别。

【**预后与咨询**】前置胎盘反复出血或一次出血量过多可使胎儿宫内缺氧，胎心率异常，严重者胎死宫内。超声检查发现前置胎盘时应根据有无阴道流血、有无合并胎盘植入给予相应的临床处理。

注意：①在孕早、中期超声检查发现的胎盘位置低，甚至覆盖宫颈内口，多数病例会发生胎盘迁移，至晚期移至正常位置，不宜过早诊断前置胎盘。孕中期发现时可提示"前置胎盘状态"。②发现前置胎盘时应特别注意有无合并胎盘植入（详见本章第三节胎盘植入系谱）。③发现胎盘位置异常应测量胎盘边缘距宫颈内口距离。④孕中期低置胎盘状态，胎盘边缘距离宫颈内口大于1cm时，不需特别复查，胎盘边缘跨过宫颈内口小于2.5cm时，则应在28周复查，再次明确有无前置胎盘；若跨过宫颈内口部分大于2.5cm，至妊娠晚期基本上仍然是前置胎盘。

第三节 | 胎盘植入系谱

胎盘植入系谱（placenta accreta spectrum）是指胎盘组织不同程度地侵入子宫肌层的一组疾病，通常简称胎盘植入（placenta accreta），是由于子宫内膜 - 肌层界面受损、蜕膜完全或部分缺失所致。病理学上根据胎盘绒毛侵入子宫肌层的深度由浅入深分为：①胎盘粘连（placental adherence），又称粘连性胎盘植入，胎盘直接粘附于子宫肌层表面，胎盘下缺乏蜕膜层；②胎盘植入（placenta increta），胎盘绒毛种植侵入子宫肌壁间；③穿透性胎盘（placenta percreta），胎盘绒毛种植穿透子宫肌层，到达或超过子宫浆膜面（图16-3-1）。根据植入面积还可以分为完全性和部分性胎盘植入。胎盘植入的高危因素包括前置胎盘、剖宫产史、子宫肌瘤剔除术史、子宫穿孔史、既往胎盘植入史、多次流产史等。剖宫产切口瘢痕妊娠合并胎盘植入的风险最高，可引起围产期大出血、产后胎盘滞留等，穿透性胎盘还可侵犯膀胱、直肠等盆腹腔脏器，导致严重不良预后。产前超声是筛查和诊断胎盘植入的主要手段，对预防胎盘植入所致严重并发症起关键作用。

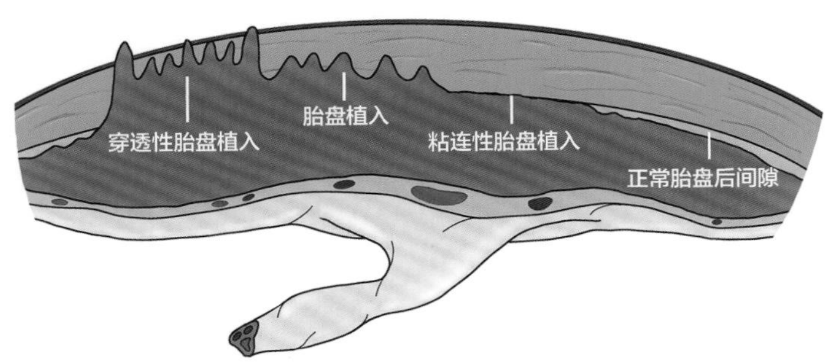

图16-3-1 ■ 胎盘植入系谱病理分类示意图

【**超声扫查方法**】胎盘位于宫腔上段时可采用经腹扫查，探头在腹壁从多角度扫查整个胎盘，观察胎盘实质回声、胎盘与子宫肌壁间有无低回声带。胎盘位于宫腔下段或有前置胎盘时，需增加经阴道超声扫查。阴道探头置于阴道穹窿部，观察胎盘与子宫下段、宫颈的关系。

【超声表现】

1. 产前超声表现 胎盘植入系谱的产前超声主要表现为子宫 - 胎盘低回声带消失、胎盘下肌层极度变薄以及胎盘内动脉性血池。根据胎盘植入的部位、深度、范围等不同，胎盘植入的超声表现多样，但胎盘粘连无明显超声图像改变，或仅有胎盘后低回声间隙消失。

(1)胎盘内动脉性血池声像：胎盘母面见大小不等、形态不规则的云雾状低回声，其内可见快速翻滚的"沸水征"，亦称"胎盘漩涡"，是由于胎盘绒毛侵蚀肌层内小动脉，高压力的动脉血直接流入胎盘小叶间隙，在腔隙内快速流动而形成(图 16-3-2、图 16-3-3、视频 16-3-1)。血池近子宫肌层处可见动脉性血流信号，可记录到来自肌层、与母体心率一致的母体动脉性频谱(图 16-3-2B)。

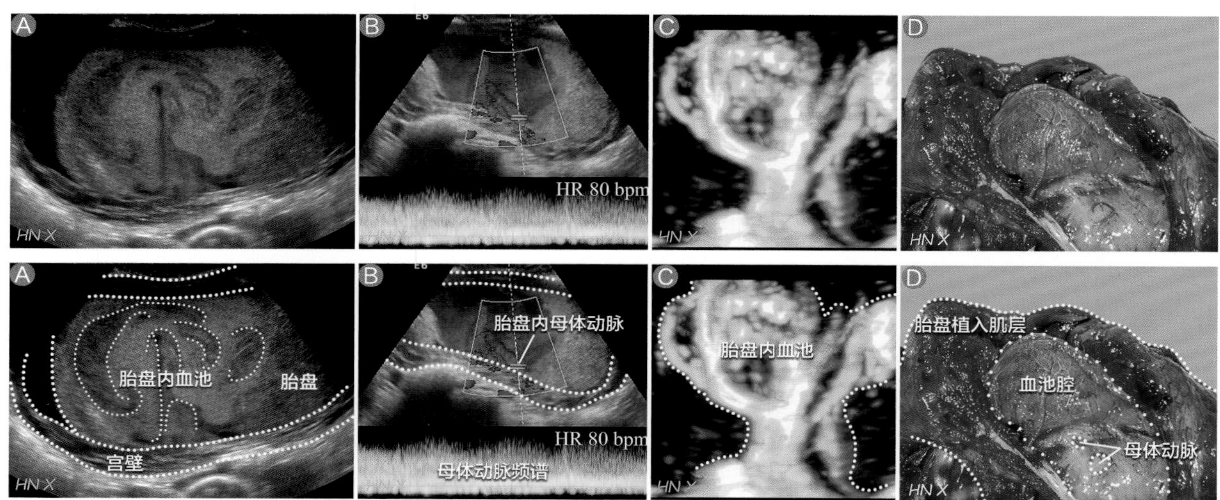

图 16-3-2 ■ 胎盘植入胎盘内动脉性血池

A. 灰阶图；B. 彩色多普勒血流图和频谱图；C. 彩色多普勒三维成像；D. 子宫切除标本图。HR. 心率。

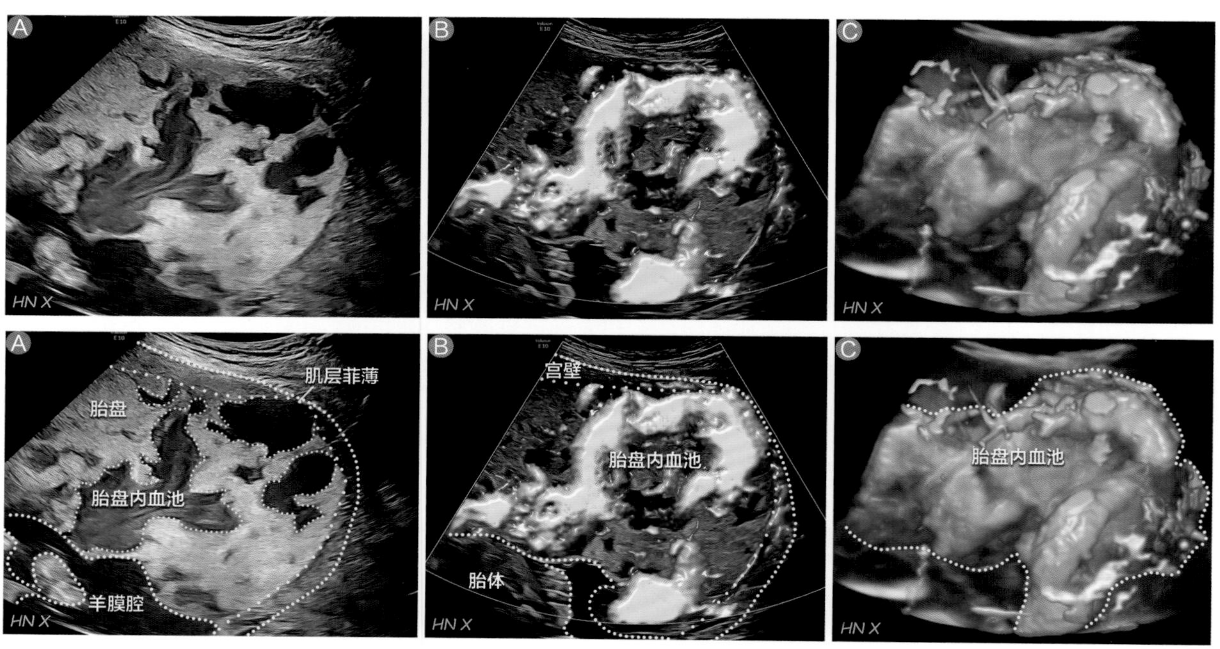

图 16-3-3 ■ 胎盘植入胎盘内血池

A. 灰阶图；B. 彩色多普勒血流图；C. 彩色多普勒三维成像。

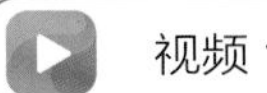 视频 16-3-1 胎盘植入胎盘内血池

(2)胎盘下肌层菲薄：肌层厚度常<1mm；穿透性胎盘仅见浆膜层线状高回声，或浆膜面突出，或与周围组织紧密连接；一些病例胎盘植入穿透肌层可造成子宫破裂(图 16-3-4)。扫查时应注意避免用力按压探头致使正常子宫肌层变薄而造成假阳性。

(3)子宫 - 胎盘界面异常：胎盘后低回声间隙消失，CDFI 可显示垂直于子宫壁、连接子宫肌层和胎盘的“桥接血管”，可记录到母体动脉性频谱(图 16-3-4)。

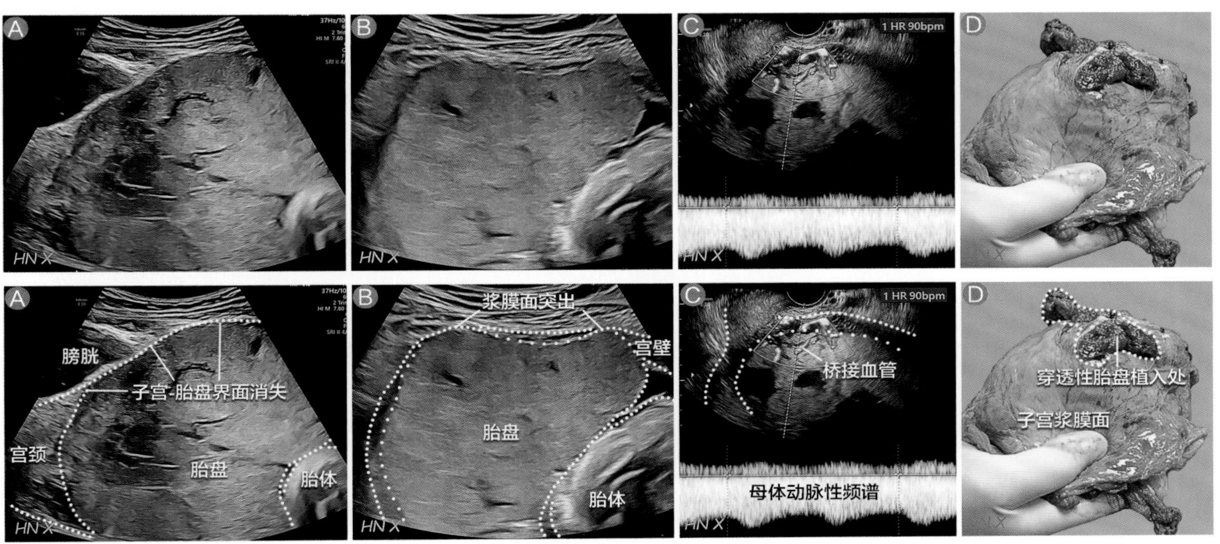

图 16-3-4 ■ 胎盘植入子宫肌层表现

A. 胎盘下肌层菲薄，子宫 - 胎盘界面消失；B. 穿透性胎盘子宫浆膜面突出；C. 彩色多普勒血流图显示“桥接血管”；D. 穿透性胎盘子宫切除标本图。

(4)胎盘实质“虫蚀样”改变：胎盘实质内多发、不规则云雾状回声区，内部可见低速翻滚血流(图 16-3-5A、B)，也描述为“奶酪样”改变。

(5)子宫膀胱界面异常：如胎盘附着于子宫前壁下段穿透性植入并累及膀胱时，子宫壁与膀胱间界限消失，膀胱壁血管增多，血管迂曲扩张，膀胱壁肌层连续性中断，子宫下段可膨入膀胱(图 16-3-5C、D)。

2. 产后超声表现 因胎盘植入而导致的产后胎盘残留多数有产时胎盘娩出不全、徒手剥离胎盘病史。

(1)胎盘粘连：宫腔内见团状高回声占位，与子宫肌层分界尚清(图 16-3-6A)，CDFI 显示胎盘内无明显血流信号。

(2)穿透性胎盘：子宫多向一侧突出，胎盘下局部肌层消失，仅见浆膜层(图 16-3-6B、D)，CDFI 显示胎盘内无明显血流信号。

(3)胎盘植入较长时间未排出时，宫腔内残余胎盘组织回声增高，与正常肌层分界尚清(图 16-3-6C)。CDFI 显示胎盘下肌层局灶性血流信号，有时可记录到低阻力滋养层周围血流频谱。

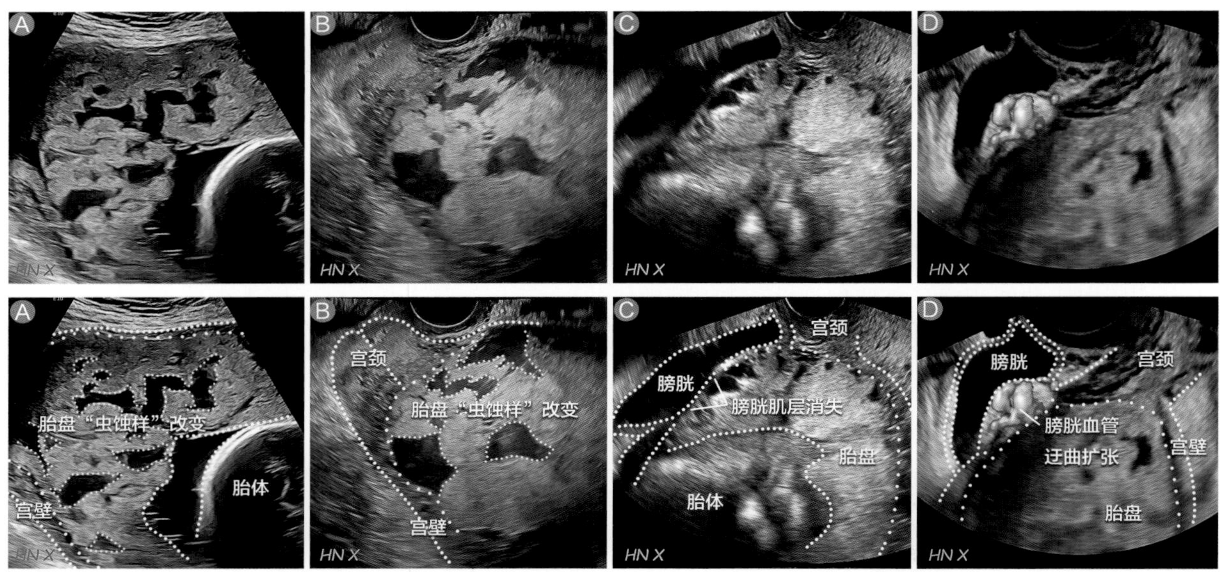

图 16-3-5 ■ 胎盘植入胎盘“虫蚀样”改变和胎盘植入累及膀胱

A. 胎盘“虫蚀样”改变经腹扫查；B. 胎盘“虫蚀样”改变经阴道扫查；C. 膀胱受累灰阶图；D. 膀胱受累彩色多普勒血流图。

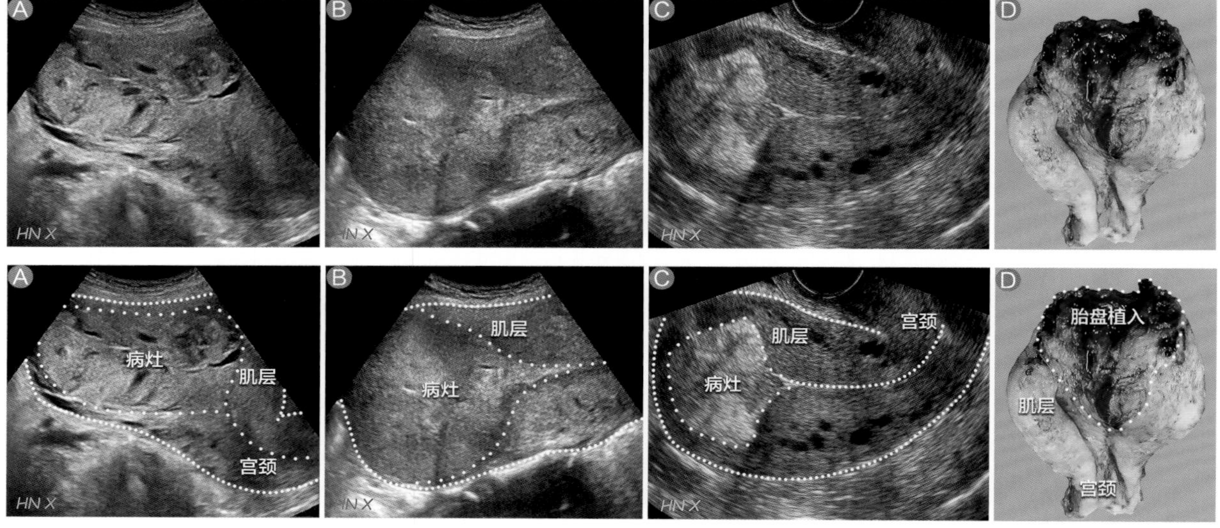

图 16-3-6 ■ 胎盘植入产后超声表现

A. 胎盘粘连残留；B. 穿透性胎盘植入；C. 陈旧性胎盘植入残留；D. 穿透性胎盘植入产后子宫切除标本。

【**鉴别诊断**】胎盘植入声像图较隐匿，容易漏诊。以胎盘内动脉血池为主要表现时，应与静脉性血池鉴别，后者血池内血液流动缓慢，血池内记录不到母体动脉血流频谱。疑诊胎盘植入而不能明确时，可行磁共振检查辅助诊断。

【**临床评价**】对于高危人群，超声检查对胎盘植入具有较高的检出率。2022 年，Carniello 等对 17 个研究、1 301 例胎盘植入的 meta 分析显示，超声诊断胎盘植入的灵敏度为 0.833（95% *CI*，0.776~0.878），特异度为 0.834（95% *CI*，0.746~0.897），与磁共振检查的诊断效能没有统计学上的差异。但对于低危人群常规检查，胎盘植入的检出率因人员经验不同而差异较大。笔者曾对 54 例产后病理证实的胎盘植入产前超声诊断影响因素进行分析，结果显示胎盘植入程度、有无前置胎盘、胎盘位置和人员经验对胎盘植入的检出有较大影响，胎盘粘连检出率较低；合并前置胎盘、前壁胎盘、人员经验丰富等，胎盘植入的检出率较高。将超声图像特征与病理、临床结果进行相关性研究，对于改进胎盘植入系谱的筛查、诊断和管理至关重要。

【预后与咨询】胎盘植入可引起严重的产后大出血，导致休克、子宫切除，严重者甚至死亡，其产褥感染的概率也相应增高。诊断胎盘植入后建议密切超声监测，在有抢救条件的医疗机构、由有丰富经验的产科医师随诊。

> **注意：①发现前置胎盘时，应特别注意有无合并胎盘植入；②胎盘内动脉性血池是胎盘植入较特异性的征象；③胎盘粘连产前诊断困难，多数为产后临床诊断；④仔细辨别胎盘下子宫肌层结构有助于提高穿透性胎盘的诊断率。**

第四节 | 胎盘肿瘤和胎盘囊肿

胎盘肿瘤包括胎盘绒毛膜血管瘤（placental chorioangioma）、胎盘畸胎瘤（placental teratoma）、胎盘转移瘤（placental metastases）等，其中胎盘绒毛膜血管瘤（简称胎盘血管瘤）占比最大，发病率为 0.01%~1%，为原始成血管细胞组织发育异常，肿瘤为良性，大小不一，多数<5cm，多为单发。可合并胎儿皮肤和肝血管瘤、Beckwith-Wiedemann 综合征及单脐动脉等。少数病例瘤体可发生黏液样变和透明质沉积等退行性改变。瘤体小者容易漏诊，亦无并发症。瘤体较大时，瘤内动静脉分流与胎儿循环相通，可使胎儿心排血量增加，最终导致心力衰竭、羊水过多、妊娠高血压和低体重儿等。胎盘畸胎瘤罕见，为三个胚层细胞组成的良性胎盘肿块，可含有头发、牙齿、骨头等。肿瘤大小不一，常合并羊水过多。胎盘转移瘤非常罕见，可见于母体黑色素瘤、乳腺淋巴瘤、胎儿神经母细胞瘤等的转移，常合并胎儿水肿。

胎盘囊肿为胎盘子面或胎盘实质内的囊性占位。胎盘子面发生的多为羊膜囊肿（amniotic cyst），胎盘实质内囊肿为绒毛板下和胎盘叶间隔的绒毛囊肿（chorionic cyst），其原因可能是绒毛叶的水肿，压迫间隔或因某些原因致局部血循环障碍引起囊性变。

【超声表现】

1. 胎盘绒毛膜血管瘤 简称胎盘血管瘤，可以位于胎盘的任何部位，但多见于胎盘子面，靠近脐带插入处。胎盘局部增厚，内见类圆形或椭圆形结节状瘤体，有包膜或无包膜，边界清晰，内部回声低于胎盘组织，较均匀，内可有高回声分隔（图 16-4-1）。合并出血、梗死或变性伴透明质沉积则回声不均匀；合并黏液变性时瘤体内可见液性无回声区。CDFI 表现分两种类型，一种为多血供型，瘤内血管粗大，血流信号较丰富（图 16-4-1），可记录到脐动脉分支血流频谱；另一种为少血供型，瘤内血管细小，流速低，仅可显示少许条状血流信号（图 16-4-2）。血供丰富的、较大的胎盘血管瘤可合并胎儿心脏扩大，严重者可出现心包积液、全身水肿等表现。

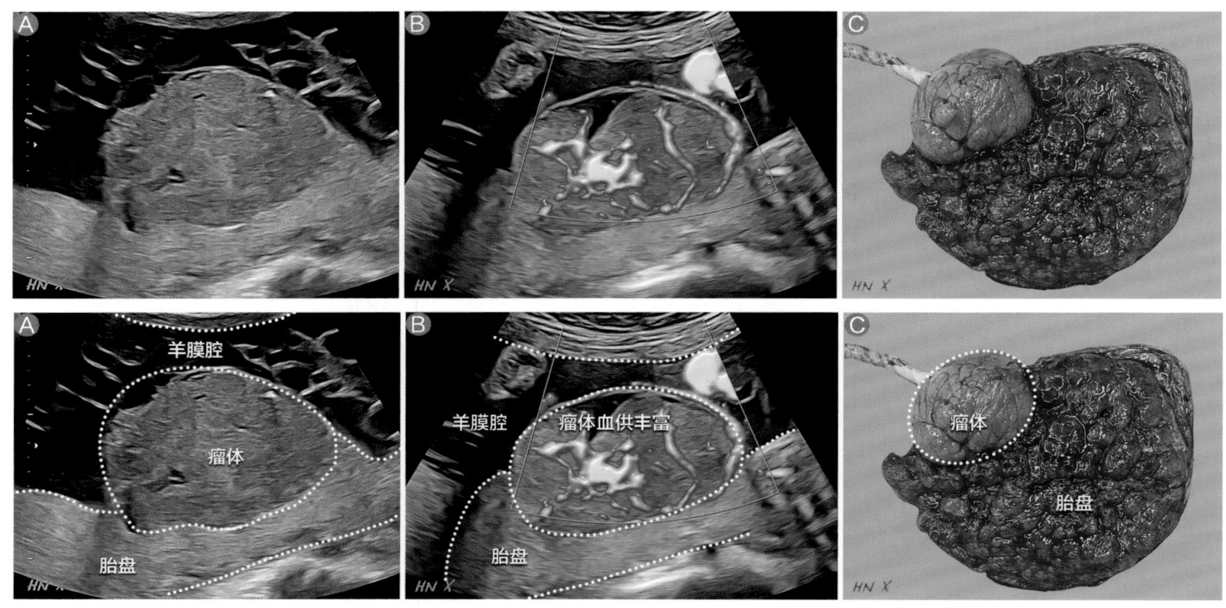

图 16-4-1 ■ 胎盘绒毛膜血管瘤(多血供型)
A. 灰阶图；B. 彩色多普勒血流图；C. 标本图。

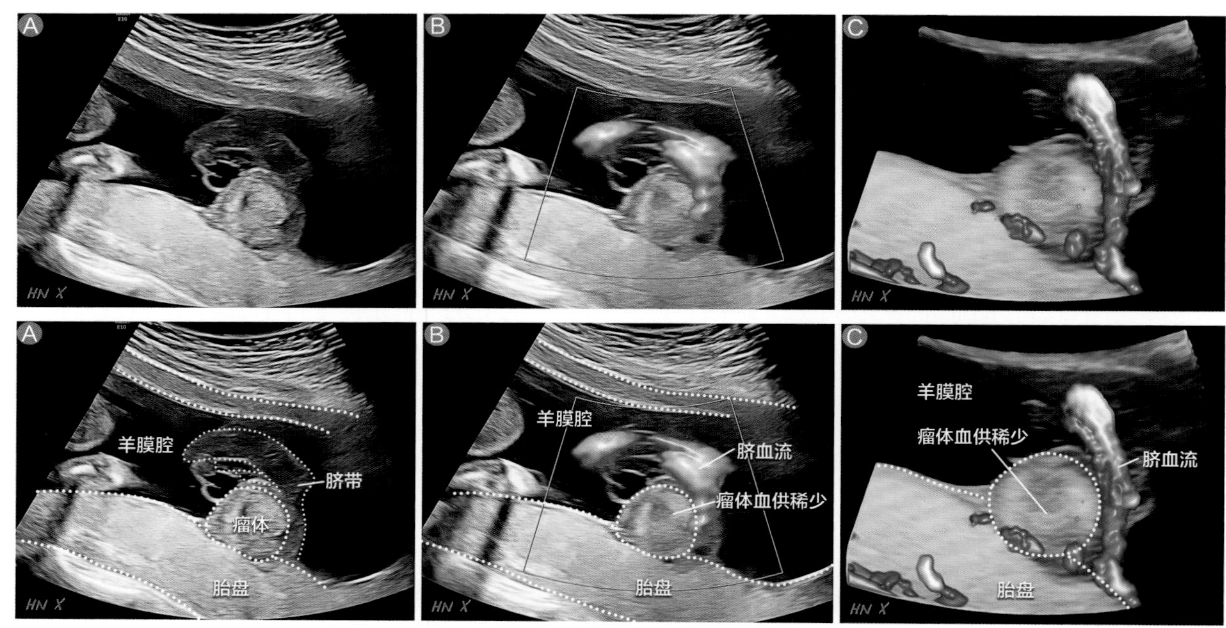

图 16-4-2 ■ 胎盘绒毛膜血管瘤(少血供型)
A. 灰阶图；B. 彩色多普勒血流图；C. 彩色血流三维成像。

2. **胎盘畸胎瘤** 通常位于胎盘的子面。瘤体呈圆形或椭圆形，边界清晰，内部回声杂乱，常见钙化的高回声(图 16-4-3A)。肿瘤内部血流很少或没有血流信号。

3. **胎盘囊肿**　胎盘子面近脐带附着区、胎盘实质内或胎盘母面的囊性肿块，圆形，包膜清晰，大小不一，其内无回声（图 16-4-3B、C、D），囊壁无血流信号。位于子面的囊肿突向羊膜腔，易漏诊。

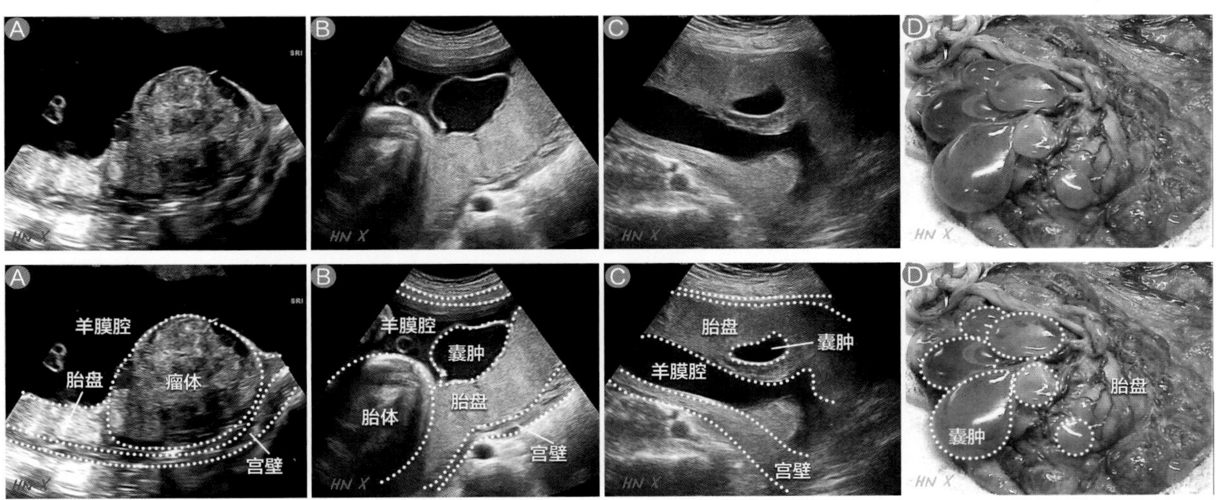

图 16-4-3 ■ 胎盘畸胎瘤和胎盘囊肿

A. 胎盘畸胎瘤；B. 胎盘子面胎盘囊肿；C. 胎盘实质内胎盘囊肿；D. 多发胎盘囊肿标本图。

【**鉴别诊断**】胎盘血管瘤声像图表现较具特异性，但偶尔表现不典型者应与胎盘局部剥离、胎盘血肿鉴别，后者肿块位于胎盘母面、形态不规则、内回声不均质、CDFI 无血流信号。

【**预后与咨询**】大多数胎盘血管瘤预后良好，不需干预。但体积较大、血供丰富则易合并羊水过多、胎儿心力衰竭、水肿等并发症。有研究显示，胎儿不良预后与瘤体内血供是否丰富有关，而与瘤体体积关系不大。因此，对胎盘血管瘤应仔细观察血流分布，若血供丰富则需密切监测；对于瘤体较大、血供丰富的病例，有报道采用激光、微波或射频等介入性消瘤治疗。发现绒毛膜血管瘤后应每 2~3 周超声复查肿瘤大小、血管数目和胎儿生长发育。胎盘畸胎瘤无明确临床意义，对妊娠无不良影响。胎盘囊肿对胎儿、母体无严重危害，不需做特殊处理。

第五节 | 胎盘血池

胎盘血池是产前超声最常见的胎盘声像改变，通常在孕中期开始出现，然而其确切定义、诊断标准及其临床意义目前尚未明确。胎盘血池包括动脉性血池（详见本章第三节胎盘植入系谱）和静脉性血池。本节重点介绍静脉性血池。正常情况下，胎盘实质内可有大小不等的血池，多数为非病理性的绒毛间隙，超声显示其范围较小，呈散在分布，多不合并胎儿发育异常（图 16-5-1A）。当胎盘内血池增大、增多时，应注意病理性的异常血池，有较多研究证实异常血池与胎盘绒毛间质发育不良、胎盘内血管血栓形成、胎盘梗死、纤维蛋白沉积等有关。一方面，胎盘血池内流速缓慢，胎盘血流灌注下降，致使胎盘绒毛间物质难以及时交换，导致胎儿慢性缺氧或营养物质缺乏而影响生长发育；另一方面，胎盘绒毛发育不良，绒毛稀少，直接影响胎盘交换功能，是引起胎儿宫内生长受限的直接因素，故称为胎盘内"无效血池"。

【超声表现】

1."胶冻状"血池 胎盘子面或胎盘实质内范围较大、边界不清的较均质等回声区，单个或多个，其内可见缓慢流动的云雾状回声；因流速低，CDFI 难以显示血流信号。在孕妇腹壁轻轻震动探头，或孕妇变动体位，或胎儿肢体触动，可显示血池内呈流沙样的云雾状低回声（图 16-5-1B、C）。

2."胎盘湖"血池 胎盘实质内边界清晰、形态欠规整的云雾状低回声区，散在分布，大小直径不一，调高增益可见其内云雾状回声缓慢流动，CDFI 难以显示血流信号（图 16-5-1D）。

3."沉积状"血池 孕妇平卧时可见胎盘内较大的异常回声区，其上方为云雾状低回声，下方为均匀的等回声，两者间可见清晰水平面分层，随孕妇体位改变或探头轻轻震动，高低回声之间发生混合、内部回声呈流沙状流动，CDFI 在血池内无血流信号，周围胎盘组织可见稀少条状血流信号，缺少分支（图 16-5-2、视频 16-5-1）。此类血池往往合并胎盘绒毛发育不良，胎盘娩出后局部胎盘实质菲薄、胎盘小叶稀少，似膜状（图 16-5-2D），病理检查可见绒毛发育不良的特征。

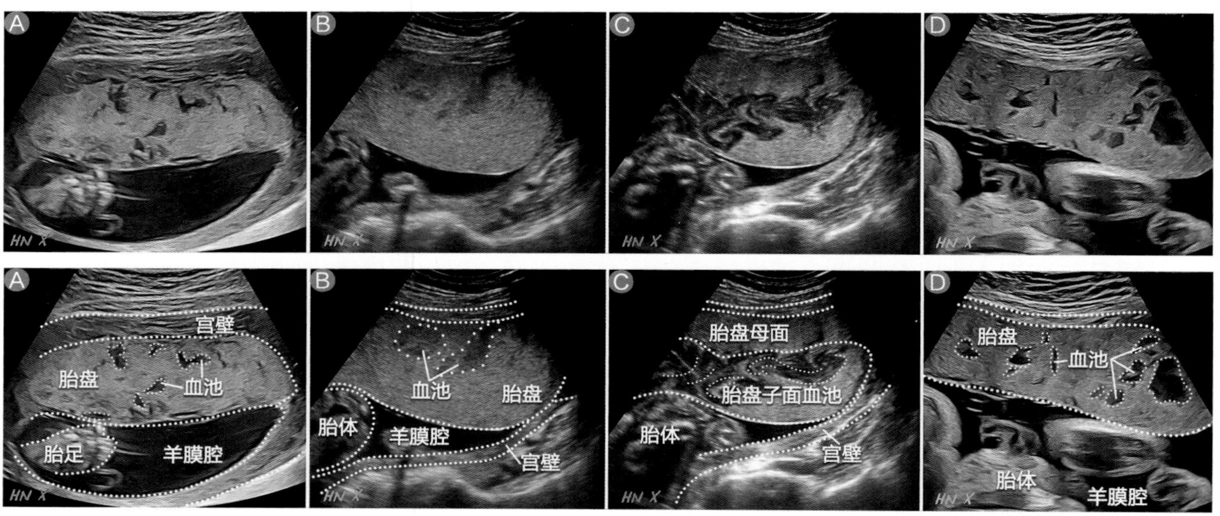

图 16-5-1 ■ 正常胎盘血池、胎盘"胶冻状"血池和"胎盘湖"血池

A. 正常胎盘内血池；B. 胎盘"胶冻状"血池（安静状态下）；C. 胎盘"胶冻状"血池（胎体触动时）；D. "胎盘湖"血池。

视频 16-5-1 胎盘内"沉积状"血池

【鉴别诊断】

1. 胎盘血肿 为胎盘母面剥离或胎盘子面羊膜下脐血管出血所致，血肿边界清，其内回声不均，但无流动性云雾状回声，CDFI 未见血流信号。

2. 动脉性血池 血池内可见快速翻滚的云雾状流动回声，局部肌层可见血流信号，记录到与母体心率一致的动脉频谱，常合并胎盘植入。

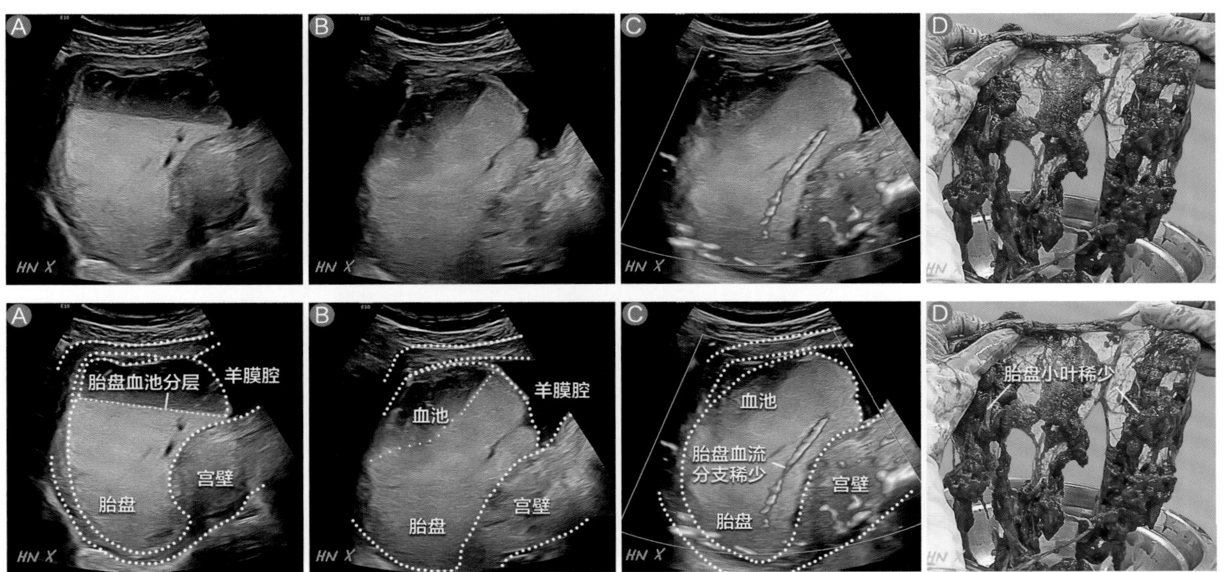

图 16-5-2 ■ 胎盘内"沉积状"血池与胎盘标本

A. 安静状态下"沉积状"血池；B. 快速侧卧位时"沉积状"血池；C."沉积状"血池彩色多普勒血流图；D. 产后胎盘标本。

【预后与咨询】胎盘血池声像在正常孕中期很常见，对于各种形态的胎盘静脉性血池的确切临床意义尚未明确。笔者团队曾对 55 例胎盘内血池的病例与胎盘声像正常组的围产儿预后进行对照研究，发现具有"沉积样"血池、直径 ≥ 5cm 的"胶冻状"血池、数目 ≥ 5 个的直径 2~4cm 的"胎盘湖"血池等特征者，其剖宫产率、胎儿宫内生长受限、早产儿、低体重儿、低阿普加评分及新生儿转科率等指标均高于正常组。因此，对上述胎盘血池病例有必要进行动态监测。

第六节 | 胎盘形态异常

正常胎盘呈圆形、卵圆形，也有呈心形、肾形的，脐带附着在胎盘中央或近中部。胎盘形态异常除胎盘的形状改变外，还包括脐带 - 胎盘附着位置的异常。部分胎盘形状异常或脐带附着异常有可能影响胎儿生长发育，或导致产科急症，值得临床重视，产前超声仔细扫查，多数病例可获得正确诊断。

（一）帆状胎盘

帆状胎盘（velamentous placenta）指脐带附于胎膜上，脐血管附着在胎膜上、沿羊膜与绒毛膜间进入胎盘，又称脐带帆状附着，占所有妊娠的 1%。当胎盘位置较低、脐血管分支向下走行跨过子宫颈内口时，形成血管前置。

【超声表现】

1. 脐带远端附着异常 胎盘子面未见脐带附着，沿胎盘边缘扫查可见脐带附着在胎盘边缘附近的胎膜上，附着点可见三支脐血管聚集，然后分支沿胎膜走行连接胎盘，CDFI 可显示脐血管分支（图 16-6-1）。

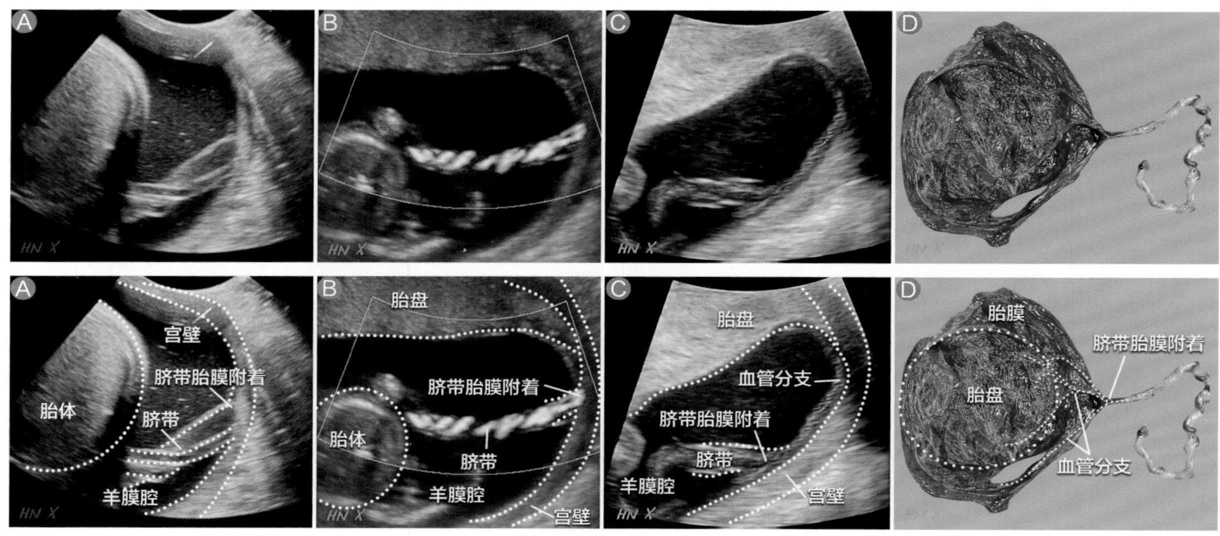

图 16-6-1 ■ 帆状胎盘

A. 灰阶图；B. 彩色多普勒血流图；C. 彩色血流三维成像；D. 标本图。

2. **合并血管前置** 经腹或经阴道扫查显示宫颈内口，其上可见单条的脐血管贴附，可以是脐动脉或脐静脉，CDFI 和频谱多普勒可鉴别其是否为胎儿来源的脐血管（图 16-6-2）。

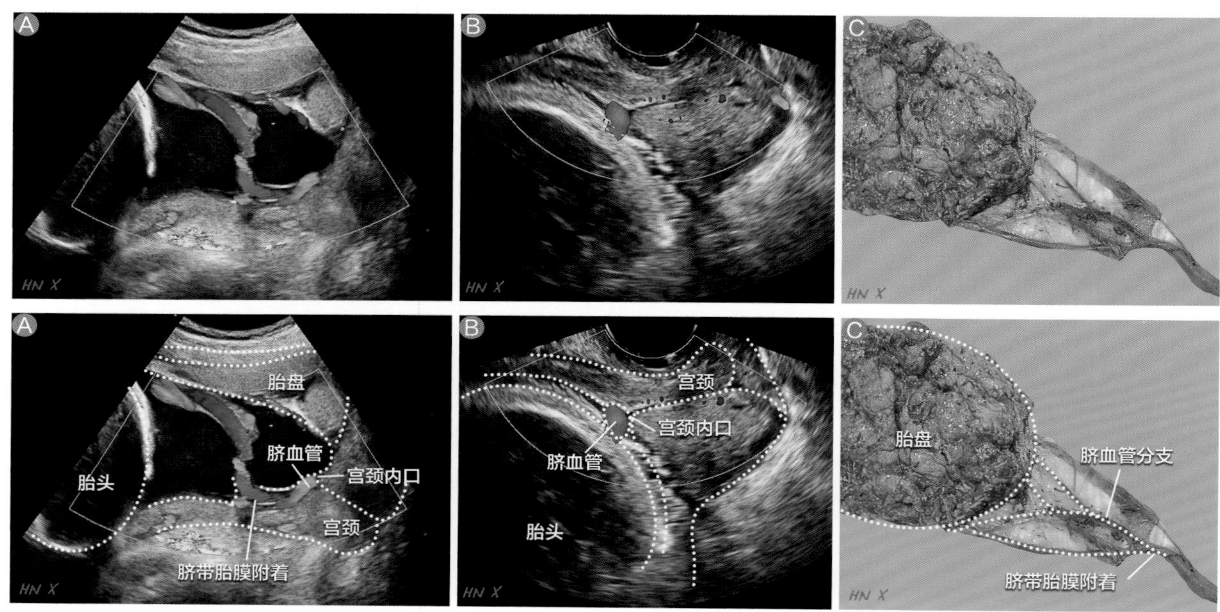

图 16-6-2 ■ 帆状胎盘合并血管前置

A. 经腹扫查；B. 经阴道扫查；C. 胎膜上血管受压处标本。

> **注意：**孕中期羊水量足，容易观察脐带的胎盘附着处，晚期妊娠则难度增大，当发现脐带附着在胎膜上时，应常规扫查子宫下段有无脐血管走行，并尽可能经阴道超声观察宫颈内口上方有无血管前置。对血管前置的正确提示有助于临床监测和处理（详见第十七章第二节脐血管前置）。

【预后与咨询】帆状胎盘若位于宫底等远离宫颈的较高部位时，胎膜上的帆状血管多数也距离宫颈较远，对胎儿无明显影响；但当脐血管分支向下沿子宫下段走行，跨过子宫颈内口形成血管前置时，前置的脐血管在胎膜早破时易合并血管破裂，引起胎儿出血而死亡；分娩发动时，未破裂的前置血管被胎先露压迫，可致循环受阻而发生胎儿宫内窘迫、甚至死产。因此，孕中期发现帆状胎盘应仔细观察有无血管前置，若合并血管前置，应密切监测，适时剖宫产。

（二）球拍状胎盘

球拍状胎盘（battledore placenta）指脐带附着于胎盘边缘上，状似球拍，又称为脐带边缘附着。脐血管从胎盘边缘直接进入胎盘实质，不经胎膜走行。极罕见的情况下，某一条脐血管可从胎膜上绕行进入胎盘。

【超声表现】胎盘子面中部无脐带附着，沿胎盘边缘扫查可见脐带附着在胎盘边缘，脐带附着点距离边缘在 2cm 以内，附着点可见三支脐血管聚集，分支走行于胎盘子面（图 16-6-3）。

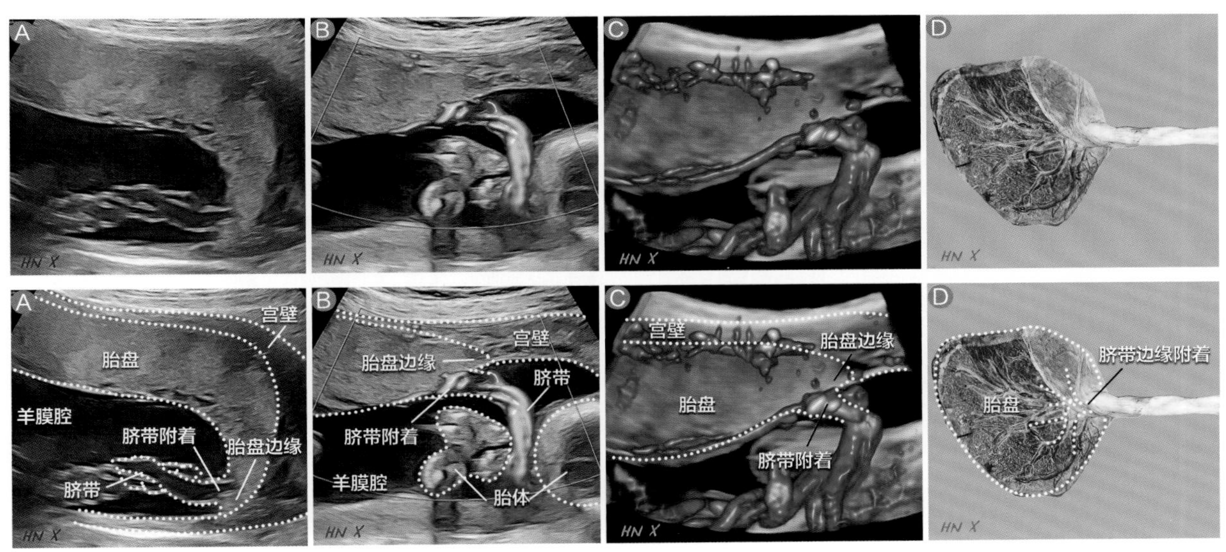

图 16-6-3 ■ 球拍状胎盘

A. 灰阶图；B. 彩色多普勒血流图；C. 彩色血流三维成像；D. 标本图。

【预后与咨询】球拍状胎盘无临床意义，一般不会导致不良妊娠结局。但若胎盘位置较低，脐带附着点恰在胎盘下缘近子宫下段，分娩发动后，可受胎儿先露部的压迫，导致胎儿宫内缺氧。因此，超声检查除判断脐带 - 胎盘的关系外，还应注意脐带 - 胎盘附着点在宫内的位置。

（三）副胎盘

副胎盘（succenturiate placenta）为与正常胎盘分离的另一小胎盘，两者间靠胎膜相连，主胎盘发出血管沿胎膜至副胎盘。发生率约为 4.3%。

【**超声表现**】正常胎盘的附近或一侧见到另一胎盘声像，与主胎盘间没有胎盘组织相连（图 16-6-4A、B）。副胎盘的大小不等，太大或太小时容易漏诊。

【**预后与咨询**】副胎盘多数不会导致不良妊娠结局。但也有一些罕见的情况，如连接主、副胎盘之间的血管有可能形成前置血管，在妊娠期或分娩期发生破裂或断裂，引起产前或产时出血，导致胎儿窘迫甚至死亡；副胎盘位置低时可形成前置胎盘，导致相关症状。另外，产后检查不仔细，容易造成副胎盘遗留引起产后出血等。

（四）分叶胎盘

正常单胎妊娠仅有一个完整胎盘，若孕卵着床位置的底蜕膜血管供应障碍，可形成多叶状胎盘（multilobed placentas），最常见的是双叶胎盘（bilobed placenta），偶尔也可有三叶胎盘。

【**超声表现**】与副胎盘相似，宫内可见两部分胎盘，两胎盘间胎膜上可见脐血管相连，与副胎盘不同的是，两胎盘份额相差不大，脐带附着在两胎盘间的胎膜上（图 16-6-4C、D）。

【**预后与咨询**】两胎盘若位于宫底等远离宫颈的较高部位时，对胎儿无明显影响。若脐带附着处位于胎先露部下方或近宫颈，可能发生类似血管前置的不良结局；另外，产后检查不仔细，也可能造成多叶胎盘的一叶遗留引起产后出血等。

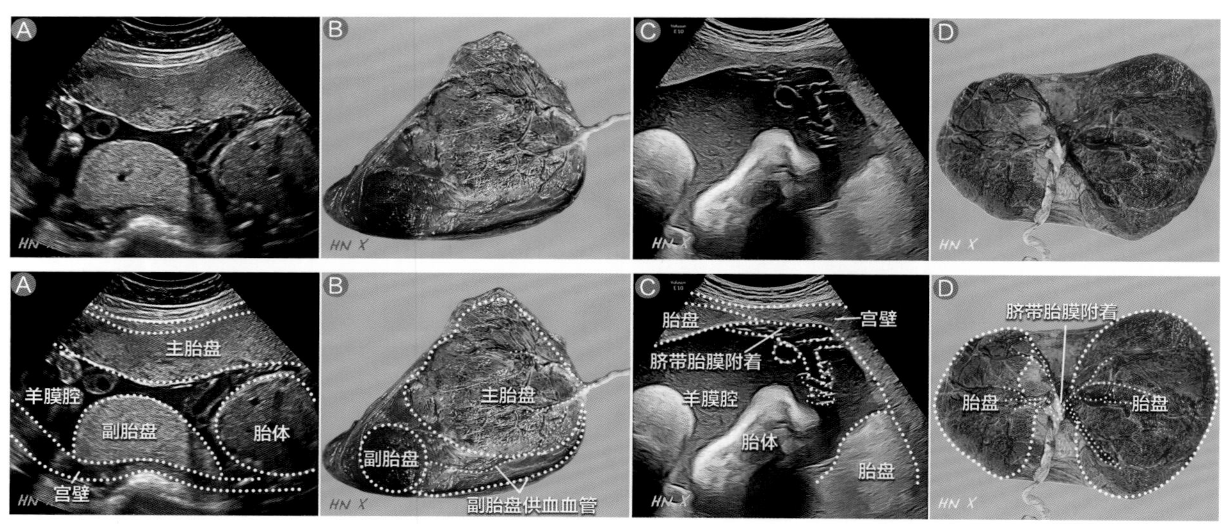

图 16-6-4 ■ 副胎盘与分叶胎盘

A. 副胎盘灰阶图；B. 副胎盘标本图；C. 分叶胎盘灰阶图；D. 分叶胎盘标本图。

（五）其他胎盘形态异常

1. **有窗胎盘（fenestrate placenta）** 胎盘中央或近中央处有一缺损无胎盘区域，绒毛膜板仍存在，较光滑。产前超声诊断困难。

2. **膜状胎盘（membranaceous placenta）** 是罕见的胎盘形态异常，为包蜕膜血运丰富致平滑绒毛膜不退化，形成面积大而薄的胎盘，类似薄膜故称膜状胎盘。此种胎盘与本章第五节胎盘血池中所述的胎盘绒毛发育不良、产前表现为胎盘内大量无效血池、产后胎盘呈膜状的情况有所不同，膜状胎盘的胎盘虽薄，但功能不受影响，无临床意义，且因为产前超声无诊断标准，故如无合并胎儿异常、前置胎盘等情况，不建议产前超声提示。

3. 轮廓胎盘（circumvallate placenta） 又称绒毛膜外胎盘（placenta extrachorialis），胎膜在胎盘子面、胎盘边缘呈围堤状折叠隆起，形成白色、不透明的灰白色环。此环由两层羊膜、绒毛皱襞及退化的蜕膜等所组成，与胎盘最外缘的距离可有不同，环紧靠胎盘边缘则又称有缘胎盘（marginate placenta）。推测其形成可能是孕卵种植后未能溶解足够的底蜕膜，绒毛膜板小于基底板，使得胎盘边缘及其附近的蜕膜、绒毛膜不正常，胎盘边缘血窦壁薄弱易出血，可发生胎盘早剥、早产或流产等。超声表现包括胎盘较厚、边缘向羊膜腔凸起、呈带状皱褶；三维超声显示胎盘边缘围成堤状凸起（图 16-6-5）。典型的轮廓胎盘在临床上非常罕见。

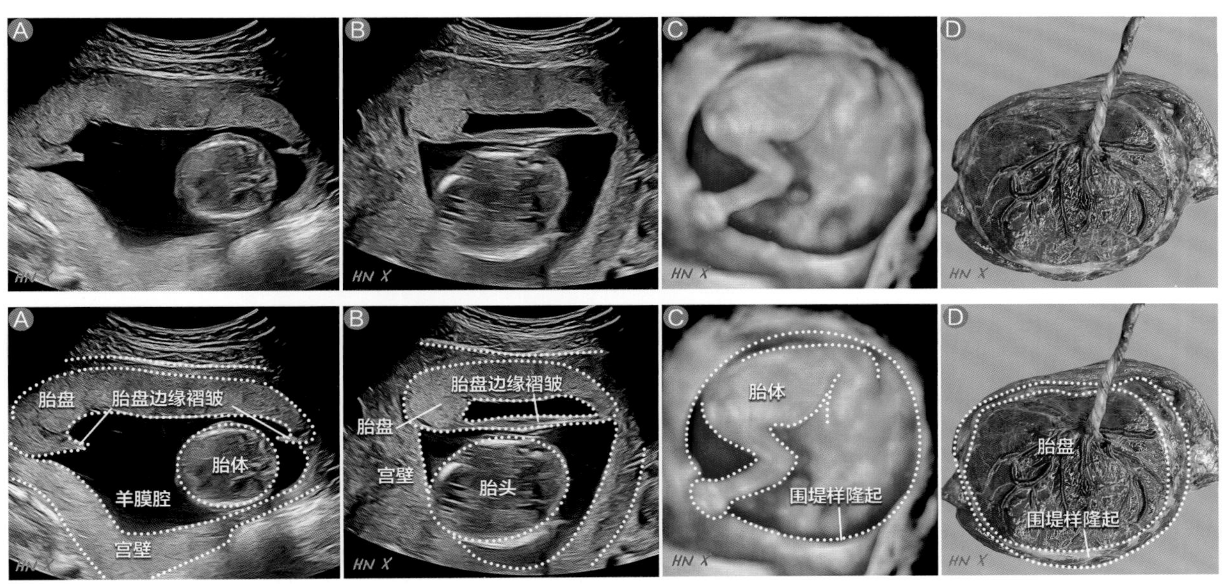

图 16-6-5 ■ 轮廓胎盘

A. 胎盘中部切面；B. 胎盘边缘切面；C. 胎盘子面三维成像；D. 标本图。

> **注意：符合文献所描述轮廓胎盘的情况极为罕见；尚无公认的发生机制可解释轮廓胎盘的病理基础；绝大部分相似的胎盘形态改变与宫腔粘连带关系密切。**

4. 宫腔粘连带所致胎盘形态异常 曾有宫腔操作史导致宫腔粘连的病例，宫内妊娠时随着宫腔的增大、粘连带拉长，粘连带两侧被覆羊膜，形成羊膜腔内不完全的片状分隔，也称为羊膜片。超声表现为羊膜腔内带状结构。若妊娠早期胎盘绒毛附着在粘连带上，可将胎盘“分隔”形成各种胎盘形态，表现为胎盘局部中断，或胎盘边缘附着于低回声带上（图 16-6-6）。此分隔发生在胎盘边缘时，在某一切面表现为边缘向羊膜腔凸起、呈带状皱褶，常常被误诊为轮廓胎盘，但轮廓胎盘为整个胎盘边缘都有凸起，而粘连带为局限性胎盘形态改变。宫腔粘连带多数无临床意义，偶尔因粘连带范围较大，影响胎头下降，使胎头变形。

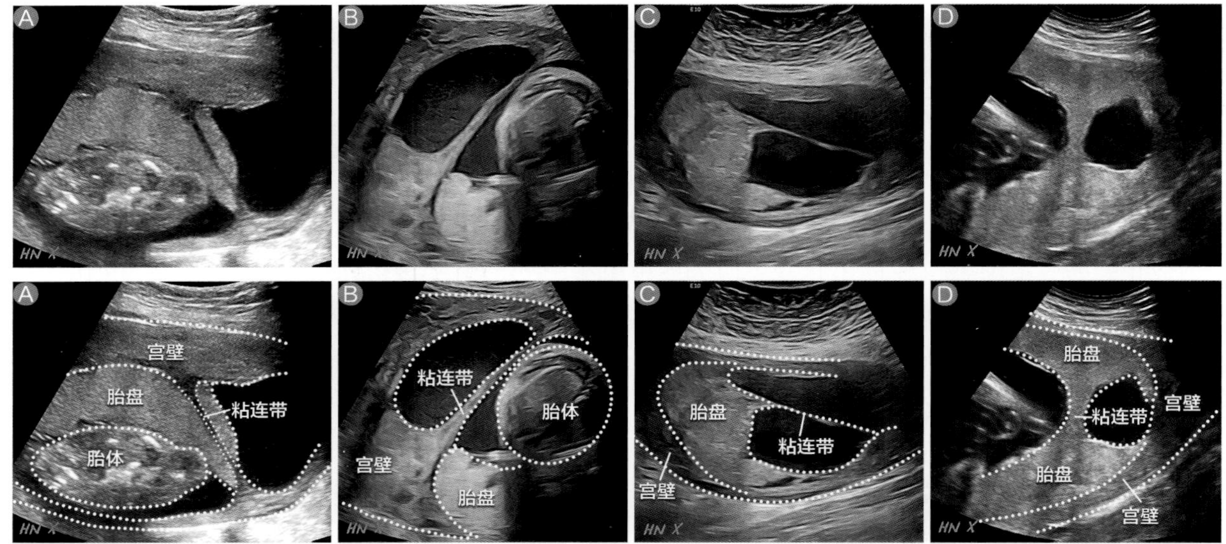

图 16-6-6 ■ 宫腔粘连带所致各种胎盘形态异常

A. 病例 1；B. 病例 2；C. 病例 3；D. 病例 4。

第七节 | 脐带及脐血管异常

脐带异常与不良围产结局相关，包括脐带的发育异常（如脐带过长、脐带过短、脐带血管数量异常等），脐带位置异常（如脐带缠绕、脐带先露），脐带血管病变（如脐静脉瘤样扩张）和脐带囊肿、肿瘤等。脐带过长和过短在产前无法准确判断，多数为出生后检查脐带后获得诊断。

一、单脐动脉

单脐动脉（single umbilical artery）指胎儿脐带内只有一根脐动脉。正常胎儿中发生率约为 1%，但在畸形胎儿中发生率明显增高。伴发畸形以心血管系统、泌尿系统和消化系统多见。

【超声表现】脐带内仅见一条脐动脉和一条脐静脉，胎儿膀胱两侧仅见一侧脐动脉；脐带横切面显示一大一小两个圆形暗区，纵切面显示两条管状暗区，可互相盘绕，CDFI 有助于判断（图 16-7-1）。

> **注意：单脐动脉的最佳诊断切面是膀胱 - 脐轮部切面。发现单脐动脉后还应仔细扫查胎儿有无合并其他部位畸形。**

【预后与咨询】单脐动脉单独存在时，多数无临床意义，但需注意合并全身结构畸形的概率较高。笔者所在团队统计 119 例单脐动脉，左侧单脐动脉占 60.5%，右侧占 39.5%，单纯性者为 49.6%，合并其他结构畸形者为 50.4%。单纯性单脐动脉病例的染色体核型均正常；合并结构畸形中约 36.4% 有染色体核型异常。故发现单脐动脉应仔细寻找有无合并畸形。另外，有极少部分的单脐动脉为双脐动脉后期发育过程中一侧闭锁所致，这种情况发生宫内死亡的风险非常高，应密切监测，及时处理。

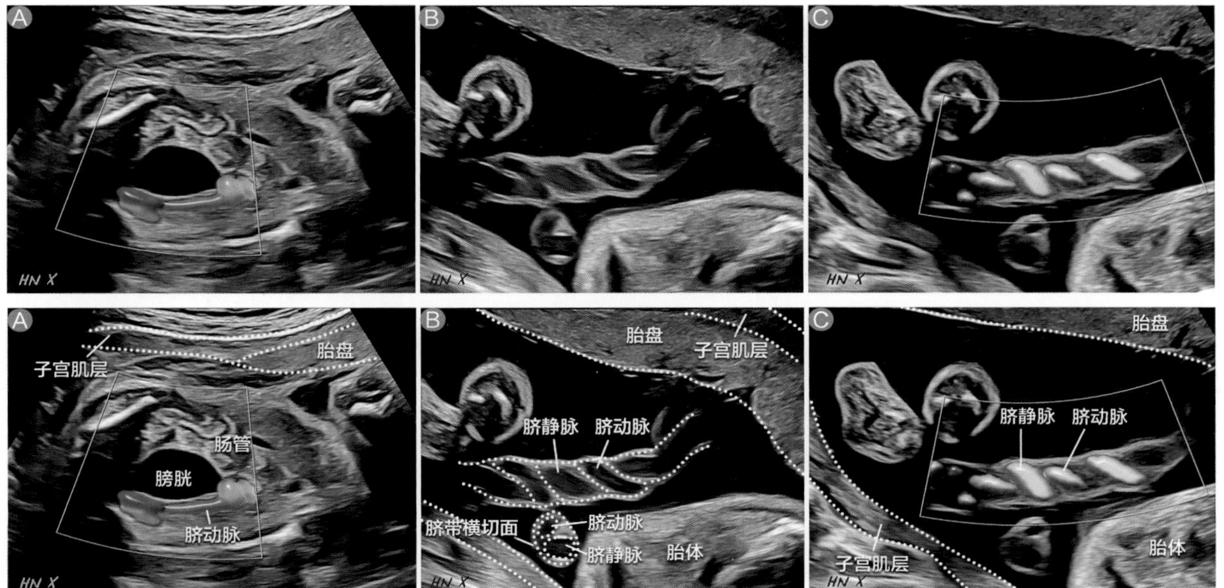

图 16-7-1 ■ 单脐动脉

A. 膀胱脐动脉切面彩色多普勒血流图；B. 脐带灰阶图；C. 脐带彩色多普勒血流图。

二、脐带内脐静脉瘤样扩张

正常胎儿脐带内脐静脉宽度从 15 孕周时直径约 2mm 增长至足月时 7~8mm。胎儿脐静脉瘤样扩张（umbilical vein varix，UVV）一般指羊膜腔内脐带的脐静脉局限性、囊状扩张，脐静脉局部宽径比未扩张部分宽 50%，或局部宽度 ≥ 9mm。发生率约占脐血管异常的 4%。其病理改变为扩张的静脉壁为纤维组织，缺乏平滑肌层，管壁增厚，而囊肿邻近部位的脐静脉壁上可见平滑肌层。

【超声表现】羊膜腔内脐静脉局限性囊状扩张，囊内壁光滑，脐动脉、脐静脉数量正常。扩张的脐静脉可局限于游离段，也可局限于胎盘脐带插入口，呈串珠样或多囊状；CDFI 可显示囊状扩张段血管的脐血流信号，记录到静脉频谱，而瘤样扩张静脉两端以及脐动脉血流频谱无异常（图 16-7-2、图 16-7-3）。由于瘤样扩张的管腔内血流速度减低，可形成血栓，表现为静脉壁上不均质高回声团，若血栓脱落，经胎儿脐静脉阻塞静脉导管，可致胎儿死亡（图 16-7-4）。

【预后与咨询】脐静脉瘤样扩张可能并发血栓形成，最终导致宫内胎儿死亡。2018 年，Pasqua 等总结了 250 多例的 meta 分析显示，单纯性脐静脉瘤样扩张合并染色体异常的可能性很低，而合并其他异常时，染色体异常风险增加 15 倍、胎儿宫内死亡的风险增加 8 倍。以上插图（图 16-7-2~图 16-7-4）所展示的 3 个病例均发生了宫内死亡，因此对于羊膜腔段脐静脉瘤样扩张的风险评估除注意扫查有无其他异常外，还应评估病灶的大小、静脉扩张程度，并注意监测有无血栓形成。

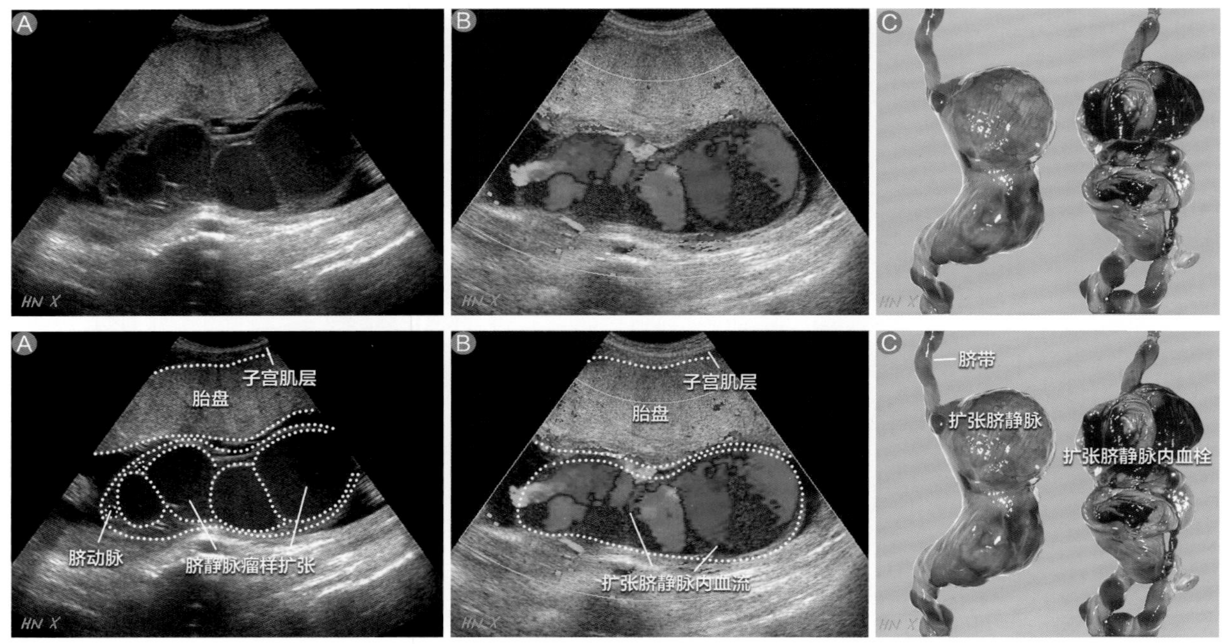

图 16-7-2 ■ 羊膜腔内游离段脐静脉瘤样扩张

A. 灰阶图；B. 彩色多普勒血流图；C. 标本图。

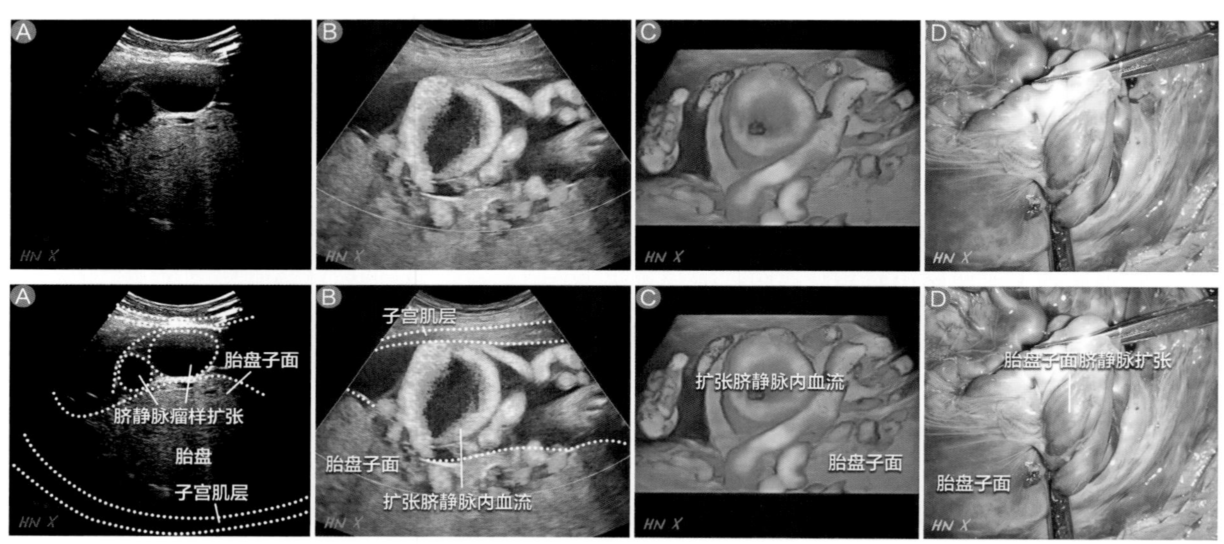

图 16-7-3 ■ 胎盘表面脐静脉瘤样扩张

A. 灰阶声像图；B. 彩色多普勒血流图；C. 彩色血流三维成像；D. 标本图。

三、脐带水肿、囊肿和肿瘤

脐带水肿为脐带内华通胶增多，脐带增粗，也称华通胶水肿。脐带囊肿为发生在脐带的囊性占位，真性囊肿起源于脐尿管和卵黄管的残迹，多发生在脐轮部；假性囊肿为华通胶内局限性水肿，较为多见。脐带内肿瘤非常罕见，包括血管瘤、畸胎瘤等。

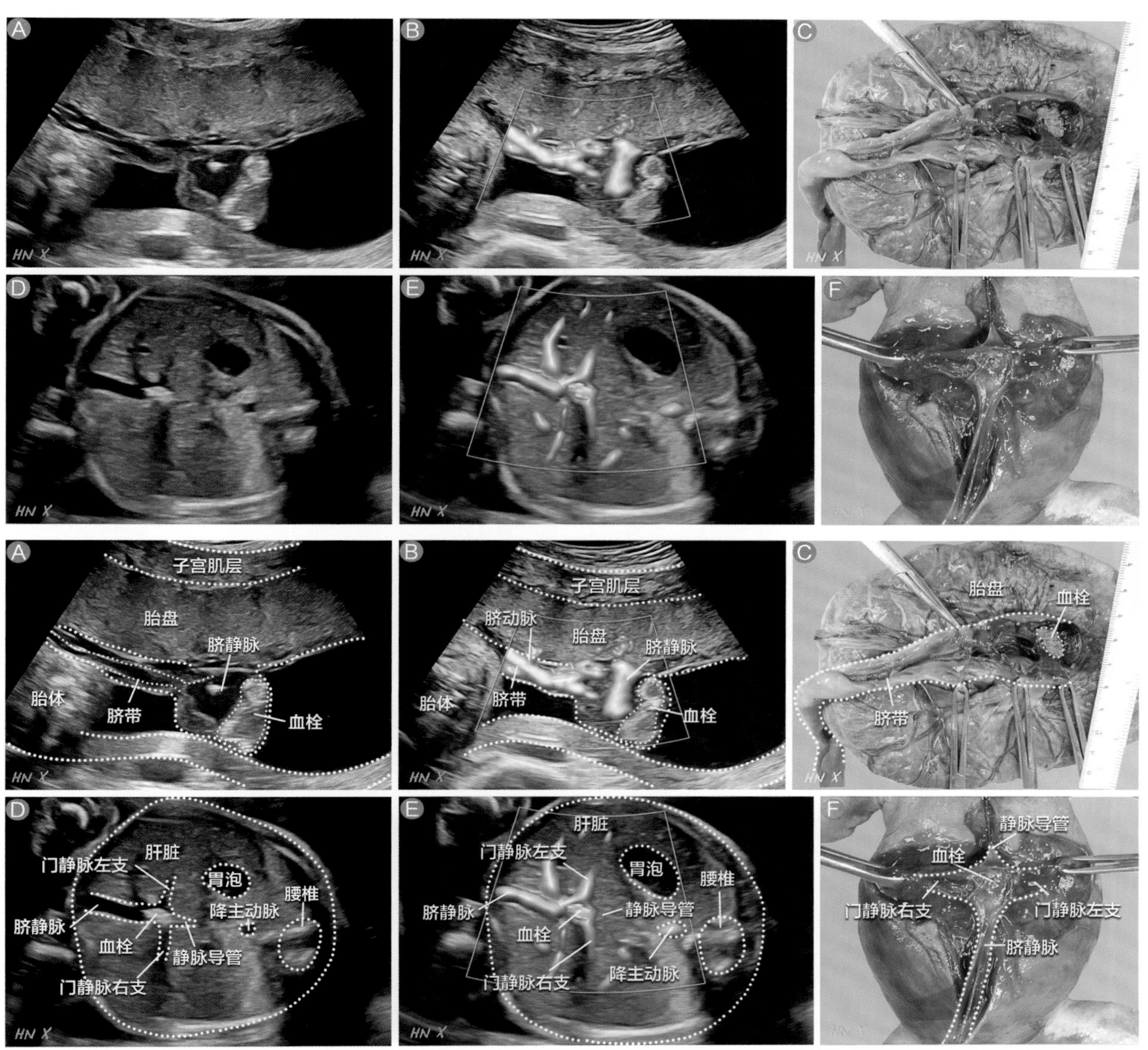

图 16-7-4 ■ 胎盘附着处脐静脉瘤样扩张血栓脱落、阻塞静脉导管

A. 脐静脉瘤样扩张灰阶图；B. 脐静脉瘤样扩张彩色多普勒血流图；C. 脐静脉血栓标本图；D. 静脉导管血栓灰阶图；E. 静脉导管血栓彩色多普勒血流图；F. 静脉导管血栓标本图。

【超声表现】

1. 脐带水肿（umbilical cord edema） 超声显示脐带局部或整体增粗，脐带内见无回声的脐血管和其周边明显增厚的低回声华通胶（图 16-7-5A），CDFI 可清晰显示出脐血管。

2. 脐带囊肿（umbilical cord cyst） 超声显示脐带的某一部分膨大，内见圆形囊性无回声，有薄包膜，其旁边可见正常管道状脐血管，CDFI 显示囊内无血流信号，脐血管走行正常（图 16-7-5B）。靠近脐轮部的脐带囊肿应注意脐尿管囊肿，其属于真性脐带囊肿，囊肿与膀胱相通，囊内为胎儿尿液（图 16-7-5C、D），通道较细时难以显示其与膀胱的关系，出生断脐后新生儿脐部有尿液渗出方可确诊。

3. 脐带淋巴管瘤（umbilical cord lymphangioma） 超声显示脐带局部增粗，华通胶内见实性高回声团或混合性回声团，部分呈串珠状，围绕脐血管周围，可合并脐带华通胶囊肿（图 16-7-6）。常合并羊水过多、早产及低体重儿等。

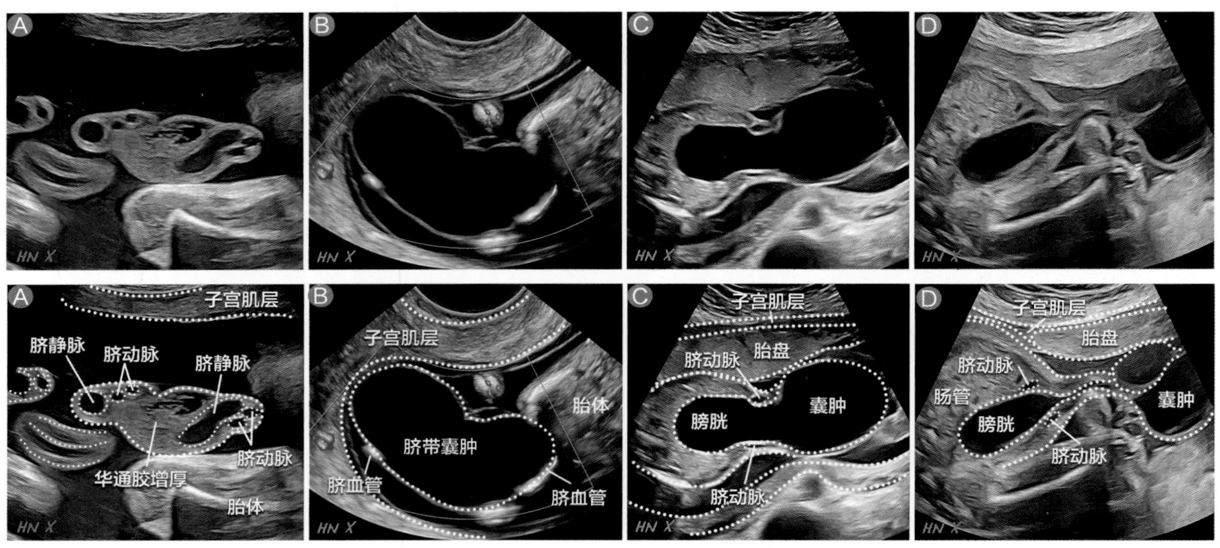

图 16-7-5 ■ 脐带水肿、脐带囊肿和脐尿管囊肿

A. 脐带水肿；B. 脐带囊肿；C. 脐尿管囊肿（通道宽）D. 脐尿管囊肿（通道细窄）。

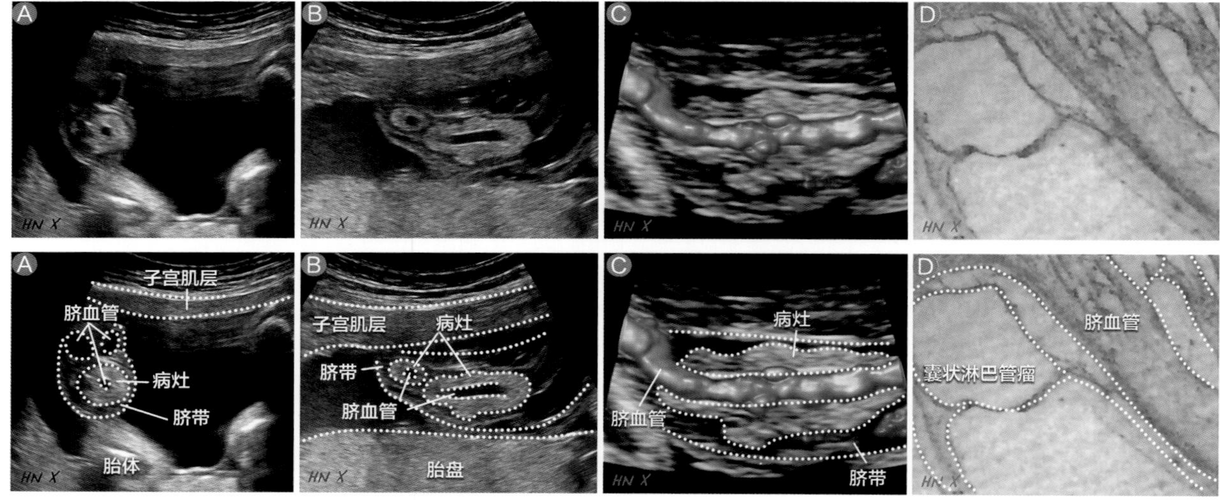

图 16-7-6 ■ 脐带淋巴管瘤

A. 脐带横切面；B. 脐带长轴切面；C. 彩色多普勒血流图；D. 脐带病灶病理图。

【预后与咨询】脐带水肿在一些胎儿先天发育异常如脐膨出等病例中较常见，但也可出现在正常妊娠中，多数无临床意义。大多数脐带囊肿为假性脐带囊肿，其单独出现不会引起胎儿不良结局，但在胎儿染色体非整倍体异常，特别是 18 三体综合征中，脐带囊肿较为多见。有研究发现，囊肿持续存在及囊肿位于脐轮部时，合并胎儿畸形的风险明显增大。

四、脐带缠绕和打结

脐带缠绕(umbilical cord entanglement)为脐带环绕胎儿的身体或肢体,以脐带绕颈最常见。脐带缠绕与脐带过长和胎动过频有关,发生率高达30%。单羊膜囊内的双胎可发生双胎脐带缠绕。脐带打结则为脐带自身缠绕,可分为真结和假结,大多数为假结,真结较为少见。

【超声表现】

1. 脐带绕颈、绕身或肢体 脐带绕颈时,胎儿颈部或背部可见脐带回声,与颈部长轴交叉;在颈后、两侧、颈前4个区域中至少3个区域可显示脐带声像。由于脐带的压迫,胎儿颈背部皮肤可见脐带的压痕,绕颈一周者呈"U"形,绕颈两周者呈"W"状,绕颈三周者呈锯齿状;脐带绕身或绕肢体时,可见身体或肢体横切面上脐带环绕一周以上;CDFI和彩色血流三维成像可直接显示环绕的脐带内血管及环绕的圈数(图16-7-7)。

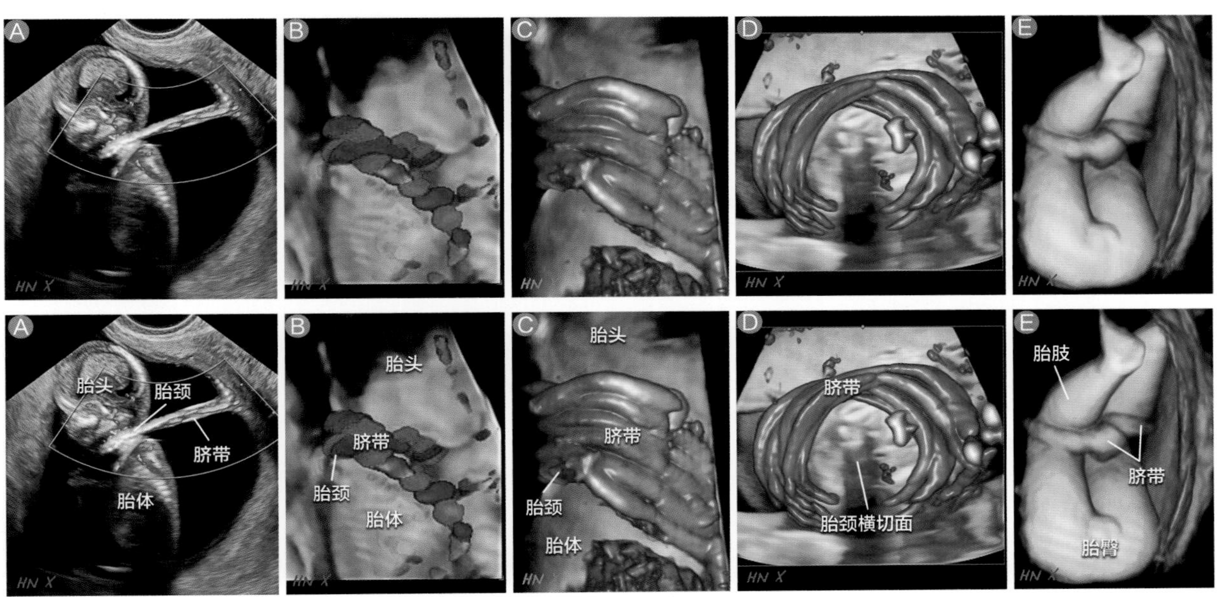

图16-7-7 胎儿脐带绕颈、绕肢体

A.孕早期脐带绕颈(彩色多普勒血流图);B.孕中期脐带绕颈1周(彩色血流三维成像);C.孕中期脐带绕颈3周(彩色血流三维成像);D.孕晚期脐带绕颈2周(彩色血流三维成像);E.脐带绕下肢(表面模式三维成像)。

2. 单绒毛膜单羊膜囊双胎脐带缠绕 两胎儿间无羊膜分隔,两胎儿的脐带螺旋状缠绕或聚集成团、打结,类似"中国结",仔细扫查可见成团脐带的边缘有3~4个方向的脐带游离端(图16-7-8、视频16-7-1)。

3. 脐带打结 单胎脐带成堆聚集,互相交错,但判断是真结还是假结较困难,CDFI联合三维超声有助于直观、形象地显示脐带打结的状况。

【预后与咨询】较松的脐带缠绕不影响胎儿及正常分娩,缠绕紧者可造成胎儿缺氧、胎头不下降等分娩期并发症。诊断时需注意:①脐带绕颈过早诊断无临床意义,反而增加孕妇心理负担;②研究数据显示,脐带绕颈一周并没有增加围产期风险;③产前监护过程中出现胎心率异常(尤其是变异减速）或临产后胎头高浮不降时，超声检查有助于明确有无脐带绕颈，指导临床处理。脐带真结与分娩期间的胎心率不稳定和较高的剖宫产发生率有关，胎儿死亡率比正常高 4~10 倍，但是产前超声判断脐带真结十分困难。

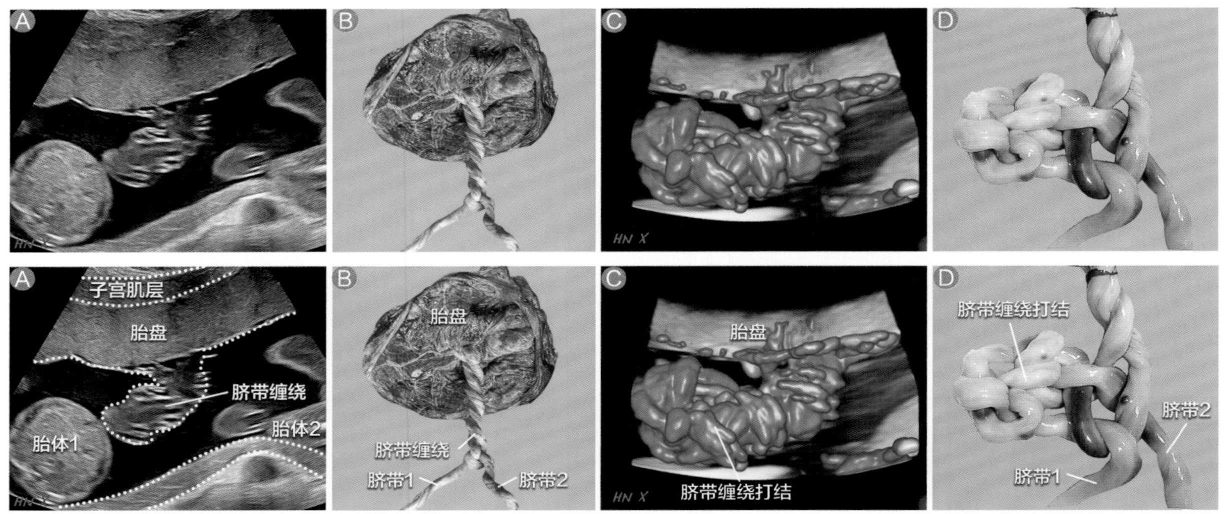

图 16-7-8 ■ 双胎脐带缠绕

A. 螺旋状缠绕灰阶图；B. 螺旋状缠绕标本图；C. 脐带缠绕打结彩色血流三维成像；D. 脐带缠绕打结标本图。

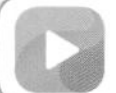 视频 16-7-1 双胎脐带螺旋状缠绕 

五、其他脐带异常

（一）脐带先露

脐带先露（presentation of umbilical cord）指妊娠晚期胎膜未破时，脐带位于胎先露部下方或一侧。常见于胎头未衔接时、胎位异常、羊水过多及脐带过长等情况。在胎先露部尚未衔接、胎膜未破时的脐带先露，宫缩时胎先露部下降可压迫脐带导致胎心率异常；若发生胎膜破裂，则易发生脐带脱垂，故脐带先露也称为隐性脐带脱垂。

超声表现：羊膜腔内胎先露部下方、宫颈内口上方可见节段性脐带结构（图 16-7-9A、B、C）。经阴道超声及采用 CDFI 时诊断更准确。脐带先露应与血管前置鉴别，后者为单条的脐血管走行于宫颈内口上方的胎膜上。一些罕见的情况，如低置胎盘合并脐带边缘附着，而脐带的胎盘插入点位于宫颈内口附近，此时脐带先露可以合并脐血管前置（图 16-7-9）。

（二）双脐静脉

正常情况下右脐静脉在胚胎第 7 周退化，脐带内只有一条左脐静脉。若右脐静脉不退化，则可形成双脐静脉。双脐静脉非常罕见，目前文献报道的产前发现的双脐静脉不到 10 例，也可能是因为病变较隐匿导致一些病例漏诊。双脐静脉的预后因素取决于合并的相关异常，需注意右脐静脉发生瘤样扩张而增加不良预后的风险。

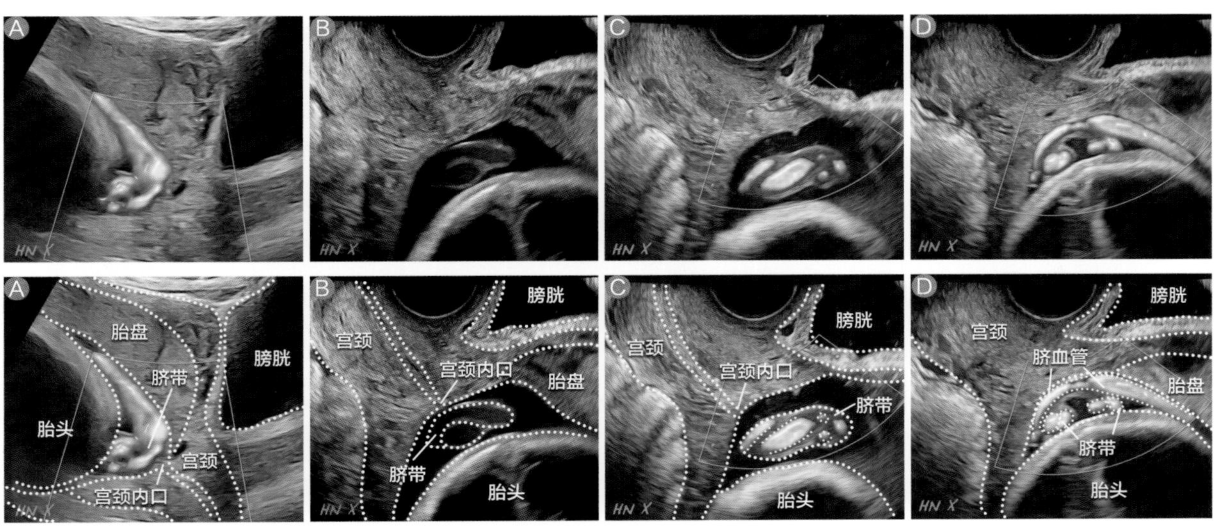

图 16-7-9 ■ 低置胎盘合并脐带先露、脐血管前置

A. 经腹扫查彩色多普勒血流图；B. 经阴道扫查灰阶图；C. 经阴道扫查彩色多普勒血流图；D. 宫颈内口旁脐血管彩色多普勒血流图。

超声表现：胎儿腹腔内、经肝脏横切面可显示两条脐静脉，静脉可呈瘤样扩张；羊膜腔内脐带游离段的脐带长轴和脐带横切面上可显示 4 条血管，启动 CDFI 可观察到 2 条脐动脉和 2 条脐静脉（图 16-7-10）。

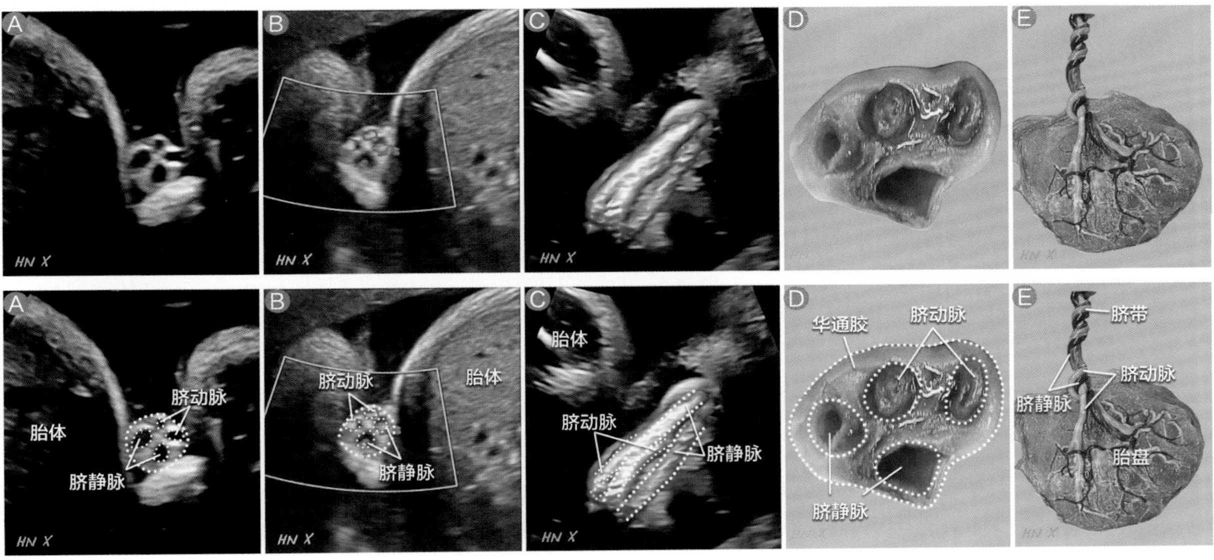

图 16-7-10 ■ 双脐静脉

A. 脐带横切面灰阶图；B. 脐带横切面彩色多普勒血流图；C. 脐带长轴切面彩色多普勒血流图；D. 脐带横断面标本图；E. 胎盘脐带标本。

第八节 | 羊水异常

一、羊水过多

妊娠期间羊水量超过 2 000ml，称为羊水过多（polyhydramnios）。发生率为 0.5%~1%。羊水过多与胎儿中枢神经系统和消化系统畸形、胎儿染色体异常、多胎妊娠、母体糖尿病、宫内感染等有关；另外，还有特发性羊水过多，其原因不明。产前超声是首选的诊断方法，可动态观察羊水的变化，同时可发现合并病变。在羊水过多的宫内介入性治疗中，超声在引导穿刺和监测胎儿宫内状况方面也起到十分重要的作用。

【超声表现】胎儿被大片液性暗区所包围，在大量羊水中自由活动，不动时常沉卧于子宫后壁；胎儿肢体活动频繁，可呈完全伸展状；因有羊水的衬托，胎儿体表结构容易显示。胎盘受羊水压迫变薄。合并胎儿畸形时有相应的声像特征。

【羊水量估测】

1. **最大羊水池测量法** 测得羊水池最大深度 ≥ 8cm（图 16-8-1A）。
2. **羊水指数法** 测定 4 个象限内最大羊水暗区深度值之和 > 25cm。

二、羊水过少

妊娠晚期羊水量少于 300ml 者，称为羊水过少（oligohydramnios）。羊水过少的发生率为 0.4%~4%，早期出现的羊水过少多见于胎儿泌尿系统畸形，妊娠晚期羊水减少预示胎盘功能减退、胎儿慢性缺氧的可能。羊水过少还可发生在胎儿宫内生长受限、过期妊娠以及胎膜早破等。羊水过少在围产期容易出现胎儿窘迫和新生儿窒息，影响围产儿预后。超声检查是主要诊断方法，不但可以观察羊水量减少的情况，还可评估胎儿发育状况、发现有关畸形，并可通过检测血流动力学改变了解胎儿宫内安危，从而指导临床治疗。

【超声表现】胎体周围羊水池范围小；胎儿卷曲，肢体聚集交叉，互相挤压，扫查时难辨胎儿体表结构（图 16-8-1B、视频 16-8-1）。

【羊水量估测】测量羊水池深度时，不要把脐带的无回声区当成羊水来测量，启动 CDFI 可帮助鉴别。

1. **最大羊水池测量法** 测量羊水池最大深度 ≤ 2cm 为羊水过少，≤ 1cm 为严重羊水过少。
2. **羊水指数法** 测定 4 个象限内最大羊水暗区深度值之和 < 8cm 为诊断羊水过少的临界值，< 5cm 为诊断羊水过少的绝对值。

> **注意：**无论采用哪种羊水量估计方法，其预测临床预后的总体效能并没有差别，有经验者主观估测羊水量的有效性并不比超声定量测量差。2021 年，Sekhon 等的一个大样本 meta 分析显示，简单的最大羊水池测量法反而有助于减少过度干预，而并未增加不良妊娠预后的风险。因此，对于低危筛查，推荐最简单实用的最大羊水池测量法。2022 年 ISUOG 指南推荐在羊水过多时采用羊水指数法，羊水过少时采用最大羊水池测量法。

三、羊水内漂浮物增多

一般情况下，羊水透声性好，内无明显回声，孕中期可以有少量点状回声（图 16-1-7C），若孕中晚期羊水内出现多量漂浮的云雾状回声或颗粒状回声，羊水透声差（图 16-8-1C），应考虑以下几种情况。

1. 羊水内胎脂增多，常见于羊水过多、胎儿未成熟。
2. 严重的羊膜炎。
3. 羊水胎粪污染，见于胎儿宫内窘迫所致羊水混浊。
4. 羊膜腔内出血，见于宫腔内介入性操作（如脐带血管穿刺）、胎盘早剥等。

注意：当羊水内出现颗粒状或絮状回声时，上述情况均有可能，不应贸然提示“羊水混浊”，应结合病史和动态观察排除异常情况。

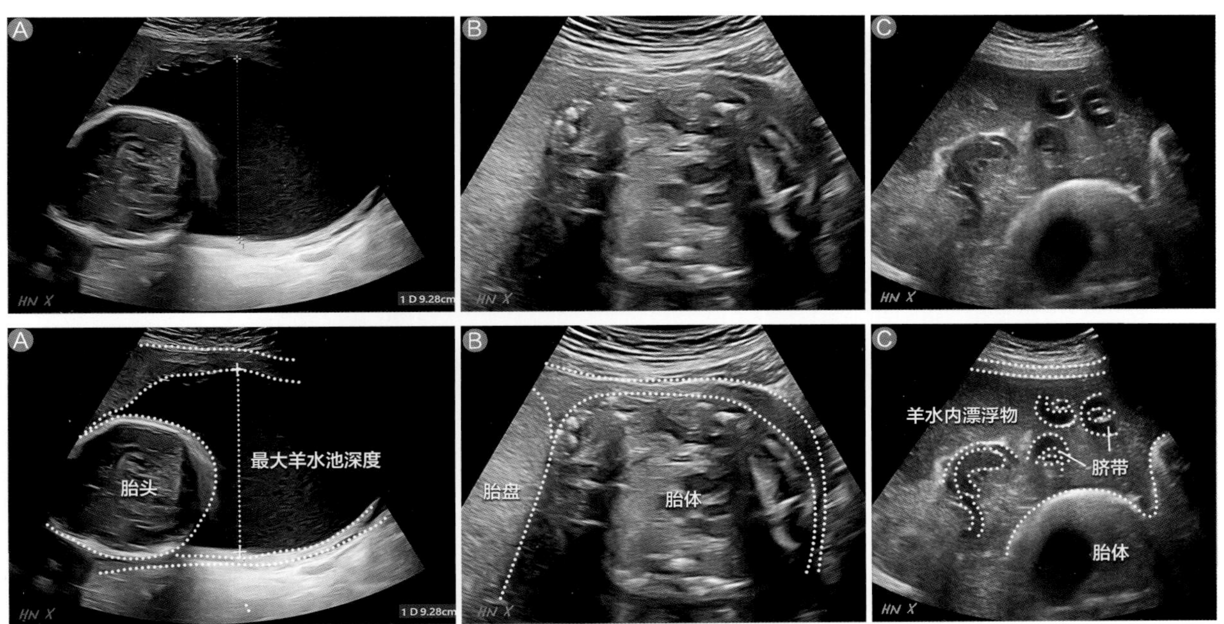

图 16-8-1 ■ 羊水过多、羊水过少与羊水内漂浮物增多
A. 羊水过多；B. 羊水过少；C. 羊水内漂浮物。

 视频 16-8-1 羊水过少 

（谢红宁）

参考文献

1. JAIN V, BOS H, BUJOLD E. Guideline No. 402: Diagnosis and management of placenta previa. J Obstet Gynaecol Can, 2020, 42 (7): 906-917.
2. JAUNIAUX E, ALFIREVIC Z, BHIDE AG, et al. Placenta praevia and placenta accreta: diagnosis and management: green-top guideline No. 27a. BJOG, 2019, 126 (1): e1-e48.
3. DE OLIVEIRA CARNIELLO M, OLIVEIRA BRITO LG, SARIAN LO, et al. Diagnosis of placenta accreta spectrum in high-risk women using ultrasonography or magnetic resonance imaging: systematic review and meta-analysis. Ultrasound Obstet Gynecol, 2022, 59 (4): 428-436.
4. SHAINKER SA, COLEMAN B, TIMOR-TRITSCH IE, et al. Special report of the Society for Maternal-Fetal Medicine Placenta Accreta Spectrum Ultrasound Marker Task Force: Consensus on definition of markers and approach to the ultrasound examination in pregnancies at risk for placenta accreta spectrum. Am J Obstet Gynecol, 2021, 224 (1): B2-B14.
5. 彭软，谢红宁，杨建波，等．胎盘植入的产前超声诊断及其影响因素研究．中国临床医学影像杂志，2010, 21 (1): 67-69.
6. HASEGAWA J. Ultrasound screening of umbilical cord abnormalities and delivery management. Placenta, 2018, 62: 67-78.
7. BUCA D, IACOVELLA C, KHALIL A, et al. Perinatal outcome of pregnancies complicated by placental chorioangioma: systematic review and meta-analysis. Ultrasound Obstet Gynecol, 2020, 55 (4): 441-449.
8. GAVANIER D, BERTHET G, HAJRI T, et al. Vesicules or placental lakes in ultrasonography, determining the correct etiology. J Gynecol Obstet Hum Reprod, 2021, 50 (6): 101738.
9. 罗斐，谢红宁，李丽娟，等．胎盘异常血池与妊娠结局的相关性研究．中华生物医学工程杂志，2013, 19 (4): 123-127.
10. 何花，谢红宁，李丽娟，等．胎儿单脐动脉及合并畸形与染色体异常相关性研究．中国实用妇科与产科杂志，2007, 23 (5): 373-376.
11. DI PASQUO E, KULEVA M, O'GORMAN N, et al. Fetal intra-abdominal umbilical vein varix: retrospective cohort study and systematic review and meta-analysis. Ultrasound Obstet Gynecol, 2018, 51 (5): 580-585.
12. JIANG YT, HE M, ZHANG LH, et al. Fetal death caused by embolization of ductus venosus resulting from detachment of umbilical vein thrombus. Ultrasound Obstet Gynecol, 2022, 60 (2): 291-292
13. LEI T, XIE HN, FENG JL. Prenatal diagnosis of four-vessel umbilical cord with supernumerary vein varix: A case report and literature review. J Obstet Gynaecol Res, 2017, 43 (7): 1200-1204.
14. SALOMON LJ, ALFIREVIC Z, BERGHELLA V, et al. ISUOG Practice Guidelines (updated): performance of the routine mid-trimester fetal ultrasound scan. Ultrasound Obstet Gynecol, 2022, 59 (6): 840-856.
15. SEKHON S, ROSENBLOOM JI, DOERING M, et al. Diagnostic utility of maximum vertical pocket versus amniotic fluid index in assessing amniotic fluid volume for the prediction of adverse maternal and fetal outcomes: a systematic review and meta-analysis. J Matern Fetal Neonatal Med, 2021, 34 (22): 3730-3739.

第十七章 产科急症的超声诊断

第一节 | 胎盘早剥

胎盘早剥（placental abruption）是指妊娠 20 周后正常位置的胎盘在胎儿娩出前，部分或全部从子宫壁剥离。胎盘早剥是妊娠晚期的严重并发症之一，发病率约为 1%，重度妊娠高血压综合征、原发性高血压、腹部外伤、外倒转术纠正胎位、脐带过短或脐带绕颈、宫腔内压骤减、孕妇长时间仰卧位等均可能是胎盘早剥的诱因。轻度胎盘早剥剥离范围一般不超过胎盘面积的 1/3，可有阴道流血或无任何症状，仅在产后检查胎盘时发现局部有凝血块压迹；重度剥离则起病急，剥离范围多超过 1/3，胎盘后出血急剧增多时，血液积聚于胎盘与子宫壁之间，压力增加致使血液浸入子宫肌层引起肌纤维分离、断裂乃至变性，子宫表面呈紫蓝色，称为子宫胎盘卒中。重度胎盘早剥起病急、进展快，可威胁母胎生命。特征性临床表现为突发剧烈腹痛，子宫压痛明显，硬如板样，触诊胎位难辨，可有或无阴道流血，胎儿可发生宫内窘迫甚至死亡。产科临床采用胎盘早剥的 Page 分级评估严重程度，0 级为无症状，仅产后检查胎盘有血肿压迹而诊断；Ⅰ级仅表现为阴道出血，子宫软，无胎儿受累；Ⅱ级胎儿受累，胎儿窘迫或死亡；Ⅲ级为孕妇出现休克，或弥散性血管内凝血。

【超声表现】

1. 二维灰阶 根据胎盘剥离部位、剥离面大小及出血时间不同等，灰阶超声图像有多种表现。胎盘剥离早期剥离部位可见胎盘增厚，胎盘母面与子宫壁间见边缘粗糙、形态不规则的不均质回声区，回声或呈斑点状、或杂乱、或有条带状回声，血块凝固后与周围未凝固血液分层（图 17-1-1A）；有时胎盘后无明显血肿声像，仅有胎盘异常增厚，呈不均高回声；少数病例凝血块突入羊膜腔，形成羊膜腔内不均质低回声肿块（图 17-1-1B）。若剥离后不久分娩，产后检查胎盘母面有血凝块压迹。胎盘剥离时间较久或剥离出血不多自行停止后，胎盘后血肿逐渐机化，表现为不均质高回声团，则产后检查胎盘母面局部有机化血凝块。若发生在胎盘边缘血窦破裂出血、胎盘边缘剥离，则超声表现为胎盘边缘胎膜与宫壁分离、隆起，胎膜下见不均质低回声或云雾状回声（图 17-1-1C）。

2. 彩色多普勒血流图 胎盘剥离后胎盘后血肿内均无血流信号，此为胎盘早剥的特征性佐证。

3. 其他 超声检查时注意胎儿心率变化，当剥离面大、出血多时，胎儿因缺氧而心脏停搏。胎盘边缘血窦破裂出血，有时可穿入羊膜腔内造成血性羊水，羊水内可出现漂浮物回声。

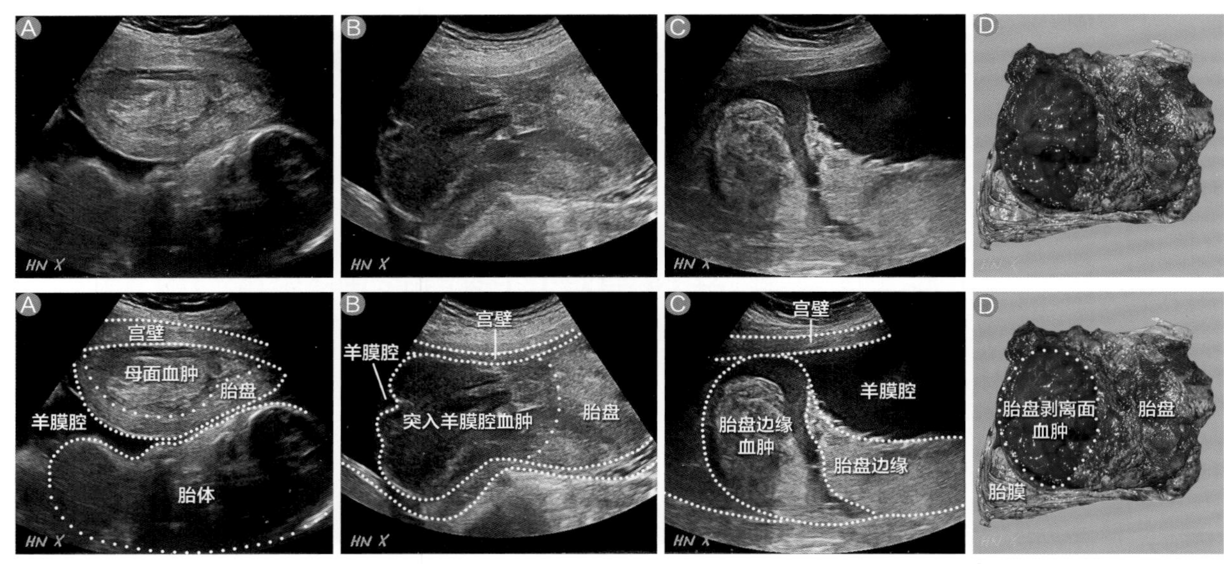

图 17-1-1 ■ 胎盘早剥

A. 胎盘母面剥离；B. 剥离血肿突入羊膜腔；C. 胎盘边缘血窦破裂出血；D. 产后胎盘标本。

【**鉴别诊断**】病史是主要的鉴别依据。①胎盘内血池：位于胎盘实质内的不规则形云雾状回声，其内可见细颗粒状滚动回声，呈沸水状；②子宫肌瘤：肌层内的低回声结节，边界较清，形态规则，向胎盘下或向宫外突出；③胎盘血管瘤：位于胎盘实质内或突向羊膜腔，呈较均匀的高回声，边界清，其内有血流信号；④胎盘囊肿：位于胎盘的羊膜面或母面，呈圆形无回声，边缘清晰；⑤子宫肌层局部收缩：若发生在胎盘附着处，胎盘后方肌层可见梭形局灶性稍低回声区，子宫肌层舒张后异常回声消失。

【**超声诊断效能**】胎盘早剥是临床诊断，产前超声检查对胎盘早剥的诊断效能有限。当超声发现胎盘后血肿，提示胎盘剥离时，对于临床及时诊断和处理、降低母胎危害起关键作用。超声检查可以观察胎盘剥离的范围、大致评估积血的多少，但无法判断有无子宫卒中。胎盘早剥的范围可进行性变化，需动态观察。剥离面积小、临床症状轻时容易漏诊；位于后壁的胎盘因超声远场分辨力较差，不易诊断；仪器的分辨力及操作者的经验也是影响诊断的重要因素。

【**预后与咨询**】胎盘早剥是晚期妊娠阴道出血的主要原因之一，对母胎影响极大。早产、剖宫产、产后出血、弥散性血管内凝血及子宫切除的发生率明显升高，胎儿急性缺氧，新生儿窒息及宫内死亡率亦明显升高。胎盘因素导致的胎儿死亡中，胎盘早剥占 50%。胎盘早剥的新生儿还可遗留神经系统发育缺陷等后遗症。对于胎盘早剥的病例应根据早剥的严重程度和发生时的胎龄行个性化处理。大多数胎盘早剥病例无法预测或预防。

> **注意：重视腹痛的病史和子宫呈板样的体征、对此病保持高度警惕是超声发现胎盘早剥的关键。**

第二节 | 脐血管前置

脐血管前置(vasa previa)指没有脐带或胎盘保护的脐血管穿行在胎膜上,横跨宫颈内口上方并位于胎先露部前方。前置的脐血管可来源于帆状胎盘的胎膜上走行的脐血管,可以是副胎盘的连接血管,也可以是分叶状胎盘间的脐血管,还与多胎妊娠、辅助生殖技术后受孕等有关。发生率为1/5 000~1/2 000。临床上可无任何症状,在产前或产程中可发生前置血管破裂而出现阴道流血,胎儿死亡率可高达100%。胎儿先露下降过程压迫前置血管也可导致胎儿宫内缺氧,胎儿突发心率异常甚至胎死宫内。因此,脐血管前置属于胎儿急症。

【超声表现】 经腹超声扫查发现脐带帆状附着、副胎盘、分叶状胎盘,或双胎妊娠时,应追踪脐血管的走行,特别是注意膀胱后方、宫颈内口上方有无血流信号,如有怀疑,必须行经阴道超声检查明确诊断。

1. 胎盘形态异常 大部分胎盘为帆状胎盘,也可以是单绒毛膜双胎之一的胎儿脐带帆状附着,偶尔有副胎盘、分叶状胎盘(详见第十六章第六节胎盘形态异常)。脐带附着于胎膜的位置较低,一般低于胎盘最下缘、低于胎先露。

2. 宫颈内口上方异常血流 经腹扫查在膀胱有一定充盈的情况下,启动彩色多普勒超声可显示膀胱后方、宫颈内口上方血流信号;经阴道超声扫查,在宫颈内口上方或周围胎膜上可清晰显示管道状或圆形的血管结构,CDFI可显示其内血流信号,频谱多普勒可探及脐动脉或脐静脉血流频谱(图17-2-1)。

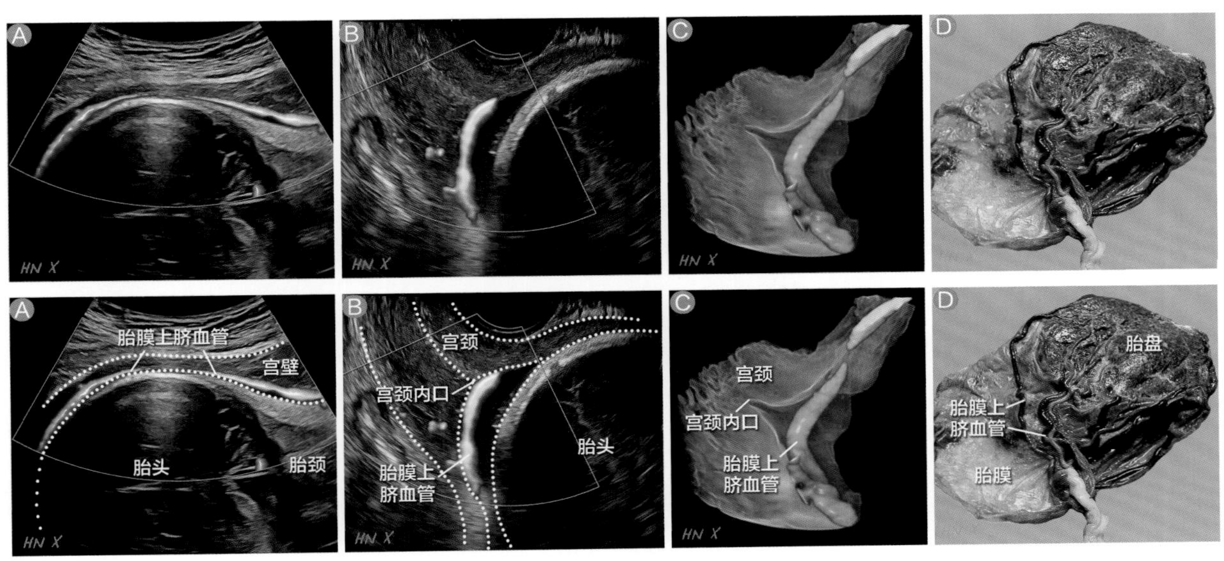

图17-2-1 ■ 帆状胎盘血管前置

A. 经腹扫查胎膜上脐血管分支; B. 经阴道扫查宫颈内口上方脐血管分支; C. 宫颈内口附近血流三维成像; D. 产后胎盘标本。

【鉴别诊断】 ①宫颈静脉曲张:此为母体血流,位于宫颈实质而非胎膜上,经阴道彩色多普勒超声扫查可追踪其回流入宫旁静脉丛；②脐带先露：整个脐带位于羊膜腔内，可见三条血管；③胎盘边缘血窦：经阴道超声检查发现胎盘低置，胎盘边缘的血窦达宫颈内口附近，而脐带的胎盘插入位置正常。

【超声诊断效能】超声检查是发现和诊断脐血管前置的无可替代的方法。2015 年 Ruita 等总结了文献报道的 138 个采用常规经腹检查、发现可疑病例再行经阴道扫查的病例，其血管前置的检出率为 53%。另外，一项前瞻性研究常规采用经阴道扫查，18 例血管前置的产前检出率为 100%，证明经阴道彩色多普勒超声对前置血管的诊断具有较好的效能。

【预后与咨询】由于前置的血管缺乏华通胶的保护，容易受到宫缩时胎先露的压迫，或胎膜破裂时血管发生断裂，导致脐血循环受阻及胎儿失血，从而出现胎儿窘迫，甚至胎死宫内。发现血管前置后应严密观察，胎儿成熟后行择期剖宫产，以降低围产儿死亡率。

> **注意：脐血管前置的产前诊断至关重要，孕中期超声检查时应注意脐带胎盘插入点的位置，排除胎盘形态异常。如有脐带附着异常，应警惕脐血管前置并采用经阴道 CDFI 检查。**

第三节 | 子宫破裂

子宫破裂(uterine rupture)指在妊娠晚期或分娩期子宫体部或子宫下段肌层发生破裂，是危及产妇和胎儿生命的严重并发症。子宫肌层部分或全层破裂，但浆膜层完整，宫腔与腹腔不相通，胎儿及其附属物仍在宫腔内，为不完全性子宫破裂；子宫肌壁全层破裂，宫腔与腹腔相通，称为完全性子宫破裂。大部分病例有剖宫产史或子宫肌瘤剔除病史。前次手术后感染、切口愈合不良、剖宫产后间隔时间过短而再次妊娠等，临产后发生子宫破裂的风险更高。极少数病例没有手术史，但本次妊娠有胎位不正、子宫畸形、巨大儿、胎盘植入、手术助产等高风险因素，也可导致原发性子宫破裂。上述高危孕妇在妊娠晚期或产时出现腹痛、血压突降、休克；下腹部压痛、反跳痛、板状腹，胎位不清，胎心率变慢、胎儿宫内窘迫时，应考虑子宫破裂。少部分不完全性子宫破裂可无明显临床症状，仅在剖宫产时发现。

【超声表现】

1. 完全性子宫破裂 盆腹腔积液是完全性子宫破裂最明显的超声声像改变，积液常位于剖宫产裂口侧，仔细寻找可发现积液与宫腔相通。破裂处子宫壁肌层连续性中断，子宫壁肌层难以显示，部分胎体结构突出至腹腔内，与腹壁紧贴，宫腔内羊水少(图 17-3-1)。子宫破裂处通常在子宫下段原剖宫产切口瘢痕处，也可发生在原子宫肌瘤剔除瘢痕处或宫角。

2. 不完全性子宫破裂 多数发生在穿透性胎盘植入的病例，根据发生部位不同，超声表现差异较大。不完全子宫破裂多数无特异性超声声像改变，在一些罕见病例中，胎盘植入穿透肌层，局部出血，浆膜层未破，但可进一步发展为完全性子宫破裂。

【鉴别诊断】主要与其他妊娠晚期急腹症鉴别，包括胎盘早剥、盆腔感染、阑尾炎、急性胰腺炎等。完全性子宫破裂的超声特征较典型，但不完全性子宫破裂鉴别诊断较困难。

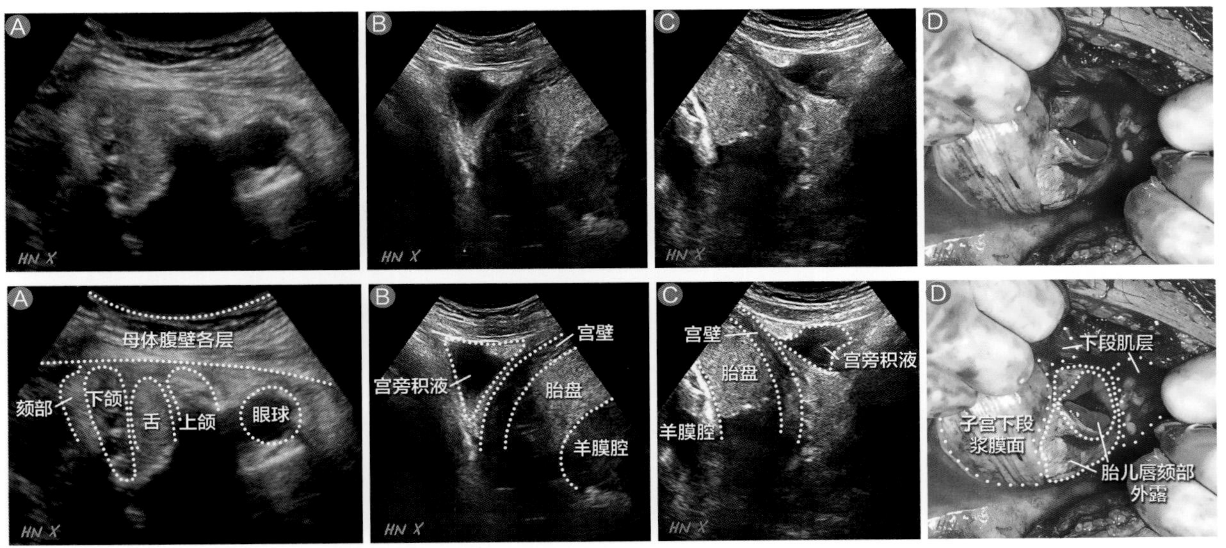

图 17-3-1 ■ 完全性子宫破裂

A. 胎儿面部紧贴孕妇腹壁；B、C. 两侧宫旁积液；D. 术中所见。

【预后与咨询】完全性子宫破裂需紧急手术处理。母胎预后取决于诊断时机、出血量多少和孕周。

> **注意：对于有剖宫产或子宫肌瘤剔除等手术病史的孕妇，突然出现腹痛、脸色苍白等临床表现时，应首先排除子宫破裂的可能，观察有无盆腹腔积液，并仔细观察子宫壁的连续性。**

第四节 | 自发性子宫静脉破裂

自发性子宫静脉破裂（spontaneous uterine venous rupture）是指妊娠期子宫旁静脉丛血管自发破裂，导致腹腔内出血，较罕见，发生率约 1/10 000，是引起孕产妇死亡的产科并发症之一，常发生于妊娠晚期。病因尚不明确，可能与宫旁静脉壁弹性差、子宫静脉压升高、子宫腺肌病及盆腔慢性炎症等有关。临床表现为孕晚期无明显诱因的突发持续性腹痛，可伴恶心、呕吐，腹部压痛及反跳痛，低血容量休克症状，血红蛋白水平下降。

【超声表现】子宫肌层完整，宫内胎儿及附属结构未见异常，腹腔内显示游离液性无回声区；子宫下段宫旁浆膜下可见较多扩张静脉，呈迂曲管道状，内见低速流动的云雾状回声；同侧宫旁可探及血肿，表现为宫旁局限性不均匀的杂乱回声或网格状低回声，与静脉丛不同的是，其内无流动的低速血流回声（图 17-4-1）。CDFI 调低增益可显示扩张血管为静脉。

【鉴别诊断】主要与其他晚期妊娠急腹症鉴别，如与胎盘早剥、子宫破裂、盆腔炎症、内脏破裂等鉴别。胎盘早剥一般不合并腹腔积液，胎盘回声异常；子宫破裂则有子宫肌层连续性中断、部分胎体进入腹腔；盆腹腔炎症多有白细胞升高、无低血容量临床表现；内脏（肝、脾）破裂常有外伤史。

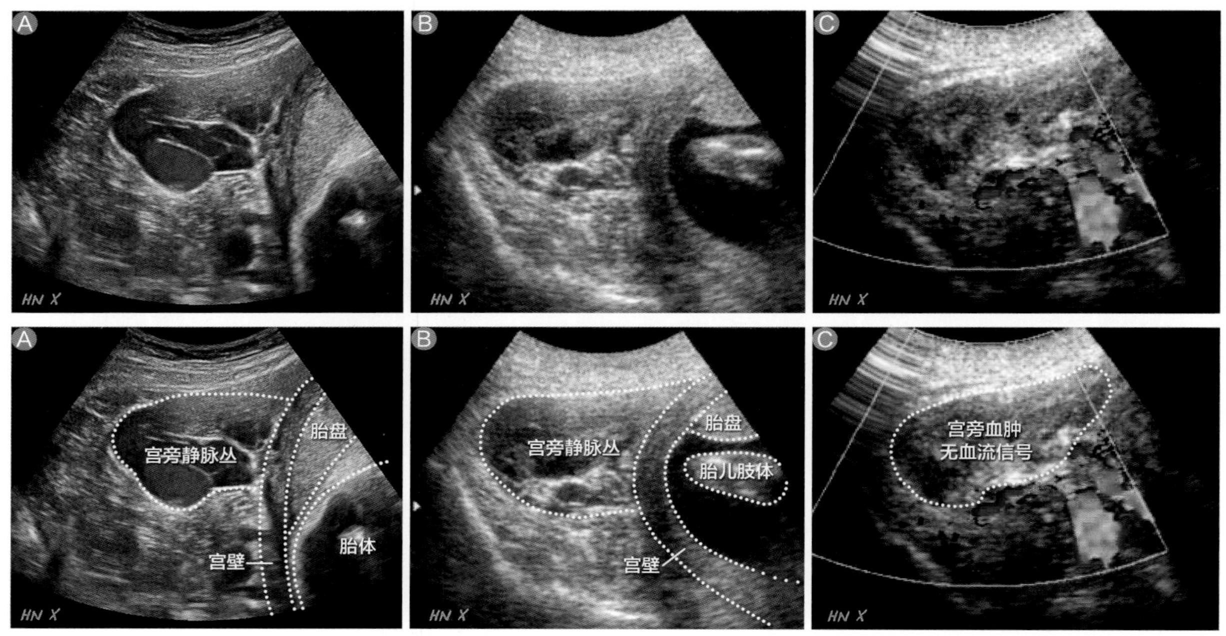

图 17-4-1 ■ 自发性子宫静脉破裂
A. 宫旁扩张迂曲静脉丛；B. 同侧宫旁血肿；C. 彩色多普勒血流图。

【预后与咨询】本病如未能发现，可导致休克、母胎缺氧甚至死亡，报道的围产期死亡率高达31%。临床疑诊时应及时腹腔穿刺及剖腹探查止血。

> **注意：自发性子宫静脉破裂的超声声像无特异性，密切结合病史综合考虑可防止漏诊。当孕期出现无明显诱因的持续性腹痛、血压或血红蛋白下降时，则要注意宫旁静脉破裂出血的可能，应仔细扫查宫旁有无静脉扩张及腹腔积液。**

第五节 | 剖宫产后再次妊娠并发症

近二十多年来的高剖宫产率，带来了剖宫产后再次妊娠子宫破裂和瘢痕种植、胎盘植入的高风险和临床管理的挑战。剖宫产瘢痕组织为乏氧性结缔组织，缺乏肌层和内膜，再次妊娠时，瘢痕缺乏子宫肌层特有的弹性，随着子宫增大、张力增加，瘢痕有自发破裂的风险；若早期胚胎绒毛种植在瘢痕处，绒毛直接侵入瘢痕和周边肌层，可形成前置胎盘、胎盘植入，甚至穿透到宫旁。剖宫产后再次妊娠特有的子宫破裂和胎盘植入并发症，是近年来导致产科急症、孕产妇死亡率增加的重要因素。超声对于评估剖宫产术后再次妊娠的瘢痕病理状况、辅助临床管理起到至关重要的作用。

一、瘢痕妊娠胎盘植入

早期妊娠胚胎种植在剖宫产切口瘢痕处，形成宫内异位妊娠（详见第十五章第二节异位妊娠）。若早期瘢痕妊娠未处理，持续妊娠到孕中晚期，则大部分病例会发生胎盘植入，又称凶险性前置胎盘（pernicious placenta previa）。凶险性前置胎盘特指既往有剖宫产史，此次妊娠为前置胎盘，且胎盘附着于子宫瘢痕处，伴有胎盘植入。凶险性前置胎盘是剖宫产术后最严重的远期并发症，可导致难以控制的产后出血及其他并发症，产后子宫切除的比例高达 95%，是产科最具有挑战的急症之一。超声检查是产前诊断凶险性前置胎盘的最主要手段。

【**超声表现**】孕中期子宫增大，在膀胱少许充盈的情况下，采用经腹超声扫查，可以观察到膀胱后方、子宫前壁下段的胎盘和瘢痕向前突起，局部肌层菲薄，膀胱壁显示不清，胎盘实质散在低回声呈“虫蚀样”，CDFI 显示胎盘母面血流异常丰富，可记录到与母体心率一致的动脉频谱（图 17-5-1）。经阴道扫查观察宫颈内口与胎盘的关系、胎盘母面与子宫下段肌层和瘢痕的关系，图像分辨率更高，根据前置胎盘类型和胎盘植入程度不同，超声表现多样（详见第十六章第二节前置胎盘、第三节胎盘植入系谱）。

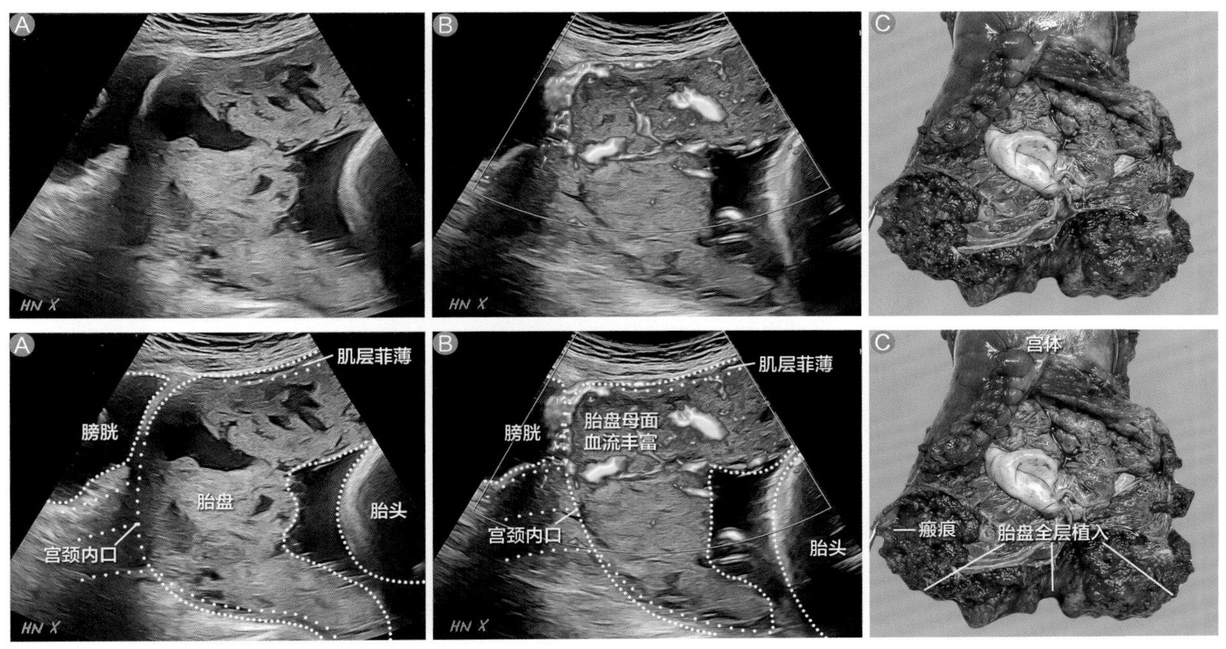

图 17-5-1 ■ 凶险性前置胎盘

A. 经腹扫查灰阶图；B. 经腹扫查彩色多普勒血流图；C. 产后标本。

【**预后与咨询**】凶险性前置胎盘的产后出血率、子宫切除率和孕产妇死亡率明显升高，产前超声应尽早明确诊断，密切监测，以辅助临床决策、充分术前准备、适时剖宫产终止妊娠。

> **注意：凶险性前置胎盘的超声诊断策略包括：①重视剖宫产病史；②孕早期超声明确妊娠部位；③孕中期超声发现胎盘位置较低应警惕胎盘植入可能；④仔细寻找胎盘植入的特征性图像；⑤高分辨力阴道超声有助于判断植入病灶。**

二、瘢痕破裂

剖宫产术后，子宫下段切口瘢痕逐渐愈合。未孕期经阴道超声扫查，瘢痕表现为上下肌层之间较薄的结构，矢状切面显示为宫腔内侧向外的小三角形凹陷或形成憩室呈壁龛样。剖宫产后再次妊娠时子宫下段肌层延伸、变薄，而由结缔组织构成的瘢痕组织较坚硬，拉伸度无法与正常肌层一样。因此，在晚期妊娠或分娩过程中子宫收缩时，胎儿先露部的下降可能引起子宫瘢痕处破裂，超声表现和诊断详见本章第三节子宫破裂。

关于剖宫产后再次妊娠瘢痕破裂的临床研究众多。早期研究主要探讨超声观察妊娠期的瘢痕厚度预测瘢痕破裂的风险，但由于妊娠期子宫下段肌层拉长、变薄，与瘢痕分界不清，产前超声无法准确识别瘢痕，故难以测量真正的子宫瘢痕厚度。图 17-5-2 显示剖宫产后再次妊娠、中晚期子宫下段及瘢痕的声像图表现，多数病例受各种因素影响无法识别瘢痕的具体部位及测量。随后许多学者尝试通过测量子宫下段厚度来预测瘢痕子宫破裂的风险，并认为超声测量的子宫下段越薄，子宫破裂的可能性越高，但至今的研究仍存在以下问题。

1. 无剖宫产史的子宫下段厚度与有剖宫产史的子宫下段厚度无差异。一项孕晚期子宫下段超声测量值的对照研究显示，初产妇子宫下段肌层厚度为 2.3mm ± 1.1mm（1.1~5.5mm），经产妇子宫下段肌层厚度为 3.4mm ± 2.2mm（1.0~10.3mm），有剖宫产史的孕妇子宫下段肌层厚度为 1.9mm ± 1.4mm（0~9.0mm），三组差异无统计学意义。

2. 子宫下段肌层测量缺乏可重复性研究，各研究报道的子宫下段测量的组间、组内差异在 1mm 以内，但子宫下段厚度的置信区间宽约 4mm，测量的稳定性差，其主要的原因是测量方法受胎先露的高低、膀胱充盈度、具体测量位置等影响，无法标准化。

3. 目前不同的研究中对子宫下段厚度预测瘢痕破裂的研究存在异质性，所给出的截断值（cut-off）变异很大，子宫下段肌层厚度的截断值为 0.5~3.0mm，子宫下段全层厚度的截断值为 1.5~5.1mm，这个范围实际上与无剖宫产史的子宫下段肌层厚度有很大重叠，且缺乏前瞻性验证，故参考价值十分有限。Rozenberg 采用前瞻性盲法试验设计，测量子宫下段厚度预测瘢痕破裂（包括完全和不完全破裂）的风险，但预测能力并不理想，预测阳性似然比仅 3.3，阴性似然比 0.16。

因此，瘢痕子宫破裂的影响因素并非子宫下段厚度，其与子宫破裂的相关性尚缺乏随机对照研究证实。从医学伦理学角度，也无法进行随机对照研究预测完全性瘢痕破裂。实际上，瘢痕的强度和瘢痕所能承受的张力也是瘢痕破裂的决定因素。目前，临床发生较多的孕期无诱因子宫破裂多是较大子宫肌瘤剔除术后妊娠。笔者所在的医院 10 年间收治的孕期子宫破裂 10 例病例中，瘢痕子宫 6 例，其中剖宫产术后瘢痕子宫 1 例，子宫肌瘤或腺肌瘤剔除术后瘢痕子宫 5 例，另有胎盘植入 3 例，1 例无相关病史。2012 年，Valentin 等发表了一项子宫破裂的风险因素分析，证实真正的风险因素为应用催产素、剖宫产间隔时间短、胎儿出生体重大于 4 000g 等，但子宫下段菲薄与瘢痕破裂的相关性尚无定论，故对于剖宫产后再次妊娠瘢痕破裂的风险评估，目前尚缺乏单一可靠的预测方法，需要综合评估，产前或产时胎儿心率改变是先兆子宫破裂的重要指标。

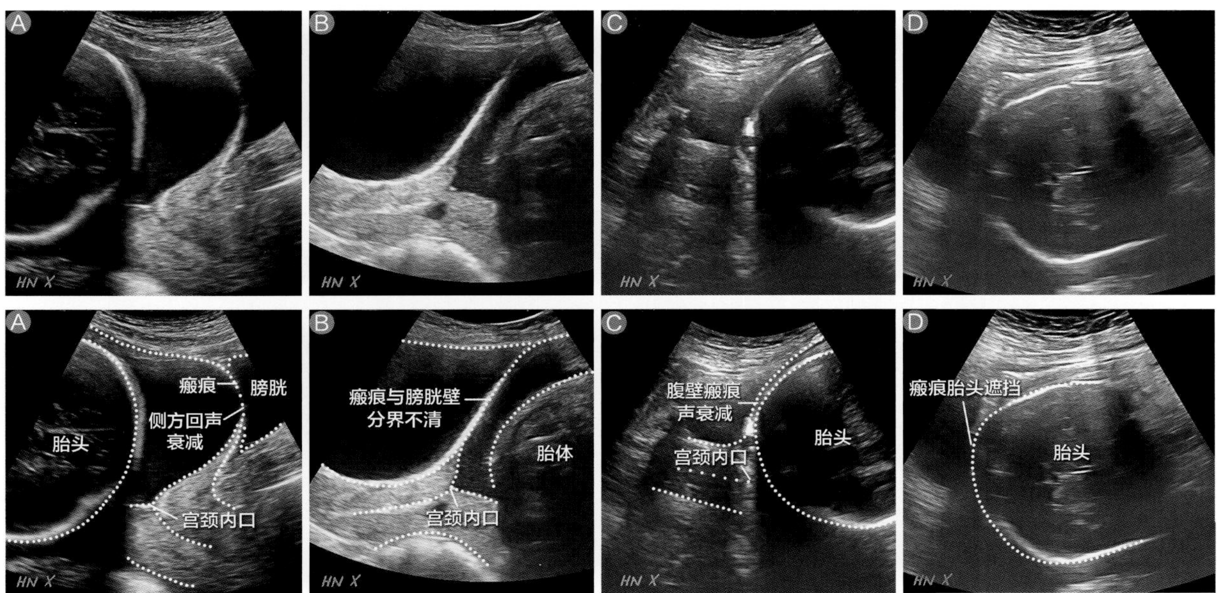

图 17-5-2 ■ 剖宫产后再次妊娠(孕中、晚期)瘢痕超声观察

A. 侧方回声衰减影响；B. 与膀胱壁界限不清；C. 腹壁瘢痕声衰减影响；D. 胎头遮挡。

第六节 | 子宫内翻

子宫内翻(uterine inversion)指子宫底部向子宫内膜腔内陷入,子宫部分或全部翻出,多数发生在第三产程,也可发生在产褥期,是分娩期罕见而严重的并发症。其发病机制尚不清楚,危险因素包括急产、巨大胎儿、羊水过多、脐带过短、应用子宫松弛剂、子宫畸形或子宫肌瘤、产程延长等。子宫内翻如不及时处理,产妇在短期内可能发生出血、休克甚至死亡。发生在第三产程的子宫内翻,其诊断主要依据临床表现及妇科检查,极少需要影像学检查协助诊断,但若发生在产褥期,临床症状不明显且诊断不明确时,超声检查有助于及时确诊子宫内翻。

【超声表现】经腹扫查膀胱后方未见子宫体结构。经会阴扫查显示宫颈和宫体难以分辨,矢状切面和横切面上无法显示正常的子宫体、宫颈形态,仅可见一团状等回声肌性结构,为陷入宫颈管的子宫体;横切面上,其外围可见等回声带环绕,为包绕宫体的宫颈和阴道。宫腔线和宫颈管结构消失;轻轻按压下腹,双侧卵巢与内陷子宫呈同步运动,卵巢被牵拉到盆腔最低、宫颈口上方(图 17-6-1)。

【鉴别诊断】需与黏膜下子宫肌瘤脱出鉴别,后者宫底和宫腔内膜线均可显示,宫颈管结构存在。

【预后与咨询】子宫内翻并发产后出血、低血容量性休克和死亡的概率高达 41%,及时识别和管理至关重要,一旦获得诊断,需紧急徒手或手术复位。

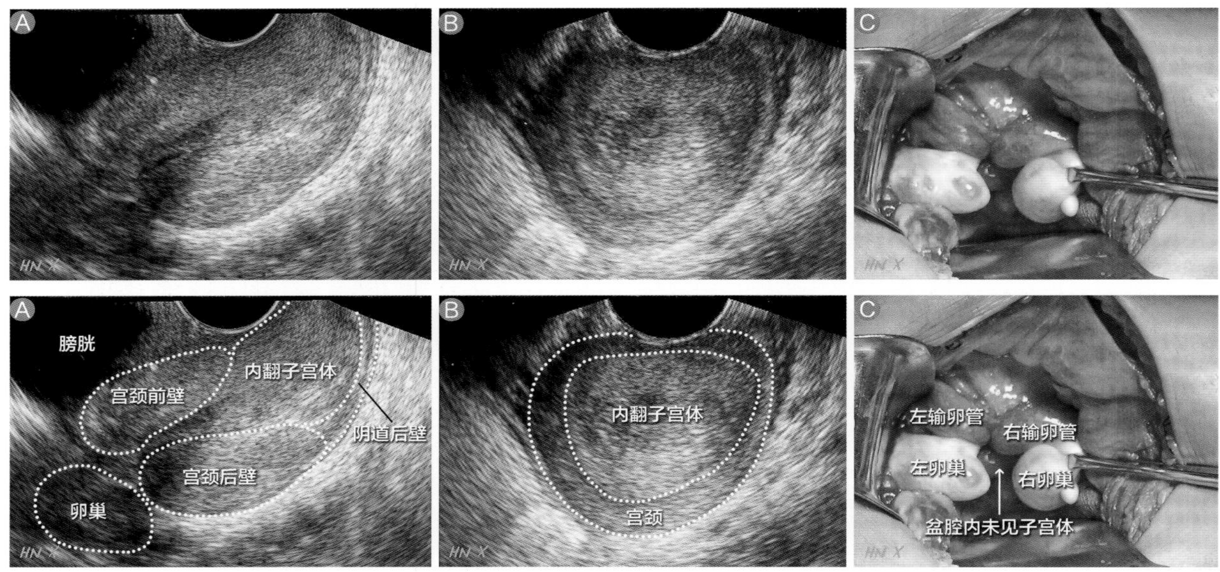

图 17-6-1 子宫内翻

A. 子宫宫颈矢状切面；B. 子宫宫颈横切面；C. 术中所见。

（郑 菊　谢红宁）

参考文献

1. FADL SA, LINNAU KF, DIGHE MK. Placental abruption and hemorrhage-review of imaging appearance. Emerg Radiol, 2019, 26 (1): 87-97.
2. BOWMAN ZS, KENNEDY AM. Sonographic appearance of the placenta. Curr Probl Diagn Radiol, 2014, 43 (6): 356-373.
3. FADL SA, LINNAU KF, DIGHE MK. Placental abruption and hemorrhage-review of imaging appearance. Emerg Radiol, 2019, 26 (1): 87-97.
4. RUITER L, KOK N, LIMPENS J, et al. Systematic review of accuracy of ultrasound in the diagnosis of vasa previa. Ultrasound Obstet Gynecol, 2015, 45 (5): 516-522.
5. RANZINI AC, OYELESE Y. How to screen for vasa previa. Ultrasound Obstet Gynecol, 2021, 57 (5): 720-725.
6. GROSS A, MARKOTA AJD B, SPECHT C, et al. Systematic screening for vasa previa at the 20-week anomaly scan. Acta Obstet Gynecol Scand, 2021, 100 (9): 1694-1699.
7. ABOUGHALIA H, BASAVALINGU D, REVZIN MV, et al. Imaging evaluation of uterine perforation and rupture. Abdom Radiol (NY), 2021, 46 (10): 4946-4966.
8. PÉREZ-RONCERO GR, LÓPEZ-BAENA MT, ORNAT L, et al. Uterine fibroids and preterm birth risk: A systematic review and meta-analysis. J Obstet Gynaecol Res, 2020, 46 (9): 1711-1727.
9. TANOS V, TONEY ZA. Uterine scar rupture-prediction, prevention, diagnosis, and management. Best Pract Res Clin Obstet Gynaecol, 2019, 59: 115-131.
10. PAVALAGANTHARAJAH S, VILLANI LA, D'SOUZA R. Vasa previa and associated risk factors: a systematic review and meta-analysis. Am J Obstet Gynecol MFM, 2020, 2 (3): 100117.
11. THAIN S, RAJESWARI K. A rare case of spontaneous rupture of uterine surface vessels in pregnancy mimicking acute appendicitis. J Obstet Gynaecol Res, 2019, 45 (6): 1197-1200.
12. YANG L, LIU N, LONG Y. Intra-abdominal hemorrhage during pregnancy: Four case reports. World J Clin Cases, 2020, 8 (14): 3074-3081.

13. VALENTIN L. Prediction of scar integrity and vaginal birth after caesarean delivery. Best Pract Res Clin Obstet Gynaecol, 2013, 27 (2): 285-295.
14. 王马列 , 祝彩霞 , 梁润彩 . 妊娠合并完全性子宫破裂 10 例临床分析 . 新医学 , 2016, 47 (8): 558-562.
15. ALALAF SK, MANSOUR TMM, SILEEM SA, et al. Intrapartum ultrasound measurement of the lower uterine segment thickness in parturients with previous scar in labor: a cross-sectional study. BMC Pregnancy Childbirth, 2022, 14, 22 (1): 409.
16. ROZENBERG P, SÉNAT MV, DERUELLE P, et al. Evaluation of the usefulness of ultrasound measurement of the lower uterine segment before delivery of women with a prior cesarean delivery: a randomized trial. Am J Obstet Gynecol, 2022, 226 (2): 253. e1-9.
17. SWIFT BE, SHAH PS, FARINE D. Sonographic lower uterine segment thickness after prior cesarean section to predict uterine rupture: A systematic review and meta-analysis. Acta Obstet Gynecol Scand, 2019, 98 (7): 830-841.
18. WENDEL MP, SHNAEKEL KL, MAGANN EF. Uterine inversion: a review of a life-threatening obstetrical emergency. Obstet Gynecol Surv, 2018, 73 (7): 411-417.

第十八章 妊娠期母胎彩色多普勒超声监测

彩色多普勒超声技术能够检测人体血流动力学状况，在产科方面是无创性观察胎儿血液循环改变的最佳方法。临床研究资料显示彩色多普勒技术分析母胎血流动力学改变，有利于监测高危妊娠的进展和结局、胎儿宫内生长发育情况，为及时终止异常妊娠的临床决策提供依据。虽然母胎血流多普勒超声监测的临床应用研究已经进行了 30 多年，也获取了大量的研究数据，但是由于大多数多普勒测量指标不稳定，特别是随胎动、心率变化变异度较大，且为半定量指标，缺乏金标准，因此至今在以下几个方面尚未完全达成共识：①临床应用的适应证范围；②应用的时机；③异常值界定；④测量结果的判读。目前，ISUOG 的指南建议产前多普勒监测的适应证仍然为高危人群，并强调应先对母胎血流的多普勒测量方法进行技术规范。

第一节 | 多普勒血流频谱分析方法

关于彩色多普勒超声的原理已在第一章超声成像原理和妇产科超声诊断基础详细介绍，本节主要介绍多普勒超声设备的要求、检测的注意事项、常用多普勒血流频谱指标和分析方法。

一、多普勒超声设备要求

1. 设备应具备彩色血流及频谱多普勒功能，可显示流速标度、脉冲重复频率（pulse repetition frequency，PRF）及多普勒超声频率。

2. 仪器显示屏上应实时显示机械指数（mechanical index，MI）和热指数（thermal index，TI），调节能量输出使 MI 值和 TI 值控制在 1.0 以下。检查时应遵循 ALARA 原则，避免不恰当的超声能量暴露，尤其是妊娠早期，应在有临床适应证的情况下使用。多普勒检查时间尽可能短，通常不超过 5~10 分钟。

3. 具有最大速度包络（maximum velocity envelope，MVE）功能，以显示整个频谱多普勒波形。亦可使用自动或手动描记进行波形测量。

4. 系统软件可根据 MVE 估测收缩期峰值流速（peak systolic velocity，PSV）、舒张末期流速（end-

diastolic velocity，EDV）和平均流速，并计算出常用的多普勒指数，如搏动指数（PI）、阻力指数（RI）、收缩期 / 舒张期流速比值（S/D）。

二、多普勒血流频谱测量注意事项

1. 应在胎儿安静无胎动和呼吸运动干扰时行血流多普勒频谱测量。胎动时胎儿心率增快，频谱变化较大。心率快或慢对所检测的频谱指标有较大影响（图 18-1-1）。

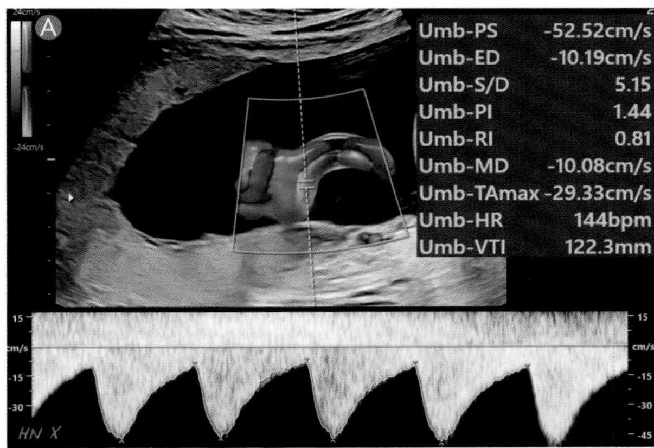

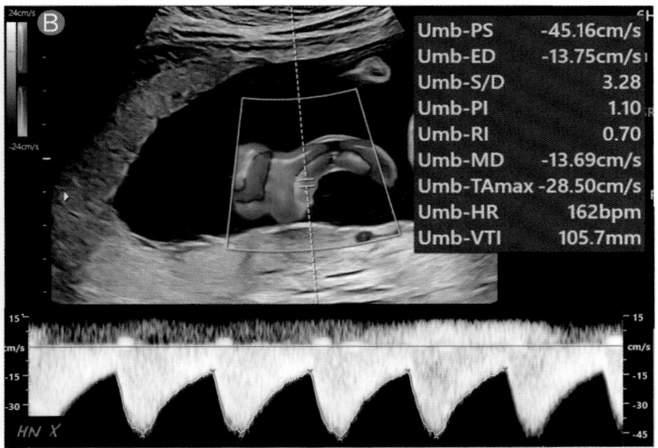

图 18-1-1 ■ 胎心率变化对脐动脉血流频谱测值的影响

A. 心率 144 次 /min，PI 值为 1.44；B. 心率 162 次 /min，PI 值为 1.10。

2. 应启动彩色血流成像显示感兴趣的血管和确定血流方向。

3. 多普勒血流测量时应尽量保持超声束与血流方向平行，以阻力指数作为参考参数时不需行严格的角度校正，但以速度绝对值（如测量大脑中动脉血流峰值流速）为重要参考时，则必须行声束角度校正。

4. 频谱多普勒取样容积放置于血管内彩色血流最明亮处的管腔中央进行检测，调整取样框大小，确保在整个脉冲期记录最大速度。若周围有其他血管干扰，可适当缩小取样容积，尤其是测量小血管如静脉导管血流频谱时，取样框太大则周围血流频谱容易叠加造成假象（图 18-1-2）。

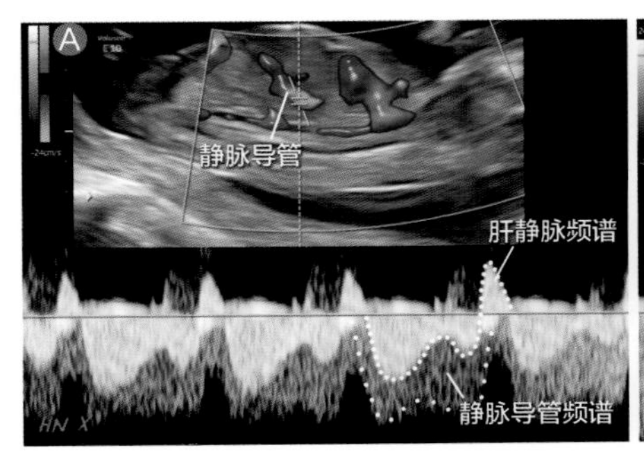

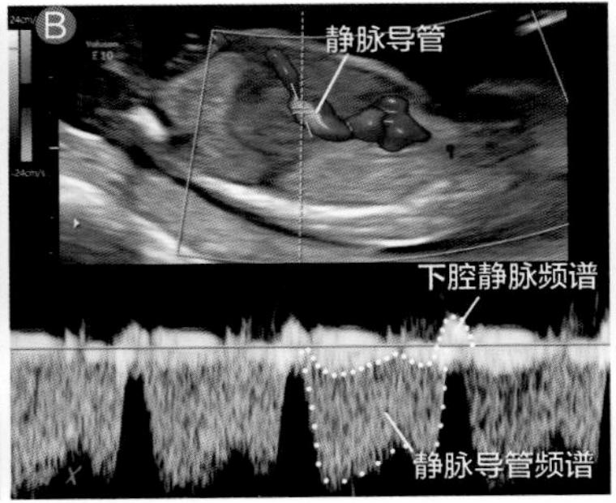

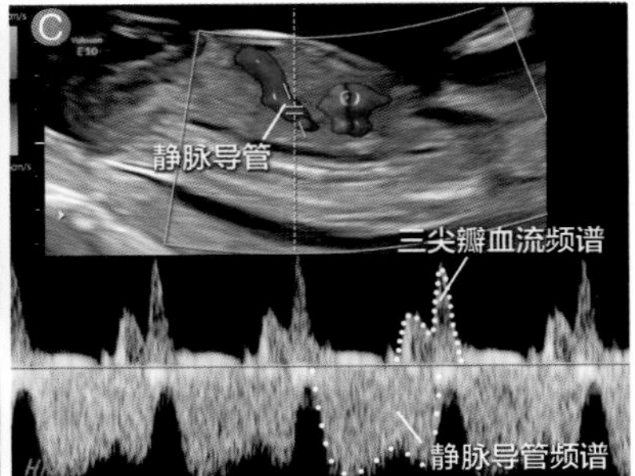

图 18-1-2 ■ 周围血流对静脉导管血流频谱的影响

A. 与肝静脉血流频谱重叠；B. 与下腔静脉血流频谱重叠；C. 与三尖瓣血流频谱重叠。

5. 需根据测量血管的流速来设置血管壁滤波和脉冲重复频率（pulse repetition frequency，PRF）。显示低流速血管时，血管壁滤波和脉冲重复频率应设置得较低；显示高流速血管时，应使用较高的血管滤波和脉冲重复频率。血管壁滤波太高，频谱过度抑制，导致表面上看舒张期血流非常低，基线缺乏血流信号（图 18-1-3）。

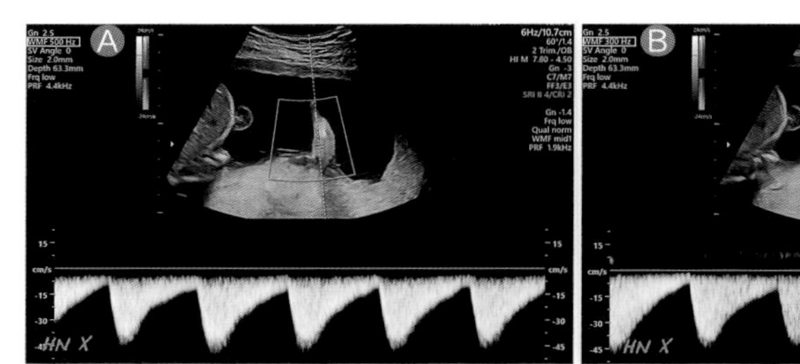
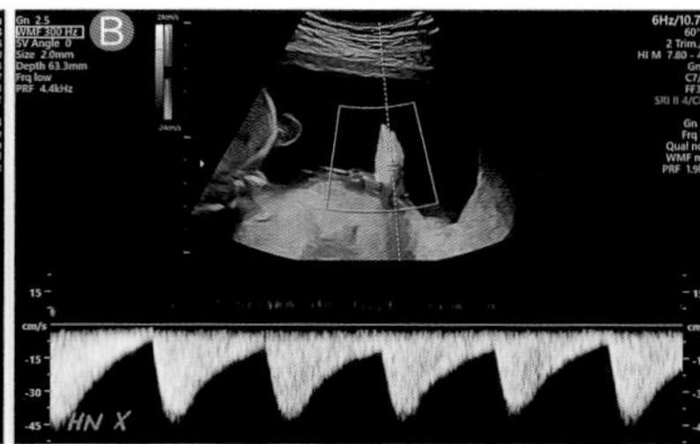
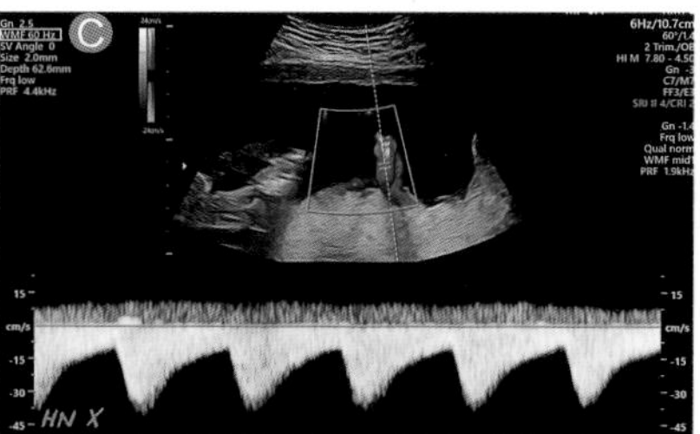

图 18-1-3 ■ 血管壁滤波设置对血流频谱的影响

A. 壁滤波 500Hz；B. 壁滤波 300Hz；C. 壁滤波 60Hz。

6. 多普勒水平扫描速度适中，以可清晰分离连续波形为佳。对应 120~150 次 /min 的胎儿心率，扫描速度应设为 50~100mm/s，可显示连续 4~6 个完整心动周期，走纸速度一般每幅不超过 8 个心动周期。

7. 因胎动或胎儿呼吸运动导致多普勒测值变异大时，建议重复测量。

三、常用多普勒血流频谱分析指标

子宫 - 胎盘 - 胎儿血流多普勒检测的目的是通过检测血流速度、血流阻力等，评估母胎血流动力学改变，从而辅助判断妊娠预后。血流频谱分析指标主要采用收缩期峰值流速（PSV）和血流阻力判断，后者包括搏动指数（PI）、阻力指数（RI）及收缩期 / 舒张末期血流速度比值（S/D），这 3 个阻力指标高度关联，均随血管阻力的增高而增加（图 1-1-1）。PI 值与血管阻力呈线性关系，反映整个心动周期血管阻力情况，当舒张期血流消失或倒置时，PI 值不会接近无穷大，是目前产科超声最常用的指标。

1. PI 值　即血管搏动指数。

计算方法：PI =（收缩期峰值流速 – 舒张末期流速）/ 平均流速（图 1-1-1）。

意义：PI 值不仅反映收缩期峰值流速和舒张末期流速，还反映了整个心动周期的平均流速，最能代表血流阻力的整体情况。当 PI 值升高时，说明舒张末期流速和平均血流速度均降低，即末端血管阻力高，因此 PI 值可反映血管阻力大小。

2. S/D 比值　即最大血流速度与舒张末期最低流速比值。

计算方法：S/D = 血流收缩期峰值流速（S）/ 舒张末期流速（D）。

意义：D 值升高，说明血管远端的阻力较低，S/D 比值下降；D 值下降则血流阻力增高，S/D 比值升高。S/D 反映的是收缩期峰值流速和舒张末期流速，但不能反映整个心动周期的平均血流，且不能反映舒张末期血流消失或反向的情况。由于计算方法简便，结果直观，可作为初筛指标。

3. RI 值　即血管阻力指数。

计算方法：RI =（收缩期峰值流速 – 舒张末期流速）/ 收缩期峰值流速。

意义:RI 值的大小主要取决于舒张末期流速(D),D 值高时,RI 值低,血管远端阻力低,反之阻力升高。RI 值也反映了血流阻力大小,但与 S/D 值不同的是,它还可以反映舒张末期血流是否存在,是否有反向血流,当 RI 大于 1 时,说明舒张末期出现反向血流。

4. 收缩期峰值流速(PSV) 反映血管的最大血流速度。

测量方法:频谱多普勒取样容积置于管腔中央、声束与血流方向平行检测频谱收缩期最大流速。

意义:反映心脏的收缩功能。PSV 的测量要求多普勒取样线与血管长轴平行,一般在较平直的血管容易获得稳定的 PSV,故 PSV 的测量适用于较大而直的血管,如胎儿心脏的主动脉、肺动脉及大脑中动脉等,不适用于胎儿脐动脉、母体子宫动脉等较弯曲的血管。

第二节 | 正常妊娠期母胎血流检测

一、子宫动脉

妊娠早期受卵巢激素水平升高的影响,子宫动脉分支增多,肌层血流较非孕期丰富,子宫螺旋动脉被细胞滋养层细胞侵蚀,分支末端向绒毛间隙开放,血管管腔扩张、弯曲。CDFI 可观察到子宫肌层内彩色血流信号增多,妊娠囊着床部位绒毛下血流信号较其他部位增多。随着妊娠的进展,子宫动脉远端阻力持续下降,频谱多普勒显示子宫动脉由高阻力频谱逐步演变为伴有丰富舒张期成分的低阻力频谱。

1. 子宫动脉血流检测方法 孕早期可采用经阴道检测,将探头置于子宫体与宫颈连接处的两侧,显示宫颈旁的血管丛,找到垂直向上走行的子宫动脉主干,在分出弓状动脉前处采集频谱进行测量(图 18-2-1)。孕中期多采用经腹超声检测,探头置于下腹,纵向扫查子宫下段肌壁外侧缘,显示子宫动脉与髂外动脉交叉处,取样容积置于相交点上方约 1cm 处的子宫动脉上采集频谱进行测量(图 18-2-1B),调整取样框宽度约等于血管的宽度。

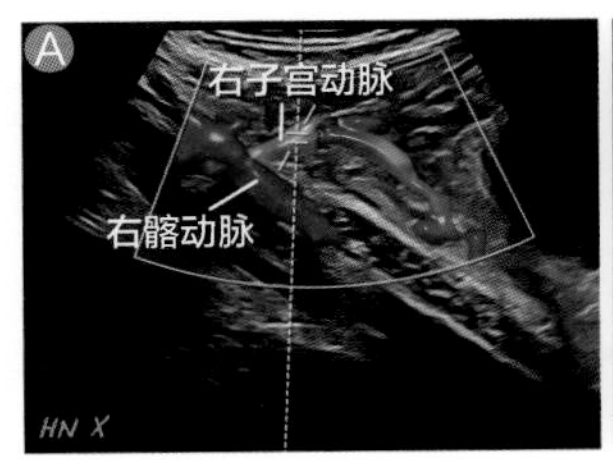

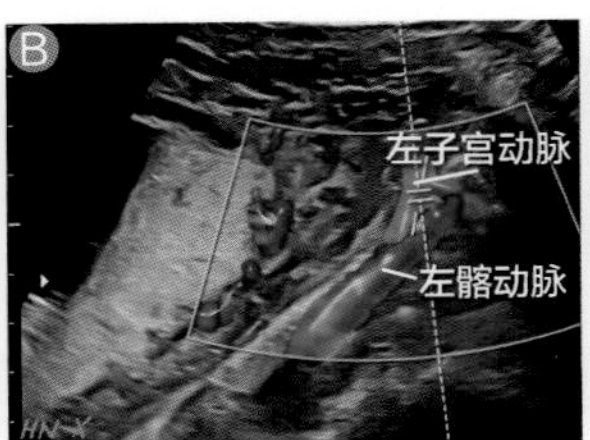

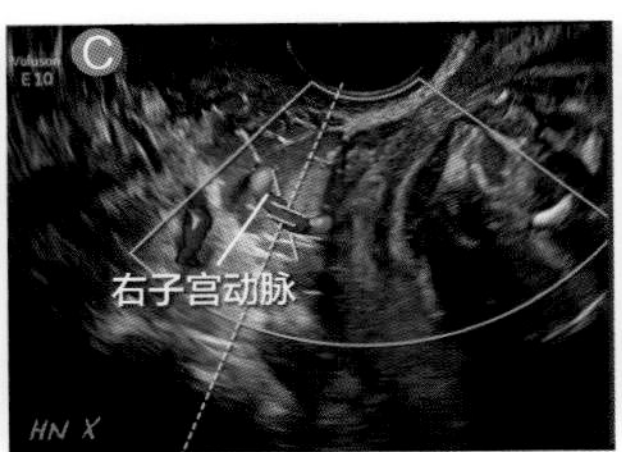

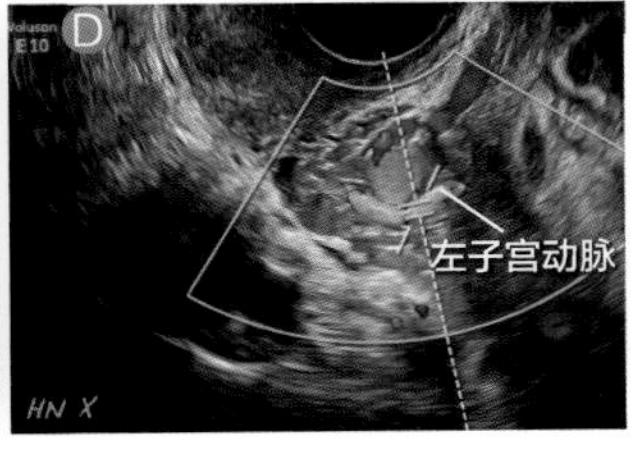

图 18-2-1 ■ 子宫动脉血流频谱检测方法

A. 经腹扫查子宫动脉定位(右侧); B. 经腹扫查子宫动脉定位(左侧); C. 经阴道扫查子宫动脉定位(右侧); D. 经阴道扫查子宫动脉定位(左侧)。

2. 子宫动脉血流频谱 非孕期和孕早期子宫动脉以低舒张期血流的高阻力型频谱为特征,舒张期呈“驼峰状”的双峰波动脉连续频谱(图 18-2-2A)。孕中期开始随着子宫动脉血流阻力逐渐下降,舒张末期血流速度随孕周增加而明显增高，各项阻力指标逐渐下降（图 18-2-2B、C）。

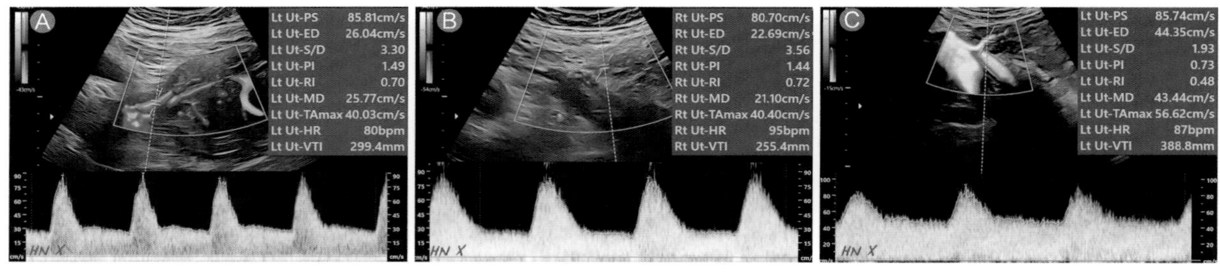

图 18-2-2 孕早、中、晚期子宫动脉血流频谱变化

A. 孕早期（12 周）；B. 孕中期（20 周）；C. 孕晚期（37 周）。

3. **子宫动脉血流频谱测量的临床价值** 妊娠期子宫动脉频谱的变化反映了为适应孕期胎儿生长发育的需要，母体增加子宫的血流灌注，保障胎儿正常发育。当任何母体因素影响子宫供血，如母体高血压等，可以导致胚胎发育不良、复发性流产、胎儿宫内生长受限等不良结局。有研究显示，在子痫前期和胎儿生长受限病例，子宫动脉分支重铸数量减少，子宫动脉血流呈高阻力状态，PI 值升高，并伴有舒张早期切迹，提示子宫动脉血流频谱有可能预测妊娠并发症、妊娠结局。有学者提出子宫动脉 PI 值>第 95 百分位数是诊断早发型胎儿生长受限的指标之一。然而经过了 20 多年的研究，文献数据显示子宫动脉血流频谱预测子痫前期和胎儿生长受限的灵敏度较低，尚不能作为临床常规应用的预测指标。另外，许多研究未考虑胎盘位置对子宫动脉血流频谱的影响，胎盘位置的高低和左右侧别的不同，对两侧子宫动脉频谱测值亦有一定影响，胎盘侧的子宫动脉阻力较低，非胎盘侧子宫动脉阻力较高（图 18-2-3）。若有前置胎盘，尤其是合并胎盘植入时，靠近子宫动脉主干的血管扩张，子宫动脉阻力较相同孕周低。子宫动脉收缩期峰值流速大于 50cm/s，但流速因血管弯曲、管径变异大，导致测量值不恒定，因此不列为检测指标。

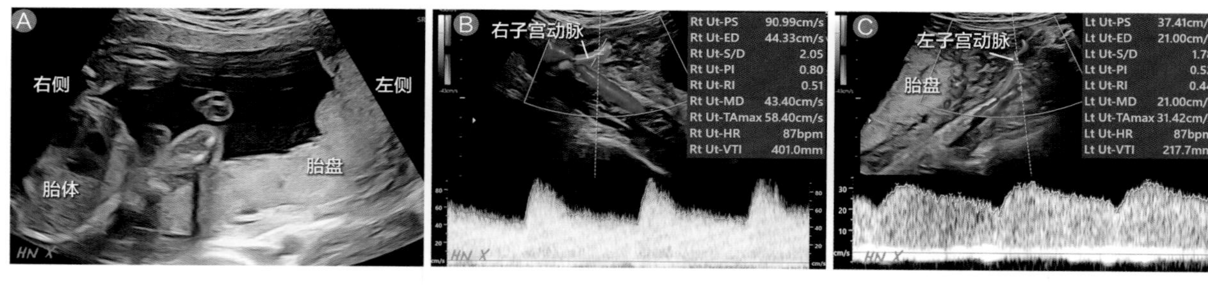

图 18-2-3 胎盘位置对子宫动脉频谱测值的影响

A. 胎盘位于左前侧壁；B. 右侧子宫动脉频谱阻力较高；C. 左侧子宫动脉频谱阻力较低。

二、胎盘血流

胎盘中存在两套血液循环系统，即胎儿 - 胎盘循环与母体 - 胎盘循环，两者的血液在各自封闭的管道中循环，互不相混合，两者之间利用胎盘屏障进行物质和气体交换。胎盘母面与肌层间低回声带为子宫肌层蜕膜下血管，与胎盘内的绒毛干血管垂直，正常情况下母体来源的血管不直接伸入胎盘实质，但在胎盘植入的病例中，胎盘实质内可出现来自子宫肌层的小动脉分支（详见第十六章第三节胎盘植入系谱）。胎盘实质内血管主要由脐血管在胎盘内绒毛干中的各级分支血管组成，常规彩色多普勒超声可显示胎盘子面脐血管的 1~2 级分支。由于胎盘内近母面的绒毛干血管分支非常细小，血液流速低，常规的彩色多普勒血流速度图无法显示，因此难以详细了解胎盘血流灌注情况。新近开发的针对低速血流的检测技术，利用时空相干技术提取低速血流信息，克服了基于时间的杂波滤波器的局限性，自动鉴别和区分组织伪影和慢速血流，保留微血管血流信号的同时抑制组织运动的成分，突出检测目标血流的运动特征。相较于常规彩色多普勒，这一新技术可以清晰显示胎盘绒毛干各级分支，判断特定区域胎盘血流灌注的情况，了解胎盘梗死的部位及范围，并可引导频谱多普勒进行血流频谱检测（图 18-2-4）。此技术辅以三维容积成像，有望对单位体积内的胎盘血流进行定量分析，为超声评估胎盘功能提供一个新的可视化指标。

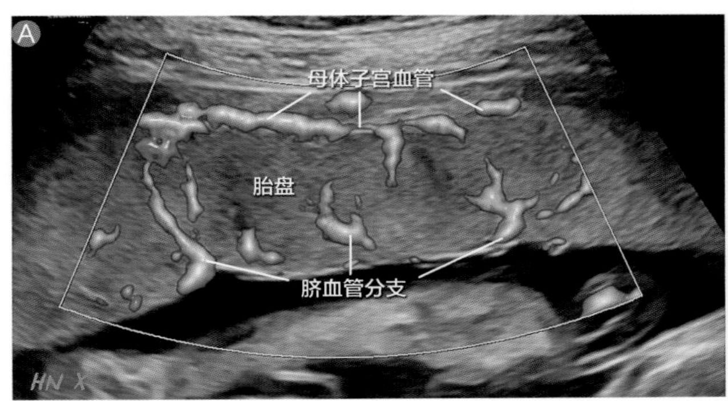

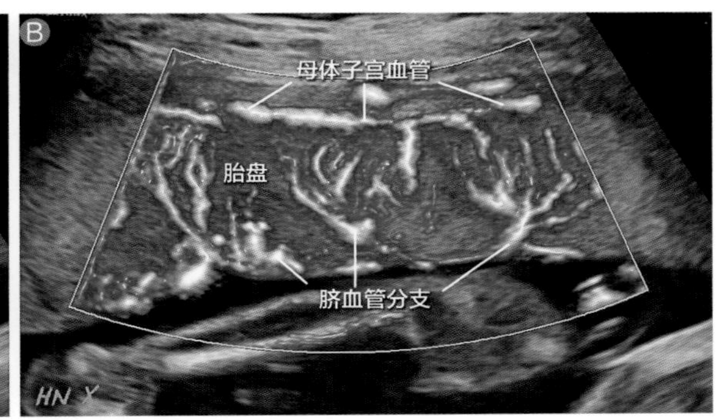

图 18-2-4 ■ 胎盘常规彩色多普勒超声成像与低速血流成像对比
A. 彩色多普勒超声；B. 低速血流成像。

三、胎儿血流

临床评估胎儿血流动力学改变常采用多普勒超声检测胎儿体内血管，通过分析血流频谱变化判断异常。正常胎儿血液循环是一个复杂的过程（详见第二十二章第一节心脏胚胎发育与胎儿血液循环特征）。胎儿血液在胎盘的绒毛干血管末端与母体进行血液交换后，富含氧和营养物质的血液经脐静脉输送至肝脏，约 60% 的脐静脉血液经静脉导管汇入下腔静脉的右心房入口处，直接经卵圆孔进入左心房，然后由左心室泵入主动脉供应胎儿心脏、头部及上肢等组织器官；另一较小支流经下腔静脉进入右心室，泵入肺动脉，小部分血流经肺动脉流入肺血管床供应肺脏，大部分血液经动脉导管流入降主动脉，再经降主动脉进入胎儿体循环供应胸、腹和下肢；经过体循环后，血氧含量低、含代谢产物的血液最后经髂动脉转入脐动脉，再进入胎盘循环进行物质交换，如此循环往复，保障胎儿血氧和营养物质的供应、排泄代谢产物。为了保证经过胎盘的富含营养和高氧的血液有效地输送到胎儿全身，胎儿血循环路径中存在 5 个关键的通路，即脐静脉、静脉导管、卵圆孔、动脉导管及两条脐动脉，这些通道是胎儿期的特有结构，为保障胎儿正常生长发育发挥重要的作用，其在胎儿出生后相继关闭。对胎儿血液循环路径的充分了解是应用彩色多普勒监测胎儿血液循环的基础。

(一) 脐动脉

1. 脐动脉(umbilical artery,UA)血流检测方法 将多普勒取样框置于胎儿脐带内脐动脉上,获取稳定的多普勒频谱。胎儿脐带腹壁入口处、羊膜腔内脐带游离段和脐带胎盘入口处所采集的多普勒频谱指标测量值有较大差异。近胎儿侧测得的血流阻力较高,近胎盘侧较低(图 18-2-5)。目前,大多数研究所获得的参考指标数据均来源于羊膜腔段脐动脉频谱测量,但双胎妊娠时为便于区分两胎,则选择测量脐轮部脐动脉血流频谱,另外需动态监测血流动力学变化时,于脐带相对固定部分(脐带腹壁入口处、胎盘入口)进行测量结果相对稳定。应根据测量位置选择参考值范围。

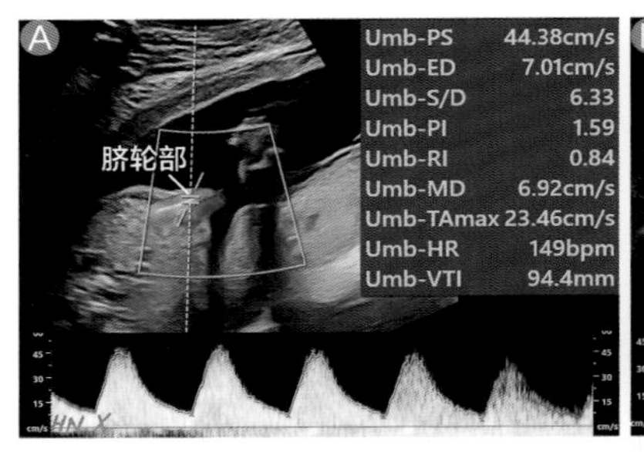

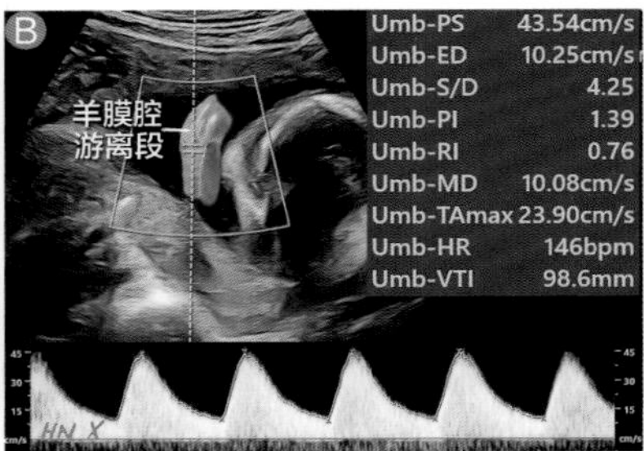

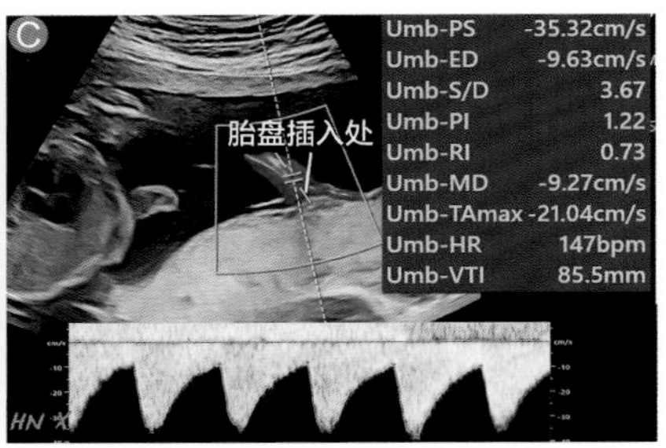

图 18-2-5 ■ 取样部位对脐动脉血流频谱的影响

A. 近脐轮部(PI=1.59); B. 羊膜腔内游离段(PI=1.39); C. 胎盘插入处(PI=1.22)。

2. 脐动脉血流频谱 呈收缩期正向陡而尖的单峰波形,自孕早期开始出现舒张期成分,频谱波形呈锯齿状(图 18-2-5)。孕中期早期开始,随着妊娠的进展,胎盘循环阻力逐渐降低,舒张末期血流速度增加,频谱所测的血流阻力指标逐渐下降(图 18-2-6、图 18-2-7、表 18-2-1)。当多普勒取样容积较宽、跨过脐动脉和脐静脉(umbilical vein,UV)时,可同时记录到脐静脉血流频谱。脐静脉血流频谱无搏动,随心脏搏动无周期性变化,平均流速为(18.37 ± 8.49)cm/s,当有胎动或胎儿呼吸样运动时,脐静脉血流频谱可出现不规则波动。另外,在胎儿右心衰竭、严重的生长受限及宫内窘迫时,脐静脉血流频谱可出现周期性波动。

3. 脐动脉血流检测影响因素 决定脐动脉血流频谱波形的因素包括:①胎儿心肌收缩力;②血管壁弹性和血液黏稠度;③脐 - 胎盘循环阻力;④胎心率;⑤脐带的取样部位;⑥胎动或胎儿呼吸。因此,应在胎儿安静状态下检测脐动脉血流频谱,至少应观察 10 秒钟,排除胎动或呼吸的影响。在生理范围内胎心率变化所引起的阻力指标的改变常可忽略不计。

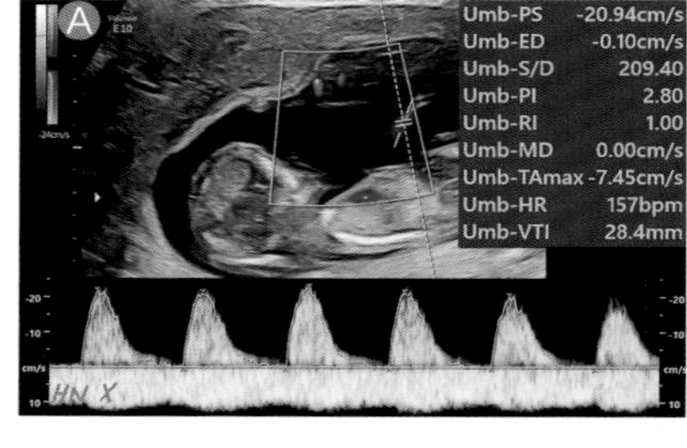

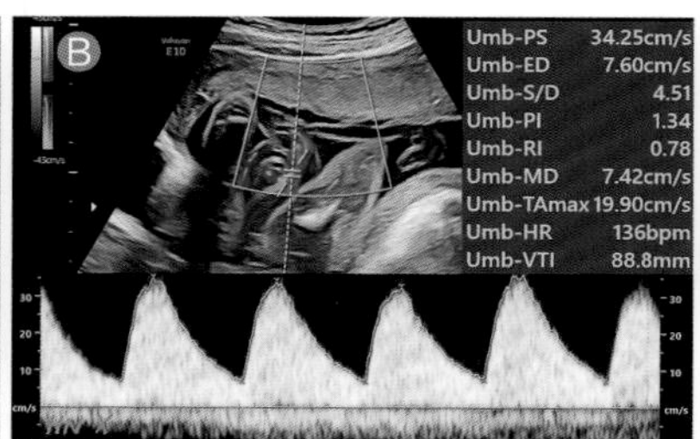

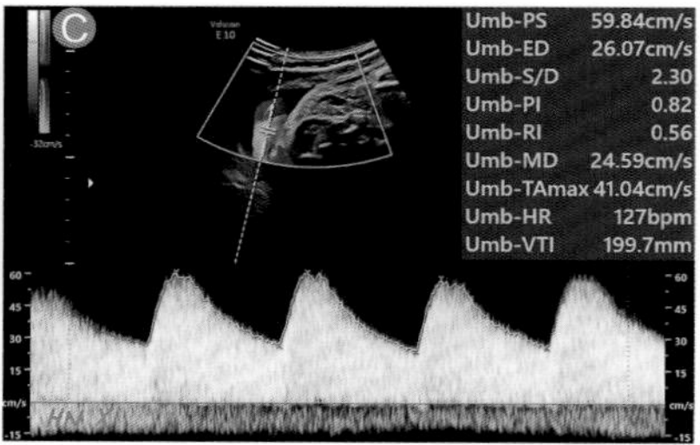

图 18-2-6 ■ 孕早、中、晚期脐动脉血流频谱

A. 孕早期(13 周); B. 孕中期(22 周); C. 孕晚期(34 周)。

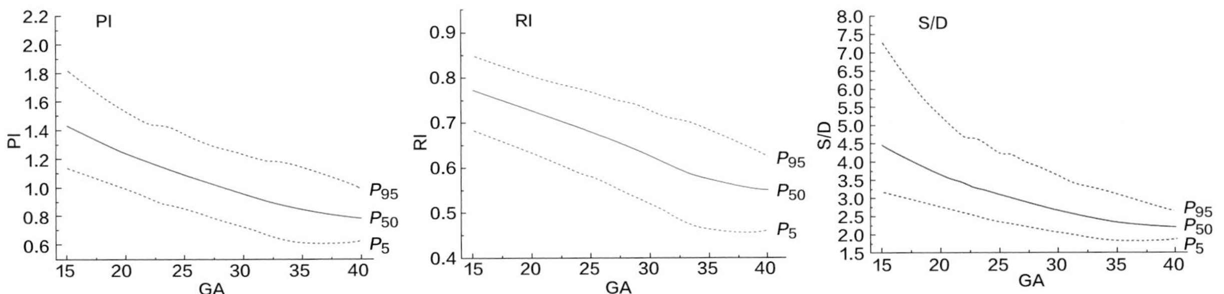

图 18-2-7 ■ 正常单胎妊娠脐动脉血流频谱阻力指标随孕周变化趋势

PI. 搏动指数；RI. 阻力指数；S/D. 收缩期峰值流速 / 舒张末期流速比值；GA. 孕周。

表 18-2-1 ■ 各孕周脐动脉血流频谱阻力指标

孕周	例数	搏动指数			阻力指数			收缩期峰值流速 / 舒张末期流速比值		
		P_5	P_{50}	P_{95}	P_5	P_{50}	P_{95}	P_5	P_{50}	P_{95}
16	22	1.20	1.40	1.68	0.67	0.77	0.84	3.05	4.51	6.13
17	23	1.17	1.30	1.54	0.70	0.73	0.81	3.25	3.77	5.43
18	29	1.00	1.30	1.53	0.66	0.75	0.79	3.05	3.97	6.53
19	47	0.99	1.29	1.52	0.64	0.74	0.79	2.85	3.78	4.77
20	160	0.96	1.24	1.54	0.61	0.72	0.81	2.65	3.60	5.13
21	196	0.97	1.20	1.55	0.63	0.72	0.81	2.75	3.53	5.18
22	166	0.89	1.17	1.45	0.59	0.71	0.78	2.43	3.47	4.66
23	91	0.93	1.15	1.41	0.62	0.70	0.78	2.62	3.33	4.48
24	47	0.78	1.09	1.40	0.54	0.68	0.79	2.19	3.14	4.76
25	40	0.88	1.10	1.47	0.59	0.68	0.78	2.40	3.13	4.50
26	27	0.89	1.05	1.29	0.60	0.66	0.75	2.52	2.90	3.98
27	35	0.84	1.06	1.30	0.59	0.67	0.75	2.21	3.04	4.25
28	72	0.75	1.00	1.22	0.54	0.65	0.72	2.21	2.85	3.48
29	132	0.73	0.96	1.23	0.52	0.63	0.73	2.10	2.69	3.70
30	172	0.69	0.98	1.23	0.50	0.63	0.74	2.00	2.73	3.71
31	109	0.67	0.96	1.20	0.51	0.63	0.73	2.04	2.70	3.59
32	104	0.67	0.88	1.30	0.49	0.60	0.74	1.92	2.45	3.70
33	48	0.63	0.85	1.12	0.46	0.59	0.69	1.84	2.36	3.10
34	52	0.69	0.87	1.15	0.50	0.57	0.69	2.00	2.34	3.20
35	81	0.63	0.83	1.18	0.47	0.56	0.66	1.84	2.30	2.92
36	126	0.60	0.84	1.07	0.45	0.57	0.66	1.81	2.33	2.87
37	210	0.57	0.82	1.13	0.44	0.56	0.68	1.78	2.27	3.11
38	111	0.62	0.78	1.05	0.46	0.55	0.65	1.84	2.21	2.81
39	35	0.60	0.79	1.07	0.46	0.55	0.66	1.84	2.22	2.91
40	17	0.63	0.80	0.94	0.46	0.57	0.61	1.86	2.24	2.55

注：本表数据来自中山大学附属第一医院（2019 年 1 月——2020 年 8 月）。

（二）大脑中动脉

1. 大脑中动脉（middle cerebral artery，MCA）血流检测方法 二维灰阶超声扫查显示胎头双顶径切面后，探头稍向下平移至显示蝶骨大翼的颅底切面，启动彩色多普勒即可显示基底动脉环（Willis环），大脑中动脉位于基底动脉环两侧（图 18-2-8）。将多普勒取样框定位于大脑中动脉近端 1/3，调整声束方向，使其与血流方向尽量平行，两者夹角尽可能接近 0°（图 18-2-8），获取大脑中动脉频谱后进行测量。采集频谱时应注意避免向胎儿头部加压。

2. 大脑中动脉血流频谱 胎儿大脑中动脉在孕中期后才开始出现舒张末期正向血流，血流阻力在孕中期和孕晚期初期维持恒定，直到 32 周后近足月才明显下降，提示脑血管阻力随着胎儿的长大而减低，血流量随之增加，以适应大脑发育加快的需要。大脑中动脉的收缩期峰值流速（PSV）是监测心脏泵血功能的重要指标，其测值随孕周的增加而增加。胎儿宫内贫血时，心脏收缩功能加强，使胎儿大脑中动脉 PSV 异常升高，是判断胎儿宫内贫血的间接指标（表 18-2-2）。Mari 等的前瞻性研究显示，胎儿轻度贫血时，大脑中动脉 PSV 超过均值的 1.29 中位数倍数（multiple of median，MoM），中度贫血 PSV 为 1.5~1.55MoM，重度贫血时 PSV 达 1.55MoM 以上。

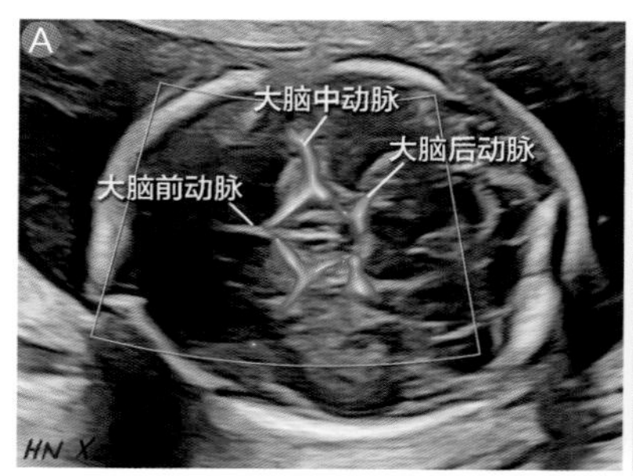

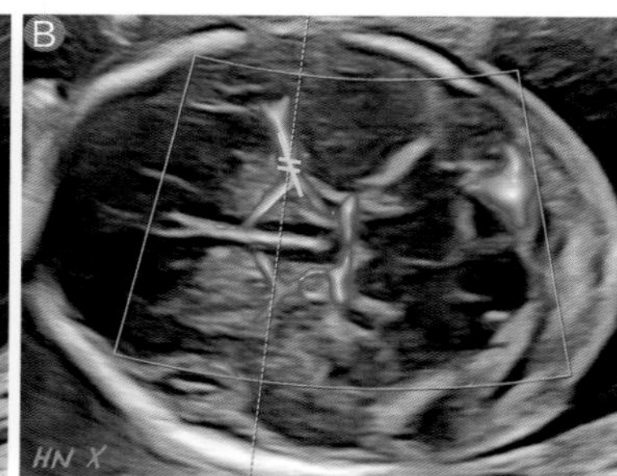

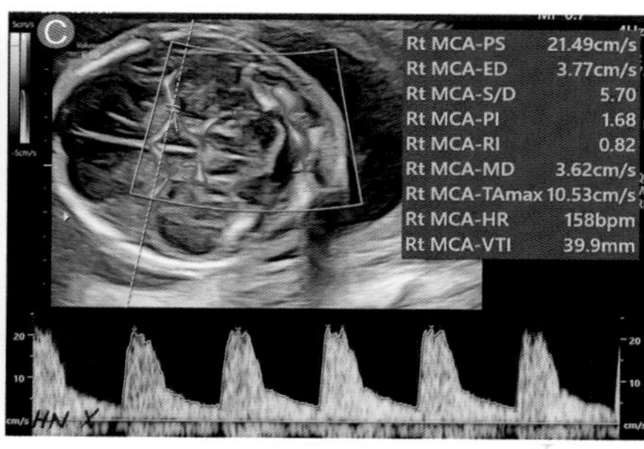

图 18-2-8 ■ 胎儿大脑基底动脉环和大脑中动脉血流频谱测量方法
A. 基底动脉环；B. 血流频谱测量方法；C. 大脑中动脉血流频谱（23 周）。

表 18-2-2 ■ 各孕周胎儿大脑中动脉峰值流速 单位：cm/s

孕周	中位数倍数（MoM）			
	1.0	1.29	1.50	1.55
18	23.2	29.9	34.8	36.0
20	25.5	32.8	38.2	39.5
22	27.9	36.0	41.9	43.3
24	30.7	39.5	46.0	47.5
26	33.6	43.3	50.4	52.1
28	36.9	47.6	55.4	57.2
30	40.5	52.2	60.7	62.8
32	44.4	57.3	66.6	68.9

续表

孕周	中位数倍数（MoM）			
	1.0	1.29	1.50	1.55
34	48.7	62.9	73.1	75.6
36	53.5	69.0	80.2	82.9
38	58.7	75.7	88.0	91.0
40	64.4	83.0	96.6	99.8

资料来源：MARI G，DETER RL，CARPENTER RL，et al. Noninvasive diagnosis by Doppler ultrasonography of fetal anemia due to maternal red-cell alloimmunization. Collaborative Group for Doppler Assessment of the Blood Velocity in Anemic Fetuses. N Engl J Med，2000，342（1）：9-14.

（三）静脉导管

1. 静脉导管血流检测方法 在经胎儿脐轮部的腹部正中矢状切面或中上腹斜横切面上，显示脐静脉进入肝脏后，向后上方走行，在汇入下腔静脉之前的一段变得很细，即为静脉导管（ductus venous，DV）。静脉导管近心端稍宽，呈长喇叭形，管壁略为增厚，为全身唯一管壁类似动脉的静脉，其收缩可起到加速器的作用，使脐静脉高氧血快速流入心脏。由于血管细、流速高，彩色多普勒显示其呈明亮的血流信号（图 18-2-9A、B），在此处进行多普勒频谱取样较易获取静脉导管血流频谱。但由于此切面血流方向常与探头声束方向垂直，且受周围其他血管影响，有时较难获得清晰的血流频谱，需注意调节取样框大小，并进行角度校正。

2. 静脉导管血流频谱 频谱呈正向双峰频谱，因受心脏心室收缩、心室舒张及心房收缩的影响而形成两“波”一“谷”的三相波（图 18-2-9C）。孕早期静脉导管流速较低，孕晚期可达 55~90cm/s。静脉导管频谱 a 波反映右心功能，其消失或反向可作为判断胎儿右心功能改变、血液循环发生障碍的参考指标。

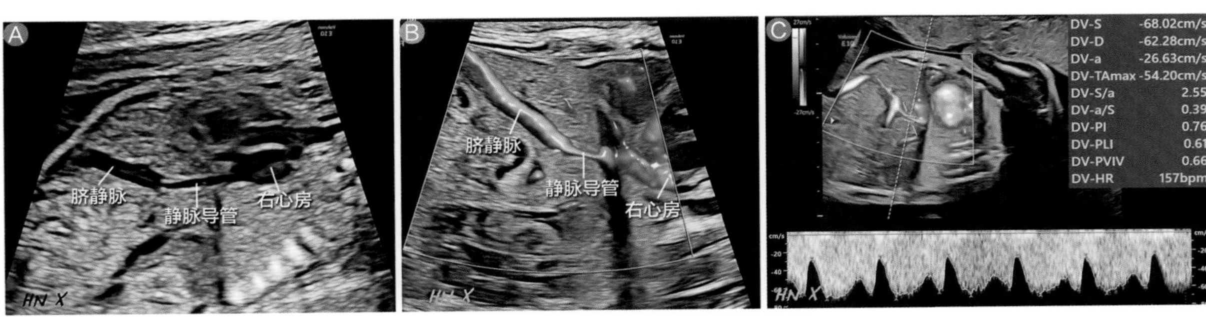

图 18-2-9 孕中期胎儿静脉导管

A. 灰阶图；B. 彩色多普勒血流图；C. 静脉导管血流频谱。

（四）其他血管

1. 降主动脉（descending aorta，DAO） 取胎儿胸腔的纵切面，彩超显示胎儿降主动脉，在胸主动脉或腹主动脉段取样，容易记录到多普勒血流频谱。主动脉血流频谱在妊娠中期后才出现舒张末期血流，以后降主动脉血流频谱 PI 值保持恒定，直至足月。典型的主动脉血流速度波形较陡，收缩期迅速上升，由于主动脉瓣关闭，形成一个切迹，随后缓慢下降，舒张末期维持低流速。

2. **肾动脉（renal artery，RA）** 在胎儿上腹部冠状切面脊柱两旁显示左、右肾动脉的起始部，从胎儿腹主动脉左、右侧壁分出并延向左、右肾门区，在肾动脉上取样可得到多普勒血流频谱。正常肾动脉血流频谱与腹主动脉相似，妊娠 20 周后显示清晰，能量多普勒对肾血流的显示更敏感。肾动脉血流阻力随孕周增加轻度下降。孕中期后若出现羊水过少，彩色多普勒在肾区不能显示肾动脉血流时，高度提示肾发育不全或肾缺如。

第三节 | 胎儿血流频谱与宫内缺氧的关系

一、胎儿宫内缺氧的病理生理改变

应用彩色多普勒进行的动物实验及临床研究发现，当胎儿发生宫内缺氧时可出现“动脉血流再分配”，最终引起胎儿血流动力学模式变化，母体和胎儿可发生一系列适应性改变，经历了从适应到失代偿的复杂过程。该过程可分为四个阶段：代偿期、血流再分配早期、血流再分配晚期、失代偿期。

1. **代偿期** 胎儿为适应缺氧的状态而减少胎动，生长速度减慢，胎儿血流可维持“正常”状态相当长的时间，胎儿大部分血管血流频谱无明显改变，仅有大脑中动脉血流阻力轻微下降。

2. **血流再分配早期** 当氧分压下降到一定水平时，为保障对缺氧敏感的重要器官（脑、肾上腺、心肌）的供应需求，胎儿血流灌注出现重新分配，重要器官血管扩张、血流灌注增加，并通过调节降低肝、肾、肺、肠、四肢等组织器官的血供，以对抗缺氧对重要脏器造成的损害，称为脑保护效应。

3. **血流再分配晚期** 大脑血管、冠状动脉及肾上腺动脉等器官的血管扩张到最大程度，大脑血流阻力降到最低水平、流速增加；腹主动脉、肾动脉、脐动脉等的血流阻力进一步增加；肺动脉血流阻力亦明显增加，间接提示右心排血量减少、左心排血量进一步增加，有利于改善大脑、心肌血流灌注。此时胎儿可出现异常的生物物理表现，如胎心率减慢，羊水减少等。

4. **失代偿期** 心排血量和主动脉收缩期峰值流速逐渐下降，提示心功能受损，进一步恶化可致心力衰竭，并引起主动脉、脐动脉血液舒张末期血流反向，最后其他大血管包括大脑血管亦出现血液逆流，大脑保护效应消失，出现明显的胎心率异常，此期胎儿已发生严重的酸中毒，是胎儿宫内缺氧的终末阶段。

二、胎儿宫内缺氧的血流频谱改变

上述宫内缺氧 4 个阶段的病理生理改变，可以表现为胎儿血管血流频谱的异常，因此可通过检测胎儿主要血管的多普勒血流频谱改变来推测胎儿缺氧的状况。临床上常用脐动脉、大脑中动脉和静脉导管的频谱波形和阻力指标来判断缺氧状态。

1. **脐动脉** 缺氧时首先出现的变化是脐动脉舒张末期血流降低，PI 值、RI 值和 S/D 值升高。当缺氧进入血流再分配晚期时，可逐渐出现舒张期减低乃至整个舒张期血流缺失；严重缺氧导致失代偿期心功能受损时，出现脐动脉血液逆流，舒张期血流倒置（图 18-3-1A）。但应注意的是，孕 16 周前脐动脉无舒张末期血流是正常生理状态，因此不宜过早评估脐动脉血流。

2. 大脑中动脉 宫内缺氧早期大脑血液供应增加，颅内血管扩张，阻力降低，大脑中动脉多普勒频谱显示舒张末期血流速度增加，阻力指标下降，反映了缺氧早期血流再分配的脑保护效应。严重缺氧时，大脑中动脉 PI 值明显下降，而脐动脉和腹主动脉的 PI 值升高。脑 - 胎盘比（cerebro-placental ratio，CPR）为胎儿大脑中动脉 PI 值和脐动脉 PI 值的比值，反映了宫内缺氧时胎儿、胎盘的血流再分配，对评估胎儿宫内缺氧状况及预测围产结局有一定价值。正常妊娠整个孕期 CPR>1，自孕 18 周起随妊娠进展呈“先上升后下降”趋势，峰值在孕 32~34 周。一般将 CPR 小于同孕周参考值范围第 5 百分位数考虑为异常，临床较简单的判断为孕 24 周后 CPR ≤ 1 提示可能存在异常（图 18-3-1B）。

3. 静脉导管 主要反映宫内缺氧时心功能变化情况。当右心负荷增大，心功能失代偿时，静脉回流受阻，静脉导管心房收缩期流速下降，可出现舒张末期 a 波减低、消失甚至倒置，主要用于严重胎儿生长受限时评估右心功能、各种原因引起的胎儿水肿及单绒毛膜双胎并发症等情况下的宫内监测。但孕中晚期静脉导管 a 波消失或倒置的检出率很低，且检出时已是失代偿期，其作为产前监测指标的效能尚需更多临床数据支持。孕早期静脉导管频谱出现舒张末期 a 波消失或倒置，反映了胎儿可能存在严重的心脏畸形、胎儿水肿等导致心功能改变，可作为筛查染色体异常的超声软指标（图 18-3-1C）。

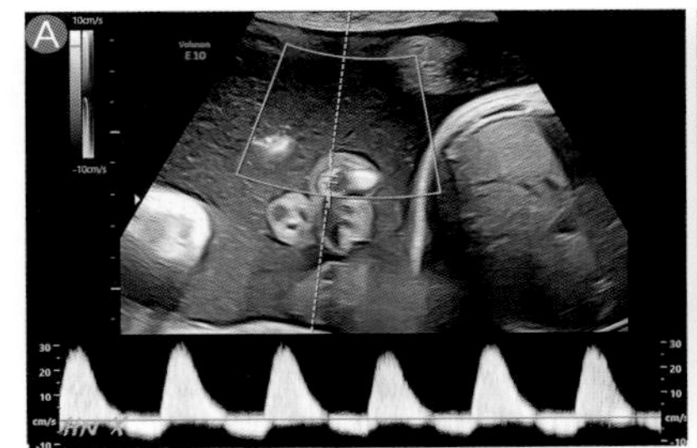

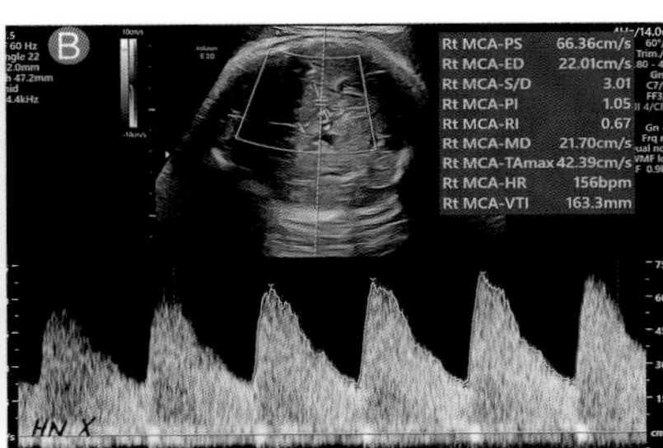

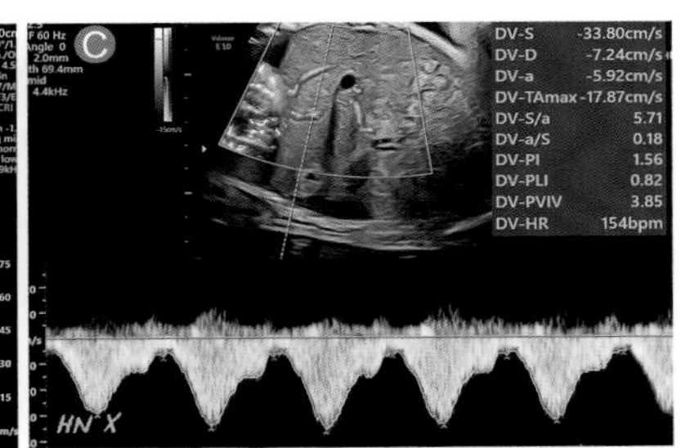

图 18-3-1 ■ 胎儿宫内缺氧血流频谱

A. 脐动脉舒张期血流倒置；B. 大脑中动脉舒张末期血流增加（CPR<1）；C. 静脉导管舒张末期血流减低。

第四节 | 胎儿血流频谱指标的临床意义

近 30 多年，超声多普勒技术应用于产科临床监测高危妊娠，取得了大量的可借鉴的研究数据，为病理产科妊娠、胎儿宫内生长受限、胎儿水肿、单绒毛膜双胎妊娠等高危状态提供了重要的宫内监护手段。但是至今尚未有足够的循证医学数据支持多普勒血流检测在低风险人群进行常规应用。相反，对于不确定的检测结果所带来的过度干预问题，更值得深入审视。胎儿期血流检测无法获得血流量的绝对值，绝大多数采用半定量的阻力指标，而各种阻力指标检测的稳定性较低，影响因素众多，加上宫内母体 - 胎盘 - 胎儿循环是一个复杂的系统，具有强大的自我调节的机制，这些都是导致多普勒血流检测指标对于宫内不良状况的预测价值有限的原因。

胎儿超声多普勒血流检测在技术上存在难以控制的问题：①受生理变化的影响较大，如胎动、睡眠、呼吸样运动等状态下胎儿心率变化可导致多普勒指标的变化；②血管的变异大，如不同部位脐动脉多普勒指标测值有差异，而取样部位难以统一；③测量值的重复性差；④不同仪器的误差；⑤各研究由于存在选择偏倚，异常值难以统一标准。

由于胎儿血流多普勒测量值难以标化，目前较公认的简单、实用的判断异常的参考标准如下。

1. 脐动脉　舒张末期血流消失或倒置，此标准较具特异性，预示胎儿在宫内已处于高危状态。

2. 脑 - 胎盘比（CPR）<1，或小于同孕周参考值第 5 百分位数，提示存在缺氧。2018 年 Vollgraff Heidweiller-Schreurs 等对 128 项采用 CPR 预测妊娠不良结局的研究进行 meta 分析，结果显示 CPR 在预测总体不良结局和胎儿窘迫需紧急分娩方面优于脐动脉多普勒指标，单纯大脑中动脉阻力指标不如脐动脉阻力指标，因此认为 CPR 可以增加脐动脉多普勒评估在预测单胎妊娠不良围产儿结局方面的价值，然而尚不能确定其对低风险人群是否适用，CPR 在指导临床管理方面的有效性仍需进一步评估。

3. 静脉导管 a 波消失或倒置，提示心功能受损。

4. 脐动脉 PI 值、RI 值和 S/D 值大于同孕周参考值的均值 +2*SD*，或大于各孕周的第 95 百分位数，提示胎儿处于宫内缺氧代偿期，但是单纯 PI 值或 RI 测值低的临床意义不大，其与正常值范围有很大重叠，需结合大脑中动脉频谱 PI 值的变化判断。

5. 大脑中动脉 PSV>1.5MoM，提示可能存在胎儿贫血，心肌收缩功能增强。

6. 孕中期检测子宫动脉频谱，出现子宫动脉切迹，反映子宫循环阻力增加，多数在妊娠高血压疾病、严重胎儿宫内生长受限等病例中出现，其临床指导意义尚有待进一步证实。

胎儿在宫内的生长发育处于动态变化的过程。怀疑胎儿宫内缺氧时，应动态随访频谱多普勒指标。产科多普勒超声检查可出现假阳性结果，需要特别注意检测方法的规范化，获取稳定的测量数据，在分析结果时应结合胎心电子监护、羊水指数、胎儿生长曲线等多项指标进行综合判断。

（郑　菊　谢红宁）

参考文献

1. BHIDE A, ACHARYA G, BILARDO CM, et al. ISUOG practice guidelines: use of Doppler ultrasonography in obstetrics. Ultrasound Obstet Gynecol, 2013, 41 (2): 233-239.
2. BHIDE A, ACHARYA G, BASCHAT A, et al. ISUOG Practice Guidelines (updated): use of Doppler velocimetry in obstetrics. Ultrasound Obstet Gynecol, 2021, 58 (2): 331-339.
3. GARCÍA B, LLURBA E, VALLE L, et al. Do knowledge of uterine artery resistance in the second trimester and targeted surveillance improve maternal and perinatal outcome ？ UTOPIA study: a randomized controlled trial Ultrasound in Obstetrics & Gynecology, 2016, 47 (6): 680-689.
4. MARI G, NORTON ME, STONE J, et al. Society for Maternal-Fetal Medicine (SMFM) Clinical Guideline #8: the fetus at risk for anemia--diagnosis and management. Am J Obstet Gynecol, 2015, 212 (6): 697-710.
5. MARI G, DETER RL, CARPENTER RL, et al. Noninvasive diagnosis by Doppler ultrasonography of fetal anemia due to maternal red-cell alloimmunization. Collaborative Group for Doppler Assessment of the Blood Velocity in Anemic Fetuses. N Engl J Med, 2000, 6, 342 (1): 9-14.

6. PEDROSO MA, PALMER KR, HODGES RJ, et al. Uterine artery Doppler in screening for preeclampsia and fetal growth restriction. Rev Bras Ginecol Obstet, 2018, 40 (5): 287-293.
7. SALVESEN K, ABRAMOWICZ J, TER HAAR G, et al. ISUOG statement on the safe use of Doppler for fetal ultrasound examination in the first 13+6weeks of pregnancy (updated). Ultrasound Obstet Gynecol, 2021, 57: 1020.
8. VELAUTHAR L, PLANA MN, KALIDINDI M, et al. First-trimester uterine artery Doppler and adverse pregnancy outcome: a meta-analysis involving 55, 974 women. Ultrasound Obstet Gynecol, 2014, 43 (5): 500-507.
9. BHIDE A, BADADE A, KHATAL K. Assessment of reproducibility and repeatability of cerebro-placental ratio. Eur J Obstet Gynecol Reprod Biol, 2019, 235: 106-109.
10. FLATLEY C, KUMAR S, GREER RM. Reference centiles for the middle cerebral artery and umbilical artery pulsatility index and cerebro-placental ratio from a low-risk population-a Generalised Additive Model for Location, Shape and Scale (GAMLSS) approach. J Matern Fetal Neonatal Med, 2019, 32 (14): 2338-2345.
11. VOLLGRAFF HEIDWEILLER-SCHREURS CA, DE BOER MA, HEYMANS MW, et al. Prognostic accuracy of cerebroplacental ratio and middle cerebral artery Doppler for adverse perinatal outcome: systematic review and meta-analysis. Ultrasound Obstet Gynecol, 2018, 51 (3): 313-322.
12. MARI G, DETER RL, CARPENTER RL, et al. Noninvasive diagnosis by Doppler ultrasonography of fetal anemia due to maternal red-cell alloimmunization. Collaborative Group for Doppler Assessment of the Blood Velocity in Anemic Fetuses. N Engl J Med, 2000, 342 (1): 9-14.

第四篇 胎儿发育异常篇

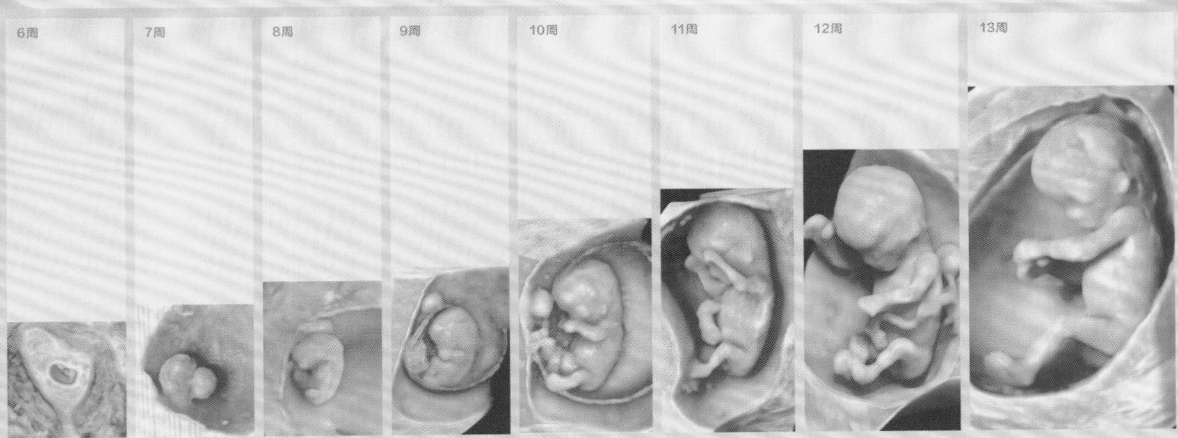

第十九章 胎儿生长异常超声评估

胎儿宫内生长异常多数与胎儿代谢性疾病、宫内感染、各种遗传综合征以及胎盘异常相关，同时也是一些异常综合征的重要线索。如第十四章第三节胎儿宫内生长发育评估所述，超声生物测量是确定胎儿孕周、估计胎儿体重及评估胎儿生长是否正常的基础。及时发现和诊断胎儿生长异常、合适的孕期监测和分娩管理等，都离不开产前超声提供的准确的生物测量信息。

胎儿生长异常在孕期的任何阶段均可以出现。诊断胎儿生长异常的第一步是明确胎儿实际孕周，通常以准确规律的月经史确定孕周，和/或孕早期顶臀长（CRL）校对孕周，在孕中、晚期则可根据胎儿头围和股骨长的超声测量值推算孕周，并估算胎儿体重（EFW）（详见第十四章第三节胎儿宫内生长发育评估）。目前，绝大多数超声仪器已内置胎儿体重估算公式和各地区人种的生长曲线，输入头围、腹围和股骨长测量指标即可得出 EFW，可选择本地的生长曲线判断 EFW 是否在孕周正常范围内。

宫内胎儿生长模式异常包括过度生长和生长不良，过度生长时其生物测量值位于参考值范围的高值（>第 90 百分位数），生长不良时则生物测量值位于生长范围的低值（<第 10 百分位数）。特别需要注意的是，胎儿生长异常多合并血流动力学改变，其与胎儿不良预后密切相关。因此，对胎儿生长异常的超声监测，除关注生长径线测量以外，多普勒超声监测胎儿血流动力学改变也是重要内容。

本章将讨论以胎儿整体生长异常为特征表现的情况，包括胎儿宫内生长受限、巨大胎儿的定义、超声诊断、监测及预后咨询，以及胎儿宫内死亡这一生长异常极端情况的超声诊断。胎儿特定系统或生长指标的测值异常将分别在相应章节阐述。

第一节 | 胎儿生长受限

胎儿生长受限（fetal growth restriction，FGR）也称宫内生长受限，是指在病理因素（母体、胎儿、胎盘等）下，胎儿无法达到其遗传的生长潜能，表现为宫内发育指标低于同孕龄胎儿，合并或不合并胎儿血流动力学异常。FGR 是常见的胎儿发育异常，更是胎儿宫内死亡，新生儿疾病（脑损伤、呼吸窘迫、体温过低、低血糖、高胆红素血症和免疫功能下降等)和死亡的独立危险因素,同时还可能伴有远期并发症如神经系统发育不良等。临床上测量宫高是评估胎儿生长的最简单方法,但是此方法较粗略,约50% 的 FGR 会漏诊,产前超声是诊断、监测和指导临床管理 FGR 的首选方法。

FGR 与小于胎龄儿(small-for-gestational age,SGA)的关系:SGA 是指出生体重或胎儿估测体重小于相应孕周参考估测体重的第 10 百分位数,多数大于第 3 百分位数,虽然生长指标小,但是身体功能正常,其生长特征主要取决于种族及父母遗传因素影响。SGA 与 FGR 有部分重叠,但并非所有的SGA 胎儿均为 FGR,而 FGR 也并非均表现为 SGA,还包括了部分估测体重或腹围超过相应孕龄第10 百分位、甚至超过第 90 百分位,但生长却未达到其遗传潜能的胎儿。在临床上很难将两者完全区别开来,故可将 SGA 胎儿列为可疑 FGR。

【**发病率**】发病率取决于 FGR 的定义。如按胎儿生长发育曲线小于相应孕周估重的第 10 百分位数为 FGR,即默认其发生率为 10%。而根据新生儿低体重儿的发生率,世界各地 SGA 的发病率为7%~27%(南亚最高,欧洲及中亚最低),其中东亚地区的 SGA 发生率约为 8%。

【**病因**】大致可分为母体、胎儿、胎盘和脐带因素。母体因素包括母体疾病(营养不良、糖尿病、肾功能不全、自身免疫性疾病、心脏病、妊娠相关高血压病、抗磷脂抗体综合征、妊娠期肝内胆汁淤积等),母体用药,致畸物暴露,多胎妊娠,宫内感染等。胎儿因素包括染色体疾病、基因疾病、异常综合征、先天性心脏病等;胎盘和脐带异常包括胎盘血管瘤、胎盘绒毛发育不良、单脐动脉等。虽然不同病因的初始病理机制不同,但最终大多数表现为相同的病理变化,即子宫 - 胎盘灌注及胎儿营养供给失平衡。

【**超声表现与分型**】产前超声指标是诊断 FGR 的金标准。但胎儿生长是一个动态过程,一次评估不能了解其生长速度,需进行多次观察。基于 2020 年 ISUOG 关于 FGR 实践指南中的国际德尔菲共识,无先天性胎儿畸形的 FGR 根据发生时间分为早发型(<32 周)和晚发型(≥32 周)。早发型诊断容易,预后差;迟发型不易与 SGA 鉴别,但预后相对好。

1. **早发型 FGR** 胎儿生长迟缓发生孕周<32 周。①腹围<第 3 百分位数;② EFW<第 3 百分位数;③脐动脉舒张末期血流消失。满足以上 3 个条件之一。或者,腹围和 / 或估重<第 10 百分位数,同时满足脐动脉和 / 或子宫动脉 PI 值>第 95 百分位数,即可诊断早发型 FGR。

2. **晚发型 FGR** 胎儿生长异常发生孕周≥32 周。腹围<第 3 百分位数和 / 或 EFW<第 3 百分位数,或满足以下 3 项中的 2 项:①腹围和 / 或 EFW<第 10 百分位数;②腹围和 / 或 EFW 与前次检查相比增长速度呈下降趋势,所处的百分位数差距超过 50%(如第一次测量值位于第 75 百分位数,第二次测量值低于第 25 百分位数);③脑 - 胎盘比(CPR)<第 5 百分位数或脐动脉 PI 值>第 95 百分位数。

胎儿超声估重推荐采用 Hadlock 等提出的以头围、腹围、股骨长为参数的公式,此公式在大多数仪器内可预设。胎儿生长参照曲线建议在现有条件下,应尽可能选择基于本地人群数据的胎儿生长参照曲线(详见第十四章第三节胎儿宫内生长发育评估)。根据 FGR 的 EFW 可将其分为严重 FGR和非严重 FGR。EFW<第 3 百分位数可作为诊断严重 FGR 的独立指标。研究显示,37 周后的围产期胎儿死亡的主要因素是 EFW<第 3 百分位数的 FGR。严重 FGR 胎儿即使血流动力学指标正常,其围产期预后不良和神经发育延迟的风险仍然有明显增加。

【鉴别诊断】

1. 宫内小胎儿的鉴别诊断　宫内小胎儿分为三类：① FGR，胎儿非常小，可合并解剖结构异常，也可合并胎盘异常，如胎盘异常血池（见第十六章第五节胎盘血池）、胎盘过小、胎盘梗死、胎盘绒毛发育不良等（图 19-1-1），此类胎儿多普勒血流检测结果多有异常，胎儿预后不良；② SGA，胎儿较小（第 3 百分位数 < 生长指标 < 第 10 百分位数），整个孕期都保持较小的状态，没有合并任何影响胎儿生长的病理异常，没有血流动力学异常，多普勒血流检测结果正常，胎儿结局与正常胎儿相同；③介于 SGA 和 FGR 之间的重叠，胎儿很小，但多普勒血流检测结果正常，这一类较难判断，可能是迟发性 FGR 的早期表现，动态监测有助于明确 FGR。

2. 胎儿肢体短小、小头畸形、腹裂或膈疝等导致胎儿某项生物测量指标低值，EFW 相应减小。鉴别要点是结合畸形特征、多项指标改变以及是否存在血流动力学异常，但胎儿畸形也常常伴发 FGR。

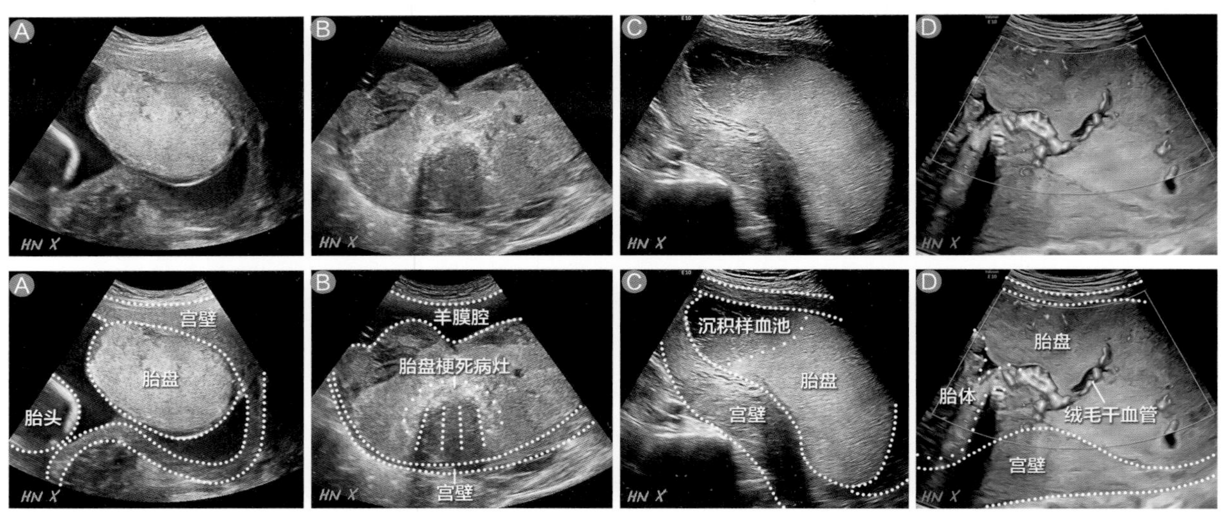

图 19-1-1 ■ 胎儿生长受限常见的胎盘异常

A. 胎盘过小；B. 胎盘梗死；C. 胎盘沉积样血池；D. 绒毛发育不良（绒毛干血管分支稀少）。

【超声监测】FGR 的超声监测至关重要，未接受有效监测的 FGR 胎儿的死亡率和严重并发症率是接受有效监测并及时分娩的 4~5 倍。但是关于各种超声监测指标的临床效能、监测的频次等意见尚未得到统一。

1. 生物测量指标　基于一项总结 40 个研究的 meta 分析数据，对于 FGR 胎儿生长发育的监测应综合腹围与 EFW 两项指标进行评估。由于频繁监测会增大超声测量误差，从而误导临床决策，故超声监测胎儿大小间隔应大于 2 周。

2. 脐动脉血流指标　脐动脉血流阻力反映了胎盘阻力，可预测胎儿在宫内对缺氧的反应。虽然在低危人群中常规脐动脉多普勒检查益处不明显，但将脐动脉血流评估作为可疑 FGR 胎儿的常规评估项目，可使围产儿死亡率降低 29%。脐动脉血流频谱检测技术规范详见第十八章妊娠期母胎彩色多普勒超声监测，脐动脉血流阻力指标采用 PI 值。脐动脉 PI 值可参考 Ciobanu 等发表的迄今样本量最大（72 417 例）的数据（表 19-1-1）。脐动脉血流监测频次需根据血流阻力指标调整，出现脐动脉舒张末期血流缺失或反向者，应每 2~3 天监测 1 次。对可疑迟发型 FGR 则每周 1 次血流动力学监测。

表 19-1-1 ■ 各孕周胎儿脐动脉搏动指数（PI）参考范围

孕龄 / 周	脐动脉 PI 值（百分位数）						
	P_5	P_{10}	P_{25}	P_{50}	P_{75}	P_{90}	P_{95}
20	0.955	1.007	1.102	1.218	1.346	1.472	1.553
21	0.939	0.990	1.083	1.197	1.322	1.446	1.526
22	0.922	0.973	1.064	1.176	1.299	1.420	1.499
23	0.906	0.956	1.045	1.155	1.276	1.395	1.472
24	0.889	0.938	1.026	1.134	1.253	1.370	1.446
25	0.871	0.920	1.006	1.113	1.230	1.346	1.420
26	0.854	0.901	0.987	1.092	1.207	1.322	1.395
27	0.836	0.883	0.967	1.070	1.185	1.298	1.371
28	0.818	0.864	0.948	1.049	1.162	1.274	1.346
29	0.800	0.846	0.928	1.028	1.140	1.251	1.322
30	0.782	0.827	0.908	1.007	1.118	1.228	1.299
31	0.763	0.807	0.888	0.986	1.096	1.205	1.275
32	0.744	0.788	0.868	0.965	1.074	1.182	1.252
33	0.725	0.769	0.847	0.944	1.052	1.160	1.229
34	0.706	0.749	0.827	0.923	1.030	1.137	1.207
35	0.687	0.730	0.807	0.902	1.009	1.115	1.184
36	0.668	0.710	0.787	0.881	0.987	1.093	1.162
37	0.649	0.691	0.766	0.860	0.966	1.071	1.140
38	0.630	0.671	0.746	0.839	0.944	1.050	1.118
39	0.610	0.651	0.725	0.818	0.923	1.028	1.097
40	0.591	0.631	0.705	0.797	0.901	1.006	1.075
41	0.572	0.612	0.685	0.776	0.880	0.985	1.053

资料来源：CIOBANU A，WRIGHT A，SYNGELAKI A，et al. Fetal Medicine Foundation reference ranges for umbilical artery and middle cerebral artery pulsatility index and cerebroplacental ratio. Ultrasound Obstet Gynecol，2019，53：465-472.

3. 大脑中动脉血流指标 大脑中动脉血流频谱 PI 值的降低反映了 FGR 胎儿慢性缺氧过程的脑保护效应，产前评估 FGR 胎儿大脑中动脉 PI 值可较好地预测新生儿代谢性酸中毒。孕 32 周前大脑中动脉 PI 值减低与预后相关性不明显，不作为分娩决策指标。在 32 周后，即使胎儿脐动脉血流频谱正常，若大脑中动脉血流阻力减低（PI 值<第 5 百分位数）也会增加围产期预后不良以及远期神经系

统发育异常的风险。一项前瞻性研究显示，脑 - 胎盘比（CPR）对于诊断脐动脉舒张期血流未消失的 FGR 胎儿宫内缺氧比单独应用大脑中动脉 PI 值灵敏度更高。当脐动脉血流阻力 PI 值异常时，推荐孕 32 周起每周 1~2 次、孕 34 周起每周 2 次监测大脑中动脉。**表 19-1-2**、**表 19-1-3** 为 Ciobanu 等给出的大脑中动脉 PI 值和 CPR 的参考范围。

表 19-1-2 ■ 各孕周胎儿大脑中动脉搏动指数（PI）参考范围

孕龄 / 周	大脑中动脉 PI 值（百分位数）						
	P_{5}	P_{10}	P_{25}	P_{50}	P_{75}	P_{90}	P_{95}
20	0.872	0.938	1.344	1.486	1.644	1.800	1.901
21	0.934	1.002	1.396	1.540	1.699	1.855	1.956
22	0.996	1.068	1.450	1.595	1.755	1.913	2.015
23	1.059	1.134	1.503	1.651	1.813	1.973	2.075
24	1.121	1.200	1.554	1.705	1.870	2.033	2.137
25	1.181	1.263	1.603	1.757	1.926	2.091	2.197
26	1.237	1.324	1.648	1.805	1.978	2.147	2.255
27	1.290	1.380	1.686	1.848	2.024	2.198	2.309
28	1.336	1.430	1.717	1.883	2.064	2.243	2.357
29	1.375	1.473	1.739	1.909	2.095	2.278	2.395
30	1.406	1.507	1.750	1.924	2.115	2.303	2.424
31	1.426	1.530	1.749	1.926	2.122	2.316	2.440
32	1.436	1.543	1.734	1.915	2.115	2.314	2.441
33	1.434	1.543	1.705	1.889	2.093	2.296	2.426
34	1.419	1.531	1.662	1.848	2.055	2.260	2.393
35	1.392	1.505	1.604	1.791	1.999	2.207	2.342
36	1.353	1.466	1.532	1.718	1.927	2.136	2.272
37	1.301	1.414	1.448	1.632	1.839	2.048	2.184
38	1.239	1.350	1.352	1.532	1.736	1.943	2.078
39	1.167	1.275	1.246	1.421	1.620	1.823	1.956
40	1.086	1.192	1.134	1.302	1.494	1.691	1.821
41	1.00	1.101	1.018	1.177	1.360	1.548	1.674

资料来源：CIOBANU A，WRIGHT A，SYNGELAKI A，et al. Fetal Medicine Foundation reference ranges for umbilical artery and middle cerebral artery pulsatility index and cerebroplacental ratio. Ultrasound Obstet Gynecol，2019，53：465-472.

表 19-1-3 ■ 各孕周胎儿脑 - 胎盘比（CPR）参考范围

孕龄 / 周	CPR（百分位数）						
	P_5	P_{10}	P_{25}	P_{50}	P_{75}	P_{90}	P_{95}
20	0.872	0.938	1.059	1.212	1.388	1.567	1.686
21	0.934	1.002	1.129	1.289	1.471	1.657	1.780
22	0.996	1.068	1.201	1.367	1.557	1.750	1.877
23	1.059	1.134	1.273	1.447	1.645	1.845	1.977
24	1.121	1.200	1.345	1.526	1.732	1.942	2.079
25	1.181	1.263	1.415	1.605	1.820	2.038	2.180
26	1.237	1.324	1.482	1.680	1.904	2.132	2.281
27	1.290	1.380	1.545	1.751	1.985	2.223	2.378
28	1.336	1.430	1.602	1.817	2.061	2.309	2.471
29	1.375	1.473	1.651	1.875	2.129	2.388	2.557
30	1.406	1.507	1.692	1.924	2.189	2.457	2.634
31	1.426	1.530	1.722	1.962	2.237	2.516	2.700
32	1.436	1.543	1.740	1.988	2.272	2.562	2.753
33	1.434	1.543	1.745	2.000	2.293	2.593	2.790
34	1.419	1.531	1.736	1.997	2.298	2.607	2.811
35	1.392	1.505	1.713	1.979	2.286	2.603	2.813
36	1.353	1.466	1.676	1.944	2.256	2.579	2.795
37	1.301	1.414	1.624	1.894	2.209	2.537	2.756
38	1.239	1.350	1.558	1.827	2.143	2.474	2.696
39	1.167	1.275	1.480	1.747	2.061	2.392	2.615
40	1.086	1.192	1.391	1.653	1.963	2.291	2.514
41	1.000	1.101	1.294	1.547	1.851	2.174	2.394

资料来源：CIOBANU A，WRIGHT A，SYNGELAKI A，et al. Fetal Medicine Foundation reference ranges for umbilical artery and middle cerebral artery pulsatility index and cerebroplacental ratio. Ultrasound Obstet Gynecol，2019，53：465-472.

4. 静脉导管血流指标 静脉导管血流频谱反映胎儿心脏舒张功能。欧洲一项多中心随机对照研究发现，对于 26~32 周出现脐动脉 PI 值>第 95 百分位数的 FGR 胎儿，与基于单纯胎心电子监护指标相比，基于静脉导管血流 a 波消失或倒置而决定分娩的胎儿，其出生后 2 岁内神经系统发育异常发生率较低。因此，推荐在孕 26~32 周，对于脐动脉 PI 值>第 95 百分位数的 FGR 胎儿，监测静脉导管以辅助分娩时机抉择。

5. 子宫动脉血流阻力指标 有研究显示，子宫动脉可反映胎盘功能中母体血流成分的变化，但因各种研究设计不同，对筛查效果的评价存在较大的差异。一项总结61篇相关研究的meta分析显示，在孕中期用子宫动脉血流预测FGR具有较高的特异度，但是灵敏度很低，特别是在低危人群中。另外一项前瞻性研究和一项随机对照研究显示，子宫动脉多普勒频谱异常并非不良妊娠结局的独立风险因素，在非选择人群常规孕中期筛查子宫动脉血流频谱无法改善母胎死亡率和发病率。另外，受胎盘位置影响测量值变异较大，且尚缺乏正常参考数据。但对于存在子痫等临床高危因素者，可将子宫动脉血流PI作为FGR风险评估的指标之一。

6. 生物物理评分 胎儿生物物理评分（BPP）是通过持续30分钟观察胎动、肌张力、呼吸样运动、羊水量和胎心电子监护5项指标来预测胎儿宫内缺氧和不良妊娠结局。经过30多年的临床实践和研究，逐渐发现此评分存在耗时长、假阳性率高、增加不必要产科干预等问题。一项分析73个BPP临床应用研究的Cochrane系统综述文献总结得出，BPP的临床应用对减少胎儿死亡、减少低阿普加评分并无帮助，但与提早干预催产和剖宫产有明显相关。ISUOG推荐对于无胎心电子监护条件的机构，BPP可作为FGR的辅助监护方法。

7. 羊水量 目前，广泛应用的超声评估羊水量的方法包括最大羊水池测量法和羊水指数法。一项纳入3 125例孕妇、评估了4项随机对照研究的Cochrane系统综述，发现这两种方法预防不良围产结局的效果差异并无统计学意义。但羊水指数法的假阳性率高，造成了不必要的临床干预，且不能改善围产结局。因此，推荐应用最大羊水池测量法对FGR胎儿进行羊水量评估。

【预后与咨询】胎儿生长受限发生越早，胎儿染色体和基因异常风险越高，早发型FGR是遗传咨询和产前诊断的指征，应做详细的超声结构筛查、介入性产前诊断、母体相关疾病排查。晚发型FGR的预后与分娩时机密切相关，需综合胎儿生长指标、血流多普勒指标、电子胎心监护、胎动情况等全面监测，有效的产前监测及合适的分娩时机可使致死率和严重并发症发生率减少4~5倍。

注意：胎儿宫内生长受限的超声诊断基于准确的孕周，校对孕周是首要环节；血流频谱指标及参考值范围存在很大差异，这可能会显著影响FGR的诊断和管理，因此强调动态监测和临床多指标综合评估。

第二节 | 巨大胎儿

巨大胎儿，即大于胎龄儿（large for gestational age infant，LGA），指体重大于相应孕周第90百分位数的胎儿。巨大儿（macrosomia）指新生儿的出生体重≥4 000g，与孕周无关。20世纪80年代巨大儿仅为3%左右，近30年来随着新生儿出生平均体重不断增加，巨大儿的发生率也不断上升，到21世纪初已达到7%~8%。因此，也有将巨大胎儿定义为估测体重大于相应孕周第95百分位数，巨大儿定义为出生体重≥4 500g。以此为标准的巨大儿发生率则为1.3%~1.5%。巨大胎儿的病因主要包括母亲肥胖、糖尿病、过期妊娠、家族性巨大儿以及胎儿异常综合征，如Beckwith-Wiedemann综合征（详见第二十八章第十二节Beckwith-Wiedemann综合征）。

【**超声表现**】尽管产科体检通过测量孕妇宫高、腹围可粗略判断胎儿大小，但产前超声生物测量预测胎儿体重较临床推算准确。

巨大胎儿的超声表现：①胎儿生物测量指标较大，EFW 大于相应孕周的第 90 百分位数；②胎儿皮下脂肪层较厚，特别是前臂和大腿软组织厚度可达 2cm；③常合并羊水过多。

Malin 等系统性回顾了 29 项研究，根据超声生物测量指标，应用 Hadlock 公式预测出生体重>4 000g 或>第 90 百分位数的总灵敏度为 0.56（95% *CI* 0.49~0.61），单纯腹围>35cm 预测灵敏度为 0.80（95% *CI* 0.69~0.87）。临床上，还可采用胎儿双肩径预测巨大胎儿，胎儿一侧肩峰最外缘与同水平脊椎中点的距离乘以 2 为双肩径。有研究显示，双肩径达 11cm 时，诊断巨大儿的灵敏度为 80%，特异度为 90.1%。近年来，有学者应用三维超声方法测量胎儿腿部体积，预测足月分娩前可疑巨大胎儿的胎儿体重，得到与二维生物测量相似的预测价值，但具有较高特异性。

【**鉴别诊断**】因胎儿体重估测很重要的指标是腹围，所以当有胎儿腹腔内占位、腹水和胎儿水肿时，腹围测值增大，需与巨大胎儿鉴别。另外，胎儿皮下软组织水肿时，皮下组织增厚，回声较皮下脂肪增厚更低，而巨大胎儿则主要表现为多个生物测量指标的增大。

【**预后与咨询**】巨大胎儿的母胎并发症发生率增高，紧急剖宫产、产后出血和生殖道裂伤风险增加，因肩难产而导致的新生儿臂丛神经损伤、锁骨骨折、颅内出血等并发症发生率明显增高，新生儿体重 4 500g 以上时并发症率比 4 000g 增加 1.5~3 倍。新生儿低血糖及远期肥胖的比例也高，出生体重越大，患病风险越大。孕期控制饮食、病因治疗及剖宫产分娩可改善预后。

第三节 | 死胎

妊娠 20 周后胎儿在宫腔内死亡，称为死胎（fetal death）。发生率约为 3.87‰。导致死胎的原因有胎儿自身原因（如畸形、多胎），母体原因（如糖尿病、妊娠高血压综合征、慢性肾病、严重感染、过期妊娠）和胎盘、脐带因素（如胎盘早剥、前置胎盘出血、血管前置、脐带根部扭转等）。

【**超声表现**】死胎的声像表现与胎儿死亡时间长短有关。死亡时间短时仅表现为胎心搏动消失，胎体、胎肢的活动及肌张力消失。死亡 1 周左右出现胎体变形、颅骨重叠呈瓦盖状、颅内脑软化、头皮及全身皮肤增厚、水肿；器官结构回声减低、图像模糊，CDFI 未显示胎体内血流信号；羊水过少（图 19-3-1A、B，▶ 视频 19-3-1）。死亡后长时间未排出，胎体软组织吸收，无羊水，仅可显示胎体的骨骼成分，称为纸样胎儿，常见于双胎之一宫内死亡，或双胎选择性减胎术后（图 19-3-1C）。因此，根据超声声像表现可大致推断死胎的死亡时间。

【**鉴别诊断**】主要与脐动脉反向灌注序列的无脑无心胎鉴别，后者没有心脏和颅脑结构、上肢常不发育，多普勒超声可显示反向脐动脉血流，超声复查可发现畸形胎胎体逐渐增大。而成形后的胎儿发生宫内死亡，其全身各系统结构相对完整，胎体无血流信号。

【**预后与咨询**】死胎若在宫内长时间未排出，可导致母体低纤维蛋白血症，在分娩前后有出血倾向，严重时可导致大出血，甚至危及生命，因此死胎一经确诊，应尽早引产。尸体解剖以及胎盘、脐带、胎膜病理检查可寻找死胎原因，但即使经过全面系统评估，仍有 1/4 以上的病例无法明确病因。

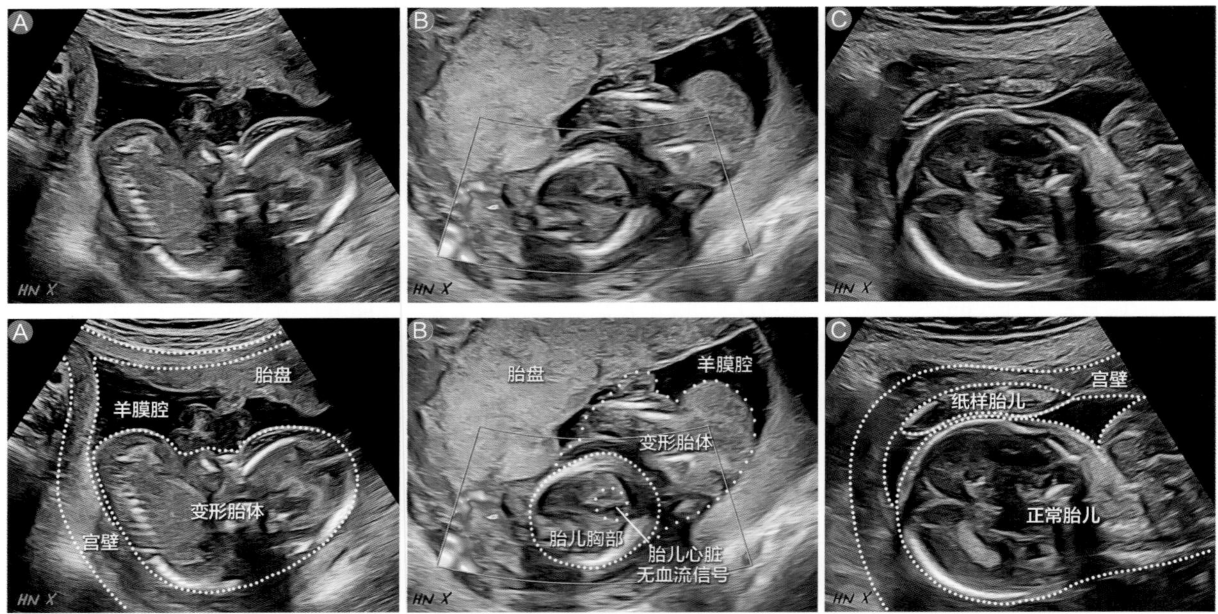

图 19-3-1 ■ 死胎

A. 胎死宫内灰阶图；B. 胎死宫内彩色多普勒血流图；C. 双胎妊娠减胎后“纸样胎儿”。

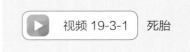

（雷 婷　谢红宁）

参考文献

1. BLUE N R, YORDAN J, HOLBROOK B D, et al. Abdominal circumference alone versus estimated fetal weight after 24 weeks to predict small or large for gestational age at birth: a meta-analysis. Am J Perinatol, 2017, 34 (11): 1115-1124.
2. VILLAR J, ISMAIL LC, VICTORA CG, et al. International standards for newborn weight, length, and head circumference by gestational age and sex: the Newborn Cross-Sectional Study of the INTERGROWTH-21st Project. The Lancet, 2014, 384 (9946): 857-868.
3. CIOBANU A, WRIGHT A, SYNGELAKI A, et al. Fetal Medicine Foundation reference ranges for umbilical artery and middle cerebral artery pulsatility index and cerebroplacental ratio. Ultrasound Obstet Gynecol, 2019, 53: 465-472.
4. SOVIO U, WHITE I R, DACEY A, et al. Screening for fetal growth restriction with universal third trimester ultrasonography in nulliparous women in the Pregnancy Outcome Prediction (POP) study: a prospective cohort study. Lancet, 2015, 386 (10008): 2089-2097.
5. HECHER K, KINGDOM J, POON LC, et al. ISUOG Practice Guidelines: diagnosis and management of small-for-gestational-age fetus and fetal growth restriction. Ultrasound Obstet Gynecol, 2020, 56: 298-312.
6. LEES C C, MARLOW N, VAN WASSENAER-LEEMHUIS A, et al. 2 year neurodevelopmental and intermediate perinatal outcomes in infants with very preterm fetal growth restriction (TRUFFLE): a randomised trial. Lancet, 2015, 385 (9983): 2162-2172.

7. MALIN GL, MORRIS RK, RILEY R, et al. When is birthweight at term abnormally low？ A systematic review and meta-analysis of the association and predictive ability of current birthweight standards for neonatal outcomes. BJOG, 2014, 121 (5): 515-526.
8. GARDOSI J, MADURASINGHE V, WILLIAMS M, et al. Maternal and fetal risk factors for stillbirth: population based study. BMJ, 2013, 346: f108.

第二十章 胎儿颜面及颈部异常的超声诊断

胎儿颜面部和颈部检查是产前超声检查的一个重要部分，通过多个横切面和矢状切面的全面扫查，可以发现一些面部、颈部的结构畸形。胎儿颜面部畸形常为一些遗传综合征的表现，伴有其他结构畸形时可作为染色体异常及遗传综合征的诊断线索，具有重要的临床意义。从孕早期 NT 筛查开始，即可对胎儿面部进行超声检查。虽然，多切面、多角度的二维超声扫查可以检出和诊断绝大部分的面部畸形，但是对于面部全貌的显示及病变特征的表达，三维超声成像更具优势，特别是三维表面成像模式可以更加立体直观地显示面部特征，为临床咨询、与孕妇及家人沟通提供极大帮助。然而，颜面部结构的显示受胎儿大小、胎位及羊水量的影响较大，不同颜面部畸形的检出率也相差较大，如研究报道的唇裂并腭裂的产前诊断率从 9% 到 100% 不等。本章将介绍常见的和部分少见的胎儿面部异常，包括眼、鼻、耳、唇、下颌等先天畸形，以及口腔和颈部占位病变的产前超声声像图特征和超声诊断。

第一节 | 眼畸形

先天性眼畸形定义为眼球、眼眶、眼睛附属物发育不良或功能受损状态。胎儿眼畸形较少见，产前诊断多为零星的个案报道，但眼畸形大多数预后不良，全世界 1 400 万失明儿童中有 60% 为先天性眼发育不良所致。先天性眼畸形可单独发生，也可合并眼外其他系统结构畸形，特别是面中部发育不良综合征及颅脑发育异常，如前脑无裂畸形、额鼻发育不良综合征、以无眼畸形为特征的 Fraser 综合征等。眼发育异常的致病因素中，遗传学异常是最常见病因，其他还包括致畸药物、宫内感染等。不同种类眼畸形合并的结构畸形及遗传学异常各有不同。因遗传风险较高，产前发现的眼畸形均需做遗传学检测，而准确的产前超声诊断信息可为遗传学检测提供线索及有效的产前咨询。

一、正常胎儿眼部超声检查

胚胎发育早期，双眼最初位于胚胎头部的两侧，随着脑的发育和颜面部的形成，两眼逐渐前移互相靠近并转向前方。虽然孕早期 NT 筛查时，经阴道超声检查已能显示胎儿双眼结构，可以筛查严重的眼发育异常，如前脑无裂畸形合并的独眼、眼距过窄等，但是对眼结构的全面观察仍应在孕中期进行。一些眼内病变常发生在孕晚期，因此针对先天性眼发育异常的高危病例，还需在孕晚期做针对性的检查。

胎儿眼部检查的最佳切面为显示胎儿面部朝向探头的经双眼横切面。观察内容应包括双眼眶间距、双眼球、晶状体、玻璃体、原始玻璃体及眼球运动等。眼球外为骨性的眼眶，眼球大部分为无回声的玻璃体，后壁为弧形高回声视网膜，前部可见一近圆形的晶状体，可随眼球向两侧运动；眼球的侧切面可显示原始玻璃体，为晶状体后方一细带状高回声，前方连接晶状体，后方与视神经相连，内无血流信号（图 20-1-1）；约 32 周原始玻璃体基本萎缩，出生时消失。已有多个研究证实胎儿双眼球的大小随孕周的增加而增加，孕中期后眼球大小及眼距的粗略判断方法为：双眼球中间距离（mm）≈孕周数；双眼内缘间距（mm）≈眼球直径（mm）。

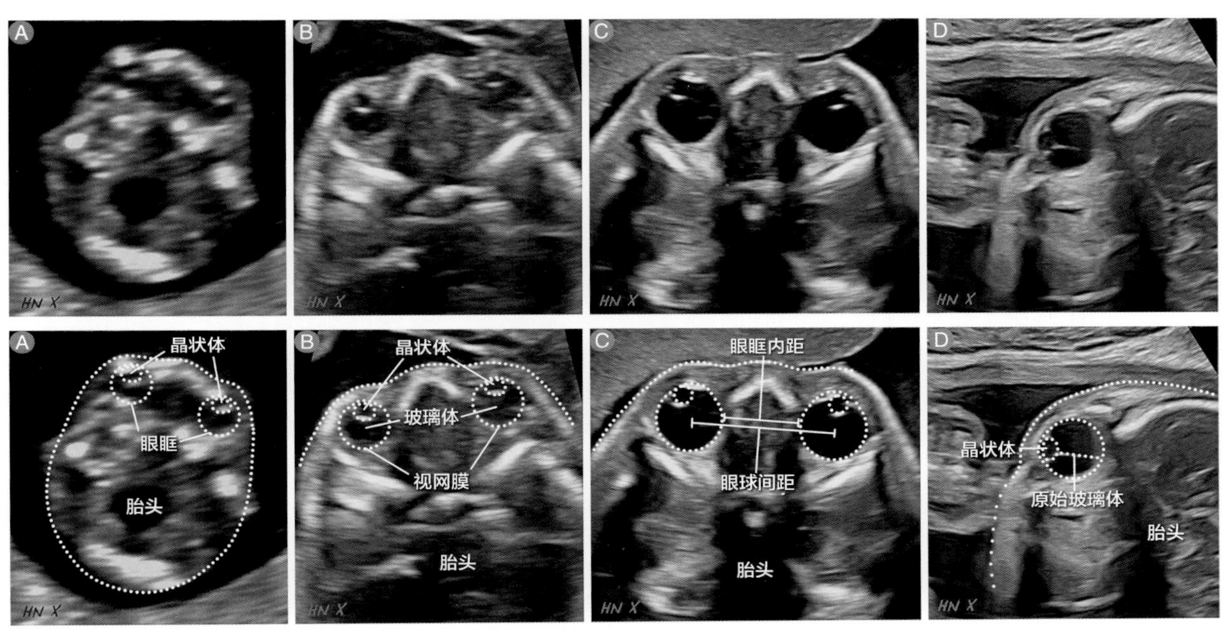

图 20-1-1 ■ 孕早、中、晚期胎儿双眼超声表现

A. 13 周；B. 18 周；C. 32 周；D. 侧面扫查显示原始玻璃体。

二、眼距异常

胎儿眼距异常包括眼距过宽（ocular hypertelorism）和眼距过窄（ocular hypotelorism），指双眼眶间距明显大于或小于正常。眼距异常几乎不会孤立性存在，常与颅脑发育异常和遗传综合征相关。眼距过宽与数百种遗传综合征有关，可能是面裂综合征或额鼻发育不良的合并表现；数十种遗传综合征可出现眼距过窄，最严重的眼距过窄表现为独眼（cyclopia），常合并前脑无裂畸形和喙鼻、中央性唇腭裂等。正常胎儿也可有生理性的眼距宽或窄，但无合并其他异常。

【超声表现】正常情况下孕中期双眼眶间距约等于双眼球直径。双侧眼眶间距过大或过小（大于第 95 百分位数或小于第 5 百分位数）时，结合有无合并异常以判断眼距过宽或过窄。产前超声可诊断的眼距异常多为综合征性，如颅缝早闭合并头型异常和眼距过宽，眼眶间距明显超过眼球直径

(图 20-1-2)；眼距过窄多合并前脑无裂畸形、喙鼻，眼距窄的变异程度较大，严重者双眼球紧靠，难分辨眼眶（图 20-1-3)，最严重的眼距过窄表现为独眼，或单一眼眶内有两个眼球结构。

【**鉴别诊断**】可疑眼距异常时应仔细检查胎儿头面部有无其他结构异常。注意单纯性眼距测量值稍宽或稍窄多数为生理性差异。

【**预后与咨询**】预后取决于伴发畸形及综合征的类型。

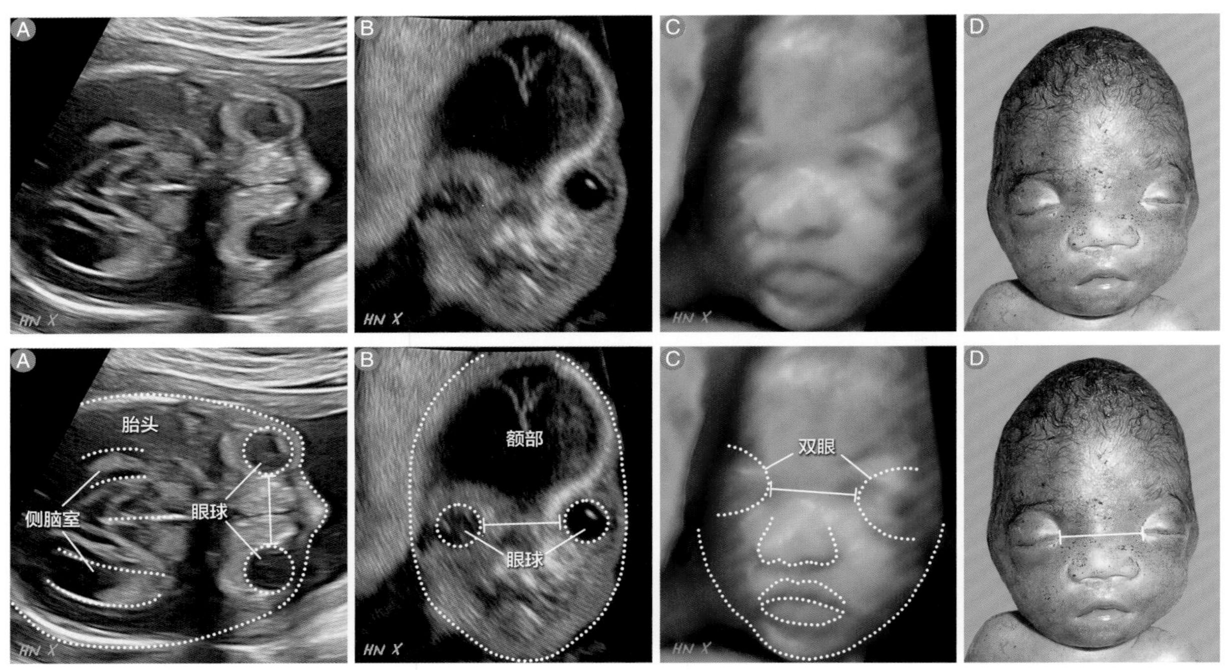

图 20-1-2 ■ 颅缝早闭合并眼距过宽（25 周）
A. 横切面灰阶图；B. 三维冠状切面成像；C. 三维表面成像；D. 引产后标本。

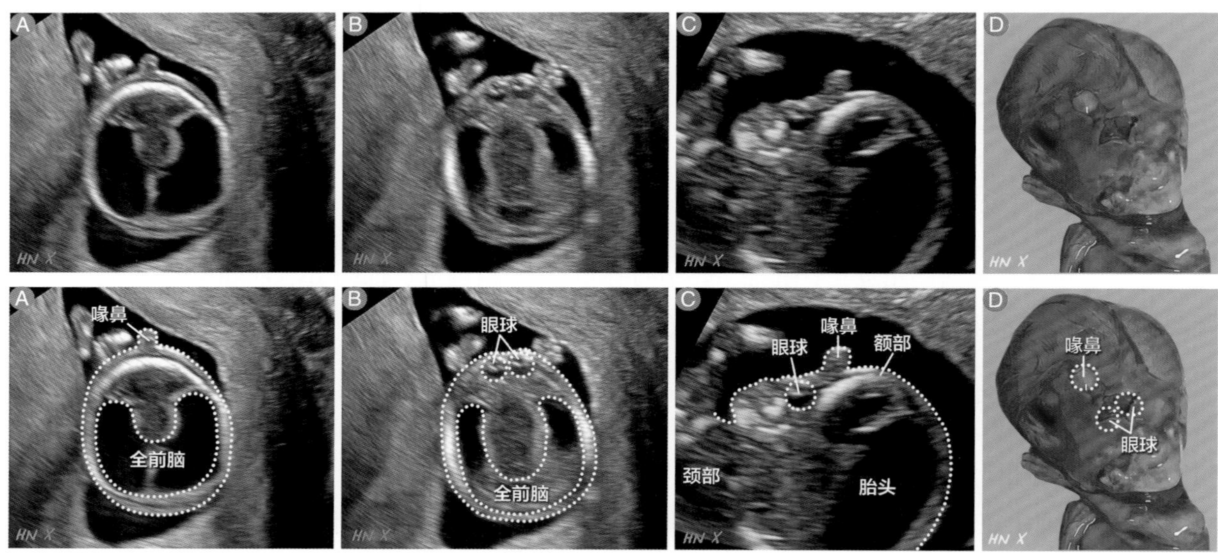

图 20-1-3 ■ 前脑无裂畸形合并眼距过窄、喙鼻（13^{+6} 周）
A. 经额部横切面；B. 经眼睛横切面；C. 面部正中矢状切面；D. 引产后标本。

三、小眼或无眼畸形

小眼畸形（microphthalmia）是指眼发育不良，眼球直径小；无眼畸形（anophthalmia）为眼球结构完全缺失，可一侧或双侧发生。均较罕见，产前多为个案报道，发病率不详，多为随机、散发。其病因可能与胚胎发育早期发生宫内感染或基因突变有关，常合并染色体异常及遗传综合征，如继发于第一、第二鳃弓发育不良的半侧面发育不良的 Goldenhar 综合征等。笔者团队曾总结 15 例胎儿期诊断的小眼畸形，其中 4 例合并眼内其他异常，10 例合并眼外结构畸形。小眼畸形可随孕周增加而进展，甚至发展成无眼畸形。

【**超声表现**】小眼畸形表现为经眼眶横切面测量眼眶横径小于同孕周正常值的 2 个标准差以上或小于正常预测值的第 5 百分位数。病变侧眼球晶状体可发育异常或合并白内障。无眼畸形表现为眼眶横切面动态扫查时未能显示低回声的眼球，代之以稍高回声结构。小眼畸形和无眼畸形可单侧或双侧发生，也可一侧为小眼、一侧为无眼（图 20-1-4）。单侧小眼畸形较易诊断；双侧眼球稍小时，超声提示小眼应慎重，建议观察 2 周后再评估。无眼 / 小眼畸形常合并颅内视神经不显示或细小，笔者团队曾将 16 例无眼 / 小眼畸形胎儿的视神经宽度与 310 例正常胎儿对比，结果显示两组差异有显著意义。

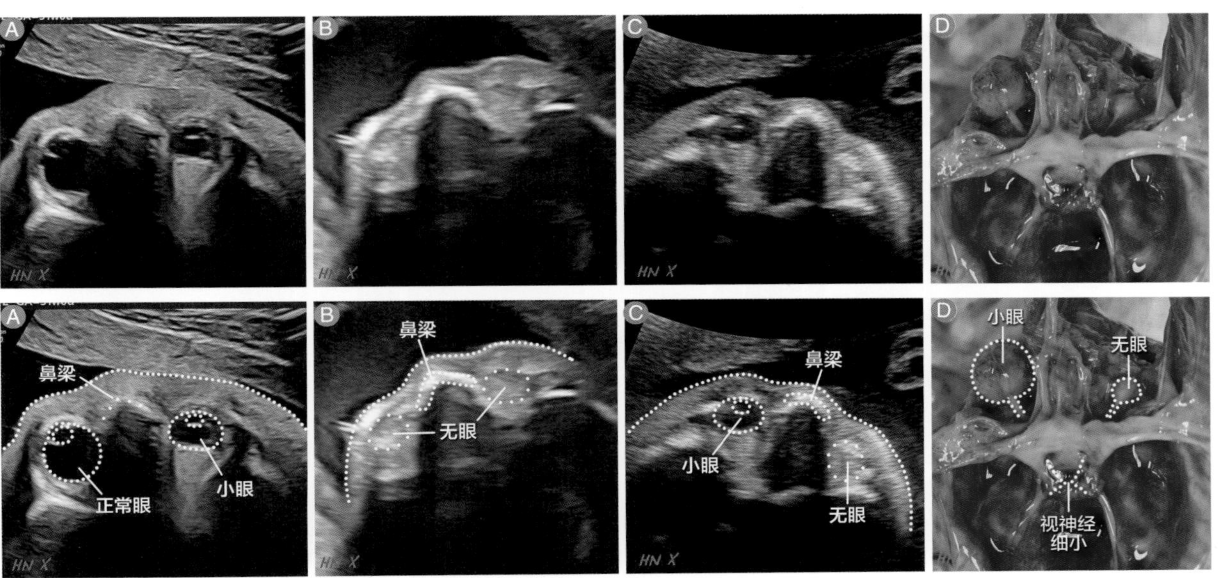

图 20-1-4 ■ 小眼畸形和无眼畸形

A. 单侧小眼畸形；B. 双侧无眼畸形；C. 一侧小眼、一侧无眼畸形；D. C 图病例标本图。

【**鉴别诊断**】小眼畸形可为进展性，早期可以无明显异常，后期发育停止，容易漏诊。极小的小眼畸形与无眼畸形难以鉴别。双侧小眼畸形若合并晶状体异常，不易与单纯白内障鉴别。

【**预后与咨询**】单纯性小眼畸形根据眼球发育情况，可有不同程度的视力障碍；无眼畸形则为先天性失明。3.2%~11.2% 的失明儿童为小眼畸形。

四、先天性白内障

先天性白内障(congenital cataract)是由于晶状体浑浊而导致视力受损甚至致盲的疾病,活产儿中的发生率为 1/10 000~1/5 000。笔者团队统计 10 年间 58 例产前超声发现的先天性眼畸形中,白内障(24.14%)占比仅次于小眼畸形(25.86%)。1/3 患儿有遗传因素(常染色体显性、隐性或 X 连锁遗传),也可能是一些综合征的表现之一,孕早期风疹病毒感染与先天性白内障的发生密切相关,另外营养不良和代谢性疾病也是先天性白内障的可能病因。

【**超声表现**】最早约在妊娠 13 周,高分辨力超声即可显示胎儿眼球晶状体(图 20-1-1)。白内障多在孕中、晚期出现,表现为呈近圆形的晶状体中部无回声区回声增高,根据发现时的程度不同可呈双环征、边缘不均质高回声或整个晶状体不均匀强回声,可单侧或双侧发生(图 20-1-5A)。

【**鉴别诊断**】根据白内障的异常回声发生在晶状体可与视网膜脱离、永存原始玻璃体增生症等鉴别;多种眼内异常可并发白内障,如小眼畸形常并发白内障(图 20-1-5B)。另外,先天性晶状体发育不良(lens dysplasia)也表现为晶状体小、形状异常,但无高回声改变(图 20-1-5C)。需注意白内障是进展性疾病,多数病例在孕晚期,甚至出生后才逐渐出现,没有上述特征性表现亦不能完全排除本病。

【**预后与咨询**】先天性白内障出生后可表现为白瞳征、斜视、眼球震颤、失明或弱视,失明儿童中白内障占 22%~30%。遗传性白内障常发生于双侧,预后较差。单纯性单侧白内障的预后取决于病变的严重程度,完全性白内障应尽早通过人工晶体植入改善视力。

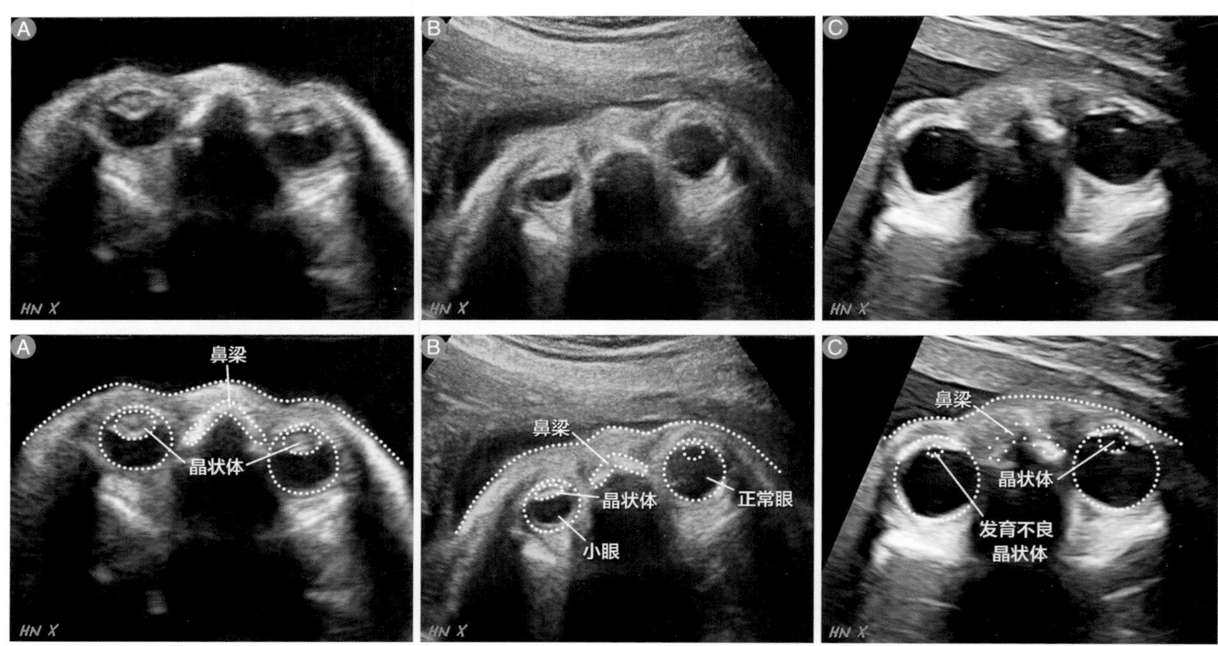

图 20-1-5 ■ 先天性白内障、小眼畸形合并白内障与晶状体发育不良

A. 双眼先天性白内障;B. 一侧小眼畸形合并白内障;C. 一侧晶状体发育不良。

五、永存原始玻璃体增生症

永存原始玻璃体增生症(persistent hyperplasia of primary vitreous，PHPV)是由于原始的玻璃体未退化并在晶状体后方增殖，形成晶状体后纤维血管团所致的先天性眼部异常。病理表现为玻璃体内存在纤维组织包裹的血管袢，前方黏附于晶状体后囊，后方连着视乳头，并有永存玻璃体动脉，表现为两端较粗的灰白色条索，连接于视乳头和晶状体之间。因反复出血，纤维血管团收缩牵引视网膜，易导致视网膜脱离。病因可能与遗传及基因突变相关。90% 为单眼发病，以男性多见。双眼发病则多伴全身异常如 13 三体综合征、Walker-Warburg 综合征和 Norrie 病等。

【超声表现】患侧眼球稍小，经眼球侧切面扫查，显示晶状体后部细线状回声的原始玻璃体呈条索状增粗、不均匀，自晶状体后部至玻璃体前部呈漏斗状，后方连接眼球后方的视乳头；CDFI 隐约可显示其根部玻璃体动脉与视网膜中央血管相延续，可探及动脉频谱(图 20-1-6A、B)。但应注意的是，正常胎儿 16 周之前也可显示玻璃体动脉血流，18 周后逐渐消退，至孕晚期完全消失。

【鉴别诊断】根据异常回声的部位与先天性白内障易鉴别，后者病变位于晶状体；PHPV 病灶较大时，与视网膜脱离较难鉴别。视网膜脱离(retinal detachment)是视网膜的神经上皮层与色素上皮层之间的分离，表现为玻璃体的中后部片状不规则回声，玻璃体后方也可显示视网膜血管，两者可并存。图 20-1-6C、D 为一例 Norrie 病(X 连锁隐性遗传病)产前超声检查发现的视网膜脱离。

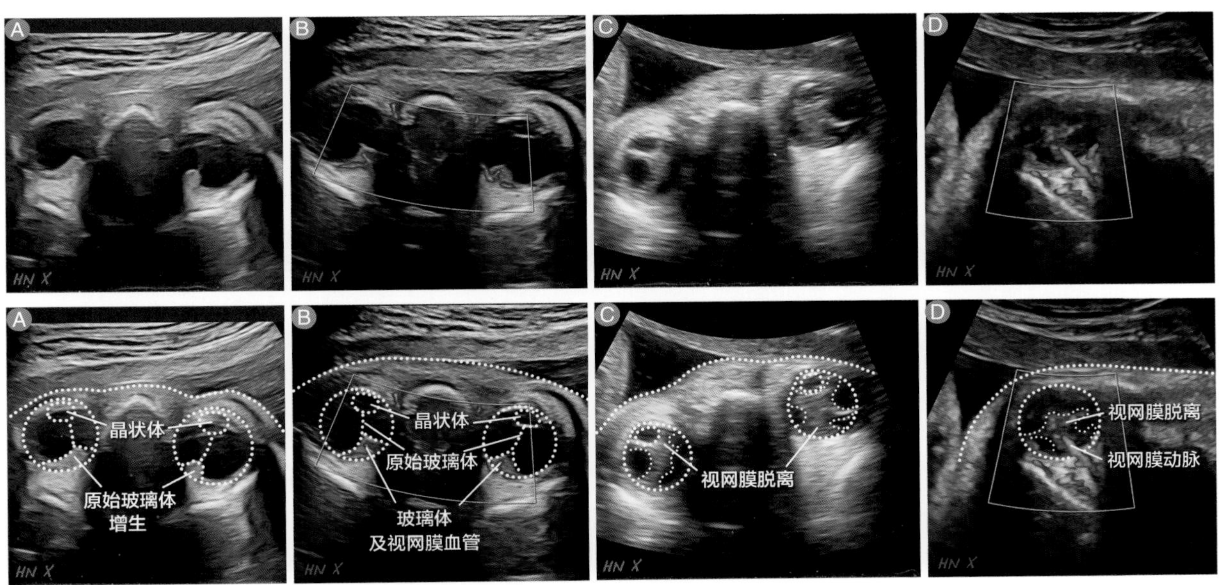

图 20-1-6 ■ 永存原始玻璃体增生症与视网膜脱离(Norrie 病)

A. 双眼原始玻璃体增生症；B. 原始玻璃体增生症彩色多普勒血流图；C. 双眼视网膜脱离；D. 视网膜脱离彩色多普勒血流图。

【预后与咨询】单纯性 PHPV 出生后可行晶状体摘除、晶状体后纤维膜切除术、玻璃体切割术等，术后预后良好；合并视网膜脱离则预后差。

六、泪囊囊肿

泪囊囊肿(dacryocystocele)又称鼻泪管囊肿,是由于鼻泪管远端 Hasner 瓣膜闭塞,导致功能性梗阻,泪囊内羊水聚集而逐渐增大,导致泪囊及鼻泪管囊状扩张。

【**超声表现**】多在孕晚期发现,平均发现孕周为 30 周。表现为眼眶内侧下方皮下圆形或椭圆形无回声区,边界清,大多数直径小于 15mm,可为单侧或双侧发生;无回声区内偶可见分泌物沉积的高回声(图 20-1-7);CDFI 显示囊内无血流信号。

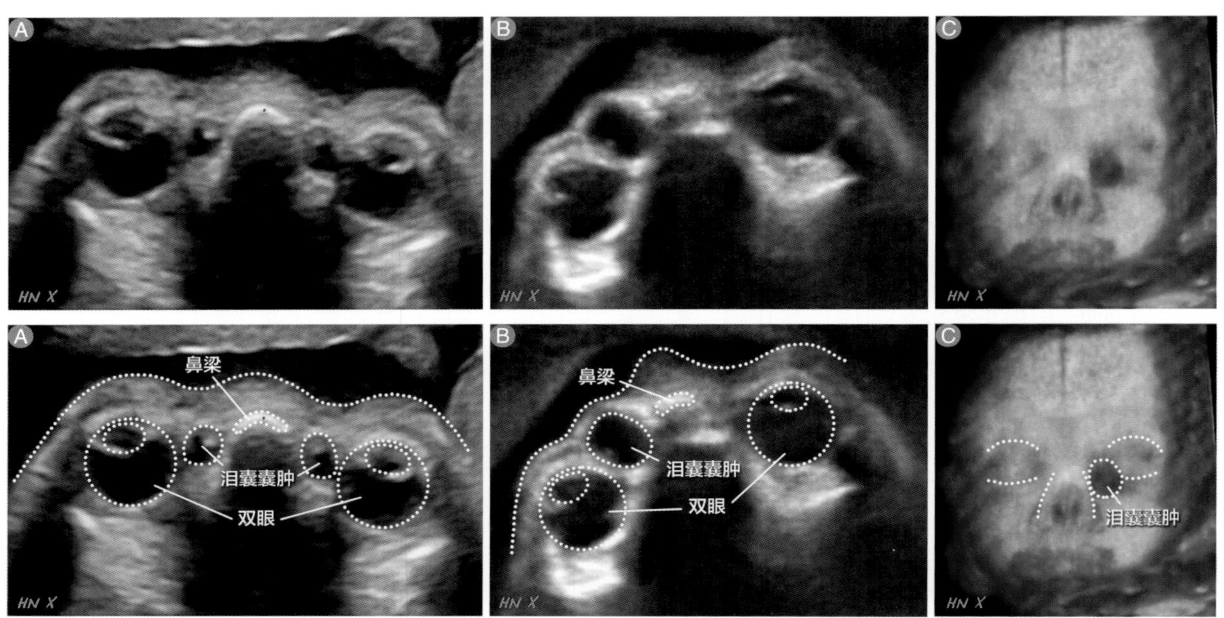

图 20-1-7 ■ 泪囊囊肿

A. 双侧泪囊囊肿(31 周); B. 单侧泪囊囊肿(30 周); C. B 图病例面部三维成像。

【**鉴别诊断**】产前超声不易发现较小的泪囊囊肿,较大的囊肿需与额鼻部脑膜膨出、血管瘤、皮样囊肿等鉴别。额鼻部脑膜膨出多发生在眼眶下方或外侧,通常伴有颅骨缺损、脑积水及严重的颜面部畸形;血管瘤、皮样囊肿很少表现为单纯性囊肿,眼窝的皮样囊肿常出现在眼球眶外上侧。

【**预后与咨询**】单纯性泪囊囊肿预后良好,出生后数月可自行消退,个别需行鼻腔 - 泪囊吻合术治疗。

第二节 | 鼻畸形

外鼻由内侧鼻突和外侧鼻突发育而来,因遗传或其他原因影响导致这一过程发育障碍,可形成外鼻畸形。胎儿鼻畸形常是遗传综合征的局部表现,也常合并其他结构的严重畸形。产前超声发现的外鼻畸形主要包括与前脑无裂畸形相关的喙鼻、中部面裂综合征并发的扁鼻或无鼻，另外还有孤立性的鞍鼻等。虽然胎儿期鼻骨钙化不良或鼻骨不显示不属于鼻畸形，但与 21 三体综合征有一定关系，将在第二十八章第一节 21 三体综合征中介绍。

一、鼻发育不良

胚胎发育过程中前脑区诱导发育中心障碍，鼻原基向中线移行过程异常，导致先天性面中部发育障碍、鼻发育不良，表现为面中部扁平、上颌内缩、鼻柱短小、鼻梁塌陷及鼻孔细小。胎儿鼻发育不良与多种异常综合征相关，如额鼻发育不良（frontonasal dysplasia）即正中面裂综合征（median cleft face syndrome）、Binder 综合征等。额鼻发育不良主要病理特征为眼距过宽、无鼻（arhinia）、鼻根部宽大、鼻尖缺如或裂开、正中唇裂，以及合并神经系统畸形如前脑无裂等。Binder 综合征又称为鼻 - 上颌骨发育异常综合征，其典型表现包括额面部扁平、小鼻尖、鼻柱短小、鼻唇角呈锐角改变，以及合并脊柱发育异常等。

【超声表现】面部正中矢状切面是诊断鼻发育不良的重要切面。额鼻发育不良在面部正中矢状切面和横切面上显示鼻梁低平、鼻尖缺如，并可在上唇冠状切面显示正中唇裂（图 20-2-1）。Binder 综合征在面部正中矢状切面上显示鼻梁低平，在横切面上显示鼻尖低于鼻翼，并合并眼距增宽，三维超声面部成像可显示完整的面部特征（图 20-2-2）。

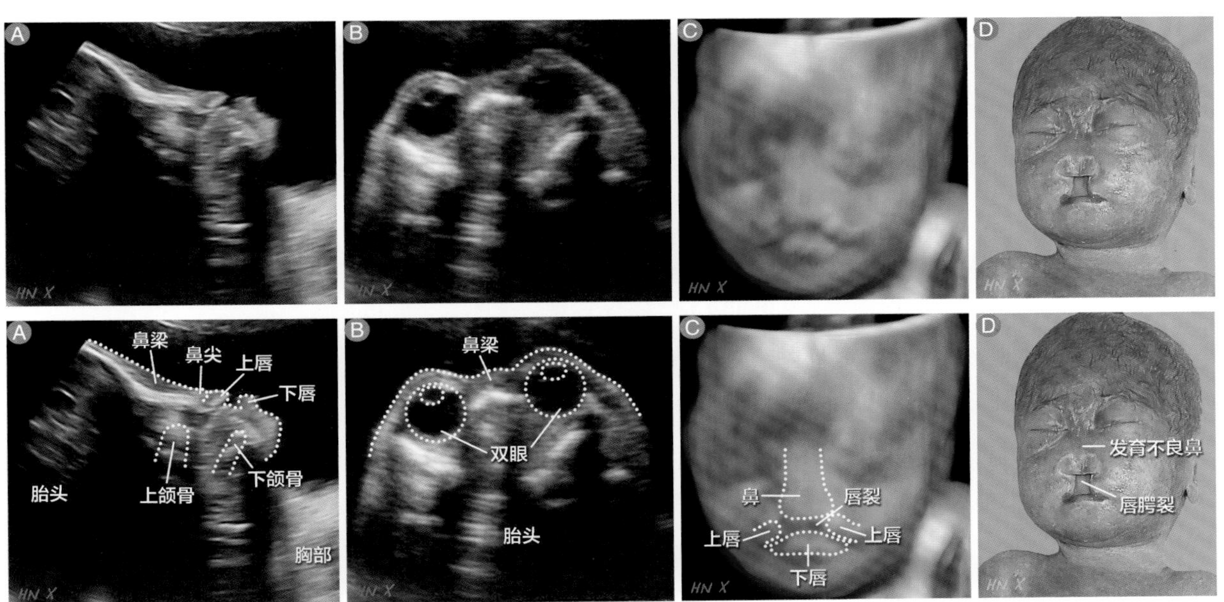

图 20-2-1 胎儿额鼻发育不良（合并中央性唇腭裂）

A. 面部正中矢状切面；B. 面部横切面；C. 面部三维成像；D. 引产后标本。

【鉴别诊断】轻者仅有鼻梁扁平，若无眼距明显增宽、无唇腭裂或其他异常声像时，与正常生理性变异较难区别。应特别强调的是，产前诊断胎儿鼻发育不良应慎重，在胎儿面部正中矢状切面发现鼻梁较扁平时，超声提示应基于有无其他颜面部和全身结构异常。

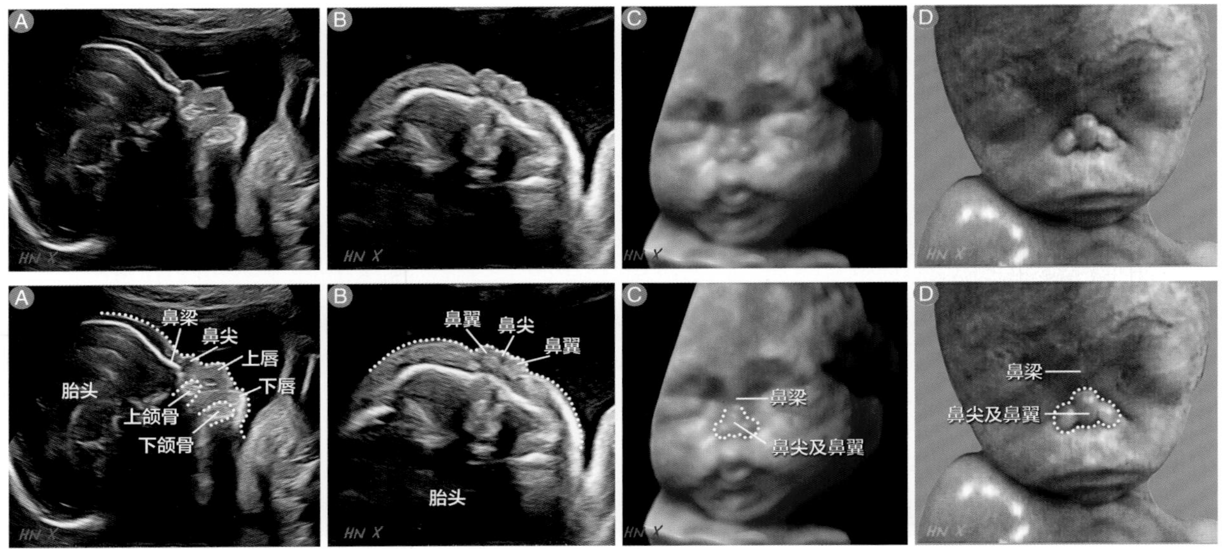

图 20-2-2 ■ 胎儿 Binder 综合征

A. 面部正中矢状切面；B. 经鼻面部横切面；C. 面部三维成像；D. 引产后标本。

【**预后与咨询**】预后取决于综合征的类型、面部异常的严重程度，以及是否合并神经系统畸形。轻度单纯额鼻发育不良，面部重建手术预后较好；合并其他结构畸形及染色体异常则预后差。

二、其他鼻畸形

其他鼻畸形包括鞍鼻、喙鼻（proboscis）和单鼻孔等，均为鼻骨、鼻软组织及鼻孔发育不良，是由于胚胎时期额鼻突发育异常，致使鼻突未发育或发育不全。喙鼻则特指发生前脑无裂畸形、独眼时，独眼上方或两眼眶之间的面部中线上软组织结构（可有骨性结构），由外侧和内侧鼻突的发育异常所致。单鼻孔（single nostril）的鼻部形态小，仅见一个鼻孔结构。此类鼻畸形多合并独眼或眼距过窄、前脑无裂畸形。染色体异常的风险高，多见于 13 三体综合征。

【**超声表现**】喙鼻表现为正常鼻结构缺失，在独眼上方或两眼眶之间可见一柱状软组织向前方突出，无鼻梁、鼻尖及鼻孔（图 20-1-3）；单鼻孔则在冠状切面仅见一个鼻孔；鞍鼻则在三维超声表面成像可更直观显示鼻部形态的异常（图 20-2-3）。

【**鉴别诊断**】鼻部异常，特别是喙鼻、额鼻发育不良通常与前脑无裂畸形、中央型唇腭裂、眼距过窄等畸形并发，染色体三体征风险很高，故应注意扫查胎儿颜面和颅内结构有无异常。喙鼻应与额部脑膨出鉴别，后者表现为额部突出的肿块与颅内结构相连，肿块内为脑脊液或脑组织。

【**预后与咨询**】预后取决于有无合并前脑无裂畸形等畸形，合并畸形则预后差。

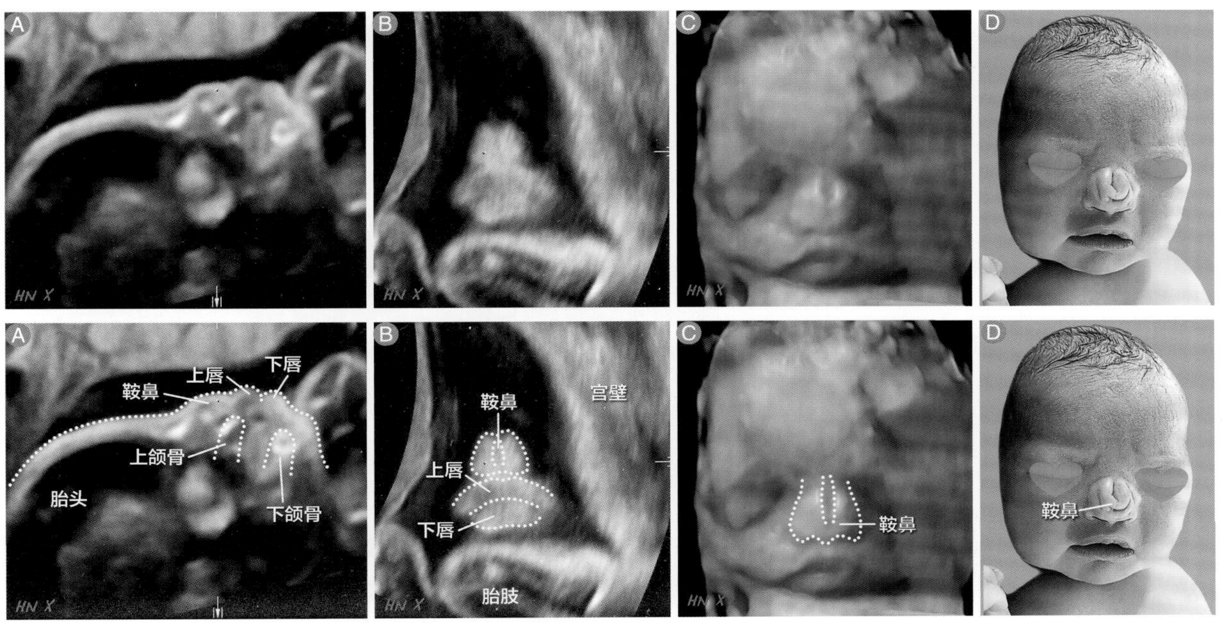

图 20-2-3 ■ 胎儿鞍鼻畸形

A. 面部正中矢状切面；B. 鼻唇冠状切面；C. 面部三维成像；D. 出生后表现。

第三节 | 外耳畸形

胚胎第 3 周起，内耳、中耳和外耳自第一、第二腮弓发育，直至第 20 周完成，此后外耳在宫内逐渐增长。小耳及无耳畸形是由于胚胎期第一鳃沟附近的第一、二鳃弓发育异常引起，常累及耳道的多个结构，如耳郭畸形、外耳道狭窄或闭锁、中耳畸形等，并伴不同程度的听力损害。发病率约为 1∶6 000。产前超声可观察到的耳畸形主要为小耳 / 无耳、耳低置、耳前赘生物等。虽然单纯的外耳畸形预后良好，但也可能是异常综合征（如三体综合征、Treacher Collins 综合征、Goldenhar 综合征、Pierre Robin 综合征及 CHARGE 综合征等）的合并征象。

一、正常胎儿耳部超声检查

自孕早期 NT 筛查起胎儿耳已可显示，尤其经侧脸三维成像（图 14-1-5）。孕中期由于羊水量较多，胎儿位置易变化，胎儿头部经耳横切面扫查显示两侧外耳后，探头旋转 90° 向两侧行矢状切面扫查，较易获取两侧外耳最大切面（图 20-3-1A、B、C）。但若孕周较大、羊水量较少、因胎头位置紧贴宫壁或胎儿肢体遮挡等，多数情况下则只能扫查到一侧外耳。在外耳周围有羊水衬托的情况下，三维超声成像可完整显示外耳轮廓，获得优于二维灰阶的立体图像，对判断外耳异常有重要的辅助作用（图 20-3-1D）。显示外耳最大切面后，可进行双侧外耳的形态对比、位置判断和外耳测量。正常外耳长度约为双顶径的 1/3，耳郭平贴于颅骨两侧，最顶端不低于眼睛内眦水平。在胎儿侧面经外耳的横切面上、下动态扫查，可显示外耳道，因充满羊水而呈隧道样无回声（图 20-3-1E）。

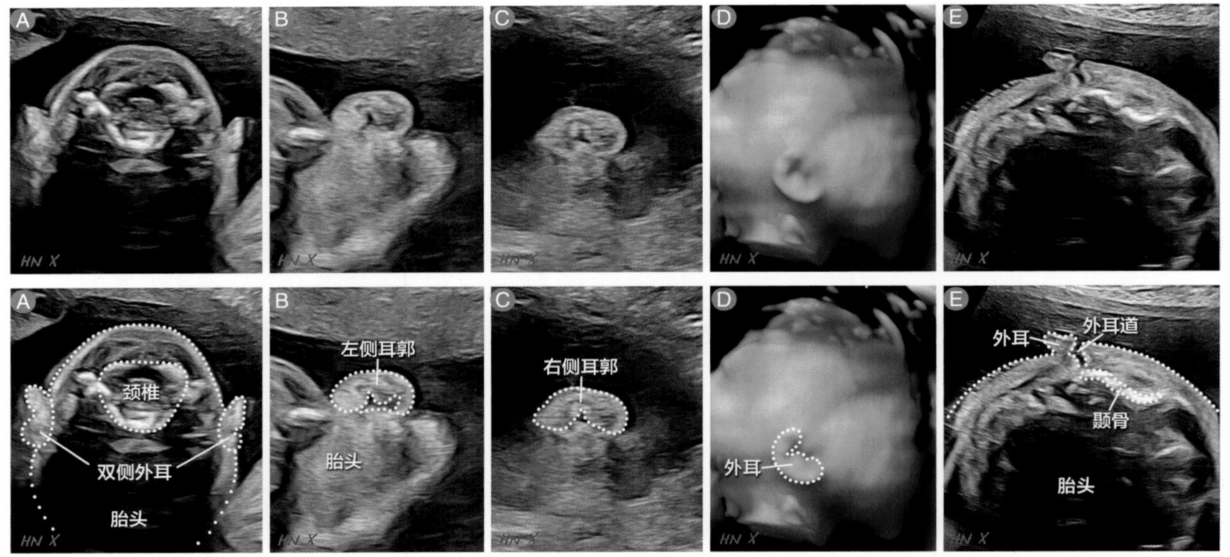

图 20-3-1 ■ 孕中期胎儿外耳

A. 经头颅后部横切面扫查；B. 左侧耳郭；C. 右侧耳郭；D. 外耳三维成像；E. 外耳及外耳道。

二、无耳 / 小耳畸形

无耳畸形（anotia）是指一侧或双侧耳郭缺失，常伴外耳道闭锁、中耳和颌面部畸形。小耳畸形（microtia）则为一侧或双侧耳郭重度发育不全，常伴有外耳道闭锁或狭窄、中耳畸形，内耳多发育正常。根据外耳的畸形程度，可将小耳畸形分为 3 种类型。Ⅰ度小耳畸形：耳郭较正常小、形态有变异，但耳郭重要的表面标志结构存在，外耳道可正常；Ⅱ度小耳畸形：耳郭结构无法辨认，残耳呈花生或腊肠状，外耳道闭锁；Ⅲ度小耳畸形：只残存皮肤、软骨构成的小皮赘或凸起，无耳道。

【超声表现】无耳畸形表现为外耳及外耳道未能显示；小耳畸形表现为正常耳的形态消失，代之以团状、点状或不规则形的软组织回声，常伴外耳道缺失；三维表面成像可直观地显示外耳郭畸形（图 20-3-2、视频 20-3-1、视频 20-3-2）。发现一侧小耳畸形时，应注意扫查同侧面部有无异常，合并同侧下颌小和面横裂时，应考虑第一、二腮弓综合征（详见本章第四节面裂畸形）。

【鉴别诊断】产前超声显示胎儿外耳、外耳道受羊水和胎位的影响较大，因胎位多为枕横位，位于远场的外耳畸形不易检出。Ⅰ度小耳畸形与生理性耳朵小鉴别困难，产前可发现的多数是Ⅱ度以上小耳畸形。

【预后与咨询】孤立性小耳畸形出生后可行耳郭再造、听功能重建手术矫正；如伴有双侧外耳道闭锁则可致先天性耳聋并继发性语言发育障碍。合并其他结构畸形时，预后则取决于伴发畸形的严重程度。

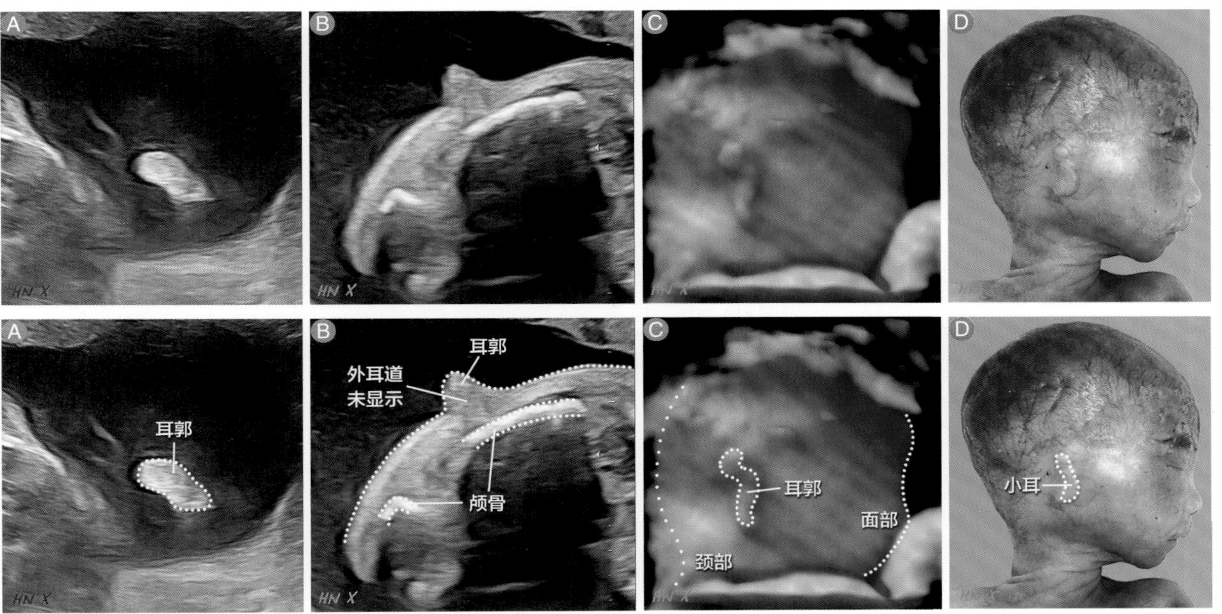

图 20-3-2 ■ 单侧Ⅱ度小耳畸形

A. 外耳灰阶图；B. 外耳道缺失；C. 外耳三维成像；D. 引产后标本。

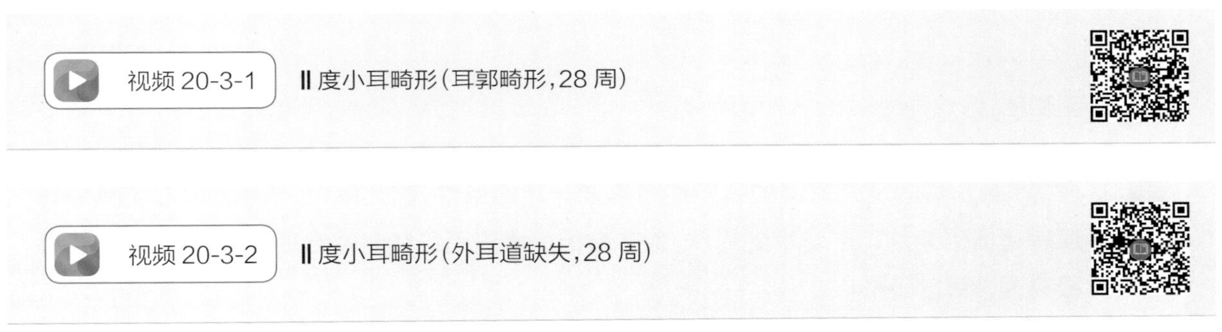

视频 20-3-1
Ⅱ度小耳畸形(耳郭畸形，28 周)
视频 20-3-2
Ⅱ度小耳畸形(外耳道缺失，28 周)

三、耳低置与外耳赘生物

耳低置(low-set ears)是指外耳位置明显低于正常，多为双侧发生，常伴发小耳畸形或其他颜面部畸形，多为遗传综合征的表型之一。外耳赘生物表现为耳郭前方皮赘凸起，也多是胎儿异常综合征的合并征象。

【超声表现】颜面部侧方横切面动态扫查，若眼眶最大横切面稍下未能显示耳郭上缘，可怀疑耳位低置，在有羊水的情况下行侧脸三维超声表面成像，沿眼角做一水平线，可显示眼角与外耳的位置关系，耳低置时，外耳郭上缘在此水平线以下(图 20-3-3A、B)。外耳赘生物表现为耳前、外耳道前下方皮下突出软组织回声结构(图 20-3-3C、D)。

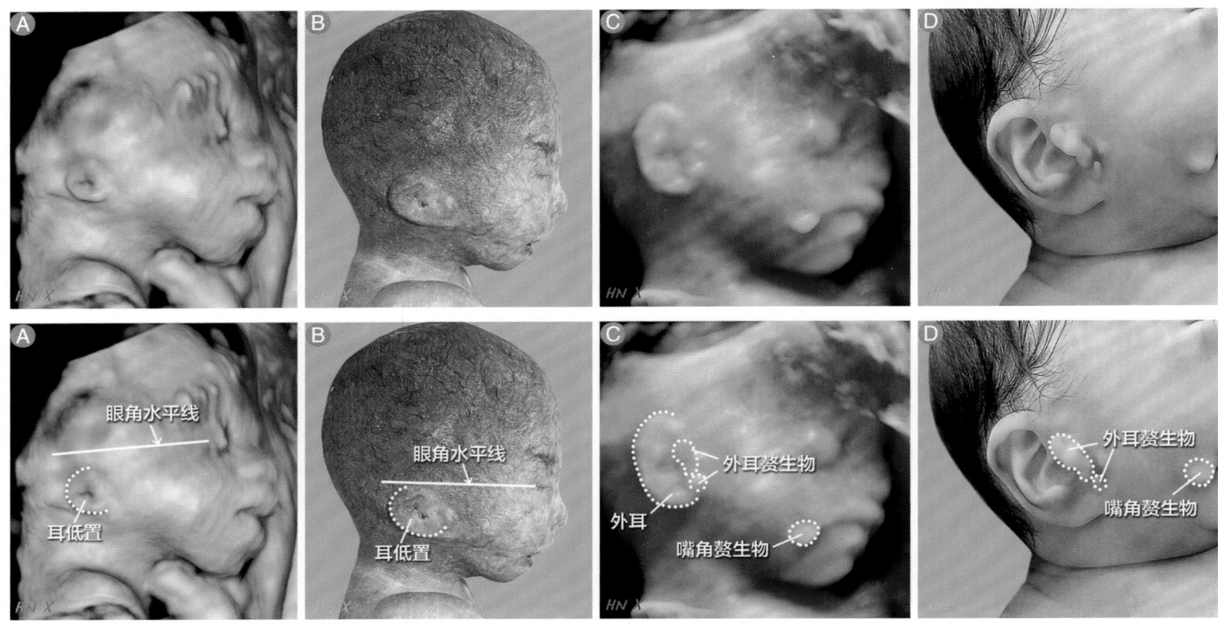

图 20-3-3 ■ 耳低置与外耳赘生物

A. 耳低置三维成像；B. 耳低置标本图；C. 外耳赘生物三维成像；D. 外耳赘生物标本图。

【**鉴别诊断**】应注意，单纯耳位低也可以是正常生理变异，耳低置多数是在胎儿颜面部合并其他结构异常时行针对性检查后提示。

【**预后与咨询**】主要取决于合并畸形种类及其严重程度，以及是否伴有染色体异常。

注意：胎儿耳郭及外耳道的超声检查需要一定的条件，胎儿体位、羊水量及孕妇腹壁厚度等诸多因素均可影响耳的显示，除非有相关病史而行针对性专项检查，否则产前超声极易漏诊耳部畸形。

第四节 | 面裂畸形

胚胎期第 4 周时，面部出现环绕口腔的 5 个突起，即中央额鼻突和成对的上、下颌突。第 5 周中部鼻板形成，将额鼻突分为外侧和内侧鼻突，左、右下颌突向中线，融合形成下唇及下颌。第 6 周起左、右内侧鼻突向中线融合，形成鼻尖和鼻梁，其下缘向下方迁移并与向中线生长的左、右上颌突融合，形成上唇正中部分；上颌突发育形成上唇的外侧部分和上颌；外侧鼻突发育为鼻的侧壁和鼻翼；额鼻突的其他部分发育为前额；腭起源于正中腭突与外侧腭突两部分；左、右内侧鼻突融合后；向原始口腔内长出正中腭突并演化为原发腭；同时双侧上颌突融合，形成外侧腭突并演化为继发腭，原发腭与继发腭融合使口腔与鼻腔分离，并形成硬腭和软腭。第 7 周上颌突形成上唇的外侧部。至第 10 周原发腭、鼻中隔及继发腭完成融合。在此胚胎发育过程中，若在不同时段受到致畸因素影响，可导致不同类型的面裂畸形。面裂畸形中，上唇裂和腭裂为最常见的先天畸形，其他罕见的畸形还包括下唇裂和面横裂。

一、正常胎儿唇、腭超声检查

孕中期胎儿颜面部超声检查中，经鼻和唇的面部冠状切面是产前筛查面裂畸形的重要切面。近年来随着高分辨力探头的使用，已有许多报道在孕早期 NT 筛查时，通过观察胎儿鼻后三角，显示骨性高回声的两侧上颌骨额突和下方的上颌骨的连续性，早期筛查严重的腭裂（图 20-4-1A），但大多数面裂畸形仍需在孕中期确诊。孕中期胎儿面部软组织发育已较丰满，在羊水衬托下鼻唇冠状切面可清晰显示两侧鼻孔及鼻翼、M 形连续的上唇线和上、下唇（图 20-4-1B），轻微向两侧偏扫，还可观察双侧嘴角的对称性（图 20-4-1C）。三维超声对于显示胎儿面部结构的完整性具有无可替代的优势（图 20-4-1D），是对于二维扫查可疑异常的最佳辅助手段。但在面部成像时，应避免近场胎儿肢体等产生声衰减形成的伪像。

孕中期通过胎儿头面部横切面动态扫查，可观察胎儿上颌牙槽骨的完整性，但是对胎头的位置要求较高，最佳的角度为胎头面朝探头、稍仰头，若口腔微张还可显示上颌牙槽骨后方的硬腭和软腭，从眼眶向下扫查，依次可显示上颌骨额突、上颌骨牙槽突、硬腭、软腭和下颌骨（图 20-4-2、视频 20-4-1）。但在多数情况下胎儿口唇闭合，继发腭因前方有上颌牙槽骨声衰减的影响而难以显示。

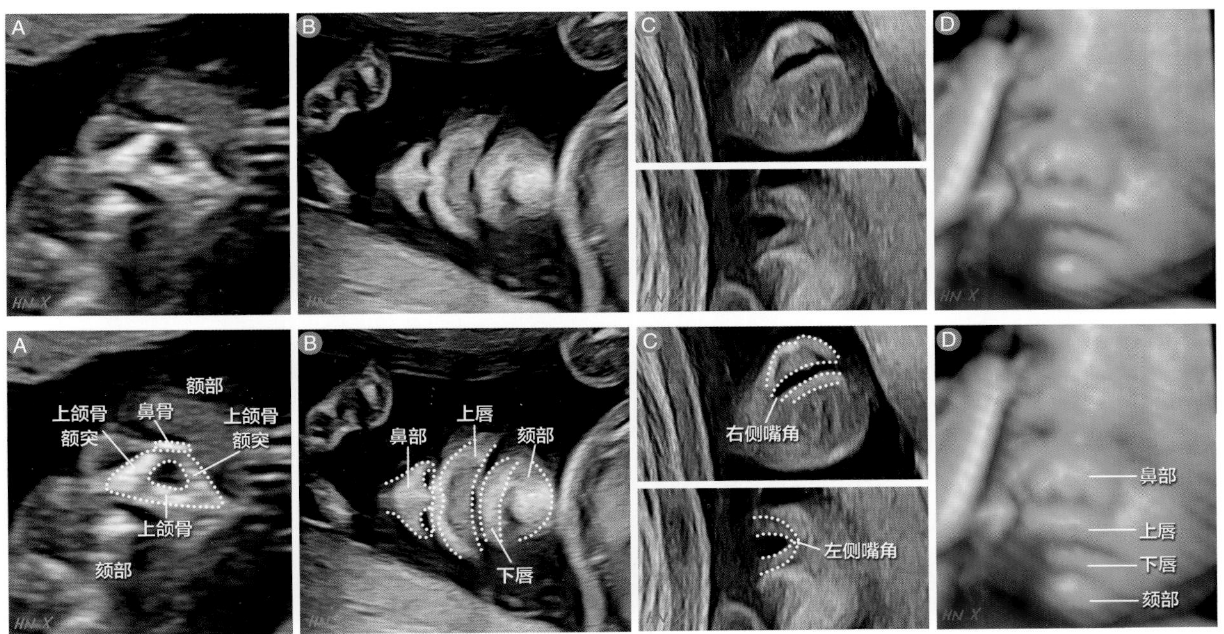

图 20-4-1 孕早期胎儿鼻后三角、孕中期胎儿嘴角切面、鼻唇冠状切面以及面部三维成像
A. 鼻后三角；B. 鼻唇冠状切面；C. 上为右侧嘴角，下为左侧嘴角；D. 面部三维成像。

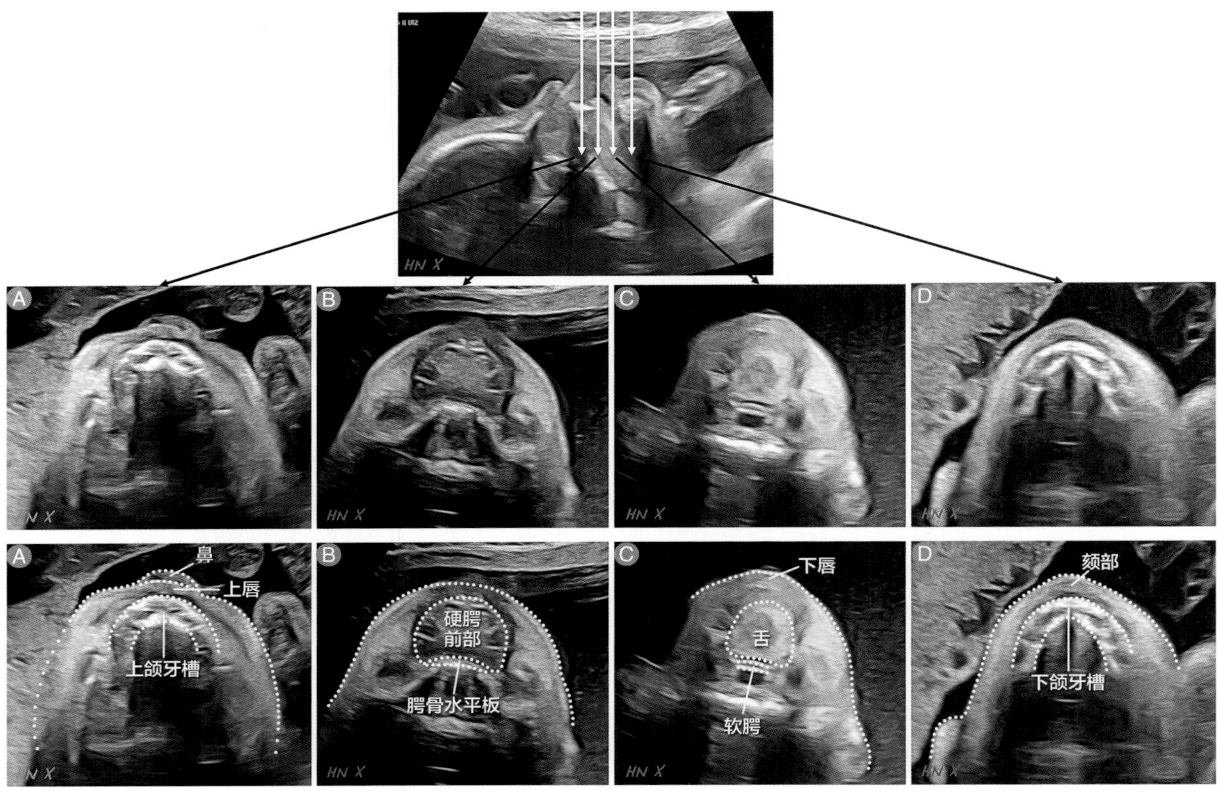

图 20-4-2 ■ 孕中期胎儿颌面部横切面连续扫查

A. 显示上颌骨牙槽突；B. 显示硬腭；C. 显示软腭；D. 显示下颌骨牙槽突。

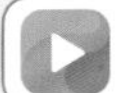

视频 20-4-1　胎儿面部横切面连续扫查

二、唇裂与腭裂

唇裂（cleft lip）和腭裂（cleft palate）指位于唇部、腭部的不同程度的裂隙，是由于胚胎发育时上颌突、下颌突、鼻突融合障碍及外侧腭突、正中腭突融合障碍所致。单侧上颌突未与同侧内侧鼻突融合，形成单侧上唇唇裂；双侧上颌突与同侧的内侧鼻突均未融合则形成双侧上唇裂；若外侧腭突未与正中腭突融合，则形成前腭裂；若左、右外侧腭突未在中线融合，则形成正中腭裂，若两者同时存在则为全腭裂；左、右下颌突若未向中线融合则形成下唇正中裂或下颌裂。另外，胚胎期内侧鼻突与上颌突融合障碍可致牙槽突裂（cleft alveolus），可与唇裂并发，但更常见于完全性唇腭裂。唇裂、腭裂总发病率约为 1.4‰。病因与环境及遗传因素有关，其中遗传因素所致的唇裂、腭裂有家族发病倾向。约 30% 的唇腭裂与染色体异常或遗传综合征相关，包括染色体三体综合征及其他综合征。除遗传因素外，还与多种药物和环境因素有关，如有机溶剂、抗癫痫药物、皮质类固醇及母亲吸烟等，均可增加胎儿唇裂、腭裂的风险。

【分类】多数为上唇裂和腭裂，下唇裂较罕见。上唇裂和腭裂可分为单侧性、双侧性及中央型；根据病变范围不同可分为单纯唇裂、单纯腭裂及唇裂合并腭裂。唇裂的按深度不同分为 3 度：Ⅰ度的裂隙仅限于唇红部；Ⅱ度的裂隙超过唇红未达鼻根；Ⅲ度的裂隙达鼻根部。腭裂亦分为 3 度：Ⅰ度为悬雍垂裂或软腭裂；Ⅱ度为全软腭及部分硬腭裂，即继发腭裂；Ⅲ度为软腭至上牙槽突完全裂开。常见的唇腭裂类型见图 20-4-3。

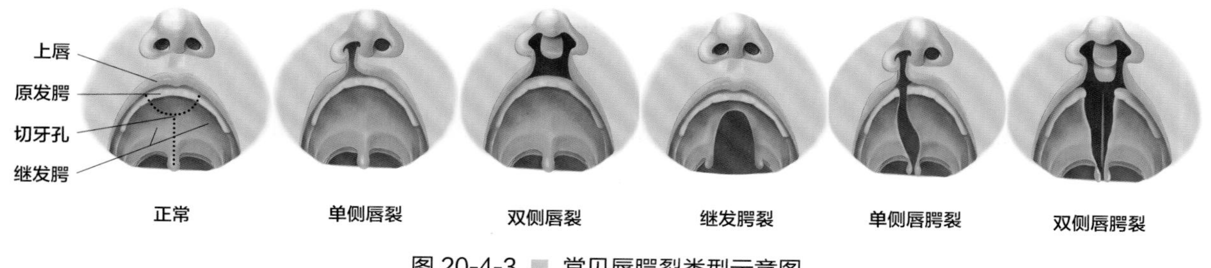

图 20-4-3 ■ 常见唇腭裂类型示意图

【超声表现】

1. 唇裂　鼻唇部冠状切面可显示上唇的一侧、双侧或中央部连续性中断，据此判断为单侧、双侧或中央型唇裂，患侧鼻翼塌陷（图 20-4-4~ 图 20-4-6）。产前诊断的病例多数为Ⅱ度以上的唇裂，单纯的Ⅰ度唇裂即唇红裂难以诊断。并发牙槽突裂时，与唇裂同侧的牙槽突弧形结构不完整、连续性中断。

2. 腭裂　不合并唇裂的单纯性腭裂产前超声诊断困难，特别是单纯性软腭裂通常难以显示。Ⅲ度腭裂多数合并唇裂及牙槽突裂，表现为上颌骨横切面扫查时，牙槽突的正常弧形结构不完整，与唇裂同侧的牙槽突连续性中断；面部正中矢状切面鼻中隔下缘的犁骨强回声不显示或不连续；双侧腭裂时，中央可见特征性的上颌前突；颜面的正中矢状切面可显示硬腭强回声线消失、口鼻腔相通，动态观察有时可见舌部进入鼻腔部（图 20-4-4~ 图 20-4-6）。单纯性Ⅱ度腭裂需在胎儿仰头状态、口稍张开时，声束避开上颌骨遮挡的情况下观察，经软腭斜冠状切面显示腭弓水平板中部连续性中断，上颌牙槽突正常弧形结构完整（图 20-4-7、视频 20-4-2）。不伴有唇裂或牙槽突裂的单纯性继发腭裂，若无合并全身其他畸形，产前超声检查及诊断较困难，不作为常规筛查内容。

3. 唇腭裂　同时出现上述的唇裂和腭裂声像特征。双侧唇腭裂则在面部横切面及冠状切面可显示鼻下方向前明显突出的、特征性的颌骨前突（图 20-4-4~ 图 20-4-6）。

4. 下唇裂　鼻唇冠状切面显示下唇线的连续性中断；若伴有下颌裂，则下颌骨横切面显示下颌牙槽突正常弧形不完整、牙槽错位或连续性中断（图 20-4-8）。下唇裂、下颌裂非常罕见。

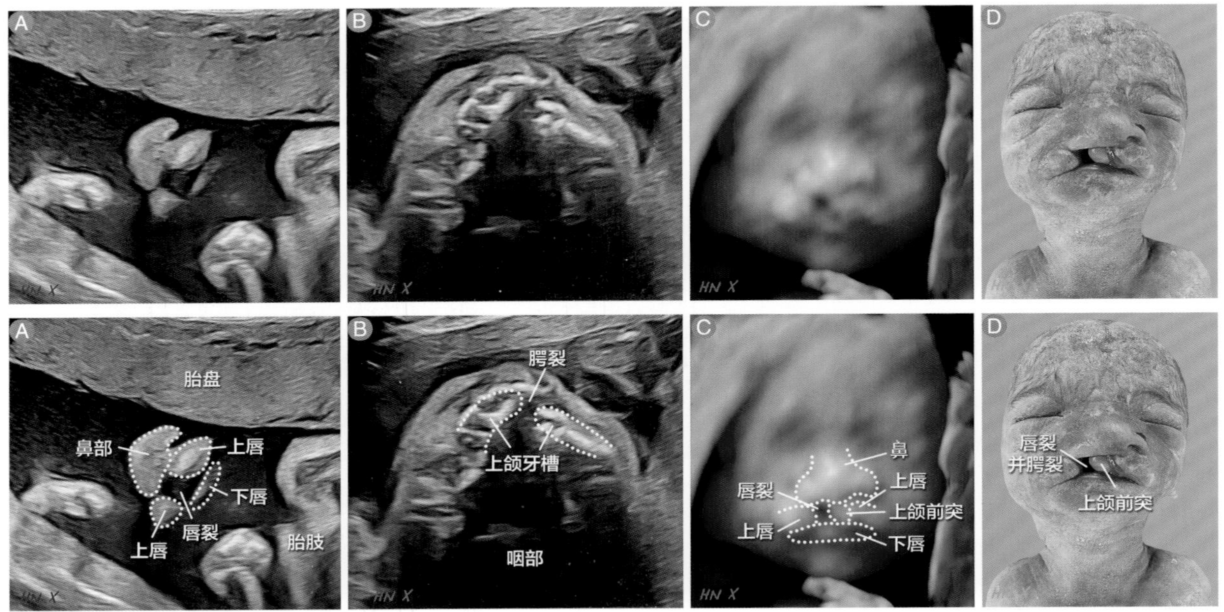

图 20-4-4 ■ 单侧(右侧)唇腭裂

A. 鼻唇冠状切面；B. 上颌横切面；C. 面部三维成像；D. 引产后标本。

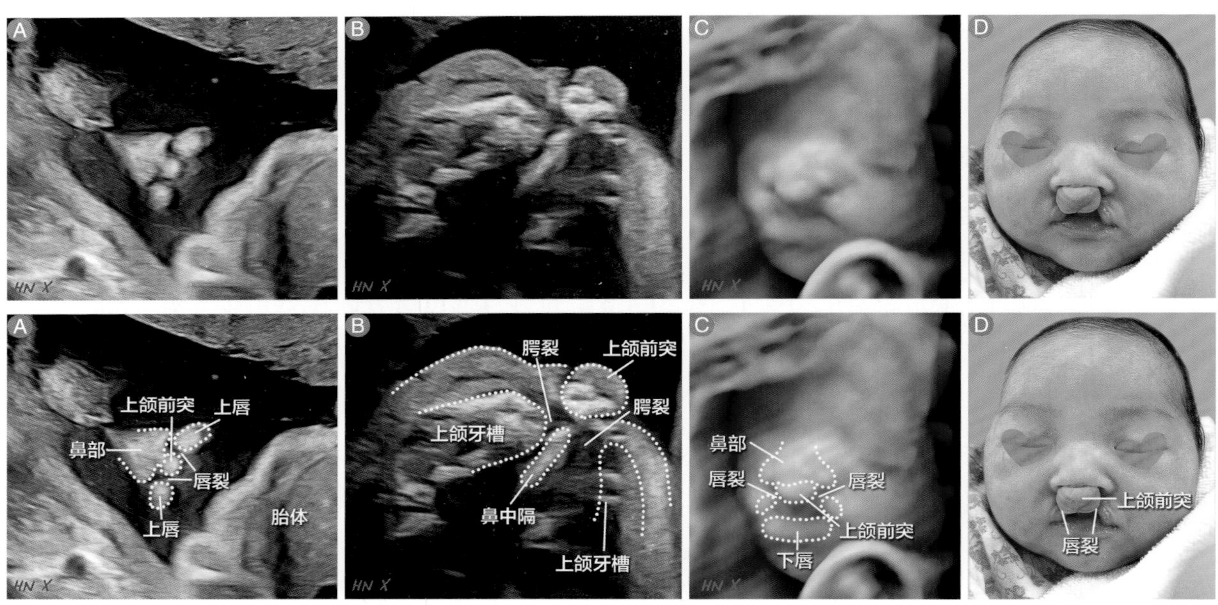

图 20-4-5 ■ 双侧唇腭裂

A. 鼻唇冠状切面；B. 上颌横切面；C. 面部三维成像；D. 出生后表现。

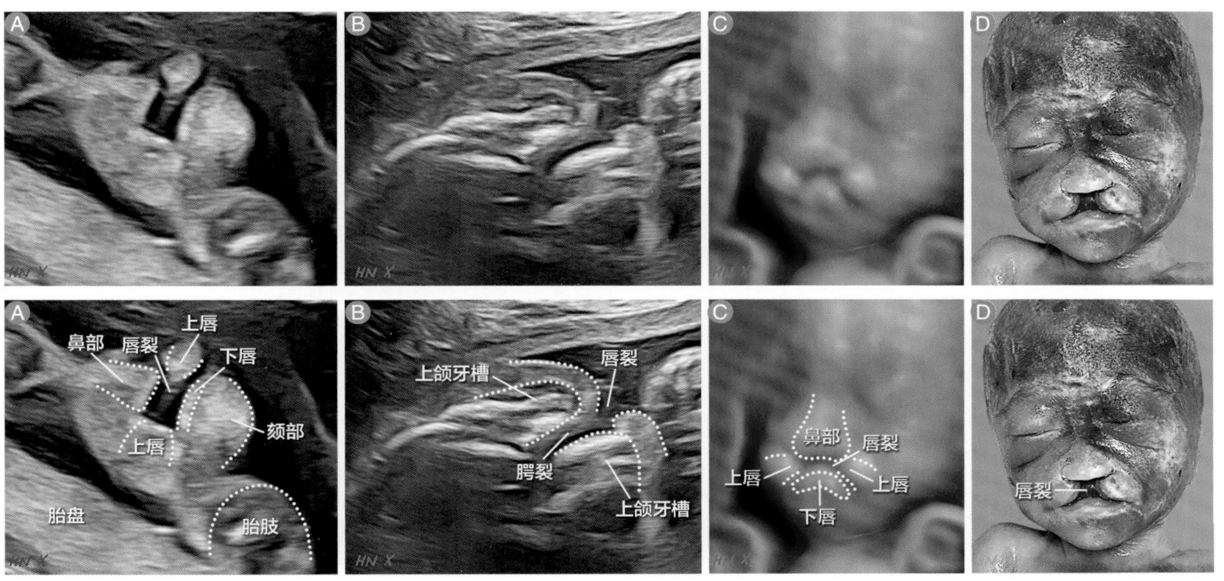

图 20-4-6 ■ 中央型唇腭裂

A. 鼻唇冠状切面；B. 上颌横切面；C. 面部三维成像；D. 引产后标本。

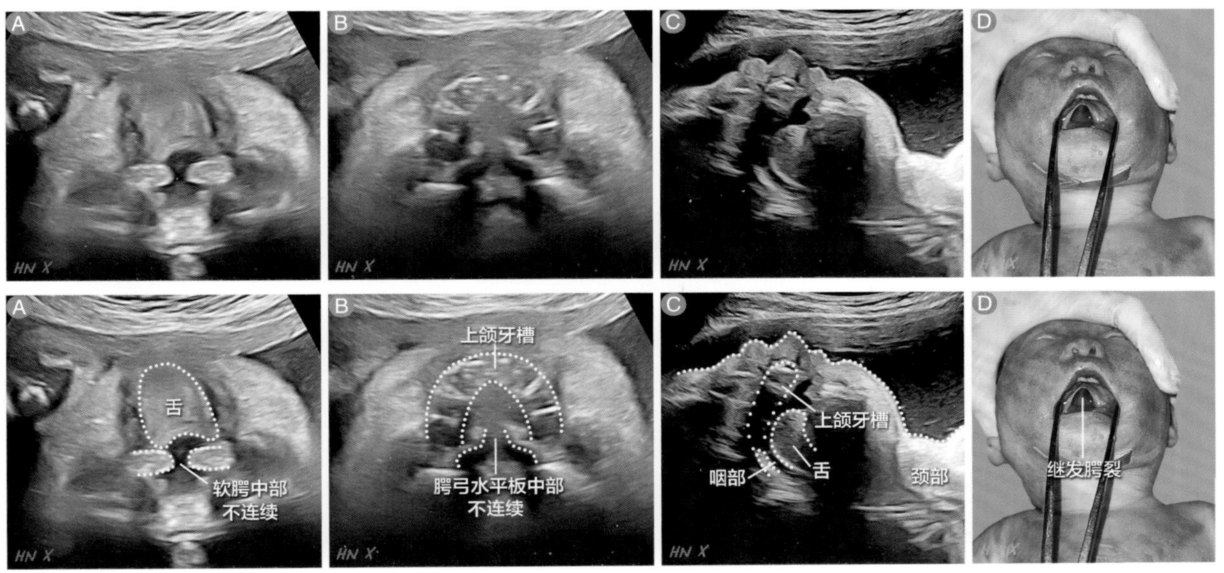

图 20-4-7 ■ 孤立性继发腭裂

A. 经软腭横切面；B. 经硬腭横切面；C. 矢状切面；D. 引产后标本。

 视频 20-4-2 孤立性继发腭裂(28 周)

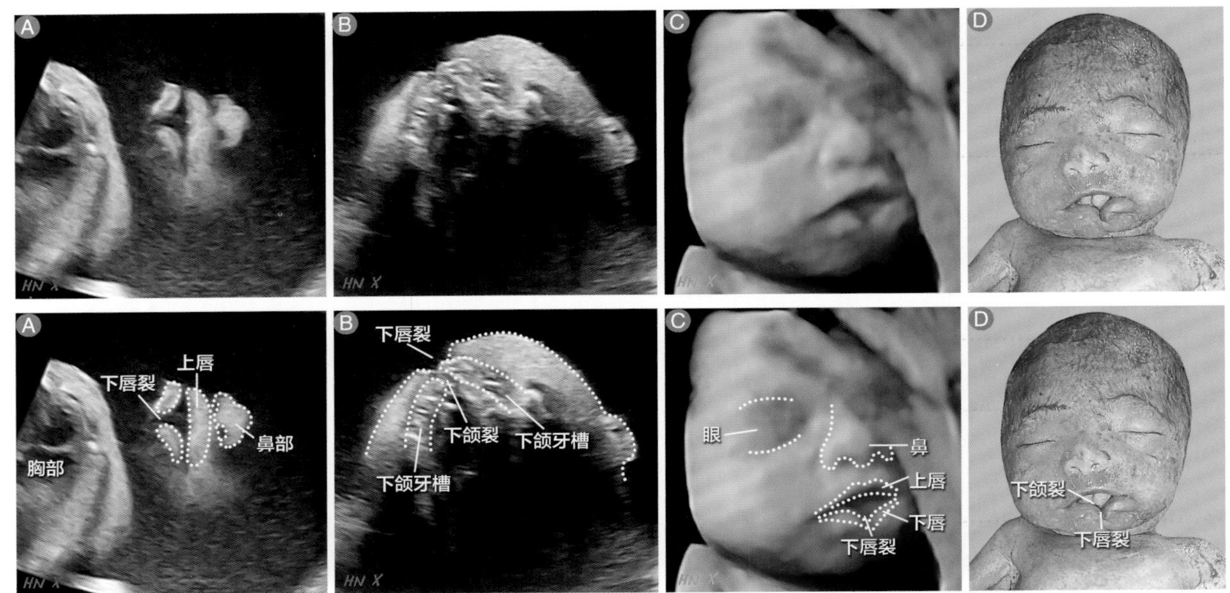

图 20-4-8 ■ 下唇裂、下颌裂

A. 鼻唇冠状切面；B. 下颌横切面；C. 面部三维成像；D. 引产后标本。

【**鉴别诊断**】应注意胎儿人中较深、脐带挤压唇部等可造成唇裂的假象。孕妇腹壁脂肪肥厚、羊水过少、胎儿体位因素等均可影响胎儿腭部的观察，造成假阴性。

【**预后与咨询**】无合并其他异常的单纯唇裂、腭裂及唇腭裂胎儿出生后均可行手术修补，预后良好。唇裂并腭裂的病例中约 10% 合并其他异常，也可是异常综合征的表型之一。合并染色体异常或遗传综合征预后较差。

三、面横裂

面横裂（transverse facial cleft）为口角处延伸至面颊的裂缝，形成受累侧的面部裂隙，为胚胎发育期上、下颌突发育障碍所致。很罕见，发生率约 1/200 000~1/50 000，占所有面裂畸形的 0.3%~1.0%。单侧较双侧多见，左侧较右侧居多。可单独发生或伴发颜面部其他畸形，也可合并多种综合征。有研究显示其与成纤维细胞因子（FGF8）表达异常相关。

【**超声表现**】产前超声诊断困难，极易漏诊。在面部冠状切面上显示单侧（或双侧）口角向后往面颊部延伸形成低回声的裂隙，口角位置外移，口裂增宽，尤其张口时，口裂可达耳郭。三维表面成像可以直观显示面裂畸形，是重要的辅助手段。当伴耳畸形、小颌畸形等面部异常时，应考虑相关异常综合征，如图 20-4-9 为左侧面裂合并第一、二腮弓综合征（Goldenhar 综合征）。

【**鉴别诊断**】孤立存在的面横裂产前较难发现。应特别注意与生理性的口裂大鉴别，后者没有其他面部畸形，双侧口角对称；另外还应了解，胎儿面部前方因肢体遮挡产生的三维超声伪像也有可能导致过度诊断。

【**预后与咨询**】单纯轻度面横裂若邻近骨骼没有受累，出生后整形手术治疗预后良好。合并其他结构畸形或遗传综合征时，预后较差。

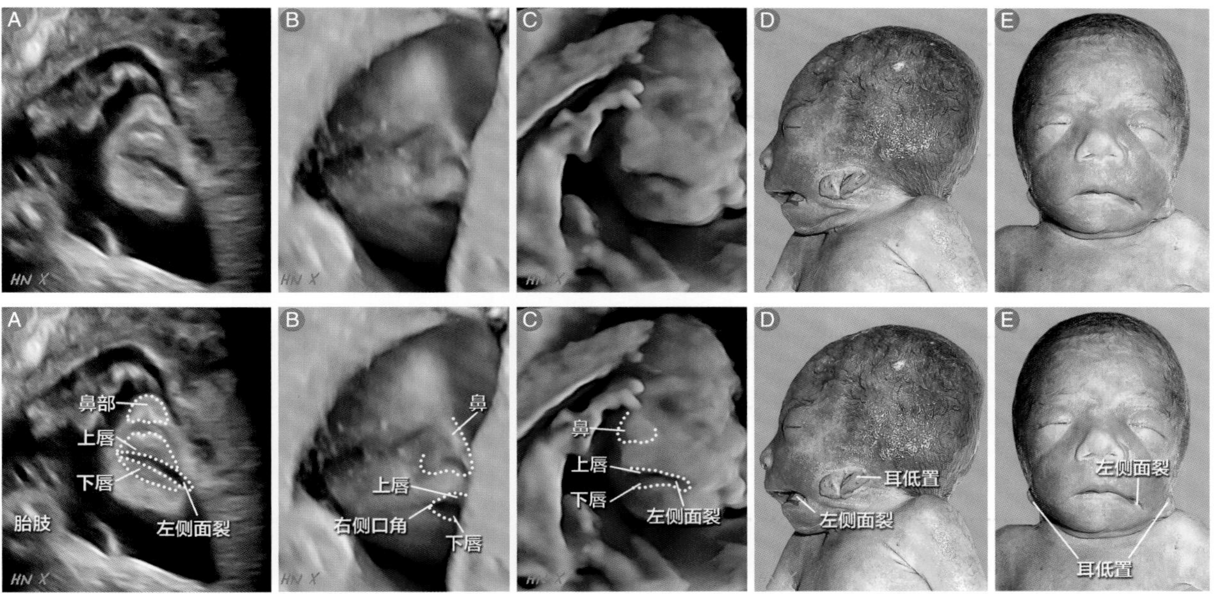

图 20-4-9 ■ 左侧面裂畸形

A. 鼻唇冠状切面；B. 右侧面部三维成像；C. 左侧面部三维成像；D. 引产后标本（侧面）；E. 引产后标本（正面）。

注意：孕中期超声对面裂畸形的诊断准确率受宫内条件影响较大，存在较高的假阴性及假阳性。单纯性腭裂多数在针对高危孕妇行专项超声检查时发现，且准确诊断取决于可显示硬腭的特殊面部条件。面横裂多在异常综合征病例中发现，单纯性或轻度面横裂产前超声极易漏诊，与生理性口裂大鉴别困难。

第五节 | 口腔异常

一、巨舌症

巨舌症（macroglossia）是指舌体肿大，在安静状态下舌突出到牙齿和嘴唇以外。主要与Beckwith-Wiedemann综合征有关，代谢障碍、多种其他遗传综合征，以及舌部血管瘤或淋巴管瘤也可表现为巨舌。

【超声表现】 在面部矢状切面上可显示舌体明显增大，口腔内被舌体填满，舌尖超出口外，口呈半张状态，三维超声成像可显示完整伸舌状态（图 20-5-1）。巨舌可伴有羊水过多。通常至孕中、晚期舌体逐渐增大而被发现。

【鉴别诊断】 应注意与生理性的伸舌运动鉴别，后者舌体大小正常，舌可回缩，无合并异常。产前发现巨舌症需注意有无合并其他结构异常，Beckwith-Wiedemann综合征除巨舌症外，还合并脐膨出、躯体和内脏肥大等。

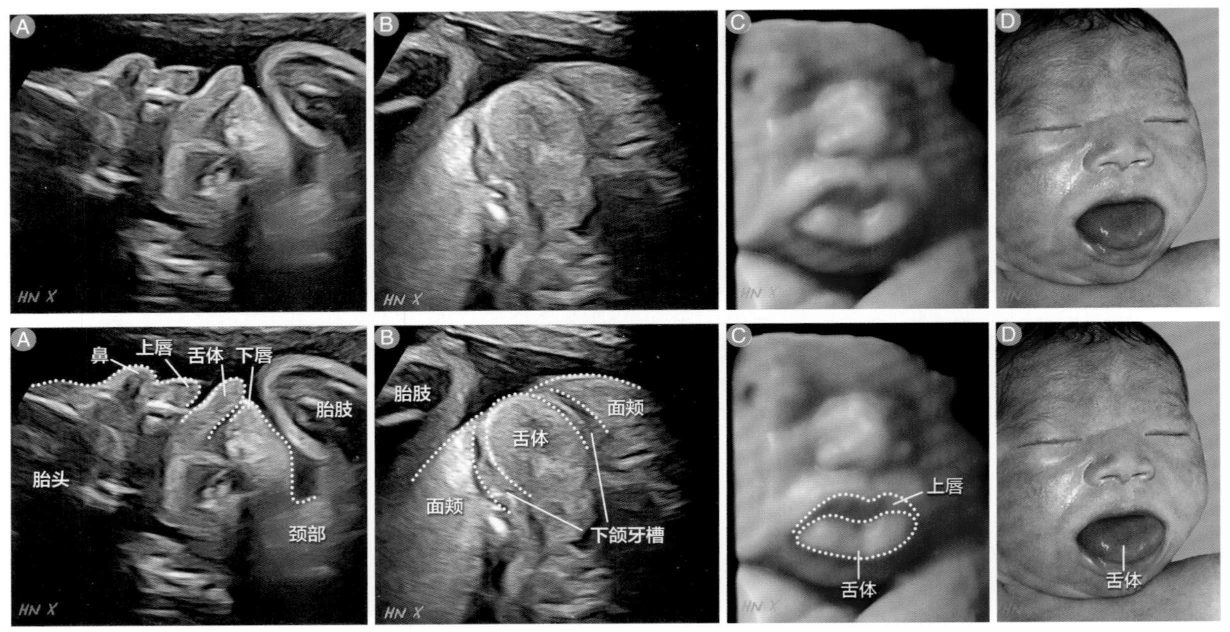

图 20-5-1 ■ 巨舌症

A. 面部正中矢状切面；B. 舌部横切面；C. 面部三维成像；D. 引产后标本。

【**预后与咨询**】伴有遗传综合征的巨舌症预后较差。单纯的巨舌可通过手术治疗。

二、口腔肿瘤

口腔肿瘤最常见的是上颌寄生胎(epignathus),肿瘤来自硬腭或下颌骨等处,通常由 2~3 个胚层构成,多为良性,可有母体血清甲胎蛋白升高。瘤体在孕晚期快速长大从口腔突出,也可以向颅内延伸。发生率很低,约为活产儿的 1/35 000~1/20 000。常可伴染色体异常(如 13 三体综合征)、基因突变(如 *HLXB9* 基因)及遗传综合征(Aicardi 综合征或 Pierre-Robin 综合征等)。其他罕见的口腔肿瘤还包括淋巴管瘤、舌咽管瘤等。

【**超声表现**】肿瘤大小不同,声像图表现有一定差异。较大的上颌寄生胎在超声扫查鼻唇冠状切面时,无法显示正常鼻唇结构,面部可见形态不规则的肿块,由口腔向外突出,肿块较大时导致胎头过度仰伸。肿块内组织成分不同,声像图表现呈多样性,可表现为囊性为主回声、实性为主回声、囊实性混合回声等不同类型(图 20-5-2)。CDFI 显示肿块内可见数量不等的血流信号,来自口腔内。肿瘤较大时堵塞口腔,影响吞咽,导致羊水过多。位于口腔内较小的肿瘤在早期易漏诊,当肿块较大时可在面部矢状切面、冠状切面上显示口腔内囊性或实性占位(图 20-5-3、图 20-5-4)。

【**鉴别诊断**】额部脑膨出经颅底突向口鼻腔,肿块较大时与口腔囊性占位病变鉴别困难。口腔内肿瘤单纯囊性者多为淋巴管瘤,混合性杂乱回声为主时多为寄生胎或畸胎瘤。瘤体较小时容易漏诊,亦难以做出病理判断。

【**预后与咨询**】预后取决于肿块大小和侵犯部位。肿块较大时出生后压迫气道影响呼吸而死亡;肿块向颅内生长则出生后不能存活。

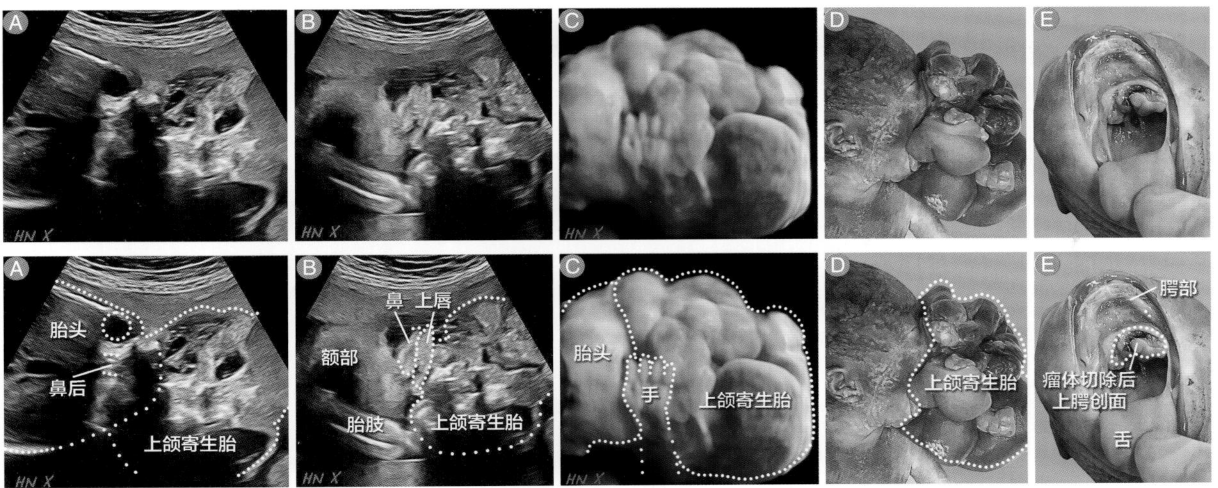

图 20-5-2 ■ 上颌寄生胎

A. 经口腔横切面；B. 面部冠状切面；C. 侧脸三维成像；D、E. 引产后标本。

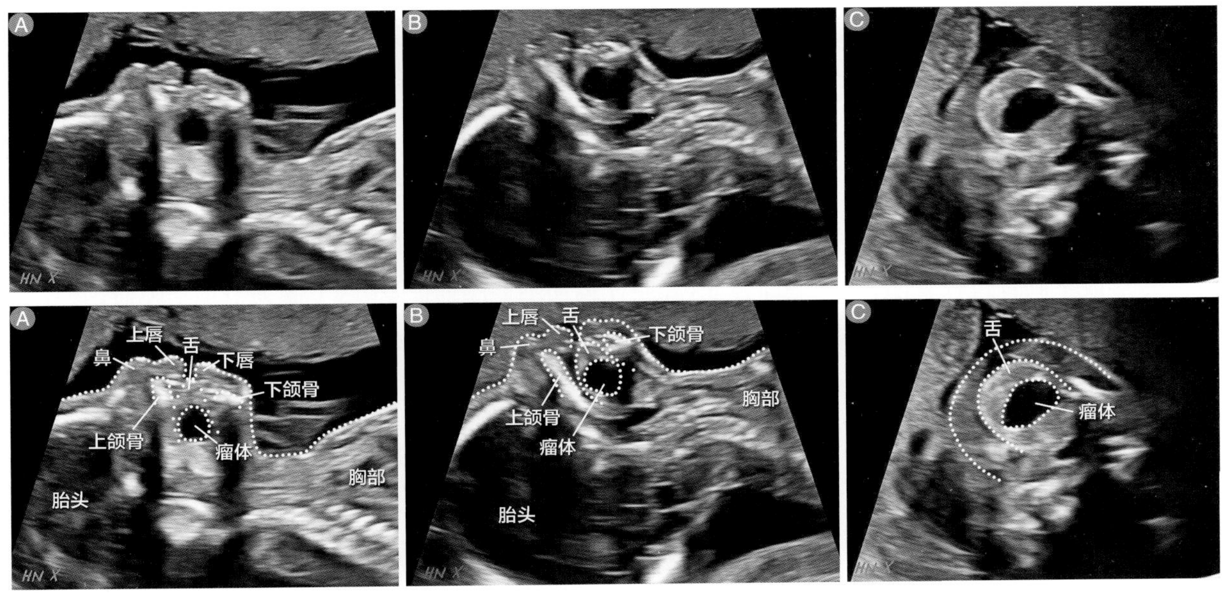

图 20-5-3 ■ 舌淋巴管瘤

A. 面部矢状切面；B. 仰伸位面部矢状切面；C. 舌部横切面。

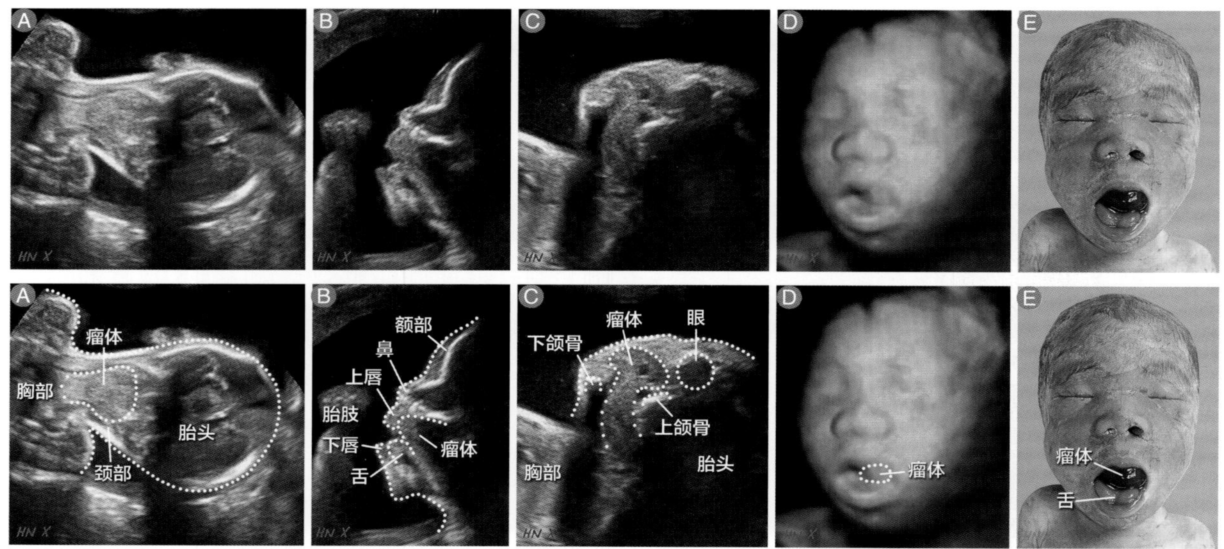

图 20-5-4 ■ 舌咽管瘤

A. 颈部冠状切面；B. 面部矢状切面；C. 面部旁矢状切面；D. 面部三维成像；E. 引产后标本。

第六节 ｜ 小下颌畸形

小下颌畸形是指下颌骨发育不良引起下颌骨及颏后缩，包括小颌（micrognathia）和下颌后缩（retrognathia），可导致特殊的面部特征。若病变以下颌骨向后移位为主，则称为下颌后缩；若整个下颌骨发育不良，则为小颌，但产前两者难以区分。小下颌畸形病因尚不明确，可能与遗传因素引起第一鳃弓形成下颌骨过程受阻，或一些综合征（如胎儿运动不能序列征）引起下颌关节运动障碍、导致下颌骨发育异常等有关。小下颌畸形是多种遗传综合征的面部表现，如 Treacher-Collins 综合征、Pierre Robin 综合征（详见第二十八章第十节 Pierre Robin 序列征）、第一、二腮弓综合征等，18 三体综合征、13 三体综合征等也常合并小下颌畸形。另外，小颌常并发继发腭裂。

【超声表现】在胎儿面部正中矢状切面上观察胎儿侧脸轮廓（profile），正常面部轮廓上，鼻尖、上唇、下唇等结构的前缘基本在一条线上，鼻骨、上颌、下颌的骨性结构的前缘基本在一条线上。小下颌畸形时，下唇、颏和下颌骨明显向后缩，下唇不在上唇和鼻尖的延长线上，下颌骨性前缘与鼻骨上颌骨性前缘连线的延长线间距离明显增加；胎儿侧脸三维超声成像可以立体显示小下颌的面貌，三维透明成像还可直接观察下颌内收、缩短的程度（图 20-6-1、图 20-6-2）。小下颌畸形时，因口腔容量变小，舌部常常后坠至咽腔，在颈部冠状切面上无回声的咽腔消失，舌根部紧贴会厌（图 20-6-3），可据此辅助鉴别生理性或病理性的小颌。另外，有研究通过直接测量下颌骨长度明显小于双顶径的 1/2 判断小颌。由于小下颌畸形影响吞咽，大多数病例合并羊水过多。

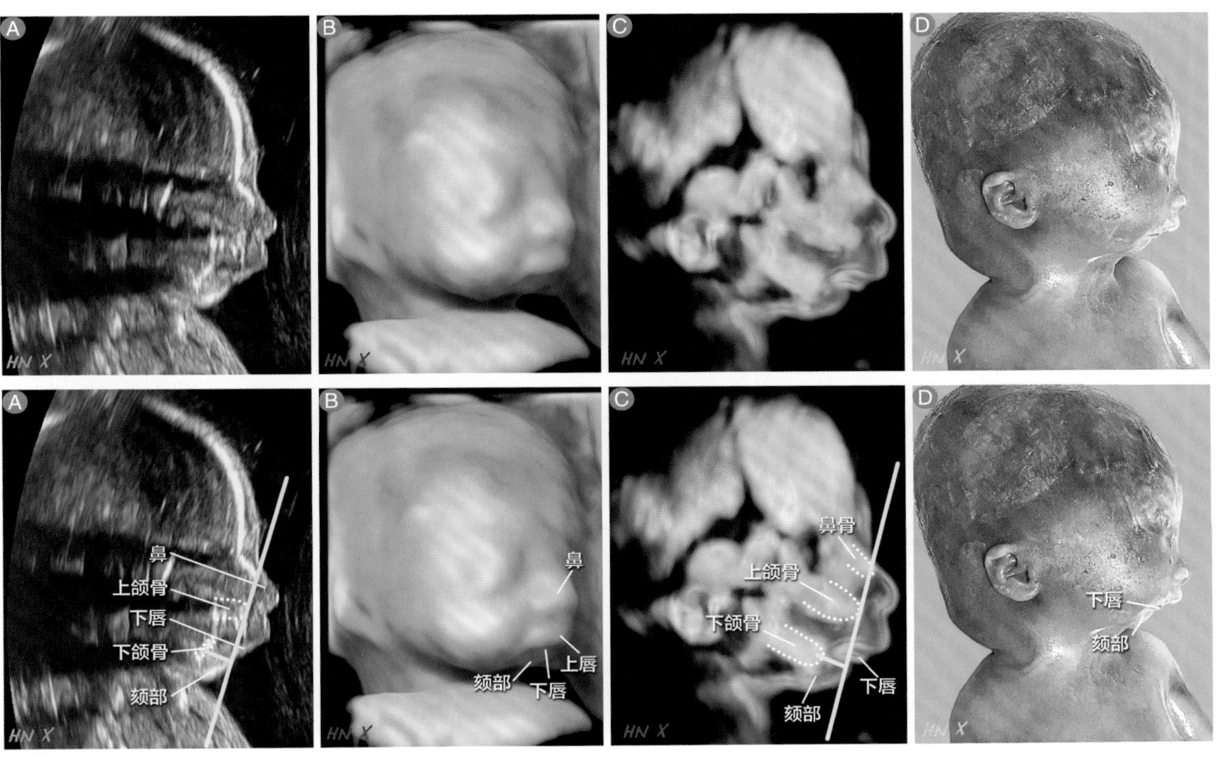

图 20-6-1 ■ 下颌后缩畸形

A. 面部正中矢状切面；B. 面部三维成像；C. 侧面三维最大模式成像；D. 引产后标本。

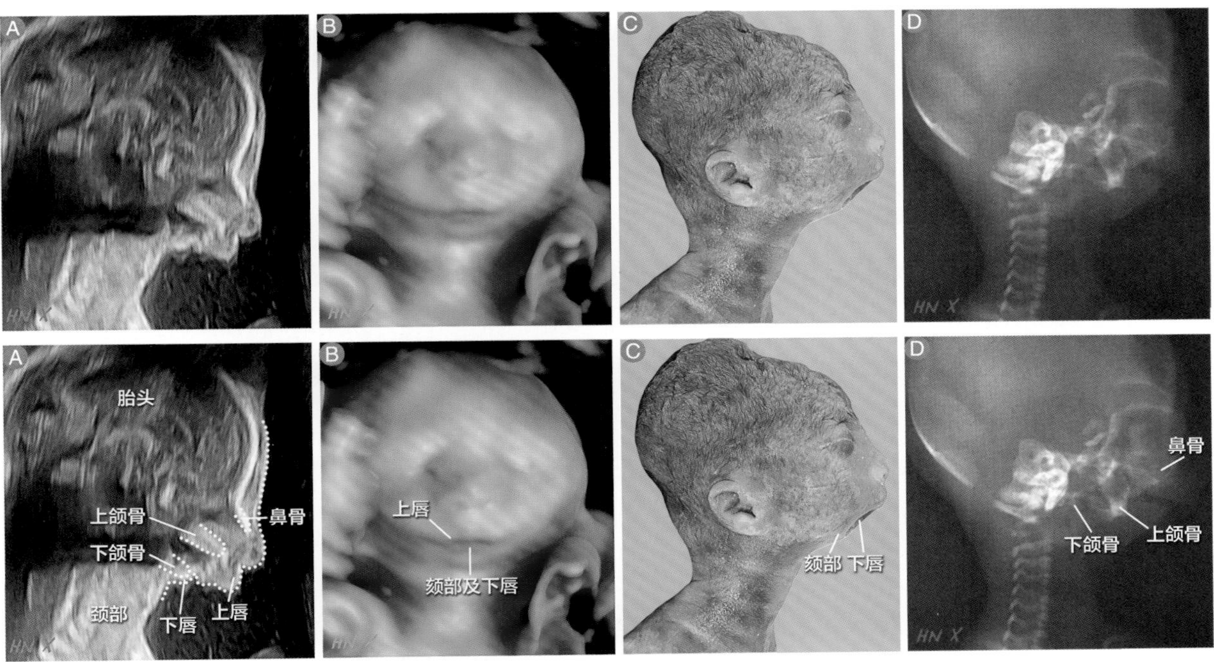

图 20-6-2 ■ 小下颌畸形

A. 面部正中矢状切面；B. 面部三维成像；C. 引产后标本；D. 引产后头部 X 线片。

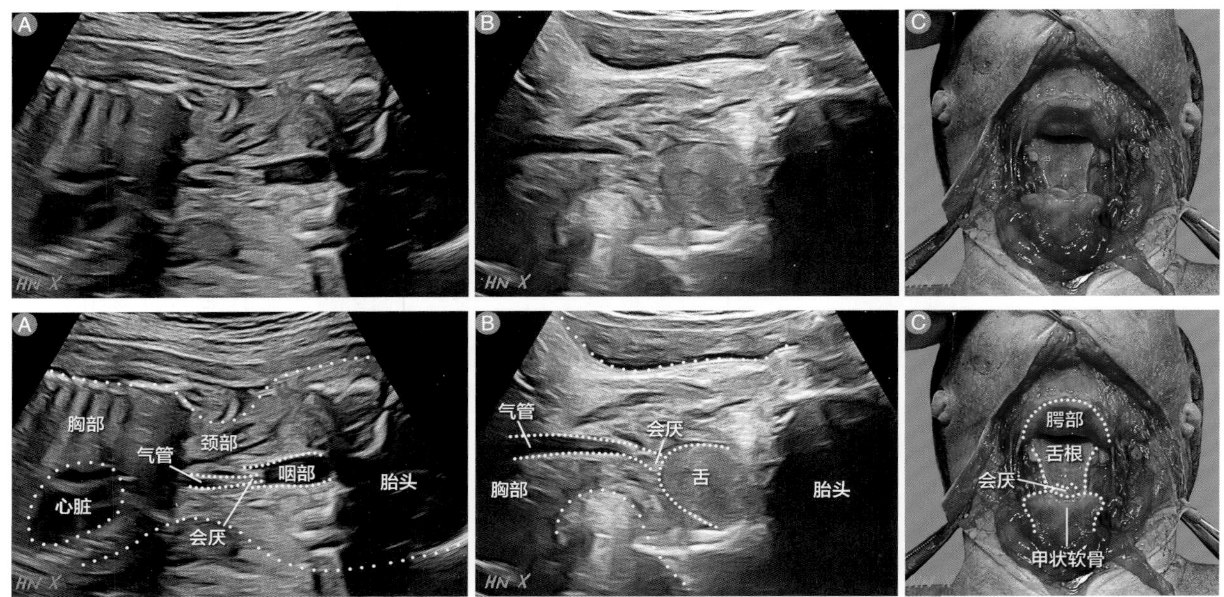

图 20-6-3 ■ 正常与小下颌畸形舌后坠

A. 正常胎儿咽部冠状切面；B. 小下颌畸形咽部冠状切面；C. B 图病例引产后解剖标本。

【**鉴别诊断**】应特别注意区分生理性小颌与病理性小下颌畸形，但是有时鉴别诊断较困难。可根据以下几点鉴别：①若有合并畸形，特别是小耳、唇裂或腭裂畸形时，应考虑综合征性小下颌畸形；②若无合并畸形，应注意有无舌后坠的超声征象，舌后坠和羊水过多支持病理性小下颌畸形的诊断；③若仅有下颌内缩，没有上述表现，应观察父母面容，注意生理性或家族性小下颌。

【**预后与咨询**】单纯的轻微小颌可以是正常变异，出生后下颌骨的生长可加速，并在成年后恢复正常。部分小颌合并单纯继发腭裂，出生后可行下颌牵引术纠正后再行腭裂修补。严重的小下颌畸形出生后可因舌后坠阻塞气道而引起呼吸困难甚至死亡。合并染色体异常或遗传综合征的小下颌畸形预后极差。

注意：产前超声可疑小下颌畸形时，应注意排除生理性或家族性小颌，避免过度诊断。由于生理性与病理性小颌鉴别诊断困难，研究者们提出了采用各种测量参数，如下颌指数（jaw index）、下颌面部角（inferior facial angle）、下颌角（mandibular angle）、下颌 / 上颌宽度比（mandible width/maxilla width ratio）等指标以辅助诊断，但这些指标的异常值界定尚未完善，其应用价值仍需进一步验证。小下颌畸形与耳、腭畸形密切相关，发现小下颌畸形时应注意扫查有无合并耳畸形或继发腭裂，若有合并畸形应考虑综合征性小下颌。

第七节 ｜ 颈部占位性病变

胎儿颈部范围较小，孕中期颈部冠状切面可显示咽部、喉部、会厌、气管、食管上段、气管两侧甲状腺、颈部皮下软组织。胎儿期最常见的颈部占位性病变是颈部水囊状淋巴管瘤，其他少见的占位病变包括血管瘤、甲状舌骨囊肿、鳃裂囊肿及胎儿期甲状腺肿等。当发现颈部包块时，应仔细观察包块的大小、位置、毗邻结构、内部回声等，同时还需观察包块与颈部的气管、食管、血管和脊柱等结构的位置关系，有助于鉴别诊断。

一、颈部水囊状淋巴管瘤

颈部水囊状淋巴管瘤（cystic hygroma）是指因颈部淋巴管汇入颈静脉受阻、导致胎儿颈背部皮下淋巴液积聚，淋巴管囊状扩张，孕早期也可表现为 NT 增厚，严重者可出现全身淋巴水肿和胎儿水肿。胎儿颈部水囊状淋巴管瘤与染色体非整倍体（特别是 21 三体综合征、Turner 综合征）、三倍体和胎儿心脏畸形关系密切。一项总结 134 例水囊状淋巴管瘤的报道中，51% 与非整倍体异常相关，染色体正常病例中 34% 与结构畸形相关。妊娠早期水囊状淋巴管瘤与 21 三体征关系密切，妊娠中期水囊状淋巴管瘤与 Turner 综合征关系密切。

【超声表现】颈部水囊状淋巴管瘤多在孕早期 NT 筛查时发现。胎儿颈背部皮下可见大小不等多囊状占位，呈蜂窝状，范围多数局限在颈背部，向两侧对称性蔓延；严重的水囊状淋巴管瘤可伴全身水肿、胸腔积液、腹水，胎儿呈“太空衣”水肿征（图 20-7-1）；CDFI 显示囊壁及分隔无明显血流信号。

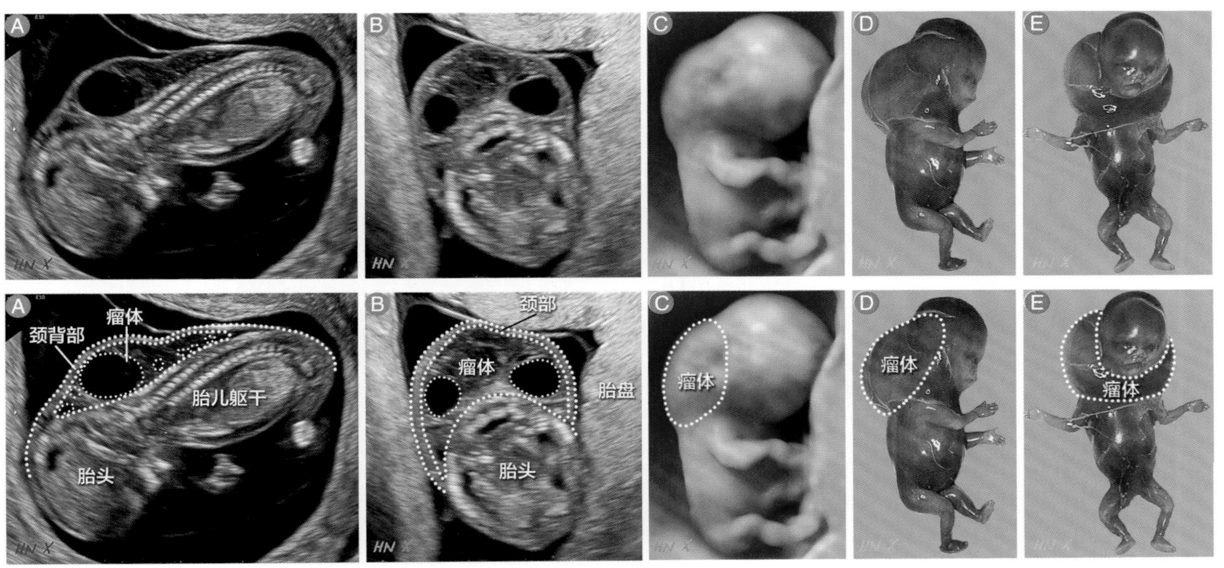

图 20-7-1 ■ 孕早期胎儿颈部水囊状淋巴管瘤

A. 背部矢状切面；B. 头颈背部横切面；C. 胎体三维成像；D、E. 引产后标本。

【鉴别诊断】枕部较大、少囊性的水囊状淋巴管瘤应与脑膜膨出鉴别，后者颅骨局部连续性中断，囊肿呈单囊状；颈部淋巴管瘤和头颈部血管瘤也可表现为皮下囊性占位，前者囊肿偏一侧，范围较局限，后者肿块内血供较丰富，多数为偏侧起源。

【预后与咨询】产前超声发现颈部水囊状淋巴管瘤后，应对胎儿有无结构畸形、超声软指标等进行评估，并行胎儿染色体和基因检测。颈背部较大的多囊状水囊状淋巴管瘤合并染色体异常的风险大于侧面或前部的淋巴管瘤。染色体无异常、继续妊娠者在以后的孕期中应监测胎儿心脏结构有无异常。孕早期发现的水囊状淋巴管瘤病例仅 17% 预后良好，部分可自行消失。单纯性淋巴管囊状扩张出生后可行手术治疗，预后良好。

二、颈部囊性、混合性占位病变

胎儿期颈部囊性、混合性占位病变位于颈部皮下和软组织间隙，除了上述水囊状淋巴管瘤外，还有淋巴管瘤（lymphangioma）、血管瘤（hemangioma）、鳃裂囊肿（branchial cleft cyst）、甲状舌骨囊肿（thyroglossal cyst）、颈部畸胎瘤、食管重复畸形等。由于颈部较小、结构复杂，且颈部超声检查受胎儿体位影响较大，加上肿块的挤压，使其来源判断困难，即使是高分辨力的超声甚至磁共振成像，仍难以准确判断胎儿颈部肿块的来源和病理性质。

【超声表现】

1. 淋巴管瘤 为局限性淋巴管发育异常，导致淋巴液聚集在颈部皮下软组织间隙和肌间隔，出生后若肿块较大可能压迫气管，应行手术治疗，部分可自行消退。产前超声扫查在胎儿颈部一侧皮下见大小不等的囊性肿块，囊性成分与周围组织界限不清，内有多条状细分隔，分隔上仅有少许条状血流信号（图 20-7-2）。

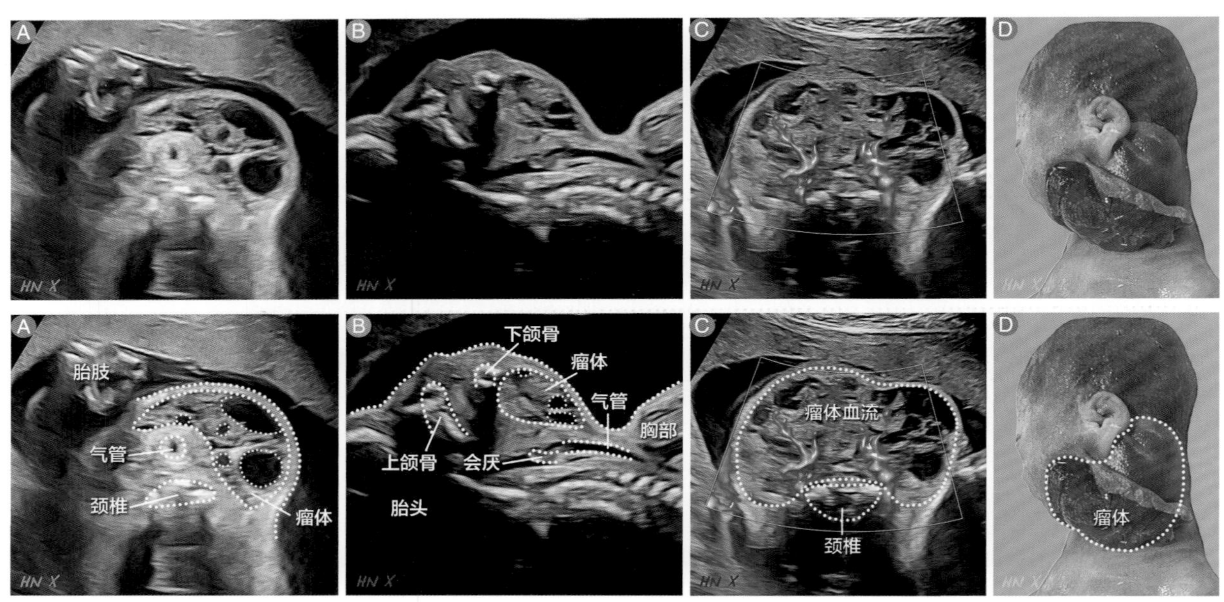

图 20-7-2 ■ 颈部淋巴管瘤

A. 颈部横切面；B. 面、颈部矢状切面；C. 颈部横切面彩色多普勒血流图；D. 引产后标本图。

2. 血管瘤 是一种良性血管畸形，位于真皮层或皮下组织，包括毛细血管型血管瘤、海绵状血管瘤。产前超声表现为胎儿颈部皮下类似淋巴管瘤的囊性或混合性占位，边界不清，CDFI 显示病灶内有非常丰富的血流信号，为血管瘤的特征性声像图改变（图 20-7-3）。瘤体较大的海绵状血管瘤可发生高排量心力衰竭，导致胎儿心脏扩大、水肿。

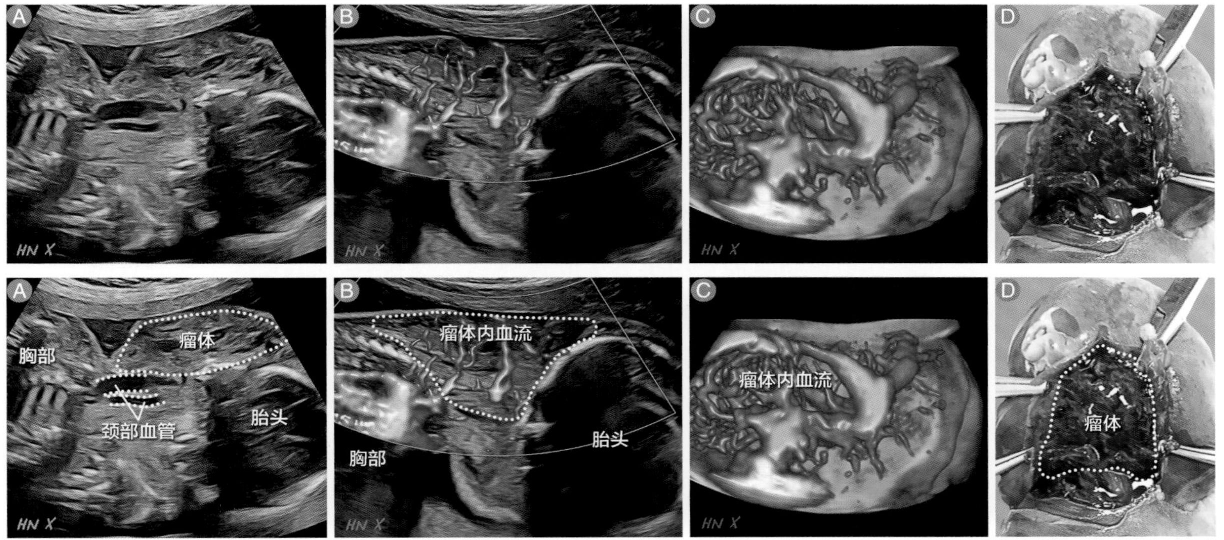

图 20-7-3 ■ 颈部海绵状血管瘤

A. 颈部冠状切面灰阶图；B. 颈部矢状切面彩色多普勒血流图；C. 颈部瘤体血流三维成像；D. 引产后解剖标本。

3. **鳃裂囊肿** 由各对鳃裂未完全退化的组织发育而成。囊肿位于颈部软组织深面、颈部动脉三角区，后侧方与颈椎和食管、气管相邻，上缘可达耳下，下缘可达主动脉弓上。囊肿呈椭圆形、边界清晰，囊内为无回声区，多无分隔，囊壁薄而光滑，周围组织结构常受压偏移。CDFI 囊壁未见明显血流信号（图 20-7-4）。

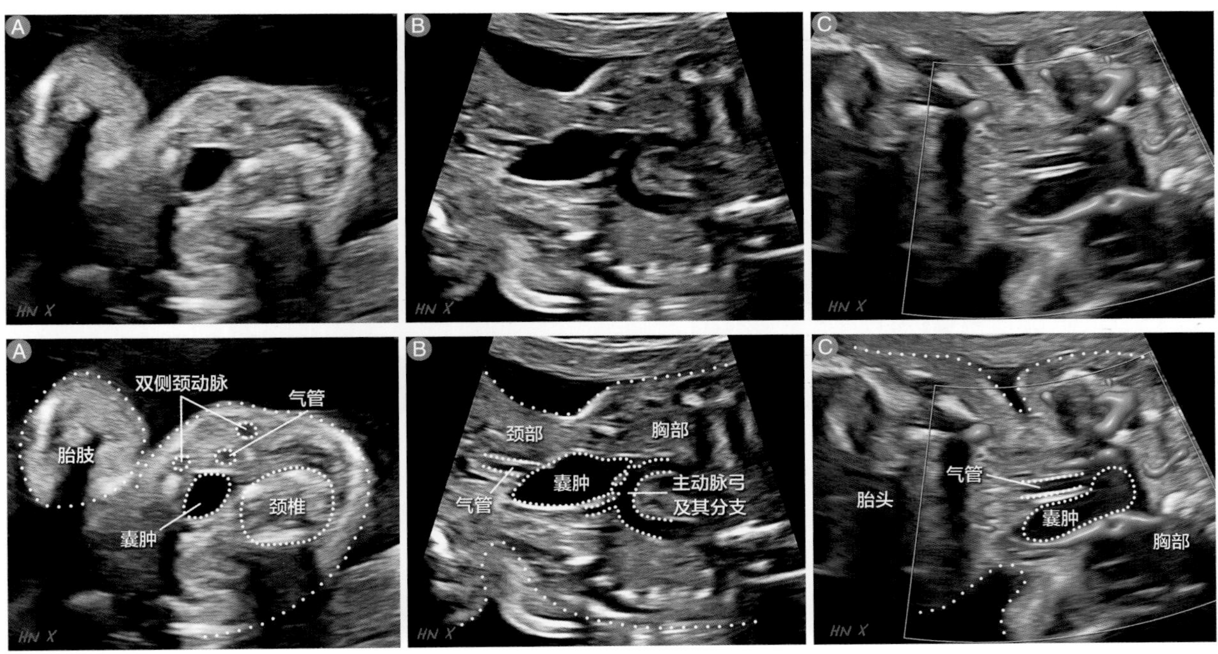

图 20-7-4 ■ 腮裂囊肿

A. 颈部横切面；B. 颈部矢状切面；C. 颈部冠状切面彩色多普勒血流图。

4. **甲状舌骨囊肿** 是由甲状舌管退化不全而形成的先天性囊肿。囊肿位于颈前正中线上舌骨水平，椭圆形，边界清晰，内为无回声，囊肿随吞咽上下运动为其特征。

【**鉴别诊断**】颈部囊性病变的鉴别诊断较为困难，若囊肿不大，可根据毗邻结构判断来源。血管瘤可根据病灶内血流丰富、甲状舌骨囊肿可根据随吞咽活动的特征与其他占位病变鉴别；淋巴管囊肿多向外生长，鳃裂囊肿则位置相对较深、沿身体长轴方向延伸。但仍有一些罕见的颈部囊性占位需做解剖病理诊断。

【**预后与咨询**】颈部囊性占位病变的预后取决于肿块与气管的关系，有气管受压变形者出生后应及时插管以防窒息，保持气管通畅。无论何种病变产前超声均应关注肿块与气管的关系，制订相应分娩计划。大多数占位病变出生后可行手术切除治疗，预后较好。

三、先天性甲状腺肿

先天性甲状腺肿（congenital goiter）是指胎儿甲状腺弥漫性肿大，合并甲状腺功能减退。其发生可能与孕期母亲过度摄入碘化物和丙硫氧嘧啶以及缺碘有关。

【**超声表现**】颈前区可见甲状腺组织对称性增大、呈均匀的稍高回声，肿块较大时可导致颈部过度后伸。CDFI 可见甲状腺实质内丰富的血流信号（图 20-7-5）。可伴有心动过缓、骨化中心延迟、胎儿宫内发育迟缓及胎儿水肿等。

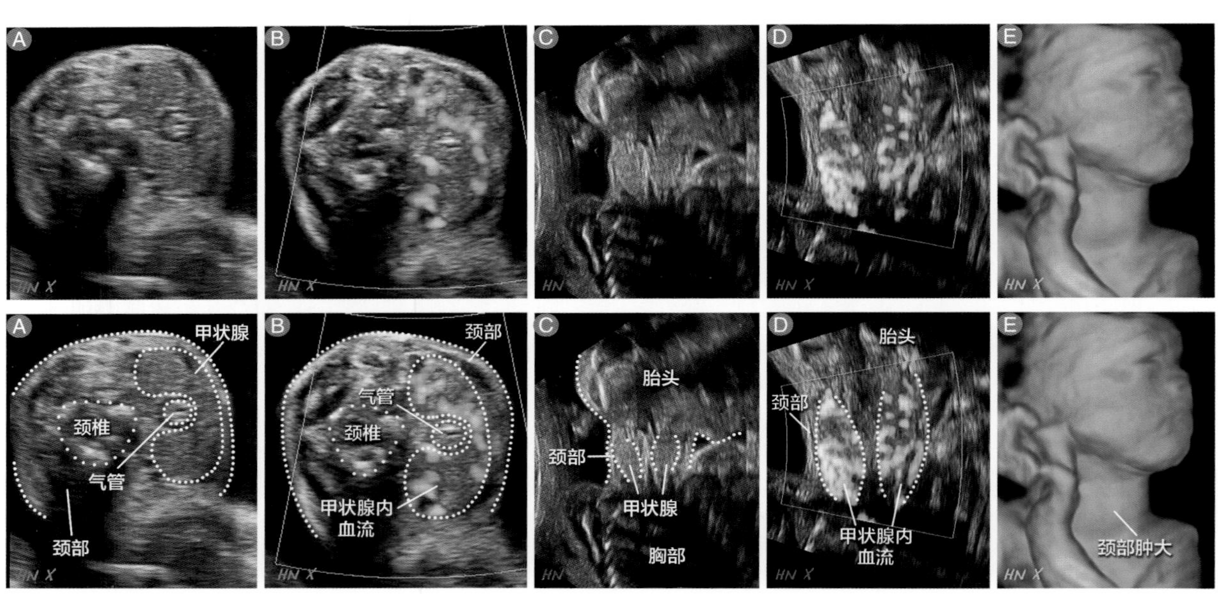

图 20-7-5 ■ 先天性甲状腺肿

A. 颈部横切面灰阶图；B. 颈部横切面彩色多普勒血流图；C. 颈部冠状切面灰阶图；D. 颈部冠状切面彩色多普勒血流图；E. 头颈部三维成像。

【**鉴别诊断**】需与颈部血管瘤相鉴别，颈部血管瘤多发生于颈部皮肤、颊部及颈部软组织，为混合性或均质性实性回声肿块，CDFI 可见丰富彩色血流信号。

【**预后与咨询**】大多数预后较好，出生后证实为甲状腺功能减退的病例可在新生儿期开始治疗，也有学者提出在胎儿期可行羊膜囊内注入甲状腺素治疗。若甲状腺肿较大，出生后应注意保持气道通畅。

（谢红宁　杜　柳）

参考文献

1. WU LH, ZHENG Q, HE M, et al. Dimensions of the optic chiasm: quantitative ultrasound comparison between fetuses with anophthalmia/microphthalmia and normal fetuses. Quantitative Imaging In Medicine And Surgery, 2021, 11 (10): 4389-4398.
2. ONDECK CL, PRETORIUS D, MCCAULLEY J, et al. Ultrasonographic prenatal imaging of fetal ocular and orbital abnormalities. Surv Ophthalmol, 2018, 63 (6): 745-753.
3. 吴利红，谢红宁，李丽娟，等. 胎儿小眼畸形的产前超声诊断经验. 中华超声影像学杂志，2019, 28 (10): 878-881.
4. ESMER AC, SIVRIKOZ TS, GULEC EY, et al. Prenatal diagnosis of persistent hyperplastic primary vitreous: report of 2 cases and review of the literature. J Ultrasound Med, 2016, 35 (10): 2285-2291.
5. ONDECK CL, PRETORIUS D, MCCAULLEY J, et al. Ultrasonographic prenatal imaging of fetal ocular and orbital abnormalities. Surv Ophthalmol, 2018, 63 (6): 745-753.
6. MARTINELLI P, RUSSO R, AGANGI A, et al. Prenatal ultrasound diagnosis of frontonasal dysplasia. Prenat Diagn, 2002, 22 (5): 375-379.
7. DIVYA K, IYAPPARAJA P, RAGHAVAN A, et al. Accuracy of prenatal ultrasound scans for screening cleft lip and palate: a systematic review. J Med Ultrasound, 2022, 30 (3): 169-175.
8. CLEMENT K, CHAMBERLAIN P, BOYD P, et al. Prenatal diagnosis of an epignathus: a case report and review of the literature. Ultrasound Obstet Gynecol, 2001, 18 (2): 178-181.
9. MOUTHON L, BUSA T, BRETELLE F, et al. Prenatal diagnosis of micrognathia in 41 fetuses: Retrospective analysis of outcome and genetic etiologies. Am J Med Genet A, 2019, 179 (12): 2365-2373.
10. Society for Maternal-Fetal Medicine, BENACERRAF BR, BROMLEY B, et al. Micrognathia. Am J Obstet Gynecol, 2019, 221 (5): B13-15.
11. FEYGIN T, KHALEK N, MOLDENHAUER JS. Fetal brain, head, and neck tumors: Prenatal imaging and management. Prenat Diagn, 2020, 40 (10): 1203-1219.
12. MALONE FD, BALL RH, NYBERG DA, et al. First-trimester septated cystic hygroma: prevalence, natural history, and pediatric outcome. Obstet Gynecol, 2005, 106 (2): 288-294.
13. CASTRO PT, WERNER H, FAZECAS T, et al. Pre and postnatal diagnosis of a third branchial cleft cyst by sonography and magnetic resonance imaging with three-dimensional virtual reconstruction. J Clin Ultrasound, 2021, 49 (9): 966-968.
14. MASTROLIA SA, MANDOLA A, MAZOR M, et al. Antenatal diagnosis and treatment of hypothyroid fetal goiter in an euthyroid mother: a case report and review of literature. J Matern Fetal Neonatal Med, 2015, 28 (18): 2214-2220.

第二十一章 胎儿中枢神经系统发育异常的超声诊断

中枢神经系统（central nervous system，CNS）包括脑和脊髓，是运动、感觉的总指挥，并与智力发育密切相关。CNS 异常是常见的先天畸形之一，占所有先天异常的 10.2%，其中神经管缺陷发病率约为（1~2）/1 000。长期追踪随访研究显示，活产儿中 CNS 异常的发生率可能高达 1%。CNS 异常的发病机制复杂，与遗传和环境因素有关。

胎儿颅内重要结构大部分在妊娠 18 周之前形成，但是神经细胞的增殖、迁移约在 24 周完成，而大脑脑沟的形成、加深及脑回的增多等变化贯穿于整个孕期，甚至出生后一年。因此，仅严重的 CNS 畸形可在孕早期出现，大多数 CNS 异常在 18~22 孕周才开始表现，部分种类病变，如出血、感染、肿瘤等，则通常发生在妊娠中晚期。随着超声技术的进步、探头分辨力的提高及对胎儿生理和病理结构认识的深入，产前超声工作者对胎儿 CNS 发育的生理和病理特征的认识有了长足的进步，但是由于大多数 CNS 发育异常都存在形态改变与功能改变不匹配的特性，使得产前影像学诊断始终难以准确判断预后。

本章将介绍胎儿神经超声学检查的详细内容，以及各类 CNS 畸形的特征、超声表现、鉴别诊断和预后咨询，并对一些易混淆的畸形类型的超声鉴别诊断进行归纳总结。

第一节 胎儿神经超声学检查

胎儿 CNS 超声筛查包括颅脑和脊柱的检查，为针对低危人群的孕早期和孕中期超声筛查，已在第十四章正常妊娠超声诊断与产科超声检查规范详述。对于胎儿 CNS 畸形的高危病例，则应采用诊断性的超声检查方案，即神经超声学专项检查。神经超声学检查的指征包括孕早期 NT 筛查和孕中期常规筛查中可疑有 CNS 异常、CNS 异常家族史、胎儿畸形妊娠史、致畸物暴露史、意义未明的染色体微阵列异常等。神经超声学检查比常规筛查具有更大的诊断价值，特别有助于诊断复杂畸形，但检查者需具备 CNS 正常发育的胚胎学基础知识、熟悉常见和罕见的 CNS 畸形病理学特征、熟练掌握胎儿神经超声学检查技巧。

【**检查方法**】推荐对于头位胎儿采用经阴道高分辨力探头进行检查，胎儿臀位时则采取经腹高分辨力的线阵或微凸阵列探头(8~9 MHz)扫查。经阴道探头除分辨力较高外,还能有效规避颅骨声衰减,获得清晰图像。可采用三维探头启动三维扫查,获取头颅三维容积数据,显示因胎头位置影响而难以得到的第三平面图像,包括头颅矢状切面和冠状切面,既可以像 CT 断层图一样显示连续的头颅切面,还可通过调节切面的层厚增加图像的信噪比来提高图像质量(图 21-1-1、图 21-1-2)。三维超声第三平面成像特别有助于对脑中线结构的定性评估和准确测量,尤其是左右宽径较窄的胼胝体和小脑蚓部,二维扫查获取其最大切面较为困难,稍有偏离即影响其完整显示,而三维超声成像可对图像进行调整,获取三个互交平面,从而准确显示正中矢状切面。此外,三维超声对脊柱椎体和/或椎弓水平冠状面的渲染和重建有利于胎儿脊柱、神经管的整体评估。

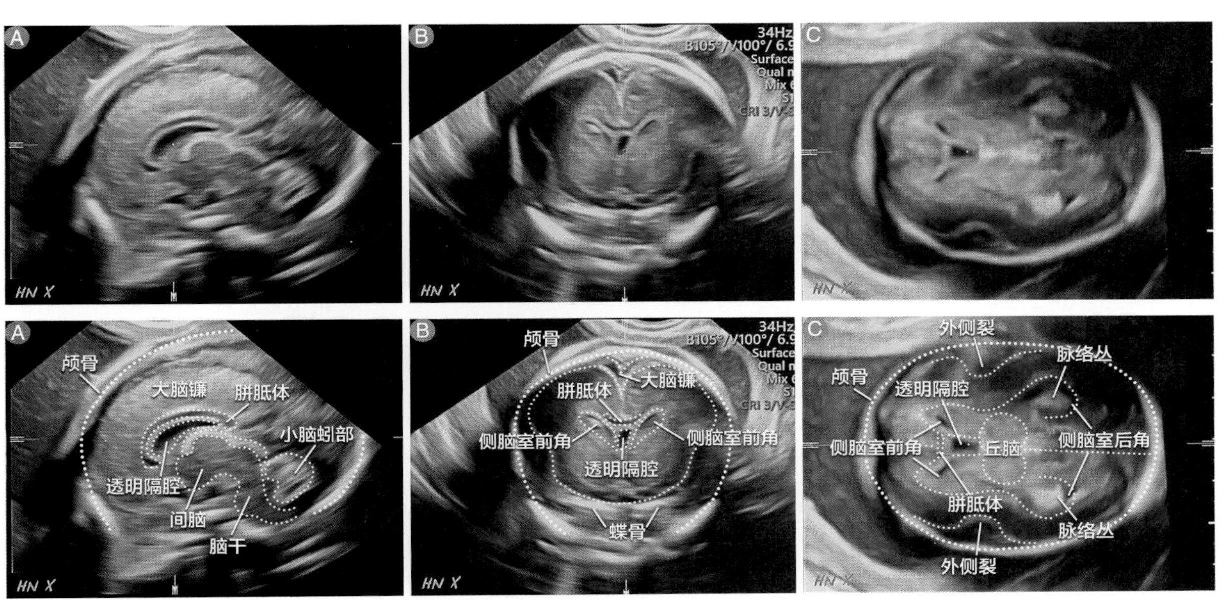

图 21-1-1 ■ 经阴道三维超声成像显示胎儿头颅三个正交平面(22 周)

A. 正中矢状切面;B. 经前囟冠状切面;C. 横切面。

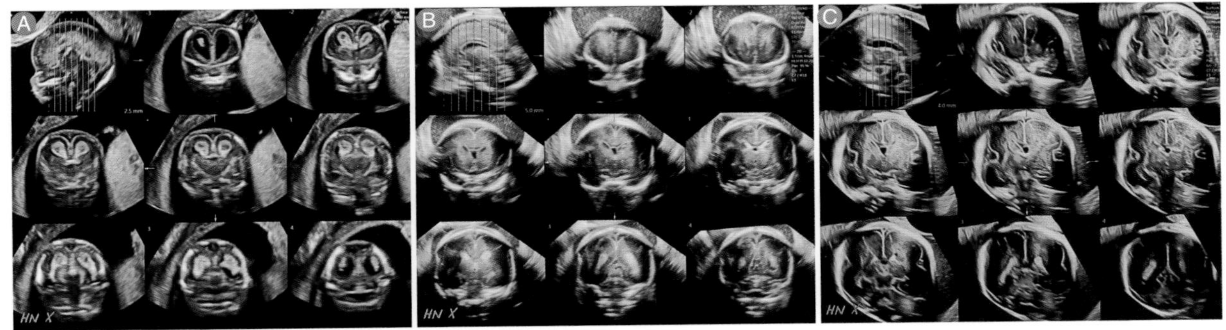

图 21-1-2 ■ 三维断层模式显示胎儿头颅连续冠状切面(左上角为矢状切面引导图)

A. 14 周(切面间距 2.5mm);B. 21 周(切面间距 5.0mm);C. 25 周(切面间距 4.0mm)。

【**检查切面**】胎儿头颅和脊柱的专项检查是在头颅3个横切面、脊柱矢状切面的基础上，增加一系列头颅矢状切面和冠状切面的连续扫查，以及脊柱椎体横切面扫查和冠状切面三维成像。孕中期以下切面可涵盖颅内所有重要解剖结构。

1. 颅脑神经超声学检查切面

（1）冠状切面：①经前囟冠状切面，位于胼胝体前方，显示脑中线、额叶和紧邻的两侧大脑半球，下方可显示蝶骨、眼眶，妊娠晚期偶尔可观察到嗅沟（图21-1-3A）；②经尾状核冠状切面，是神经超声学检查中最重要的切面，从前囟向后扫查，显示双侧侧脑室前角、透明隔腔、胼胝体体部的前部分、大脑镰、神经节隆起和尾状核头（图21-1-3B）；③经丘脑冠状切面，接近经尾状核冠状切面，显示两侧丘脑、中部的第三脑室、双侧侧脑室体部及其内脉络丛、大脑外侧裂的全貌，大脑外侧裂为标志性的解剖结构，对其评估十分重要（图21-1-3C）；④经小脑冠状切面，是唯一经后囟获取的切面，显示侧脑室后角和双侧大脑半球、两侧小脑半球和小脑蚓部，18孕周开始可显示距状沟（图21-1-3D）。

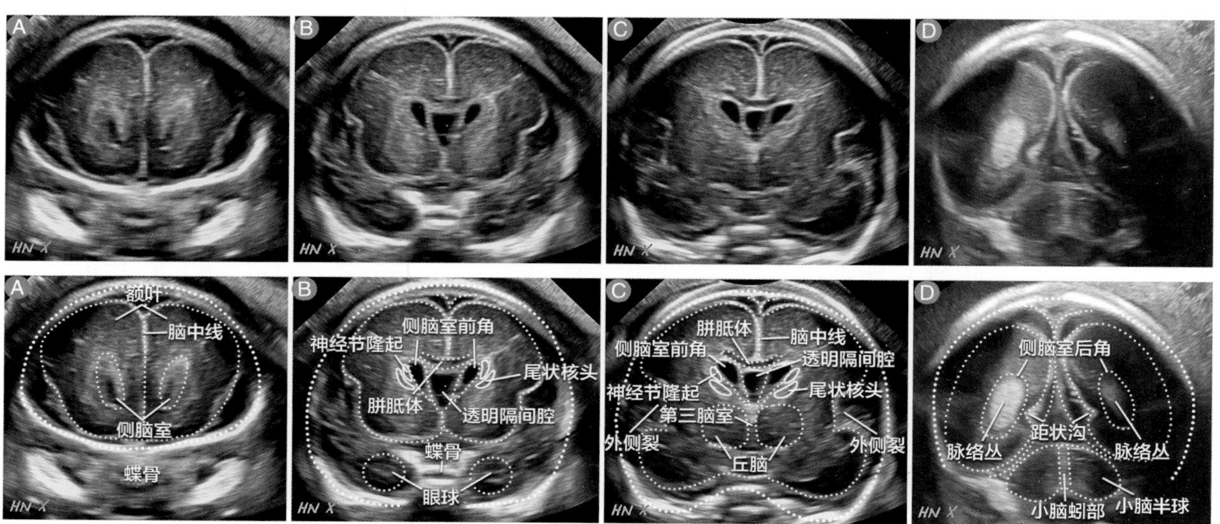

图21-1-3 ■ 孕中期胎儿头颅冠状切面（25周）
A. 经前囟切面；B. 经尾状核切面；C. 经丘脑切面；D. 经小脑切面。

（2）矢状切面：①正中矢状切面，是评估胎儿脑中线结构最重要的切面，可显示胼胝体嘴部、膝部、体部、压部；胼胝体下方的透明隔腔、韦氏腔、第三脑室及少许第三脑室脉络丛；小脑蚓部正中切面、小脑原裂、第四脑室、后颅窝池；脑干（中脑、脑桥及延髓）（图21-1-4A）；CDFI可显示大脑前动脉、胼周动脉及其分支，以及大脑大静脉（great cerebral vein）（图21-1-4B）。孕周较大时，通过前囟扫查可获取较清晰的幕上脑中线结构，通过后囟扫查可获取清晰幕下结构图像。②旁矢状切面，在正中矢状切面向两侧轻偏探头获得，可显示侧脑室最大切面、其内脉络丛、脑室周围脑实质、外侧裂，孕晚期还可显示其他大脑皮质沟回，继续向两侧偏斜可显示侧脑室颞角及岛叶（图21-1-4C）。

（3）其他特殊切面：根据可疑颅内病灶的不同，还应观察相邻的矢状及冠状切面作为补充。

2. 脊柱神经超声学检查切面 脊柱完整性可通过脊柱的矢状切面、横切面和冠状切面三个切面评估，受胎位限制一般只能显示两个平面，必要时可通过轻推胎儿或采用三维成像技术获取脊柱的第三平面。

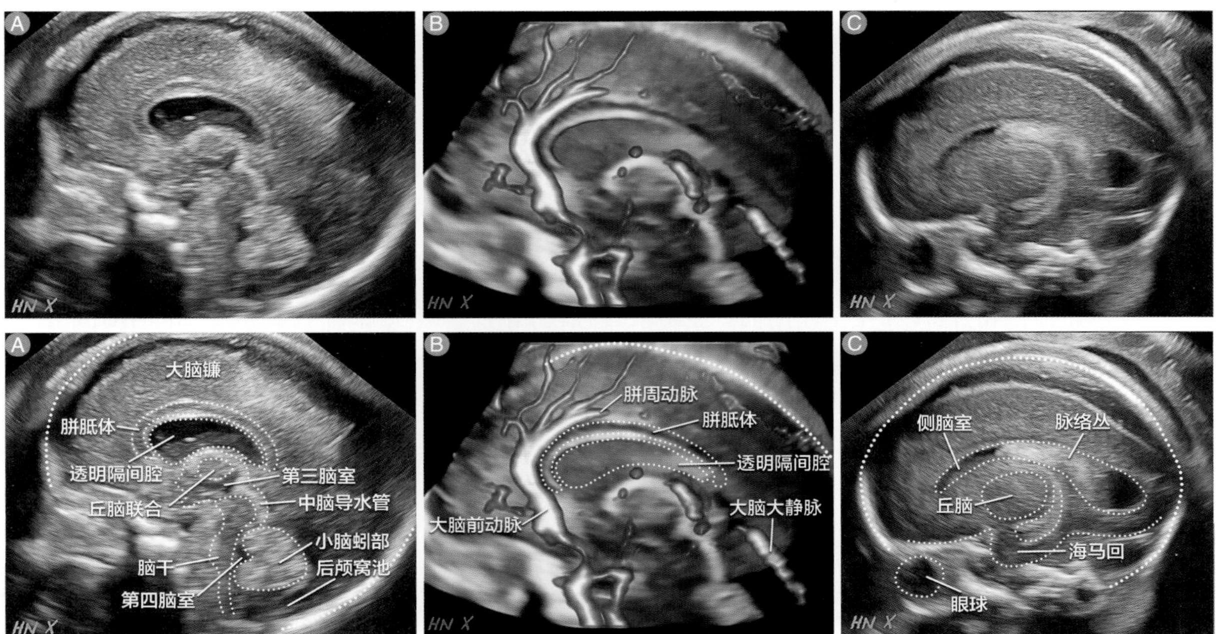

图 21-1-4 ■ 孕中期胎儿头颅正中矢状切面灰阶、彩色多普勒血流图及旁矢状切面（25 周）
A. 正中矢状切面灰阶图；B. 正中矢状切面彩色多普勒血流图；C. 旁矢状切面灰阶图。

（1）矢状切面：是筛查尾侧神经管闭合障碍的最重要切面（详见第十四章第二节中期妊娠超声检查，图 14-2-10、图 14-2-11）。

（2）横切面：沿脊柱的长轴方向逐节扫查颈椎、胸椎、腰椎和骶尾椎各段椎体，不同节段椎体和椎弓形态不同，颈椎呈四角形，胸、腰椎呈三角形，骨化中心环绕神经管，骶椎呈扁平三角形。脊柱系列横切面有助于脊柱椎体畸形的定位，将在第二十六章第三节脊柱椎体发育不良详细介绍。

（3）冠状切面：由于脊柱存在前后的生理弯曲，一个冠状切面难以显示脊柱全长的冠状切面，仅可显示一段椎体，或仅显示一段椎弓，或仅显示肋骨。三维超声既可自由选择容积范围成像，还可同时显示全部椎体 + 椎弓 + 肋骨，也可只显示椎体，或只显示椎弓。此切面有助于筛查和诊断脊柱椎体畸形（详见第二十六章第三节脊柱椎体发育不良）。

第二节 | 神经管闭合障碍

神经管闭合障碍又称神经管缺陷（neural tube defect，NTD），是在妊娠 6 周末发生的神经管背侧诱导闭合失败，最易受累的部位是头端神经管前孔和尾端神经管后孔，根据受累程度不同分为开放性 NTD 和闭合性 NTD。头端神经管前孔闭合障碍导致颅侧开放性 NTD，尾端神经孔闭合失败则导致脊柱裂。NTD 的病因大多为具有复杂机制的表观遗传因素，各地区发病率有较大差异，从 4.9/10 000 到 15/10 000 不等。孕前服用叶酸可降低 NTD 的发病率及严重程度。

产前超声是发现和诊断 NTD 的重要手段。欧洲一项调查显示，产前超声筛查 NTD 的总检出率为 84%（25%~94%），检出率取决于是否遵循标准化筛查流程、检测孕周和病变种类。本节将介绍头端神经孔闭合障碍导致的露脑畸形、无脑畸形和脑膨出，以及尾端神经孔闭合障碍所致的开放性脊柱裂和闭合性脊柱裂。

一、露脑畸形与无脑畸形

露脑畸形和无脑畸形是头侧开放性 NTD 的两个阶段。根据 NTD 发病的二次打击学说，头侧神经管闭合失败，缺乏颅骨和脑膜，形成露脑畸形（exencephaly）；后因羊水浸泡、胎儿搔抓及与子宫壁摩擦等对暴露的大脑的机械和化学作用而产生继发性损伤，导致脑组织破坏，仅剩余杂乱的组织黏附于颅骨板，形成典型的无脑畸形（anencephaly），也称无脑儿。发病率因地区、人种而异，大约为 3/10 000。露脑 - 无脑序列可以单独发生，也可继发于羊膜带综合征或合并其他异常，包括开放性脊柱裂、唇腭裂、心脏异常、膈疝、腹壁缺损等。约 2% 的病例合并非整倍体异常，包括常见的三体（21、18 和 13 号染色体）综合征、三倍体，以及部分基因缺陷。

【超声表现】大多数露脑畸形在孕早期 NT 筛查时，脑组织已有不同程度的破坏，形成无脑畸形，因此绝大部分病例在妊娠 11~13^{+6} 周 NT 检查时可被检出，仅部分孕早期未行 NT 筛查的病例在孕中期检查中发现。

超声表现为胎儿头部任何切面均未见圆形的高回声颅骨环，可见暴露的大脑半球呈双叶状或“米老鼠”征（露脑畸形），或头部未见明显脑组织，呈“头节”状（无脑儿）；面部眼球突出，呈“蛙眼”征。三维超声表面成像可立体显示其特征性面容（图 21-2-1、图 21-2-2）。因无大脑神经控制，胎动频繁，运动幅度大，常合并羊水过多。

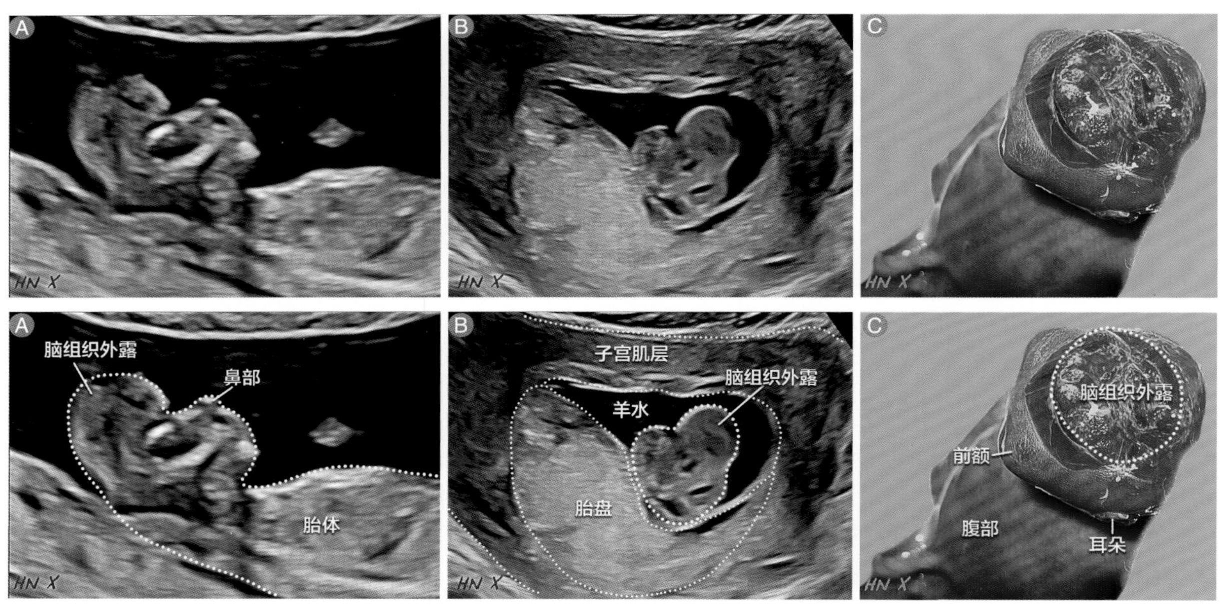

图 21-2-1 ■ 露脑畸形（15 周）
A. 头部矢状切面；B. 头颅横切面；C. 引产后标本。

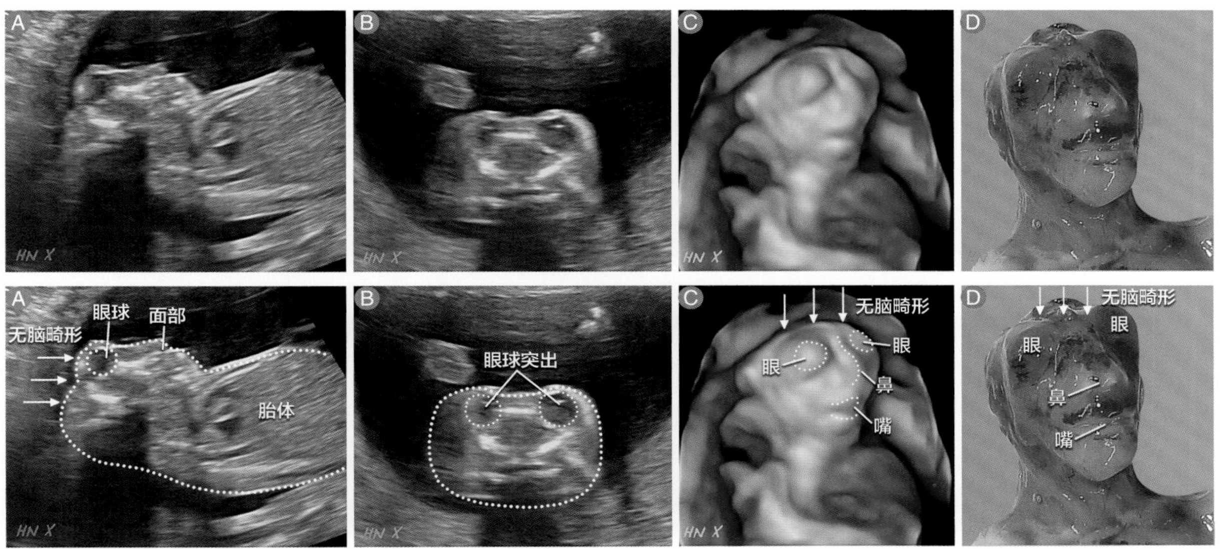

图 21-2-2 ■ 无脑畸形（18 周）

A. 头部矢状切面；B. 经眼眶头部横切面；C. 头面部三维成像；D. 引产后标本。

> **注意：妊娠 10 周前，颅骨未完全骨化，诊断需谨慎。可疑病例若经腹检查不能确定诊断，可经阴道超声检查或 1~2 周后复查。**

【鉴别诊断】主要与部分颅骨缺损鉴别，部分颅骨缺损可表现为颅骨环不完整，但硬脑膜完整，脑组织未破坏，易漏诊。

【预后与咨询】此类畸形为致死性畸形，大部分发生宫内死胎或死产，极少数出生后可生存约一周。近年来，规范化超声检查已使诊断孕周大大提前，可尽早终止妊娠，减低对孕妇的伤害。

二、脑膨出

脑膨出（encephaloceles）是指由于头侧神经管孔闭合不完全，遗留颅骨缺损，脑组织和脑膜或仅脑膜从缺损处疝出。膨出物通常由皮肤或一薄层上皮组织覆盖，最常发生于中线，枕部占 75%~85%、额部占 12%、顶部占 13%~15%。病灶大小差异很大，从数毫米至超过胎头大小，使胎头呈小头畸形。既往报道的脑膨出总发病率约为 0.8/10 000 新生儿。产前超声在早期发现脑膨出方面有重要作用，孕早期可检出 80% 的脑膨出。脑膨出常合并其他结构异常，应注意合并畸形的扫查。

【超声表现】颅骨高回声环的延续性中断，缺损局部见向外突出的囊性肿物，表面有皮肤或脑膜覆盖，疝出物与颅内组织相连，随胎儿头部运动。若肿物内仅为无回声区则为脑膜膨出，若肿物内有部分实性的脑组织结构则为脑膜脑膨出。巨大脑膨出时，颅内脑结构的标志可变形、显示不清；头围和双顶径明显小于胎龄。脑膨出常合并侧脑室积液、神经运动系统异常，手足畸形等（图 21-2-3、图 21-2-4、视频 21-2-1）。

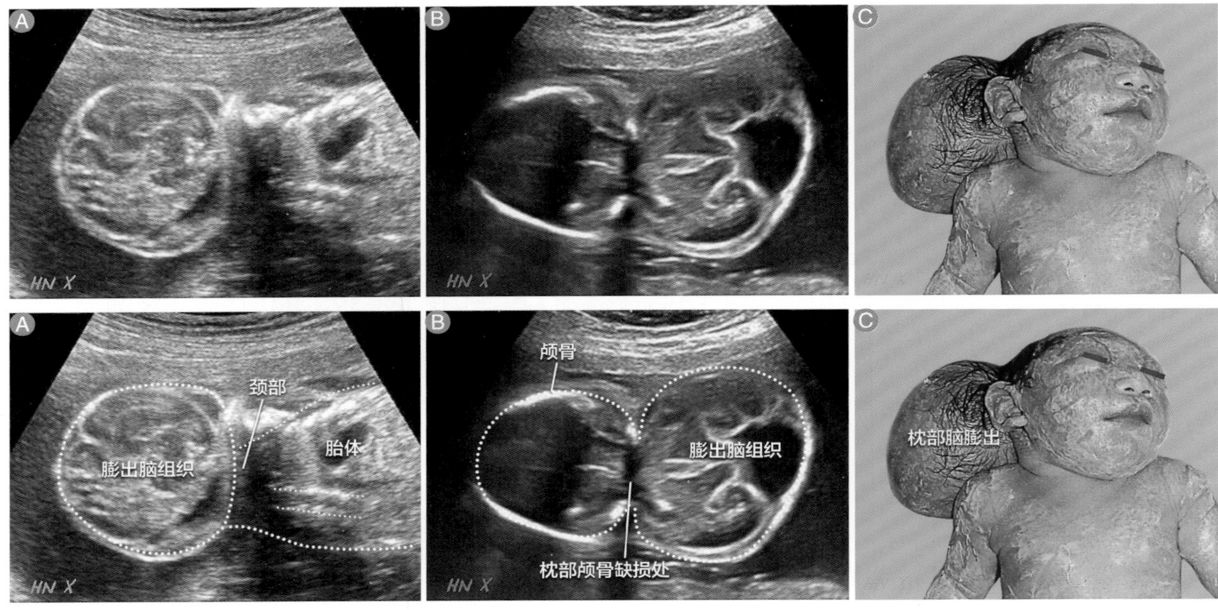

图 21-2-3 ■ 枕部脑膨出(22 周)

A. 膨出脑组织横切面；B. 头颅横切面；C. 引产后标本。

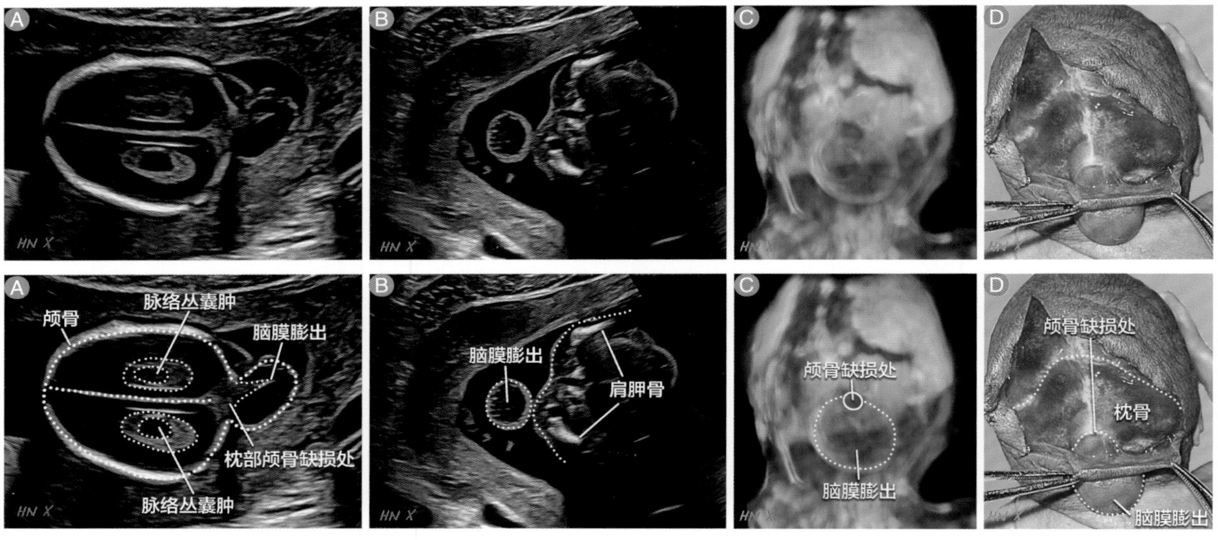

图 21-2-4 ■ 枕部脑膜膨出(18 周)

A. 头颅横切面；B. 病灶横切面；C. 枕部三维最大模式成像；D. 引产后标本。

 视频 21-2-1 脑膜膨出(18 周)

> ❗ **注意：**脑膨出可发生在头颅的任何部位，且脑膨出病变大小及部位的变异度大，产前超声不可能检出所有病例。膨出包块小、位于颅顶的膨出、检查孕周过小或过大等，均可影响其检出（图 21-2-5）。另外，发生在颅底的脑膨出几乎无法确切诊断。

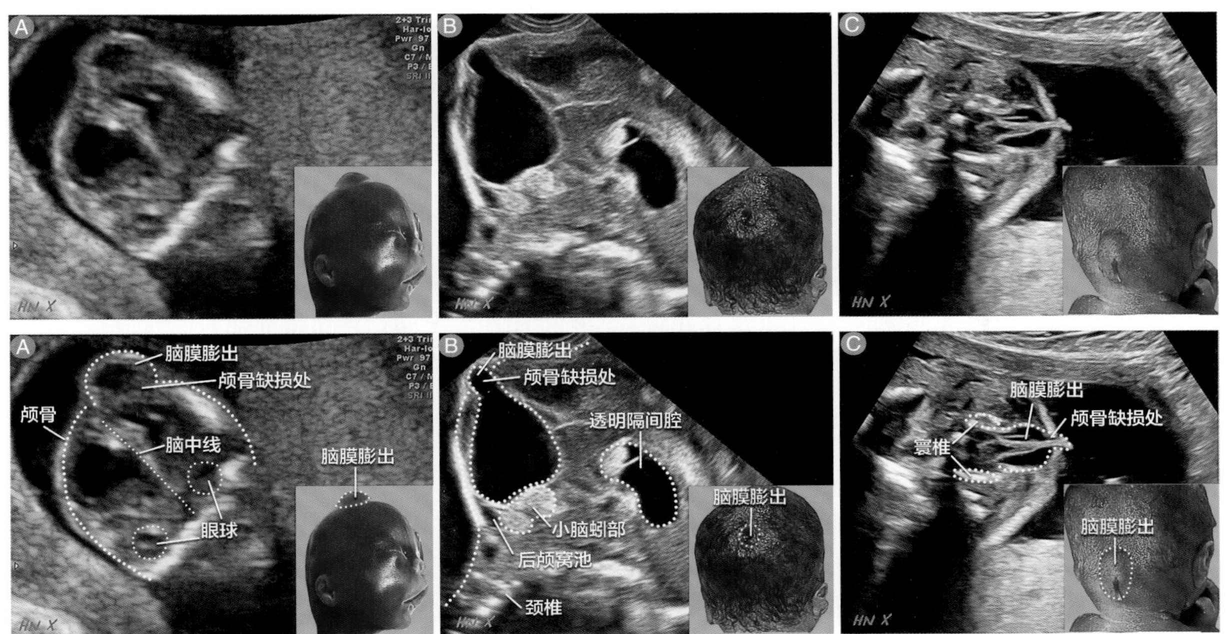

图 21-2-5 ■ 易漏诊的脑膜膨出及引产后标本

A. 颅顶部脑膜膨出；B. 枕骨上方脑膜膨出；C. 枕骨下方脑膜膨出。

【鉴别诊断】枕部脑膨出主要与囊性淋巴管瘤、血管瘤及头皮囊肿等鉴别，这些异常没有颅骨缺损。另外，还应与露脑畸形鉴别，后者颅骨大部分缺失，脑结构紊乱，无完整头皮覆盖。

【预后与咨询】约 1/3 的脑膨出合并其他颅内或颅外畸形，可合并染色体异常（13 三体、18 三体和 21 三体等）及遗传综合征。脑膨出胎儿的预后取决于病变的位置、大小、内容，以及是否合并颅内、颅外畸形。宫内死亡率为 15%，活产新生儿中死亡率达 30%。幸存儿童常有神经系统问题，如共济失调、视力障碍、生长受限、智力残疾和癫痫等。脑膨出的总体复发风险为 8.9%，如果是常染色体隐性遗传疾病的表现之一，如 Meckel-Gruber 综合征（详见第二十八章第八节 Meckel-Gruber 综合征），则复发率为 25%。

三、开放性脊柱裂

开放性脊柱裂（open spina bifida，OSB）是指胚胎早期发育过程中尾端神经孔闭合失败，脊柱椎弓未融合，椎弓和皮肤缺损，脊髓和神经组织暴露于羊水中。目前估计发病率为 0.35‰。产前超声是筛查与诊断脊柱裂的最主要手段，尤其是开放性脊柱裂。在我国，严重开放性脊柱裂被列为产前诊断机构应筛查出的 9 大严重畸形之一。随着超声仪器分辨力的提高、对疾病发生认识的加深，超声筛查时间提前，多数开放性脊柱裂在孕早期可被发现。

【**类型**】临床上脊柱裂的分类方法各异。外科学上主要根据是否有椎管内容物膨出分为隐性脊柱裂和显性脊柱裂。显性脊柱裂指除椎弓的缺损外，椎管内的脊膜、脊髓均向外突出，在局部形成大小不一的囊性包块；隐性脊柱裂则只有椎弓的缺损而无椎管内容物的膨出包块。产前影像学检查基于是否有皮肤缺损和神经组织暴露，分为开放性与闭合性脊柱裂。开放性脊柱裂合并皮肤缺损，有神经组织膨出，均同属于显性脊柱裂；闭合性脊柱裂皮肤完整，无神经组织膨出，不合并包块者为隐性脊柱裂，合并皮下组织包块如脂肪瘤等则属于显性脊柱裂。根据膨出物的不同，开放性脊柱裂可分为：①脊髓脊膜膨出（meningomyelocele），膨出物为脑脊液和神经组织；②脊膜膨出（meningocele），膨出物为脊膜和脑积液，囊肿常破裂；③脊髓外露（myelocele），神经管缺损大，脊髓呈平板式外露。根据发生部位不同，又分为腰骶部（占 64%）、骶尾部（占 23%）、胸腰段（占 12%）和颈段（占 1%）脊柱裂。

【**超声表现**】开放性脊柱裂的脊柱异常、脊膜膨出 / 脊髓脊膜膨出 / 脊髓外露形成的背部包块可通过扫查胎儿脊柱的正中矢状切面、脊椎横切面和冠状切面直接获得诊断。同时，开放性脊柱裂还可因合并其他相关的异常，出现间接征象及合并异常。产前超声应全面扫查获得准确的诊断信息。

1. 直接征象

（1）脊柱正中矢状切面：可见脊椎生理弯曲异常，局部高回声的皮肤线回声中断，可见大小不等、边界清晰、有薄壁的囊性膨出物，突向羊膜腔内。根据囊内容物回声可判断脊膜膨出或脊髓脊膜膨出（图 21-2-6、▶ 视频 21-2-2）；脊髓外露时脊柱常后凸，皮肤线消失，脊髓呈平板式膨出，暴露于羊水中（图 21-2-7）。

（2）脊柱横切面：病变部位的脊椎两侧椎弓分开，由“八”形变成“V”形或“U”形（图 21-2-6B）。

（3）脊柱冠状面：脊柱背侧病变部位椎弓间距变宽，可累及多节脊椎，三维超声成像可直观显示病变节段（图 21-2-6）。

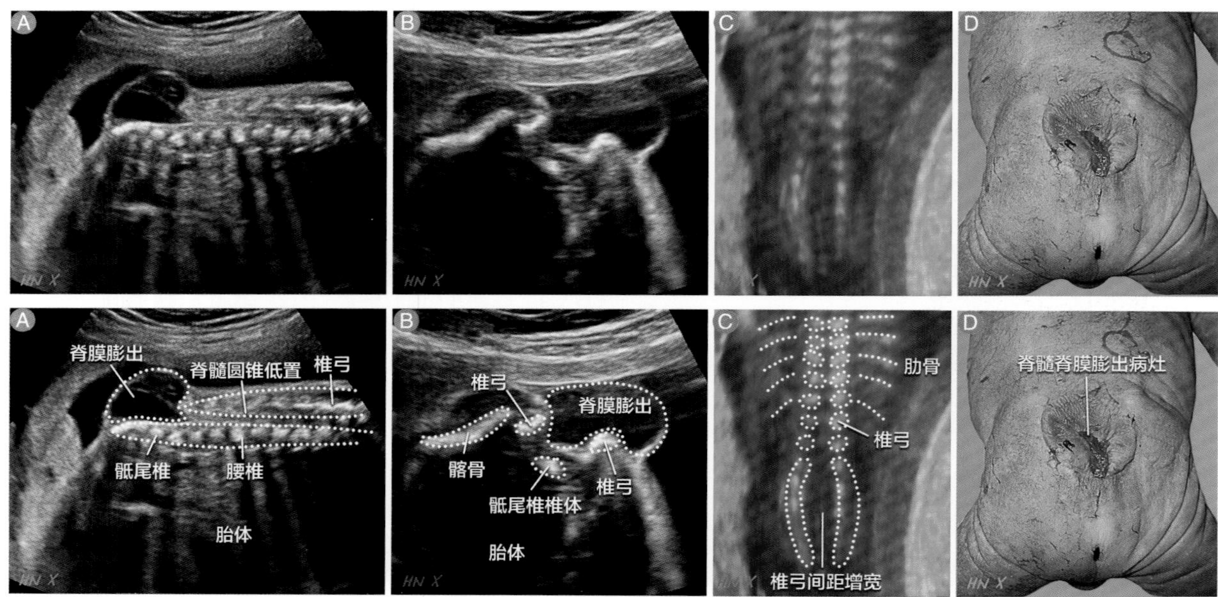

图 21-2-6 ■ 开放性脊柱裂脊髓脊膜膨出（20 周）

A. 脊柱矢状切面；B. 脊柱横切面；C. 脊柱冠状面三维成像；D. 引产后标本。

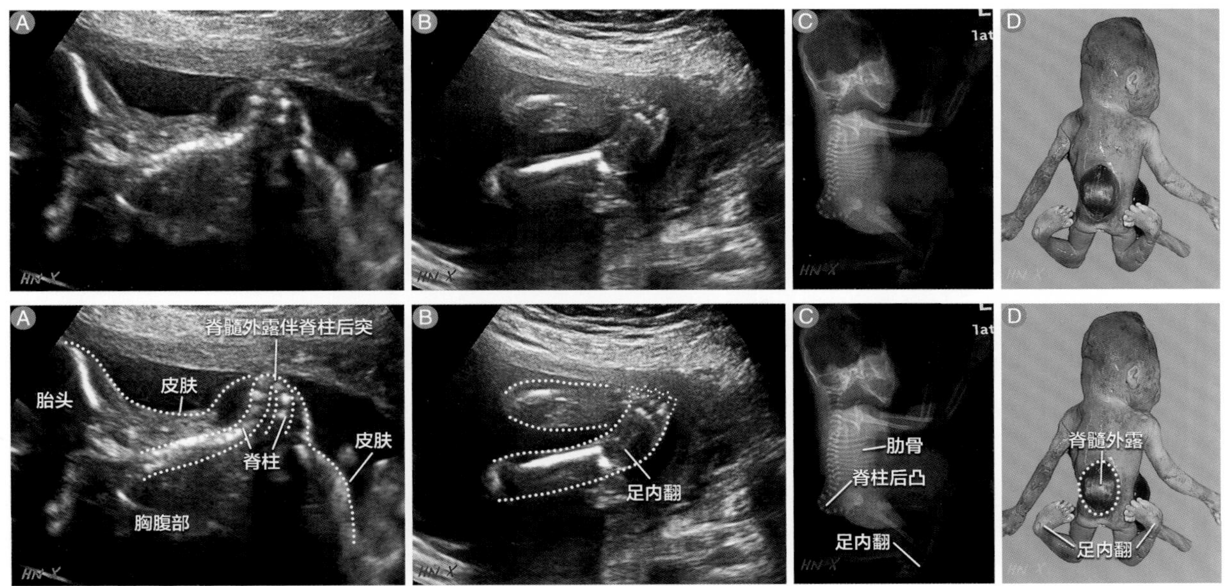

图 21-2-7 ■ 开放性脊柱裂脊髓外露（19 周）
A. 脊柱矢状切面；B. 足内翻畸形；C. 引产后 X 线片；D. 引产后标本。

2. 间接征象　绝大多数开放性脊柱裂因脑脊液漏入羊膜腔产生压力梯度，最终可导致小脑疝入枕骨大孔，从而出现颅骨内陷、侧脑室扩张和小脑扁桃体下疝畸形Ⅱ型。表现为头颅横切面两侧顶骨内陷形成"柠檬头"征；小脑弯曲变形，呈"香蕉小脑"征，后颅窝池消失（图 21-2-8）。

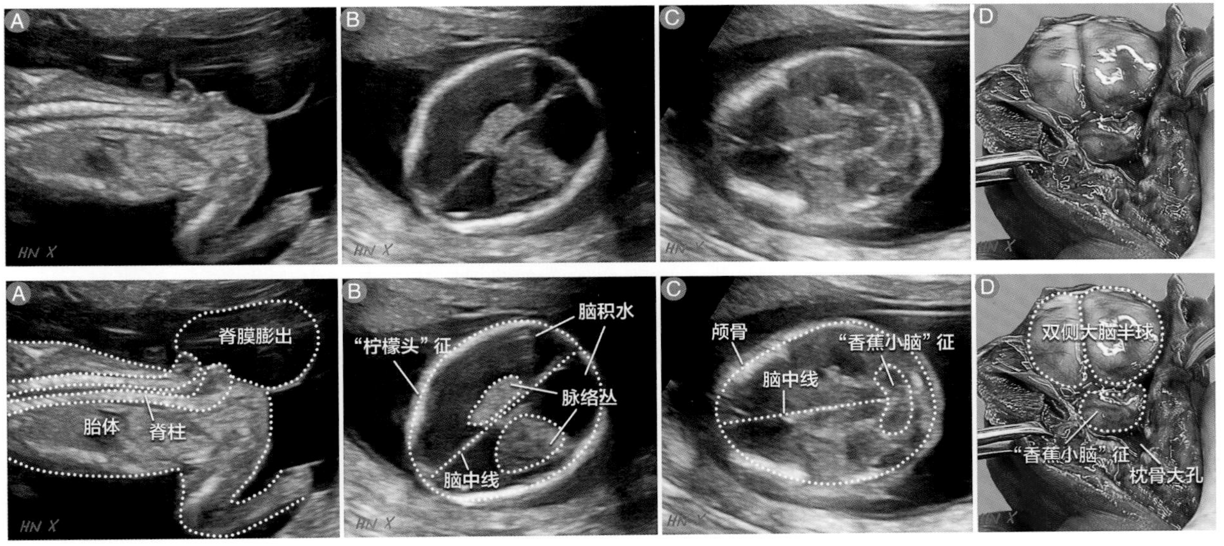

图 21-2-8 ■ 开放性脊柱裂间接征象
A. 脊背部矢状切面；B. 头颅"柠檬头"征；C. 后颅窝"香蕉小脑"征；D. 引产后标本。

3. 合并征象　由于开放性脊柱裂也可能同时有头端神经管闭合畸形，故可合并脑膨出；因脑脊液循环障碍，可合并侧脑室扩张；还常合并神经损伤，导致手、足运动和姿势异常（图 21-2-7）。另外，脑脊液外溢常合并羊水过多等。

4. **孕早期表现** 在 11~13^{+6} 周行 NT 筛查时，严重开放性脊柱裂可表现出脊背部囊性肿块的直接征象和头部矢状切面上颅内透明层消失的间接征象（图 21-2-9）。颅内透明层是孕早期胎儿的第四脑室（图 14-1-7B），发生开放性脊柱裂时小脑可疝入枕骨大孔，出现类似“香蕉小脑”征、第四脑室消失。但此指标的显示相较于脊柱病灶，对胎儿体位和图像质量要求更高。

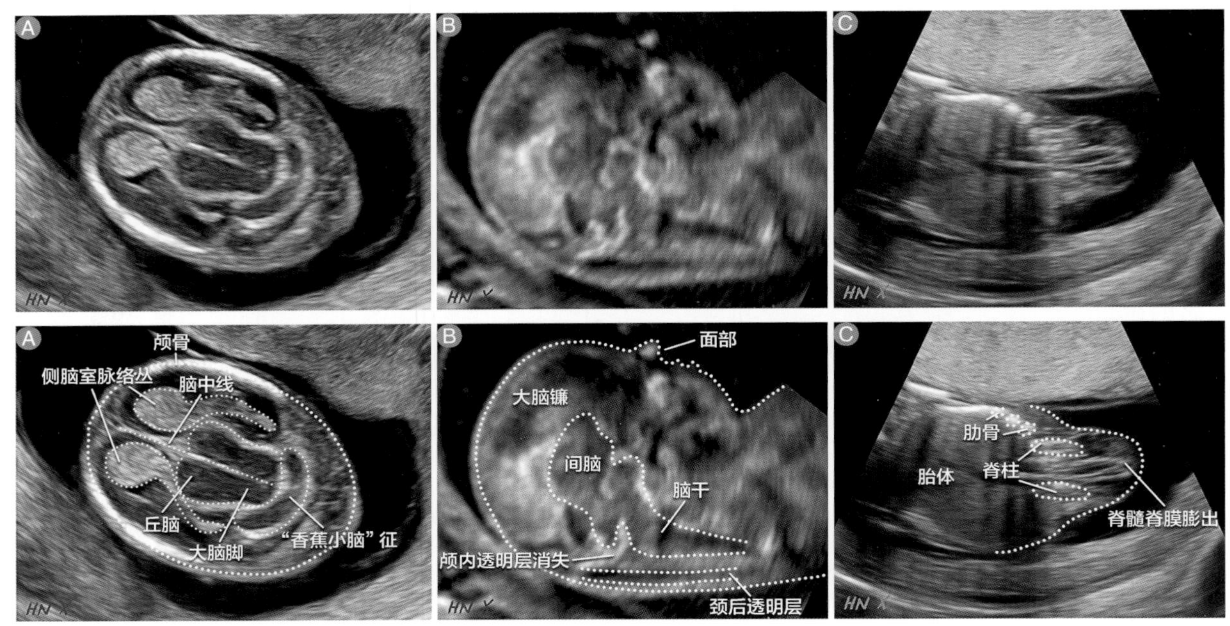

图 21-2-9 ■ 开放性脊柱裂（12^{+4} 周）

A. 头颅横切面；B. 头颅矢状切面；C. 脊柱横切面。

注意：因臀位影响或胎儿背部紧贴宫壁时，难以显示直接征象，易漏诊开放性脊柱裂，观察颅内间接征象和其他合并征象有助于防止漏诊。

【鉴别诊断】 主要与骶尾部畸胎瘤、背部皮下血管瘤等鉴别，两者也可出现背部、骶尾部混合性占位，但肿块表面有皮肤覆盖，脊柱椎弓及椎管内脊髓无异常，颅内结构无异常。CDFI 骶尾部畸胎瘤常血供丰富，而开放性脊柱裂包块的血供不明显。

【预后与咨询】 开放性脊柱裂预后差，生存率低。预后主要取决于病变本身、累及神经的水平及脑积水的严重程度，脊髓病变平面越高、脑室扩张越明显，预后就越差。出生后主要影响病变部位水平以下肢体的运动，还可合并大、小便失禁，智力及心理发育异常等。目前已有机构为改善胎儿预后开展了宫内胎儿脊柱裂修补术，但其整体效果及对预后的影响仍需更多临床数据。脊柱裂合并染色体异常的风险较高，常见为 13 三体综合征、18 三体综合征，还可合并多种遗传综合征，包括 Meckel-Gruber 综合征、Walker-Warburg 综合征等。

四、闭合性脊柱裂

闭合性脊柱裂（closed spina bifida，CSB）多数为隐性脊柱裂（spina bifida occulta），是尾侧神经孔

闭合不全、遗留轻微的椎管缺陷，病变局部皮肤完整，脑脊液无外漏、神经组织无外露。闭合性脊柱裂还可根据是否有皮下包块分为有包块型和无包块型。有包块型闭合性脊柱裂包括脂肪脊髓脊膜膨出、脂肪脊髓膨出、脊膜膨出等；无包块型闭合性脊柱裂包括较简单和复杂的闭合不全，前者包括终丝脂肪瘤、皮毛窦、终丝紧张，后者包括脊髓纵裂、尾端退化综合征等。由于没有脑脊液的漏出，闭合性脊柱裂的颅内结构可正常。闭合性脊柱裂种类繁多，各型表现各异，产前超声准确诊断及分类具一定的挑战性。

【超声表现】

1. 有包块型闭合性脊柱裂

(1) 共同征象：脊柱正中矢状切面显示脊背部皮肤完整，皮下可见大小不等、边界较清晰的肿块，肿块组织与椎管间有延续性，脊髓圆锥位置通常下移低于第三腰椎水平；横切面上可见病变部位两侧椎弓分开，与椎体排列呈“V”形或“U”形；冠状切面上可见椎弓骨化中心的距离增大。

(2) 各类有包块型闭合性脊柱裂：①脊膜膨出（meningocele），与开放性脊柱裂的脊膜膨出不同，闭合性脊柱裂皮下囊性肿块有完整皮肤覆盖，内为脑脊液的无回声（图 21-2-10）；②脂肪脊髓脊膜膨出（lipomyelomeningocele），皮下混合性回声肿块内容物为脊髓神经和增生的脂肪组织，脂肪组织位于椎管外（图 21-2-11A、B）；③脂肪脊髓膨出（lipomyelocele），皮下混合性回声肿块内容物为脊髓神经及增生的脂肪组织，脂肪组织位于椎管内（图 21-2-11C、D）；④末端脊髓囊状膨出（terminal myelocystocele），骶尾部囊性膨出物，囊内容物为脑脊液、蛛网膜、脊髓（图 21-2-12、视频 21-2-2）。后期囊肿过大或囊肿破裂时也可出现“香蕉小脑”征、“柠檬头”征。

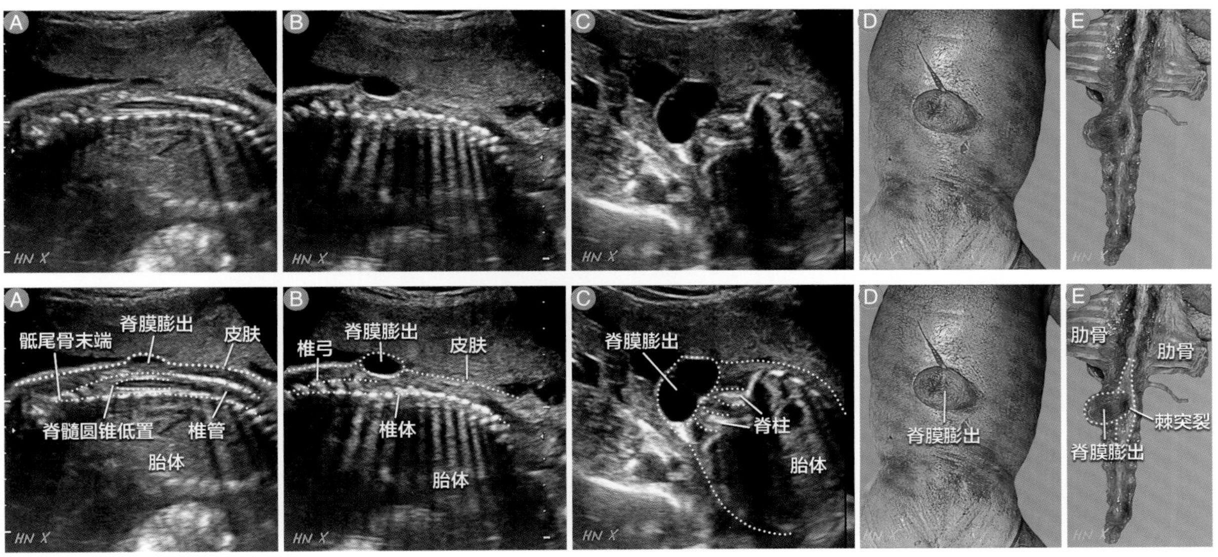

图 21-2-10 ■ 闭合性脊柱裂脊膜膨出（腰椎）

A. 椎管矢状切面；B. 背部矢状切面；C. 椎体横切面；D. 大体标本；E. 解剖标本。

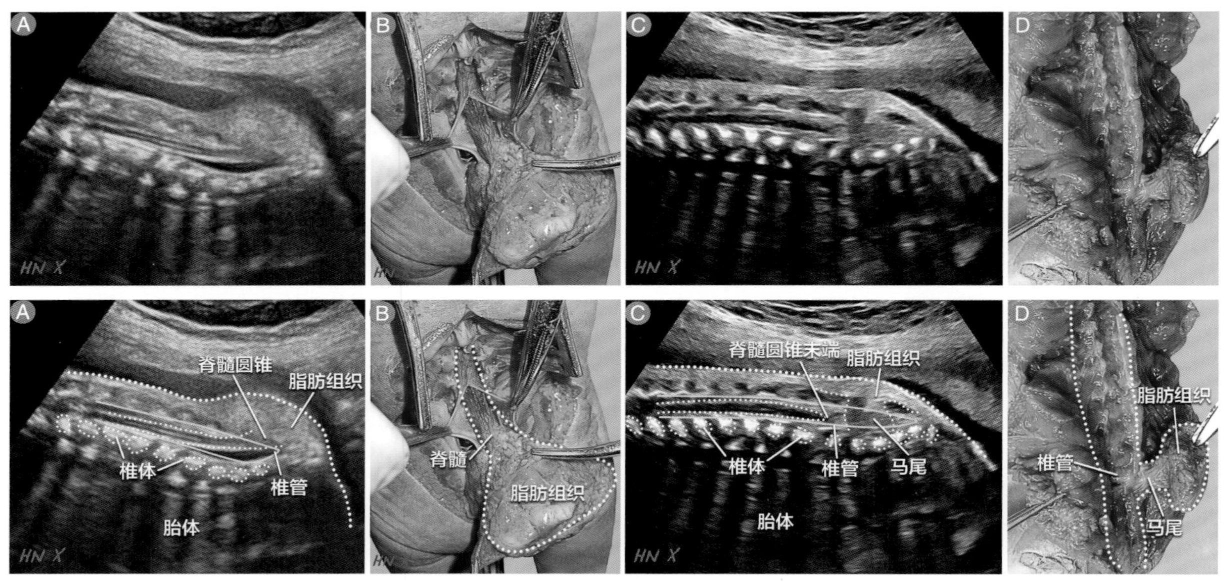

图 21-2-11 ■ 脂肪脊髓脊膜膨出与脂肪脊髓膨出

A. 脂肪脊髓脊膜膨出；B. A 图病例解剖标本；C. 脂肪脊髓膨出；D. C 图病例解剖标本。

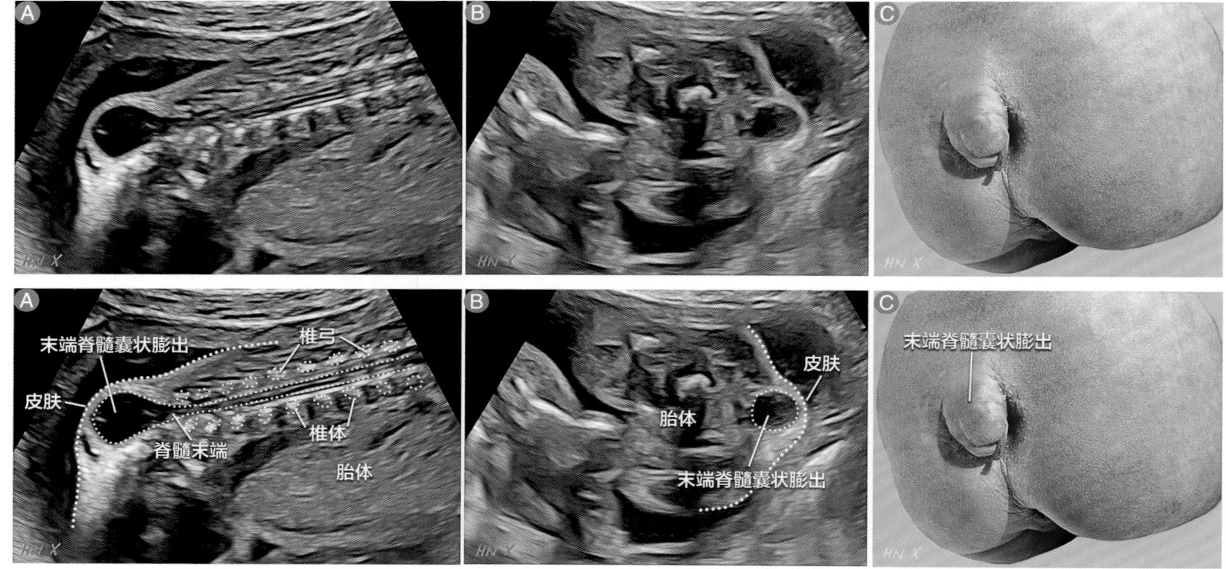

图 21-2-12 ■ 末端脊髓囊状膨出(24 周)

A. 矢状切面；B. 横切面；C. 出生后表现。

 视频 21-2-2 末端脊髓囊状膨出(24 周) 

2. 无包块型闭合性脊柱裂

(1)共同征象:①脊髓栓系:正常胎儿发育过程中脊柱的生长较脊髓生长快,脊髓圆锥末端在13~18周位于第四、第五腰椎水平,至孕中期上升至第三腰椎水平以上。笔者团队的研究显示,孕20周后脊髓圆锥位置不低于第三腰椎下缘。发生脊柱裂时,脊髓粘连固定于椎管内,导致脊髓圆锥末端上升受限,称为脊髓栓系。准确超声定位脊髓圆锥对发现脊髓栓系十分重要,超声定位方法详见第十四章第二节中期妊娠超声检查。②脊柱正中矢状切面显示背部皮肤完整,皮下无包块。③脊柱横切面及冠状切面上椎弓的形态及其骨化中心的距离均无明显异常。

(2)各类无包块型闭合性脊柱裂:①终丝脂肪瘤(filum terminale lipoma):表现为脊髓圆锥末端终丝处高回声的脂肪组织增生(图21-2-13);②皮毛窦(dermal sinus):脊髓圆锥位置低,末端隐约可见管道样低回声连接椎管与表面皮肤,可有表面皮肤凹陷(图21-2-14);③尾部退化综合征(caudal regression syndrome):尾端椎体及末端脊髓缺如,易伴发肛门闭锁、膀胱外翻、异位肾等多种畸形(详见第二十六章第三节脊柱椎体发育不良);④终丝紧张(tight filum terminale):除脊髓栓系外,无特异性超声表现;⑤脊髓纵裂(diastematomyelia):非常罕见,脊髓被骨性或纤维组织分隔。

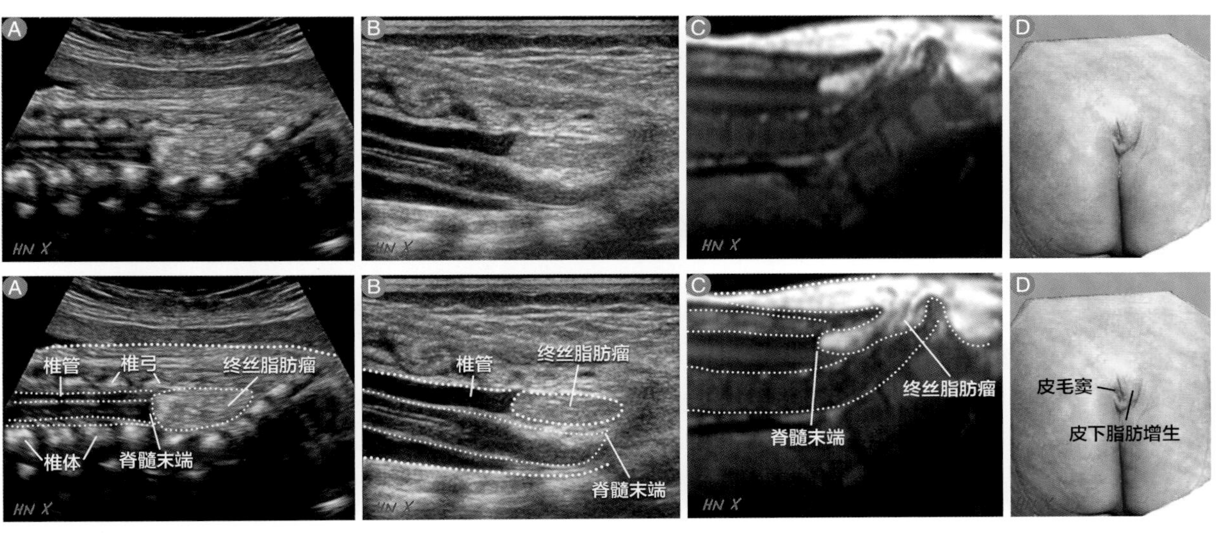

图 21-2-13 ■ 终丝脂肪瘤

A. 产前超声;B. 出生后超声;C. 出生后磁共振;D. 出生后表现。

> **注意:胎儿期脊柱裂可发生动态变化,部分闭合性脊柱裂在妊娠后期、产时或出生后有可能成为开放性脊柱裂;脊髓圆锥定位是筛查神经管闭合异常的重要指标;妊娠小于18周时骶尾部椎体和椎弓没有完全骨化,可导致脊髓圆锥位置判断不准确;孕中期脊髓圆锥位置稍低(如位于第三腰椎下缘)无其他合并征象时,建议动态观察脊髓圆锥上升情况。**

【鉴别诊断】有包块型闭合性脊柱裂需与皮下血管瘤及骶尾部畸胎瘤鉴别,此两者病变的背部肿块均与椎管不相通,不合并脊髓栓系。

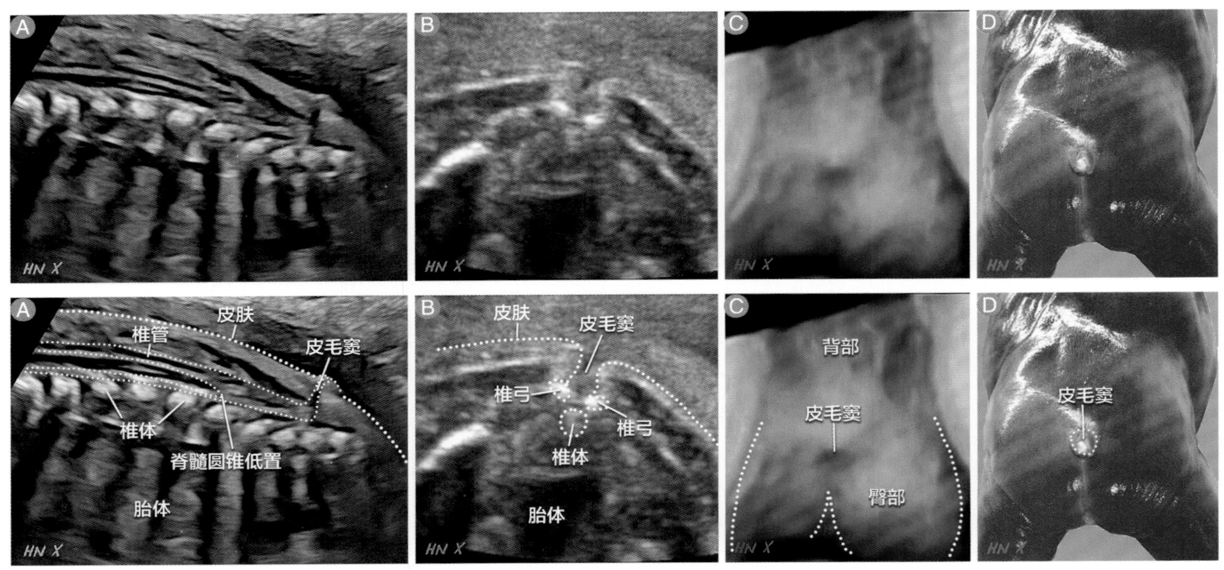

图 21-2-14 ■ 皮毛窦

A. 脊柱矢状切面；B. 骶尾部横切面；C. 骶尾部三维表面成像；D. 出生后表现。

【预后与咨询】闭合性脊柱裂种类多，其结局较难准确预测。若不合并脑积水或其他畸形，预后良好，但可能会出现因脊髓栓系导致下肢无力或大小便失禁等神经系统后遗症。

第三节 | 脑中线结构发育异常

胚胎第 5 周至孕中期早期，神经管腹侧诱导的脑中部结构的形成障碍可导致一系列不同程度的前脑分裂异常和脑中线结构形成异常。此类异常多半合并其他畸形，部分与遗传学基因异常相关。本节将分别介绍前脑无裂畸形、胼胝体发育异常和透明隔发育不良。幕下脑中线异常将在本章第五节后颅窝结构异常中介绍。

一、前脑无裂畸形

前脑无裂畸形（holoprosencephaly，HPE），亦称全前脑畸形，是指胚胎发育时期前脑分裂失败导致大脑半球出现不同程度的分裂不完全及面中部发育不良的一组疾病。HPE 的发病率为（1.0~1.7）/10 000。由于前脑分裂与面中部发育的诱导机制相同，80% 的 HPE 同时存在面中部颜面畸形，包括独眼、喙鼻、鼻梁凹陷、中央唇腭裂等。HPE 是一种遗传异质性疾病，涉及 11 条染色体上至少 12 个已知位点基因异常，其中 13 三体综合征占 75%。此外，合并糖尿病的孕妇，其胎儿 HPE 的风险为 1%。

【病理类型】根据前脑分裂程度不同，可分为无叶型前脑无裂畸形（alobar holoprosencephaly）、半叶型前脑无裂畸形（semilobar holoprosencephaly）及叶状型前脑无裂畸形（lobar holoprosencephaly），部分病例难以明确，归类列为中间类型前脑无裂畸形（图 21-3-1）。无叶型 HPE 是最严重的类型，无半球间裂和大脑镰，只有一个原始脑室，丘脑在中线融合，无第三脑室；半叶型 HPE 大脑半球的后部分分裂，前部脑室腔完全相通；无叶型和半叶型 HPE 通常在脑室腔的顶部与颅骨之间形成大小不等的囊肿，称为背囊。叶状型是最轻微的类型，双侧大脑实质间有不同程度的融合。双侧透明隔在各类型中均不存在，嗅球、嗅束和胼胝体可能缺失、发育不良或正常。面部异常通常发生在无叶型和半叶型，很少发生在叶状型。

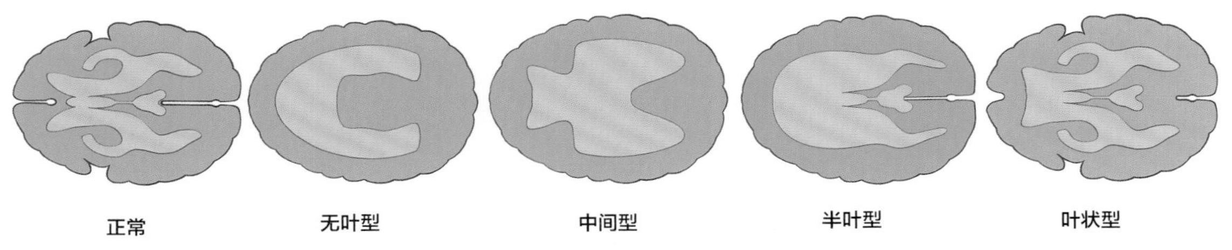

图 21-3-1 ■ 前脑无裂畸形分类示意图

【**超声表现**】无叶型和半叶型 HPE 因有较大的形态学改变，产前超声易诊断。叶状型 HPE 易漏诊，与孤立性透明隔发育不良鉴别困难。

1. 无叶型 HPE　孕早期 8 周胚胎即可出现头颅脑中线，因此在孕早期 NT 筛查时，即可发现和诊断无叶型 HPE，孕中期各结构畸形的超声表现更为明显。

(1) 孕早期超声表现：放大图像显示头颅横切面，未能显示脑中线大脑镰，仅见单一脑泡结构，脉络丛形态异常，失去正常蝴蝶状（图 21-3-2）。

(2) 合并面中部畸形：无叶型 HPE 常合并面中部发育异常，表现为眼距过窄或独眼、喙鼻（鼻发育不良，位于眼上方）（图 21-3-3），以及中央型唇腭裂等（图 20-1-3）。

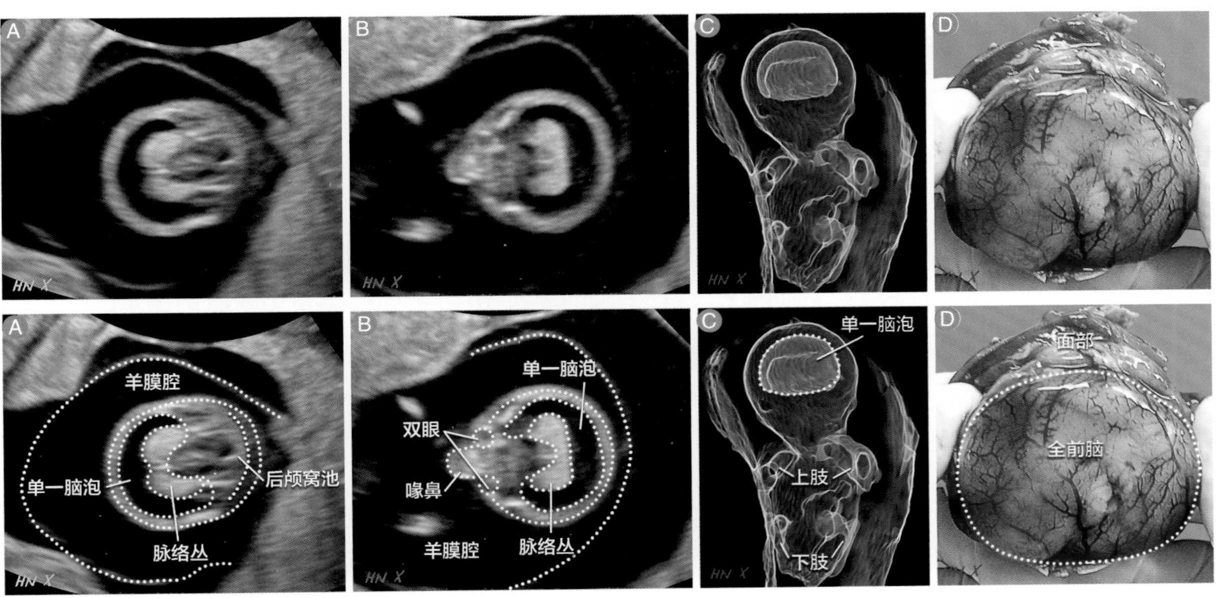

图 21-3-2 ■ 无叶型前脑无裂畸形（13 周）

A. 头颅横切面；B. 头颅冠状切面；C. 三维超声轮廓剪影成像；D. 16 周引产解剖标本。

（3）孕中期胎儿头颅横切面显示单个扩张的脑室，脑室周围可见变薄的大脑皮质组织；大脑镰、大脑纵裂、透明隔腔、胼胝体、第三脑室等中线结构缺失（图 21-3-4A、B）；丘脑融合；正中矢状切面有时可见单一脑室在大脑凸面与颅骨间形成背侧囊肿。

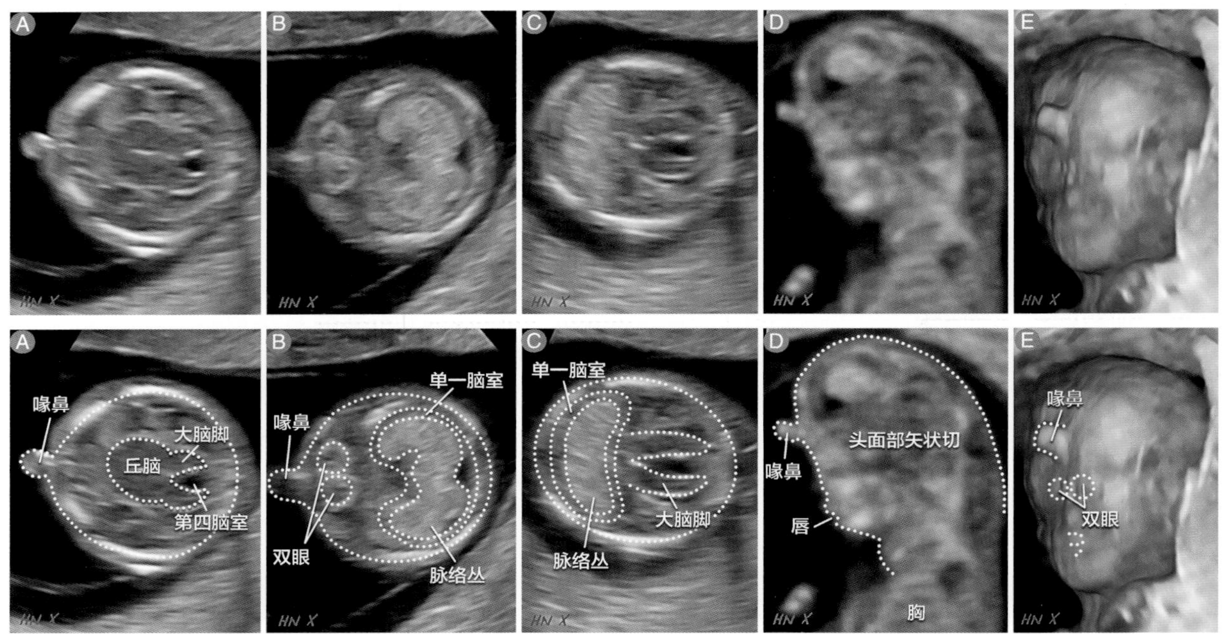

图 21-3-3 ■ 无叶型前脑无裂畸形合并眼、鼻发育异常（14 周）
A. 经额部横切面；B. 经眼部横切面；C. 经小脑横切面；D. 头面部矢状切面；E. 面部三维成像。

2. 半叶型 HPE

（1）头颅横切面显示大脑前部大脑镰和大脑纵裂缺失，后部分可显示，前部脑组织融合；侧脑室前角相通、后角分开，脑室周围大脑组织较无叶型多；无透明隔和透明隔腔；胼胝体缺如或发育不良；双侧丘脑可部分融合；小脑结构正常（图 21-3-4）。

（2）颜面部的异常较轻微或正常。

3. 叶状型 HPE　病变形态学改变不明显，产前超声诊断较困难。

（1）头颅横切面显示透明隔缺如，双侧侧脑室前角相通，此切面与透明隔发育不良相似。

（2）头颅冠状切面连续扫查大脑镰不完整，大脑前部纵裂较浅，双侧脑组织在胼胝体上方可见程度不一的融合（图 21-3-5A）。

（3）头颅矢状切面可显示胼胝体，部分可有胼胝体发育不良；CDFI 可显示大脑前动脉被异常融合的额叶脑组织推至前方，胼周动脉走行异常（图 21-3-5）。正常胼周动脉走行见图 21-1-4。

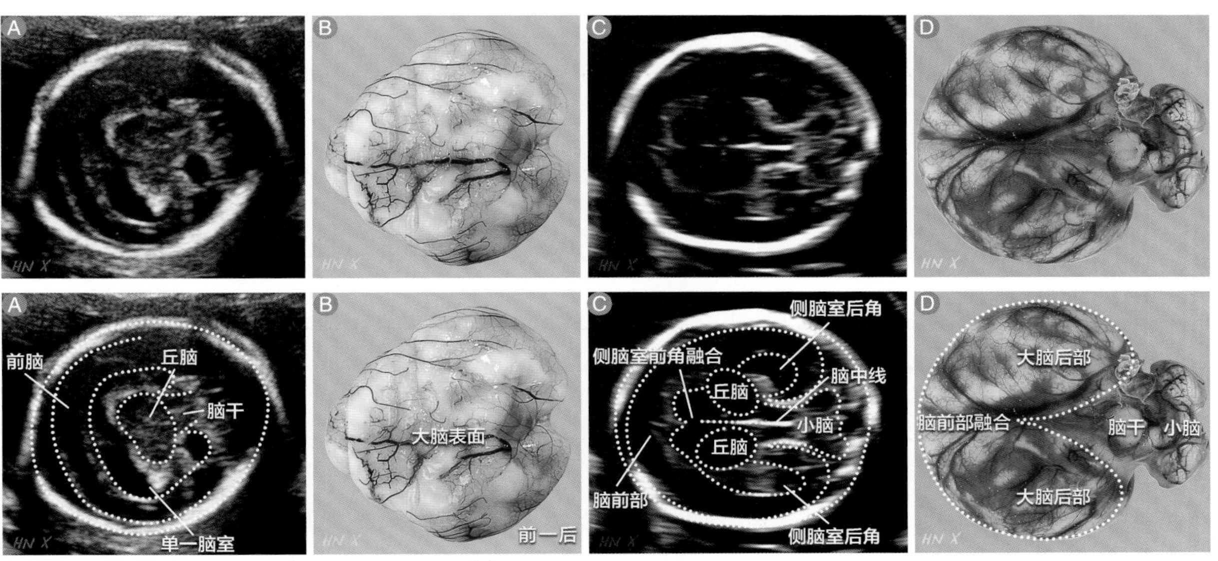

图 21-3-4 ■ 无叶型与半叶型前脑无裂畸形

A. 无叶型前脑无裂畸形头颅横切面；B. A 图病例解剖标本；C. 半叶型前脑无裂畸形头颅横切面；D. C 图病例解剖标本。

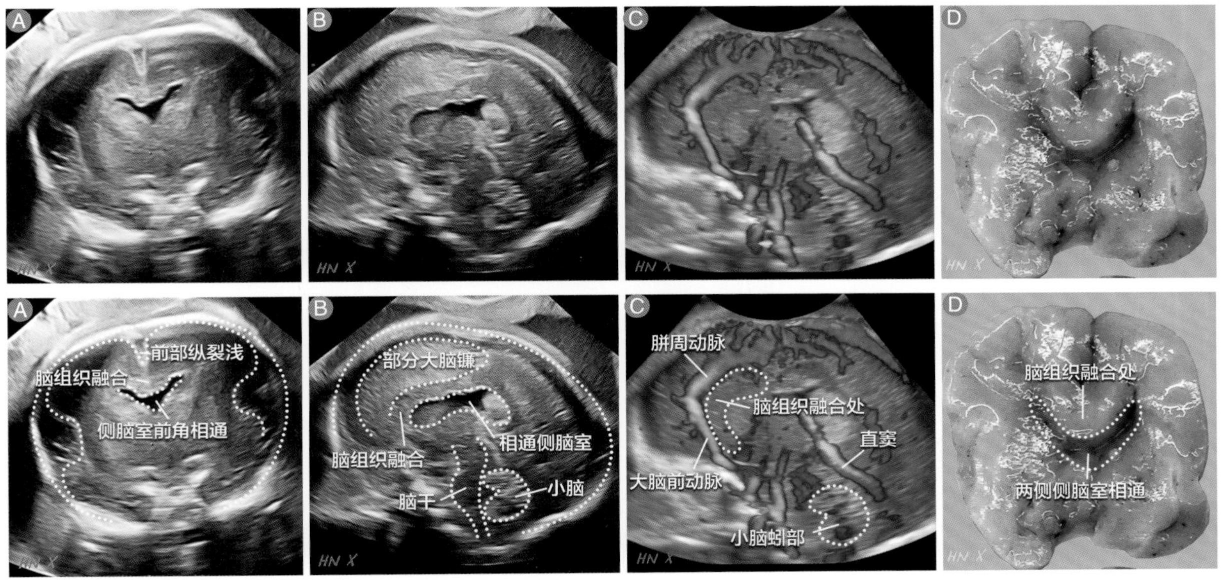

图 21-3-5 ■ 叶状型前脑无裂畸形

A. 经侧脑室前角头颅冠状切面；B. 头颅正中矢状切面；C. 正中矢状切面彩色多普勒血流图；D. 冠状面断层解剖标本。

【鉴别诊断】无叶型和半叶型 HPE 因有较大的脑室，需与严重脑积水、脑穿通畸形等鉴别。严重脑积水的脑室明显扩张，大脑实质薄，但大脑镰和透明隔存在，丘脑不融合，多无面部异常；脑穿通的脑室为不对称增宽。叶状型 HPE 与透明隔发育不良鉴别较困难，这两种畸形均有透明隔缺失和两侧侧脑室前角相通，但叶状型 HPE 有异常融合的额叶脑组织，将大脑前动脉推至前上方使之走行异常，详见本节四、透明隔腔异常超声鉴别诊断。

【预后与咨询】无叶型和半叶型 HPE 预后较差，新生儿期即可出现肌张力普遍减退、癫痫、喂养障碍、精神发育迟滞等神经症状，约 50% 出生后 5 个月内死亡。叶状型 HPE 预后不明确，但多数存在神经发育迟缓、癫痫、脑瘫、吞咽困难、嗅觉、视觉异常、下丘脑功能障碍和内分泌问题等。HPE 应进行染色体及基因检测，评估复发风险。

二、胼胝体发育异常

胼胝体（corpus callosum）由连接两侧大脑半球的轴突束纤维构成，在大脑半球之间传递运动、感觉和认知信息，是两侧大脑半球间最大的连接部分。胼胝体在胚胎第 10 周末开始从胼胝体膝部由前向后发育，依次形成体部、压部，胼胝体前部近额叶处的嘴部最后形成，至 20 周左右胼胝体各部全部形成，以后继续发育直到出生后。各种环境、遗传、感染、损伤等因素均可引起胼胝体发育异常，包括发育不全、增生、发育不良等。胼胝体发育异常可为完全性胼胝体发育不全（complete agenesis of corpus callosum，cACC）和部分性胼胝体发育不全（partial agenesis of corpus callosum，pACC）。cACC 的估计发病率为 0.3%~0.7%，在神经系统发育障碍人群中占 2%~3%。

由于胼胝体特殊的解剖形态，仅在正中矢状切面才可显示其完整的各部分，因此产前超声应尽可能从胎头前囟扫查获取正中矢状切面，观察和判断胼胝体结构有无异常（图 21-3-6）。因胎位的影响，大多数情况下二维扫查较难获得正中矢状切面，而借助三维超声第三平面成像则较容易获取（详见本章第一节胎儿神经超声学检查），但在三维扫查过程中应避免颅骨衰减的影响。

胎儿期胼胝体随孕周逐渐变长、增厚。笔者团队对 306 例孕中、晚期胎儿胼胝体的长度和厚度进行测量，得出各测量值与孕周（GA）的关系：①胼胝体长径（cm）$=-5.963+0.539\times GA-0.007\times GA^2$（$R^2=0.876$，$P<0.001$）；②胼胝体体部厚度（mm）$=1.579-0.0209\times GA+0.001\times GA^2$（$R^2=0.147$，$P<0.001$）；③胼胝体面积（$cm^2$）$=1.942-31.499/GA$（$R^2=0.734$，$P<0.001$）。24 周前胼胝体长径与枕额径比值快速增长，24 周后胼胝体长径与枕额径比值趋于恒定，约等于 0.427，此数值将为判断胼胝体发育异常及其与脑皮质发育异常的相关性研究提供参考。

【超声表现】

1. 完全性胼胝体发育不全 在胎儿头颅三个切面有较特征性改变。①头颅横切面：两侧大脑半球间距较宽，在脑中线前 1/3 处未显示透明隔及透明隔腔；双侧侧脑室呈泪滴状，前角变尖、后角扩张，双侧侧脑室前角距离增大；侧脑室切面可显示第三脑室。部分病例在脑中线处可见无回声的囊肿或高回声的脂肪瘤（图 21-3-7）。②正中矢状切面：未见胼胝体及透明隔腔，探头扫查时轻微偏向两侧未能显示扣带回，但可见脑沟脑回呈放射状排列，CDFI 未能显示胼周动脉。③冠状切面：从前向后连续扫查头颅冠状切面均未显示胼胝体及透明隔腔，双侧侧脑室额角距离增大，内侧壁凹陷，呈“牛角”状（图 21-3-8、视频 21-3-1）。

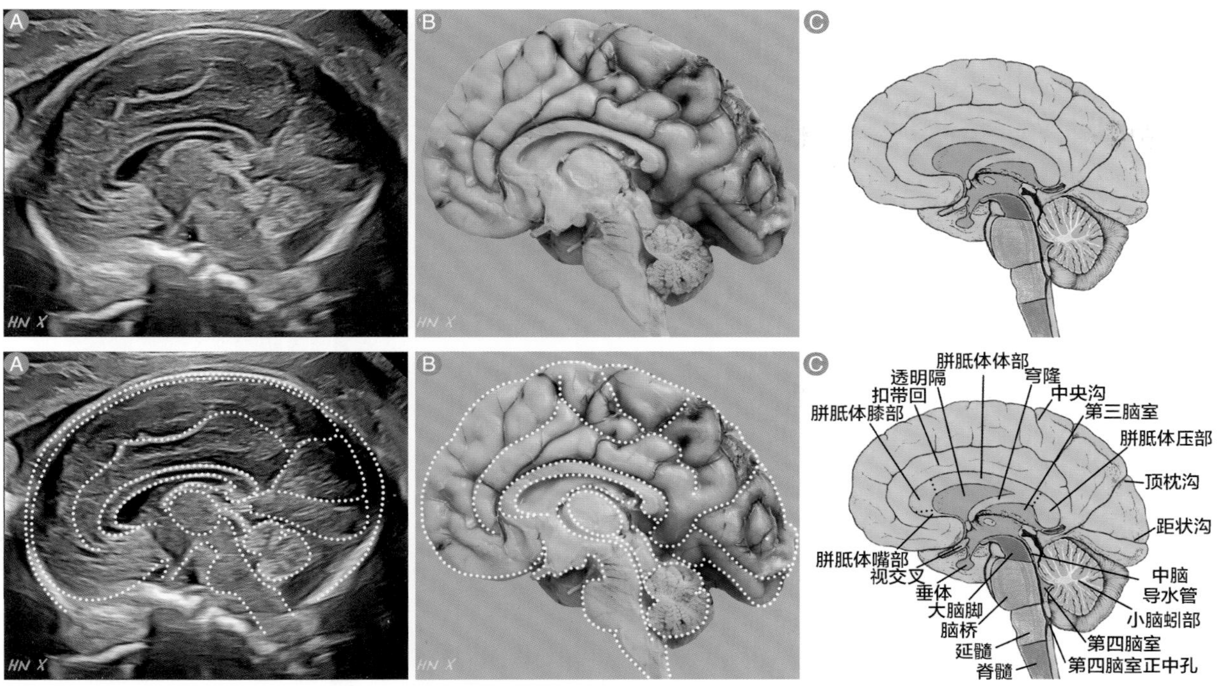

图 21-3-6 ■ 24 周胎儿头颅正中矢状切面超声、标本和示意图
A. 灰阶超声图；B. 标本图；C. 示意图。

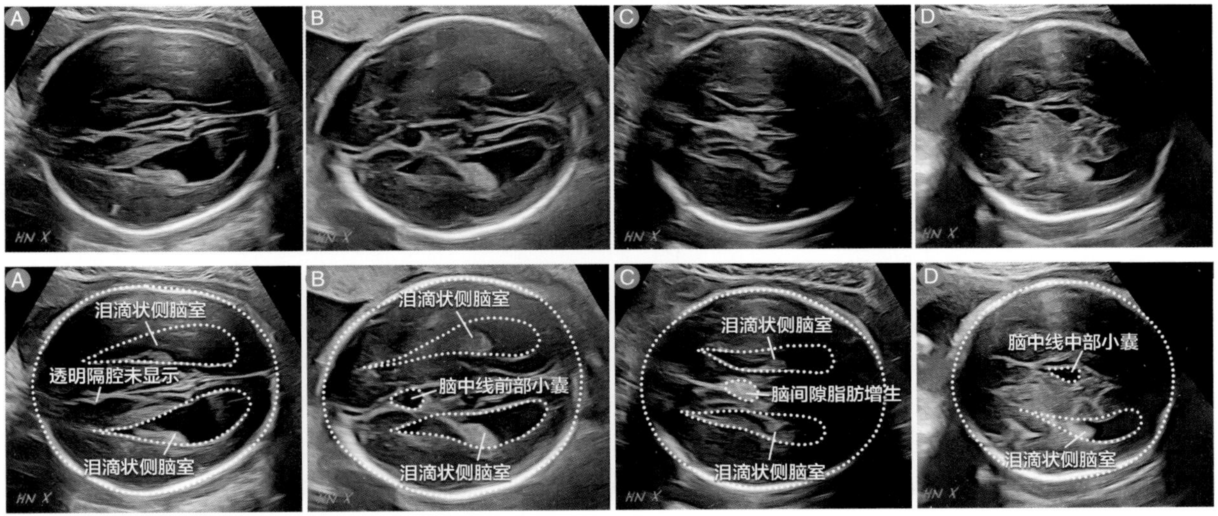

图 21-3-7 ■ 完全性胼胝体发育不全侧脑室切面不同表现
A. 透明隔腔不显示；B. 脑中线前部小囊；C. 脑间隙脂肪增生；D. 脑中线中部小囊。

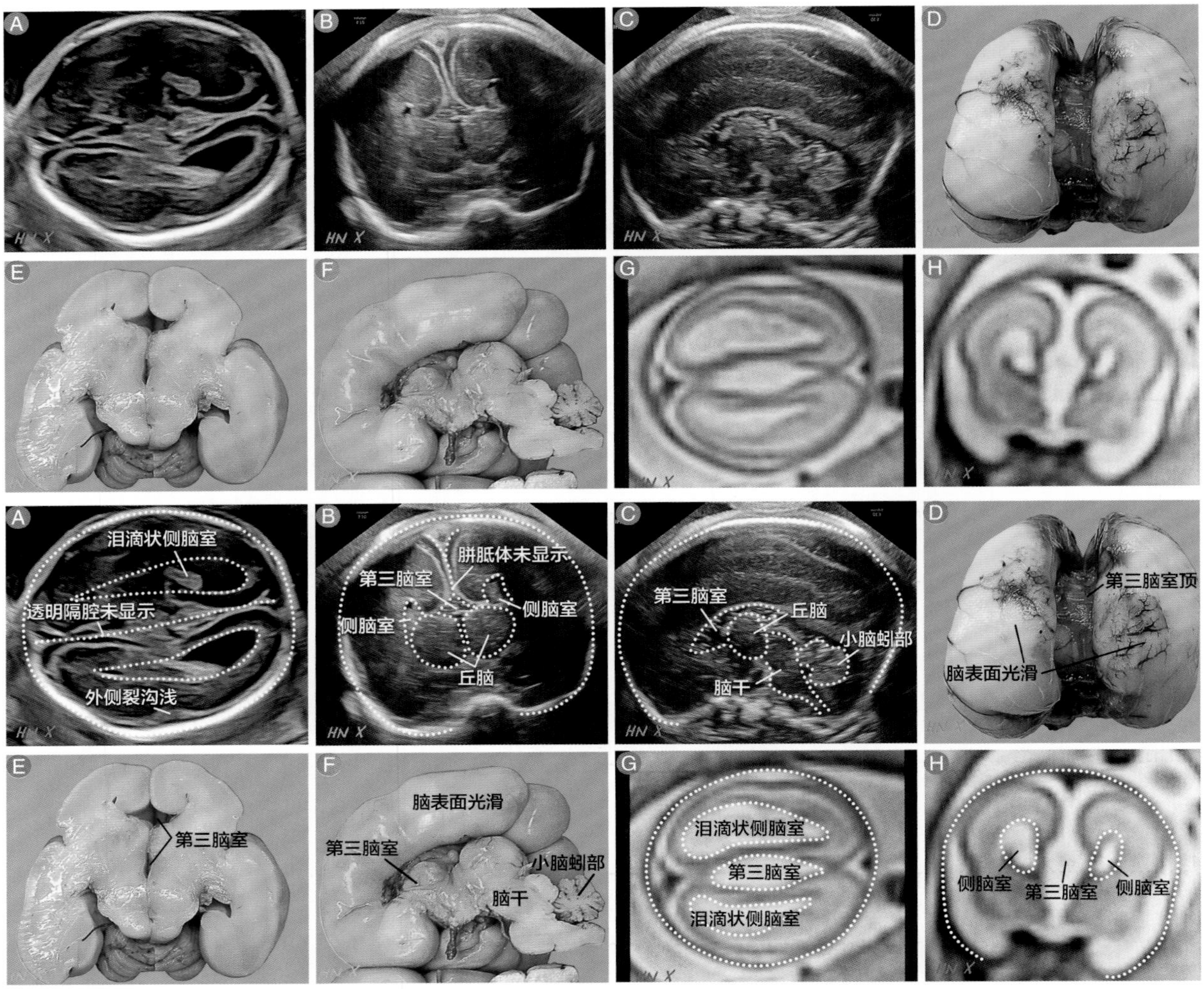

图 21-3-8 ■ 完全性胼胝体发育不全(25 周，合并巨脑回)

A. 侧脑室切面；B. 冠状切面；C. 正中矢状切面；D. 解剖标本(第三脑室顶)；E. 解剖标本(经尾状核冠状面)；F. 解剖标本(正中矢状切面)；G. 头颅 MRI(横断面)；H. 头颅 MRI(冠状面)。

 视频 21-3-1 完全性胼胝体发育不全(25 周)

2. 部分性胼胝体发育不全 产前超声声像图改变轻微，容易漏诊。①头颅横切面：透明隔腔存在，但形态改变，或变窄、或变短(长宽比<1.5)，或呈三角形，侧脑室后角可轻度增宽；②头颅冠状切面：从前向后行冠状面扫查，仅在经尾状核头部冠状切面显示胼胝体，向后扫查未能显示胼胝体后部；③正中矢状切面：仅显示胼胝体的前部分，CDFI 可显示胼周动脉前半部分(图 21-3-9、图 21-3-10、视频 21-3-2)。

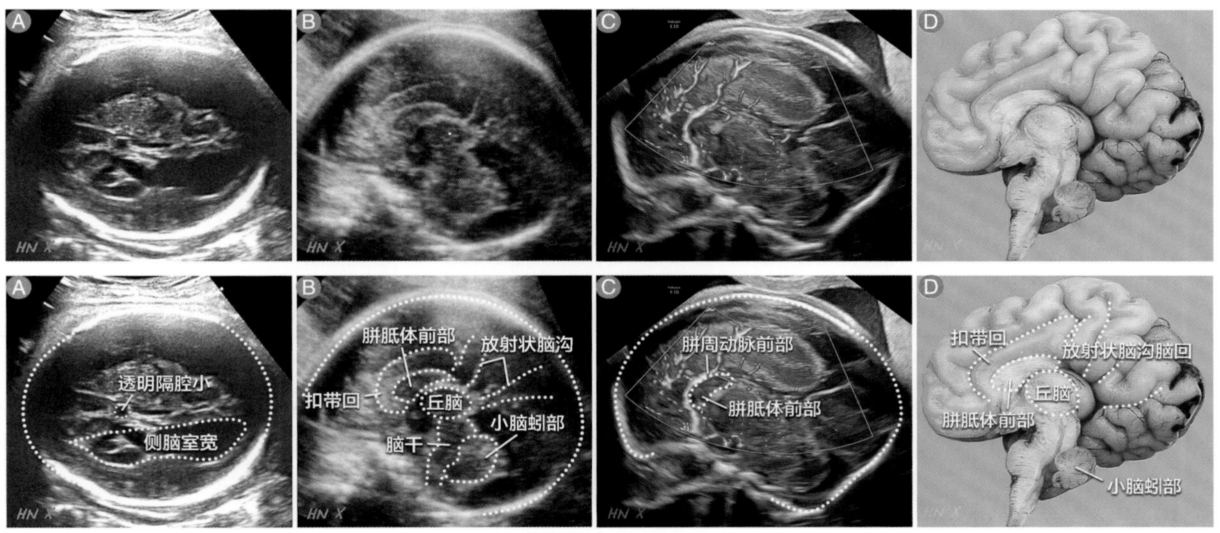

图 21-3-9 ■ 部分性胼胝体发育不全（32 周）

A. 头颅横切面；B. 正中矢状切面；C. 正中矢状切面彩色多普勒血流图；D. 解剖标本。

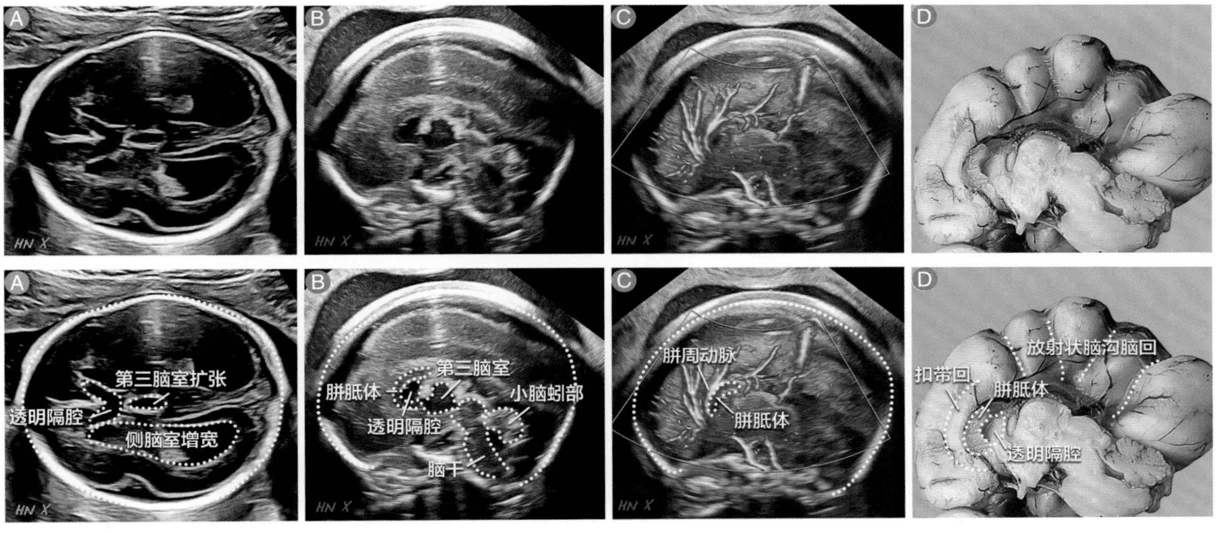

图 21-3-10 ■ 部分性胼胝体发育不全（26 周）

A. 头颅横切面；B. 正中矢状切面；C. 正中矢状切面彩色多普勒血流图；D. 解剖标本。

视频 21-3-2 部分性胼胝体发育不全（26 周）

3. 胼胝体发育不良 胼胝体各部分存在，但是短小或菲薄。产前超声表现与部分性胼胝体发育不全相似，头颅横切面显示透明隔腔形态短小，正中矢状切面显示胼胝体异常菲薄，若超声分辨力有限，菲薄的胼胝体难以显示完整，则较难与部分性胼胝体发育不全鉴别（图 21-3-11）。

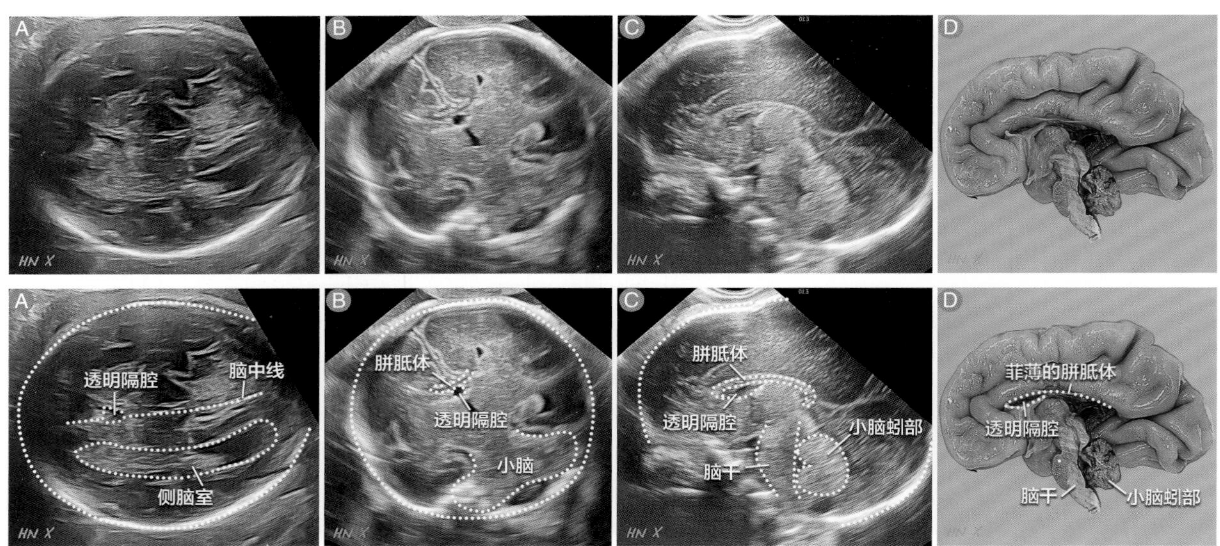

图 21-3-11 ■ 胼胝体发育不良

A. 头颅横切面；B. 头颅冠状切面；C. 正中矢状切面；D. 解剖标本。

> **注意：透明隔腔的发育与胼胝体密切相关，正常胼胝体发育过程中，其与大脑穹窿连合间的局部区域被拉薄形成透明隔，分离为两个小叶，其间空腔为透明隔腔。正常透明隔腔 16 周开始出现，约 37 周液体吸收，腔隙变窄或消失。若在孕中期超声检查发现透明隔腔缺如，则强烈提示胼胝体缺如，若透明隔腔形态变形或狭小，则有可能存在胼胝体发育不良。在 18 周之前判断胼胝体发育异常应慎重。**

【鉴别诊断】应与其他导致侧脑室增宽的颅内异常相鉴别。完全性胼胝体发育不全因有较特征性表现，易与其他侧脑室增宽疾病鉴别，但若合并中线囊肿，易被误诊为透明隔腔而漏诊胼胝体发育不全。部分性胼胝体发育不全容易漏诊，需要专门显示正中矢状切面与其他脑中线结构异常鉴别。

【预后与咨询】文献报道，胼胝体发育不全中合并其他系统异常的比例可高达 80%，约 46% 合并其他颅脑异常，如 Dandy-Walker 畸形、神经元移行障碍性疾病等。值得注意的是，这一数据很可能被高估了，因存在合并畸形的病例有机会被转诊从而确诊，真正的单纯性胼胝体发育不全则更容易漏诊。与胼胝体发育不全有关的遗传综合征和染色体异常多达 200 多种。产前发现胼胝体发育不全应行胎儿染色体及基因检测。有合并畸形时，胼胝体发育不全预后不良，应考虑终止妊娠。关于孤立性胼胝体发育不全的长期预后，目前尚无大样本、长期追踪的数据，产前咨询较困难，有报道 15%~30% 的孤立性胼胝体发育不全胎儿出生后出现智力发育迟缓、癫痫及语言障碍等。

三、透明隔发育不全

胚胎近 16 周时，原始透明隔内形成中缝，发展为两片平行分离的小叶，小叶间隙形成前部分的透明隔腔及后部分的韦氏腔（cavum Vergae），透明隔和穹窿下部形成侧脑室内侧壁。透明隔腔内充满脑脊液，但不参与脑脊液循环。自 20 周起，韦氏腔从后往前闭合，透明隔腔内液体吸收，至足月时仅透明隔腔存在而韦氏腔完全消失。出生后 3~6 个月时，约 85% 的透明隔腔完全闭合，少部分至成年时仍然存在。透明隔发育不全（agenesis of the septum pellucidum，ASP）为透明隔缺如或部分缺如，与一些中枢神经系统异常相关，包括前述的胼胝体发育不全、前脑无裂畸形及脑裂畸形。极少部分出生后可发展为视隔发育不良（septo-optic dysplasia，SOD），表现为透明隔缺如、视神经发育不良、垂体功能不全三联症。但有 2/3 以上的透明隔发育不全为单纯性病变。

【超声表现】双侧透明隔发育不全在头颅横切面、冠状切面可直接观察到透明隔缺失的征象。①头颅横切面：可见双侧侧脑室的前角因无透明隔相隔而相通，透明隔全部或部分未显示；②冠状切面：经前囟冠状切面无明显异常，两侧侧脑室前角分开，大脑前联合正常；向后扫查至经尾状核和丘脑冠状切面时，可见两侧侧脑室相通，中间无透明隔相间；③正中矢状切面：多无异常，可显示正常的脑中线结构，包括胼胝体及胼周动脉，胼胝体下方两侧侧脑室相通处类似正常透明隔腔（图 21-3-12、视频 21-3-3）。

临床上偶有单侧透明隔缺失的病例，表现为头颅横切面、冠状切面上透明隔腔形态异常，呈单角状，仔细扫查透明隔腔与一侧侧脑室相通，正中矢状切面多无异常（图 21-3-13）。

产前超声发现透明隔发育不全时，可进一步观察颅底大脑动脉环中部的视交叉。在颅底横切面上启动 CDFI 显示大脑动脉环，在大脑动脉环的中部、探头稍偏向前下方眼眶水平可显示视交叉。观察视交叉有助于排除视神经缺如或发育不良，但目前尚未有胎儿视神经发育异常的诊断参考值。笔者团队曾测量 310 例正常胎儿不同孕周的视交叉、视神经和视束的宽度，视神经宽度在 20 周约 1.5mm，28 周约 2.5mm，足月可达 3mm 以上，测值为产前评估视神经提供了定量依据（图 21-3-14）。但是由于此结构细微，对超声仪器和探头分辨力要求较高，目前准确评估仍有一定困难。

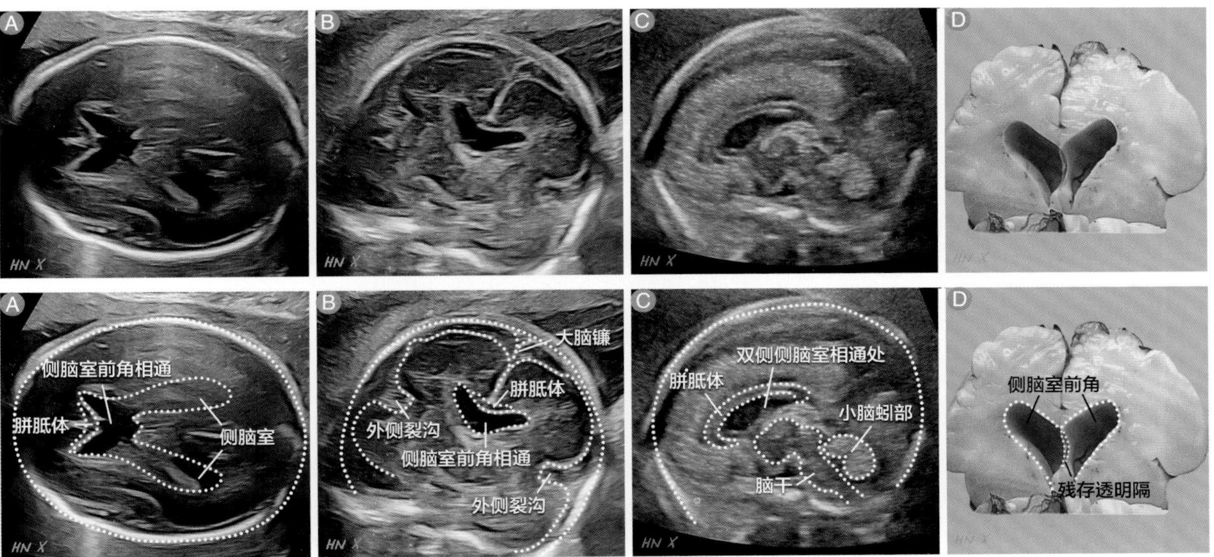

图 21-3-12 ■ 透明隔发育不全（25 周）

A. 头颅横切面；B. 经尾状核冠状切面；C. 正中矢状切面；D. 解剖标本。

视频 21-3-3 透明隔发育不全(25 周)

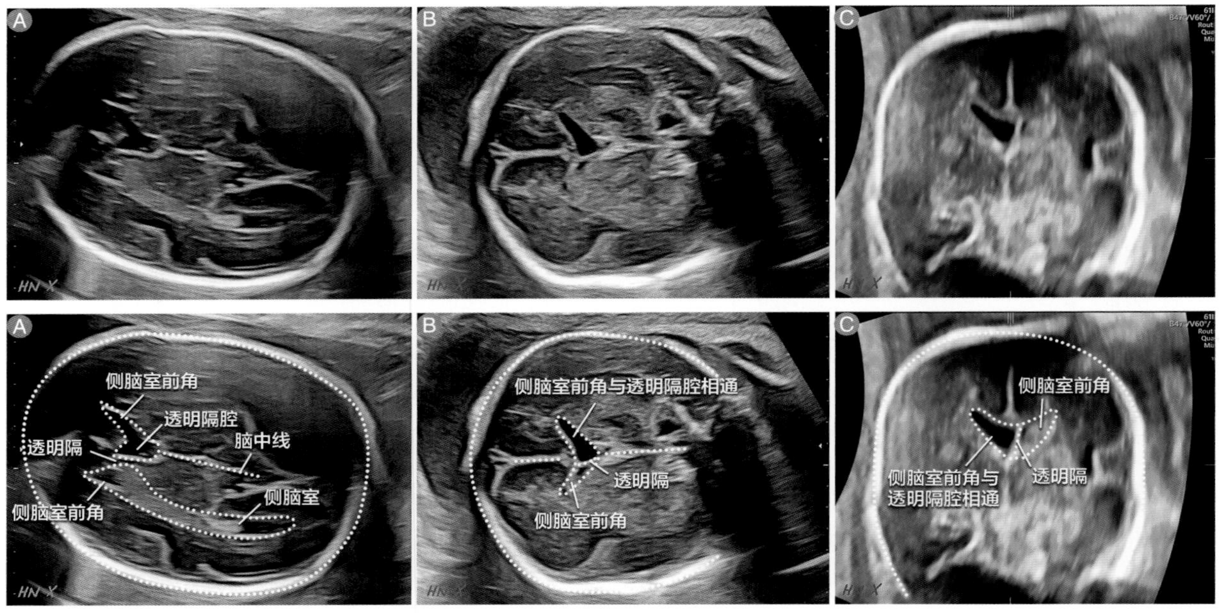

图 21-3-13 ■ 一侧透明隔发育不全(25 周)

A. 头颅横切面；B. 经尾状核冠状切面；C. 冠状切面三维成像。

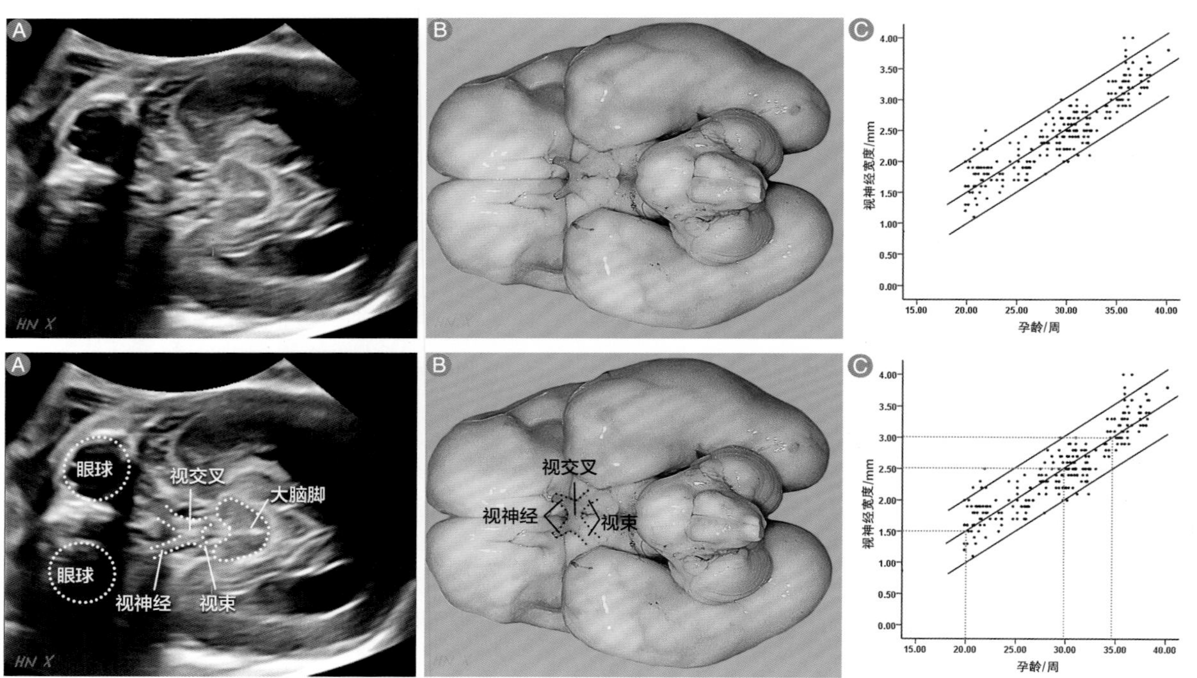

图 21-3-14 ■ 视交叉及视神经宽度(26 周)

A. 颅底经眼眶水平横切面；B. 同孕周标本；C. 视神经宽度随孕周变化图。

> **注意：**产前发现透明隔发育不全应观察视交叉结构，但若没有充分证据显示视交叉缺失，不应轻易下视隔发育不良的诊断；另外，产前视交叉完整并不能完全排除视隔发育不良的可能。

【鉴别诊断】主要与胼胝体发育不良、叶状型前脑无裂畸形等表现为透明隔腔异常的疾病鉴别。

【预后与咨询】孤立性透明隔发育不全大部分预后良好，若产前可显示正常的视交叉，新生儿正常比例可高达90%。据文献报道，产前诊断的孤立性透明隔发育不全约10%于出生后影像学可检测到其他异常；出生后视隔发育不良的风险为10%~20%，但是视交叉正常时视隔发育不良风险下降一半；神经功能障碍风险约为7%。视隔发育不良者有不同程度的智力障碍、视力丧失，以及内分泌功能障碍等。

四、透明隔腔异常超声鉴别诊断

透明隔腔（cavity of septum pellucidum，CSP）是胎儿大脑中一个小而重要的结构，为两个薄薄的透明隔之间充满脑脊液的间隙。CSP以侧脑室前角为外侧边界，上方为胼胝体，下方为穹窿。头颅横切面上显示为脑中线前1/3处的长方形的无回声区。CSP通常在妊娠17周时完全形成，妊娠37周后腔内液吸收，腔隙消失。产前超声观察CSP的位置、形态和大小对于筛查脑中线结构异常至关重要。CSP异常包括缺如、短小及增宽，其与多种神经系统异常相关，对神经发育的影响在很大程度上取决于相关异常类型。CSP缺如与前脑无裂畸形、胼胝体发育不全、严重脑积水、视隔发育不良及脑裂畸形相关；而CSP短小主要与胼胝体发育不全有关。CSP的内径>10mm时被认为是增宽，其临床意义尚不明确，有研究显示可能与染色体异常有关。笔者团队的研究数据证明，CSP宽度和小脑半球前后径比值增大与18三体综合征关系密切（详见第二十八章第二节18三体综合征）。

孕中期常规超声检查发现CSP异常时，应进行详细的神经超声学检查，采用二维、三维超声以及CDFI显示头颅冠状切面和正中矢状切面以鉴别诊断。鉴别诊断策略见图21-3-15。

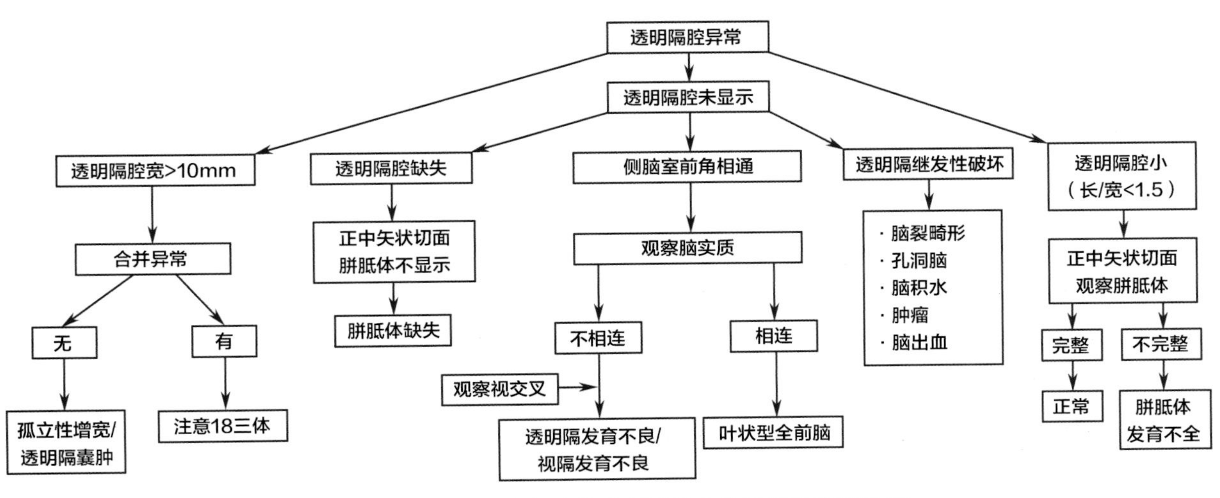

图21-3-15 ■ 孕中期胎儿透明隔腔声像异常的鉴别诊断

注意：①胎儿中线结构大多数在18周后发育完全，虽然有研究发现18周前通过扫查胼周动脉可预测胼胝体发育异常，但可疑病例均应在20周后复查判断；②接近孕晚期时部分胎儿透明隔腔液体吸收，导致透明隔腔狭小或不显示、两侧透明隔紧贴，为正常现象，可通过正中矢状切面完整显示胼胝体以证实；③部分胎儿透明隔腔内有纤细带状分割，形成CSP内局限性积液，或韦氏腔在胎儿期持续存在，若颅内结构无异常，则可视为生理性改变，不应过度诊断。

第四节 ｜ 脑皮质发育畸形

脑皮质发育畸形（malformations of cortical development，MCD）是胚胎期大脑皮质正常发育过程受到干扰，导致多种不同种类的皮质发育障碍的一组疾病，包括侧脑室生发基质的神经元和神经胶质增殖异常、细胞分裂后期神经元移行障碍和迁移后皮质发育异常。临床表现为不同程度的神经发育迟缓、智力障碍、癫痫、孤独症谱系障碍和精神行为异常。在不同发育阶段发生的异常多有重叠，因此MCD可能表现为复合畸形。

【形成机制】胚胎8周开始，位于侧脑室室管膜下基底层的神经元细胞，沿着放射状排列的胶质细胞迁移至大脑表面，到达大脑表面后，形成6层有序的大脑灰质，此神经元迁移、脑皮质形成过程于第25周完成。随着大脑皮质的形成，大脑表面皮质向内凹陷形成脑沟或裂，脑沟之间向外凸出部位为脑回。此变化贯穿于神经元迁移的整个过程，直至出生后。若在此过程中因环境因素（如缺血、感染、致畸物）或遗传因素等干扰和破坏了神经元迁移的过程，可导致大脑皮质发育异常。近年来，随着基因检测技术的提高，在异常皮质发育胚胎学和分子生物学研究方面取得了一些进展，已证明100多种基因变异与各种类型的MCD相关。

【病理分类】包括：①神经元和胶质细胞异常增殖或凋亡形成的小头畸形、大头畸形；②神经元移行障碍如无脑回、巨脑回、半侧巨脑回、室周灰质异位、多微小脑回、脑裂畸形；③迁移后皮质发育异常，如结节性硬化症。本章将介绍形态学改变明显、可能出现产前超声声像图异常的种类。

【影像学方法】产前超声可通过胎儿头颅生长径线测量和脑神经超声学检查，筛查形态学改变明显的脑皮质发育异常，有经验的检查者还可根据脑沟回发育特征进行相应诊断。但胎儿近场颅骨衰减使得颅脑结构始终无法全面显示，且超声图像无法分辨脑皮质的分层结构。高分辨力的阴道超声探头可以获得头位胎儿颅脑结构非常清晰的图像，对于脑皮质发育异常的诊断具有重要意义。臀位的胎儿可采用经腹高分辨力的线阵探头，也可能获得较好的效果。对于脑实质的评估，磁共振成像技术较有优势，可以清楚区分白质和灰质，并且可不受颅骨衰减影响而获得清晰的双侧脑实质图像，是对产前超声发现可疑病例的重要辅助诊断方法。

一、小头畸形

小头畸形(microcephaly)是指由于神经元和神经胶质细胞的细胞增殖减少 / 凋亡增加导致的胎儿头围小于同孕周头围平均值 –3*SD* 以上,也有采用头围小于同孕周第 3 百分位数。基于不同生长曲线和不同标准所得的小头畸形的诊断率差异较大。活产儿中发病率约为 1/(6 250~8 500)。大部分小头畸形是异常综合征或染色体病的表型之一,部分为原发性脑皮质异常和继发缺氧、感染或代谢性疾病等引起的脑组织破坏。目前已知 100 多种的遗传综合征与小头畸形相关。

【超声表现】超声诊断主要基于生物特征参数,最重要的诊断标准是头围在相应孕周胎儿平均值 –3*SD* 以下,但其他生物测量径线如腹围、股骨长在正常范围。严重小头畸形时还可由于额叶严重发育不良而导致前额短小、倾斜、脑实质萎缩、蛛网膜下腔增宽、脑室扩大、大脑前动脉血流缺失或减少等,合并无脑回 / 巨脑回畸形时可显示脑沟明显变浅、脑回减少(图 21-4-1)。

> **注意:越早期出现胎儿头围减小,小头畸形的可能性越大。在孕中期筛查时,胎儿头围小于平均值 –2*SD*,而全身其他测量指标在正常范围,就应注意扫查颅内结构,并在 2~3 周复查以明确诊断。**

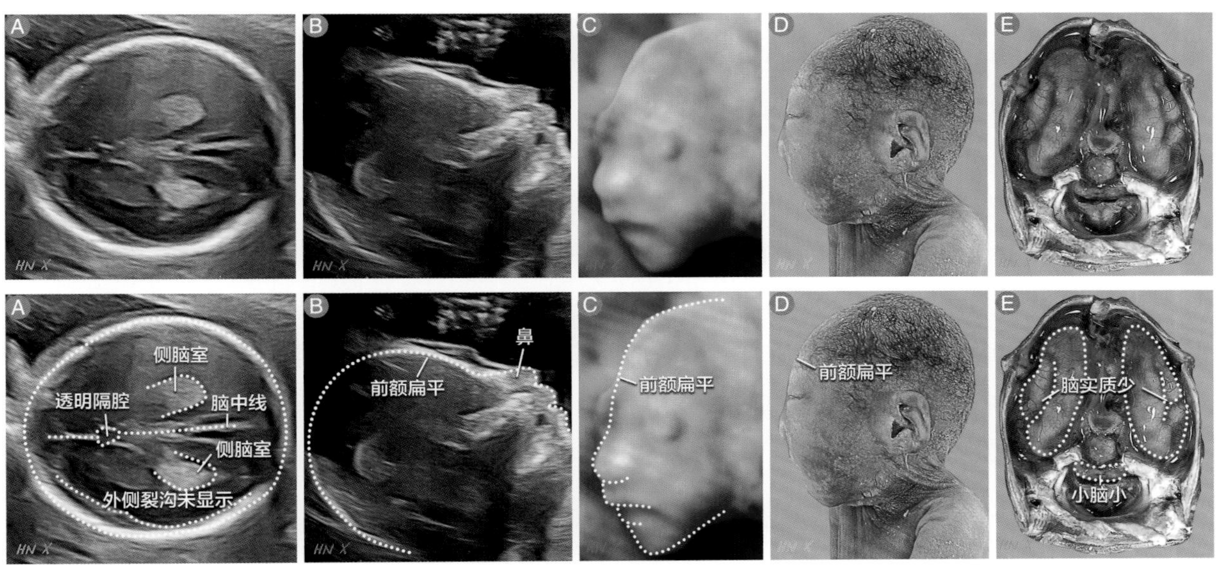

图 21-4-1 ■ 小头畸形(22 周)

A. 胎儿头颅横切面;B. 头面部正中矢状切面;C. 侧面三维超声成像;D. 引产后标本;E. 解剖标本。

【鉴别诊断】①颅缝早闭,可见多条颅缝提前闭合所导致的头形异常,颅骨呈“叠瓦”状重叠。但有时早发的颅缝早闭也可合并脑皮质发育不良,形成颅缝早闭性小头畸形;②严重胎儿生长受限,可通过评估头围 / 腹围比值、头围 / 股骨长比值,以及胎儿脐动脉血流阻力指标等鉴别。

【预后与咨询】预后取决于病因、合并异常、头围大小。小头畸形多有神经发育延迟、智力发育落后、语言及行为发育障碍等,但并非所有的头小都有神经发育异常。单纯性小头畸形发现的孕周越早、头围越小，神经发育迟缓程度越严重。产前发现小头畸形应进行胎儿染色体核型检查和基因检测，但大多数难以找到病因。小头畸形复发风险是10%。需注意，大多数小头畸形的影像学征象出现较晚，在妊娠晚期甚至出生后才明显；另外，因生理性头小与之有一定程度重叠，故产前超声无法准确筛查出所有小头畸形。

二、神经元移行障碍

神经元移行障碍性疾病（neuronal migration disorder，NMD）在脑部先天性疾病中约占1/10万，因神经元移行障碍，产生各种类型、不同程度的脑皮质发育异常。畸形发生越早越严重，如脑裂畸形、无脑回、巨脑回；发生越晚畸形程度越轻，如灰质异位和多微小脑回。根据病变范围分为两大类：①弥漫性病变，包括典型无脑回畸形、皮质下带状灰质异位、鹅卵石样发育不良、其他型无脑回畸形以及灰质异位；②局灶性或多灶性病变，包括局灶或多灶灰质异位、局灶或多灶灰质异位并皮质组织异常等。本节主要介绍有一定超声特征的NMD，包括无脑回 / 巨脑回畸形、室管膜下灰质异位和脑裂畸形。

【病理特征】

1. 无脑回畸形（lissencephaly）/ 巨脑回畸形（pachygyria） 是严重的大脑皮质畸形，脑回完全缺失或脑回减少、增宽和脑沟变浅，是妊娠12~16周原始神经元迁移障碍所致。大脑皮质脑回宽大扁平，脑沟浅小，皮质厚，脑白质变薄，灰 - 白质界面不清。由于白质发育不良常导致脑室扩张，且因胼胝体发育期与神经元的移行时间重合，故常伴有胼胝体发育不良。病变可以在两侧大脑对称性出现，也可局限于一侧单独发生，形成半侧无脑回畸形 / 巨脑回畸形。程度重者脑沟脑回完全消失、脑表面光滑，又称光滑脑。

2. 室管膜下灰质异位（subependymal heterotopia） 为神经元从室管膜下向皮质迁移过程失败，在室管膜下或皮质下区域留下含正常神经元的痕迹或形成结节。

3. 脑裂畸形（schizencephaly） 是指大脑皮质内有异常裂隙，该裂隙位于蛛网膜下腔与侧脑室之间，裂隙内衬多微小脑回的灰质。脑裂畸形病灶可以为单侧或双侧、对称性或不对称性。根据是否与脑室相通，将脑裂畸形分为开放性和闭合性。闭合性脑裂畸形缝隙较窄，产前难以诊断。开放性脑裂畸形的裂隙充满脑脊液且常合并脑室扩大。裂缝常发生在额叶（占44%）或额叶顶（占30%）。

【正常胎儿脑沟、脑回超声表现】胎儿时期脑沟、脑回的发育有其特定的时间规律，可作为筛查大脑皮质是否正常发育的指标之一。产前超声可以识别大脑半球内侧面的顶枕沟、距状沟和扣带回沟，以及大脑半球外凸面的大脑外侧裂、表面的凹沟。但这些脑沟在孕期检出的顺序不同，超声检查切面及各脑沟出现的孕周见**表21-4-1**。脑沟刚形成时表现为脑表面的小凹陷，随后向内凹陷形成“V”形压痕，最后凹痕加深、形成延伸至脑实质的“Y”形回声。随孕周增加，胎儿头颅经侧脑室横切面上可显示的脑沟逐渐增多和加深，如外侧裂沟由孕中期早期17周左右的浅凹形，至24周呈“π”字形，此后逐渐变窄，至孕晚期闭合难以显示，呈高回声线状（**图21-4-2**）。熟悉正常胎儿脑沟回的超声表现及其发展规律是筛查和诊断NMD的基础。

表 21-4-1 ■ 正常胎儿主要脑沟的超声检查切面和显示孕周

脑沟	超声检查切面	最早显示孕周	通常显示孕周
顶枕沟	横切面	18.5	20.5
距状沟	冠状切面	18.5	21.9
扣带回沟	冠状切面	23.2	24.3
大脑外侧裂	横切面	17.0	17.0
表面凹沟	横切面 / 斜横切面	23.2	27.9

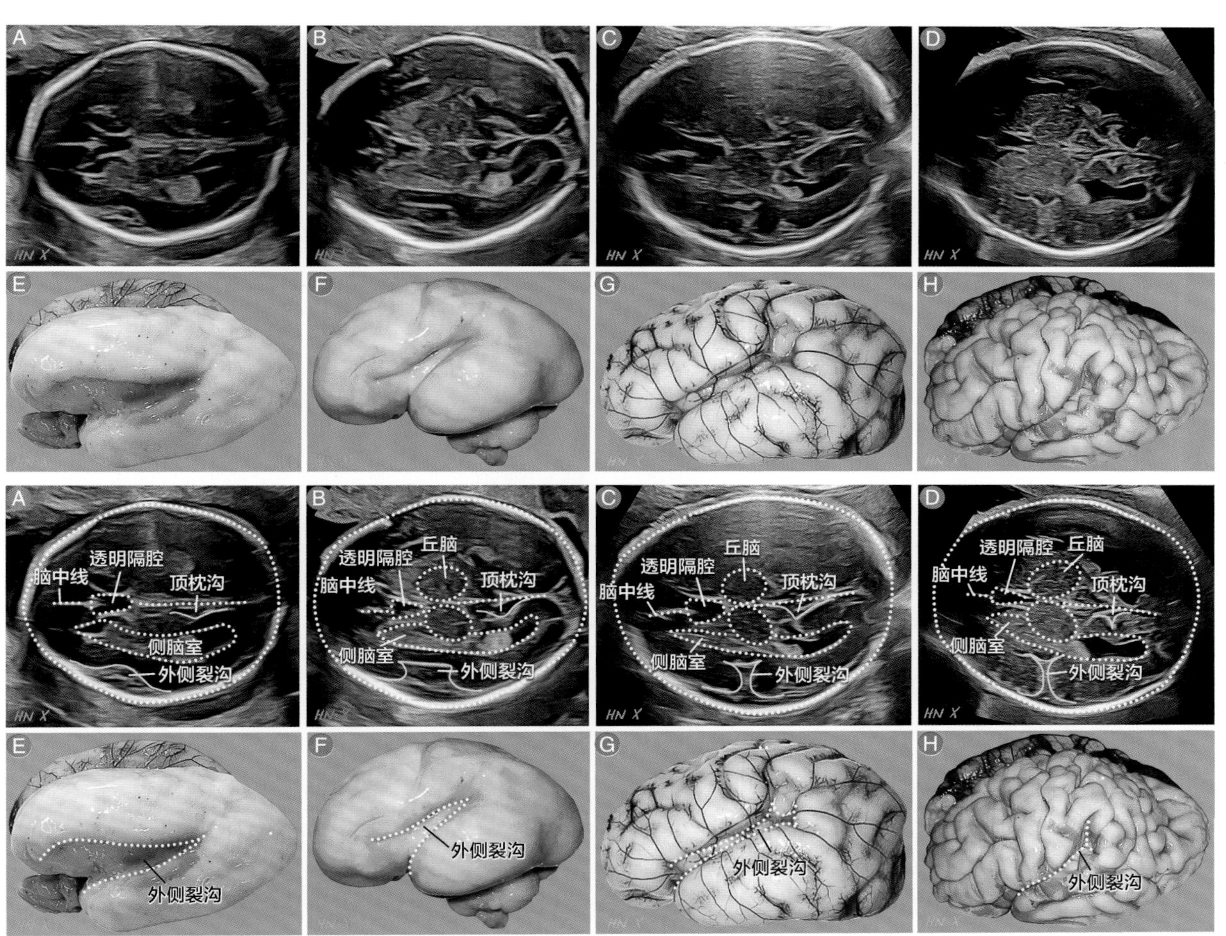

图 21-4-2 ■ 孕中、晚期正常胎儿脑沟超声表现和脑标本侧面观

A. 20 周灰阶图；B. 24 周灰阶图；C. 28 周灰阶图；D. 32 周灰阶图；E. 20 周脑标本；F. 24 周脑标本；G. 28 周脑标本；H. 32 周脑标本。

【超声表现】根据检查孕周不同、神经元移行障碍的程度不同，可有不同的超声表现。但由于颅骨衰减的影响，多数难以获得直接征象，大多数病例仅有一些相关的间接征象，需结合胎儿头颅磁共振图像进行诊断（图 21-4-3~ 图 21-4-6、▶视频 21-4-1、▶视频 21-4-2）。笔者总结产前超声诊断的 30 例 NMD 中各种超声声像特征，列出较有特异性的超声声像特征及其产前超声显示率如下。

1. 侧脑室增宽 占 53.3%，为脑皮质发育异常最易被发现的征象，但由于在其他颅脑畸形中也很常见，特异性不高，可作为 MCD 的初筛指标。

2. 头围小 占 13.3%。头围小的程度在不同病例有一定差异，多数小于同孕周正常值 $-2SD$，出现头围小的孕周越早，神经元移行障碍的风险越高。孕晚期出现的头小常与生理性头小重叠，鉴别较困难。

3. 外侧裂沟异常 占 23.3%。多出现在无脑回畸形 / 巨脑回畸形，在孕中期头颅侧脑室横切面上呈"π"字形的外侧裂沟表现为"λ"形，冠状切面上外侧裂沟浅（图 21-4-3A、B），可对照正常胎儿相应孕周表现（图 21-1-2、图 21-3-3）。此征象具有较高的特异度，但灵敏度低。

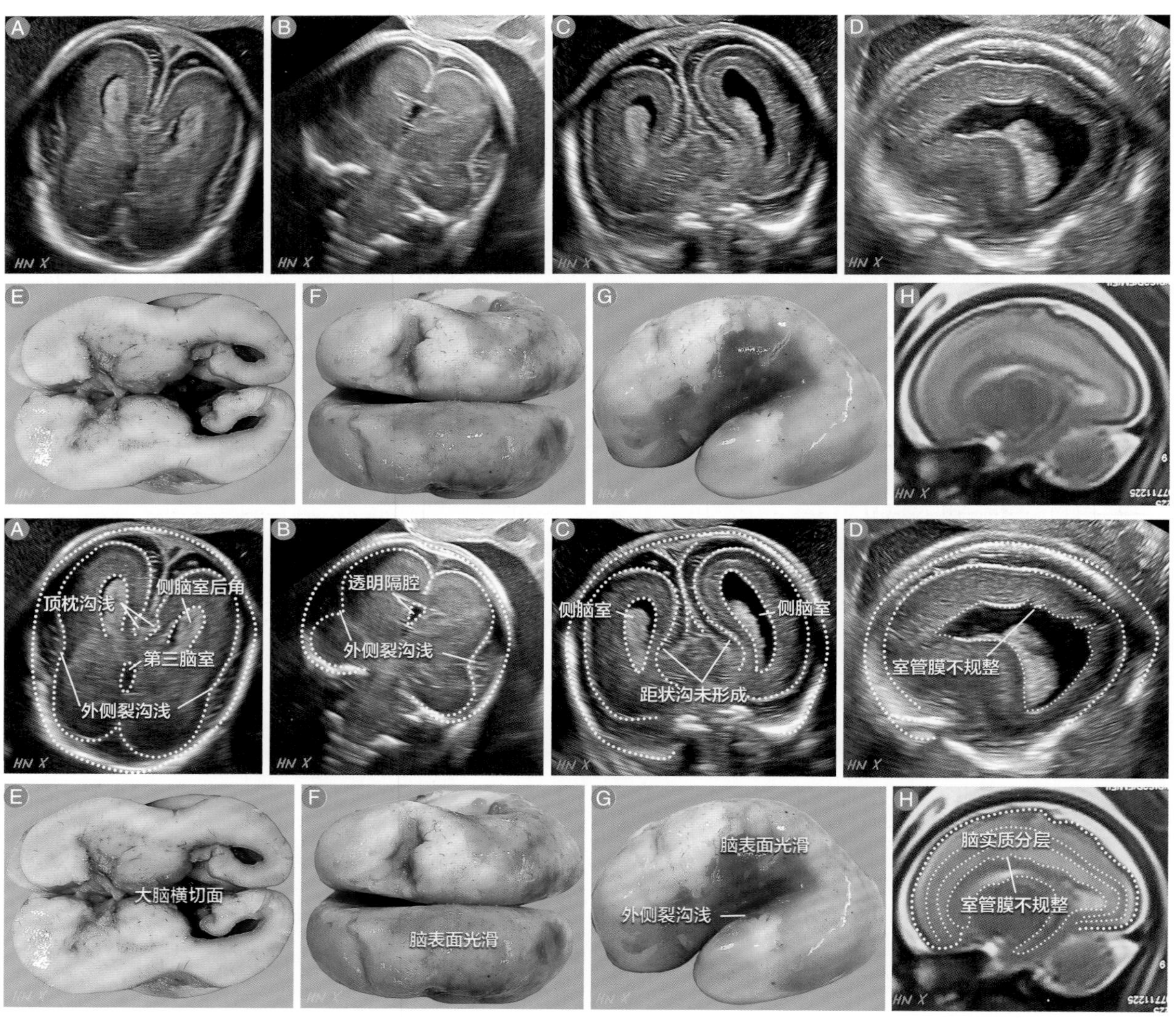

图 21-4-3 ■ 无脑回畸形（23 周）

A. 头颅横切面；B. 经尾状核冠状切面；C. 经后囟冠状切面；D. 经侧脑室枕角旁矢状切面；E、F、G. 解剖标本；H. 胎儿头颅 MRI 旁矢状切面。

4. 脑沟少而浅 占 70%。与同孕周相比，脑沟较少而浅。有研究采用经丘脑冠状切面显示外侧裂沟的凹痕角度，与正常孕周对照，提示发生神经元移行障碍时，侧裂沟向内凹陷的程度低；也有研究观察顶枕沟的深度辅助判断。图 21-4-3A、B、C 和图 21-4-4D 可分别显示较浅的外侧裂沟、顶枕沟，以及距状沟未形成。但目前缺乏各孕周脑沟数目和深度的量化指标，且正常胎儿脑沟变异度大，产前超声对此征象多数基于经验判断。

5. 胼胝体缺失或形态异常 胼胝体缺失的病例可合并巨脑回畸形或无脑回畸形(图 21-3-8)；胼胝体完整但形态异常可表现为胼胝体前后径短，或变厚、或变薄(图 21-4-4A、B)。笔者团队研究数据显示，以胼胝体前后径与枕额径比值小于 0.427 为参考截断值，脑皮质发育异常组占 90%，而正常组只有 26.3%，诊断脑皮质发育异常的灵敏度为 0.909，特异度为 0.737。

6. 神经节隆起异常 占 33.3%。侧脑室前角内侧、丘脑前方的生发基质为神经节隆起(ganglionic eminence，GE)，正常为双侧对称，呈稍低均质回声。脑皮质发育异常时可表现为双侧不对称、增厚、回声不均匀，或出现不规则小囊性占位(图 21-4-4E、F、G、H)。

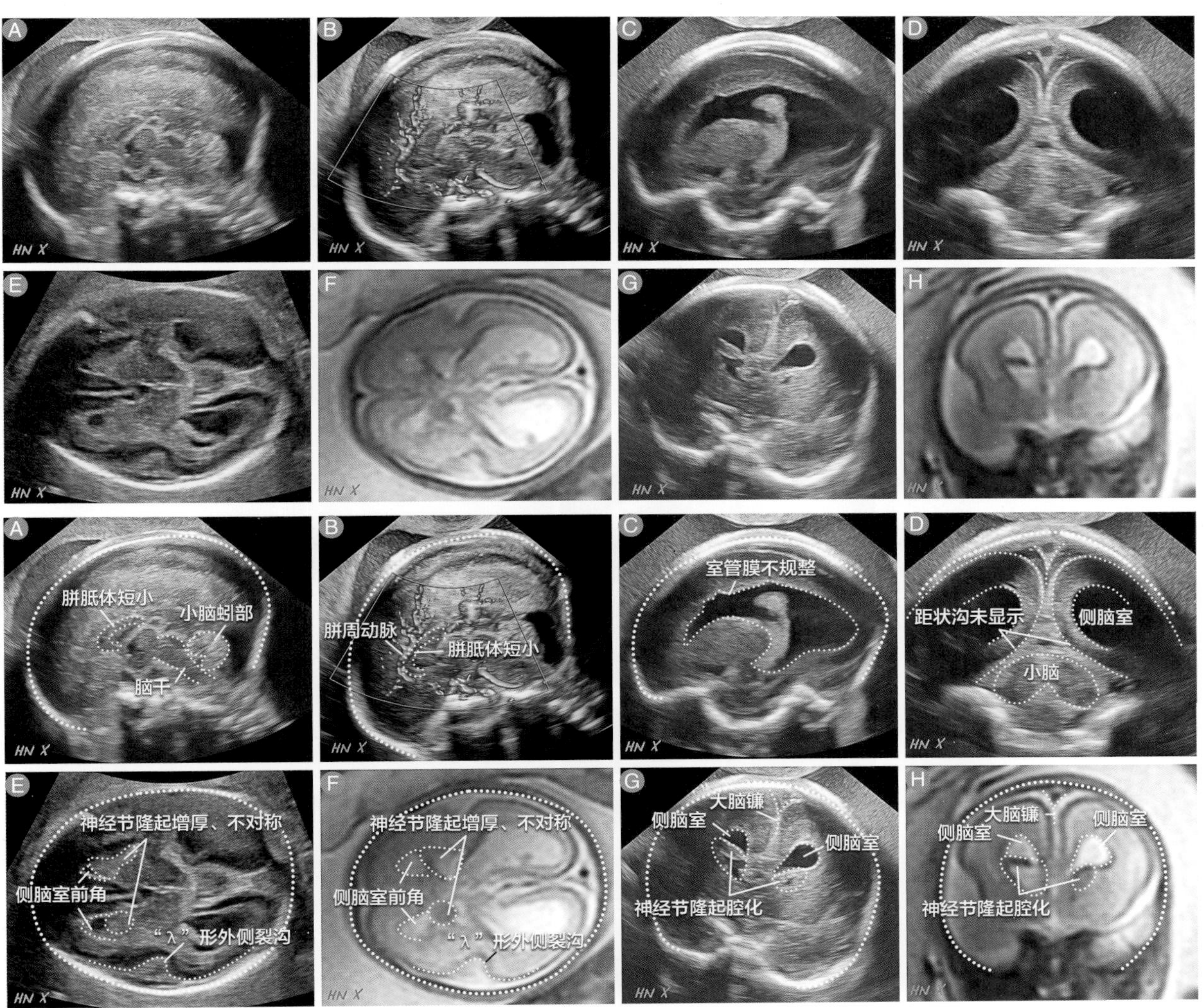

图 21-4-4 巨脑回畸形(27 周)

A. 正中矢状切面；B. 正中矢状切面彩色多普勒血流图；C. 旁矢状切面；D. 经后囟冠状切面；E. 头颅横切面；F. 头颅横切面 MRI；G. 经尾状核冠状切面；H. 经尾状核冠状切面 MRI。

7. **侧脑室室管膜凹凸不平** 占 6.7%，多数出现在室管膜下灰质异位病例。在头颅旁矢状切面显示双侧侧脑室最大切面，可见室管膜不规整，可见不规则、凹凸不平的结节状隆起（图 21-4-3D、图 21-4-4C）。

8. **双侧脑不对称** 占 20%，为不对称性皮质发育不良的表现，尤其发生在半侧巨脑回畸形，也可有一侧巨脑回、另一侧为无脑回，表现为脑中线偏移、两侧侧脑室宽度差异、脑沟回不对称及脑外间隙不对称等（图 21-4-5）。

9. **脑外间隙较宽** 占 36.7%，为外侧裂沟岛叶到颅骨内缘的垂直距离增宽。此指标多数基于经验判断，尚缺乏各孕周正常参考值范围。

10. **脑实质异常裂隙** 为脑裂畸形的特征性表现，但出现率低，占 3.3%。开放性脑裂畸形在头颅横切面或冠状切面上可见蛛网膜下腔延伸至侧脑室的楔形裂隙，裂隙表面衬有高回声的灰质。常见于大脑外侧裂处。常合并侧脑室扩张和透明隔腔缺如（图 21-4-6）。

其他合并的超声征象还包括室管膜下小囊（占 6.6%）、脑中线小囊、其他颅脑畸形如前脑无裂畸形等。

> **注意：**NMD 种类多，产前超声只能检出其中较典型、严重的种类；不同孕周脑部的声像图变化较大，必须对比同孕周正常脑沟、脑回表现以判断异常；24 周前胎儿的大脑表面脑沟较浅，超声诊断无脑回畸形 / 巨脑回畸形应谨慎，应观察上述多个征象综合判断。目前，产前超声尚难以诊断局灶性或轻度大脑皮质病变。MRI 可显示大脑皮质的分层结构，在辅助诊断皮质发育异常方面具有较大优势，但需在 24 周后进行。

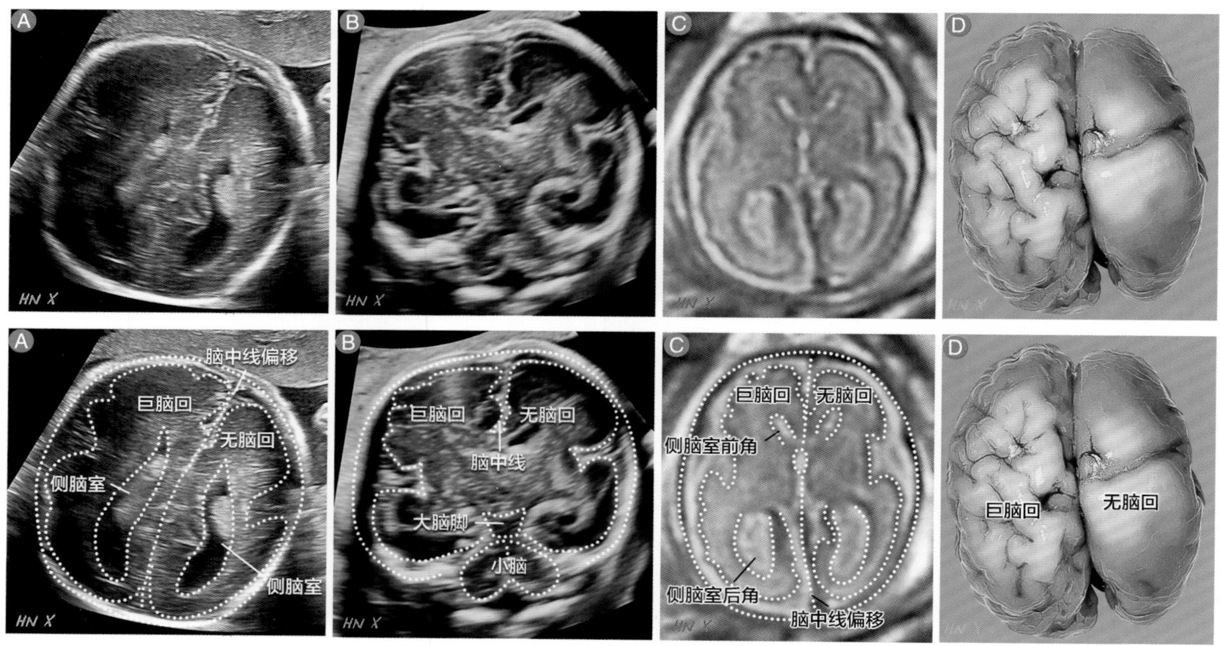

图 21-4-5 ■ 一侧无脑回畸形合并一侧巨脑回畸形（27 周）

A. 头颅横切面；B. 头颅冠状切面；C. 头颅横切面 MRI；D. 解剖标本。

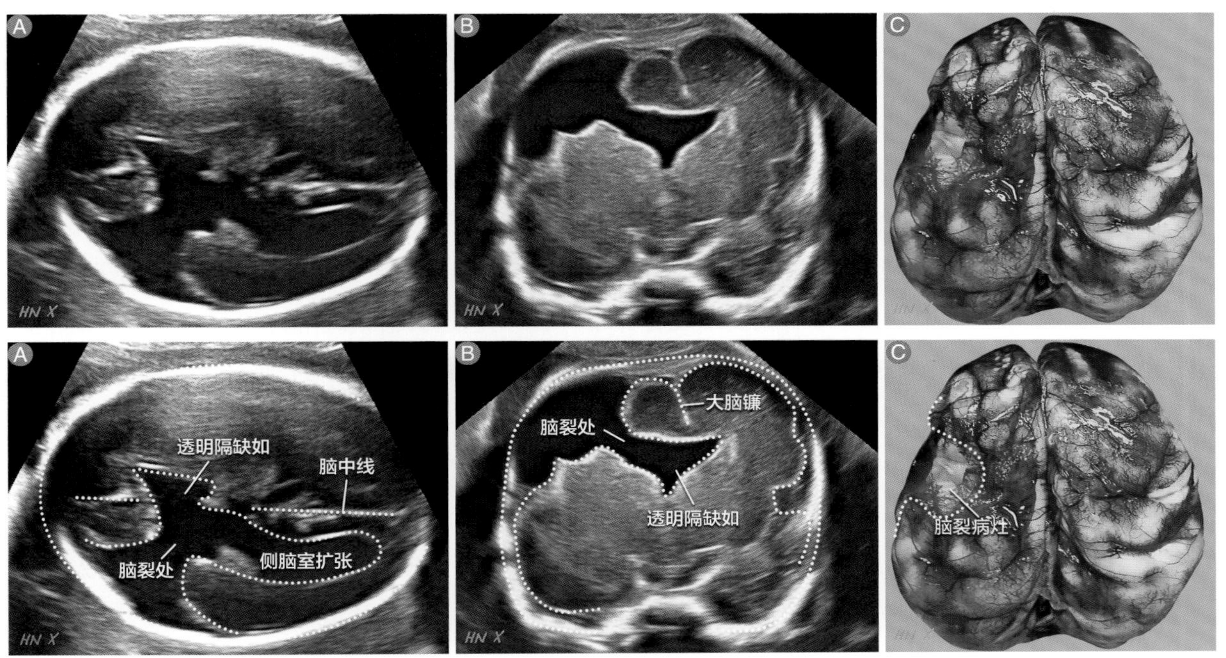

图 21-4-6 ■ 脑裂畸形（26 周）

A. 头颅横切面；B. 经前囟冠状切面；C. 解剖标本。

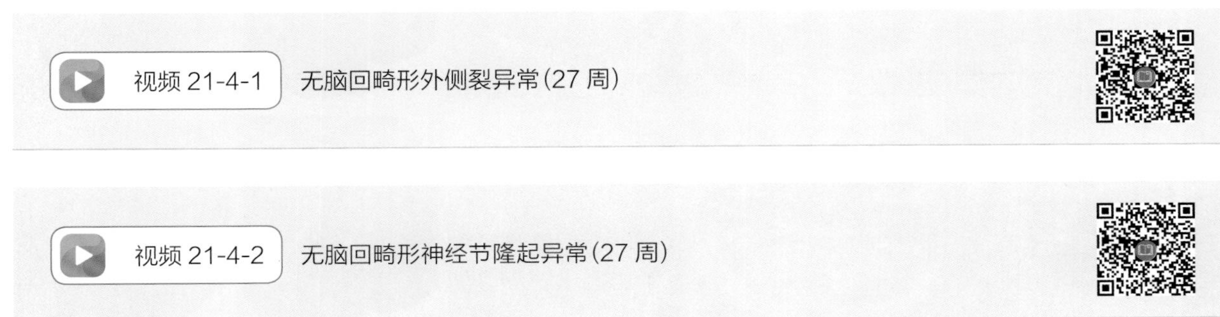

视频 21-4-1
无脑回畸形外侧裂异常（27 周）
视频 21-4-2
无脑回畸形神经节隆起异常（27 周）

【鉴别诊断】NMD 各种类型可相互重叠，产前超声无法准确分类，且也常与其他颅内病变共存。脑裂畸形需与蛛网膜囊肿鉴别，后者不与侧脑室相通。

【预后与咨询】NMD，尤其是严重类型的无脑回畸形 / 巨脑回畸形、脑裂畸形等，可导致大脑上各种功能区域的缺陷，严重者出生后不能存活，存活者常有智力低下，伴发癫痫，可出现不同程度的精神、运动及智力障碍，预后不良。NMD 可与多种脑发育异常并存，包括前脑无裂、胼胝体缺如、孔洞脑、脑膨出、脑肿瘤和颅内出血等，或合并其他系统异常或异常综合征（Miller-Dieker 综合征、Walker-Warburg 综合征、17p13.3 缺失等）。*LIS1*、*PAFAH1B1*、*DCX*、*POMT1* 等基因变异与无脑回畸形有关。如图 21-4-3 病例胎儿检测到致病性的 *PDHA1* 基因变异。因此，产前超声可疑 NMD 时，应行磁共振检查及遗传学检测，排除基因异常综合征等。

三、结节性硬化复合症

结节性硬化复合症（tuberous sclerosis complex，TSC）是一种神经皮肤综合征，可累及大脑、皮肤、肾脏、肺、心脏、血管和骨骼等多器官。TSC 是由 9 号染色体上的 *TSC1* 基因或 16 号染色体上的 *TSC2* 基因突变引起的，*TSC1* 或 *TSC2* 基因突变导致肿瘤生长抑制因子缺乏，发生细胞生长和增殖异常。家族性病例中多为 *TSC1* 基因突变。颅内病变特征为发生错构瘤或神经元和胶质细胞异常增殖，伴有神经元迁移和分化异常，属于迁移后脑皮质发育异常。临床特征为面部皮脂腺瘤、癫痫发作和智能减退。估计发病率为（7~12）/100 000 活产儿，产前仅有一半的病例可通过发现心脏横纹肌瘤，继而行神经超声学检查发现颅内病灶而提示 TSC。

【超声表现】因 TSC 的颅内病灶形态学改变较轻微，多数产前发现的 TSC 是先发现心脏多发横纹肌瘤（详见第二十二章第十二节其他心脏畸形），继而进行神经超声学检查，使用高分辨力探头有针对性地寻找病灶而得以诊断。头颅较有特异性的超声声像特征为双侧脑室室周、室管膜下多发高回声结节，也有部分病例表现为颅内肿瘤（星形胶质细胞瘤），可合并侧脑室增宽（图 21-4-7）。

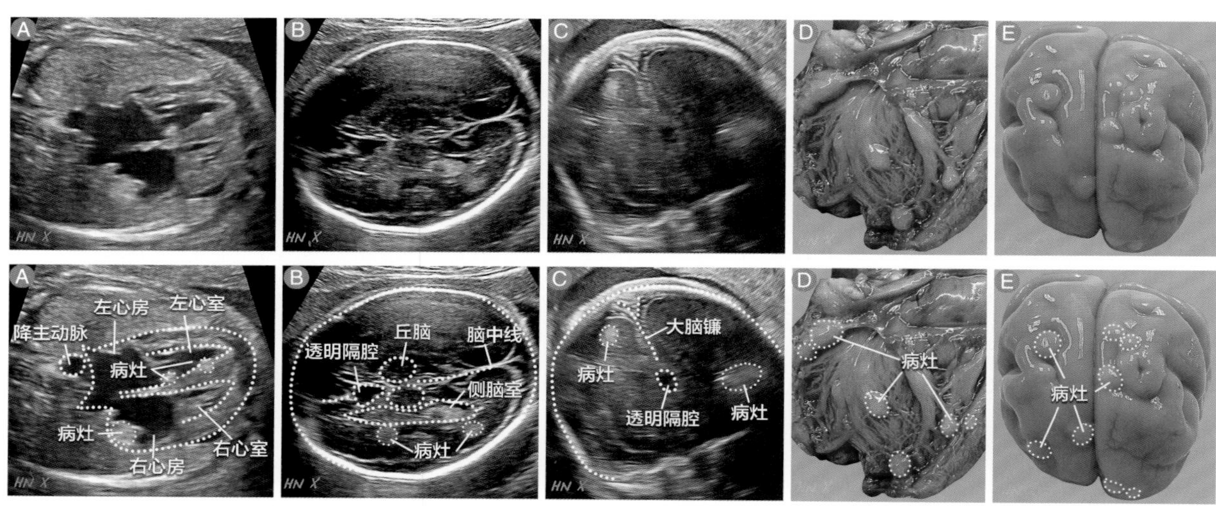

图 21-4-7 ■ 结节性硬化症（27 周）

A. 心脏四腔心切面；B. 头颅横切面；C. 经阴道超声头颅冠状切面；D. 心脏解剖标本（心脏内结节病理为横纹肌瘤）；E. 大脑解剖标本（大脑结节病理为异常神经元和增生胶质）。

【鉴别诊断】胎儿期 TSC 具有心脏多发高回声结节的横纹肌瘤特征，可以此与其他颅内病变，如神经元移行障碍性疾病和其他孤立性颅内肿瘤等鉴别。胎儿 *TSC1* 和 *TSC2* 基因检测可做出诊断。胎儿期 MRI 仅对于较大的颅内占位病灶有辅助作用，对于颅内散在的小病灶检出率不如神经超声学检查。

【预后与咨询】TSC 的预后因全身受累器官不同而变异较大。胎儿期发现的 TSC 病例出生后 85% 以上会出现神经发育迟滞和癫痫。

第五节 | 后颅窝结构异常

胚胎5~6周时，脑桥曲脉络膜皱襞将菱脑分为后脑和末脑，第四脑室顶部内陷形成前膜区和后膜区，前膜区发育成小脑蚓部，后膜区随小脑蚓部增长向后下方扩张形成Blake窝。随后Blake窝后方穿通为第四脑室正中孔（Magendie孔），最后退化消失。第四脑室侧孔（Luschka孔）在16周左右开放；第6周末小脑外侧原基发育在中线处融合形成小脑蚓部。小脑生长至20周左右完全包围第四脑室，小脑皮质发育形成脑叶，仅遗留一个小囊状的Blake窝。胎儿后颅窝结构包括小脑幕下的脑干、小脑（小脑半球和小脑蚓部）、第四脑室、小脑延髓池。胚胎发育过程中的各种致畸因素可导致从正常变异至严重畸形的一系列后颅窝结构异常。笔者团队总结74例后颅窝结构异常病例，单纯性后颅窝异常者均未见染色体核型及致病性拷贝数变异，但同时伴有其他系统异常的病例发生染色体核型或致病性拷贝数变异的占22.9%。

后颅窝结构异常的分类尚未得到统一。产前超声可大致区分几种类别，主要包括小脑蚓部发育异常、后颅窝池增宽或囊肿、小脑半球异常等。另外，还有较罕见的小脑脑桥发育不良、菱脑融合、Joubert综合征等。本节依据声像特征分别对常见后颅窝结构异常进行叙述，并总结后颅窝结构异常的超声鉴别诊断策略。

产前超声评估孕中期胎儿后颅窝结构常规取经小脑横切面，初步筛查可疑异常时，可经头颅矢状缝观察正中矢状切面，还可经双侧乳突囟避开颅骨衰减获取三维容积数据后，对头颅后部分进行三维成像，获取小脑蚓部的正中矢状切面。头颅横切面上小脑呈蝴蝶形，小脑实质可见条纹状高回声，中间有稍高回声的蚓部连接，蚓部与枕骨内缘间为小脑延髓池；84%~92%正常胎儿可见两条垂直于小脑的带状间隔，为Blake窝的残余囊壁。头颅后部正中矢状切面是后颅窝结构异常诊断和鉴别诊断的最重要切面，可观察小脑蚓部的最大切面、三角形的第四脑室、原裂、脑桥、小脑延髓池和小脑幕（图21-3-6）。

一、Dandy-Walker畸形谱系

Dandy-Walker畸形（Dandy-Walker malformation，DWM）是一种累及后颅窝和小脑的复杂畸形，包括小脑蚓部完全或部分缺失、第四脑室囊状扩张。近年来，还发现存在一组具有与DWM表现相似、程度不同的小脑蚓部发育异常，有学者将此类异常命名为Dandy-Walker畸形谱系（Dandy-Walker complex，DWC），包括了DWM、小脑蚓部发育不全（vermis agenesis，VA）和小脑蚓部发育不良（vermis hypoplasia，VH），DWC具有类似Blake窝囊肿的表现，均为第四脑室液体增多，突向后颅窝池，由于囊壁菲薄，在头颅横切面超声声像图上表现为与第四脑室与后颅窝池相通的征象。DWC的病因尚不明确，可能与遗传、染色体异常、宫内病毒感染、血管闭塞及母亲糖尿病等有关。DWM多为散发，发病率约为1/（10 000~30 000），其中60%的患儿合并其他神经系统畸形；40%合并其他系统畸形，包括心脏异常、多囊肾和唇腭裂等。VA和VH在遗传、胚胎发育、预后等方面与DWM不同，60%~70%可合并神经系统其他畸形（脑室扩大、胼胝体发育不全等）或其他系统畸形（心脏、肾脏、肢体和面部异常最常见）。

【**病理特征**】DWC 的病理机制至今尚未明确，有推测与胚胎期第四脑室的后正中孔和侧孔闭锁或梗阻有关。DWC 的病理特征为不同程度的小脑蚓部发育异常，DWM 为小脑蚓部几乎完全缺失；VA 为蚓部部分缺失，以下蚓部缺失为多；VH 为小脑蚓部整体小，但形态完整。第四脑室扩张的程度在各型中也有差异，DWM 合并的第四脑室囊状扩张可使小脑幕上抬，VA 和 VH 的第四脑室扩张使小脑蚓部向后上方旋转，但小脑幕多没有升高。

【**超声表现**】

1. 正常胎儿小脑蚓部超声表现和测量径线参考值 观察胎儿小脑蚓部应取清晰的头颅正中矢状切面，显示小脑蚓部最大切面（图 21-5-1）。孕中期后蚓部最大切面呈橘瓣状，隐约可见低回声原裂将蚓部分为上下部分；蚓部前方紧贴脑干、脑桥，中间为呈小三角形的第四脑室，后上方为小脑幕，后下方周围为小脑延髓池。笔者团队分析了 217 例 18~37 周正常胎儿头部正中矢状切面小脑蚓部的各测量径线与生长发育指标的比值变化规律，找到 3 个不随孕周变化的小脑蚓部评估指标，可准确便捷地判断小脑蚓部发育，其测量方法见图 21-5-1A。正常值范围（均数 ±*SD*）：小脑蚓部上下径 / 股骨长比值为 0.36 ± 0.03，小脑蚓部周长 / 股骨长比值为 1.20 ± 0.09，小脑蚓部上下径 / 小脑蚓部周长为 0.3 ± 0.03，前两个指标可快速判断蚓部大小，后一指标可判断蚓部的形态。另有研究测量正常小脑蚓部长轴与脑干间夹角，在孕期基本保持在 9.1° ± 3.5°（4°~17°）小脑幕与脑干间夹角为 29.3° ± 5.8°（21°~44°），测量方法见图 21-5-1B，角度指标可为第四脑室囊状扩张、小脑蚓部上抬的鉴别诊断提供依据。

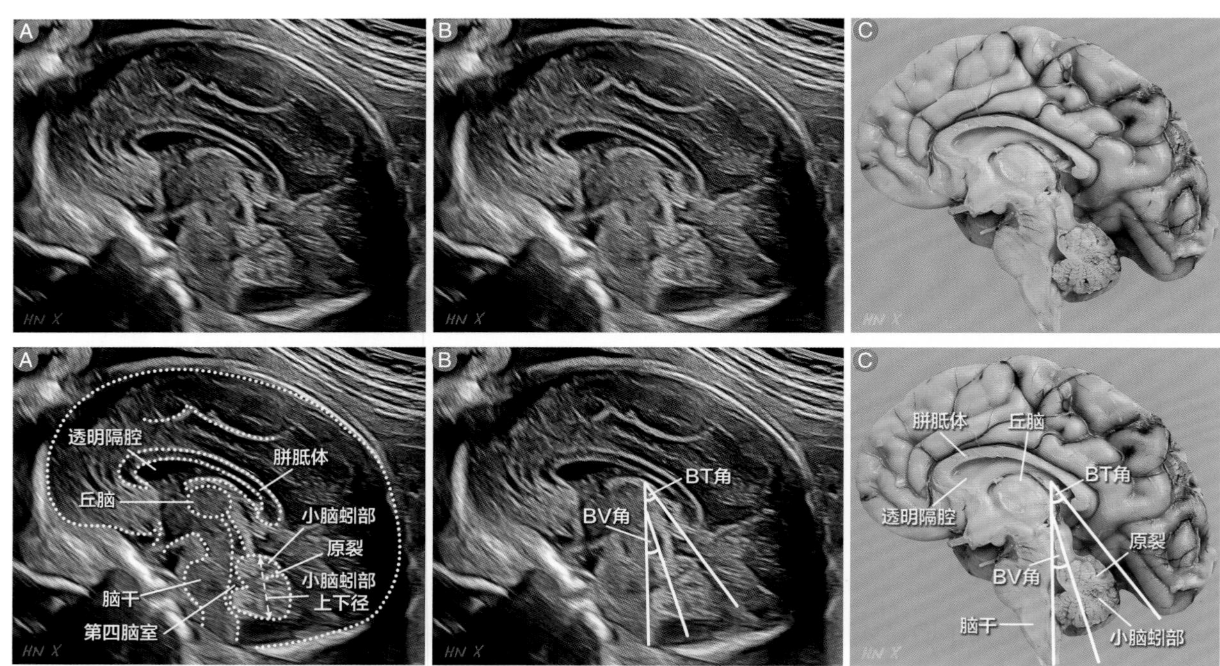

图 21-5-1 ■ 胎儿小脑蚓部测量方法

A. 小脑蚓部上下径和周长测量方法；B. 脑干 - 小脑蚓角（BV 角）和脑干 - 小脑幕角（BT 角）测量方法；C. 同孕周标本图。

2. Dandy-Walker 畸形 经小脑横切面、冠状切面连续扫查，两侧小脑半球完全分开，半球间小脑蚓部完全缺如或极小，第四脑室呈囊状扩张，与后颅窝池相通，后颅窝池增宽>10mm；头颅后部正中矢状切面显示小脑蚓部缺如或蚓部小，蚓部的顶点和原裂显示不清；囊状扩张的第四脑室使蚓部、小脑幕及窦汇区上抬，脑干-小脑蚓角和脑干-小脑幕角增大，分别>45°和>90°（图 21-5-2、视频 21-5-1）。严重的病例在孕早期 NT 筛查时可有表现，但应在孕中期筛查时复查以明确诊断（图 21-5-3）。

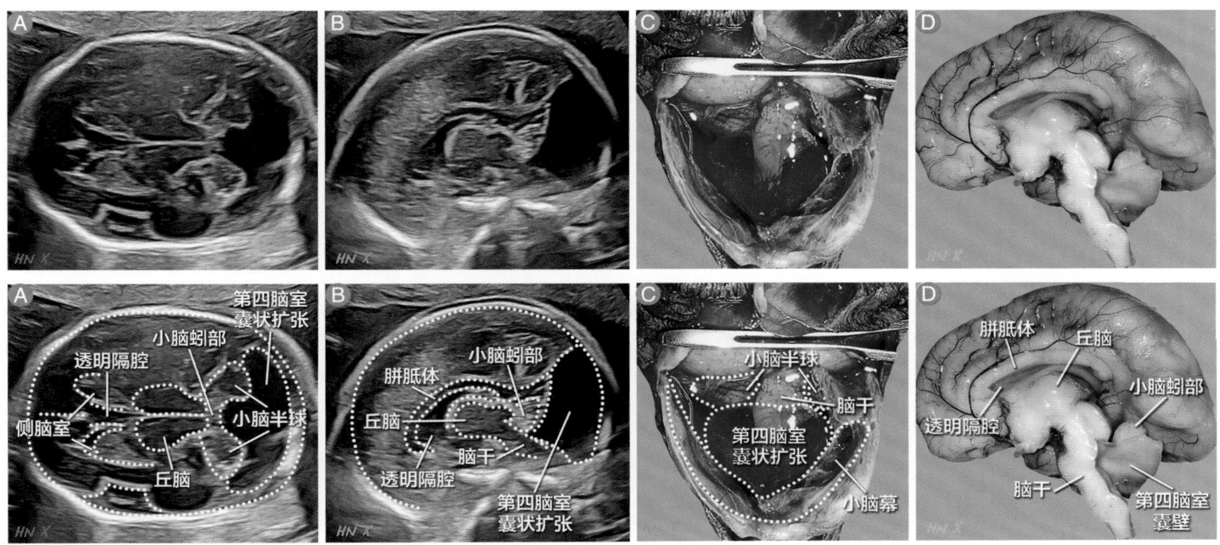

图 21-5-2 ■ Dandy-Walker 畸形（23 周）
A. 经小脑横切面；B. 正中矢状切面；C、D. 解剖标本。

视频 21-5-1 Dandy-Walker 畸形（23 周）

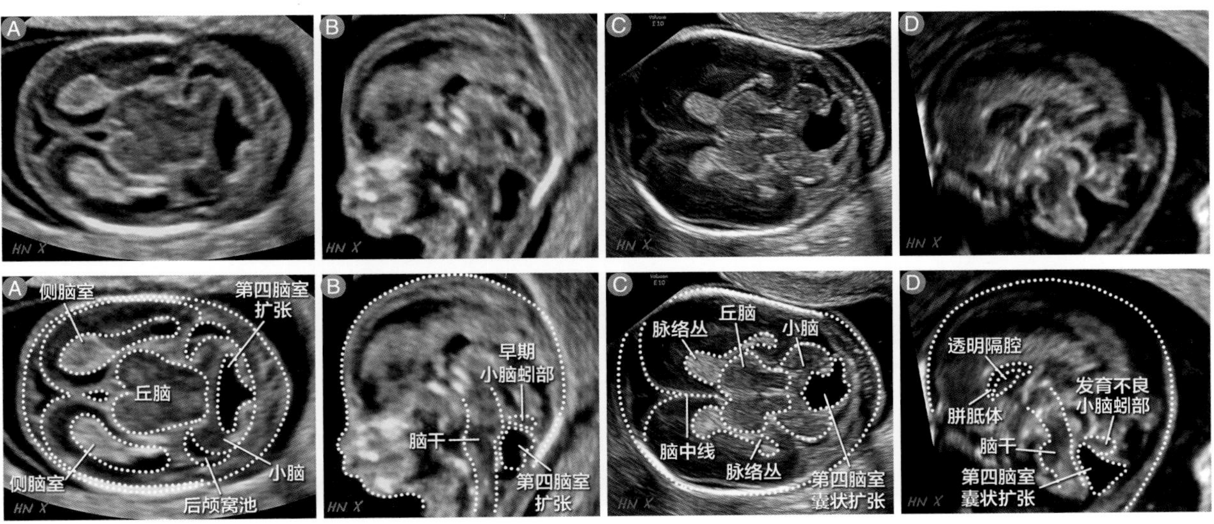

图 21-5-3 ■ Dandy-Walker 畸形的孕早期表现（19 周复查）
A. 经小脑横切面（13^{+5} 周）；B. 正中矢状切面（13^{+5} 周）；C. 经小脑横切面（19 周）；D. 正中矢状切面（19 周）。

3. 小脑蚓部发育不全 经小脑横切面连续扫查，从上而下可显示小脑半球及半球间小脑蚓部，往下扫查可见第四脑室与后颅窝池相通，呈“钥匙孔”征，后颅窝池宽度可正常；头颅正中矢状面显示蚓部形态异常，上蚓部显示，下蚓部缺失，蚓部上下径 / 小脑蚓部周长比值变小；因第四脑室积液导致蚓部上抬，脑干 - 小脑蚓角度增大约 30°~45°（图 21-5-4、视频 21-5-2）。

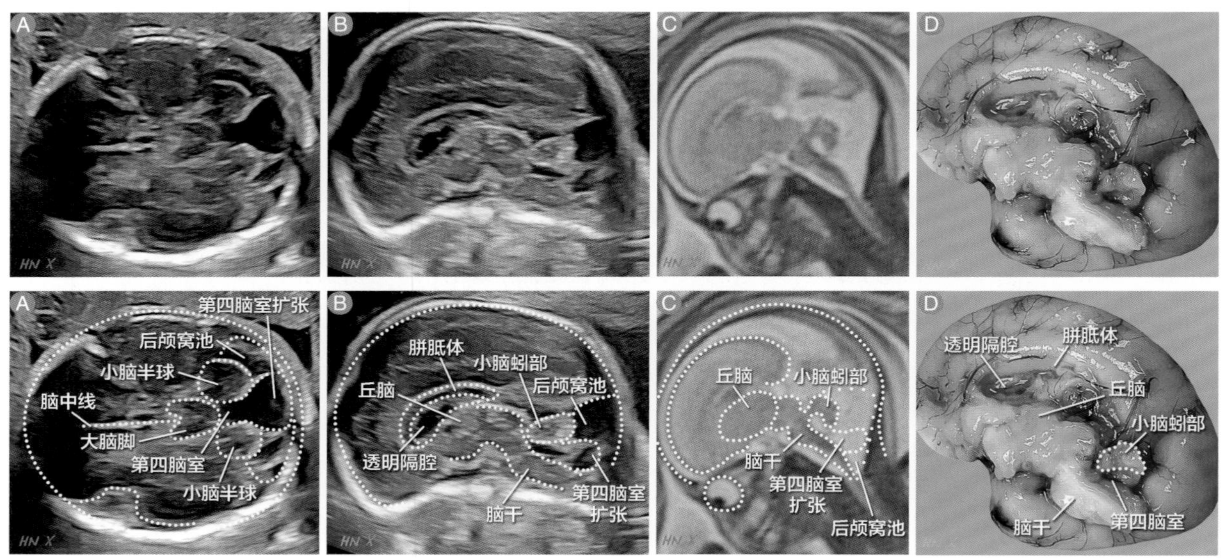

图 21-5-4 小脑蚓部发育不全（23 周）

A. 经小脑横切面；B. 正中矢状切面；C. 胎儿头颅 MRI 正中矢状面；D. 解剖标本。

 视频 21-5-2 小脑蚓部发育不全（23 周）

4. 小脑蚓部发育不良 同上在小脑横切面偏下可显示第四脑室与后颅窝池相通，呈“钥匙孔”征，后颅窝池宽度正常；头颅正中矢状面显示小脑蚓部整体形态正常，原裂及第四脑室顶点可显示，蚓部上下径 / 小脑蚓部周长的比值在正常范围，但蚓部上下径、周长与股骨长度比值均小于均数 $-2SD$；同样也可因第四脑室积液导致蚓部轻度上抬，脑干 - 小脑蚓角度增大约 30°~45°（图 21-5-5、视频 21-5-3）。

【鉴别诊断】 DWC 的产前超声鉴别诊断除上述三种外，还需与其他生理性和病理性后颅窝囊性改变鉴别，包括 Blake 窝囊肿、大枕大池、后颅窝蛛网膜囊肿等，主要鉴别是基于胎儿头颅正中矢状切面，观察小脑蚓部的形态和大小有无改变，小脑蚓部和小脑幕是否旋转、上抬。详见本节八、后颅窝异常超声鉴别诊断。

【预后与咨询】 合并其他畸形时常发生宫内死胎或新生儿死亡。存活的 DWM 病例 40% 长期预后良好，40% 有严重发育迟缓，20% 有中等程度的智力迟缓。80% 的病例出现迟发性脑积水。非综合征性 DWM 下次妊娠再发风险为 1%~5%，若合并染色体隐性遗传综合征，再发风险为 25%。小脑蚓部发育不良或不全则预后各异，合并染色体、基因异常和综合征者预后差；单纯性者部分病例表现正常，部分神经系统损伤症状明显，主要表现为精细运动、躯干平衡差或语言延迟。

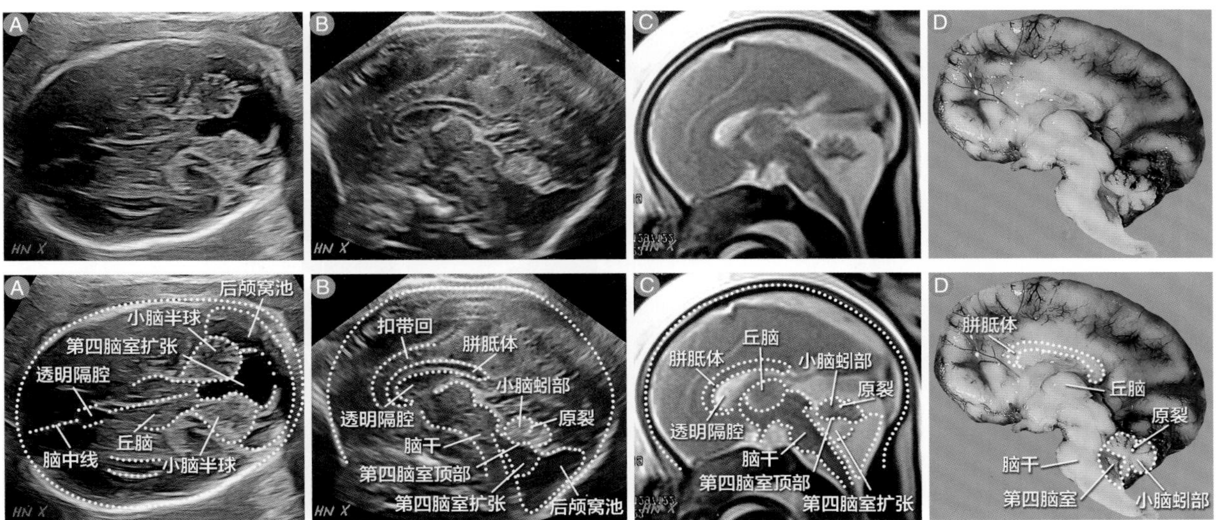

图 21-5-5 小脑蚓部发育不良(28 周)

A. 经小脑横切面；B. 正中矢状切面；C. 胎儿头颅 MRI 正中矢状面；D. 解剖标本。

 视频 21-5-3 小脑蚓部发育不良(25 周)

二、Blake 窝囊肿

Blake 窝囊肿(Blake's pouch cyst,BPC)为第四脑室末端向后颅窝膨出的正常、短暂的胚胎学结构。胚胎期第 9~10 周第四脑室顶部后膜区向后外翻形成的 Blake 窝后正中孔开放,与蛛网膜下腔相通;若后正中孔开放失败或延迟则形成 BPC,使第四脑室末端突入后颅窝。BPC 是胎儿后颅窝最常见的囊性异常,囊肿增大可使小脑蚓部轻度上旋。大多数 BPC 在妊娠 24~26 周第四脑室后正中孔和侧孔开放完成后消失。绝大多数 BPC 为孤立性,约 11.5% 和 25.3% 病例可合并 CNS 和 CNS 外结构异常。

【超声表现】小脑横切面连续动态扫查可显示小脑半球间小脑蚓部,探头斜向下扫查可见第四脑室向后颅窝池突出的囊状结构,呈"钥匙孔"征,后颅窝池大多正常;头颅正中矢状切面可完整显示小脑蚓部的解剖结构,且大小正常;囊肿较大时,蚓部轻度向上旋转,脑干 - 小蚓部角轻度增大,小脑幕和窦汇位置正常(图 21-5-6、视频 21-5-4)。

【鉴别诊断】主要与 DWC、大枕大池、后颅窝蛛网膜囊肿鉴别。小脑蚓部结构和大小正常可排除 DWC;大枕大池无第四脑室囊状扩张;后颅窝蛛网膜囊肿小蚓部结构正常、被推挤向前(图 21-5-7)。

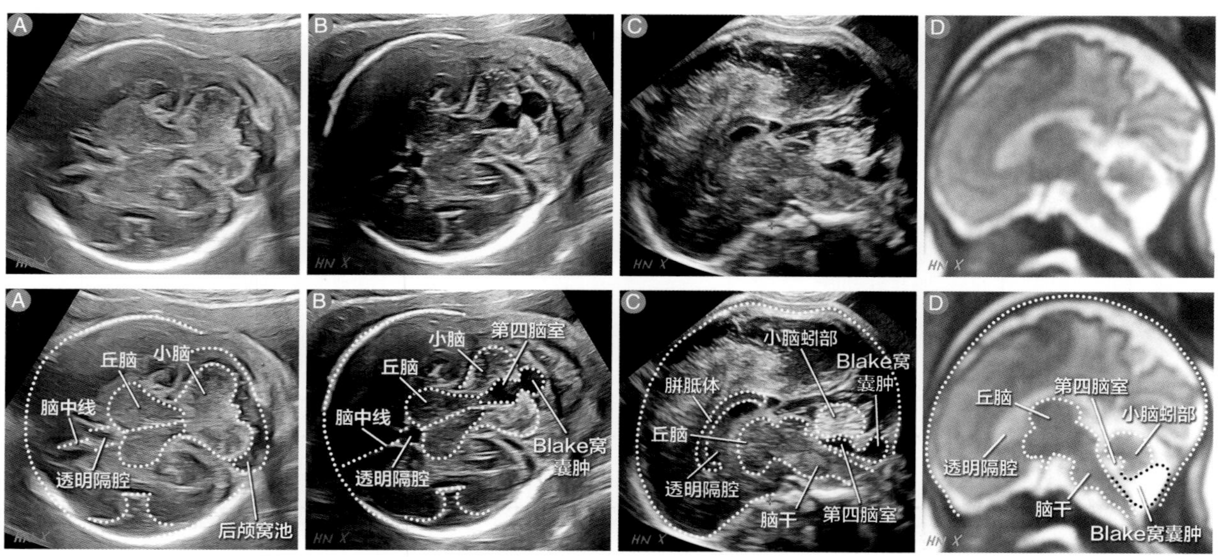

图 21-5-6 ■ Blake 窝囊肿(27 周)

A. 经小脑横切面；B. 经小脑蚓部下方横切面；C. 正中矢状切面；D. 胎儿头颅 MRI 正中矢状面。

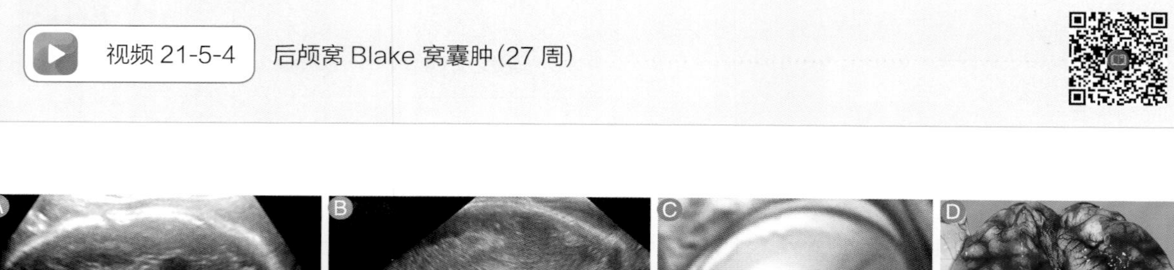

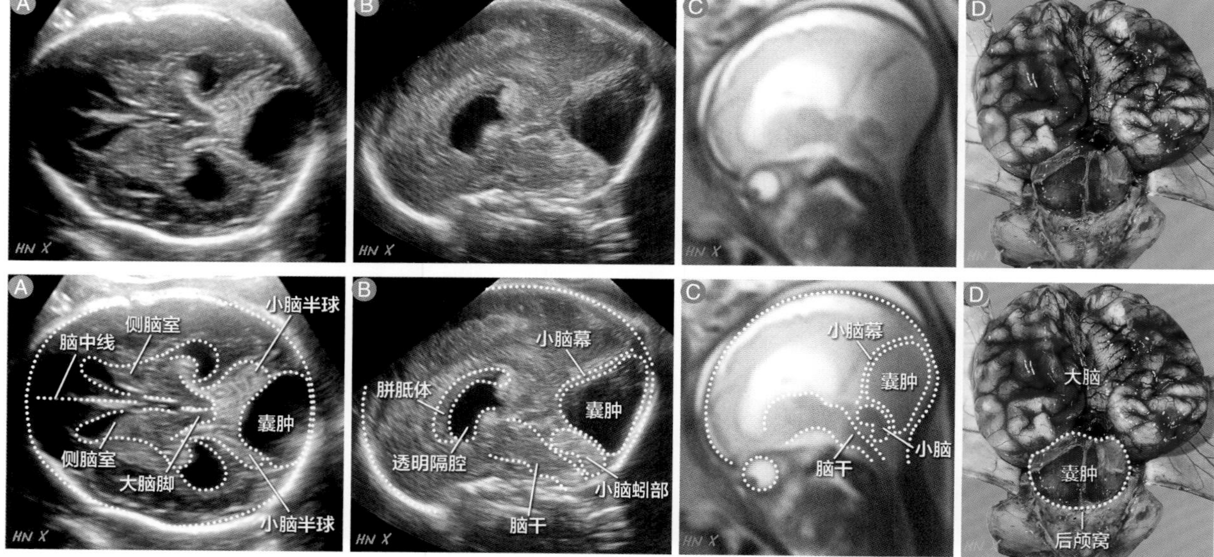

图 21-5-7 ■ 后颅窝蛛网膜囊肿(26 周)

A. 经小脑横切面；B. 正中矢状切面；C. 胎儿头颅 MRI；D. 解剖标本。

【预后与咨询】孤立性的 BPC 预后良好，部分在妊娠后期消退，极少数出生后出现侧脑室扩张。合并其他异常时预后取决于合并的异常。

三、大枕大池

胎儿大枕大池（mega cisterna magna，MCM）是单纯的后颅窝池增宽，不伴小脑或小脑蚓部发育异常，后颅窝池宽度>10mm，其内脑脊液与蛛网膜下腔相通。产前发生率约为2%，12.6%合并颅脑异常，16.6%合并其他系统异常。

【**超声表现**】经小脑横切面后颅窝池增宽，宽度>10mm，无第四脑室与后颅窝池相通征象；头颅正中矢状切面显示小脑蚓部完整、小脑蚓部无明显移位（图21-5-8）。

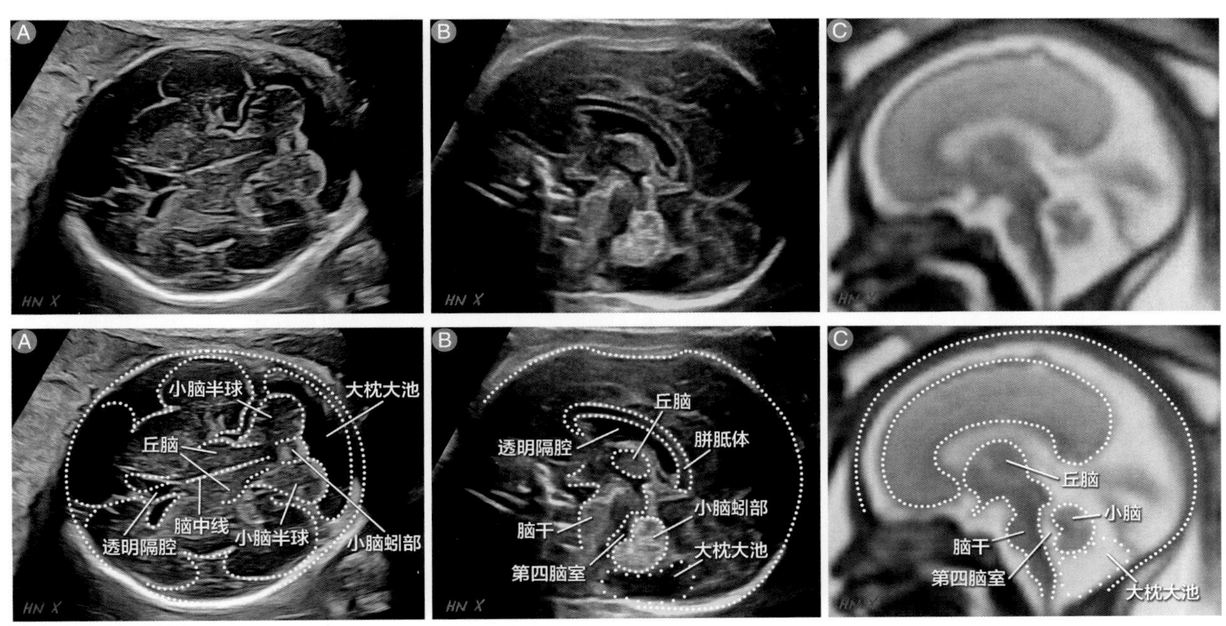

图21-5-8 ■ 大枕大池（28周）

A. 经小脑横切面；B. 正中矢状切面；C. 胎儿头颅MRI正中矢状面。

【**鉴别诊断**】后颅窝增宽需排除DWC、BPC和后颅窝囊性占位，鉴别关键为小脑蚓部结构、大小和位置正常；另外，还应注意小脑发育不良时后颅窝池相对增宽。

【**预后与咨询**】绝大多数孤立性MCM预后良好，很少出现严重的神经系统并发症。

四、小脑发育不良

小脑发育不良（cerebellar hypoplasia）是指两侧或单侧小脑半球体积小，但小脑结构正常，较罕见，约16%合并有脑桥发育不良。小脑发育不良可源于染色体异常、感染、遗传综合征或代谢紊乱等。小脑出血、缺血等也可造成一侧小脑发育不良。

【**超声表现**】经小脑横切面显示小脑横径及前后径均较同孕周胎儿明显减小，两侧或单侧小脑半球小（图21-5-9）；后颅窝池宽度早期可在正常范围，但随孕期增加而相对增大；头颅正中矢状切面显示小脑蚓部结构整体偏小，单侧小脑半球发育不良可合并蚓部发育不良。伴脑桥-小脑发育不良时，脑桥脑干细小、扁长；脑桥前部隆起消失（图21-5-10）。目前，由于小脑径线异常的截断值尚无定论，尤其是测量值处于临界范围时较难判断，多数根据有无合并颅内异常辅助诊断，单纯小脑发育不良的产前诊断仅限于少数病例。

小脑发育不良还可仅表现为小脑前后径小。笔者团队研究发现染色体三体的胎儿，尤其是18三体综合征，其小脑前后径与横径比值减小，正常值约为0.46，在孕期较为恒定，而在18三体综合征胎儿中此比值明显减小，以0.41为截断值预测18三体综合征的灵敏度为90.9%，特异度为70.0%。

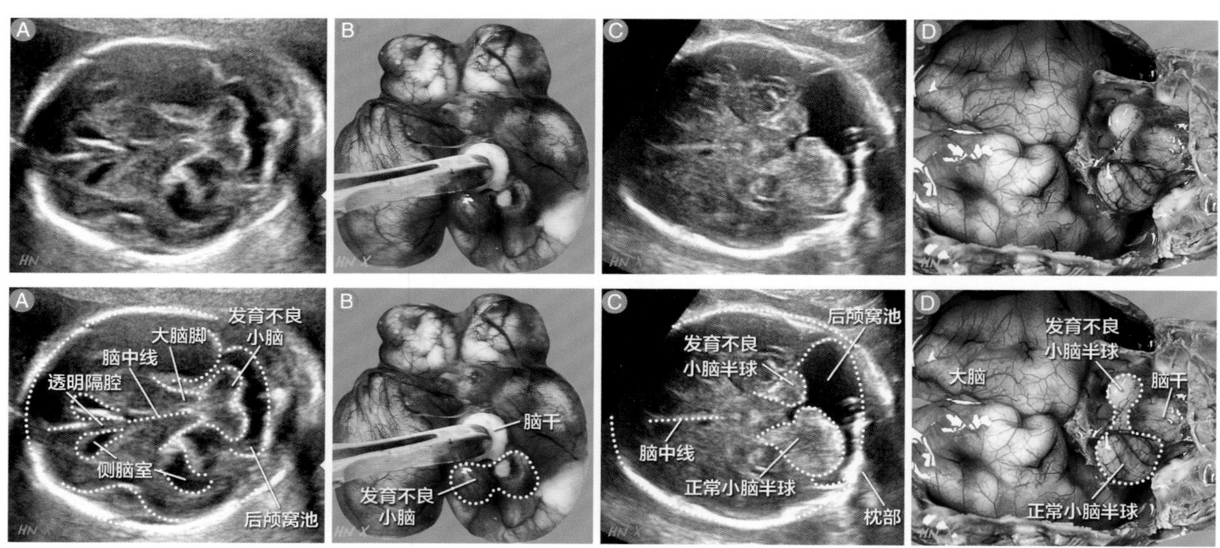

图 21-5-9 小脑发育不良

A. 双侧小脑发育不良(24周)；B. A图病例解剖标本；C. 单侧小脑半球发育不良(27周)；D. C图病例解剖标本。

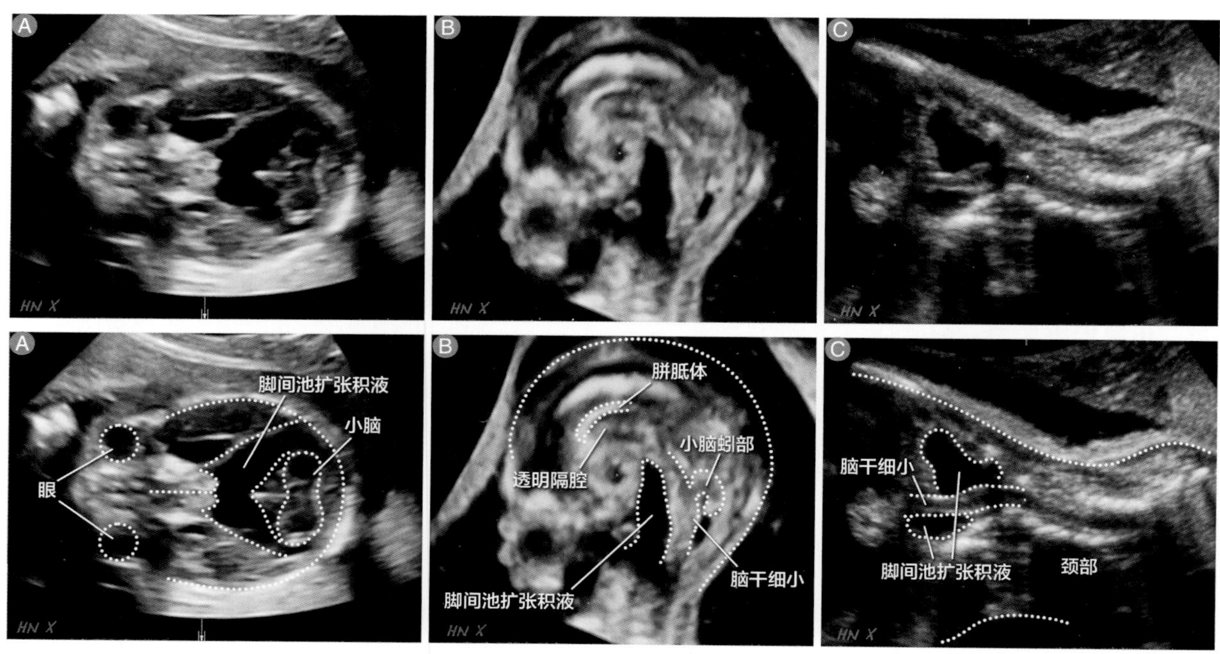

图 21-5-10 脑桥-小脑发育不良

A. 经颅底横切面；B. 正中矢状切面；C. 颈部冠状切面。

【鉴别诊断】小脑发育不良应与菱脑融合鉴别，后者两侧小脑半球融合在一起，中间无小脑蚓部，但是多数小脑发育不良是进展性的，孕中期一次超声检查不一定能获得诊断。另外，小脑发育不良与小脑萎缩在形态学上无法鉴别，后者小脑初期发育正常，后期逐渐停止发育。

【预后与咨询】小脑发育不良预后变异度较大，合并其他异常时预后较差。伴有脑桥发育不良时，多合并其他系统畸形，也是遗传性疾病的一部分，复发率很高。双侧小脑发育不良与18三体综合征关系十分密切。基因检测可用于某些与小脑发育不全相关的遗体疾病诊断。

五、小脑出血

颅内出血大多发生在小脑幕上(蛛网膜下、硬脑膜下、脑室及脑室周围脑实质)，小脑出血十分罕见，大部分为个例报道，病因尚不完全明确，一些研究显示与血管瘤、凝血功能障碍、感染、宫内输血等有关。

【超声表现】小脑实质或表面可见高回声或低回声肿块，出血的声像特征取决于出血时间的长短；肿块边界较模糊、形态不规则，CDFI显示其内无血流信号(图21-5-11)。部分病例可能合并颅内其他部位出血(详见本章第八节颅内占位性病变)。发生于一侧的小脑出血，其后可出现该侧小脑发育不良，表现为双侧小脑不对称，一侧小或囊性改变。

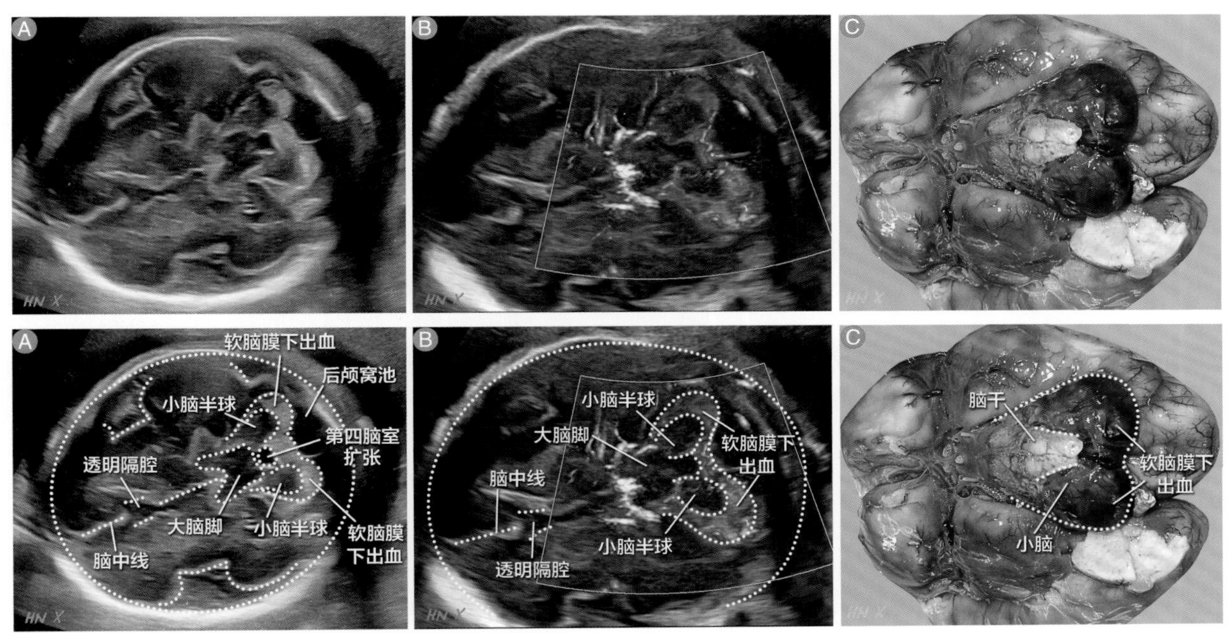

图21-5-11 ■ 双侧小脑脑膜下出血

A. 经小脑横切面；B. 彩色多普勒血流图；C. 解剖标本。

【鉴别诊断】小脑出血应与更为罕见的小脑血管瘤、小脑肿瘤等鉴别。肿瘤性病变表现为边界清晰、圆形、回声不均的占位，CDFI可显示血流信号。另外，颅内感染也可导致小脑回声异常、双侧小脑不对称发育，但多合并其他感染征象，如颅内钙化灶等。

【预后与咨询】预后取决于原发病因及出血范围，应每2周超声复查出血范围有无增大、有无脑室扩张、小脑蚓部有无受累、有无小脑半球萎缩、有无其他器官受累及胎儿生长发育情况。

六、Joubert 综合征

Joubert 综合征（Joubert syndrome）以小脑蚓部发育不全、两侧小脑半球在中线处紧密相贴为特征，常合并其他神经系统异常如脑干受损、脑室增宽、胼胝体发育不良等，和其他系统异常如多囊性肾发育不良、多指 / 趾、唇裂、羊水过多、内脏反位等。可出现头大、前额突出等特殊面容，脑干受累可出现呼吸障碍。目前已发现近 40 余种基因异常与 Joubert 综合征相关，83%~94% 的家系中可发现致病基因，可为常染色体隐性遗传。此病被认为是纤毛类疾病的一种。发病率为 1/（10 000~80 000）。

Joubert 综合征多数在出生后头部 MRI 的头颅轴平面上通过显示典型的“臼齿征”（或称“磨牙征”）而获诊断。“臼齿征”是由于脚间窝较深，小脑蚓部发育不全，小脑脚较厚、增粗且较长而形成。需注意的是，其他综合征也可有“臼齿征”表现，需结合临床与影像学检查做出诊断。

【超声表现】产前超声因分辨力有限，难以清晰显示 Joubert 综合征中小脑特征性的“臼齿征”，故大多数病例产前超声无法确诊。经头颅横切面仔细扫查，在小脑横切面上可见两侧小脑半球在中部紧贴，两者间仅见线状分界，中间没有稍高回声的蚓部；第四脑室可拉长、变窄，其前后径大于横径；第四脑室也可与后颅窝池相通；采用三维超声小脑最大切面成像可观察增粗的小脑脚，获得类“臼齿征”表现；正中矢状切面因小脑半球紧贴而表现为类似小脑蚓部的假象，不合并小脑幕上抬（图 21-5-12、视频 21-5-5）。

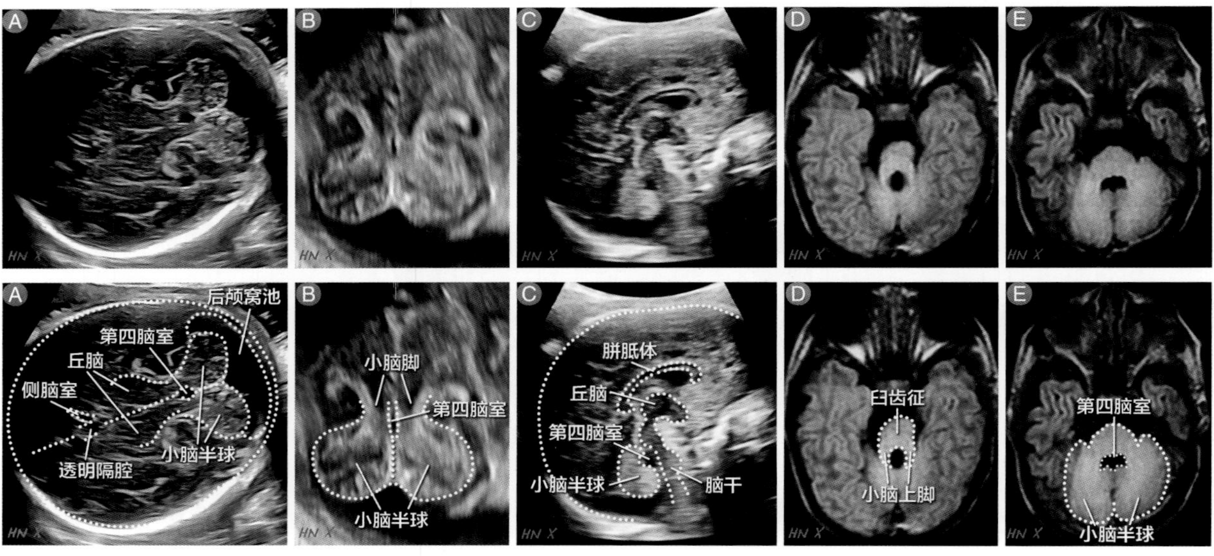

图 21-5-12 ■ Joubert 综合征（32 周）

A. 经小脑横切面；B. 小脑最大切面三维成像；C. 正中矢状切面；D、E. 出生后头颅 MRI。

视频 21-5-5 Joubert 综合征（32 周）

【鉴别诊断】Joubert 综合征产前超声极易漏诊,其确诊有赖于 MRI 上显示小脑上脚增粗、拉长的特征性“臼齿征”。因无后颅窝池扩张,易与后颅窝囊性病变鉴别。

【预后与咨询】预后不良。新生儿可有不定期呼吸过速 - 过缓交替发作、眼球运动异常、肌张力异常、共济失调、严重智力障碍、行为异常等。产前发现可疑病例应行基因检测。

七、菱脑融合

菱脑融合(rhombencephalosynapsis,RES)是一种非常罕见的先天性小脑畸形,其特征是小脑中线结构发育缺陷,导致蚓部发育不全,双侧小脑半球、小脑脚和齿状核融合。菱脑融合常合并颅内其他异常,如中脑导水管狭窄所致脑积水、胼胝体发育不良、视隔发育不良,以及颅外异常如脊椎的分割和融合异常等。此病与 *FGF8* 和 *LMX1A* 基因异常有关。

【超声表现】产前超声只能检出最严重和典型的菱脑融合病例。头颅经小脑横切面上显示小脑缩小,两侧小脑融合一体,小脑背侧形状呈弧形,中部无蚓部形成的凹陷,整个小脑呈“板栗状”;小脑冠状切面可显示小脑沟回在中部的连续性;正中矢状切面可显示类似小脑蚓部形状的小脑实质,但缺乏蚓部的小叶以及原裂结构,仅表面可显示小脑浅沟;小脑幕位置正常(图 21-5-13)。

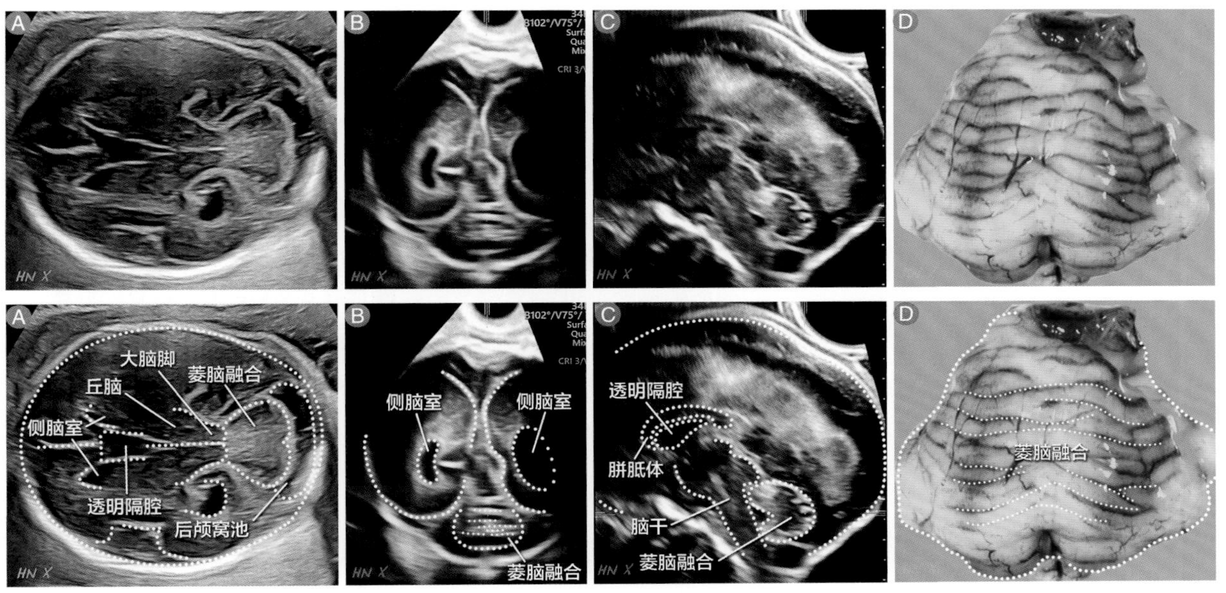

图 21-5-13 ■ 菱脑融合(24 周)

A. 经小脑横切面;B. 小脑冠状切面;C. 正中矢状切面;D. 解剖标本。

【鉴别诊断】不典型的菱脑融合与小脑发育不良鉴别较困难,双侧小脑半球与蚓部结构清晰则有助于鉴别;与 Joubert 综合征的鉴别点在于后者小脑半球形态可正常。

【预后与咨询】合并颅内其他异常者预后差,孤立性菱脑融合通常有认知功能障碍、共济失调、眼球运动障碍、肌张力减退,以及注意力差等行为障碍。

八、后颅窝异常超声鉴别诊断

胎儿后颅窝结构的超声声像异常可以是病理性改变，也可以是正常生理性变异，各种病理情况又可能有重叠，因此，产前超声多数情况下不能做出病理学层面的诊断。但因不同的后颅窝病变预后差异较大，故鉴别诊断非常重要。若能掌握后颅窝结构异常的鉴别诊断要点，即可准确判断一些典型的病变。

产前超声检查应在经小脑横切面、正中矢状切面对后颅窝结构进行完整的超声评估，评估的内容包括小脑半球大小、回声、形状，小脑蚓部大小、形状和位置，后颅窝池宽度，第四脑室有无囊状扩张，脑干形态及小脑幕位置等，根据以上不同结构改变的组合，鉴别各种后颅窝结构异常(表 21-5-1)。

经小脑横切面扫查发现的异常超声声像主要包括后颅窝液体增加和小脑形态、大小异常。前者表现为后颅窝池增宽、第四脑室与后颅窝池相通、后颅窝囊性占位，主要鉴别的疾病为 Dandy-Walker 畸形谱系、Blake 窝囊肿、大枕大池和蛛网膜囊肿，应在正中矢状切面上根据小脑蚓部的大小、形态、位置改变等进行鉴别。后者是小脑小或小脑形态异常，包括双侧或单侧小脑发育不良、小脑出血病变、Joubert 综合征、菱脑融合等，应根据各疾病的特征进行鉴别(图 21-5-14)。

表 21-5-1 ■ 胎儿后颅窝结构异常鉴别诊断

疾病	小脑横径	蚓部最大切面	蚓部结构	蚓部位置(脑干 - 蚓部夹角)	后颅窝池	小脑幕上抬
Dandy-Walker 畸形	正常	小或缺失	不清	>40°~45°	第四脑室囊状扩张	有
小脑蚓部发育不良	正常	小	正常	30°~45°	第四脑室与后颅窝池相通	轻微
小脑蚓部发育不全	正常	小	下部缺失	30°~45°	第四脑室与后颅窝池相通	轻微
Blake 窝囊肿	正常	正常	正常	<30°	第四脑室与后颅窝池相通	无
大枕大池	正常	正常	正常	0~18°	增宽>10mm，无囊肿	无
后颅窝蛛网膜囊肿	正常	正常	正常	0	与第四脑室不相通囊肿	有
小脑发育不良	小	小	正常	0~18°	可增宽，无囊肿	无
Joubert 综合征	稍小	无	缺失	—	无囊肿	无
菱脑融合	小	无	缺失	—	无囊肿	无

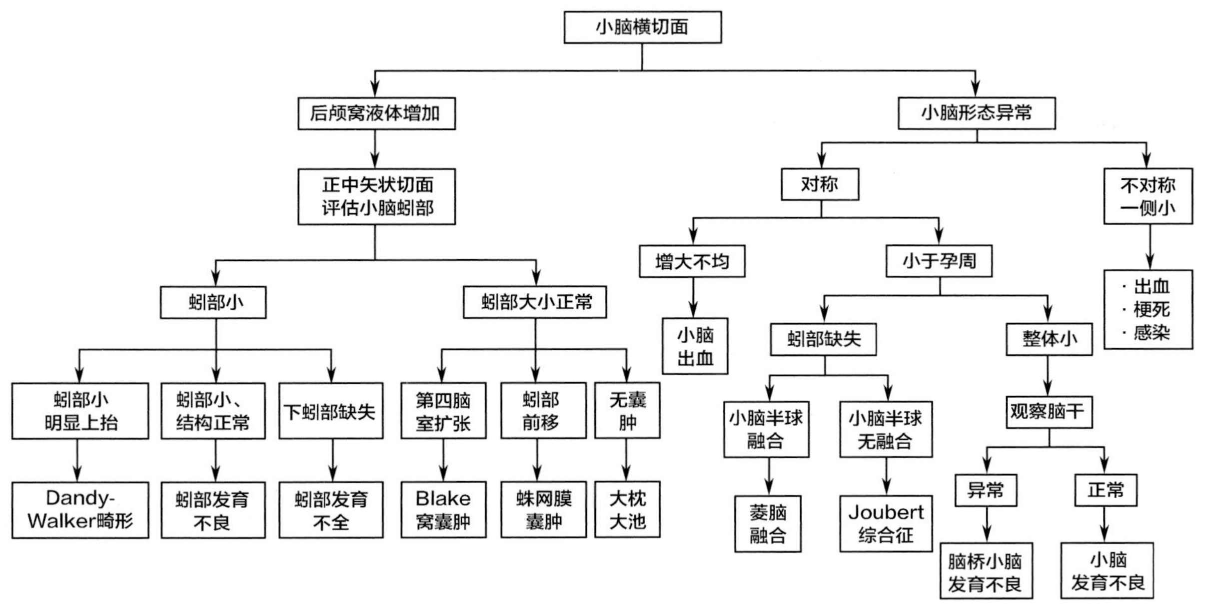

图 21-5-14 ■ 胎儿后颅窝异常超声鉴别诊断思路

第六节 | 颅内血管畸形

胎儿先天性颅内血管畸形相对少见，文献多为个例报道。本节将叙述其中相对常见的大脑大静脉动脉瘤，以及罕见的硬脑膜窦畸形。

一、大脑大静脉动脉瘤样畸形

大脑大静脉动脉瘤样畸形（aneurysmal malformation of vein of Galen）是颅内的动静脉畸形，为胚胎期脉络膜深动脉与前脑中静脉间形成动静脉瘘，导致静脉进行性瘤样扩张，又称 Galen 静脉瘤（aneurysm of vein of Galen）。发病率约为 1/（10 000~25 000），占儿童先天性脑血管畸形的 30%，是产前最常见的颅内血管畸形。Galen 静脉瘤通常位于脑中线上、第三脑室尾部后方（即丘脑后方帆间池和四叠体池处）并向枕部延伸。瘤体较大时可压迫中脑导水管继发脑积水，还可因心脏高输出量致充血性心力衰竭，后期多出现胎儿水肿、羊水过多，甚至胎死宫内。

【超声表现】 Galen 静脉瘤通常发生在妊娠中晚期。

1. 颅内超声表现 头颅横切面显示胎儿丘脑后下方囊袋状无回声区，边界清晰，向后方与扩张的矢状窦相连；矢状切面上显示胼胝体后方、四叠体池处的细长囊性结构，延伸至扩张的矢状窦。CDFI 显示囊内色彩明亮的高速血流信号，脉冲多普勒可记录到湍流、动静脉瘘的毛刺样频谱（图 21-6-1）。大脑中动脉血流阻力降低。极少数情况下瘤内可见高回声的钙化血栓，或因脑缺血出现孔洞脑畸形及颅内出血的声像表现。

2. 全身表现 心脏扩大、颈部血管增粗和羊水过多。

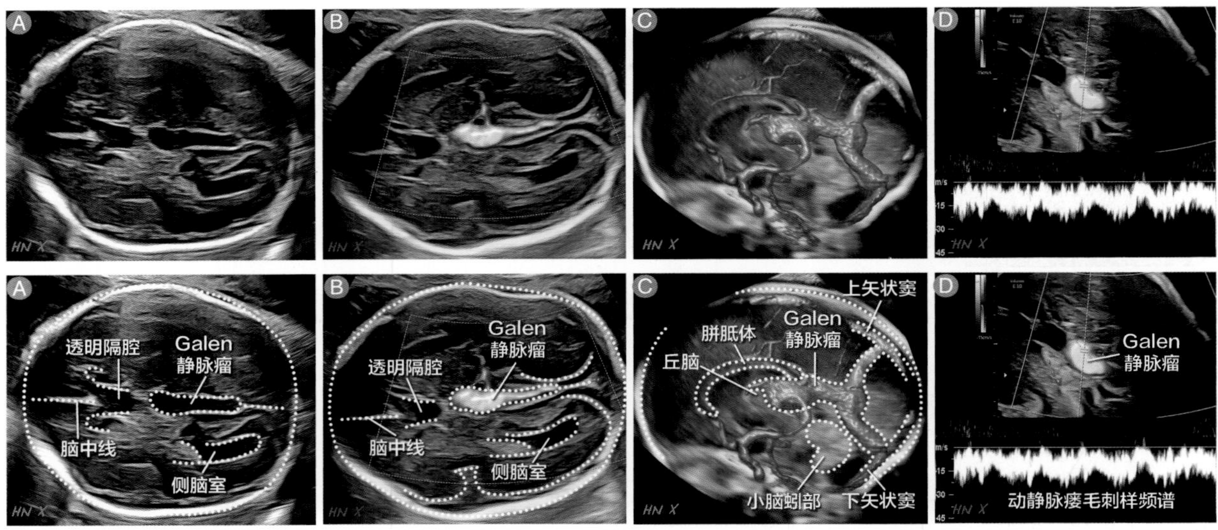

图 21-6-1 ■ Galen 静脉瘤(26 周)

A. 经侧脑室横切面；B. 横切面彩色多普勒血流图；C. 正中矢状切面彩色多普勒血流图三维成像；D.Galen 静脉毛刺样血流频谱。

【**鉴别诊断**】需与硬脑膜窦畸形、脑中线蛛网膜囊肿或局限性积液鉴别。硬脑膜窦畸形为位于窦汇中央的三角形(非脑中线上)的囊性改变,其内常可见血栓。蛛网膜囊肿及局限性积液病灶内无血流信号。

【**预后与咨询**】合并心力衰竭、胎儿水肿时,产后死亡率可达 80%。存活者因继发血管盗血、慢性静脉高压及慢性缺氧可出现神经系统或心脏损害。产前没有大脑损害及心脏扩大、Galen 静脉瘤较小者预后较好,出生后可行血管栓塞治疗。

二、硬脑膜窦畸形

硬脑膜窦畸形(dural sinus malformation)是罕见的先天性脑血管畸形,与硬脑膜多发动静脉交通有关。硬脑膜窦包括上矢状窦、下矢状窦、直窦、横窦和乙状窦等。硬脑膜存在极为丰富的血管网,动静脉间的交通形成硬脑膜窦畸形,以硬脑膜窦局灶性扩张为特征,其内血流缓慢易引起血栓形成,静脉阻塞可导致脑缺血和出血等严重的神经系统异常。按病变的位置,可分为中线硬脑膜窦畸形和外侧硬脑膜窦畸形两种类型,前者累及窦汇、后上矢状窦和横窦;后者累及横窦、乙状窦及颈静脉球,对侧静脉正常引流,预后多良好,无需临床干预。硬脑膜窦畸形常合并颅内异常,包括脑室扩张、脑裂、多小脑回畸形、脑梗死或出血等。动静脉瘘还可造成心脏扩大等心力衰竭表现。一般不合并染色体异常。

【**超声表现**】头颅横切面近枕骨的窦汇处出现囊袋状无回声区,呈三角形或不规则形,边界清晰,调高增益其内可显示云雾状回声流动;病灶可使小脑、脑干向前移位;囊性无回声区与侧脑室不相通;囊内通常可见圆形或类圆形高回声的血栓声像,上矢状窦、横窦血流在血栓边缘中断;伴上矢状窦扩张时,颅脑横切面上近颅顶下方可见扩张的大脑纵裂。CDFI 显示囊性肿块内搏动性血流;有血栓形成时,其内无血流信号或仅可见微弱血流信号(图 21-6-2)。

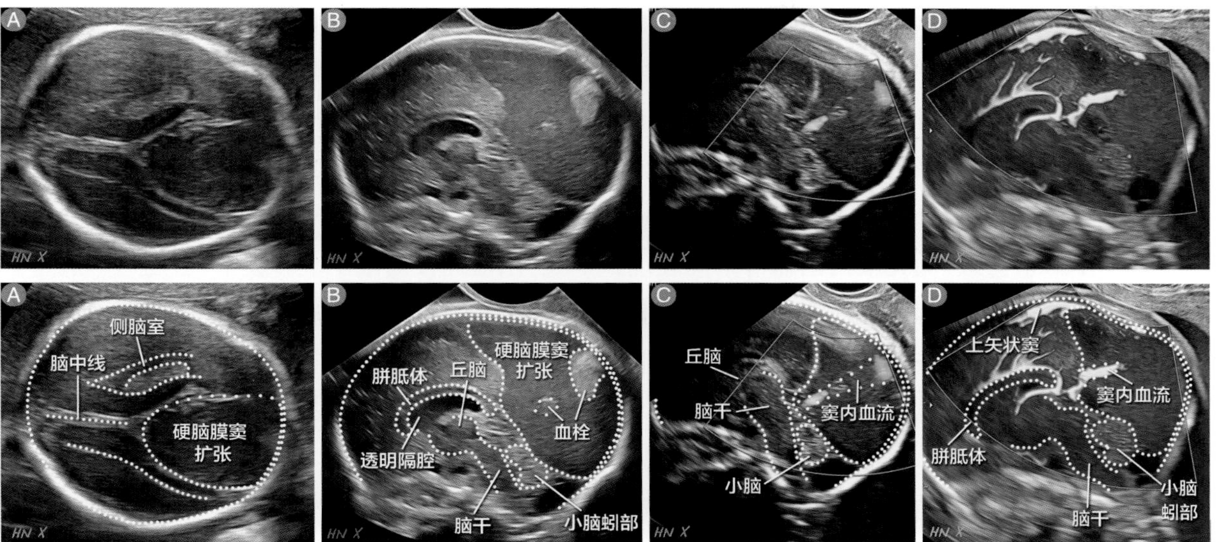

图 21-6-2 ■ 硬脑膜窦畸形（23 周）

A. 头颅横切面；B. 正中矢状切面；C. 正中矢状切面彩色多普勒血流图；D. 正中矢状切面低速血流显像。

产前疑诊病例建议行胎儿颅脑 MRI 检查，在定位病变位置、判断有无脑损伤及脑沟回发育异常上，MRI 具有一定优势。

【鉴别诊断】硬脑膜窦畸形病变范围较小时，容易漏诊，也易被误认为脑外间隙增宽，应调高增益和启动 CDFI 明确诊断。另外，根据囊性占位的部位与 Galen 静脉瘤鉴别，根据囊内血流信号与蛛网膜囊肿鉴别。

【预后与咨询】硬脑膜窦畸形预后各异，部分病例病灶可自发缩小，部分病例进展迅速、预后不良。产前注意监测病灶大小变化，若出现心力衰竭和脑损伤的表现，则提示预后不良。

第七节 ｜ 脑损伤性病变

一、颅内出血

颅内出血（intracranial hemorrhage，ICH）在胎儿期发生率约为 1/10 000。母体和胎儿疾病均可导致胎儿脑出血。母亲因素包括创伤、癫痫发作、缺氧、免疫性血小板减少症、凝血障碍、感染、药物（华法林、可卡因）、妊娠并发症（先兆子痫、胎盘早剥）等。胎儿因素包括双胎输血综合征或母胎输血、单绒毛膜双胎中一胎死亡、血栓形成、脐带缠绕和胎儿同种免疫性血小板减少症等。然而，大多数情况下病因不明。胎儿期颅内出血多发生在室管膜下生发基质和侧脑室脉络丛，其他还可发生在硬膜下、蛛网膜下腔、大脑实质内和小脑（见本章第五节后颅窝结构异常）。

【分级】目前，胎儿期颅内出血的分级参照 Papile 等提出的出生后颅内出血的分级标准，根据严重程度分为 4 个等级：Ⅰ级，出血局限于室管膜下；Ⅱ级，出血累及脑室，但不合并脑室扩张；Ⅲ级，出血导致脑室扩张；Ⅳ级，出血累及脑实质。

【超声表现】胎儿颅内出血的超声表现与出血的部位、范围及出血的时间有关。常见的出血部位为室管膜下和侧脑室脉络丛。出血初期的出血病灶表现为不均质高回声，边界不清，局部正常脑组织结构模糊不清；出血停止后血凝块中部发生液化或吸收，回声减低，因脑脊液循环受阻可出现侧脑室增宽；若出血发生在脑实质，1~2 周后可出现脑实质内液化形成孔洞脑。CDFI 显示出血病灶内没有血流信号，有助于鉴别诊断。

基于 Papile 分级，胎儿颅内出血有不同表现。Ⅰ级：出血灶仅局限于室管膜下，后期可形成室管膜下囊肿，因出血早期声像图改变不明显，后期形成囊肿难与颅内感染性改变鉴别。Ⅱ级：出血溢入侧脑室，不伴有脑室扩张，表现为脑室内斑块状高回声，脉络丛变大，回声不均匀；病灶双侧多见，也可以是单侧。Ⅲ级：出血溢入脑室后阻塞中脑导水管，导致侧脑室扩张，第三脑室也可受累而扩张。Ⅳ级：出血延伸至脑室周围的脑实质，急性期表现为脑实质内不规则团块状高回声病灶，边界模糊；亚急性期表现为脑实质内虫蛀样的不均质低回声；出血晚期因血凝块收缩、溶解和再吸收，则形成孔洞脑囊肿，表现为椭圆形的无回声区。因出血呈动态变化，在多数情况下产前超声对颅内出血难以准确分级，且 Papile 分级并不适用于所有的胎儿颅内出血，如小脑出血、蛛网膜下腔出血等，产前超声的作用在于通过颅内声像图改变的特征判断出血发生的部位和范围，动态监测出血灶的变化（图 21-7-1、图 21-7-2、视频 21-7-1）。

【鉴别诊断】胎儿颅内出血范围较小时容易漏诊，因不同部位出血的表现各异，不同时期出血病灶的声像图特征也有很大差异，故颅内出血的产前超声诊断较为困难。其鉴别诊断主要包括颅内肿瘤和颅内感染。颅内肿瘤肿块形态较规则，肿块声像图无随时间发生明显变化的特征，CDFI 在肿块内可显示明显血流信号。胎儿颅内感染也可表现为侧脑室增宽、室管膜回声增高、室管膜下小囊，与出血后期的表现很难鉴别，可仔细寻找颅内和全身其他部位如肝脏、腹腔等，有无强回声病灶，有无水肿。值得注意的是，感染本身也是颅内出血的诱因。胎儿头颅 MRI 在颅内出血的诊断和鉴别诊断方面比超声更有优越性，因 MRI 可显示特征性的血红蛋白信号，可确定颅内出血的时间和进展，以及评估脑实质受累程度。

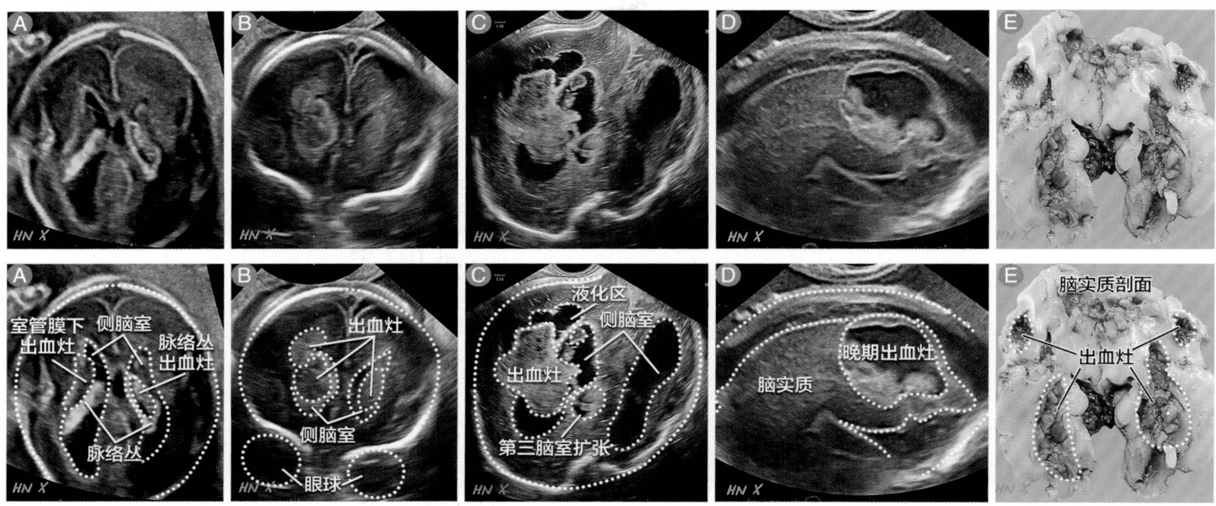

图 21-7-1 ■ 胎儿颅内出血超声表现

A. 出血局限于室管膜下和脉络丛；B. 出血溢出于一侧侧脑室内；C. 出血延伸至脑实质；D. 出血晚期脑实质内孔洞脑囊肿；E. 解剖标本。

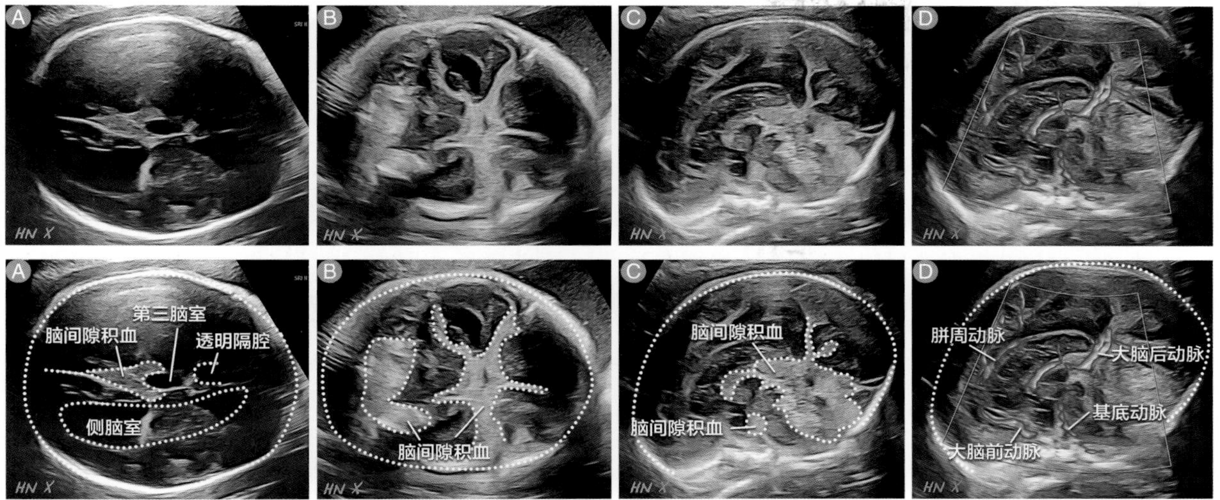

图 21-7-2 蛛网膜下腔出血

A. 侧脑室横切面；B. 颅底横切面；C. 正中矢状切面；D. 正中矢状切面彩色多普勒血流图。

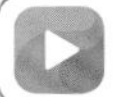 视频 21-7-1 蛛网膜下腔出血 

【预后与咨询】产前发现颅内出血的预后取决于脑出血的程度和脑实质受累程度。Ⅰ级和Ⅱ级预后良好可能性大（Ⅰ级为 95%~100%，Ⅱ级为 65%~70%），仅少数合并神经系统后遗症；Ⅲ级或Ⅳ级出血，新生儿死亡率较高（44%）；Ⅲ级出血者超过 50% 会遗留神经系统后遗症；Ⅳ级脑出血的神经系统后遗症发生率达 70%~90%。脑积水是大量出血的并发症。发现颅内出血应排查自身免疫性疾病或先天性凝血障碍等。目前，关于颅内出血的最佳分娩方式尚无定论。

二、颅内感染

胎儿颅内感染（intracranial infection）是宫内感染的全身性表现之一，目前发现可引起胎儿异常的病原体有病毒（如巨细胞病毒、单纯疱疹病毒、风疹病毒）、弓形体、梅毒螺旋体、支原体、衣原体等。若病原体侵犯但未引起胎儿结构的形态学改变，则产前超声无法检出；若有形态学改变，也会因受感染的时间不同而有不同声像表现。大部分颅内感染的超声表现并无特异性，可表现为小头畸形、侧脑室扩张、室周钙化灶、脑组织水肿等。因此，单纯通过颅内和脏器声像表现提示先天性感染的灵敏度较低，应结合临床及实验室检查结果综合判断。定期超声监测声像图变化对预后分析有一定帮助。

【病原体与致病机制】目前，国内外检出率相对较高的、导致胎儿颅内病变的病原体包括巨细胞病毒、弓形虫、寨卡病毒等，其病理机制各不相同。

1. 先天性巨细胞病毒感染 巨细胞病毒（cytomegalovirus，CMV）是最常见的宫内感染病原体，它是一种嗜神经双链 DNA 病毒，对胎儿脑室周围祖细胞具有高度亲和性，在孕早期的神经发生和神经元迁移时，其通过直接细胞毒作用、炎症反应、小胶质细胞激活，导致皮质板异常和小头畸形。CMV

还可侵蚀肾、肝、肺、肠等脏器，引起胎儿体腔积液和全身水肿。胎儿感染 CMV 后，病毒通过胎儿尿液进入羊水，故羊水中 CMV 聚合酶链式反应（PCR）检测阳性可诊断胎儿感染。但在正常孕妇中血清阳性率高达 50%~90%，携带者多，但不致病，因此不推荐常规进行血清学筛查。

2. 先天性弓形虫感染 弓形虫（toxoplasma）以包囊的形式存在于母体，包囊内含有缓慢分裂的缓殖子，缓殖子可经胎盘血循环扩散并垂直传给胎儿，可引起脑积液、颅内钙化灶、室周异常、脑囊肿或脓肿，脑部病变范围不局限于室周区域。在诊断母体感染后 5 周内，或孕早期血清学阳性者妊娠 18 周后，可通过羊水 PCR 诊断胎儿感染（灵敏度为 87%，特异度为 99%）。但孕妇中弓形虫血清阳性率约为 0.1%，胎儿是否受累取决于垂直传染的孕周，虽然传染率随孕周的增加而增加，但晚期传染发生严重颅内或眼部病变的可能性显著降低。同 CMV 一样，不推荐对弓形虫感染进行常规血清学筛查。

3. 先天性寨卡病毒感染 寨卡病毒（Zika virus）属黄病毒科，感染病毒途径包括蚊虫叮咬（埃及伊蚊和白纹伊蚊），也可通过精液、输血、唾液和母乳传播。在我国此病罕见。寨卡病毒对神经祖细胞的特殊亲嗜性会引起严重的胎儿脑部异常，通常表现为小头畸形。

【超声表现】 胎儿宫内感染的颅内超声表现多样，严重病例可出现小头畸形、多微脑回畸形、胼胝体发育不良、小脑蚓部发育不良、结节状灰质异位、室周脑实质内囊性占位等结构性改变（参见本章前述的各类脑发育异常超声表现）。脑部超声征象以侧脑室增宽常见，较特征性的灰阶图改变包括侧脑室内粘连带、侧脑室后角小囊、弥漫性室管膜下脑实质高回声（呈“分层征”）、脑实质内或室周钙化灶、脑实质结节状不均回声、双侧脑沟不对称、室管膜下囊肿等（图 21-7-3）。部分病例可合并肝脾大、体腔积液和全身水肿等。

【鉴别诊断】 不同病原体感染导致的胎儿颅内异常超声声像图较相似，因此各种类型宫内感染主要依靠血清学和羊水 PCR 检测鉴别。CMV 在脑室周围区域病毒浓度高，脑室周围溶解性病变和钙化相对较多，但鉴别的特异性不足。颅内感染与颅内出血后期的超声改变有相似和重叠，与感染相关的实验室检查有助于诊断。

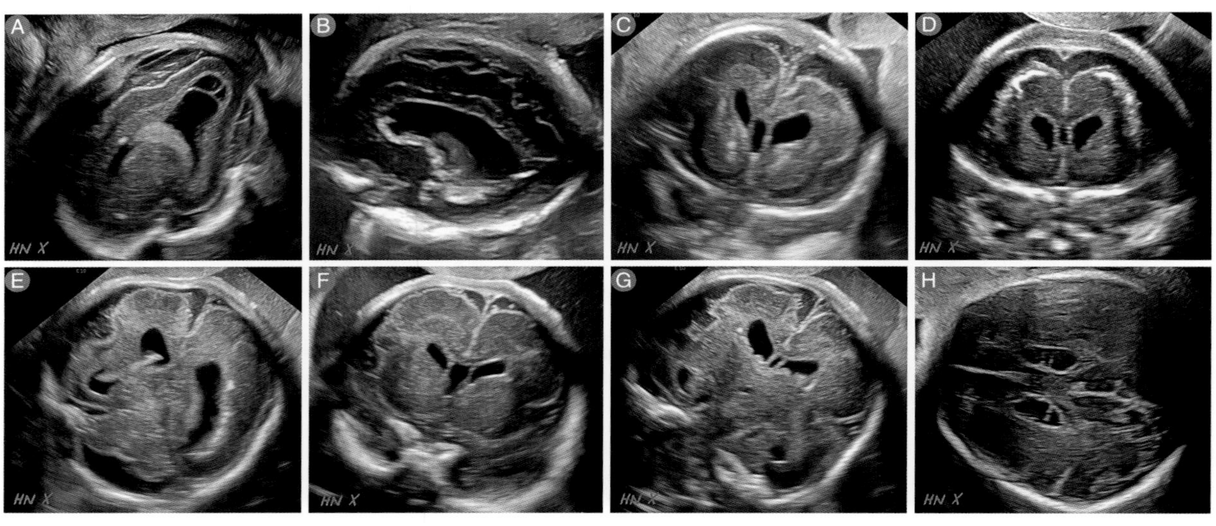

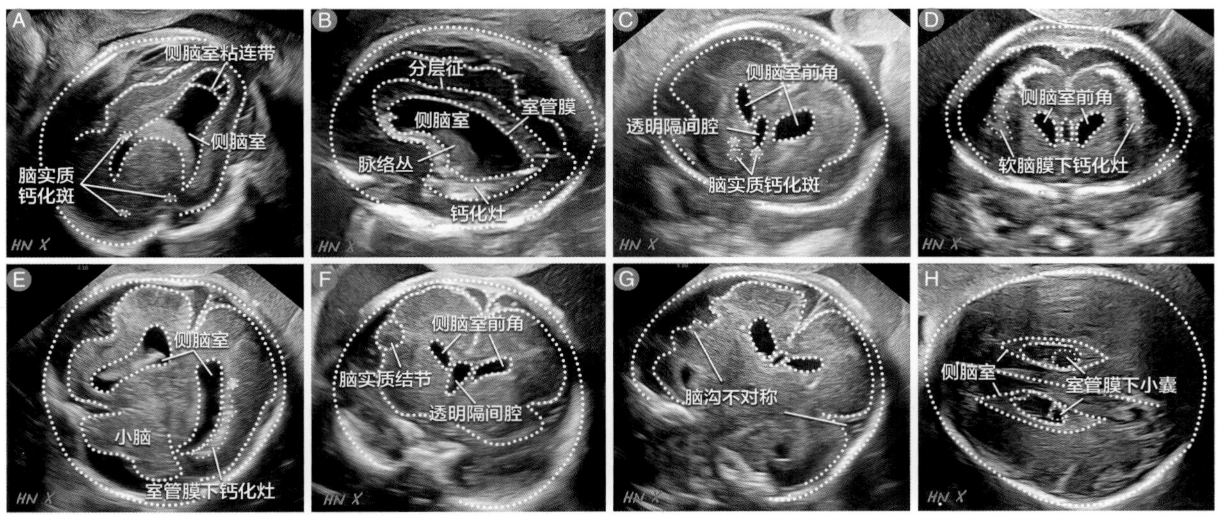

图 21-7-3 ■ 颅内巨细胞病毒感染常见超声声像图改变

A. 侧脑室内粘连带、后角小囊；B. 室管膜下脑实质“分层征”；C. 脑实质内钙化斑；D. 软脑膜下钙化灶；E. 室管膜下钙化灶；F. 脑实质结节；G. 双侧脑沟不对称；H. 室管膜下小囊。

【预后与咨询】颅内感染出现脑结构性改变时，新生儿预后不良。妊娠 16~20 周后发生的先天性 CMV 感染，症状严重者少见，仅 1/10 新生儿感染症状明显，出生时无症状的患儿有 10%~15% 未来可出现神经发育后遗症。大部分弓形虫感染后遗症出现较晚，仅少数特定毒株晚期感染后出现迅速进展。母体弓形虫感染血清学检查阳性、羊水 PCR 检查阴性的情况下，应注意母体感染与胎儿感染之间存在一定的延迟，因此也应进行细致的超声随访。

第八节 | 颅内占位性病变

颅脑占位病变可发生在颅内各部位，包括脑间隙、脑实质、脑室腔等，大多数颅内占位为良性病变，但占位效应可导致脑实质受压而影响特定的功能。颅内囊性病变的已知病因包括出血、感染、脑血管畸形、脑皮质发育异常等。根据超声声像图特征可判断部分病变的性质，但由于病变种类多、部分超声声像重叠，且许多到孕晚期才出现的占位性病变易受颅骨衰减的影响，病灶观察困难，因此颅内占位性病变的产前准确诊断也较困难，需借助胎儿头颅 MRI 辅助诊断。本节将介绍相对有特征性的颅内囊性和实性病变，包括孔洞脑、蛛网膜囊肿、脑中线小囊及颅内肿瘤。

一、脑穿通畸形

脑穿通畸形（porencephaly）是指已发育形成的脑组织遭到破坏，脑实质内发生缺血、出血等破坏性病灶，继而病灶液化、重吸收，在脑实质内形成圆形或不规则形状的囊腔，严重者囊腔与侧脑室和 / 或蛛网膜下腔相通。囊腔局限性于脑实质内时，又称孔洞脑。病变多为单侧，活产儿中发生率为 1/9 000。目前，已知的病因包括妊娠中晚期胎儿脑内血管梗死、脑血管畸形、宫内感染等，*COL4A1/A2*

基因突变也可能与该病的发生有关，为常染色体显性遗传，可合并出血性小血管病变、脑白质病变、动脉瘤或肌肉痉挛综合征等。

【超声表现】 头颅多切面扫查，特别是经颅缝旁矢状切面扫查，可显示脑实质内圆形或不规则形无回声，可与侧脑室或蛛网膜下腔相通，囊内无血流信号，可合并同侧侧脑室增宽（图 21-8-1）。应注意在头颅横切面扫查时，因颅骨衰减影响，近场的脑实质病灶容易漏诊。若合并颅内出血，囊肿可能随孕周的增长而变化；还可以合并其他与出血或感染相关的声像改变，如颅内钙化灶、肝脾大、胎儿水肿等。

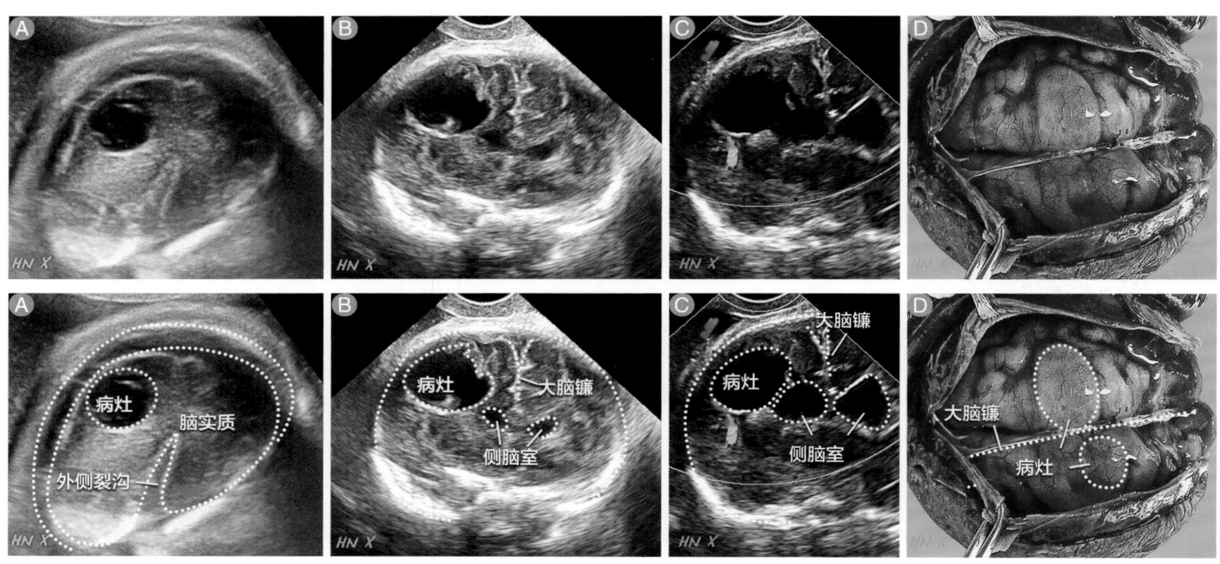

图 21-8-1 ■ 脑穿通畸形（孔洞脑，30 周）
A. 头颅旁矢状切面；B. 头颅冠状切面；C. 冠状切面彩色多普勒血流图；D. 解剖标本。

【鉴别诊断】 脑穿通畸形与脑裂畸形有相似的超声表现，脑裂畸形多数在孕中期超声检查中出现，脑穿通畸形为继发性病灶，多在妊娠中晚期检查中发现；脑裂畸形通常为楔形，很少呈圆形或不规则形，且可合并有脑皮质发育异常的其他征象。

【预后与咨询】 预后取决于脑实质损伤的范围，总体预后较差，出生后可有严重的精神运动发育迟缓、偏瘫和癫痫。

二、蛛网膜囊肿

蛛网膜囊肿（arachnoid cyst）是指颅内蛛网膜层内包裹的脑脊液局限性积聚形成囊肿。原发性蛛网膜囊肿为软脑膜发育异常，蛛网膜折叠形成潜在腔隙，其内充满脑脊液。继发性蛛网膜囊肿则是由于脑积水、脑组织坏死和颅内出血等引起蛛网膜粘连所致。蛛网膜囊肿通常位于大脑表面、大脑半球间隙及脑池等颅内各处，但不累及脑室。2/3 的病灶位于幕上，1/3 位于幕下。胎儿期蛛网膜囊肿可以是孤立性存在，也可合并单基因突变（病变位于 Xq22、9q22、14q32.3、11p15 等片段），或染色体三体综合征如 8、13、18、20 三体综合征的表现之一。60%~73% 合并其他异常，相关的颅内异常包括脑室扩大（对称或不对称）、胼胝体完全或部分发育不全。颅外的异常包括法洛四联症、室间隔缺损、唇腭裂、脐膨出和短长骨等。

【超声表现】胎儿头颅动态扫查中，在大脑表面、脑间隙或后颅窝等部位出现大小不一的无回声囊肿，囊内有时可见细分隔，形状为圆形或不规则形，壁薄而光滑；囊肿与蛛网膜下腔及侧脑室均不相通，较大的囊肿挤压相邻脑组织，使脑中线偏移；可因室间孔或中脑导水管被压迫、阻塞而出现继发性脑积水；CDFI 显示囊内无血流信号（图 21-8-2、视频 21-8-1）。

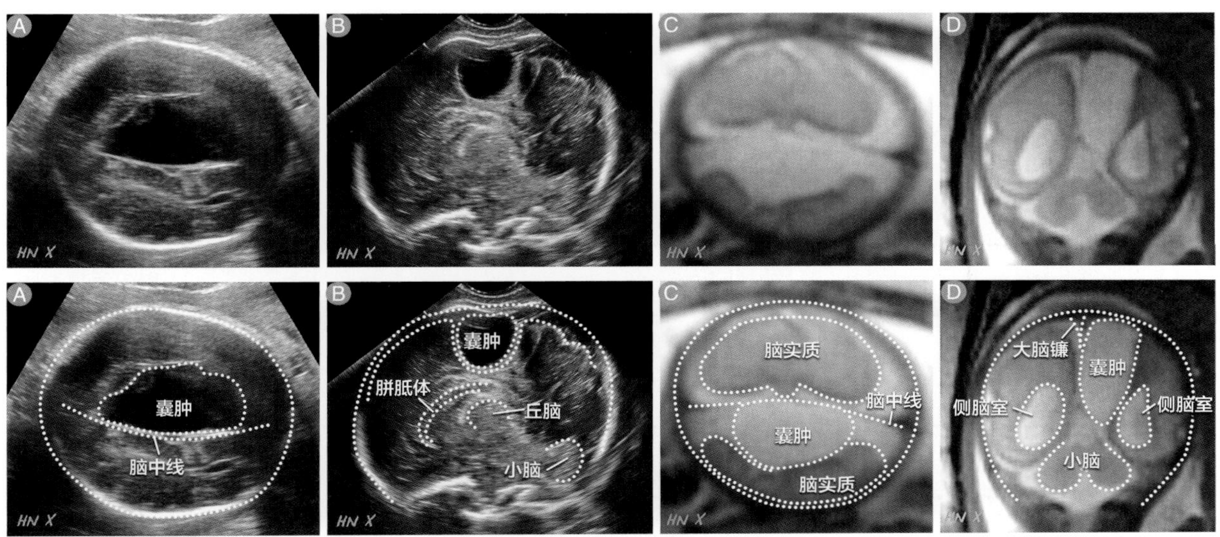

图 21-8-2 幕上蛛网膜囊肿（32 周）

A. 头颅横切面；B. 头颅矢状切面；C. 头颅 MRI（横切面）；D. 头颅 MRI（冠状切面）。

视频 21-8-1 蛛网膜囊肿（34 周）

【鉴别诊断】①幕上蛛网膜囊肿与孔洞脑鉴别：后者囊肿位于脑实质内，无明显脑中线偏移；②大脑表面蛛网膜囊肿与脑裂畸形鉴别：后者为位于脑实质内的裂隙，呈楔形而非圆形，可与脑室相通；③位于幕下的蛛网膜囊肿与其他后颅窝囊性病变鉴别：可根据小脑蚓部的大小、形态及位置进行鉴别（详见本章第五节后颅窝结构异常）。

【预后与咨询】大部分蛛网膜囊肿可自行消退，如果不合并其他异常，预后良好。较大的囊肿（直径>20mm）或囊肿持续增大，造成明显的脑实质受压或引起脑积水，则出生后需行分流术或囊肿切除术。

三、脑中线小囊

胎儿颅内脑中线上、两侧大脑半球之间有多个潜在腔隙，包括帆间池、大脑大静脉池、四叠体池、小脑上池、鞍上池等。这些腔隙在正常情况下不显示，当合并局限性积液时，则可表现为脑中线相应部位的小囊性占位。最常见的是帆间池小囊，也可以发生在四叠体池、桥池、脚间池等处。小囊或局限性的积液不参与脑脊液循环。有报道显示，2%~3% 的正常儿童在偶然体检中发现脑中线小囊肿。

【**超声诊断**】在胎儿头颅横切面从上向下连续扫查，在脑中线后部脑间隙显示局限性无回声，呈椭圆形或梭形，无占位效应；头颅正中矢状切面可显示囊性病变的位置，多数发生于透明隔腔后下方、第四脑室前上方，相当于帆间池处（图 21-8-3）；也可位于前方的鞍上区（图 21-8-4）。

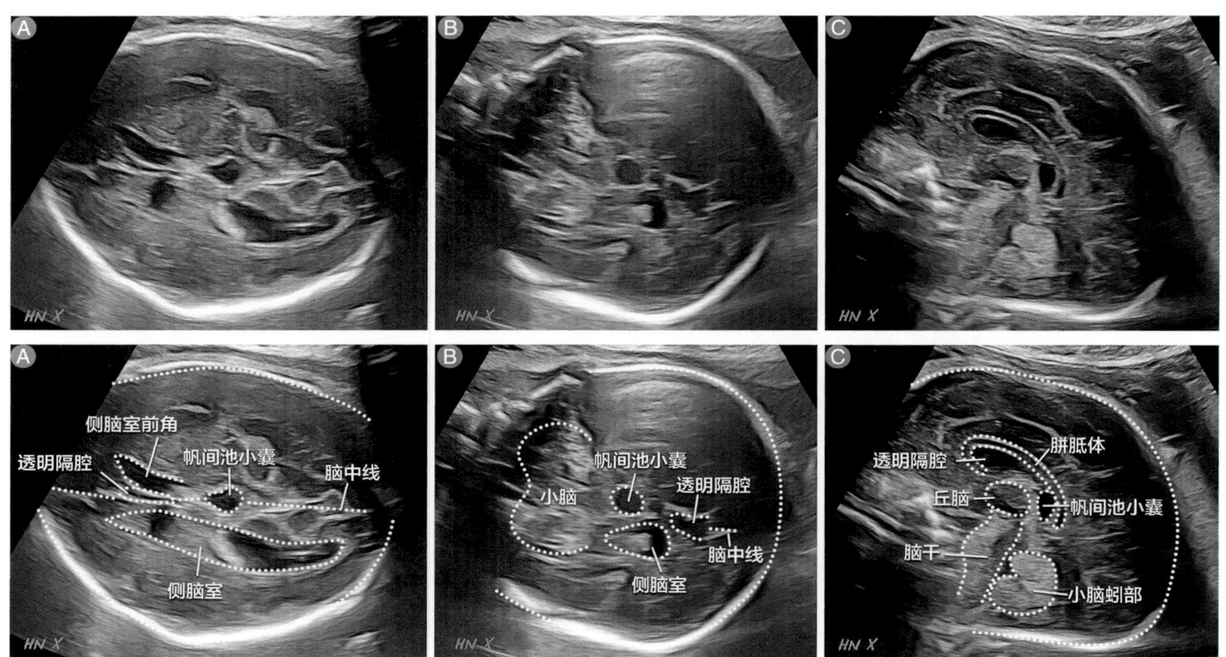

图 21-8-3 ■ 帆间池区脑中线小囊（32 周）

A. 经丘脑横切面；B. 经丘脑后方冠状切面；C. 正中矢状切面。

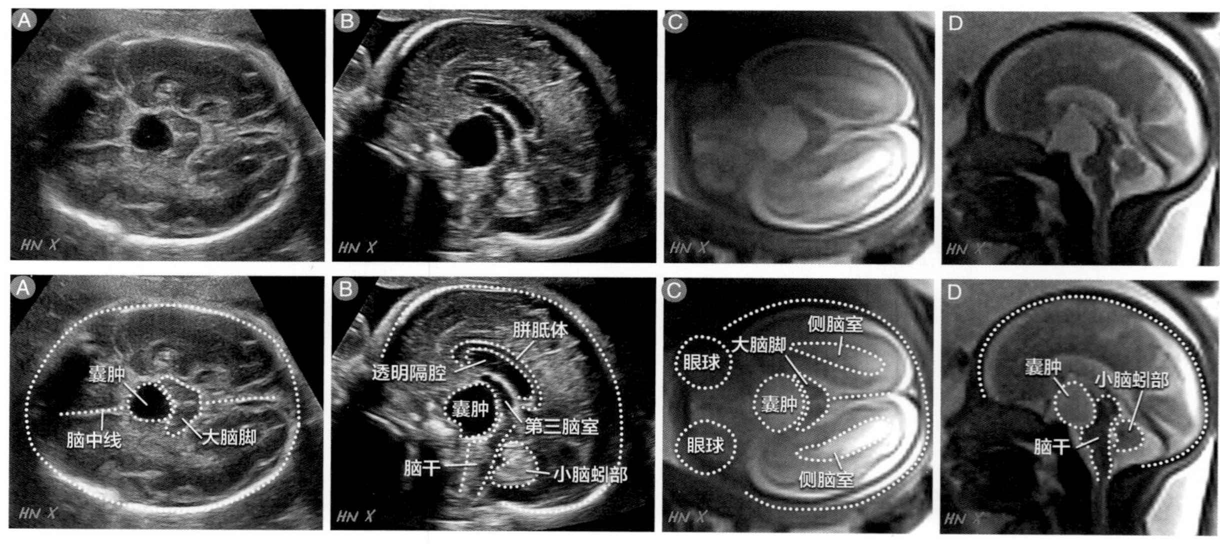

图 21-8-4 ■ 鞍上区脑中线小囊（28 周）

A. 头颅横切面；B. 头颅正中矢状切面；C. 头颅 MRI 横切面；D. 头颅 MRI 矢状面。

【**鉴别诊断**】①大脑大静脉动脉瘤，病灶位于脑中线，呈囊性结构，但囊内有丰富的血流信号，可记录到动静脉瘘性频谱；②蛛网膜囊肿，多发生在脑中线的一侧，使脑中线偏移，囊壁薄而光滑，可有分隔，但囊肿较小时常难以鉴别。

【**预后与咨询**】孤立性的脑中线小囊大多数在宫内无进展，甚至消退，通常不会压迫或破坏脑实质结构，没有神经发育的后遗症。但需仔细扫查，排除合并其他颅内结构异常。如果囊肿进行性增大并产生压迫症状时，出生后需要进行引流。位于蝶鞍区的囊肿出生后应注意随访，若囊肿不消退或增大，应注意囊肿压迫蝶鞍区而导致空蝶鞍综合征。

四、颅内肿瘤

胎儿颅内肿瘤(intracranial tumor)非常罕见，占所有产前诊断肿瘤的10%。颅内肿瘤的组织类型多样，最常见的肿瘤类型依次为畸胎瘤(50%以上)、星形细胞瘤、颅咽管瘤、原始神经外胚层肿瘤、脑膜瘤、室管膜瘤等。病因不明确，散在发病。

【**超声表现**】70%的颅内肿瘤位于小脑幕上，瘤体常较大、生长迅速，瘤内出血也较常见，CDFI可显示肿瘤内血流信号，可继发脑积水和羊水过多。①畸胎瘤：最常见，瘤体多位于脑中线或偏侧，瘤内成分复杂呈囊实性回声，边界较清，肿块内也可有钙化，瘤内血流较丰富，周围正常脑组织被瘤体挤压变形(图21-8-5)；②星形细胞瘤(神经胶质瘤)：多数位于一侧大脑半球实质内，瘤体较大时脑中线向对侧移位，瘤体呈均质实性回声；③颅咽管瘤：位于鞍区中部，超声表现与畸胎瘤相似，其生长位置特殊，可压迫鞍区的视交叉和视束，或导致下丘脑、垂体功能障碍及脑积水；④其他：包括室管膜瘤、室管膜母细胞瘤、脉络丛乳头状瘤/癌等，很罕见，一般起源于脑室室管膜，表现为室管膜附壁结节。

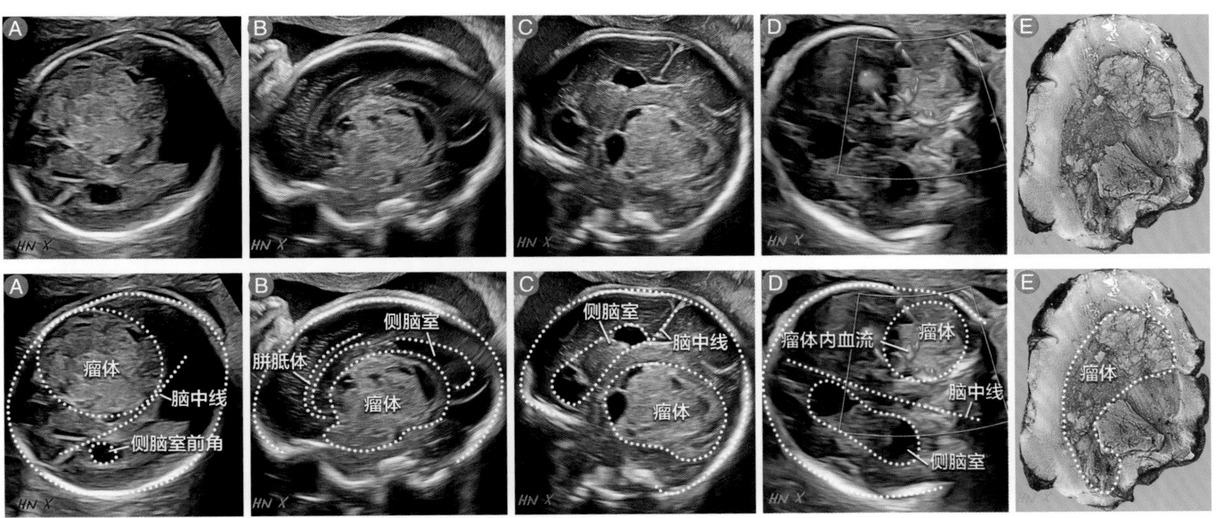

图21-8-5 ■ 颅内畸胎瘤(25周)

A.横切面；B.旁矢状切面；C.冠状切面；D.瘤体彩色多普勒血流图；E.解剖标本。

【**鉴别诊断**】颅内肿瘤主要与新近发生的颅内出血鉴别，后者超声声像图随时间变化而发生改变，病灶边界不清，非局限性，后期回声减低，形成边界清楚的囊性结构，CDFI显示病灶内无血流信号。

【**预后与咨询**】无论组织学上是良性还是恶性，颅内肿瘤总体预后差，约 1/3 宫内死亡，存活率仅 15%。因其占位效应可影响较大范围的脑组织，所以大部分肿瘤无法手术治疗。

第九节 | 侧脑室扩张及其鉴别诊断策略

胎儿侧脑室扩张（lateral ventriculomegaly）是指因侧脑室内脑脊液增多导致的侧脑室增大。侧脑室扩张不是一种疾病，而是可导致脑积液循环障碍的一系列颅内结构异常的继发表现。侧脑室扩张的原因包括脑脊液循环梗阻性畸形（中脑导水管狭窄、开放性脊柱裂、颅内出血、囊肿、感染），结构性畸形（胼胝体发育异常、前脑无裂畸形），脑破坏性病变（出血、感染、脑穿通畸形），大脑皮质发育异常（小头畸形、神经元移行障碍），以及染色体异常综合征（染色体非整倍体畸形、Miller-Dieker 综合征、Smith-Lemli-Opitz 综合征）等等，但是脑室扩张的程度并不能区分其致病原因。活产儿中发生率为 0.3%~1.5%。其中单侧侧脑室扩张占 60%，男性占 70%。

【**超声诊断标准**】产前超声诊断基于头颅经侧脑室标准切面的测量数据。测量方法见图 14-2-1。侧脑室宽度 10~15mm 为侧脑室扩张，大于 15mm 为重度扩张。重度侧脑室扩张也可诊断为脑积水（hydrocephalus）。有研究发现，侧脑室扩张的程度不同，其预后差异较大，故也有将侧脑室宽度 10~12mm 列为轻度侧脑室增宽，也称为临界性侧脑室增宽，>12mm~<15mm 归为中度侧脑室增宽（图 21-9-1）。

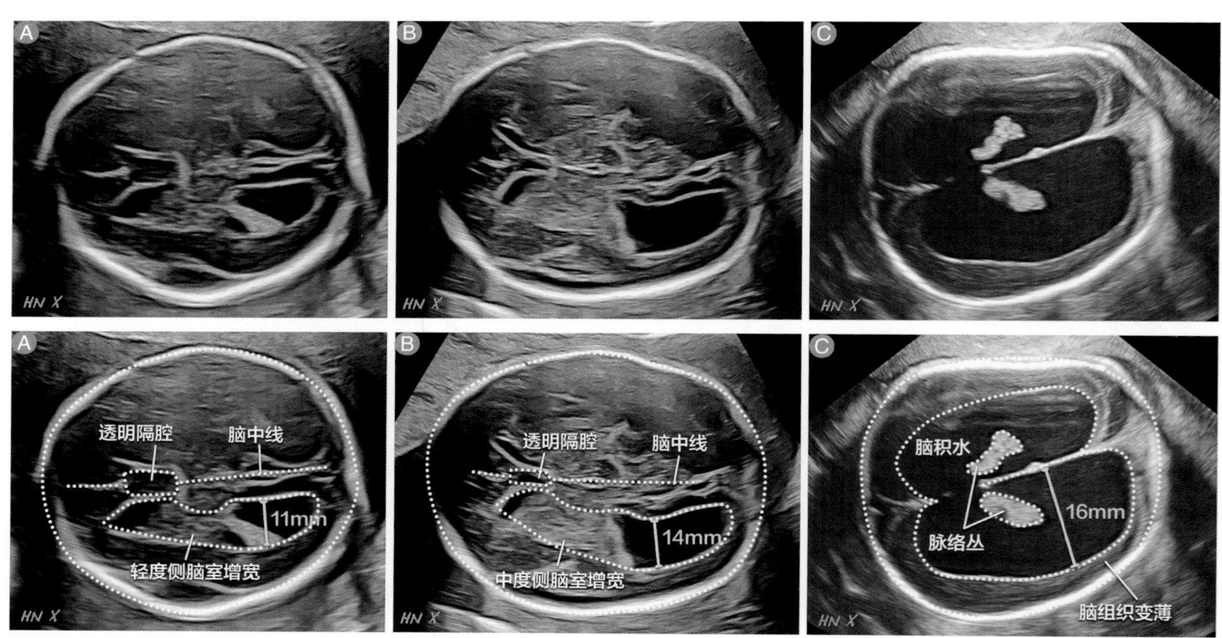

图 21-9-1 ■ 侧脑室扩张诊断标准

A. 轻度侧脑室增宽；B. 中度侧脑室增宽；C. 重度侧脑室扩张（脑积水）。

【**超声表现**】严重的脑积水表现为侧脑室极度扩张，脉络丛悬挂在脑室中，大脑组织受压变薄，头围增大，脑中线 - 侧脑室外侧距离与脑中线 - 颅骨内缘距离比值（脑室率）增大，第三脑室可扩张，第四脑室无增宽时，考虑为中脑导水管梗阻。除脑室扩张外，根据病因的不同，还可出现合并畸形的相关异常。孤立性侧脑室扩张通常是一个排除性诊断，应在影像学和细胞分子学排除其他相关畸形和染色体、基因等异常后，方可考虑为孤立性侧脑室扩张。

【**鉴别诊断**】脑积水应与颅内囊性病变或局限性积液鉴别，颅内囊性病变或局限性积液表现为颅内不对称性、局限性液性暗区，相应的颅内结构缺失或受压变形。轻度侧脑室扩张的鉴别诊断主要是排查各种导致侧脑室增宽的因素及染色体异常综合征，侧脑室扩张超声鉴别诊断思路详见图 21-9-2。

【**预后与咨询**】胎儿侧脑室扩张的预后与合并畸形有关。合并颅内和 / 或颅外异常，或合并超声软指标异常者，应建议行胎儿染色体检查。排除合并畸形及染色体异常后，需间隔 2~3 周超声监测，30~34 周再进行一次详细的神经超声检查。单纯性侧脑室扩张程度越重、出现的时间越早、进展性增宽者预后不良。双侧单纯性脑积水中 60% 以上合并神经系统发育障碍。孤立性侧脑室临界性增宽、产前侧脑室宽度不变或减小、单侧发生等是预后良好的征象，但仍应告知胎儿父母，即使是单纯侧脑室轻度扩张，仍有 13% 出生后才发现合并异常，而侧脑室临界性增宽者出生后也有 7.9% 神经系统发育迟滞。

> **注意：产前超声发现胎儿侧脑室增宽时应重点关注：①确定侧脑室增宽的程度；②仔细寻找所有颅内、颅外的结构异常；③定期超声监测侧脑室的变化或进展；④根据以上情况综合评估，进行胎儿染色体、分子遗传和感染等检查。**

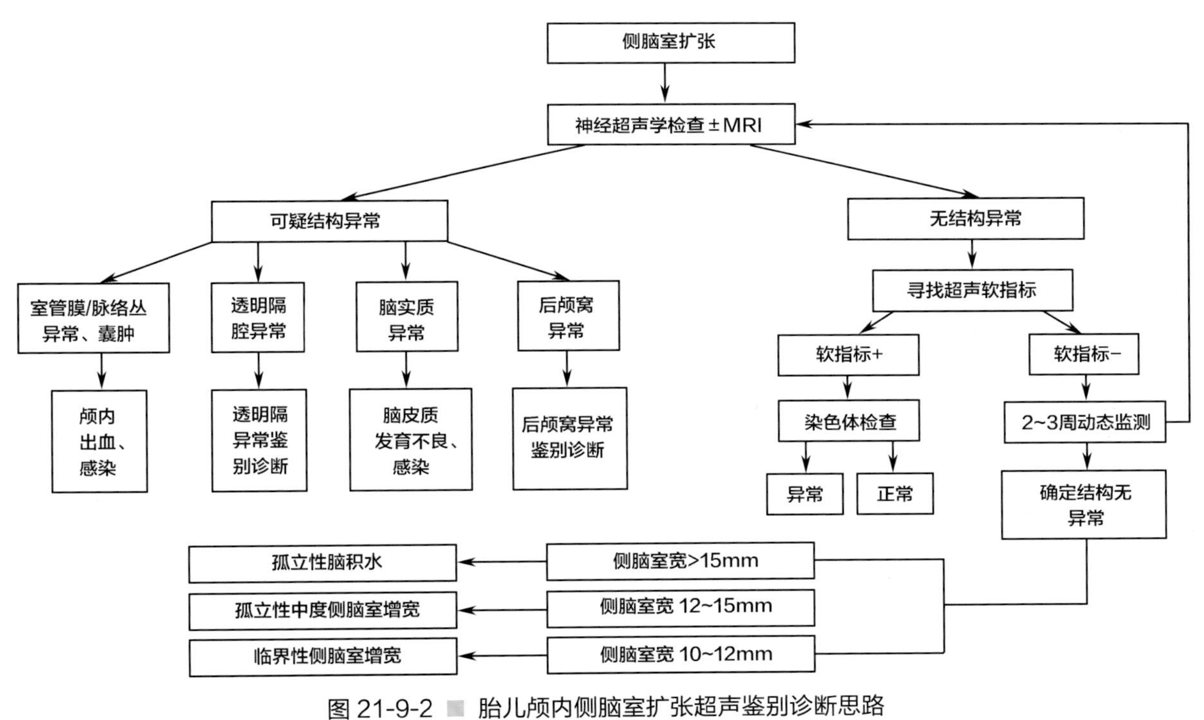

图 21-9-2 ■ 胎儿颅内侧脑室扩张超声鉴别诊断思路

（谢红宁　雷 婷）

参考文献

1. MALINGER G, PALADINI D, HARATZ KK, et al. ISUOG Practice Guidelines (updated): sonographic examination of the fetal central nervous system. Part 1: performance of screening examination and indications for targeted neurosonography. Ultrasound Obstet Gynecol, 2020, 56 (3): 476-484.
2. PALADINI D, MALINGER G, BIRNBAUM R, et al. ISUOG Practice Guidelines (updated): sonographic examination of the fetal central nervous system. Part 2: performance of targeted neurosonography. Ultrasound Obstet Gynecol, 2021, 57 (4): 661-671.
3. 姜雨汀，谢红宁．国际妇产超声学会 (ISUOG) 实践指南（更新版）解读：胎儿中枢神经系统超声检查（第一部分和第二部分）. 中华超声影像学杂志，2021, 30 (7): 553-562.
4. Society for Maternal-Fetal Medicine, MONTEAGUDO A. Exencephaly-anencephaly sequence. Am J Obstet Gynecol, 2020, 223 (6): B5-B8.
5. DĄBKOWSKA S, KUCIŃSKA-CHAHWAN A, BENETURSKA A, et al. Prenatal diagnosis and clinical significance of cephalocele-A single institution experience and literature review. Prenat Diagn, 2020, 40 (5): 612-617.
6. AVAGLIANO L, MASSA V, GEORGE TM, et al. Overview on neural tube defects: From development to physical characteristics. Birth Defects Res, 2019, 111 (19): 1455-1467.
7. LEI T, XIE HN, ZHENG J, et al. Prenatal evaluation of the conus medullaris position in normal fetuses and fetuses with spina bifida occulta using three-dimensional ultrasonography. Prenat Diagn, 2014, 34 (6): 564-569.
8. 雷婷，谢红宁，汪南，等．正常与隐性脊柱裂胎儿脊髓圆锥位置的三维超声评估．中国超声医学杂志，2013, 29 (8): 715-718.
9. TAVANO I, DE KEERSMAECKER B, AERTSEN M, et al. Prenatal diagnosis of middle interhemispheric variant of holoprosencephaly: review of literature and prenatal case series. J Matern Fetal Neonatal Med, 2022, 35 (25): 4976-4984.
10. Society for Maternal-Fetal Medicine, ROTMENSCH S, MONTEAGUDO A. Agenesis of the corpus callosum. Am J Obstet Gynecol, 2020, 223 (6): B17-B22.
11. D'ANTONIO F, PAGANI G, FAMILIARI A, et al. Outcomes associated with isolated agenesis of the corpus callosum: a meta-analysis. Pediatrics, 2016, 138 (3): e20160445.
12. 杨杰，谢红宁，何花，等．胎儿胼胝体发育不全与合并其他异常的相关性．中国实用妇科与产科杂志，2009, 25 (1): 37-39.
13. SIALA S, HOMEN D, SMITH B, et al. Imaging of the septum pellucidum: normal, variants and pathology. Br J Radiol, 2023, 17: 20221058.
14. DI PASQUO E, KULEVA M, ARTHUIS C, et al. Prenatal diagnosis and outcome of fetuses with isolated agenesis of septum pellucidum: cohort study and meta-analysis. Ultrasound Obstet Gynecol, 2022, 59 (2): 153-161.
15. HE M, DU L, XIE H, et al. The ratio of cavum septipellucidi width to anteroposterior cerebellar diameter: A novel index as a diagnostic adjunct for prenatal diagnosis of trisomy 18. J Obstet Gynaecol Res, 2019, 45 (7): 1245-1250.
16. WU LH, ZHENG Q, HE M, et al. Dimensions of the optic chiasm: quantitative ultrasound comparison between fetuses with anophthalmia/microphthalmia and normal fetuses. Quant Imaging Med Surg, 2021, 11 (10): 4389-4398.
17. NAWATHE A, DOHERTY J, PANDYA P. Fetal microcephaly. BMJ, 2018, 361: k2232.
18. GHAI S, FONG KW, TOI A, et al. Prenatal US and MR imaging findings of lissencephaly: review of fetal cerebral sulcal development. Radiographics, 2006, 26 (2): 389-405.
19. KOENIG M, DOBYNS WB, DI DONATO N. Lissencephaly: Update on diagnostics and clinical management. Eur J Paediatr Neurol, 2021, 35: 147-152.
20. GOERGEN SK, ALIBRAHIM E, CHRISTIE J, et al. The fetus with ganglionic eminence abnormality: head size and extracranial sonographic findings predict genetic diagnoses and postnatal outcomes. AJNR Am J Neuroradiol, 2021, 42 (8): 1528-1534.
21. DRAGOUMI P, O'CALLAGHAN F, ZAFEIRIOU DI. Diagnosis of tuberous sclerosis complex in the fetus. J Paediatr Neurol, 2018, 22 (6): 1027-1034.

22. D'ANTONIO F, KHALIL A, GAREL C, et al. Systematic review and meta-analysis of isolated posterior fossa malformations on prenatal ultrasound imaging (part 1): nomenclature, diagnostic accuracy and associated anomalies. Ultrasound Obstet Gynecol, 2016, 47 (6): 690-697.
23. PALADINI D, QUARANTELLI M, PASTORE G, et al. Abnormal or delayed development of the posterior membranous area of the brain: anatomy, ultrasound diagnosis, natural history and outcome of Blake's pouch cyst in the fetus. Ultrasound Obstet Gynecol, 2012, 39 (3): 279-287.
24. Society for Maternal-Fetal Medicine, MONTEAGUDO A. Dandy-Walker malformation. Am J Obstet Gynecol, 2020, 223 (6): B38-B41.
25. ULRICH J, CAIRD J, CRIMMINS D. Predicting outcomes in Dandy-Walker malformation: a retrospective cohort study. J Neurosurg Pediatr, 2021, 10: 1-6.
26. LEI T, XIE HN, ZHU YX, et al. Date-independent parameters: an innovative method to assess fetal cerebellar vermis. Cerebellum, 2015, 14 (3): 231-239.
27. KRAJDEN HARATZ K, OLIVEIRA SZEJNFELD P, GOVINDASWAMY M, et al. Prenatal diagnosis of rhombencephalosynapsis: neuroimaging features and severity of vermian anomaly. Ultrasound Obstet Gynecol, 2021, 58 (6): 864-874.
28. LEI T, FENG JL, XIE YJ, et al. Chromosomal aneuploidies and copy number variations in posterior fossa abnormalities diagnosed by prenatal ultrasonography. Prenat Diagn, 2017, 37 (11): 1160-1168.
29. 谢红宁，蔡丹蕾，何花，等．产前三维超声定量分析 Dandy-Walker 综合征胎儿小脑蚓部的辅助诊断价值．中国医学科学院杂志，2008, 30 (1): 80-85.
30. Society for Maternal-Fetal Medicine, MONTEAGUDO A. Vein of Galen aneurysmal malformation. Am J Obstet Gynecol, 2020, 223 (6): B27-B29.
31. KAUSHIK KS, ACHARYA UV, ANANTHASIVAN R, et al. Fetal dural sinus malformation. Neurology, 2020, 95 (10): 452-453.
32. PAPILE LA, MUNSICK-BRUNO G, SCHAEFER A. Relationship of cerebral intraventricular hemorrhage and early childhood neurologic handicaps. J Pediatr, 1983, 103 (2): 273-277.
33. Society for Maternal-Fetal Medicine, MONTEAGUDO A. Intracranial Hemorrhage. Am J Obstet Gynecol, 2020, 223 (6): B34-B37.
34. SILEO FG, ZÖLLNER J, D'ANTONIO F, et al. Perinatal and long-term outcome of fetal intracranial hemorrhage: systematic review and meta-analysis. Ultrasound Obstet Gynecol, 2022, 59 (5): 585-595.
35. Society for Maternal-Fetal Medicine, YEATON-MASSEY A, MONTEAGUDO A. Intracranial cysts. Am J Obstet Gynecol, 2020, 223 (6): B42-B46.
36. DOGAN Y, YUKSEL A, KALELIOGLU IH, et al. Intracranial ultrasound abnormalities and fetal cytomegalovirus infection: report of 8 cases and review of the literature. Fetal Diagn Ther, 2011, 30 (2): 141-149.
37. CORNEJO P, FEYGIN T, VAUGHN J, et al. Imaging of fetal brain tumors. Pediatr Radiol, 2020, 50 (13): 1959-1973.
38. CARTA S, KAELIN AGTEN A, BELCARO C, et al. Outcome of fetuses with prenatal diagnosis of isolated severe bilateral ventriculomegaly: systematic review and meta-analysis. Ultrasound Obstet Gynecol, 2018, 52 (2): 165-173.
39. PAGANI G, THILAGANATHAN B, PREFUMO F. Neurodevelopmental outcome in isolated mild fetal ventriculomegaly: systematic review and meta-analysis. Ultrasound Obstet Gynecol, 2014, 44 (3): 254-260.
40. DI MASCIO D, SILEO FG, KHALIL A, et al. Role of magnetic resonance imaging in fetuses with mild or moderate ventriculomegaly in the era of fetal neurosonography: systematic review and meta-analysis. Ultrasound Obstet Gynecol, 2019, 54 (2): 164-171.
41. Society for Maternal-Fetal Medicine, NORTON ME, FOX NS, et al. Fetal ventriculomegaly. Am J Obstet Gynecol, 2020, 223 (6): B30-B33.

第二十二章 胎儿心血管系统发育异常的超声诊断

胎儿心血管系统发育异常包括心脏大血管畸形和静脉系统发育异常。先天性心脏病（congenital heart disease，CHD）是胎儿时期心脏血管发育异常而形成的先天畸形，是导致新生儿及婴幼儿死亡的主要原因。我国新生儿 CHD 的发生率为 8‰，占所有出生人口缺陷的第一位（13%）。CHD 中约 73% 为单纯性，27% 为综合征性。CHD 多为环境和遗传因素综合致病。遗传因素包括染色体异常（染色体数目和染色体结构异常）、单基因病及多基因病；母体和环境因素包括糖尿病、致畸物质暴露史（酒精、异维 A 酸等）、吸烟、病毒感染史和 CHD 家族史等。CHD 合并染色体异常的风险为 16%~32%。

产前超声检查是筛查和诊断 CHD 最重要的手段，通过规范化的胎儿心脏专项检查，在孕中期能够筛查和诊断绝大多数心脏及大血管的结构畸形。随着高分辨力探头技术的进步及孕早期超声筛查的普及，近年来 60% 以上的复杂性 CHD 可在孕早期 NT 筛查时检出，但其诊断和分类的准确度有较大的检查者经验依赖性，且受仪器设备、母体腹壁厚度、宫内条件等影响，不同机构和人员的 CHD 产前检出率变化较大，报道的总检出率为 30%~90%。本章将简述心血管系统胚胎发育基础，详述胎儿心脏及大血管超声检查方法，介绍常见和罕见的心脏大血管畸形，包括心脏间隔缺损、房室瓣膜异常、圆锥动脉干畸形、主动脉弓发育异常、肺静脉连接异常、异构综合征、心律失常、静脉系统发育异常及其他类型异常，并横向总结心脏超声检查标准切面异常的鉴别诊断思路，以及阐述孕早期胎儿心脏超声检查的要点和注意事项。

第一节 | 心脏胚胎发育与胎儿血液循环特征

一、胎儿心脏胚胎发育

1. 原始心管和心脏外形的演变 胚胎第 4 周生心中胚层分化形成原始心管（单管心形成），心背系膜将心管悬连于心包腔中，由心肌覆盖的原始心管逐渐形成心球、心室、心房和静脉窦 4 个局部膨大部分（图 22-1-1）。心管两端固定在心包上，因心球和心室的生长速度远较心包腔扩展的速度快，心球和心室形成“U”形弯曲的球室袢，球室袢凸面向右、前和尾侧。此后心房逐渐离开原始横隔移位至心室头端背侧偏左，静脉窦也游离出来以窦房孔与心房相连，形成左、右角。此时，心脏的外形呈“S”形弯曲，心房扩展膨出于动脉干的两侧，房室沟加深，房、室之间形成狭窄的房室管。心球远侧段细长为动脉干，中段膨大为心动脉球，近侧段成为原始右心室，而原来的心室则成为原始左心室，左、右心室表面出现室间沟。至胚胎第 6 周，原始心管已初具心脏的外形，但内部仍未完全分隔。

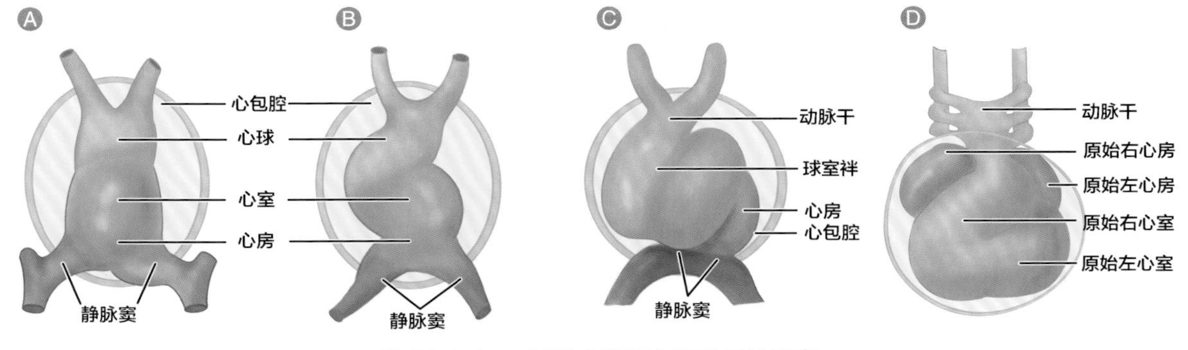

图 22-1-1 原始心管和心脏外形的演变

2. 心脏内部的分隔 心脏的分隔包括房室管分隔、心房分隔、心室分隔、心球与动脉干分隔，在第 4 周同时开始，第 7 周末完成。

(1) 房室管的分隔：是心管最早出现分隔的部分。随着房室沟逐渐加深，相应的心腔也形成狭窄的房室管，其背侧、腹侧壁的心内膜组织增厚、彼此相对生长，至第 6 周时融合形成心内膜垫，将房室管分隔为左、右房室孔，围绕房室孔的间充质细胞增生向腔内隆起，分别形成二尖瓣和三尖瓣。若此过程发育异常，则可发生心内膜垫缺损、房室隔缺损。

(2) 心房的分隔：在心内膜垫发生的同时，原始心房顶部背侧壁中央出现半月形的原发隔，此隔沿心房背、腹侧壁向心内膜垫方向生长，游离缘与心内膜垫之间暂留一孔，称原发孔。原发隔继续增长，隔的上部中央变薄出现若干小孔，逐渐融合成一孔，称继发孔。心内膜垫组织向上凸起并与原发隔游离缘融合，封闭原发孔。第 5 周末，在原发房间隔右侧，从心房的顶端腹侧壁再长出一较厚的新月形隔，称继发隔。此隔向心内膜垫方向生长覆盖继发孔，当其前、后缘与心内膜垫接触时，下方留有一卵圆孔。卵圆孔的位置比继发孔稍低，两孔交错重叠。原发隔在左侧下方覆盖卵圆孔，薄而软的原发隔形成卵圆孔瓣。胎儿期右心房的血液经卵圆孔流入左心房。出生后肺循环建立，左心房压力增大，致使两个隔紧贴并逐渐融合、卵圆孔关闭形成完整的房间隔。若心内膜垫发育异常，原发孔未封闭，则形成原发孔型房间隔缺损，亦称为部分型心内膜垫缺损。

(3) 心室的分隔：胚胎第 4 周末，心尖处心室底壁组织向上凸起形成一半月形肌性的室间隔，此隔向心内膜垫方向生长，游离缘与心内膜垫之间留有室间孔，使左、右心室相通；第 7 周末心球内部形成左、右心球嵴，彼此对向生长融合，并向下延伸，分别与肌性隔的前缘和后缘融合，封闭室间孔上部，室间孔其余部分则由心内膜垫的组织封闭并形成室间隔的膜部，至此室间孔封闭，左、右心室完全分隔。若心内膜垫组织未封闭室间孔，则出现室间隔膜部缺损。

(4) 心球与动脉干的分隔：胚胎第 5 周，心球和动脉干的内膜组织局部增生形成一对心球嵴和动脉干嵴，相应的嵴对向生长，在中线融合，形成螺旋状走行的主动脉 - 肺动脉隔，将心球和动脉干分隔成相互缠绕的主动脉和肺动脉。主动脉和肺动脉起始处的内膜组织向腔内增生，各形成三个薄片状隆起，逐渐演变为半月瓣。心球和动脉干发育障碍可导致圆锥动脉干畸形，如大动脉转位、永存动脉干、主肺动脉窗等。

3. 动脉弓的演变 心球与动脉干分隔的同时，6 对弓动脉发生演变，第一、二对弓动脉大部分退化，第三对形成颈总和颈内动脉，第四对形成右锁骨下动脉与部分主动脉弓，第五对弓动脉消失，第六对形成左、右肺动脉近侧段和动脉导管（图 22-1-2）。弓动脉的演变过程发生异常可导致主动脉弓异常如右位主动脉弓、双主动脉弓等。

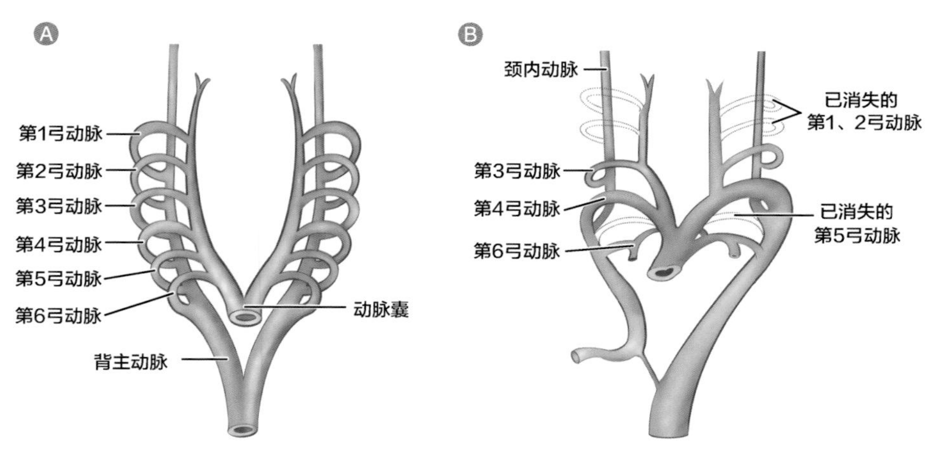

图 22-1-2 胚胎期动脉弓的演变

4. 静脉窦的演变和永久性心房的生成 静脉窦位于原始心房尾端的背面，左、右角分别与同侧的总主静脉、脐静脉和卵黄静脉相连。因血液多经右角回流入心脏，右角逐渐扩大，窦房口移向右侧，左角萎缩，近侧段形成冠状静脉窦。胚胎 7 周时原始右心房扩展，静脉窦右角并入右心房，形成永久性右心房固有部，原始右心房则变为右心耳。原始左心房最初只连接一条原始肺静脉，以后左心房扩大，逐渐把原始肺静脉根部及其左、右属支吸收并入左心房，最后 4 条肺静脉连接左心房，原始左心房则成为左心耳，此过程发育障碍可导致肺静脉异位连接。

二、胎儿期血液循环特征

胎儿血液与母体血液不直接相通，胎儿在宫内通过胎盘绒毛的毛细血管网与绒毛间隙的母体血液进行营养物质交换，富含母体营养及含氧量高的血液通过脐静脉进入胎儿体内，经胎儿全身循环后，血氧含量低、含代谢产物的血液最后经脐动脉再进入胎盘循环进行物质交换，如此循环往复，保障胎儿血氧和营养物质的供应、排出代谢产物。为保证富含营养的血液有效地输送到胎儿全身，胎儿血循环路径中除脐动脉、脐静脉外，还存在 3 个重要结构，即静脉导管、卵圆孔和动脉导管，这些胎儿期特有的血液循环通路是保障胎儿正常生长发育的关键，保障高氧血液供给心肌和脑，低氧的血回流至胎盘（图 22-1-3）。

1. 静脉导管 脐静脉进入肝脏后与门静脉连接，其末端为静脉导管，大部分富含氧和营养物质的脐静脉血经静脉导管汇入心脏。静脉导管是全身唯一管壁类似动脉的静脉，其可收缩起到加速器的作用。静脉导管虽与肝静脉一起汇入下腔静脉，但其朝向正对卵圆孔，高速、大量的胎盘来源的含氧血直接流入左心房。

2. 卵圆孔 位于左右心房之间，经下腔静脉进入右心房的血液绝大部分经卵圆孔进入左心房，再经左心室泵入主动脉，供应胎儿心脏、头部及上肢等组织器官。上腔静脉和部分下腔静脉汇入右心房的血液流向右心室，再泵入肺动脉。

3. 动脉导管 胎儿期肺循环阻力较大，右心室的血绝大部分经动脉导管流入降主动脉，进入胎儿体循环，最后含代谢产物的血液经髂动脉分出的一对脐动脉到达血管阻力极低的胎盘，与母体血液进行物质交换。

胎儿出生后静脉导管退化为静脉韧带；卵圆孔在出生后 1 年左右完全关闭；出生后高含氧量的动脉血及某些生物物质（如抗前列腺素物质）可引起动脉导管收缩导致动脉导管关闭。

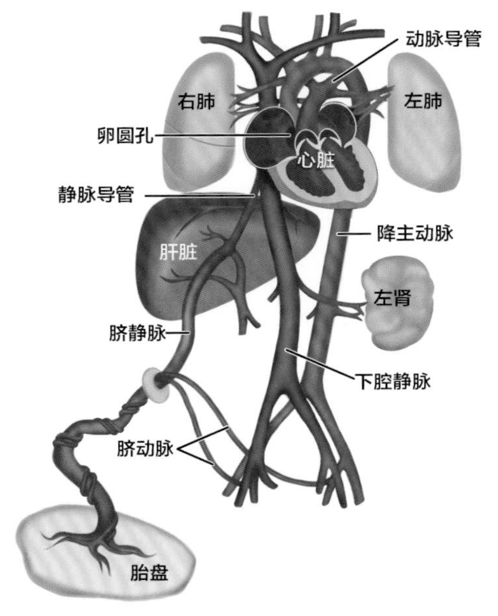

图 22-1-3 胎儿期血循环示意图

第二节 | 正常胎儿心血管超声检查

胎儿心脏作为一个特殊的快速跳动的脏器，是产前超声检查的难点。规范化的产前心脏超声筛查可提高心脏异常的检出率，在产前超声筛查可疑 CHD 时，应进一步行更详细、全面的胎儿心脏专项检查，即胎儿超声心动图检查。胎儿超声心动图应由熟悉 CHD 产前诊断的专家实施，在胎儿心脏超声筛查的基础上进行详尽检查，给予正确诊断和分型，为后续临床处理提供重要参考信息，可极大改善 CHD 带来的不良妊娠结局，提高患儿生存率和生活质量。胎儿心脏超声筛查是孕中期胎儿超声检查的重要内容之一，孕中期胎儿心脏筛查包括几个重要的切面：心脏四腔心切面、左室流出道切面、右室流出道切面和三血管 - 气管切面。胎儿心脏超声筛查的基本切面及其结构内容、扫查方法、注意事项等见图 14-2-4~图 14-2-7。在上述筛查切面的基础上，对于高危人群，应增加胎儿心脏血管超声专项检查。

一、胎儿超声心动图检查适应证

胎儿 CHD 的高危因素包括母体因素、胎儿因素，因此有以下情况者，建议做详细的胎儿超声心动图检查。

1. 母体因素 孕妇年龄大于 35 岁；孕妇患有 CHD 或曾孕育过 CHD 患儿；曾有妊娠异常史，如死胎、流产、羊水过多或羊水过少等；孕早期服用过可疑致畸药物（氧化锂、苯妥英钠等）或孕期内接触可疑致畸物质（放射线等）；孕妇患有糖尿病、结缔组织病、感染性疾病（孕早期 TORCH 感染）；孕妇组织抗体阳性；父母家族有 CHD 病史。

2. 胎儿因素 胎儿染色体异常、产科超声筛查可疑胎儿心脏畸形或其他器官畸形、胎儿水肿、NT 增厚、胎儿心律失常、双胎等。

二、胎儿超声心动图检查基本内容

胎儿心血管超声专项检查应在胎儿全身结构超声筛查的基础上进行。心脏专项检查基本内容包括：①观察全身解剖结构，基本生物参数测量；②心脏大血管系列切面灰阶成像；③彩色多普勒和脉冲多普勒超声观察血流方向、测定流速；④M 型超声分析心律和心率；⑤心内结构及大血管径线参数定量测量。

三、胎儿超声心动图检查基本切面

依照 ISUOG、中国医师协会超声医师分会的孕中期胎儿心脏超声检查指南，孕中期胎儿心脏初步筛查包括心脏四腔心切面、左室流出道切面、右室流出道切面和三血管 - 气管切面，以上基本切面的详细内容、扫查方法、注意事项等见图 14-2-4~ 图 14-2-7。胎儿心脏血管超声专项检查在此筛查切面的基础上，还应增加（但不限于）心脏各短轴切面、大血管长轴切面等。在进行胎儿心脏大血管结构扫查前，应先确定胎方位、判断胎儿左右侧别，通过腹部横切面确定心脏和内脏位置关系。

1. **四腔心切面（four-chamber view，4CV）** 四腔心切面是超声发现和诊断 CHD 的最重要切面，此切面可以发现绝大多数心房、心室、房室瓣膜和间隔的异常，部分严重的心室 - 动脉连接异常在此切面亦可有表现。根据胎位、超声束入射角度的不同，可获取心尖四腔心切面、心底四腔心切面、胸骨旁四腔心切面（图 22-2-1）。心尖朝向探头的心尖四腔心切面是观察房室瓣情况的最佳切面；室间隔与声束成 90° 获得的胸骨旁四腔心切面是显示室间隔、房间隔及卵圆孔瓣的最佳切面；而心尖朝向远场的心底四腔心切面易受前场衰减影响，所提供的真实图像信息量最少，应尽量避免在此切面做诊断。可疑结构异常时，应取心尖四腔心和胸骨旁四腔心切面互相验证。四腔心切面内详细观察内容清单见图 14-2-5。

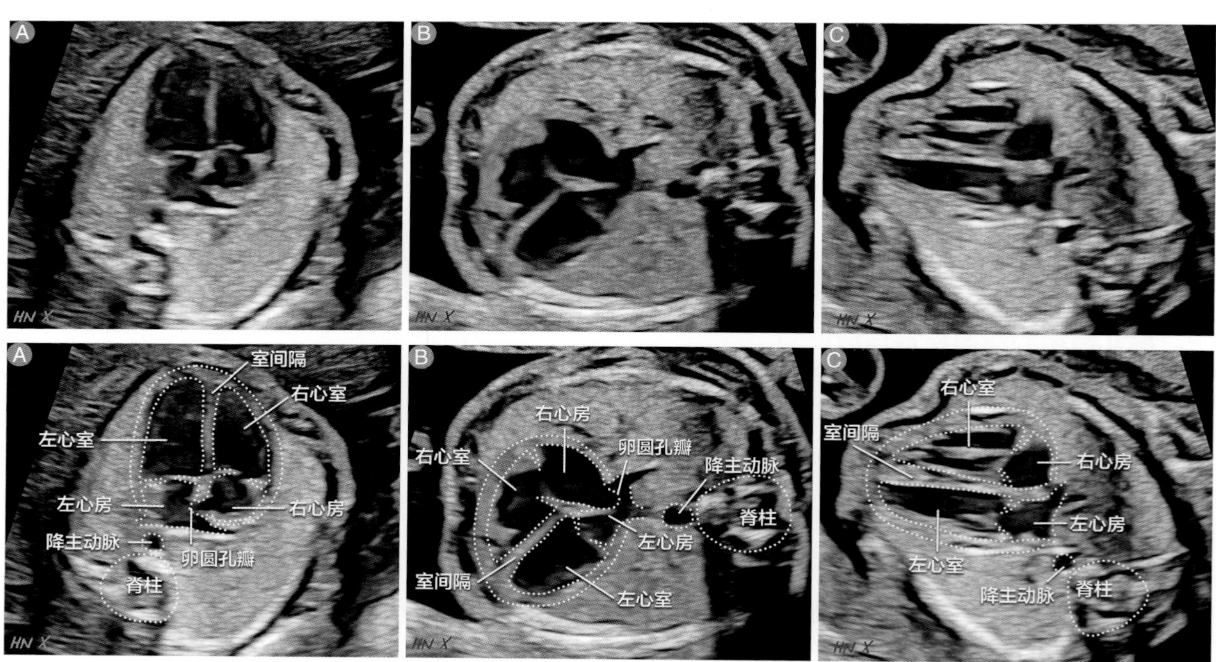

图 22-2-1 ■ 不同胎位胎儿心脏四腔心切面

A. 心尖四腔心切面；B. 心底四腔心切面；C. 胸骨旁四腔心切面。

2. **左室流出道（left ventricular outflow tract，LVOT）切面和右室流出道（right ventricular outflow tract，RVOT）切面** LVOT 和 RVOT 是发现和诊断圆锥动脉干畸形的重要切面，与 4CV 切面结合，可筛查出 90% 以上的胎儿期 CHD。详细观察内容见图 14-2-6、图 14-2-7。应注意 LVOT/升主动脉与 RVOT/主肺动脉的关系：①两个流出道夹角约 70°；②在房室瓣膜水平横切面上，主肺动脉位于左前，主动脉位于右后；③主肺动脉稍宽，主动脉稍窄，主肺动脉起始部与主动脉起始部内径比约为 3∶2。

3. **三血管 - 气管切面（three vessels-trachea view，3VT）** 3VT 切面是评价动脉导管、主动脉弓和上腔静脉位置关系及管腔大小的上纵隔横切面，对于筛查大动脉异常有较高价值，有助于明确在 4CV 和流出道切面发现的可疑圆锥动脉干畸形的诊断。在 3VT 切面上还可以观察胸腺的发育情况（图 14-2-6）。

4. **主动脉短轴右室流出道切面** 在心尖四腔心切面将探头向胎儿头侧偏移，并向左肩旋转 30°，则可显示主动脉短轴、RVOT 及肺动脉长轴，RVOT 及主肺动脉包绕主动脉，肺动脉瓣与三尖瓣之间可显示肌性圆锥，还可显示右心房、右心室及左心房（图 22-2-2A）。若探头稍偏一点还可显示肺动脉分支及肺动脉远端的动脉导管。此切面对观察确定心室与大血管间连接关系有一定意义。

5. **肺动脉分叉切面** 在 RVOT 切面的基础上，将探头稍向头端倾斜显示左右肺动脉分叉（图 22-2-2B）。部分胎儿左右肺动脉分支起始点不在一个切面、稍有交叉，需上下动态扫查明确。此切面可发现较罕见的肺动脉起源异常。

6. **无名静脉切面** 在 3VT 切面探头轻偏头侧，即可显示无名静脉长轴（图 22-2-2C）。其右侧为上腔静脉横切面，血流方向为从左向右。

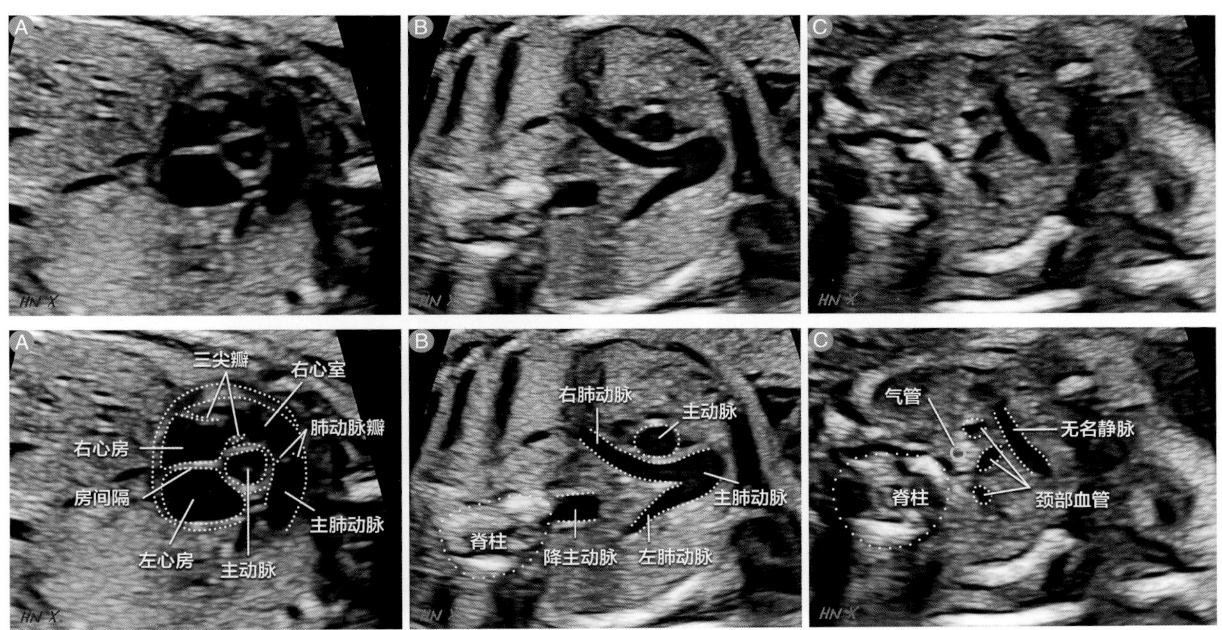

图 22-2-2 ■ 心脏短轴切面

A. 主动脉短轴右室流出道切面；B. 肺动脉分叉切面；C. 无名静脉长轴切面。

7. 主动脉弓长轴切面 主动脉弓长轴切面可显示主动脉自左心室发出并延伸至降主动脉的走行及其主要的头颈部动脉分支。根据胎儿体位，探头置于胎儿前胸或后背，在矢状切面进行扫查，微调探头获得主动脉弓长轴切面（图 22-2-3A）。此切面应观察的内容为：①主动脉自左心室发出；②主动脉弓向头侧呈环形弯曲，形似“拐杖”；③主动脉弓上方自近心端起依次发出“三根毛”样排列的头臂干、左颈总动脉、左锁骨下动脉；④主动脉横弓管径大于其分支管径；⑤CDFI 可见血流自升主动脉、主动脉弓流向降主动脉，根据角度不同，也可显示三支头颈部动脉分支血流。主动脉弓长轴切面可辅助诊断主动脉弓病变如离断、缩窄等。

8. 动脉导管弓长轴切面 在主动脉弓长轴切面的基础上，微调探头偏向胎儿左侧，即可获得动脉导管弓长轴切面（图 22-2-3B）。此切面应观察的内容为：①动脉导管弓连接主肺动脉；②孕中期动脉导管弓呈较宽的大角度弯曲，几乎垂直于降主动脉，形似“曲棍球杆”，孕晚期走行迂曲，向头侧呈弓背向上弯曲，属正常现象；③动脉导管内径与降主动脉相近。对于 CHD 的产前诊断，3VT 切面较动脉导管弓长轴切面意义更大。

9. 右心房 - 上下腔静脉长轴切面 为同时显示上腔静脉、右心房和下腔静脉的切面。根据体位不同，探头朝向胎儿右侧前胸或背部行矢状切面扫查即可获得上、下腔静脉长轴切面（图 22-2-3C）。在此切面的主要内容包括：①上腔静脉、下腔静脉连接右心房；②有时可观察到下腔静脉入口处的下腔静脉瓣（Eustachian valve）；③右心房近下腔静脉处为三尖瓣后瓣，近上腔静脉处为前瓣。腔静脉长轴切面对判断下腔静脉离断、上腔静脉缺如等体静脉系统异常有辅助价值。

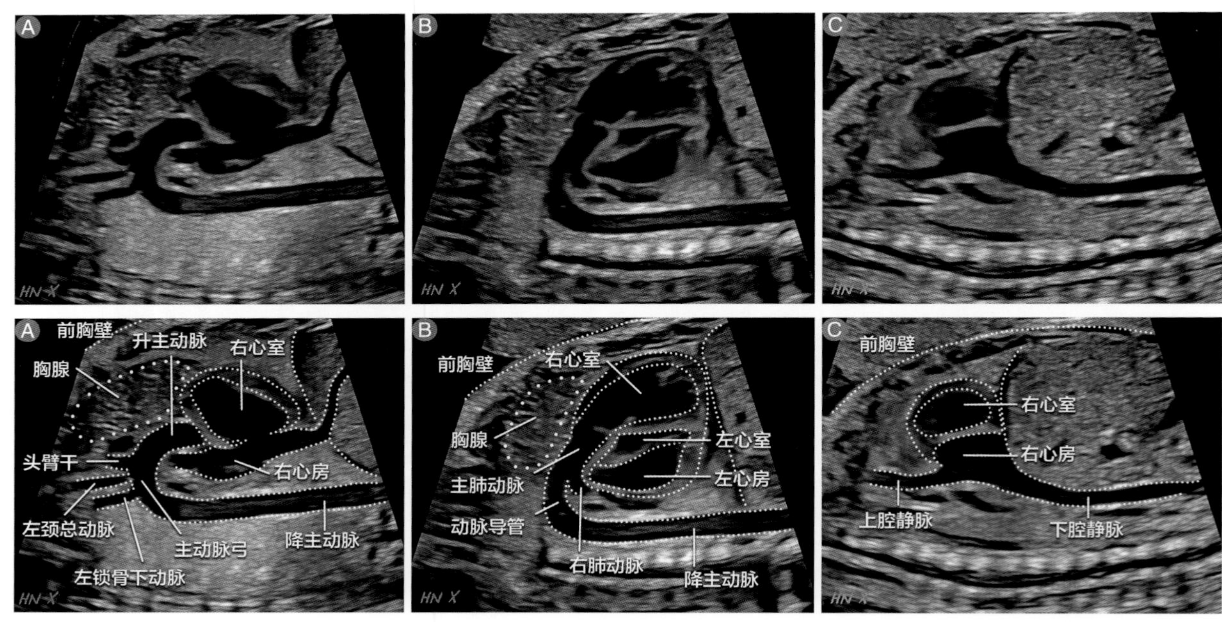

图 22-2-3 心脏大血管长轴切面

A. 主动脉弓长轴切面；B. 动脉导管弓长轴切面；C. 右心房 - 上下腔静脉长轴切面。

四、胎儿超声心动图检查基本步骤

完整的胎儿心脏解剖学超声评估应采用节段分析的方法，按照血流动力学规律，依次观察静脉 -

心房连接、心房 - 心室连接、心室 - 大动脉连接、大动脉相互关系等，在一系列反映血流动力学特征的切面上进行评估。胎儿超声心动图检查的基本步骤、内容和流程见图 22-2-4。在基本扫查切面上发现心脏大血管异常时，应针对异常结构增加多角度、多切面扫查以明确诊断。

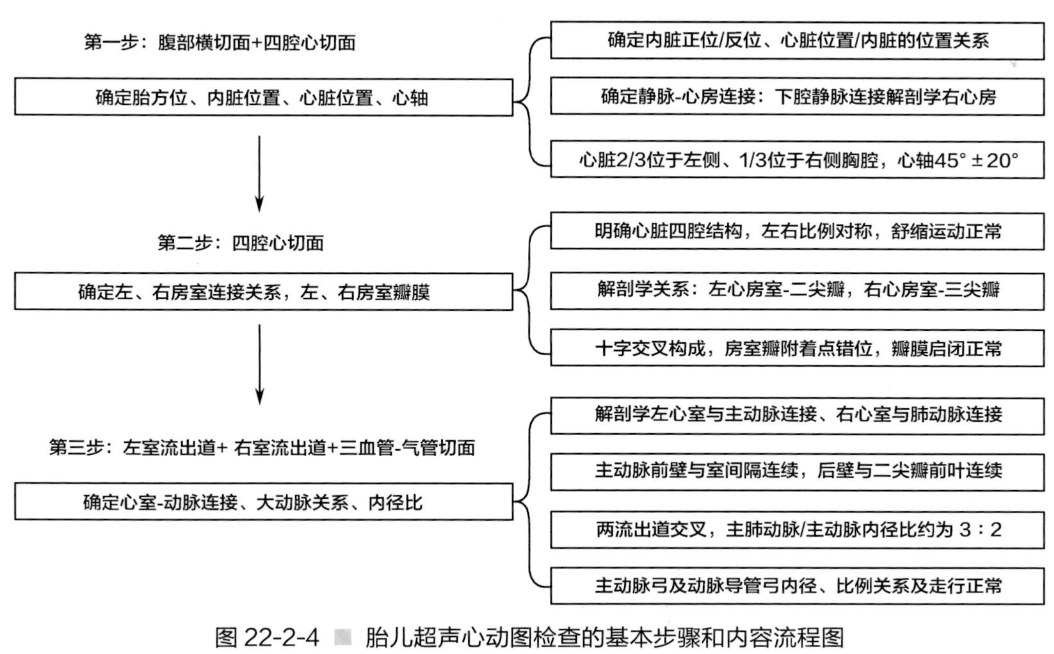

图 22-2-4 ■ 胎儿超声心动图检查的基本步骤和内容流程图

第三节 | 心脏间隔缺损

一、房间隔缺损

房间隔的形成和发育过程复杂，只有在出生后卵圆孔闭合以后，房间隔才发育完成。若出生后卵圆孔闭合不全，则发生继发孔型房间隔缺损（atrial septal defect，ASD）。在胎儿期卵圆孔开放是重要的血流动力学特征，产前几乎不能区分病理性 ASD 还是生理性的通道，因此无法准确诊断继发孔型 ASD。原发孔型 ASD（部分性房室隔缺损）是产前唯一有可能获得准确诊断的 ASD 类型（详见本节三、房室隔缺损）。应强调的是，房间隔产前超声声像图正常并不能排除继发孔型 ASD 的可能性，需出生后观察。

房间隔膨出瘤（atrial septal aneurysm）指卵圆孔瓣囊袋状向左心房膨出，为孕晚期胎儿心脏超声常见的声像图改变。其发生原因可能与卵圆孔瓣冗长或小径卵圆孔有关，可因冗长的卵圆孔瓣在左心房内阻碍左室流入道的血流，引起左右心室比例不一致、左室流出道相对缩窄。极少数情况下膨出瘤阻塞左室流入道造成血流动力学改变。产前超声四腔心切面表现为左心房室较右心房室小，卵圆孔瓣向左心房膨出，膨出瘤宽径与左心房宽径比值大于 1/2；卵圆孔瓣可见折返入右心房的血流，卵圆孔处可记录到双向血流信号；左室流出道相对窄，有时可出现主动脉弓缩窄和反流（图 22-3-1）。

注意：绝大多数房间隔膨出瘤为生理性改变，孕晚期出现频率较高。若无合并异常，单纯卵圆孔瓣膨出预后良好，不需干预，如图 22-3-1 出生后无异常表现。产前发现的意义主要在于与其他导致左心比例小的心内畸形，特别是主动脉缩窄等鉴别（详见本章第七节主动脉弓发育异常）。

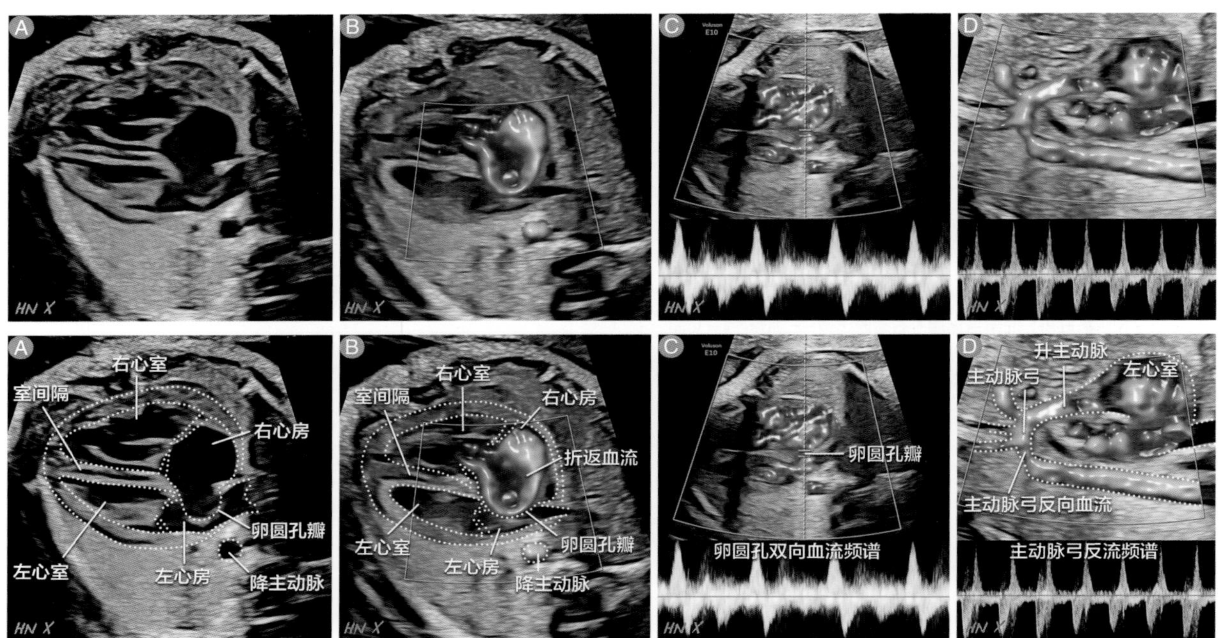

图 22-3-1 ■ 房间隔膨出瘤（小径卵圆孔，31 周）
A. 四腔心切面灰阶图；B. 四腔心切面彩色多普勒血流图；C. 卵圆孔血流频谱；
D. 主动脉弓彩色多普勒血流图和血流频谱。

二、室间隔缺损

室间隔缺损（ventricular septal defect，VSD）指室间隔在胚胎时期发育不全，左右心室在室间隔水平产生分流。VSD 占出生后 CHD 的 30%~35%，但仅占产前 CHD 的 10%。部分 VSD 可在妊娠晚期或出生后逐渐闭合。产前超声可判断膜周部、肌部和对位不良型 VSD。产前发现的 VSD，尤其是对位不良型 VSD，合并染色体异常及遗传综合征的风险较高，约为 20%~40%，特别是 21 三体综合征、18 三体综合征和 13 三体综合征。

【超声表现】VSD 的位置和大小不同，可以有不同的声像图改变，大部分 VSD 在灰阶图上难以清晰显示，需采用 CDFI 明确诊断。根据产前超声检查 VSD 的位置，大致可分为流入道型 VSD 和流出道型 VSD，前者大部分为肌部 VSD，后者主要有膜部 VSD 和对位不良型 VSD。

1. 流入道型 VSD　最佳显示切面为胸骨旁四腔心切面，室间隔局部连续性中断，断端回声稍高，CDFI 显示双向过隔血流信号（图 22-3-2A、B、C，视频 22-3-1）；较小的肌部 VSD 需启动 CDFI 显示过隔血流信号方能被发现（图 22-3-2D、E，视频 22-3-2）。

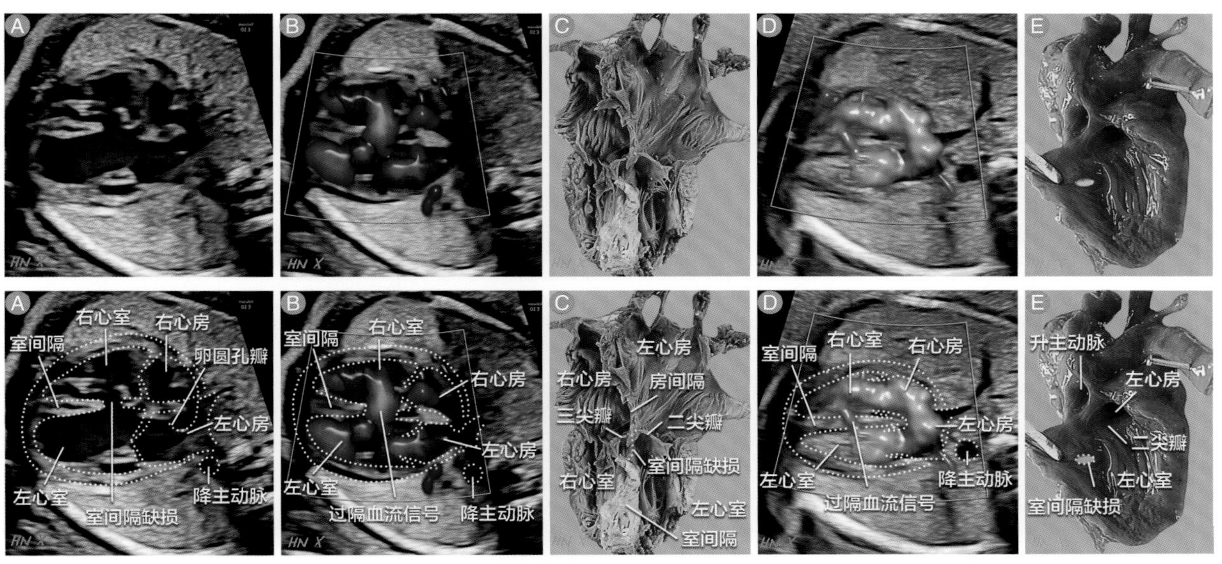

图 22-3-2 ■ 流入道型室间隔缺损（25 周）

A. 流入道型室间隔缺损灰阶图；B. 流入道型室间隔缺损彩色多普勒血流图；C. 流入道型室间隔缺损解剖标本；D. 小型肌部室间隔缺损过隔血流；E. 小型肌部室间隔缺损解剖标本。

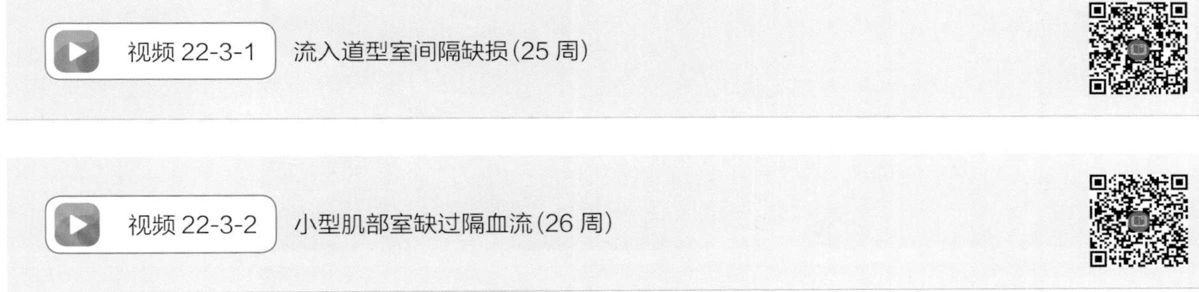

2. 流出道型 VSD 最佳显示切面为左室流出道切面，主动脉前壁与室间隔连续性中断，CDFI 显示双向过隔血流信号，四腔心切面可无异常。扫查时应重点观察室间隔缺口边缘与主动脉前壁的对位关系，若对位良好，则多为单纯性室间隔膜部缺损（**图 22-3-3**）；若缺口较大，边缘与主动脉前壁发生错位，表现为主动脉骑跨在室间隔缺口上，则为对位不良型 VSD（**图 22-3-4**、**视频 22-3-3**），大多数合并圆锥动脉干发育异常。

【鉴别诊断】 首先应排除假阳性，在心尖或心底四腔心切面，因超声束与室间隔平行，容易形成室间隔回声失落，造成流入道型 VSD 的假象；流出道扫查时受肋骨衰减影响也可能造成流出道型 VSD 的假象。因此，可疑 VSD 时应从多角度扫查验证。VSD 主要应与房室隔缺损鉴别，后者二尖瓣和三尖瓣附着在同一水平，正常瓣膜附着错位（offset）消失。房室隔缺损合并染色体异常尤其是 21 三体综合征风险很大，故应仔细鉴别。

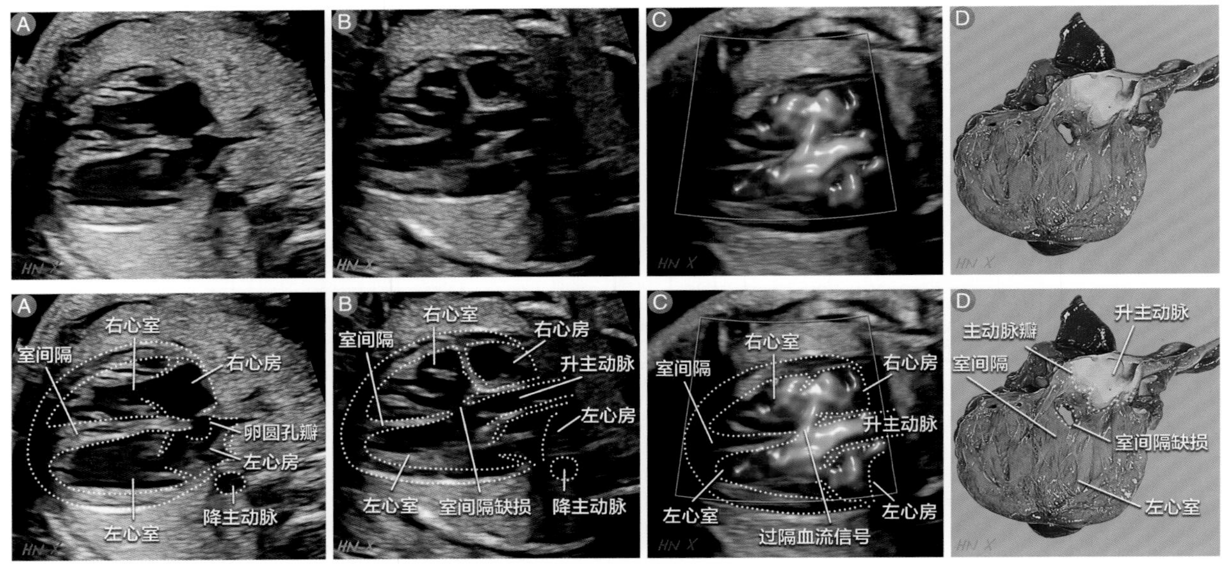

图 22-3-3 ■ 流出道型室间隔缺损(膜部,28 周)

A. 四腔心切面无明显异常；B. 左室流出道切面；C. 左室流出道切面彩色多普勒血流图；D. 解剖标本。

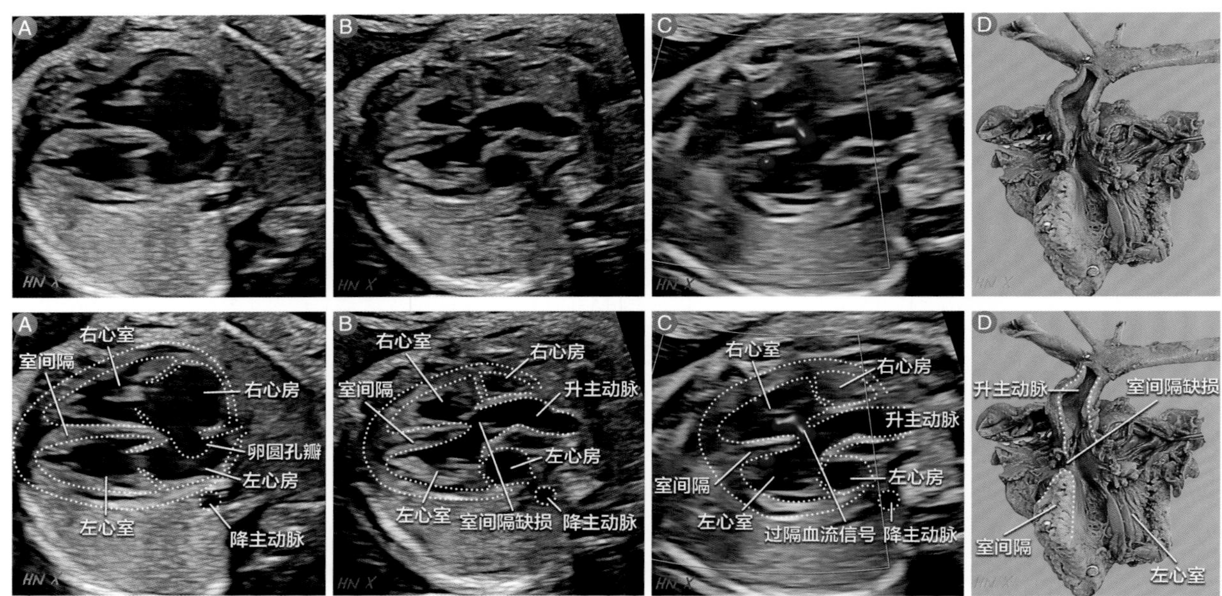

图 22-3-4 ■ 流出道型室间隔缺损(对位不良,27 周)

A. 四腔心切面无明显异常；B. 左室流出道切面；C. 左室流出道切面彩色多普勒血流图；D. 解剖标本。

 视频 22-3-3 流出道型室间隔缺损(对位不良,27 周)

【预后与咨询】根据 VSD 有无合并心内和 / 或心外畸形，其合并染色体异常的概率及预后不同。40%~60% 单纯性 VSD 胎儿出生后一年内自发性闭合。VSD 预后不良的征象包括缺损范围较大、缺损位置毗邻心内传导系统、对位不良型 VSD 等。VSD 合并染色体异常的总概率为 20%~40%，与非染色体异常综合征关系也较密切。对位不良型 VSD 中染色体异常占 50%，与 18 三体综合征、13 三体综合征关系密切。因此，对于产前超声发现 VSD 者，建议行胎儿染色体检查。

注意：VSD 的检出受宫内条件影响较大，存在较高的产前漏诊率和过度诊断率；最佳的诊断切面为探头声束与室间隔长轴垂直的胸骨旁四腔心和左室流出道切面；灰阶超声图常无法显示较小的 VSD，需结合 CDFI；CDFI 的设置和调节对 VSD 的判断有很大影响，应尽可能调整至最合适的增益和脉冲重复频率；孤立性小型 VSD 的过度诊断可能比漏诊带来更大的问题。

三、房室隔缺损

房室隔缺损（atrioventricular septal defect，AVSD）亦称房室通道、心内膜垫缺损，是指由于胚胎期心内膜垫融合障碍引起房间隔、室间隔及房室瓣（二尖瓣与三尖瓣）发育异常的一组心脏畸形。可分为完全性 AVSD 和部分性 AVSD。完全性 AVSD 的两组房室瓣环间分隔消失，仅见一组房室瓣（常为五叶瓣）且伴较大型的室间隔缺损，因共同瓣膜的顶端移位致使左心房变长、左心室缩短。部分性 AVSD 两组房室瓣分隔存在，房间隔原发孔缺损，可伴小型室间隔缺损。左、右心室大小比例正常者称为平衡型 AVSD，若一侧心室发育不良，称为不平衡型 AVSD。平衡型 AVSD 常与 21 三体综合征有关，不平衡型 AVSD 则与异构综合征相关。AVSD 占所有 CHD 的 4%~7%，单纯性 AVSD 的产前检出率约为 60%。

【超声表现】在心脏四腔心切面扫查即可发现 AVSD 的特征性改变。

1. 完全性 AVSD　四腔心切面显示心内膜垫的“十字交叉”结构消失，房间隔下部分和室间隔上部分缺失，仅见一组房室瓣，在心脏短轴切面可显示共同房室瓣的多瓣叶声像；若左、右心室大小比例差异大，则可能合并其他结构异常或异构综合征（详见本章第十一节异构综合征）。CDFI 显示心房 - 心室单一通道血流信号，舒张期心室呈“Y”形充盈，伴有不同程度反流（图 22-3-5、视频 22-3-4）。

2. 部分性 AVSD　部分型 AVSD 产前超声表现常较隐匿，产前超声诊断的唯一线索为在四腔心切面上，二尖瓣前瓣与三尖瓣隔瓣正常的附着水平错位（offset）征象消失，两瓣膜附着处位于同一水平，偶尔可见室间隔上部的小缺损。两组房室瓣回声多无异常。CDFI 可显示房间隔原发孔处过隔血流信号，因常合并二尖瓣前瓣或三尖瓣隔瓣裂，二尖瓣或三尖瓣可见反流（图 22-3-6、视频 22-3-5）。

【鉴别诊断】①AVSD 主要与流入道型室间隔缺损鉴别，后者房间隔正常且二尖瓣、三尖瓣附着水平存在差异；②不平衡型完全性 AVSD 需与左心发育不良综合征或三尖瓣闭锁等鉴别，可根据 AVSD 为共同房室瓣、左心发育不良综合征有主动脉缩窄等鉴别；③扩大的冠状静脉窦可产生四腔心切面三尖瓣与二尖瓣附着在同一水平、原发孔处过隔血流的假象，易被诊断为部分性 AVSD，应仔细寻找导致静脉窦扩张的原因如持续性左上腔静脉，并根据“过隔”血流始终为左向右方向等特征鉴别。

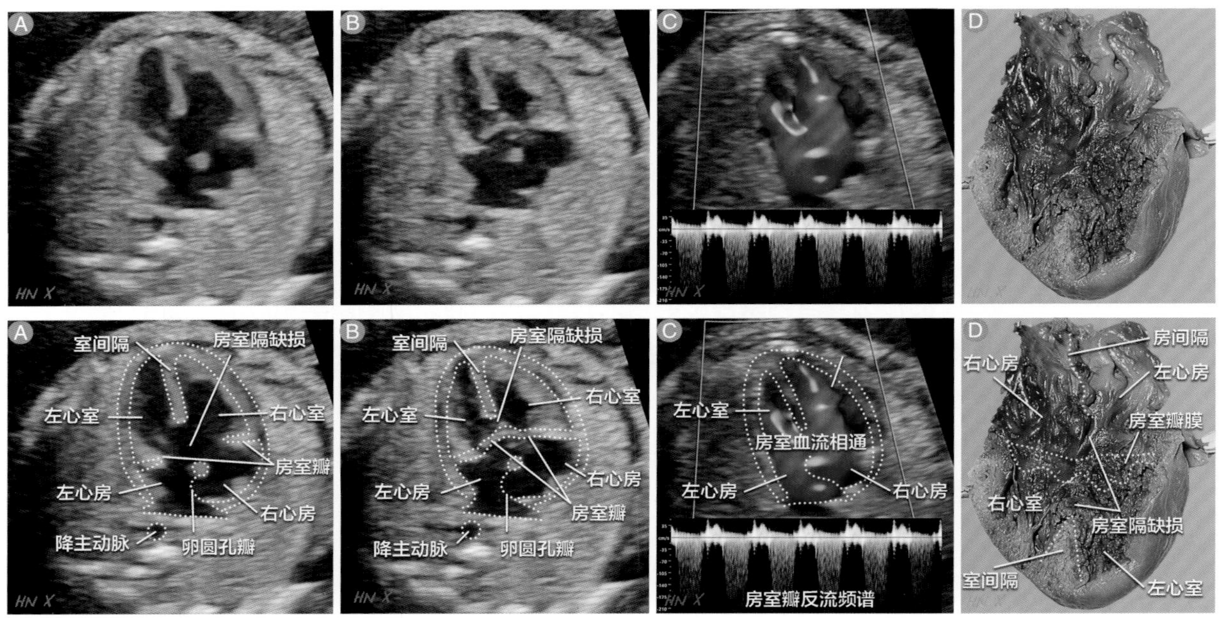

图 22-3-5 ■ 完全性房室隔缺损(24 周)

A. 四腔心切面(舒张期); B. 四腔心切面(收缩期); C. 四腔心切面(舒张期)彩色多普勒血流图; D. 解剖标本。

视频 22-3-4 完全性房室隔缺损(24 周)

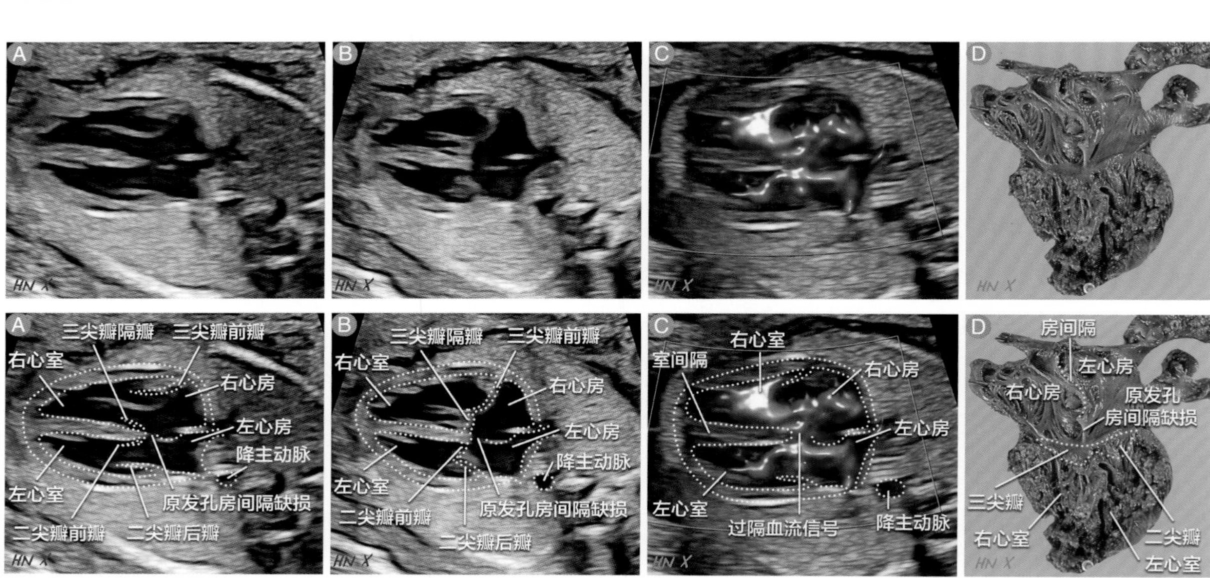

图 22-3-6 ■ 部分性房室隔缺损(24 周)

A. 四腔心切面(舒张期); B. 四腔心切面(收缩期); C. 四腔心切面(舒张期)彩色多普勒血流图; D. 解剖标本。

视频 22-3-5 部分性房室隔缺损(24 周)

【预后与咨询】AVSD 常合并多种异常综合征和染色体异常，产前超声发现 AVSD 应建议行胎儿染色体检查。75% 的完全性 AVSD、50% 的部分性 AVSD 合并 21 三体综合征。不平衡型完全性 AVSD 常合并异构综合征，预后不良。平衡型完全性 AVSD 出生后血氧含量低，大多数应在半年内进行手术修复，延迟手术可使肺动脉高压风险增加。部分性 AVSD 可以在出生后 2~3 年再手术治疗，短期和长期手术效果均良好。一胎患有 AVSD，下一胎的再发风险是 2%~3%。自身患 AVSD 且染色体正常的父母，生育 AVSD 胎儿的风险是 2%~6%。

第四节 | 房室瓣膜发育异常

一、三尖瓣发育不良 / 三尖瓣闭锁

三尖瓣发育不良（tricuspid dysplasia）指三尖瓣瓣叶和腱索的发育不良，导致不同程度的瓣膜功能改变。孤立性的三尖瓣发育不良很少见，常为其他心内异常的合并表现，如 Ebstein 综合征、肺动脉闭锁 / 狭窄等。三尖瓣发育不良的病理改变程度变异较大，严重者瓣叶明显增厚、水肿、腱索附着点异常，可导致三尖瓣严重关闭不全，而轻者仅表现为瓣叶游离缘的结节状增厚和轻度关闭不全，不引起心功能改变。三尖瓣闭锁（tricuspid atresia）为三尖瓣完全封闭，三尖瓣发育成纤维条索状，房室间无通道，右心室是否显示取决于有无室间隔缺损。

【超声表现】最佳观察切面为心尖四腔心切面。

1. 三尖瓣发育不良　右心房扩大；三尖瓣瓣叶增厚、回声增高；三尖瓣开放受限，动态观察瓣膜开闭呈“拍手”征；CDFI 显示三尖瓣有不同程度反流（图 22-4-1、视频 22-4-1）。重度关闭不全时，高速喷射的反向血流可达心房顶端，右心房明显增大，甚至心脏扩大，进一步发展可出现心力衰竭的超声征象，如心包积液或胎儿水肿等。若合并肺动脉闭锁则在右室流出道切面有相应的改变（详见本章第五节圆锥动脉干发育异常）。

2. 三尖瓣闭锁　左、右心室比例异常，右心室极小，仅见残腔，若无室间隔缺损则右心室腔难以辨认；未见三尖瓣启闭运动，右心房室间仅见条索状高回声。CDFI 显示右侧房、室间无血流交通（图 22-4-2）。若合并室间隔缺损则可显示过隔血流。

【鉴别诊断】轻度三尖瓣发育不良超声表现轻微，早期多难以发现，与生理性轻微三尖瓣反流需定期复查鉴别；三尖瓣发育不良与 Ebstein 综合征早期改变表现相似，有明显的三尖瓣下移时方可鉴别；孕晚期动脉导管早闭可出现右心房增大，三尖瓣反流，可根据三尖瓣瓣膜回声、动脉导管弓缩窄、狭窄处流速明显增加等鉴别。不合并室间隔缺损的三尖瓣闭锁常被误判为单心室和左心发育不良综合征，仔细观察两侧心室肌的厚度和结构有助于鉴别。

【预后与咨询】单纯性轻至中度三尖瓣发育不良者，出生后预后良好。若合并其他类型心内异常，则预后主要与心内畸形相关。预后不良的表现包括出现心力衰竭征象（水肿、心包积液及羊水过多），合并心律失常、肺动脉闭锁等，其围产期死亡率高。三尖瓣闭锁胎儿出生后可行姑息性手术，远期预后不良。

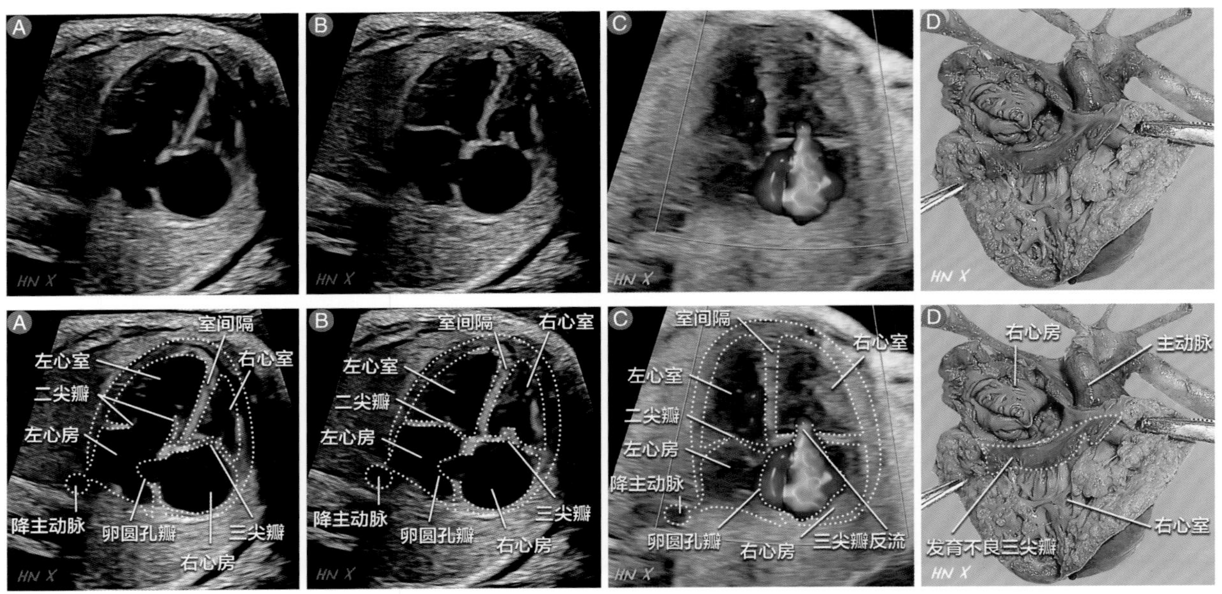

图 22-4-1 三尖瓣发育不良(32 周)

A. 四腔心切面(舒张期); B. 四腔心切面(收缩期); C. 四腔心切面彩色多普勒血流图(收缩期); D. 解剖标本。

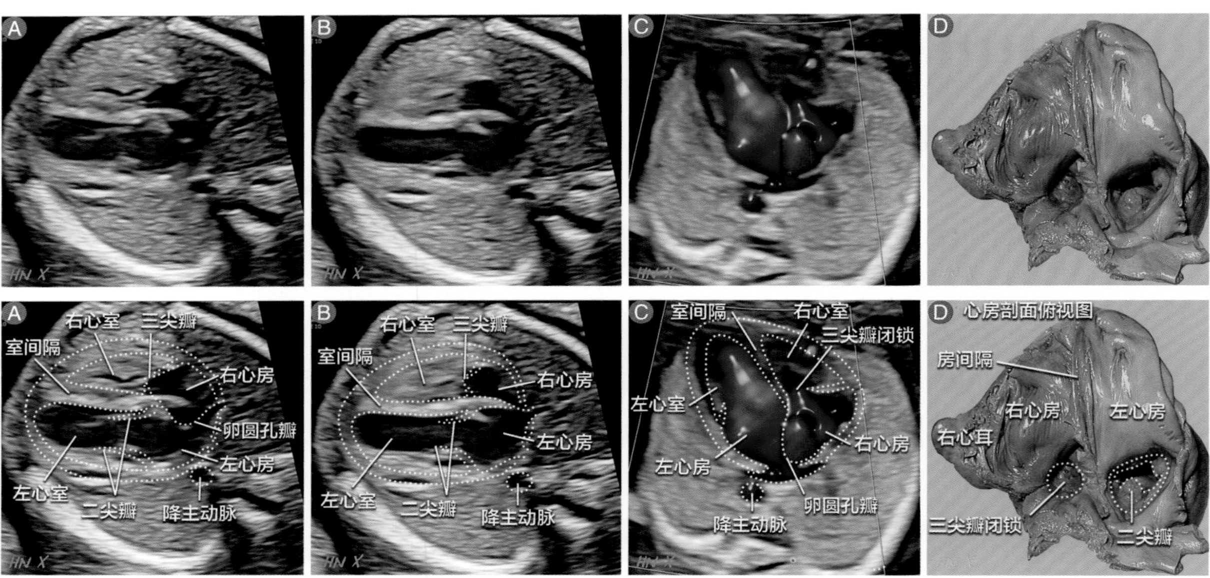

图 22-4-2 三尖瓣闭锁(22 周)

A. 四腔心切面(舒张早期); B. 四腔心切面(舒张晚期); C. 四腔心切面彩色多普勒血流图(舒张晚期); D. 解剖标本。

二、Ebstein 综合征

Ebstein 综合征（Ebstein syndrome）又称 Ebstein 畸形（Ebstein anomaly），是以三尖瓣附着点下移异常为特征的一组程度不同的瓣膜畸形，因三尖瓣下移至右心室使右心室房化。病理表现为三尖瓣的隔瓣和后瓣在右心室壁的附着处下移并严重发育不良，而正常附着的前瓣冗长、呈三角帆状且与右心室多处粘连，使三尖瓣开放和闭合均受限。Ebstein 综合征一般不合并其他心外畸形，但可合并房间隔缺损和室间隔完整的肺动脉闭锁。Ebstein 综合征极少合并染色体异常及其他遗传综合征。有研究显示，该病可能与肌球蛋白重链 7 和 *NKX2* 的突变有关。

【**超声表现**】典型的病例在四腔心切面表现出明显的异常。心脏明显扩大，以右心房增大为主；三尖瓣隔瓣的附着点明显低于二尖瓣前瓣附着水平，三尖瓣瓣叶增厚、回声增高；右心室腔缩小，但在房室隔水平以下可见“房化”右心室；CDFI 显示三尖瓣大量反流，可见持续、高速的反向血流信号（图 22-4-3、视频 22-4-2）。严重的病例可合并肺动脉闭锁或因心力衰竭而出现胎儿水肿，有时还可伴发室上性心动过速或心房扑动。但应注意的是，Ebstein 综合征的瓣膜病变程度差异较大，超声表现可以从仅有三尖瓣反流到四腔心明显异常，而二尖瓣与三尖瓣在室间隔上附着点的距离变化也可为 2~8mm。

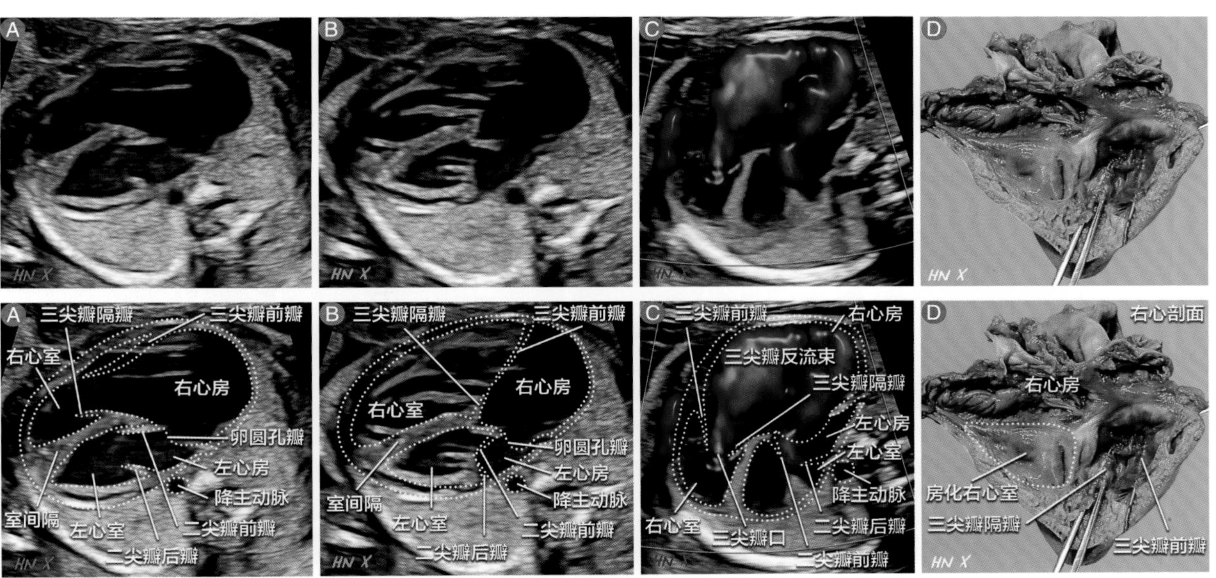

图 22-4-3 ■ Ebstein 综合征（24 周）

A. 四腔心切面（舒张期）；B. 四腔心切面（收缩期）；C. 四腔心切面彩色多普勒血流图（收缩期）；D. 解剖标本。

 视频 22-4-2 Ebstein 综合征（24 周）

【**鉴别诊断**】单纯的三尖瓣发育不良也可有三尖瓣反流、瓣叶增厚回声增高，但仔细辨认可发现瓣膜附着点位置正常、无房化右心室的表现。目前，瓣膜下移的量化诊断标准并未明确，且部分

Ebstein 综合征呈进展性，到孕晚期才出现典型征象，故早期易漏诊，或难与三尖瓣发育不良鉴别。

【预后与咨询】 Ebstein 综合征的预后取决于瓣膜异常的严重程度。重度病例可发生宫内死亡，轻型病例出生后可能不需要干预。产前诊断的病例多数预后较差，常伴有严重的心脏扩大和心力衰竭，宫内死亡率高达 40%。再发风险为 1%。

三、二尖瓣闭锁 / 二尖瓣狭窄

二尖瓣闭锁（mitral atresia）和二尖瓣狭窄（mitral stenosis）多为合并主动脉瓣狭窄或闭锁的左心发育不良综合征的表现之一（详见本章第六节左心发育不良综合征），也可以为三尖瓣发育不良或伴有室间隔缺损的右心室双出口的合并表现。单纯性二尖瓣病变较少见，轻度狭窄产前较难发现。二尖瓣闭锁或狭窄常引起卵圆孔血流反向，右心系统内血流量增加而左心系统内血流量减少。

【超声表现】二尖瓣闭锁或狭窄主要表现为四腔心切面异常。

1. **二尖瓣闭锁**　左、右心室比例异常，左心室明显缩小或几乎不显示；左侧房室瓣无启闭运动，仅表现为条索状高回声；若伴有室间隔缺损，左心室可基本正常或稍缩小；可见卵圆孔瓣飘向右心房内；CDFI 有助于判断左心房室间有无血流交通、室间隔缺损过隔血流，以及卵圆孔左心房至右心房的血流信号（图 22-4-4A、B）。

2. **二尖瓣狭窄**　程度较轻时四腔心切面改变不明显，较重的二尖瓣狭窄表现为左侧房室较右侧房室小，二尖瓣瓣叶回声增强、启闭受限，瓣环缩小；CDFI 显示二尖瓣血流峰值流速增加，二尖瓣反流。二尖瓣狭窄除发生在左心发育不良综合征外，还可合并三尖瓣发育不良（图 22-4-4C、D）。

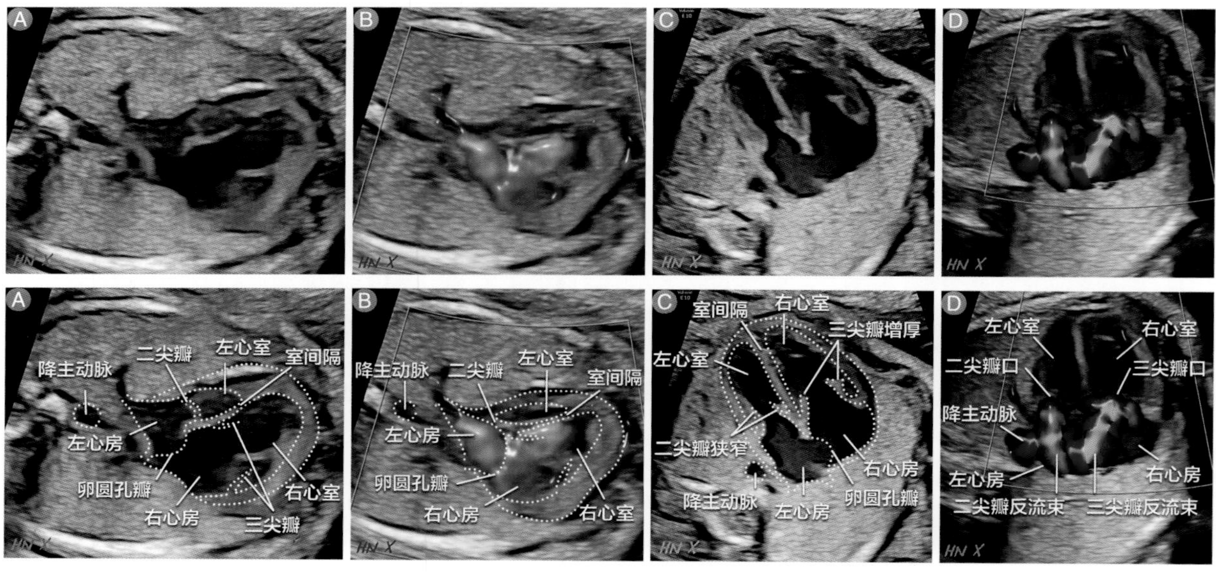

图 22-4-4 ■ 二尖瓣闭锁（23 周）和二尖瓣狭窄合并三尖瓣发育不良（28 周）

A. 二尖瓣闭锁四腔心切面；B. 二尖瓣闭锁四腔心切面彩色多普勒血流图；C. 二尖瓣狭窄合并三尖瓣发育不良四腔心切面；D. 二尖瓣狭窄合并三尖瓣发育不良四腔心切面彩色多普勒血流图。

【鉴别诊断】产前超声发现二尖瓣异常应排除左心发育不良综合征、右心室双出口，可通过流出道切面观察。另外，二尖瓣闭锁和三尖瓣闭锁可呈类单心室表现，应根据两侧心肌的厚度差异和与大动脉的连接关系仔细鉴别。

【预后与咨询】 二尖瓣狭窄可以是渐进性发展，孕中期超声检查无明显异常，可能在孕晚期逐渐发生改变。产前难以准确评估二尖瓣狭窄的程度，单纯性狭窄的预后较难预测，大部分有症状者需在3岁左右手术治疗。二尖瓣闭锁胎儿出生后很快出现症状，需尽早手术治疗，但预后不佳。

第五节 | 圆锥动脉干发育异常

一、法洛四联症

法洛四联症（tetralogy of Fallot，TOF）是动脉锥干分隔不均所致的一组心脏异常，是最常见的发绀型先天性心脏病。发病率约为 4.21/10 000，占所有先天性心脏病的 7%~10%。TOF 的病理学改变主要为胚胎发育过程中动脉干间隔分隔不均造成右室流出道梗阻，多合并肺动脉瓣发育异常。同时，由于圆锥间隔移位形成对位不良型室间隔缺损，较粗的主动脉向右心室偏移并骑跨于室间隔缺损上，胎儿期因存在卵圆孔和动脉导管的生理性分流，使右心室的压力得到平衡，不会出现右心室肥厚。TOF 是进展性的病变，早期可仅有主动脉瓣下室间隔缺损，左、右心比例和流出道的异常表现较轻微，随着左、右心血流比例差异增大，逐渐表现出主动脉骑跨、右室流出道和肺动脉狭窄，因此，产前超声检出率变化较大，文献报道为 23.0%~85.7%。TOF 可合并右位主动脉弓、动脉导管缺失、持续性左上腔静脉等大血管异常，也可合并其他心外畸形。TOF 合并其他畸形时，染色体核型异常的风险可达 28%，最常见的是 21 三体综合征、18 三体综合征及 22q11 微缺失综合征。

【病理类型】 根据右室流出道梗阻的程度，TOF 可分 3 个主要的亚型：①合并肺动脉狭窄；②合并肺动脉闭锁；③合并肺动脉瓣缺如（详见本节七、肺动脉瓣缺如综合征）。

【超声表现】

1. 四腔心切面 近一半的病例可出现心轴向左偏移>65°（正常心轴为 45° ± 20°）；95% 以上病例的四腔心切面无明显异常（图 22-5-1、视频 22-5-1）。

2. 流出道切面 是发现和诊断 TOF 的最重要切面，并可辅助分类。左室流出道切面上可见对位不良型室间隔缺损；主动脉骑跨于室间隔上；主动脉相对较宽；右室流出道切面上可见肺动脉较主动脉窄；肺动脉 / 主动脉内径比值<1，有研究显示 TOF 胎儿此比值多为 0.23~0.68；CDFI 显示室间隔缺损处的双向过隔血流信号，主动脉内可见来自左、右心室的血流信号，肺动脉及其分支内血流细小（图 22-5-1、视频 22-5-1）。肺动脉闭锁型 TOF 的肺动脉瓣前向血流消失。

3. 三血管 - 气管切面 肺动脉 - 动脉导管 / 主动脉 - 主动脉弓内径比值明显减小，常仅见一条增宽的主动脉弓和上腔静脉横切面（图 22-5-1、视频 22-5-1），在合并肺动脉闭锁或动脉导管缺如时尤其明显。CDFI 可辅助鉴别肺动脉闭锁与动脉导管缺如，前者在三血管 - 气管切面上可见动脉导管的细小反向血流信号，后者则仅可显示主动脉弓汇入降主动脉的血流。

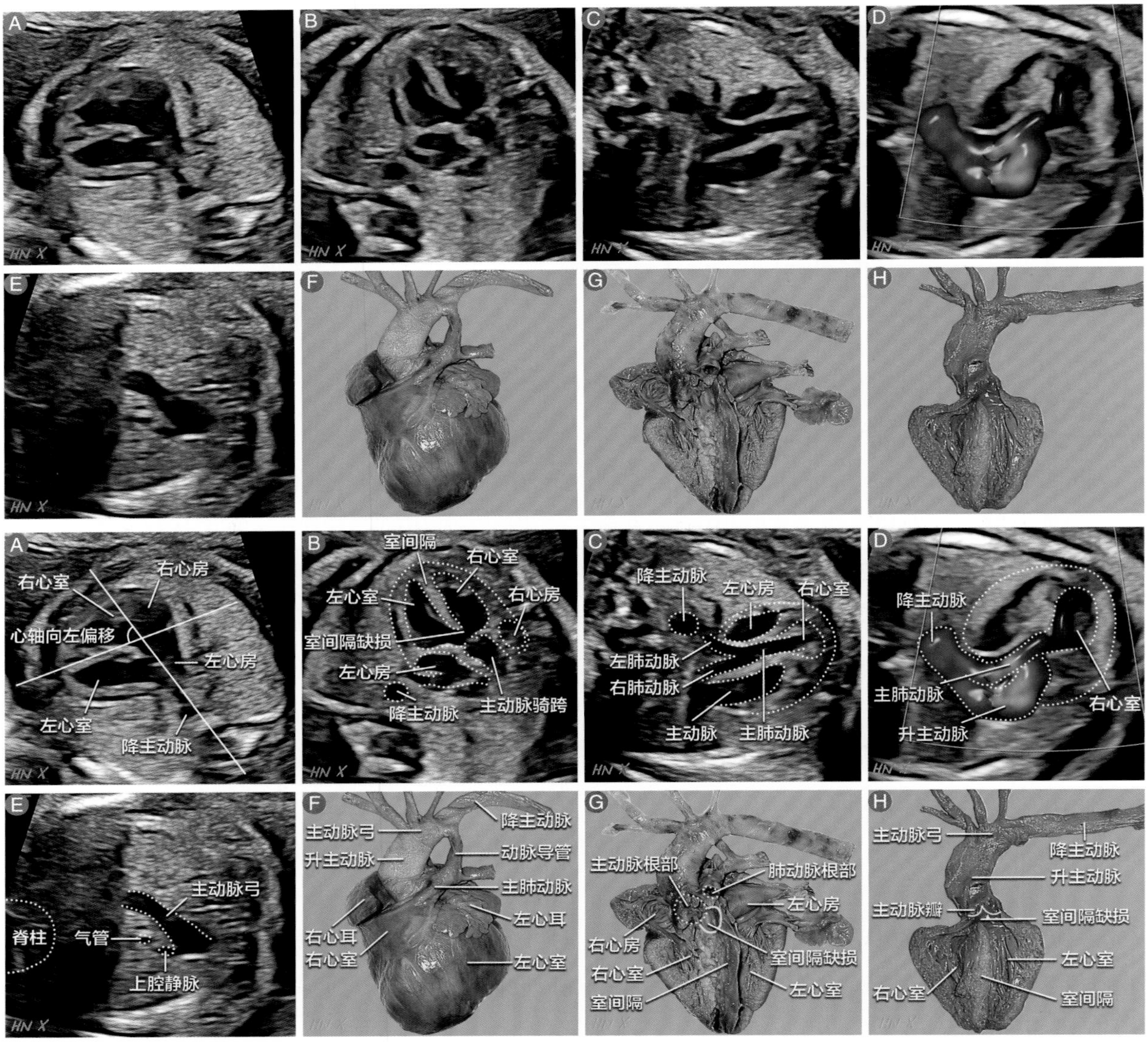

图 22-5-1 ■ 法洛四联症（24 周）

A. 四腔心切面；B. 左室流出道切面；C. 右室流出道切面；D. 右室流出道切面彩色多普勒血流图；E. 三血管 - 气管切面；F、G、H. 解剖标本。

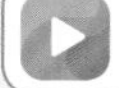

视频 22-5-1 法洛四联症（24 周）

【鉴别诊断】①TOF 与单纯的对位不良型室间隔缺损鉴别较困难，应特别注意，TOF 早期可以仅表现为室间隔缺损，肺动脉内径也可在正常范围。笔者团队曾研究 43 例 TOF 胎儿，发现所有 TOF 胎儿主动脉内径的 Z-score 值>2，肺动脉 / 主动脉内径比值均低于正常值范围的第 5 百分位数，但只有 48.8% 的 TOF 胎儿在孕中期出现肺动脉狭窄。②TOF 与右心室双出口的鉴别见本节二、右心室双出口。③肺动脉闭锁型 TOF 需与永存动脉干鉴别，前者右室流出道可见条索状闭锁的肺动脉，动脉导管可见反向血流；若直接显示双侧肺动脉发自单一大动脉，则可明确为永存动脉干。

【**预后与咨询**】无合并症的单纯性 TOF 预后良好，通常在出生后 6 个月左右进行手术纠正，术后长期生存率高达 80%~90%。TOF 总体预后取决于染色体有无异常、有无合并心外畸形，以及肺动脉及其分支的狭窄程度。

二、右心室双出口

右心室双出口（double outlet of right ventricle，DORV）是圆锥动脉干畸形的一种，其病理特征为两条大动脉均起源于形态学右心室，主动脉后壁与二尖瓣前叶为肌性圆锥组织分隔，两条大血管的空间位置变异较大，常合并较大的室间隔缺损。DORV 占胎儿期先天性心脏病的 3%~6%。DORV 常合并左心室发育不良，也可合并主动脉或肺动脉狭窄、房室隔缺损、持续性左上腔静脉等，可合并多种心外异常。DORV 染色体异常的风险可高达 45%，最常见的是 13 三体综合征、18 三体综合征和 22q11 微缺失综合征。

【**病理类型**】DORV 的病理改变复杂。主动脉和肺动脉的空间位置变异大，两条大动脉排列关系可以正常，亦可发生转位，两条动脉呈平行排列。室间隔缺损的位置可位于肺动脉瓣下、主动脉瓣下、两条大动脉下方或位于室间隔肌部。此外，还可合并程度不同的左室流出道或右室流出道梗阻。因此，根据房室连接与大动脉的位置关系、室间隔缺损部位与大动脉的位置关系，以及有无合并肺动脉狭窄等，DORV 可以有多种类型。胎儿期常见的 DORV 类型包括：①TOF 型（主动脉瓣下室间隔缺损、大动脉位置正常及右室流出道梗阻）；②Taussig-Bing 型（肺动脉瓣下室间隔缺损、大动脉转位）；③基本型（主动脉瓣下室间隔缺损，不伴肺动脉狭窄）。DORV 的血流动力学与 TOF 或与大动脉转位相似。

【**超声表现**】

1. 四腔心切面 可无明显异常，部分病例左心室小；室间隔缺损较大时可显示室间隔不完整，CDFI 显示过隔血流（图 22-5-2、视频 22-5-2）。

2. 左、右室流出道切面 ①主动脉及肺动脉起源异常，两条大动脉完全或一条大动脉完全、另一条大动脉 50% 以上从形态学右心室发出，两条大动脉可以存在正常交叉关系，也可以平行而出（Taussig-Bing 型），CDFI 可显示两流出道的血流大部分来自右心室。②可显示流出道型室间隔缺损，但胎儿期较难准确地判断室间隔缺损与两条大动脉的关系，CDFI 显示左向右为主的过隔血流。③肺动脉狭窄可出现在大多数 DORV 病例，但在 TOF 型表现更为明显（图 22-5-2、视频 22-5-2）。

3. 三血管 - 气管切面 大多数病例在此切面上仅显示主动脉弓，难以同时显示动脉导管、主动脉弓，两条血管通常呈上下排列关系（图 22-5-2、视频 22-5-2）。

【**鉴别诊断**】主要与其他类型的圆锥动脉干畸形鉴别，如 TOF 型 DORV 与 TOF 鉴别、Taussig-Bing 型 DORV 与合并室间隔缺损的大动脉转位鉴别。虽然可根据 DORV 的主动脉与肺动脉交叉环绕关系消失、主动脉骑跨率大于 50%、主动脉与二尖瓣为肌性连接等进行鉴别，但是受胎儿大小、胎位和宫内条件限制，且 DORV 在整个孕期还可能发生变化，故大多数 DORV 与 TOF 和大动脉转位产前鉴别困难，但这些类型的病变具有相似的血流动力学改变、相似的手术方式及预后。

【**预后与咨询**】若不合并心外畸形或染色体异常，则 DORV 出生后可行手术治疗，预后取决于流出道梗阻程度、大血管空间关系和室间隔缺损的位置。若 DORV 合并染色体异常或综合征，则预后非常差。

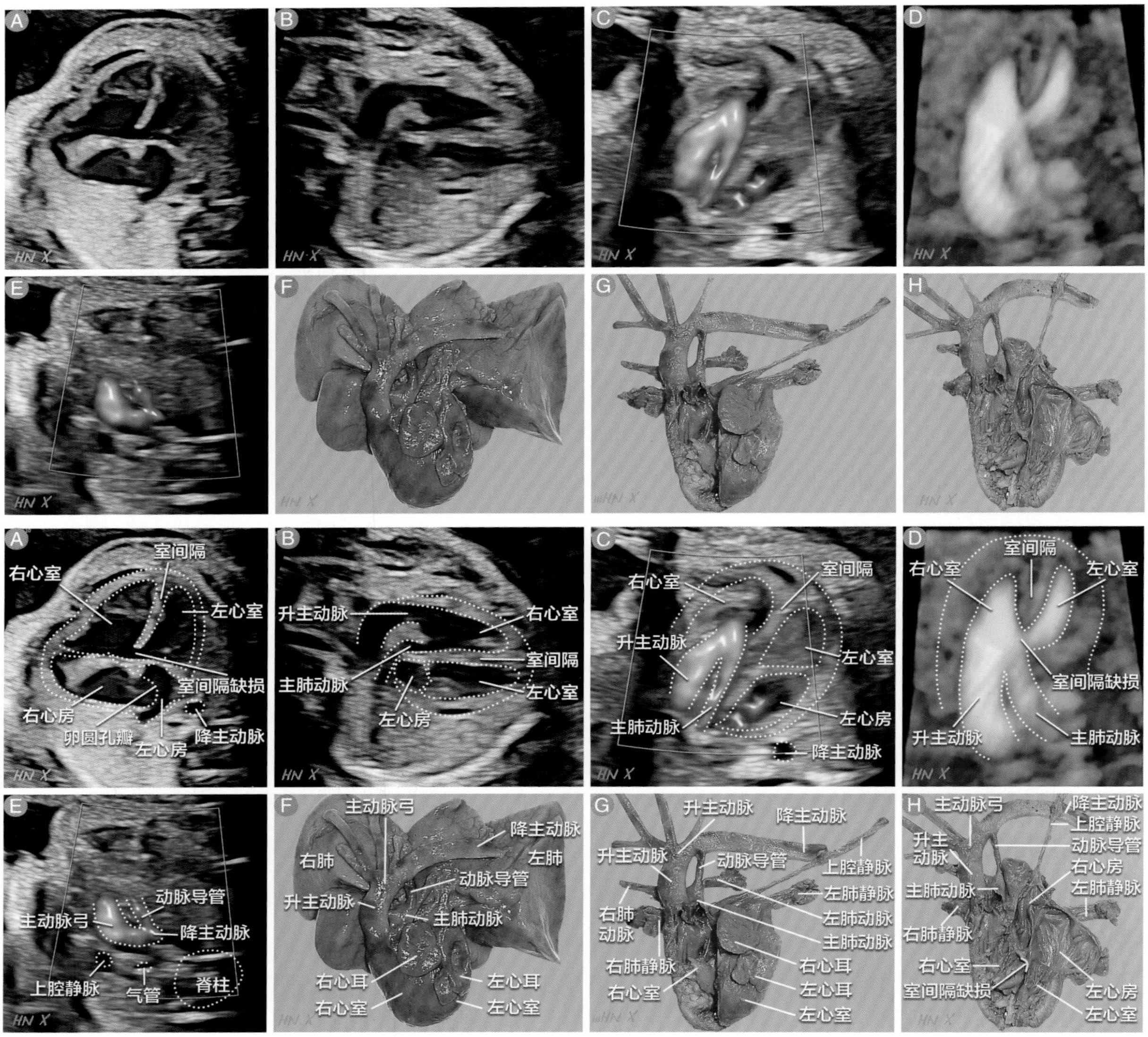

图 22-5-2 ■ 右心室双出口（Taussig-Bing 型，25 周）

A. 四腔心切面；B. 右室流出道切面；C. 右室流出道切面彩色多普勒血流图；
D. 彩色多普勒血流图三维成像；E. 三血管 - 气管切面；F、G、H. 解剖标本。

视频 22-5-2 右心室双出口（Taussig-Bing 型，25 周）

三、完全性大动脉转位

完全性大动脉转位（complete transposition of great arteries）简称大动脉转位（transposition of great arteries，TGA），又称右旋大动脉转位（d-TGA），是因圆锥动脉干旋转不良，分隔直接向下延伸，导致心室与动脉连接不一致，肺动脉在后方与形态学左心室相连，主动脉在前方与形态学右心室相接。其血流动力学改变特征是高氧血进入肺循环，低氧血射入主动脉，导致大脑和心脏持续低氧灌注。活产儿中患病率约为 0.04%，占所有 CHD 的 5%~7%，男胎是女胎的 2 倍，几乎不合并染色体异常。TGA 是最常见的发绀型 CHD 之一，产前准确诊断对出生后及时救治起重要作用。TGA 的产前诊断率为 40%~70%，规范化的胎儿心脏检查可明显提高其产前检出率。

【**病理类型**】TGA 可分为单纯型和复杂型，前者不伴室间隔缺损，后者合并室间隔缺损和其他心内异常，如流出道梗阻及房室瓣膜异常。TGA 病例约 2/3 合并冠状动脉异常，产前难以诊断。

【**超声表现**】

1. **四腔心切面** 多数病例无明显异常，合并膜部或肌部室间隔缺损时可有相应表现（图 22-5-3、视频 22-5-3）。

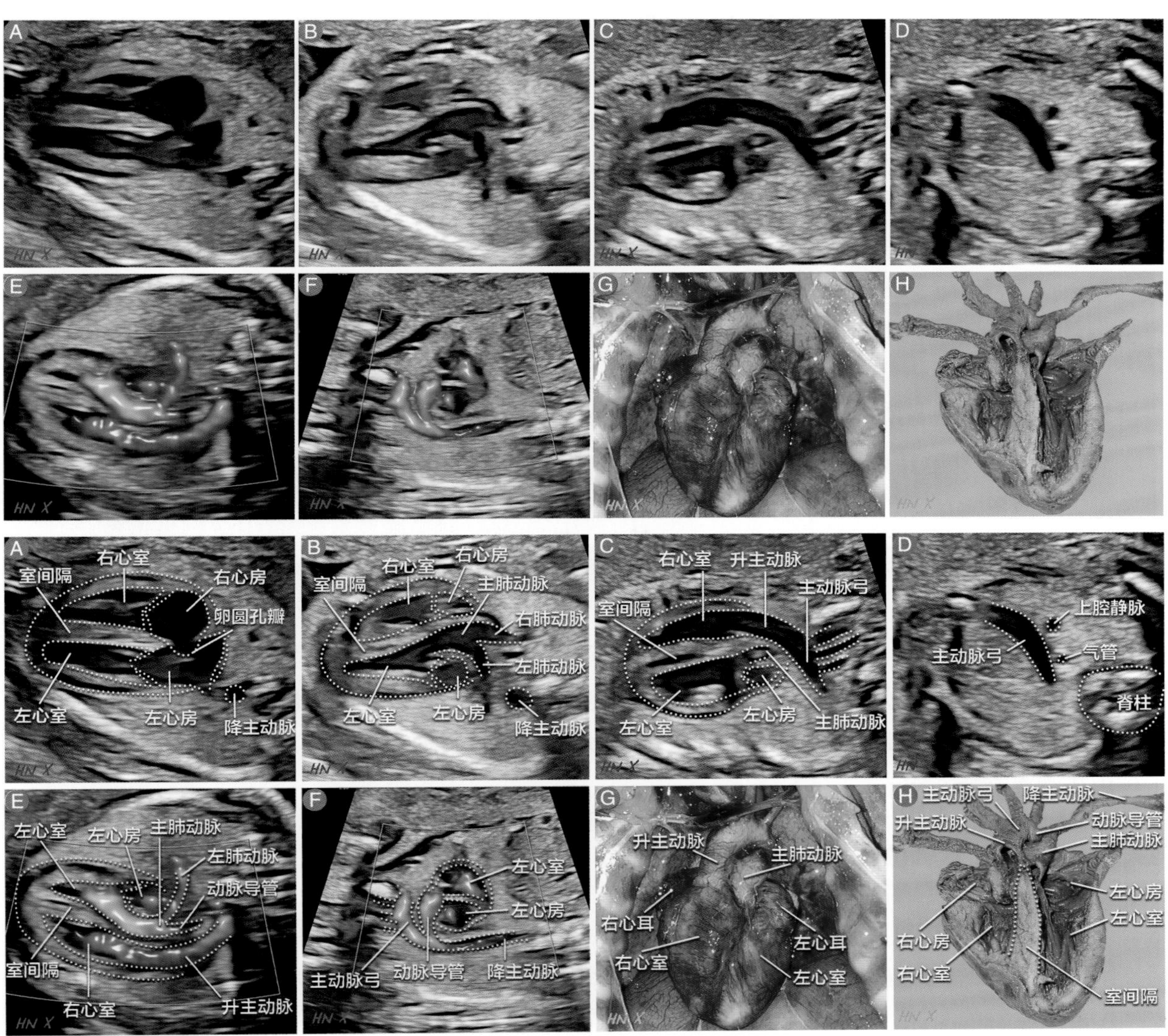

图 22-5-3 ■ 完全性大动脉转位（24 周）

A. 四腔心切面；B. 左室流出道切面；C. 右室流出道切面；D. 三血管 - 气管切面；E. 双流出道切面彩色多普勒血流图；F. 主动脉弓、动脉导管长轴切面；G、H. 解剖标本。

 视频 22-5-3 完全性大动脉转位（24 周）

2. **左、右室流出道切面** 是发现和诊断 TGA 的重要切面。在两个流出道切面上未能显示两条大动脉的正常交叉关系，主动脉（有头臂分支）在前方自右心室发出，肺动脉（有左、右肺动脉分支）在后方自左心室发出，两条大血管呈左右平行排列；需追踪两条大血管的分支确认；CDFI 显示两条动脉内血流信号平行自心室发出、无交叉；若合并室间隔缺损，则左室流出道切面上可观察到室间隔不连续、过隔血流信号；若有肺动脉狭窄或主动脉缩窄，则两条大动脉内径比例关系改变（图 22-5-3、视频 22-5-3）。

3. **三血管 - 气管切面** 因 TGA 的主动脉弓和导管弓呈上下平行排列，故三血管 - 气管切面仅显示主动脉横弓和上腔静脉横切面，肺动脉 - 动脉导管弓位于主动脉弓下方（图 22-5-3）。

4. **大动脉长轴切面** 因主动脉弓和动脉导管弓位置关系改变，使得大动脉长轴切面可同时显示上方的主动脉弓和下方的动脉导管弓；因主动脉发自右心室，故主动脉弓呈“曲棍球杆”状，与正常的“拐杖”状不同（图 22-5-3）。

> **注意：对于室间隔完整的 TGA，保持卵圆孔和动脉导管的通畅对新生儿的存活至关重要，因此需定期评估有无卵圆孔受限（卵圆孔瓣向左心房瘤样膨出）或动脉导管早闭。**

【鉴别诊断】需与所有大动脉交叉关系消失的 CHD 鉴别，包括纠正型大动脉转位和右心室双出口。①纠正型大动脉转位：存在心房、心室连接异常（详见本节四、纠正型大动脉转位）；②转位型右心室双出口：两条大动脉均起源于右心室，缺乏主动脉与二尖瓣的纤维连续性，伴有室间隔缺损，产前有时鉴别困难（详见本节二、右心室双出口）。

【预后与咨询】产前获得诊断的 TGA 病例与出生后才发现者相比，其预后明显改善。单纯型 TGA 出生后若心房水平或动脉导管水平血流混合减少或终止，新生儿可发生致命性的血流动力学改变，需维持卵圆孔和动脉导管持续开放，并及时救治。TGA 纠正手术通常在出生后 1 周内进行，长期生存率高达 90% 以上，且心脏功能恢复良好。合并右室流出道梗阻预后相对较差。未经治疗者出生 1 年内死亡率高达 89%。

四、纠正型大动脉转位

纠正型大动脉转位（corrected transposition of great arteries，cTGA）的解剖学改变是左、右心房与左、右心室连接不一致，而心室与大动脉连接不一致，双重的连接不一致从功能上纠正了血流动力学。cTGA 的发生可能与原始心管的旋转和分隔异常有关，可以合并孤立性右位心、室间隔缺损、右室流出道梗阻、心脏传导阻滞等。cTGA 较罕见，发病率约为 2/10 万活产儿，占所有 CHD 的 0.05%，合并染色体异常的风险极低。

【超声表现】

1. **四腔心切面** 心房正位，房室连接异常，有左、右肺静脉连接的左心房与有调节束的右心室相连，房室瓣为三尖瓣；而有上、下腔静脉连接的右心房与细长的左心室相连，房室瓣为二尖瓣；可根据二尖瓣乳头肌腱附着于心室侧壁、三尖瓣乳头肌附着于心尖的特征进一步鉴别形态学左、右心室（图 22-5-4）。部分病例可出现心轴异常，心尖朝向右前胸；也可伴有三尖瓣发育异常。

2. 左、右室流出道切面 在两个流出道切面上可显示两条大动脉稍有交叉，但主动脉（有头臂分支）起自位于左前方的形态学右心室，肺动脉（有左、右肺动脉分支）在后方自位于右侧的形态学左心室发出；CDFI 显示主动脉在前、肺动脉在后呈轻度交叉的血流信号（图 22-5-4）。部分病例合并流出道梗阻，两条大动脉内径比例关系改变。

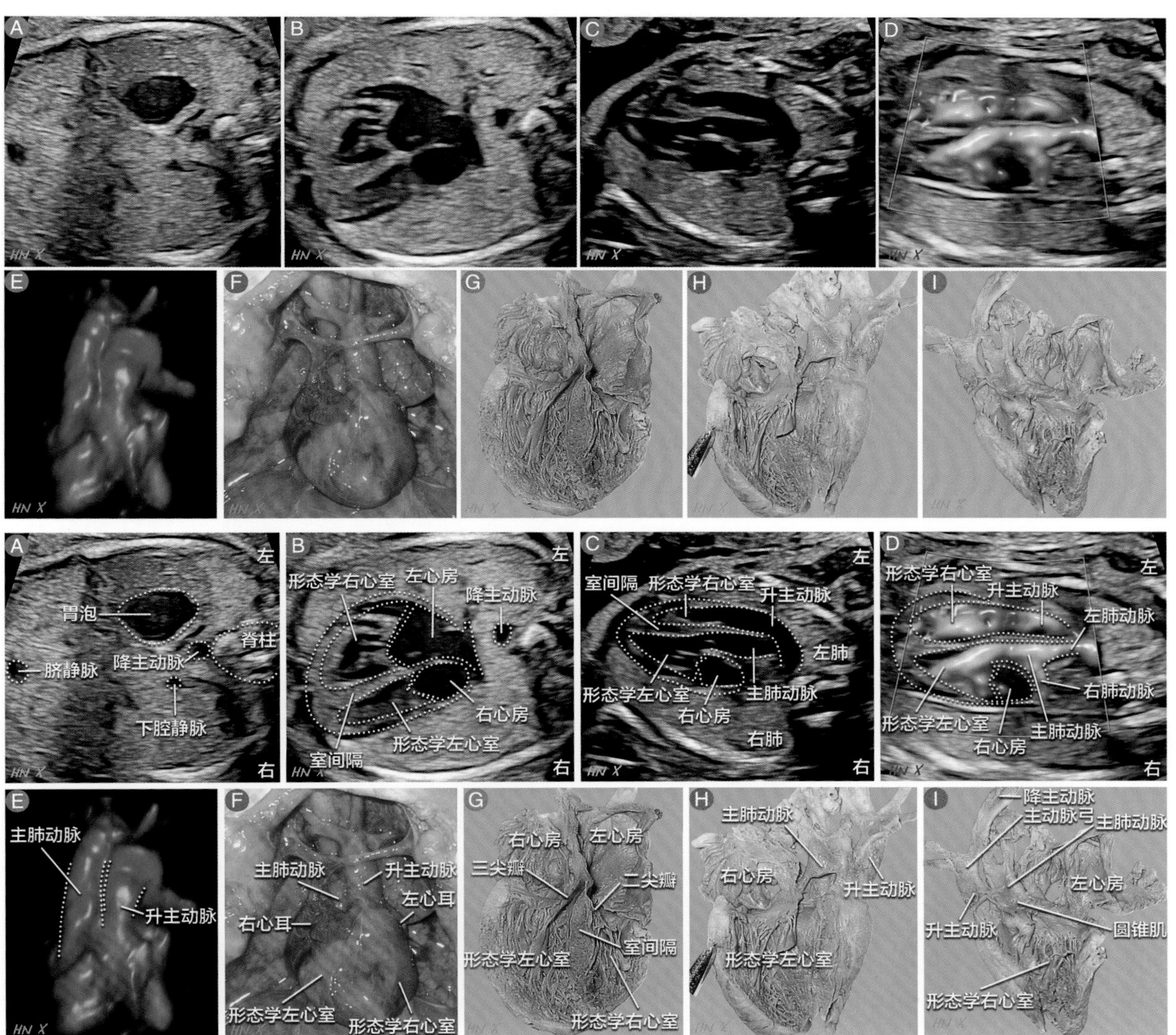

图 22-5-4 ■ 纠正型大动脉转位（25 周）

A. 腹围横切面；B. 四腔心切面；C. 流出道切面；D. 流出道切面彩色多普勒血流图；E. 彩色多普勒血流图三维成像；F、G、H、I. 解剖标本。

3. 心律失常 由于房室连接异常，妊娠晚期可出现完全性心脏传导阻滞。

【鉴别诊断】 产前超声容易漏诊 cTGA，应特别注意左、右心室的形态和大动脉前后关系的改变，并以此与完全性大动脉转位鉴别，若合并室间隔缺损则需注意与右心室双出口鉴别。

【**预后与咨询**】cTGA 的血流动力学循环正常，但出生后因右心室负荷过大可导致三尖瓣功能不全，出现临床症状的时间不定。预后取决于有无房室瓣发育不良、三尖瓣反流及心脏传导阻滞。

五、永存动脉干

永存动脉干（persistent truncus arteriosus，PTA）又称共同动脉干（common artery truncus，CAT），是由于早期心脏发育过程中心球与动脉干的分隔发育障碍，导致仅一条大血管自心底发出，骑跨于两心室间的缺损处，体循环、冠脉循环及肺循环血供均来自左、右心室的混合血。永存动脉干较罕见，占 CHD 的 1%，多见于糖尿病孕妇，产前诊断准确性为 70%~95%。1/3 的病例合并染色体异常，以 22q11 微缺失（20%~30%）多见，合并非染色体异常综合征的风险亦较高。

【**病理类型**】目前常用的两种分型示意见图 22-5-5。

1. Collett 和 Edwards 分型 根据肺动脉的起源和空间关系将永存动脉干分为 4 型。Ⅰ型：短小的主肺动脉主干起自动脉干近端，再发出左、右肺动脉分支，最常见，占 48%；Ⅱ型和Ⅲ型：约占 40%，肺动脉主干缺如，左右肺动脉分支分别自动脉干后方发出，靠得很近（Ⅱ型）或在两侧、距离较远（Ⅲ型）；Ⅳ型：肺动脉起自主动脉弓或降主动脉的主 - 肺侧支动脉（major aortopulmonary collateral arteries，MAPCAs），占 12%，有学者认为此类等同于肺动脉闭锁伴室间隔缺损。

2. Van Praagh 分型 根据大动脉弓的解剖形态将永存动脉干分为 4 型：A1~A3 型的主动脉弓均发育正常，A1 型同 Collett 和 Edwards 的Ⅰ型；A2 型为 Collett 和 Edwards 的Ⅱ、Ⅲ型；A3 型为一条肺动脉从动脉干发出，另一条肺动脉起自 MAPCAs；A4 型，升主动脉狭窄、主动脉弓离断，肺动脉粗大。

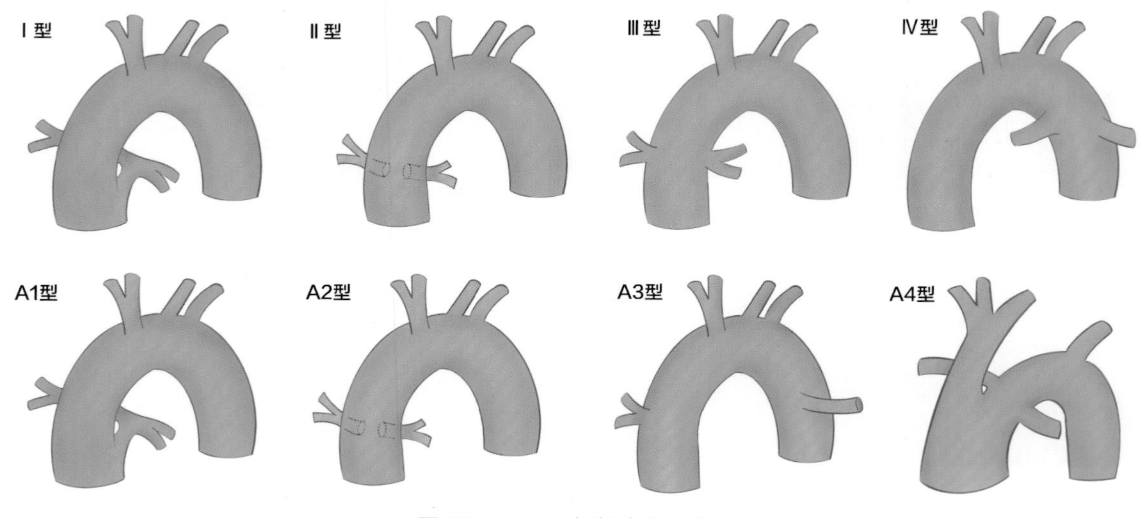

图 22-5-5 ■ 永存动脉干分型

【**超声表现**】

1. 四腔心切面 四腔心切面结构大多正常，室间隔缺损较大时在四腔心切面 CDFI 可显示过隔血流（图 22-5-6）。

2. 流出道切面 仅可扫查到一条流出道，单一大动脉骑跨在对位不良型室间隔缺损上；骑跨率不等；大动脉的根部扩张，因动脉瓣常为 2~5 叶，并有发育不良，故瓣膜回声增强；CDFI 可显示动脉干瓣膜狭窄和 / 或反流，追踪大动脉的分支、根据肺动脉的起源进行分型；频谱多普勒可定量评估瓣膜狭窄及关闭不全的程度（图 22-5-6、视频 22-5-4）。

3. **三血管 - 气管切面** 仅见一条大动脉弓（图 22-5-6、视频 22-5-4）。

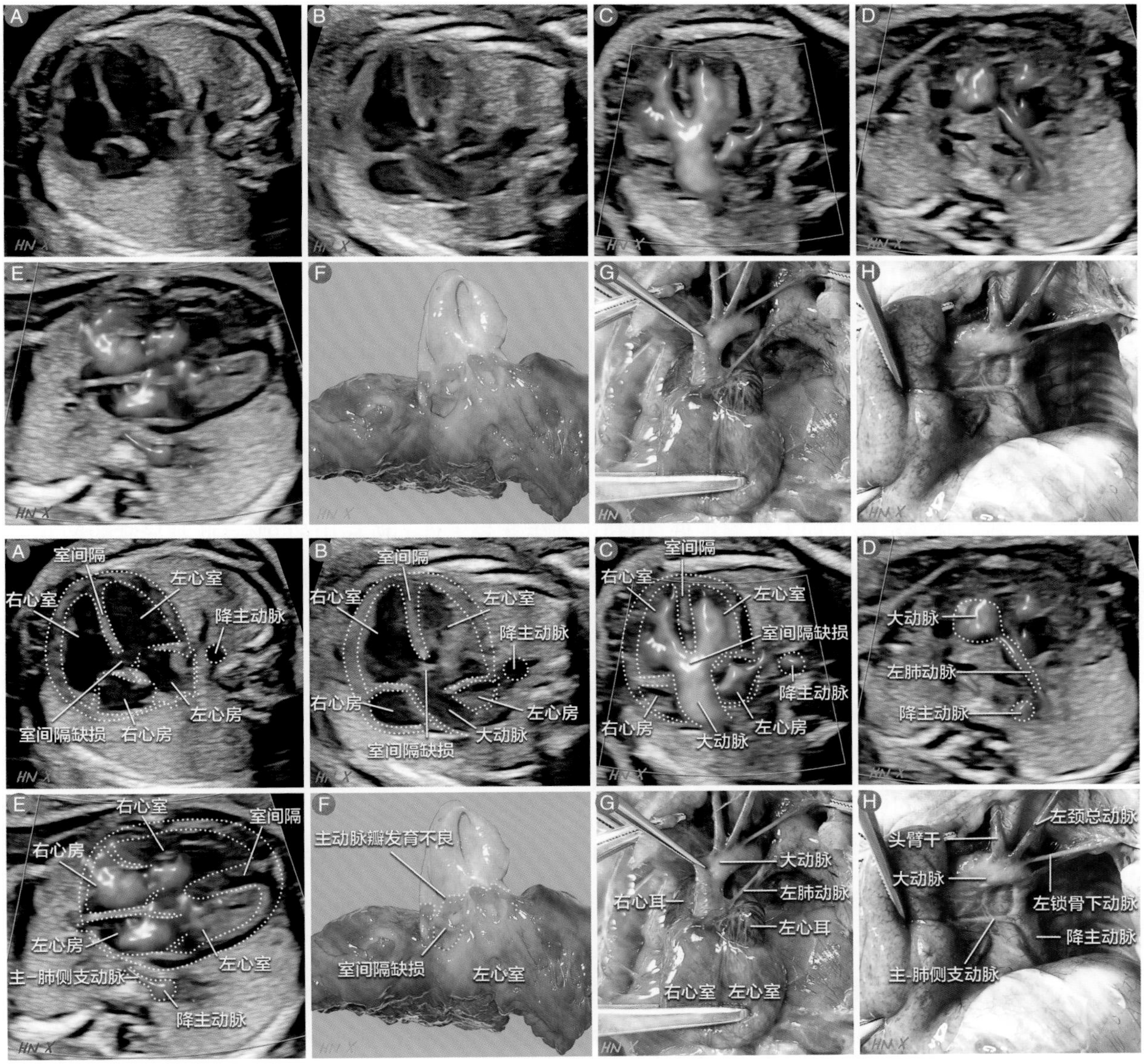

图 22-5-6 ■ 永存动脉干（A3 型，25 周）

A. 四腔心切面；B. 流出道切面；C. 流出道切面彩色多普勒血流图；D. 左肺动脉起源于大动脉根部；E. 右肺动脉来自主 - 肺侧支动脉（MAPCAs）；F、G、H. 解剖标本。

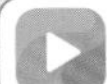
视频 22-5-4 永存动脉干（A3 型，25 周）

【鉴别诊断】胎儿期永存动脉干与合并室间隔缺损的肺动脉闭锁的鉴别最困难，两者都可以合并 MAPCAs。鉴别要点包括观察大动脉干的瓣膜回声、血流、动脉导管反流，永存动脉干动脉瓣叶常发育不良，CDFI 可见瓣膜处高速湍流和反流血流信号，多数没有动脉导管，可扫查到肺动脉分支发自大动脉；而合并室间隔缺损的肺动脉瓣闭锁可显示条索状的闭锁肺动脉，主动脉瓣发育正常，肺动脉血供为来自动脉导管的反向血流或 MAPCAs。另外，主动脉缩窄或闭锁也可仅显示一条流出道，增宽的主肺动脉也应注意与永存动脉干鉴别，根据主动脉弓反向血流、常合并二尖瓣异常、左心发育不良等鉴别。

【预后与咨询】因永存动脉干合并染色体异常、遗传综合征的风险很高，多数预后不良。出生后 2~3 个月内需手术治疗。手术预后不良因素包括动脉干瓣膜发育不良、主动脉弓离断、一侧心室发育不良等。

六、肺动脉狭窄 / 闭锁

肺动脉狭窄（pulmonary stenosis，PS）或肺动脉闭锁（pulmonary atresia，PA）指由于肺动脉半月瓣发育不良或融合，造成右室流出道狭窄或闭锁。肺动脉狭窄可以在妊娠晚期才出现，并逐渐加重，甚至进展为肺动脉闭锁，导致产前超声诊断率较低。肺动脉闭锁可以是原发性的肺动脉瓣不发育，造成主肺动脉干及其分支严重发育不良，也可以是肺动脉瓣粘连、融合所致闭锁，肺动脉及分支可中度缩窄或正常。肺动脉狭窄胎儿期发生率很低，但却占新生儿先天性心脏病中的 9%。此类异常的胎儿染色体异常及合并遗传综合征的风险较低，文献报道肺动脉狭窄 / 肺动脉闭锁合并颈后皮层增厚或水囊状淋巴管瘤可以是努南综合征的表现。

【病理类型】

1. 单纯性肺动脉狭窄 肺动脉瓣部分融合，导致半月瓣在收缩期开放受限，通常右心室形态结构正常。

2. 室间隔完整的肺动脉闭锁 肺动脉瓣完全闭锁或极度狭窄，主肺动脉管腔可显示或呈条索状；多数病例有三尖瓣闭锁，合并整个右心发育不良，即右心发育不良综合征（三尖瓣和肺动脉闭锁，右心室发育不良）；若三尖瓣发育不良并关闭不全，则右心室可明显扩张。此类型易合并冠状动脉右心室瘘。

3. 肺动脉闭锁合并室间隔缺损 有认为其是 TOF 最严重的类型，病变包括肺动脉闭锁、对位不良型室间隔缺损、主动脉骑跨，左、右肺动脉分支血供来自动脉导管，或一侧肺动脉与 MAPCAs 共存，也可能无左、右肺动脉，双肺由多个 MAPCAs 供血。此型与染色体异常，尤其是 22q11 微缺失关系密切。

【超声表现】

1. 肺动脉狭窄 四腔心切面大多数无异常，少数病例在妊娠晚期可出现右心室肌层增厚，三尖瓣反流；右室流出道切面上肺动脉瓣膜增厚、启闭运动受限；主肺动脉狭窄后扩张；CDFI 显示肺动脉瓣处明亮的高速湍流信号，频谱多普勒可测量到流速增高的跨瓣血流，以轻至中度狭窄 1.5~2m/s、重度狭窄 3m/s 以上为参考标准；三血管 - 气管切面上动脉导管显示反向血流信号。

2. 室间隔完整的肺动脉闭锁

(1)四腔心切面：取决于三尖瓣发育状态。若三尖瓣闭锁则右心室心腔几乎不存在，右心室心肌增厚；若三尖瓣发育不良，则右心室明显增大，三尖瓣大量反流（图 22-5-7）。

(2)右室流出道切面：若肺动脉瓣完全不发育，主肺动脉干呈条索状；若肺动脉瓣极度狭窄，则主肺动脉呈轻、中度狭窄，出现瓣后扩张；CDFI 显示肺动脉瓣处无或少量前向高速血流信号，肺动脉分支内可见动脉导管的反向供血（图 22-5-7）。

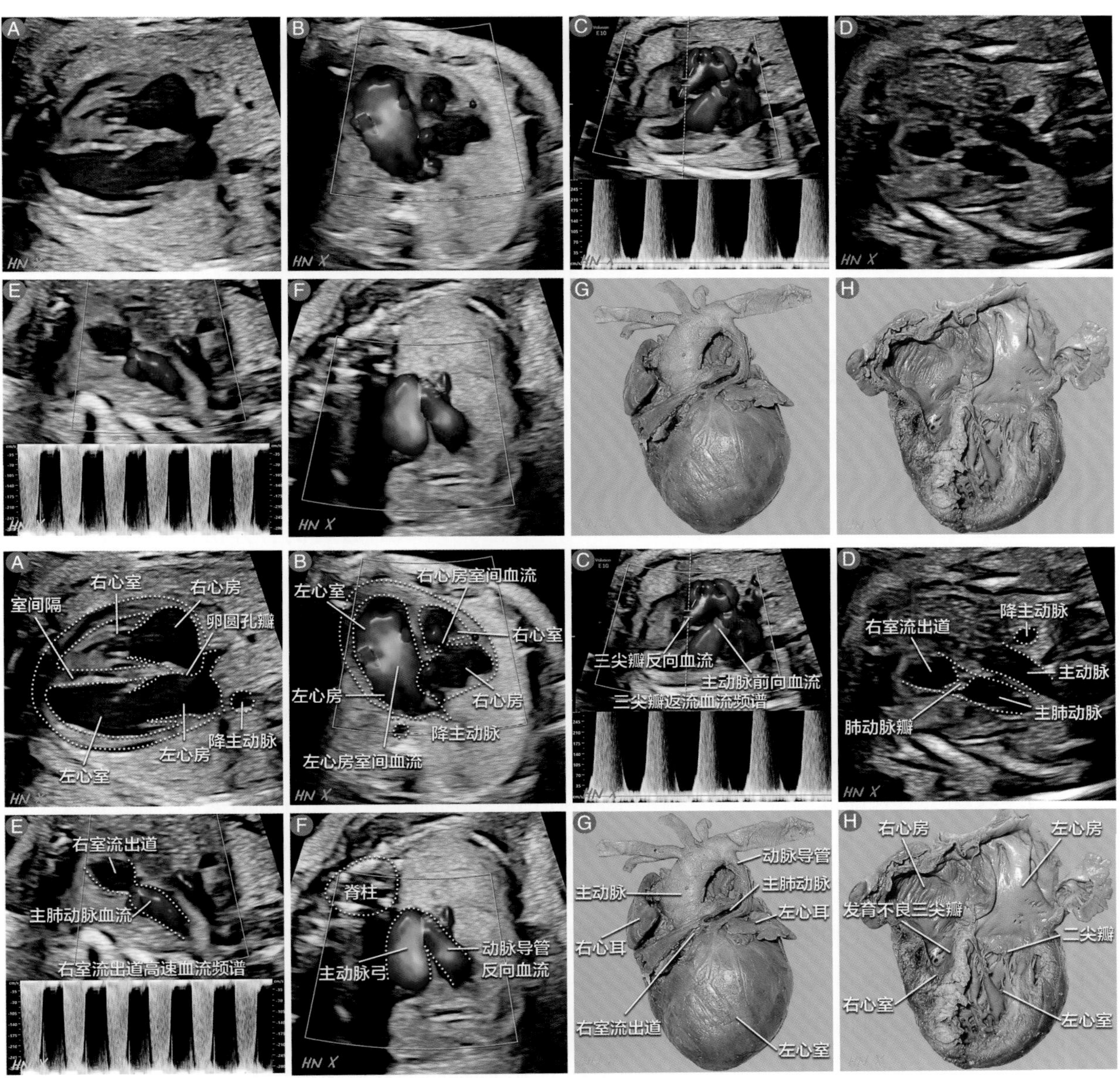

图 22-5-7 ■ 室间隔完整的肺动脉狭窄（右心发育不良综合征，27 周）

A. 四腔心切面（舒张期）；B. 四腔心切面（舒张期）彩色多普勒血流图；C. 三尖瓣反流彩色多普勒血流图与频谱；D. 右室流出道；E. 右室流出道彩色多普勒血流图与频谱；F. 三血管 - 气管切面；G、H. 解剖标本图。

3. 肺动脉闭锁伴室间隔缺损 左右心室大小对称，可显示较大的室间隔缺损；流出道切面显示主动脉相对增宽；主肺动脉呈条索状或细窄；CDFI 显示肺动脉瓣处无前向血流信号；肺内动脉的血供来源于动脉导管反流，或降主动脉发出的 MAPCAs。

【**鉴别诊断**】①单纯性肺动脉狭窄在孕中期超声表现不明显，常易漏诊，肺动脉狭窄合并右心室增大时，根据肺动脉瓣回声及血流特征与左心室小相关疾病鉴别；②室间隔完整的肺动脉闭锁需与严重的三尖瓣发育不良导致的右室流出道血流减少鉴别，后者肺动脉可探及前向血流；③在多数情况下，肺动脉闭锁伴室间隔缺损与 TOF 伴肺动脉闭锁难以鉴别，但两者引起的血流动力学改变相似，其鉴别意义不大；④肺动脉闭锁伴室间隔缺损与永存动脉干Ⅵ型的鉴别详见本节五、永存动脉干。

【**预后与咨询**】轻度的肺动脉狭窄病例多无症状，不需要手术；狭窄逐渐加重则需行球囊扩张术或手术治疗，大部分手术效果良好。室间隔完整的肺动脉闭锁为导管依赖型心脏病，出生后需前列腺素 E_1 维持动脉导管开放，手术方式复杂，术后五年生存率为 50%~86%。肺动脉闭锁伴室间隔缺损的预后除与合并畸形与染色体异常有关外，还取决于双侧肺动脉血供来源情况，若存在 MAPCAs 供血，则预后很差。

七、肺动脉瓣缺如综合征

肺动脉瓣缺如综合征（absent pulmonary valve syndrome，APVS）是一种少见的畸形，其解剖学特征是肺动脉瓣发育不良或退化、瓣环狭窄并关闭不全，伴主肺动脉和左右肺动脉扩张。APVS 在新生儿 CHD 中占比小于 1%。APVS 可以孤立存在，但 80% 以上的病例合并法洛四联症（TOF），也可认为是 TOF 的另外一种类型，即 TOF 合并肺动脉瓣缺如型，占 TOF 的 2.5%。APVS 还可以合并动脉导管缺如。扩张的肺动脉可压迫支气管造成梗阻，导致一侧肺增大、回声增强，心脏移位。APVS 常合并心外畸形，包括中枢神经系统和胃肠道异常。伴 TOF 的 APVS 病例中，20%~25% 合并 22q11 微缺失，也可合并其他非整倍体异常。室间隔完整的 APVS 极少合并染色体非整倍体异常。

【**超声表现**】与大部分圆锥动脉干畸形不同，在四腔心切面上可出现右心增大、心轴异常及三尖瓣反流，后期全心增大、室壁增厚；右室流出道切面上极易显示主肺动脉及左、右肺动脉囊状扩张，呈特征性的“金鱼尾”征；主肺动脉根部未见瓣膜运动，或仅见残瓣附着在管腔周边不能闭合；部分病例动脉导管缺如。CDFI 和频谱多普勒可显示因肺动脉瓣残瓣处的狭窄和闭锁不全，整个心动周期在右心室和肺动脉间的大量双向血流信号（图 22-5-8）。在合并 TOF 的病例，左室流出道切面可显示对位不良型 VSD 和主动脉骑跨。少数病例可合并三尖瓣闭锁，因无室间隔缺损，右心室明显缩小，三尖瓣呈强回声，无启闭运动；CDFI 显示三尖瓣无前向血流，肺动脉内双向血流信号及动脉导管反向血流信号。

【**鉴别诊断**】因 APVS 具有特征性的“金鱼尾”征象，产前较易识别。但发现此征象后应注意扫查有无合并 TOF。

【**预后与咨询**】产前诊断的 APVS 预后均较差，尤其是合并严重的心内、心外畸形或染色体异常。

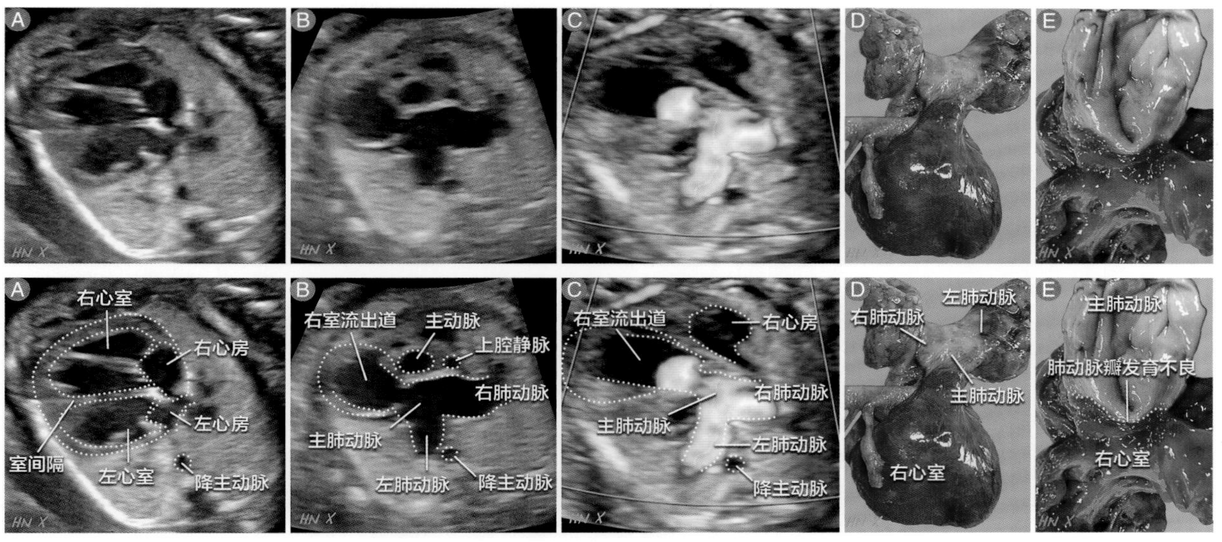

图 22-5-8 ■ 肺动脉瓣缺如综合征（24 周）

A. 四腔心切面；B. 右室流出道切面；C. 右室流出道切面彩色多普勒血流图；D、E. 解剖标本。

八、主动脉瓣狭窄

主动脉瓣狭窄（aortic stenosis，AS）或主动脉瓣闭锁（aortic atresia，AA）是由于主动脉瓣膜发育不良、瓣叶融合，使左心室到主动脉的血流受阻，导致主动脉进行性狭窄，梗阻逐渐加重，最后可能演变为左心发育不良。30%~40% 合并其他心内异常，如二尖瓣异常、室间隔缺损等，极少合并心外异常。相关的遗传综合征有 Turner 综合征、11q 缺失综合征等。

【超声表现】

1. 四腔心切面 根据主动脉瓣狭窄程度、左室流出道梗阻程度，四腔心切面可表现为正常、稍增大或球形扩张。轻度狭窄时四腔心切面无明显改变。中度狭窄时左心室稍增大，收缩功能尚好。严重狭窄时声像图表现取决于二尖瓣功能，若二尖瓣受损并大量反流，则表现为左心房明显增大，CDFI 显示二尖瓣大量反流、卵圆孔瓣反向血流；若二尖瓣狭窄严重、反流减少，则左心室内压力增大、心腔球形扩张，收缩功能严重受损，出现心内膜弹力纤维增生而表现为心肌增厚、心内膜回声增高，此时因左心室腔内血流缓慢，CDFI 难以显示腔内血流信号（图 22-5-9、视频 22-5-5）。

2. 左室流出道切面 主动脉瓣增厚，未见明显启闭运动，升主动脉细窄，常合并主动脉弓发育不良。偶可见升主动脉表现狭窄后扩张。主动脉瓣中至重度狭窄时，CDFI 可显示通过主动脉瓣的高亮的湍流，频谱多普勒显示峰值流速大于 1.5m/s。极严重的主动脉瓣狭窄或闭锁时，左室流出道难以显示，并合并主动脉弓缩窄、反流（图 22-5-9、视频 22-5-5）。

【鉴别诊断】轻度主动脉瓣狭窄而四腔心切面无明显改变时，产前超声易漏诊；可疑左室流出道狭窄时，应注意排除左心发育不良综合征。

【预后与咨询】主动脉瓣狭窄的预后取决于病变的严重程度及进展。预后不良的指标包括主动脉瓣闭锁、左心室心内膜弹性纤维增生、左心发育不良综合征。

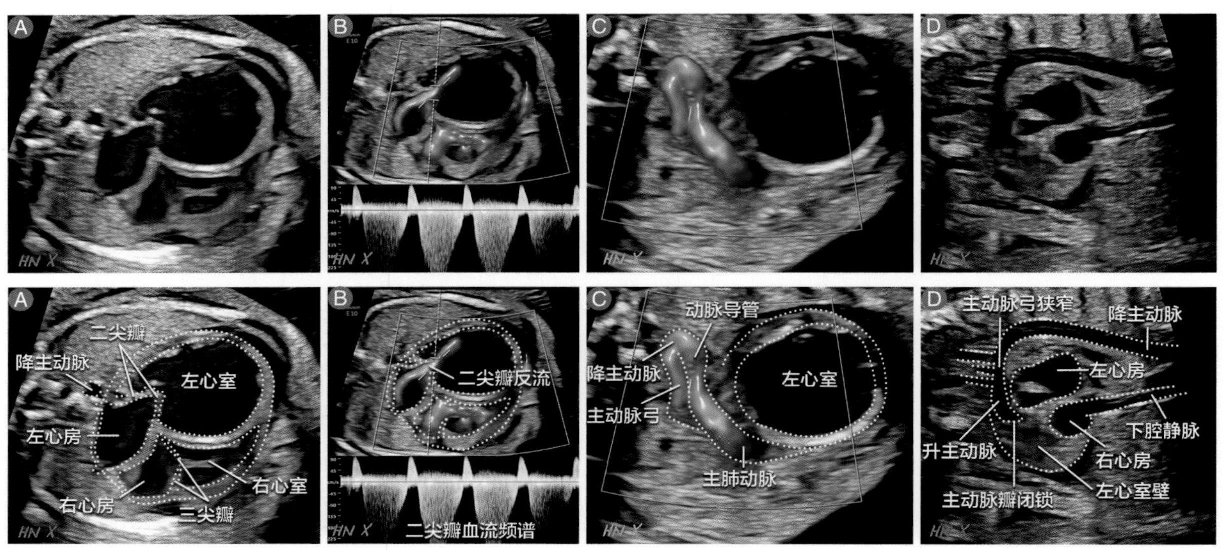

图 22-5-9 ■ 主动脉瓣闭锁（24 周）

A. 四腔心切面；B. 二尖瓣反流彩色多普勒血流图与频谱；C. 三血管 - 气管切面彩色多普勒血流图；D. 主动脉弓长轴切面。

视频 22-5-5 主动脉瓣闭锁（24 周）

九、主动脉 - 肺动脉窗

主动脉 - 肺动脉窗（aortopulmonary window，APW）又称主动脉肺动脉间隔缺损（aortopulmonary septal defect），指主动脉和肺动脉在半月瓣上方因间隔缺损而发生异常交通，为胚胎期分隔主动脉和肺动脉的圆锥管嵴未能融合所致。APW 是一种罕见的先天异常，占所有结构性先天性心脏病的 0.1%~0.2%。缺损可发生在紧邻半月瓣（Ⅰ型）、升主动脉和肺动脉干的远端即右肺动脉发出处（Ⅱ型）及半月瓣上方的整个肺动脉干（Ⅲ型）。约 50% 的病例合并其他心内异常，包括室间隔缺损、主动脉弓离断、主动脉弓缩窄、法洛四联症、大动脉转位及冠状动脉异常起源等，很少合并染色体或心外异常。Berry 综合征是以 APW 为特征的复杂心脏畸形，包括主肺动脉间隔远端缺损、右肺动脉起源于升主动脉、主动脉弓离断或缩窄等。

【超声表现】四腔心切面多数没有异常；左、右室流出道可显示正常交叉，向头侧扫查显示右室流出道至肺动脉分叉的切面是主要的诊断切面，可以显示主 - 肺动脉间隔连续性中断，部分病例升主动脉根部扩张；CDFI 可显示主 - 肺动脉间的分流，血流方向可以为左向右、右向左或双向。若合并室间隔缺损、右肺动脉连接升主动脉、主动脉弓离断，则可诊断为 Berry 综合征，在四腔心切面、肺动脉分叉切面和三血管 - 气管切面有相应的声像改变（图 22-5-10）。

【鉴别诊断】孤立存在的 APW 产前超声容易漏诊。合并心内异常时应注意 Berry 综合征。

【预后与咨询】单纯的 APW 出生后可出现充血性心力衰竭、肺动脉高压等，出生后尽早手术预后良好。合并心内异常如主动脉弓离断等预后较差。

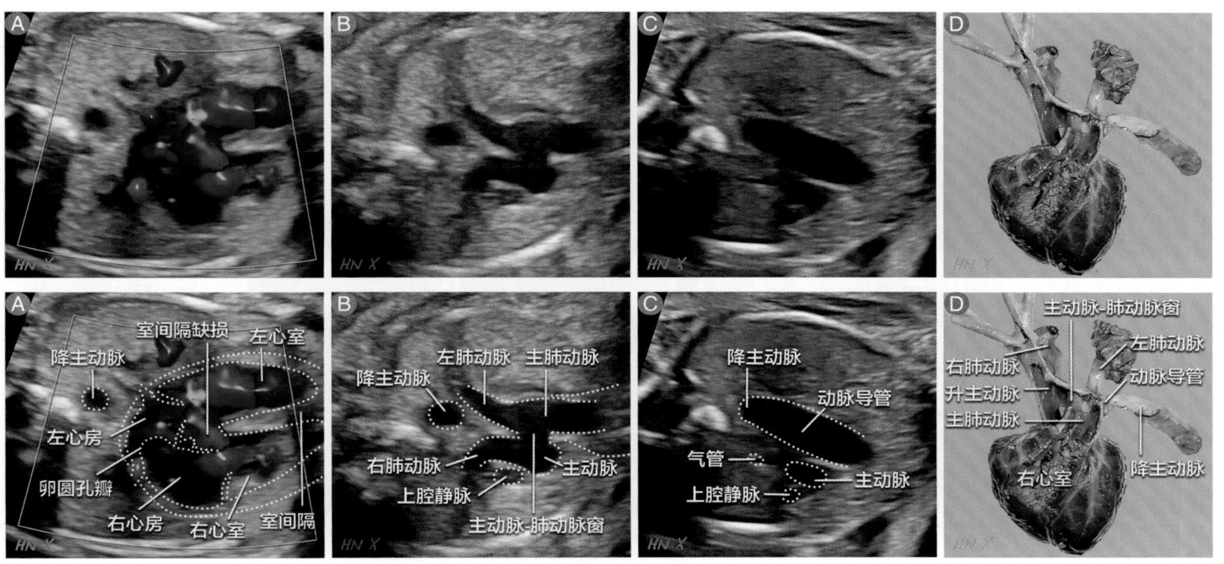

图 22-5-10 ■ Berry 综合征（主动脉 - 肺动脉窗，27 周）

A. 四腔心切面彩色多普勒血流图；B. 右室流出道；C. 三血管 - 气管切面；D. 解剖标本。

 视频 22-5-6 Berry 综合征（27 周）

十、肺动脉起源异常

胚胎期肺动脉由第六对弓动脉演化而来，而左、右肺动脉由连接两侧第六对弓动脉的左、右原基肺动脉发育而成，形成肺动脉分叉。肺动脉起源异常是指左、右肺动脉未与肺动脉主干连接或左右交叉起源，形成肺动脉分支异常。胎儿期可发现的肺动脉分支异常包括一侧肺动脉缺如、一侧肺动脉起源于升主动脉、肺动脉吊带及左、右肺动脉交叉。

1. 单侧肺动脉缺如（unilateral absence of pulmonary artery，UAPA） 是第 6 对主动脉弓的左或右腹侧不发育或过早闭塞，而缺如段肺动脉远端和肺内血管常存在，主肺动脉与肺内肺血管之间的近端连接缺如，肺内血管与同侧头臂干动脉之间有血管相连，此血管在胚胎学上为同侧动脉导管，出生后可发生闭锁，则导致同侧肺动脉分支单侧缺如。因此，UAPA 在胎儿期可以表现为一侧肺动脉“起源于”头臂动脉。发病率约为 1/20 万。

【超声表现】 肺动脉分叉切面无法显示左肺动脉或右肺动脉（通常发生在右侧），CDFI 可探及肺门处远端肺动脉及其分支，追踪扫查可显示其来自头臂干，或动脉导管，或主动脉分支，频谱多普勒可显示其为主动脉频谱，无肺动脉频谱特征（图 22-5-11）。

【预后与咨询】 UAPA 早期症状可不明显，如不合并其他心内畸形，无需手术治疗。部分病例可进展，发生肺动脉高压和不可逆的肺血管梗阻性病变，预后较差。

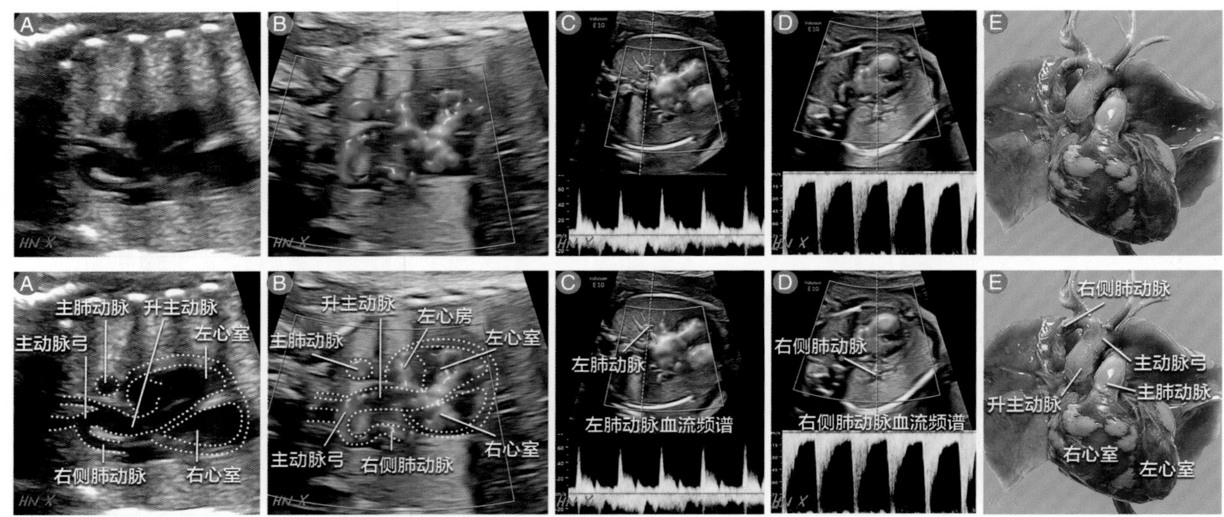

图 22-5-11 ■ 右侧肺动脉缺如（29 周）

A. 主动脉长轴切面显示走向右肺的分支；B. 彩色多普勒血流图；C. 左肺动脉血流频谱；D. 右侧肺内动脉血流频谱；E. 解剖标本（心内注入铸型剂）。

2. 肺动脉异常起源于升主动脉（anomalous origin of one pulmonary artery from the ascending aorta，AOPA） 指胚胎期第六对弓动脉发育障碍，使左或右肺动脉无法与主肺动脉相连，导致一侧肺动脉异常起源于升主动脉，右肺动脉异常起源比左肺动脉常见。可能合并其他心脏畸形如法洛四联症、Berry 综合征（图 22-5-10、视频 22-5-6）、右位主动脉弓等。

【超声表现】肺动脉分叉切面上探查不到左侧或右侧肺动脉起始段，从肺门处肺动脉分支远端逆向追踪可显示血供来自升主动脉；在升主动脉远端的冠状切面扫查，亦可显示肺动脉异常的起源和走行。

【预后与咨询】由于 AOPA 异常起源的肺动脉接受升主动脉的高压灌注，出生后很快进展为肺动脉高压。早期可行异常侧肺动脉与主肺动脉吻合根治术，预后良好。若不治疗，80% 在出生后 1 岁内死亡。

3. 肺动脉吊带（pulmonary artery sling，PAS） 指左肺动脉异常起源于右肺动脉，绕气管后方向左急转、经气管与食管间隔至左侧肺门入肺。因机械牵拉、压迫，常合并气管或支气管狭窄，2/3 的病例合并气管软化。一半以上可合并心内和心外畸形。

【超声表现】肺动脉分叉切面上无法显示左肺动脉起始段；CDFI 显示气管后方发自右肺动脉的、从右向左的血流至左肺门处，或在左侧肺门处肺动脉分支远端反向追踪左肺动脉，显示其绕行于气管或支气管后方，起源于右肺动脉（图 22-5-12、视频 22-5-7）。

【预后与咨询】因左肺动脉绕气管或支气管，可压迫气管、支气管而导致肺不张、肺气肿等，出生后可有呼吸困难、反复肺部感染；若在食管后绕行可压迫食管，出现食管狭窄的症状。出生后应尽快行肺动脉吊带纠治术，预后良好；伴气管狭窄、软化则需同时行气管成形术，预后较差。

4. 左右肺动脉交叉（crossed pulmonary arteries） 指左肺动脉发自主肺动脉右侧，向左走行进入左肺，右肺动脉发自主肺动脉左侧，从左肺动脉下方向右走行，进入右肺，左、右肺动脉起始部呈交叉关系。可伴有其他心脏或心外异常，包括永存动脉干、主动脉弓离断等。可合并 22q11 微缺失。

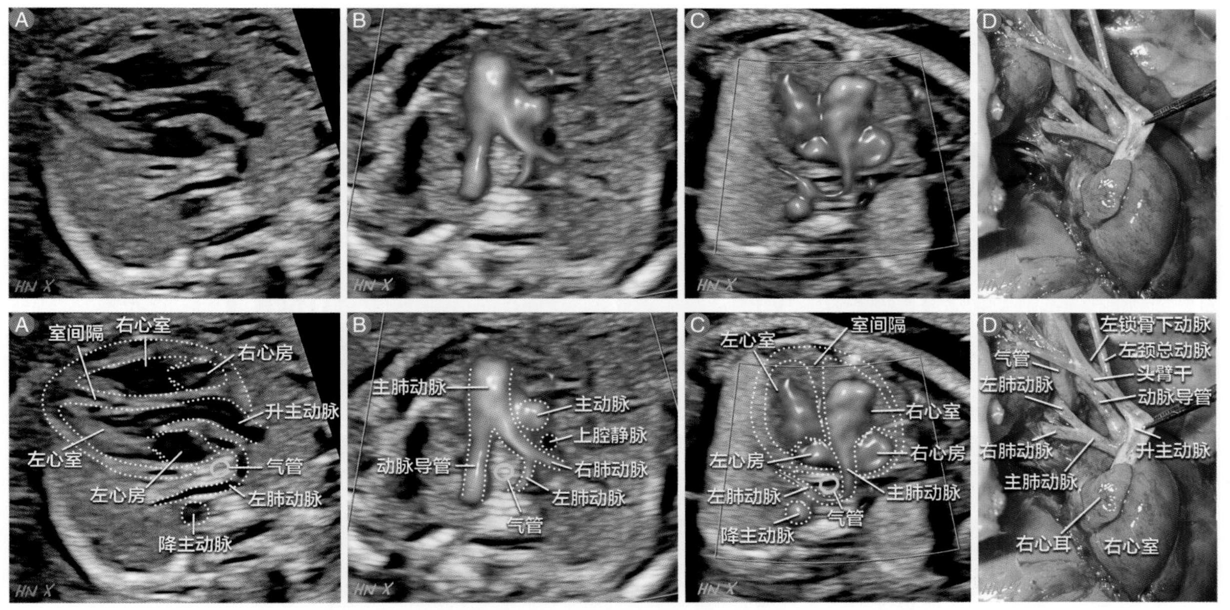

图 22-5-12 ■ 肺动脉吊带(23 周)

A. 灰阶图显示左肺动脉绕气管后方走行；B. 彩色多普勒血流图显示左肺动脉起自右肺动脉；C. 彩色多普勒血流图显示左肺动脉绕气管后至左肺；D. 解剖标本。

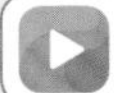 视频 22-5-7 肺动脉吊带(23 周) 

【超声表现】肺动脉分叉切面上未能显示左、右肺动脉“八”字形分叉，上下扫查显示右肺动脉起自主肺动脉的左下部，左肺动脉起自主肺动脉的右上部，起始部交叉。

【预后与咨询】肺动脉交叉不会导致机械性气道阻塞或血流动力学异常，若无合并染色体异常或其他心内、心外结构异常，预后良好，可视为正常变异。

十一、交叉心脏

交叉心脏(criss-cross heart，CCH)是一种非常罕见的复杂先天性心脏畸形，是由于胚胎期心室旋转异常，导致房室连接部发生空间位置异常、房室隔扭转，表现为右心室在上、左心室在下的上、下位置关系，心房正位，腔静脉血从右侧流入左上方的右心室，肺静脉血从左侧流入右下方的左心室，两条流入道在心脏前后投影平面上形成“十字”。CCH 常伴房室连接或心室大动脉连接关系异常，导致复杂的血流动力学改变。产前诊断困难，均为个案报道。

【超声表现】由腹部横切面向胸腔横切面扫查，观察下腔静脉与心房连接、心房与心室连接、心室与大动脉连接关系。横切面扫查过程始终无法获得正常四腔心切面和两组房室瓣膜，而将探头稍做倾斜动态扫查，近矢状切面位时，可显示四个腔室，与正常的室间隔倾斜、右心室位于右侧不同，CCH 的室间隔呈水平位，右心室位于左心室前上方，呈上下排列关系；左、右房室瓣发生空间位置上的左右交叉，CDFI 显示两流入道血流轴呈左右交叉；左、右室流出道在胸部横切面上呈左、右排列关系，大动脉交叉关系改变；在胸部横切面上，可同时显示流入道和流出道（图 22-5-13）。CCH 常伴发其他圆锥动脉干畸形，如大动脉转位、右心室双出口、流出道型室间隔缺损等，均有相应的超声表现。

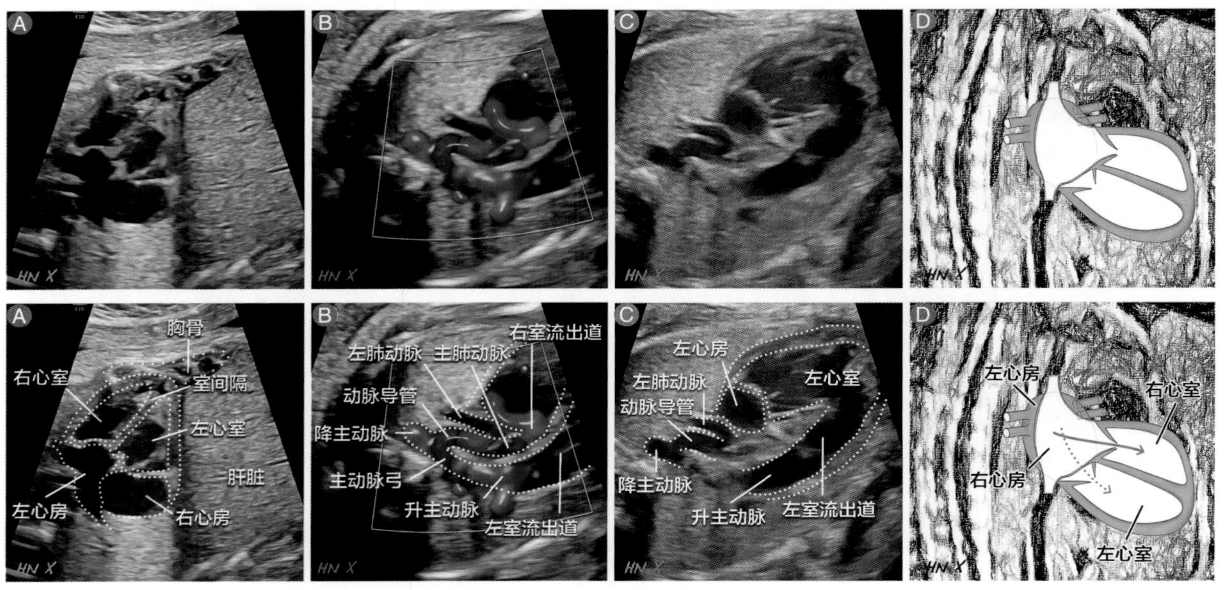

图 22-5-13 ■ 交叉心脏（32 周）

A. 胸部矢状切面显示四腔心；B. 胸部横切面显示大血管左右排列；
C. 胸部横切面同时显示左室流入道和流出道；D. 胸部矢状切面交叉心脏示意图。

【**鉴别诊断**】由于绝大部分 CCH 伴有大动脉转位、双出口等其他圆锥动脉干畸形，使得声像图变化大，容易漏诊。一旦在胸腔横切面难以显示四腔心切面，且在一个切面上无法获得平行的流入道血流时，即可考虑 CCH 的诊断。

【**预后与咨询**】由于交叉心脏的畸形复杂，合并畸形种类多，手术矫治难度大，大多预后不良。

第六节 | 左心发育不良综合征

左心发育不良综合征（hypoplastic left heart syndrome，HLHS）是一组以左心室和左室流出道严重发育不良为特征的系列病变，主要病变为左心室发育不良伴二尖瓣闭锁或狭窄、主动脉瓣闭锁或狭窄，以及升主动脉发育不良和缩窄，其最严重的类型为二尖瓣和主动脉瓣闭锁，左心室仅为潜在腔隙。其他不能维持左心循环特征的心脏畸形亦可表现为左心发育不良，包括严重的主动脉瓣狭窄、Shone 复合畸形（二尖瓣异常、主动脉缩窄、主动脉瓣下狭窄），以及右心室优势的室间隔缺损等。随着超声诊断技术的提高，绝大部分病例在宫内即可诊断。HLHS 可合并其他类型心内异常及心外畸形。胎儿期诊断的 HLHS 染色体异常比例为 15% 以上，最常见为 Turner 综合征（45，XO），其次是 18 三体综合征、13 三体综合征和 21 三体综合征；非染色体异常综合征较少见，包括歌舞伎综合征、Noonan 综合征和 11q 缺失综合征等。

【超声表现】

1. **四腔心切面** 左右心比例不对称，左心明显缩小、右心增大；心尖部由右心室构成；左心室显示不清，或变短宽呈小球状或细小狭长；二尖瓣瓣膜回声增高或难以显示、启闭受限或无运动；CDFI显示左心室充盈不佳或无充盈，二尖瓣过瓣血流少伴反流，卵圆孔瓣可见左向右的血流信号（图 22-6-1、图 22-6-2、视频 22-6-1）。若左室流出道严重梗阻，可出现左心室球形扩大，心内膜弹性纤维增生，二尖瓣大量反流（图 22-5-9、视频 22-5-5）。

2. **左室流出道切面** 升主动脉细小或呈线状，管腔难以显示；主动脉瓣膜回声增高或难以显示、启闭受限或无运动；CDFI 显示左室流出道细小或无前向血流（图 22-6-1、图 22-6-2、视频 22-6-1）。

3. **三血管 - 气管切面** 主动脉弓细窄，CDFI 可显示主动脉弓反向血流信号（图 22-6-2）。

【鉴别诊断】与单纯主动脉瓣狭窄、主动脉缩窄及其他异常导致的左心发育不良的鉴别存在一定困难，若二尖瓣和主动脉瓣均表现异常则更倾向于 HLHS，但与左心发育不良相关的异常均有可能进展为 HLHS，应定期超声监测。

【预后与咨询】HLHS 仍然是死亡率最高的先天性心脏病，剔除终止妊娠的病例，HLHS 新生儿期的生存率仅为 4%~25%。

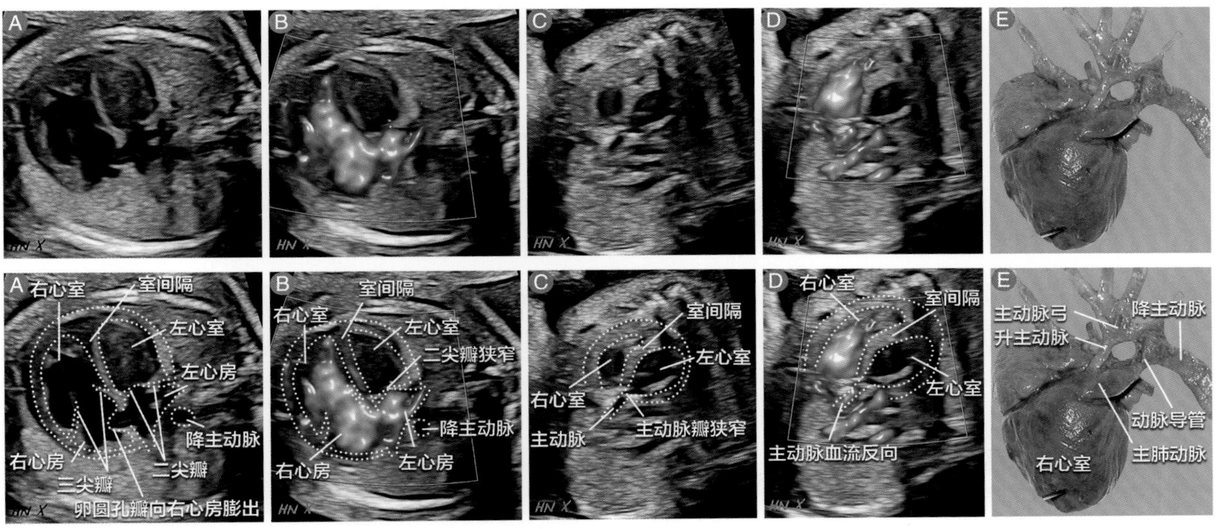

图 22-6-1 ■ 左心发育不良综合征（二尖瓣狭窄 + 主动脉瓣狭窄，23 周）

A. 四腔心切面（舒张期）；B. 四腔心切面彩色多普勒血流图（舒张期）；C. 左室流出道切面；D. 左室流出道切面彩色多普勒血流图；E. 解剖标本。

 视频 22-6-1 左心发育不良综合征（二尖瓣狭窄 + 主动脉瓣狭窄，23 周）

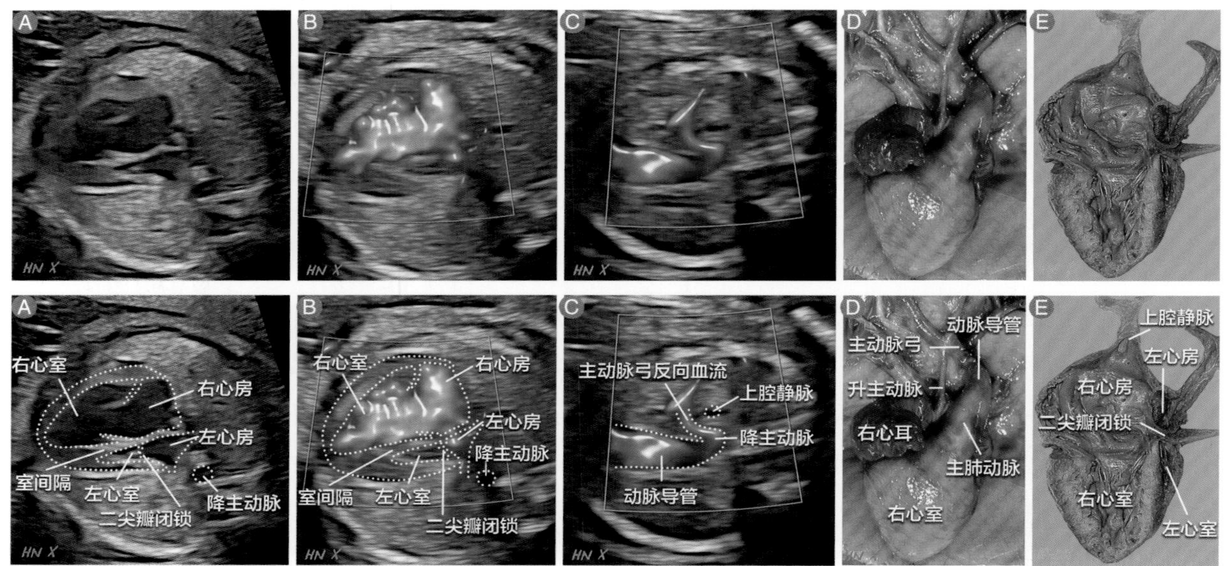

图 22-6-2 ■ 左心发育不良综合征(二尖瓣闭锁 + 主动脉瓣闭锁)

A. 四腔心切面(舒张期); B. 四腔心切面彩色多普勒血流图(舒张期);
C. 三血管 - 气管切面彩色多普勒血流图;D、E. 解剖标本。

第七节 | 主动脉弓发育异常

在胚胎时期咽弓系统的 6 对动脉弓的演变过程中,各种因素影响可导致主动脉弓位置、大小、分支等一系列异常,部分主动脉弓异常(右位主动脉弓、双主动脉弓等)可形成血管环包绕气管与食管,并造成压迫。胎儿心脏三血管 - 气管切面是发现和诊断主动脉弓异常的重要切面,CDFI 有助于追踪较小动脉的走行而辅助诊断。

一、右位主动脉弓

胚胎早期双主动脉弓在气管周围形成血管环,以后左弓持续存在、右弓消失而形成左位主动脉弓(left aortic arch),若胚胎发育过程受阻可导致左弓消失而形成右位主动脉弓(right aortic arch,RAA),此时降主动脉主干位于气管主干的右侧。RAA 常合并其他心脏畸形如室间隔缺损、法洛四联症等,染色体异常的风险约为 10%,最常合并 22q11 微缺失;但非染色体异常综合征的风险较低。

【分支类型】①右位主动脉弓伴镜像分支,升主动脉依次发出头臂干(左颈总动脉和左锁骨下动脉)、右颈总动脉和右锁骨下动脉;②右位主动脉弓伴左锁骨下动脉迷走或头臂干迷走,迷走动脉在气管后方起自降主动脉,与左肺动脉及左位动脉导管在气管周围形成血管环。

【超声表现】四腔心切面可见降主动脉横切面位于脊柱前方或右前方;流出道切面扫查显示升主动脉与主肺动脉之间的距离宽大,升主动脉呈右弓右降,位于气管右侧;三血管 - 气管切面显示主动脉弓在气管后方与气管左侧的动脉导管相连,环绕气管“U”形排列;RAA 的病例约 70% 可合并左锁骨下动脉迷走，表现为在气管后方发自降主动脉向左腋下走行。由于血管细窄弯曲，应采用 CDFI 追踪血管的走行，频谱多普勒有助于鉴别无名静脉和主动脉弓分支（图 22-7-1、视频 22-7-1）。

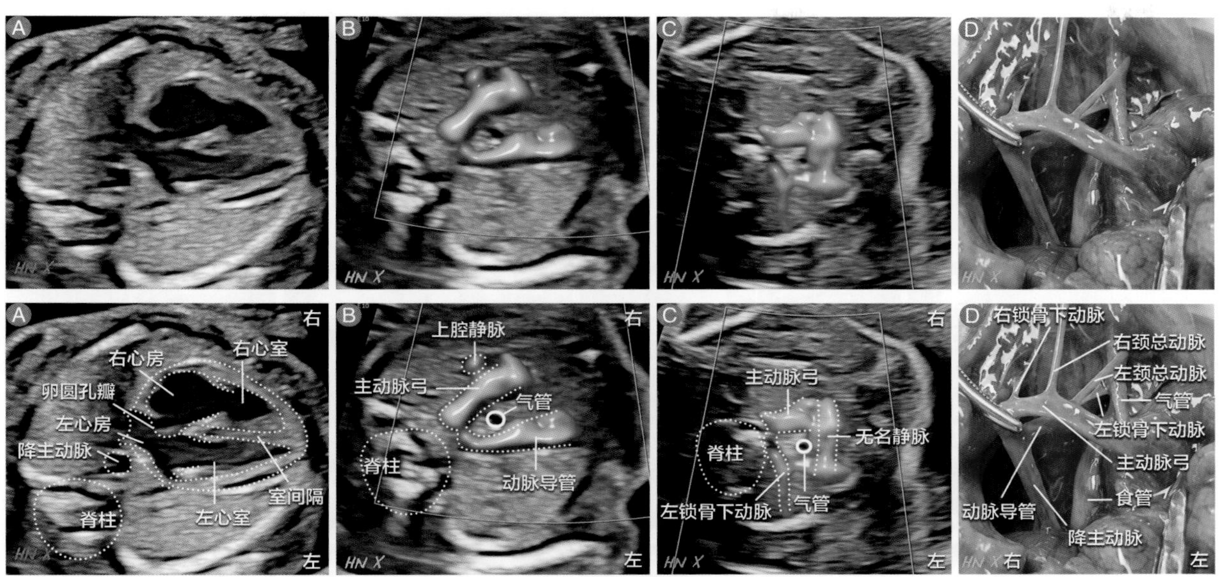

图 22-7-1 右位主动脉弓伴左锁骨下动脉迷走（22 周）

A. 四腔心切面；B. 三血管 - 气管切面彩色多普勒血流图；C. 三血管 - 气管切面稍上显示左锁骨下动脉；D. 解剖标本。

 视频 22-7-1 右位主动脉弓（22 周）

【**鉴别诊断**】需与双主动脉弓鉴别。

【**预后与咨询**】RAA 有染色体异常的风险，因此应建议行染色体核型分析和染色体微阵列检测。无合并心内或心外畸形、无染色体异常的 RAA 预后主要取决于有无血管环，而血管环的预后主要取决于气管、食管受压的程度；大多数血管环无症状，25% 可产生食管或气道受压的相关症状和体征，需手术干预。

二、双主动脉弓

双主动脉弓（double aortic arch，DAA）是由于胚胎期右侧背主动脉未吸收，导致左、右侧第 4 主动脉弓持续存在，左、右两侧主动脉弓同时发自升主动脉，从两侧绕过气管、食管，在其后方汇入降主动脉，形成一个完整的血管环。大多数情况下左颈总动脉和左锁骨下动脉发自左主动脉弓，右颈总动脉和右锁骨下动脉发自右主动脉弓。90% 的 DAA 具有右侧主动脉弓优势，左侧主动脉弓发育较小，偶见左主动脉弓闭锁，闭锁段通常位于左侧锁骨下动脉的远端或左颈总动脉和左锁骨下动脉之间。多数 DAA 为左侧动脉导管，极少数为右侧或双侧动脉导管。可合并室间隔缺损、右心室双出口和持续性左上腔静脉，约 6% 合并染色体异常，主要为 22q11.2 微缺失。发病率为 0.05‰~0.07‰。

【**超声表现**】主要表现为三血管 - 气管切面异常，在三血管 - 气管切面上可见 4 条而非 3 条血管，升主动脉分叉成左、右主动脉弓环绕气管，与动脉导管形成“9”字形排列。从左往右血管排列依次为动脉导管、左主动脉弓、右主动脉弓和上腔静脉横切面。可行主动脉弓冠状切面扫查，直观显示双主动脉弓及其分支的情况，并可同时观察气管走行。CDFI 可以显示三血管 - 气管切面上血管的血流方向及主动脉弓冠状切面上双主动脉弓的分支情况，血流三维成像可显示双主动脉弓及其分支（图 22-7-2、 视频 22-7-2）。由于双侧主动脉弓发育不均衡，多数病例中左侧较细窄，极少数情况下合并左侧主动脉弓闭锁，较难与右位主动脉弓伴分支异常鉴别。

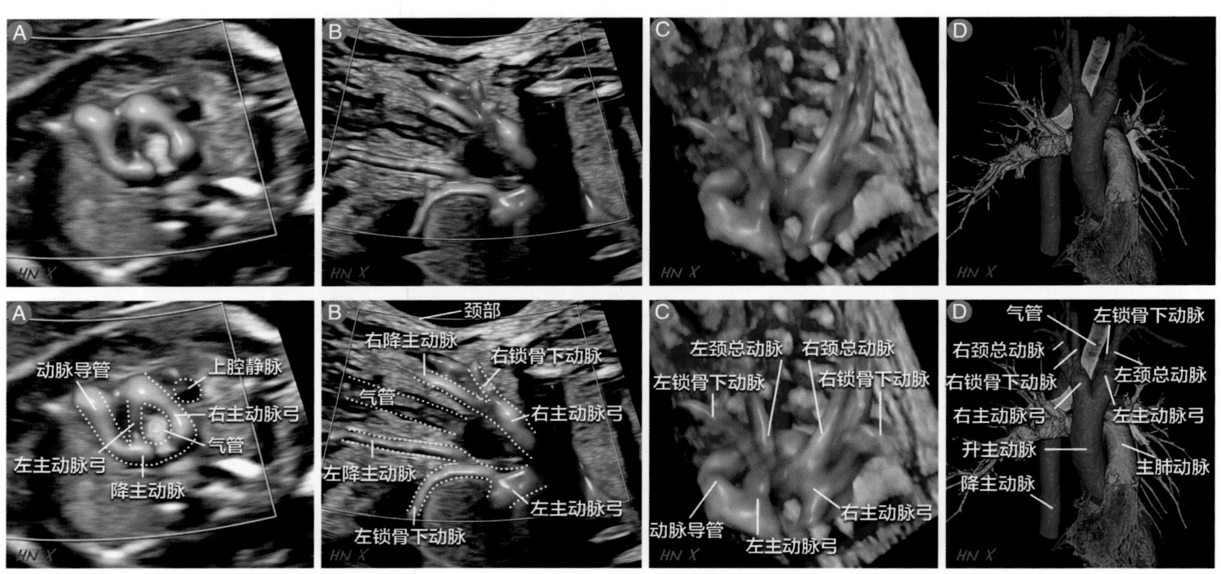

图 22-7-2 ■ 双主动脉弓（33 周）

A. 三血管 - 气管切面彩色多普勒血流图；B. 颈部大血管彩色多普勒血流图；
C. 颈部大血管彩色多普勒血流图三维成像；D. 出生后大血管 CT 三维重建。

视频 22-7-2　双主动脉弓（24 周）

【**鉴别诊断**】双主动脉弓一侧主动脉弓发育不良、血管细小或闭锁时，较难与右位主动脉弓合并左锁骨下动脉迷走鉴别，后者迷走的左锁骨下动脉走行于气管后方。

【**预后与咨询**】约一半的 DAA 病例无明显症状，一半病例会在出生后一年内出现喉鸣、气喘及吞咽困难等气管或食管压迫症状，应尽早切断一支较小的主动脉弓及动脉韧带，解除压迫症状，手术效果良好。

三、主动脉缩窄

主动脉缩窄（coarctation of aorta，CoA）指先天性主动脉弓狭窄，最常发生于左锁骨下动脉与动脉导管之间（峡部）、动脉导管插入点附近，也可累及主动脉横弓，包括从节段性狭窄到整个主动脉横弓管状发育不良的一系列病变。CoA 是导管依赖型 CHD，占 CHD 的 4%~6%。CoA 的发病机制较为复杂，可能源于动脉导管的肌纤维异常延伸至主动脉峡部，也可能是继发于其他心内畸形所导致的血流动力学异常、主动脉弓血流减少。30%~40% 的 CoA 为单纯性，合并的心内异常包括室间隔缺损、二叶主动脉瓣、主动脉瓣狭窄、持续性左上腔静脉、大动脉转位和右心室双出口等。CoA 若合并二尖瓣异常和主动脉瓣狭窄，则为 Shone 综合征。CoA 合并心外畸形的比例为 25%~30%，染色体异常的风险高达 29%，包括 Turner 综合征（45，XO）、21 三体综合征、18 三体综合征及 22q11 微缺失综合征，非染色体异常综合征的风险相对较低。由于 CoA 形成机制复杂，病变多数为进展性，产前超声诊断的灵敏度较低，假阳性率较高，产前诊断具有挑战性。

【**分型**】根据心脏外科手术需要，可将 CoA 分为：①孤立性 CoA；②CoA 合并室间隔缺损；③CoA 合并其他心内畸形。根据缩窄位置与动脉导管的关系，CoA 可分为：①导管前型 CoA，主要累及主动脉横弓及峡部，为产前常见类型；②导管后型，出生后渐进性发生，累及动脉导管后方降主动脉，产前无法诊断。

【**超声表现**】CoA 产前呈渐进性发展，当缩窄较轻时，产前超声多无特异性表现，尤其是在孕中期，需结合多个指标综合分析判断，包括心室比例失调、大动脉比例失调、主动脉弓及峡部狭窄及 CDFI 血流异常等，狭窄较重时才出现 CoA 的典型声像图表现（图 22-7-3、图 22-7-4、▶视频 22-7-3）。

1. 四腔心切面 心室比例失调，左心室减小、右心室相对增大；在舒张末期房室瓣水平测量左、右心室横径，右心室 / 左心室横径 ≥ 1.5，左心室横径 Z-score 值 < −2（图 22-7-3A）。

2. 流出道切面 大动脉比例失调，升主动脉缩窄（图 22-7-3B），收缩末期半月瓣关闭时主肺动脉与升主动脉内径比值增大（≥ 1.46 或 ≥ 1.85）。

3. 三血管 - 气管切面 + 主动脉弓长轴切面 主动脉横弓或峡部狭窄，主动脉横弓内径与升主动脉内径比值 < 0.5；峡部狭窄，峡部内径 Z-score 值 < −2，或峡部内径与动脉导管内径比值 ≤ 0.74，或峡部内径小于左锁骨下动脉起始部内径（图 22-7-3B、C、D，图 22-7-4A、B、C）。另外，主动脉弓峡部有时可见嵴样结构向管腔内凸起，形成缩窄环（也称“支架征”）（图 22-7-4D、E），为 CoA 较特异的征象，但产前 CoA 出现此征象的比例较低。CDFI 可显示主动脉弓峡部的血流加速、湍流或反流（图 22-7-3C、图 22-7-4D），值得注意的是，主动脉弓反流并非 CoA 特异性指标，也可以是正常胎儿在孕晚期出现的生理性改变。

【**鉴别诊断**】由于 CoA 病变过程是渐进性的，多数至孕晚期才出现超声异常，因此产前检出率仅为 21.7%~52%。CoA 的鉴别诊断应注意以下几方面：①胎儿期任何影响左心排血量的因素均可明显影响主动脉弓及峡部宽径、出现反流，表现出类似 CoA 的超声图像，CoA 产前超声诊断的假阳性率高达 50%。②CoA 的心室比例失调需与 HLHS 鉴别，后者二尖瓣和主动脉瓣回声异常。③孕晚期 CoA 应特别注意与卵圆孔瓣冗长或小径卵圆孔造成的左心房膨出瘤鉴别，后者多发生在孕晚期，因冗长的卵圆孔瓣在左心房内阻碍了左心室流入道的血流，引起左右心室比例不一致、左室流出道相对缩窄，最易误判为 CoA（图 22-3-1）。笔者团队研究发现，卵圆孔瓣膨出宽度与左心房内径比值 > 0.65 时常出现类似 CoA 的超声表现。④CoA 也需要与持续性左上腔静脉合并冠状静脉窦扩张导致的左心比例减小相鉴别（详见本章第十二节其他心脏畸形）。⑤CoA 应与主动脉弓离断鉴别，后者在主动脉弓长轴切面可见升主动脉与降主动脉不相连。

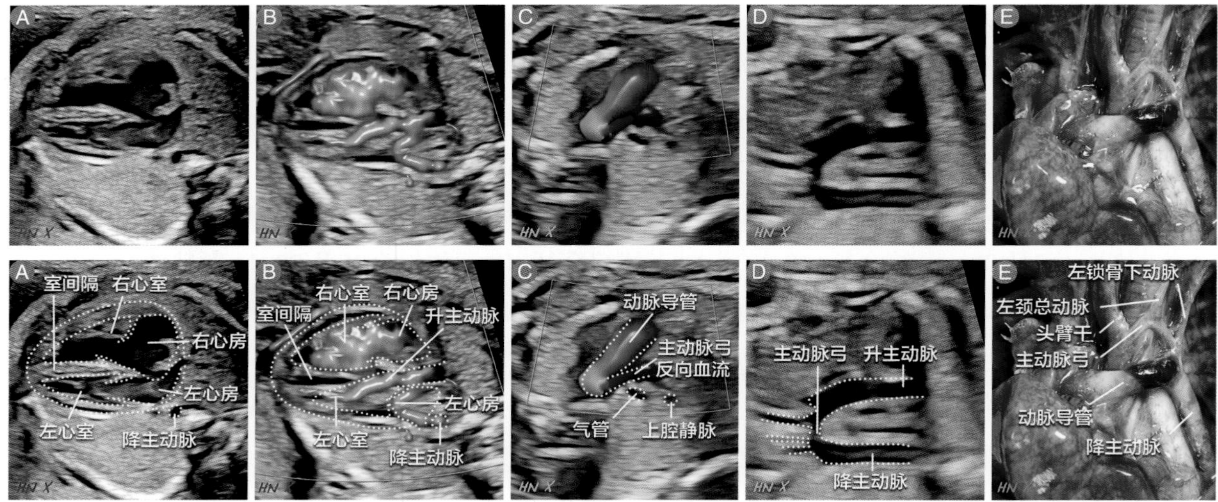

图 22-7-3 ■ 主动脉缩窄(28 周)

A. 四腔心切面；B. 左室流出道切面；C. 三血管 - 气管切面；D. 主动脉弓长轴切面；E. 解剖标本。

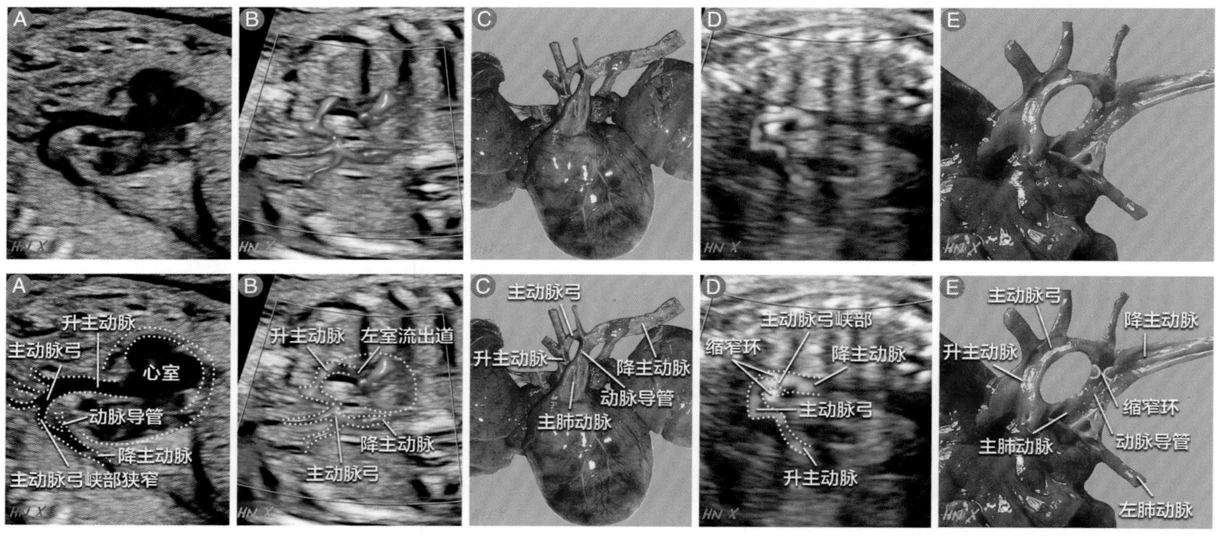

图 22-7-4 ■ 主动脉缩窄主动脉弓长轴切面表现

A. 主动脉弓长轴灰阶图(24 周)；B. 主动脉弓长轴彩色多普勒血流图(A 图病例)；C. 解剖标本(A 图病例)；D. 主动脉弓长轴彩色多普勒血流图(25 周)；E. 解剖标本(D 图病例)。

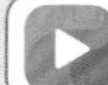 视频 22-7-3 主动脉缩窄(34 周) 

注意：与孕晚期相比，孕中期发现的心室比例失调与 CoA 的关系更为密切，因孕晚期可出现生理性右心比例增大；左心室内径减小或主动脉瓣环直径减小(Z-score 值<−2)均应注意 CoA 发生风险增高。

【**产前诊断策略**】因 CoA 产前缺乏特异性征象，超声诊断不能依赖单一指标，需结合左右心室比例失调、大动脉比例失调、主动脉弓狭窄等多种指标综合判断，其中主动脉弓狭窄为直接证据指标，其他为间接证据指标，产前诊断 CoA 应至少满足一个直接证据指标和一个间接证据指标（图 22-7-5）。

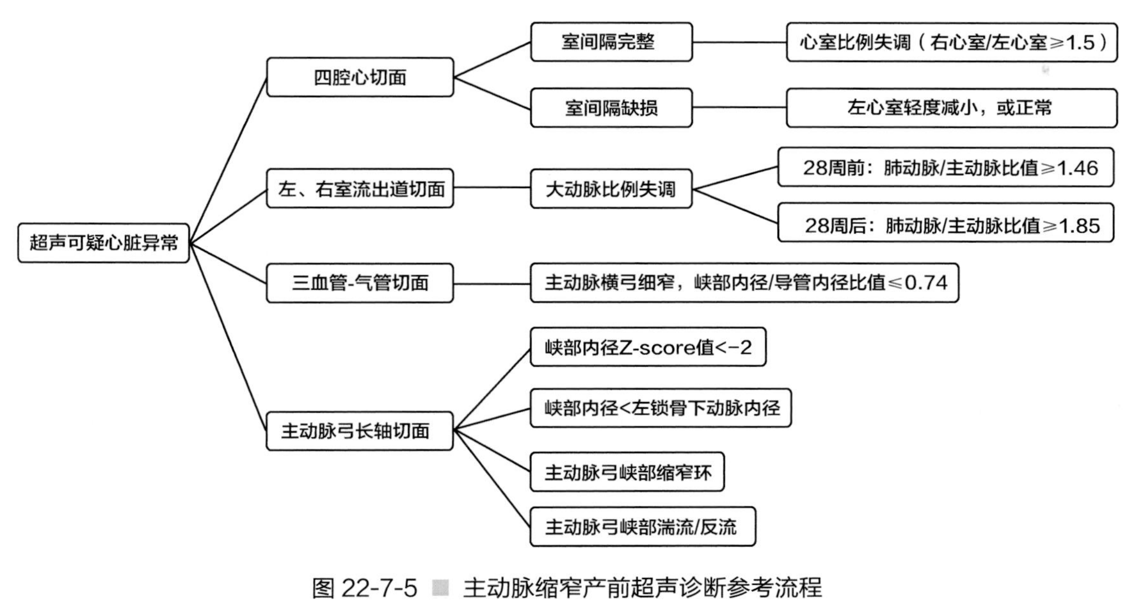

图 22-7-5 ■ 主动脉缩窄产前超声诊断参考流程

【**预后与咨询**】CoA 是进展性疾病，部分病例胎儿期超声表现不典型，但出生后病情可迅速进展恶化，亦有部分病例产前超声表现典型，出生后却无需干预，预后良好。孕中期产前超声可疑 CoA 时，应 3~4 周后复查主动脉弓和峡部内径变化做进一步判断。孤立性及合并室间隔缺损的 CoA 出生后血流动力学基本稳定，预后取决于病变的严重程度，若峡部内径 Z-score 值>-2，则出生后需干预的风险降低。若合并心内或心外畸形，手术死亡率明显增高。单纯主动脉弓缩窄的总体死亡率<5%，合并心内畸形、出现临床症状的新生儿死亡率约为 20%。

四、主动脉弓离断

主动脉弓离断（interruption of aortic arch，IAA）是指主动脉弓上一段血管缺失，失去解剖学上的连续性，故大部分血液经动脉导管流入降主动脉，导致左心系统血流减少，左心房、左心室缩小，升主动脉细窄。IAA 是导管依赖型 CHD，在所有 CHD 中占比不足 1%。绝大多数 IAA 合并其他心脏畸形，其中 80% 合并室间隔缺损，另外可合并主动脉瓣狭窄、永存动脉干、大动脉转位和右心室双出口等。

【**病理分型**】采用 1959 年 Celoria 和 Patton 经典的 IAA 分型，根据主动脉弓离断部位将 IAA 分为 3 型（图 22-7-6）。①A 型：离断位于左锁骨下动脉的远端与动脉导管之间；②B 型：离断位于左颈总动脉与左锁骨下动脉之间；③C 型：离断位于头臂干与左颈总动脉之间。IAA 中，B 型最常见（约 70%），其次是 A 型（约 29%）和 C 型（约 1%）。B 型 IAA 合并染色体 22q11 微缺失的比例高达 50%~80%，若合并胸腺发育不良则可考虑为 DiGeorge 综合征。

【**超声表现**】IAA 的直接超声声像表现为主动脉弓长轴切面显示主动脉弓不连续，但是此切面常不容易获得，因此应注意其他切面的间接声像，以防漏诊。

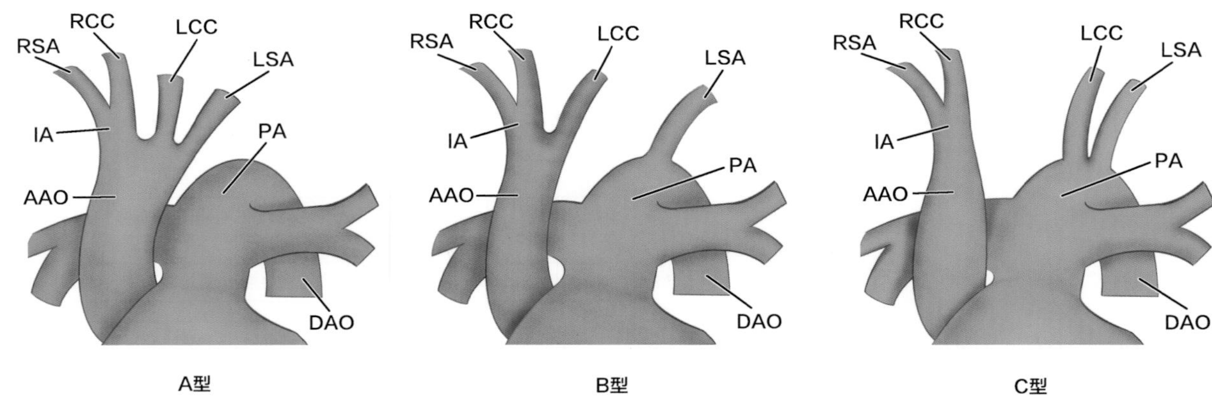

图 22-7-6 ■ 主动脉弓离断分型示意图

AAO. 升主动脉；IA. 右头臂干；RSA. 右锁骨下动脉；RCC. 右颈总动脉；LCC. 左颈总动脉；LSA. 左锁骨下动脉；PA. 肺动脉；DAO. 降主动脉。

1. **四腔心切面** 无合并室间隔缺损时左、右心室比例失调，右心室增大、左心室减小；合并室间隔缺损时根据室间隔缺损的部位和大小有不同表现，若合并较大的非限制性室间隔缺损，左心室缩小不明显，CDFI 可见大量左向右过隔血流。

2. **左、右室流出道切面** 大动脉比例失调，主肺动脉增宽，升主动脉细窄、走行平直延升至颈部，左室流出道切面较易同时显示头颈分支（图 22-7-7A）。此切面还可显示有无对位不良型室间隔缺损及左室流出道有无梗阻。

3. **三血管 - 气管切面** 此切面可见较宽大的动脉导管在左侧连接降主动脉，但无法显示完整的主动脉弓，仅可显示细窄的主动脉横切面，此切面上动脉导管、主动脉横切面、上腔静脉横切面呈“Ioo”形排列（图 22-7-7B），动态扫查过程始终无法显示升主动脉与降主动脉连接关系（**视频 22-7-4**）。部分病例在三血管 - 气管切面未能显示胸腺。

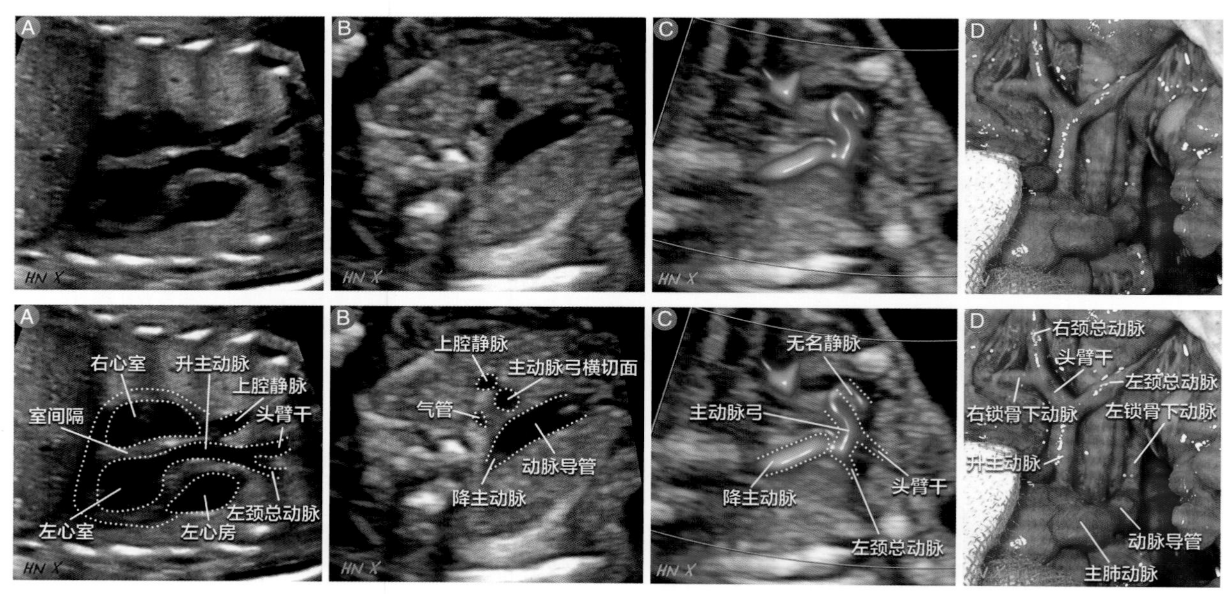

图 22-7-7 ■ 主动脉弓离断（B 型）

A. 左室流出道切面；B. 三血管 - 气管切面；C. 主动脉弓长轴切面彩色多普勒血流图；D. 解剖标本。

视频 22-7-4 主动脉弓离断(27 周)

4. 主动脉弓长轴切面 可直接观察主动脉弓的连续性，并显示主动脉弓头臂血管分支，判断离断部位进行具体分型。A 型：细窄的升主动脉发出头臂干、左颈总动脉和左锁骨下动脉三条分支，峡部与降主动脉失去连接关系；B 型：细窄的升主动脉发出头臂干和左颈总动脉，呈“Y”形，此后与降主动脉失去连接关系，在降主动脉起始处发出左锁骨下动脉(图 22-7-7C、D)；C 型：IAA 离断位点位于头臂干与左颈总动脉之间，升主动脉更加细窄，走行平直，直接延续至颈部，动脉导管粗大，降主动脉起始部发出左颈总动脉和左锁骨下动脉。

注意：由于 IAA 的主动脉及其分支非常纤细，三条头臂血管多不在同一切面，显示较困难，特别是左锁骨下动脉起源偏后或合并右锁骨下动脉迷走时，常无法准确分型，产前 9%~29% 的 IAA 无法分型或分型错误。

【鉴别诊断】应注意与主动脉缩窄鉴别，两者均可出现左心小、主动脉窄、主动脉弓声像异常，当 IAA 的断端与降主动脉空间关系较密切时，或 CoA 的峡部血流特别细小时，产前超声辨别十分困难，文献报道有 14% 的 CoA 产前被误判为 IAA。可疑病例应多切面、多角度对主动脉弓的连续性进行判断，特别是调整 CDFI 的设置，以真实显示主动脉弓内血流状况。

【预后与咨询】由于 IAA 合并染色体异常，尤其是 22q11.2 微缺失(DiGeorge 综合征等)的风险较高，超声发现 IAA 应首先排除染色体异常。IAA 出生后若保持动脉导管开放，新生儿期可无严重症状，等待手术治疗；若动脉导管关闭，则出现严重肺动脉高压、全身缺氧、器官损伤。未及时干预，出生后死亡率为 90%；胎儿期得到诊断、出生后及时干预、手术治疗可改善预后，死亡率小于 10%。其他预后不良因素包括低出生体重、合并其他心脏畸形，B 型 IAA 常合并 22q11 微缺失，预后更差。

五、迷走右锁骨下动脉

迷走右锁骨下动脉(aberrant right subclavian artery，ARSA)是指右锁骨下动脉在主动脉弓连接降主动脉处发出，在食管和气管后方向右肩部走行。正常情况下，主动脉弓依次发出头臂干、左颈总动脉和左锁骨下动脉，头臂干则发出右锁骨下动脉和右颈总动脉。胚胎发育过程中右主动脉弓段发育异常则形成迷走右锁骨下动脉。ARSA 可为正常变异，亦可合并其他先天性心脏病或染色体异常，在先天性心脏病人群中发生率为 3%，非先天性心脏病中发生率为 0.1%。ARSA 最常合并的染色体异常为 21 三体综合征，文献报道 21 三体综合征中 ARSA 发生率为 2.9%~100%。

【超声表现】单纯性 ARSA 在四腔心切面、流出道切面无异常表现。由于右锁骨下动脉细小，灰阶超声无法显示其走行，通常是在三血管 - 气管切面启动彩色多普勒后发现和诊断。CDFI 在三血管 - 气管上可显示右锁骨下动脉自降主动脉起始处发出后，沿食管、气管后方向右肩走行；孕早期胎儿心脏 CDFI 血流增益调节合适的情况下，亦可在三血管 - 气管切面上显示 ARSA(图 22-7-8)。

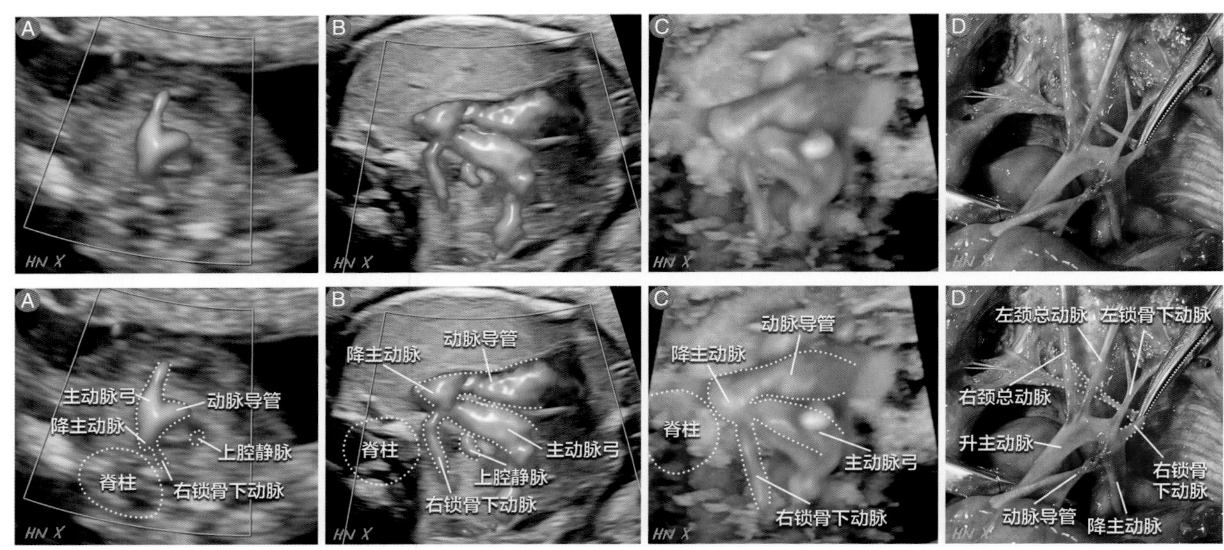

图 22-7-8 ■ 迷走右锁骨下动脉

A. 13^{+2} 周三血管 - 气管切面彩色多普勒血流图；B. 26 周三血管 - 气管切面彩色多普勒血流图；C. 彩色多普勒血流图三维成像；D. 解剖标本。

【**鉴别诊断**】需与奇静脉鉴别，奇静脉起自腰升静脉后汇入上腔静脉，频谱多普勒可显示其为静脉性频谱。

【**预后与咨询**】单纯性 ARSA 预后较好，很少因血管环出现气管压迫症状。合并其他心脏畸形或染色体异常则预后取决于合并异常的类型。笔者团队统计 58 例产前诊断的 ARSA 资料，约 18% 合并染色体核型异常，其中大部分合并其他异常，无合并异常者存活率为 100%，预后均良好。

第八节 | 肺静脉异位引流

肺静脉异位引流（anomalous pulmonary venous drainage，APVD），也称肺静脉异位连接（anomalous pulmonary venous connection，APVC），是指肺静脉回流入形态学左心房以外的部位。APVD 发生率约 8.7/10 万活产儿，占出生后 CHD 的 0.5%~2%。APVD 很少单独发生，多为其他复杂心脏畸形的一部分，如异构综合征、弯刀综合征等，后者是一种罕见的肺静脉畸形，右肺静脉通过垂直静脉引流至下腔静脉或门静脉，伴不同程度的右肺和右肺动脉发育不良。APVD 还可合并 15q13.3 微缺失综合征、心手综合征、Klippel-Feil 综合征、VACTER 综合征等。

【**病理类型**】APVD 包括完全性肺静脉异位引流（total anomalous pulmonary venous drainage，TAPVD）和部分性肺静脉异位引流（partial anomalous pulmonary venous drainage，PAPVD）。前者指所有 4 条肺静脉均异位引流，后者为 4 条肺静脉中 1~3 条非异位引流。Darling 分类则按照肺静脉连接部位不同，将 TAPVD 分为 4 类：①心上型 TAPVD（占 50%），4 条肺静脉于左心房后方汇合成共同静脉，经垂直静脉上行汇入无名静脉，最终汇入右侧上腔静脉；②心内型 TAPVD（占 25%），4 条肺静脉连接冠状静脉窦，回流入右心房，极少数直接连接右心房；③心下型 TAPVD（占 20%），4 条肺静脉在心脏后方汇合成共同静脉，经垂直静脉下行、跨过膈肌后汇入门静脉，极少数汇入静脉导管或下腔静脉，常伴肺静脉梗阻；④混合型 TAPVD（5%），4 条肺静脉分别通过不同的途径异常回流（图 22-8-1）。

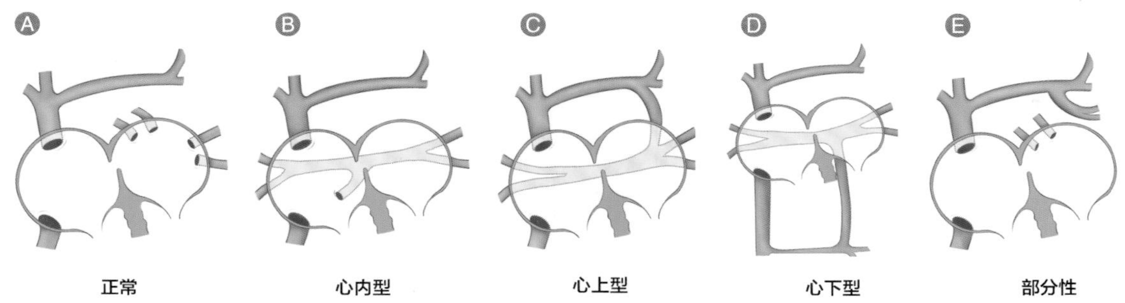

图 22-8-1 ■ 肺静脉异位引流分型示意图

A. 正常肺静脉回流；B. 心内型完全性肺静脉异位引流；C. 心上型完全性肺静脉异位引流；D. 心下型完全性肺静脉异位引流；E. 心上型部分性肺静脉异位引流

【**超声表现**】无合并其他心脏畸形的单纯性 APVD，特别是单纯性 PAPVD 的产前超声声像图改变隐匿，非常容易漏诊。降低彩色多普勒超声脉冲重复频率对追踪血管走行、诊断 APVD 起关键作用。笔者团队曾比较二维与三维超声 STIC 技术对 APVC 的肺静脉异常连接的显示情况，证实应用 STIC 技术可更准确显示异常肺静脉回流途径，获得更多诊断信息。

1. 各型 TAPVD 的共同超声表现 四腔心切面显示左右房室比例不对称，右心大于左心，左心房小；左心房后方未见对称的"牛角"状肺静脉连接；左心房与降主动脉横切面距离增宽（图 22-8-2A）。

2. 心上型 TAPVD 四腔心切面可显示左心房与降主动脉间左右两侧肺静脉连接，可形成共同静脉腔，肺静脉上可记录到腔静脉而非肺静脉频谱波形；三血管 - 气管切面显示上腔静脉增宽，动脉导管左侧可显示一额外的垂直静脉的横截面，追踪异常血管的起源和终点有助于明确诊断；颈部横切面可显示无名静脉增粗（图 22-8-2）。

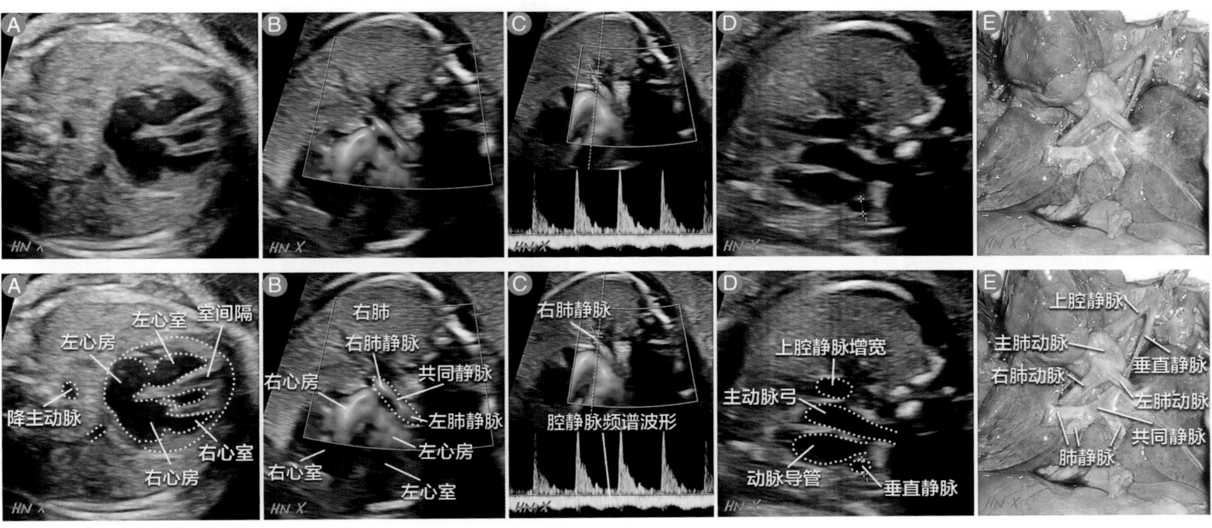

图 22-8-2 ■ 完全性肺静脉异位引流（心上型）

A. 四腔心切面；B. 心房后方共同静脉腔；C. 肺静脉血流频谱波形异常；D. 三血管 - 气管切面；E. 解剖标本。

3. **心内型 TAPVD** 四腔心切面未见肺静脉连接左心房；四腔心切面稍下方可显示左心房后下方的冠状静脉窦扩张，CDFI 可显示肺静脉连接冠状静脉窦或右心房（图 22-8-3）；频谱多普勒检测肺静脉呈体静脉频谱。

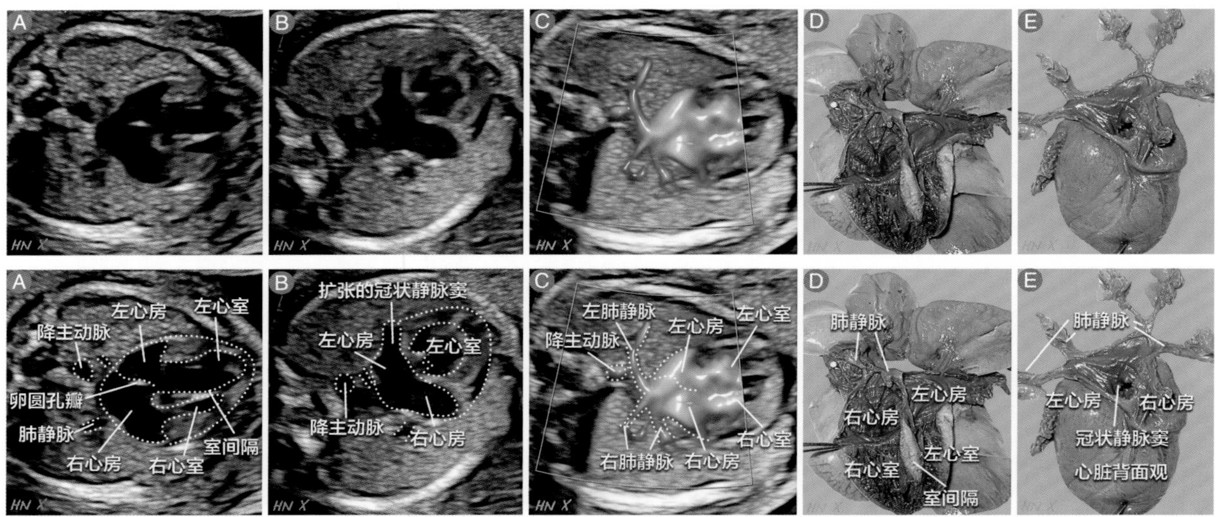

图 22-8-3 ■ 完全性肺静脉异位引流（心内型）

A. 四腔心切面；B. 心房后下方静脉窦扩张；C. 双侧肺静脉彩色多普勒血流图；D、E. 解剖标本。

4. **心下型 TAPVD** 四腔心切面在心脏后方可显示双侧肺静脉汇合，形成共同静脉；行胸腹部矢状切面和冠状切面扫查追踪，可观察到向下走行的垂直静脉汇入肝内门静脉；腹部横切面可见肝内扩张的垂直静脉横切面（图 22-8-4、视频 22-8-1）。

5. **PAPVD** 仅能显示一侧肺静脉与左心房相连，CDFI 有助于追踪低速的静脉走行，频谱多普勒可检测肺静脉频谱特征，辅助鉴别不同的肺静脉回流途径。

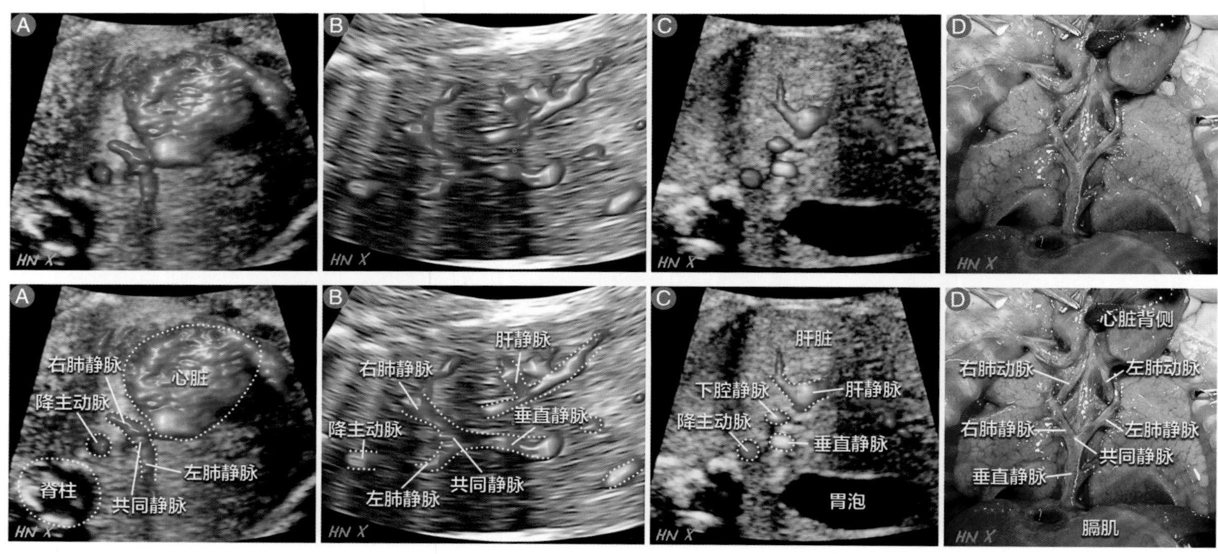

图 22-8-4 ■ 完全性肺静脉异位引流（心下型）

A. 四腔心切面；B. 胸腹冠状切面；C. 腹部横切面；D. 解剖标本。

视频 22-8-1 肺静脉异位引流(心下型,25 周)

【鉴别诊断】产前超声容易漏诊 APVD,一旦有怀疑,通过追踪所有肺静脉走行、观察血流频谱特征则可辅助判断,不容易与其他异常血管混淆。

【预后与咨询】除非合并其他复杂心内畸形,否则 TAPVD 产前无明显血流动力学改变。TAPVD 的预后取决于合并心脏畸形的类型、有无肺静脉梗阻及诊断时机。对于单纯性 TAPVD,无论其解剖类型如何,若胎儿期获得诊断、出生及早手术,病死率和患病率均低于 10%,远期预后良好;反之,若诊断延迟,未能及时手术,则手术死亡率明显增高。

第九节 | 心律失常

正常胎儿心率为 110~160 次 /min,节律规整,呈窦性心律。胎儿心律失常(arrhythmia)是指在无宫缩时,胎心节律不规则或胎心率在正常范围之外。其病理机制主要包括在正常起搏点之外出现的所有异位起搏和心房正常起搏点激动发生传导阻滞、未能正常下传至心室。胎儿心律失常的病因包括胎儿心脏先天异常(异构综合征、纠正型大动脉转位、心脏肿瘤、心肌病等),胎儿心脏传导系统发育不完善,母体疾病(感染、吸烟、结缔组织疾病等)。绝大多数产前发现的心律失常是良性的,在宫内可自行消失,不需要干预。对于心律失常的诊断最终应以心电图为金标准,胎儿期超声心动图只能作为间接指标分析、推断。

一、胎儿心率、心律的超声检测方法

1. **灰阶超声** 主要显示心脏的基本结构,识别心房、心室位置及连接关系,排除心脏畸形。

2. **脐动脉血流频谱** 是了解心率和心律最简易的方法,其反映的是心室收缩频率和节律,不能用于评估心房、心室相关性,但可以作为筛查心律失常的第一步。

3. **M 型超声心动图** 简称 M 超,将取样线同时穿过心房壁和心室壁,可记录到心房与心室壁的机械活动,识别心房收缩波和心室收缩波,既可以记录心房和心室活动的节律,又可以了解心房与心室活动的相互关系(图 22-9-1A)。M 超具有良好的时间分辨力,但不能明确心脏房室收缩的准确起点和最高峰,从而限制了其用于房室传导时间间期的准确测量。

4. **胎儿大血管频谱多普勒超声** 通过同时记录胎儿动脉系统和静脉系统的血流频谱,识别心房率及心室率的变化规律及相关性,也是分析心律失常的重要方法。频谱多普勒能同步获取心脏房室收缩的信号、评价机械性 PR 间期、确定房室活动发生的时间和测量各时间间期、获取可用于区分各类心律失常所需的数据。较易获取的频谱取样部位为左室流入道 - 左室流出道、肺动脉 - 肺静脉、肾动脉 - 肾静脉(图 22-9-1B、C、D)。

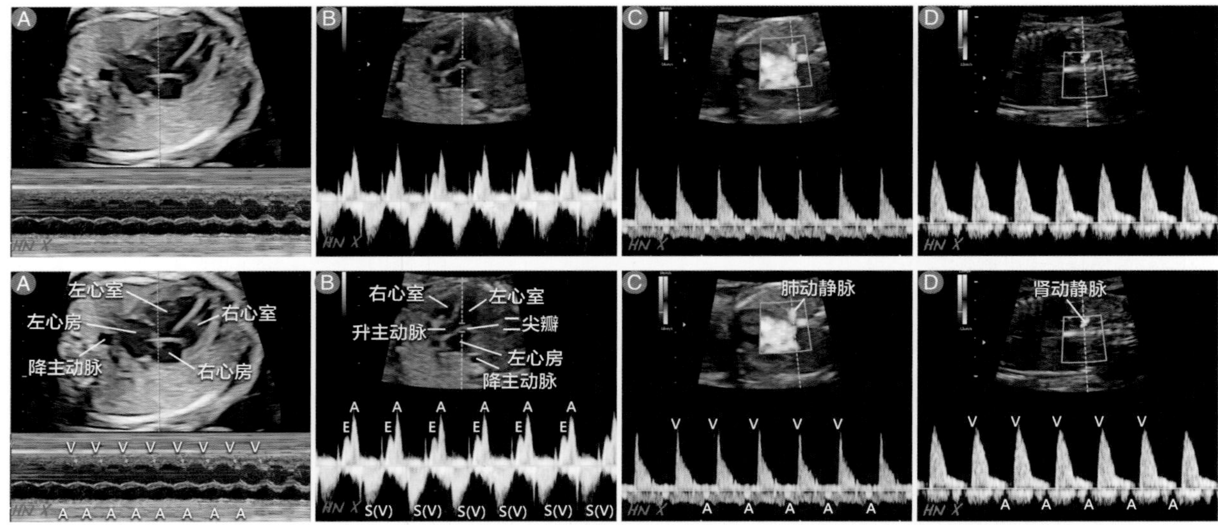

图 22-9-1 ■ 正常胎儿窦性心律 M 型超声心动图与频谱多普勒分析

A. M 型超声心动图取样线同时穿过右心房和左心室，胎心率 150 次 /min，节律整齐规则，A 波为心房收缩，V 波为心室收缩。 B. 左心室流入道（二尖瓣）和流出道（主动脉瓣）频谱。二尖瓣 E 峰为舒张早期充盈峰；A 峰为舒张晚期充盈峰；V 峰为心室收缩峰；A 峰的起点代表心房收缩开始，V 峰起点代表心室收缩开始，心房收缩开始到心室收缩开始为 A-V 间期（PR 间期），正常 A-V 间期<140ms。C. 肺动脉、静脉血流频谱。A 波的起点代表心房收缩开始，V 波的起点代表心室收缩开始。D. 肾动脉、静脉血流频谱。A 波的起点代表心房收缩开始，V 波的起点代表心室收缩开始。

二、心率正常、节律不规则型胎儿心律失常

平均心率在正常范围，但节律不规则的心律失常包括房性期前收缩（下传）、室性期前收缩。

1. **房性期前收缩（premature atrial contraction，PAC）** 是由于心房异位激动所导致的胎儿期最常见的心律失常，又称房性早搏。心房异位激动可下传至心室，导致心律不规则，或被阻滞（不下传）引起心室搏动暂停、心率缓慢。可偶尔出现，也可频发，或呈二联律（一个窦性心律跟着一个期前收缩）、三联律（两个窦性心律跟着一个期前收缩）。

【超声表现】 M 型超声：心房收缩波（a 波）提前出现，幅度较正常心房收缩波（A 波）低，下传至心室出现相应的心室收缩波（v 波），幅度也相应较正常心室收缩波（V 波）低，代偿间歇可完全（期前收缩前后心房收缩间期等于窦性心动周期的 2 倍）或不完全（期前收缩前后心房收缩间期短于窦性心动周期的 2 倍）（图 22-9-2A）；若一或两个窦性搏动后有规律地出现一个房性期前收缩，则可形成房性期前收缩二联律或三联律（图 22-9-2B、C）。脐动脉血流频谱显示脐动脉搏动节律不规则，可记录到提早出现的波峰，峰值流速减低，形成二联律或三联律时可见规律性提早出现的波峰（图 22-9-2D）。

【临床意义】 PAC 下传者不影响心室率，但下传激发的心室收缩力减低，频发时影响正常心排血量。PAC 多在孕中期后出现，随访过程中或出生后大部分可自行消失，不需任何治疗，仅 1%~3% 的病例会进展为持续性心动过速。

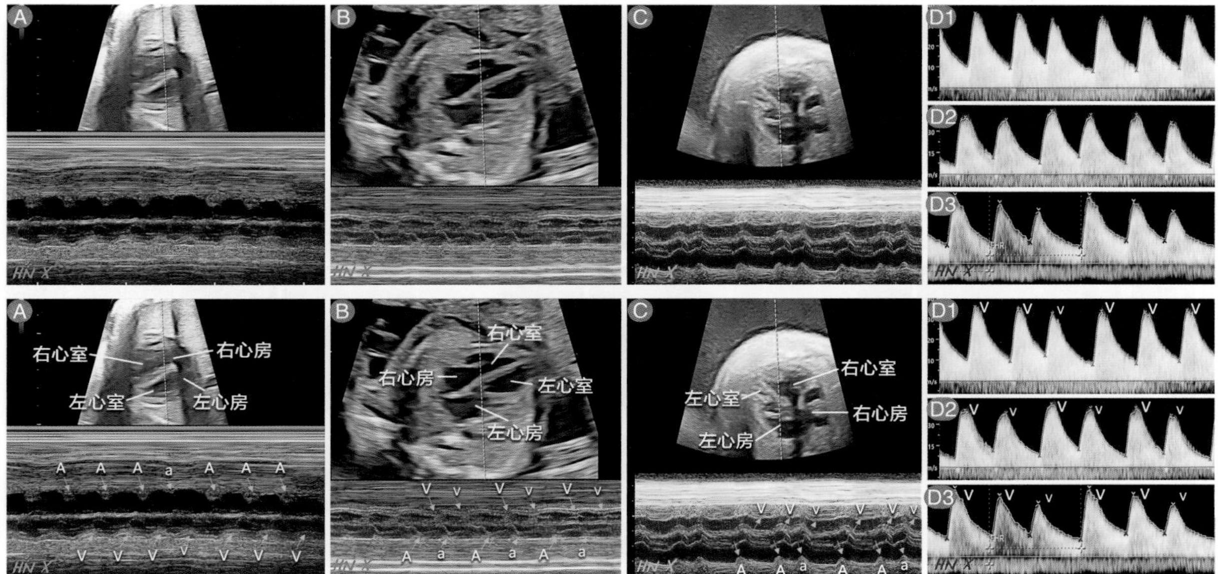

图 22-9-2 ■ 房性期前收缩

A. 偶发房性期前收缩（M 型超声）；B. 房性期前收缩二联律（M 型超声）；C. 房性期前收缩三联律（M 型超声）；D. 房性期前收缩脐动脉频谱（D1：偶发房性期前收缩；D2：房性期前收缩二联律；D3：房性期前收缩三联律）。

2. 室性期前收缩（premature ventricular contraction，PVC） 又称室性早搏，是源于心室异位激动，胎儿期非常罕见。

【**超声表现**】M 型超声：心房收缩波规律，异常的心室收缩波（v 波）提前出现，其后有完全性代偿间歇（期前收缩前后心房收缩间期恰好等于窦性心动周期的 2 倍）。频谱多普勒超声表现为心室射血波提前出现，心房运动波不受影响，代偿间歇完全。脐动脉频谱多普勒可帮助判断完全代偿的特征。但仅根据此特征并不能准确鉴别 PAC，因靠近房室结的 PAC 下传有完全代偿间歇，需结合 M 型超声。

【**临床意义**】绝大多数 PVC 胎儿预后良好，不会导致快速型心律失常。PVC 的发生与宫内感染所致心肌炎、心脏肿瘤病变相关，发现 PVC 应注意排查心脏结构和功能异常。

三、缓慢型胎儿心律失常

胎儿平均心率低于 110 次 /min，可合并节律不规则，包括房性期前收缩不下传、房室传导阻滞，或节律规则如窦性心动过缓。

1. 房性期前收缩不下传（non-conducted premature atrial contraction，NCPAC） 心房异位激动被阻滞，提早出现的心房收缩后面无心室收缩，心室率减慢，表现为听诊或脐血流多普勒检测的胎心率减慢。

【**超声表现**】M 型超声：心房收缩波（a 波）提前出现，幅度较正常心房收缩波（A 波）低，提前出现的 a 波未能下传至心室，不出现相应的心室收缩波，代偿间歇可完全或不完全。房性期前收缩也可有规律出现，表现为二联律或三联律。频谱多普勒超声：脐动脉频谱显示搏动节律不规则，可见“漏搏”，无提早出现的搏动波；左室流入道 - 流出道切面频谱显示二尖瓣 A 峰提前出现，无快速充盈的 E 峰，不下传至心室时，无对应的 S 波，代偿间歇可完全或不完全。

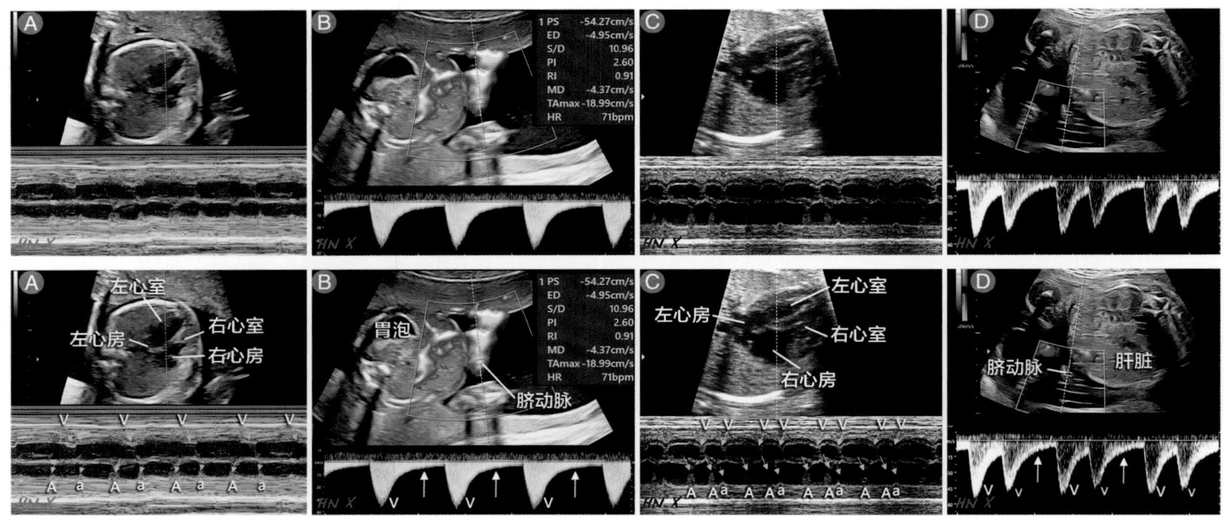

图 22-9-3 ■ 房性期前收缩不下传

A. 房性期前收缩不下传二联律（M 型超声）；B. 房性期前收缩不下传二联律（脐动脉频谱）；
C. 房性期前收缩不下传三联律（M 型超声）；D. 房性期前收缩不下传三联律（脐动脉频谱）。

【临床意义】 NCPAC 是最常见的导致心率过缓的胎儿期心律失常，可影响心排血量。产前超声注意有无提早出现的心房搏动波（a 波），据此与房室传导阻滞鉴别。

2. 房室传导阻滞（atrioventricular block，AVB） 是窦性心房激动下传过程中发生不同程度的障碍所导致的心律失常，使心室不能正常收缩和泵血。其病因约 40% 为先天性心脏畸形，如异构综合征、纠正型大动脉转位，死亡率为 70%；另外，60% 为母体结缔组织疾病如干燥综合征、系统性红斑狼疮等，导致抗 SSA/SSB 抗体介导的心脏损害，死亡率约为 19%。根据传导阻滞程度的不同分为一度、二度和三度 AVB。

（1）一度 AVB：是指从心房到心室的电激动传导速度减慢，A-V 间期常 >150ms，但每个心房激动都能传导至心室，产前超声无法诊断。

（2）二度 AVB：又分为Ⅰ型和Ⅱ型，二度Ⅰ型 AVB 指从心房到心室的传导时间逐渐延长，直到有一个心房激动不能传递至心室；二度Ⅱ型 AVB 是指心房的激动有规律地不能下传至心室，呈规律性心室收缩脱漏。

【超声表现】 M 型超声：心房率正常，心室率缓慢。二度Ⅰ型 AVB 表现为 A-V 间期逐渐延长，心室率不规则；二度Ⅱ型 AVB 表现为 A∶V 比例增加（多数为 2∶1），心室率缓慢而规则（图 22-9-4A）。频谱多普勒：脐动脉频谱与房性期前收缩不下传相似，可见“漏搏”或二联律；左室流入道 - 流出道切面频谱可观察到心房收缩的 A 波和心室收缩的 V 波起点，测量的 A-V 间期与心电图的 PR 间期很接近，可以判断心房收缩后多久出现心室收缩，从而判断房室传导时间有无增加。

【临床意义】 二度 AVB 可继发于长 QT 综合征。二度Ⅰ型 AVB 产前极罕见，有规律的二度Ⅱ型 AVB 临床上较易被误诊为窦性心动过缓或房性期前收缩不下传，仔细观察心房收缩波和心室收缩波的形态及其关系有助于鉴别。

（3）三度 AVB：又称完全性房室传导阻滞，是指全部的心房激动都不能传导至心室，心房与心室的活动各自独立、互不相干，心房率大于心室率。

【超声表现】灰阶超声：多有心脏扩大、胎儿水肿表现。M 型超声：心室率<80 次 /min，心房率、律多数正常，心室节律规则或不规则，心房和心室节律分离，各有节律，互不相关，心室率<心房率（图 22-9-4B）。频谱多普勒超声：脐动脉血流搏动频率减低，舒张末期血流减低或消失（图 22-9-4C）。

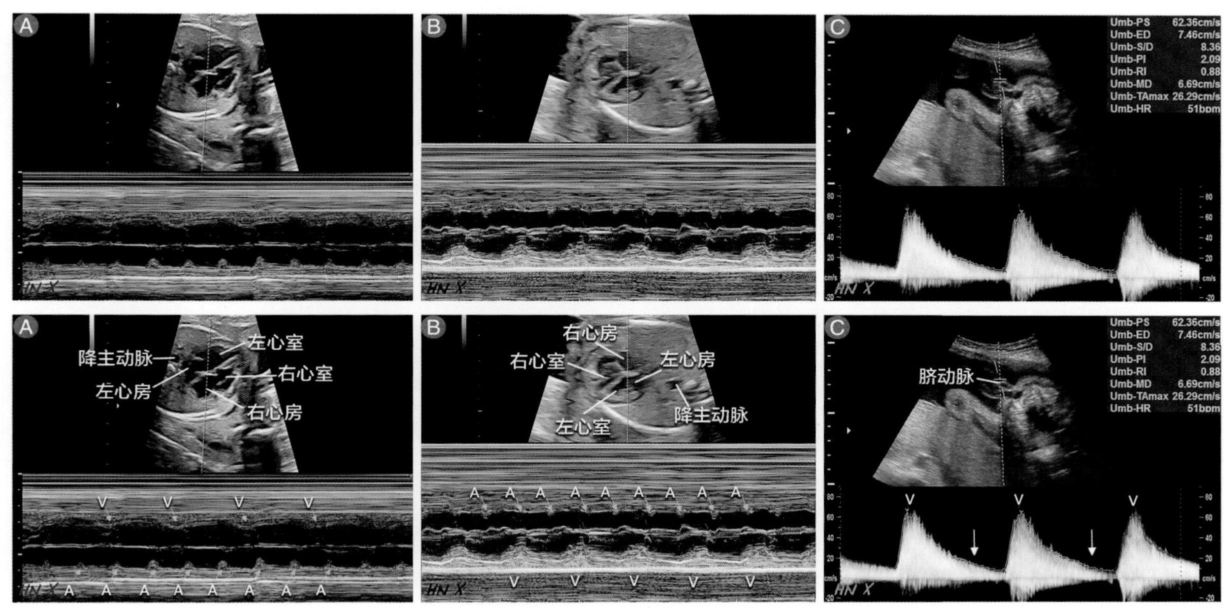

图 22-9-4 房室传导阻滞

A. 二度Ⅱ型房室传导阻滞（M 型超声）；B. 三度房室传导阻滞（M 型超声）；C. 三度房室传导阻滞（脐动脉频谱）。

【临床意义】胎儿期完全性 AVB 与心脏畸形关系密切，因影响心脏泵血功能早期即可出现心脏扩大、全身水肿，预后很差。观察心房搏动有助于与其他缓慢型心律失常鉴别。母体自身免疫性疾病所致的 AVB 一般预后较好，但当出现水肿、心内膜弹力纤维增生时预后较差，再次妊娠时复发率为 10%~12%。

3. 窦性心动过缓（sinus bradycardia） 胎儿心律为窦性心律，但心房率低于 100 次 /min，心房与心室间仍保持 1∶1 的传导节律。其发生与胎盘功能减低、宫内缺氧或脐带异常等关系密切。正常胎儿产前超声检查过程中心率可有生理性改变，探头在腹部加压时可能出现较长时间的持续心动过缓，应注意鉴别。非持续性窦性心动过缓大多可快速恢复，且预后良好。

【超声表现】脐动脉血流搏动频率持续低于 100 次 /min；M 型超声：心房、心室收缩顺序、规律出现；频谱多普勒超声：各波峰及间距规则，时限延长，相邻收缩波顶点时距>600ms。

【临床意义】胎头受压可出现一过性窦性心动过缓，改变体位可恢复。持续窦性心动过缓提示胎儿窘迫，应详细检查胎儿全身状况及胎盘功能。应注意若窦性心动过缓合并不同程度的房室传导阻滞，有可能是长 QT 综合征的早期征象，有室性心动过速的风险。长 QT 综合征有家族性倾向，应仔细询问家族史、有无反复晕厥或新生儿猝死等辅助诊断。

四、快速型胎儿心律失常

1. 窦性心动过速（sinus tachycardia） 胎儿心律为窦性心律，但心房、心室率为 180~200 次 /min，1∶1 房室传导，节律规则（图 22-9-5A）。其发生与发热、感染、服用药物和胎儿宫内缺氧有关。可为一过性出现，针对病因治疗后消失。

2. 室上性心动过速（supraventricular tachycardia，SVT） 胎儿心房、心室率达 220~240 次 /min，1∶1 房室传导，节律规则（图 22-9-5B）。为产前最常见的快速型心律失常（占 66%~90%）。绝大多数 SVT 为短 V-A 间期（V-A 间期<A-V 间期），其形成是因为房室旁路传导，兴奋在旁路上反复折返；小部分为长 V-A 间期，源于兴奋在房内折返，心房异位的兴奋不间断。胎儿期 SVT 持续不干预时心室灌注时间短、心室容量低、房室压升高、静脉回流障碍，易出现胎儿水肿，预后差。短 V-A 间期的 SVT 对药物治疗敏感，容易复律，长 V-A 间期的 SVT 治疗效果不好，多数与心脏结构畸形有关。

3. 室性心动过速（ventricular tachycardia） 指心室率高于 180 次 /min 的房室节律分离，心房率通常正常，可呈 1∶3 或 1∶3 房室传导。较罕见，大部分预后差，禁用地高辛。

4. 心房扑动（atrial flutter） 为心房内旁路折返性心动过速，是第二常见的快速型心律失常。心房率>300 次 /min，但心室率与心房率不一致，房室传导多为 2∶1 或 3∶1 传导，心房率多为 300~600 次 /min，心室率为 220~240 次 /min（图 22-9-5C）。多发生在孕晚期，与染色体异常、结构性心脏病相关，持续发作可致心脏扩大和心功能不全，胎儿水肿发生率为 35%~40%。是一种潜在致命性心律失常。

5. 心房纤颤（atrial fibrillation） 胎儿心房颤动极罕见，为快速而不规则的心房率和房室传导阻滞。心房率>360 次 /min，心室率多为 120~160 次 /min，心室收缩不规律，心房率>心室率。胎儿期难以区分心房扑动与心房颤动。

阵发性心动过速对胎儿血流动力学无影响时，仅需密切观察和随访；持续性胎儿心动过速时，30%~40% 胎儿可发生水肿，8% 胎儿宫内死亡。

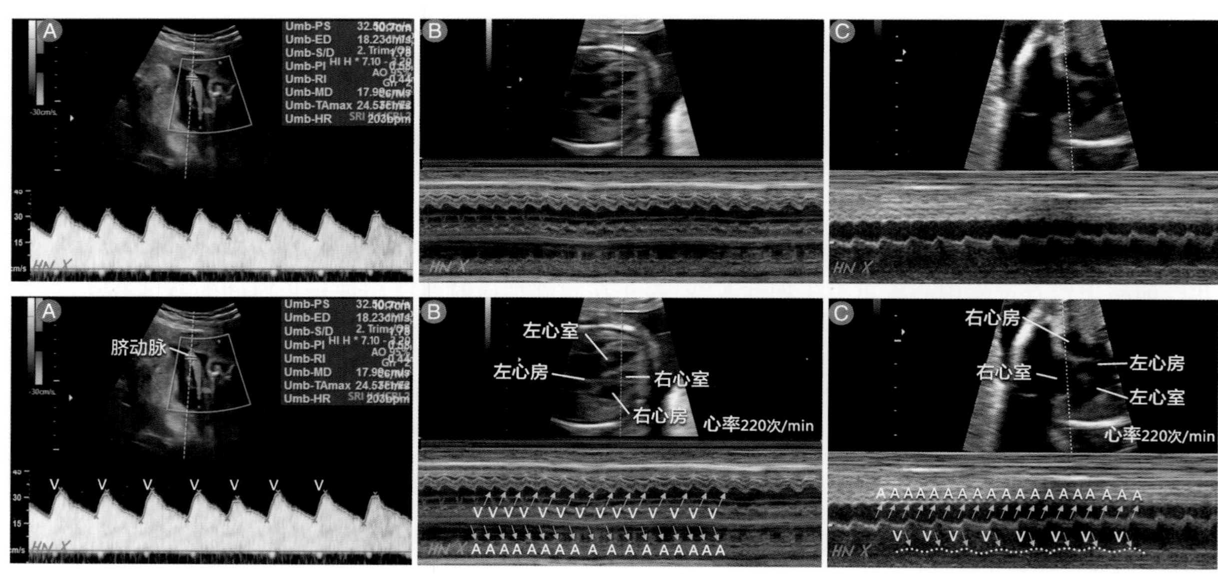

图 22-9-5 ■ 快速型胎儿心律失常

A. 窦性心动过速（脐动脉频谱）；B. 室上性心动过速（M 型超声）；C. 心房扑动（M 型超声）。

五、胎儿心律失常鉴别诊断思路

胎儿产前超声检查发现胎儿心脏跳动节律异常，或脐动脉血流频谱异常后，首先在脐动脉频谱上测量其搏动频谱，即心室率，判断心率是属于正常范围心率、快速型心率还是慢速型心率；然后行胎儿M型超声心动图、动静脉频谱多普勒检测，判断心房、心室节律特征及两者的相关性，最后根据心率范围、房室节律相关性做出判断。胎儿心律失常鉴别诊断思路见图 22-9-6。

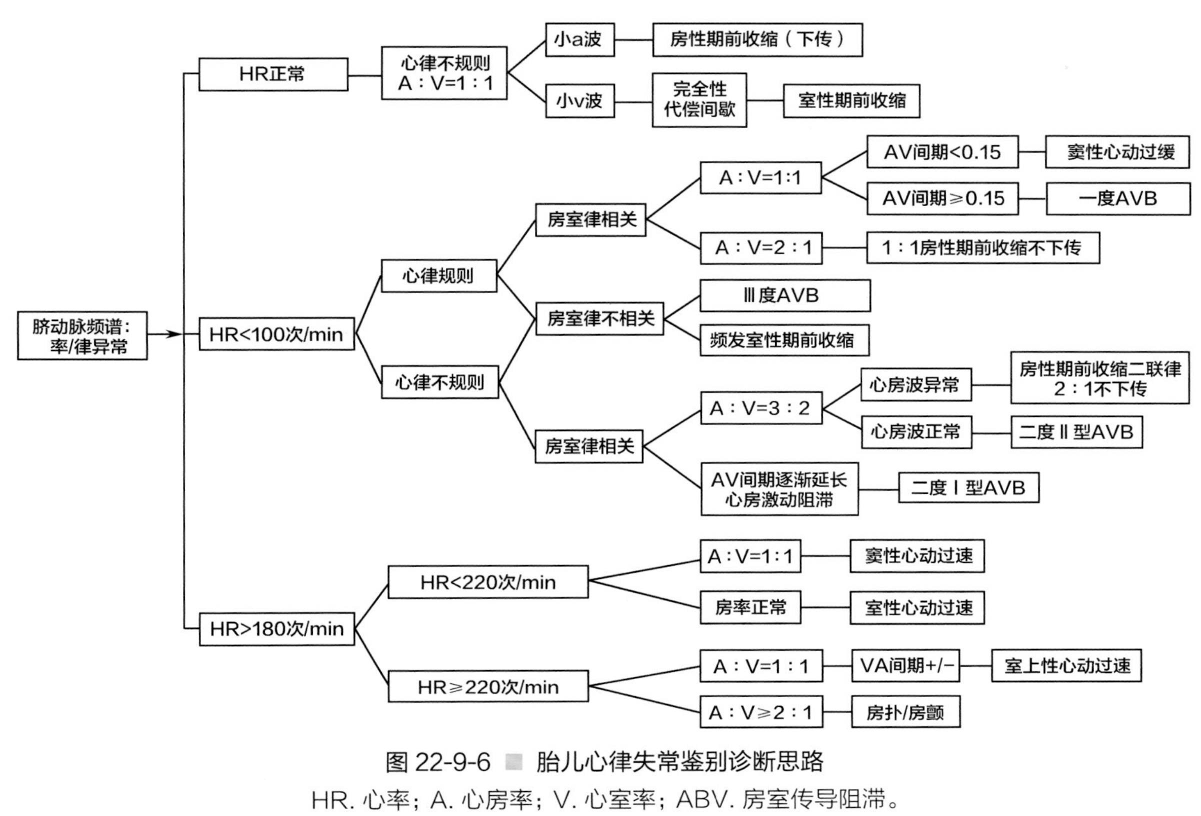

图 22-9-6 ■ 胎儿心律失常鉴别诊断思路

HR. 心率；A. 心房率；V. 心室率；ABV. 房室传导阻滞。

第十节 | 体静脉系统发育异常

胎儿期体静脉系统包括体循环静脉和脐静脉，前者包括冠状静脉、上腔静脉和下腔静脉。上腔静脉收集头颈、胸背部静脉的回心血，下腔静脉收集腹部、盆腔、下肢静脉的回心血。脐静脉进入胎体内直接入肝，连接肝内门静脉，其末端形成静脉导管，在下腔静脉近心端处汇入，其方向朝向卵圆孔，将高氧饱和度血直接输入右心房。产前超声观察胎儿体静脉和脐静脉发育的主要切面包括：①颈部无名静脉切面，无名静脉位于主动脉弓上方，血流方向从左向右（图 22-2-2C）；②右心房 - 上下腔静脉长轴切面，上下腔静脉与右心房连接（图 22-2-3C）；③三血管 - 气管切面，右上腔静脉位于主动脉弓右侧、气管前方（图 14-2-6C）；④腹部横切面，显示下腔静脉横切面，位于降主动脉右前方（图 14-2-9A）；⑤静脉导管切面，孕早期可采用 CDFI 在胎儿正中矢状切面显示脐静脉近心端高亮血流信号（图 22-10-1A），孕中期后可在腹部横切面或矢状切面采用灰阶和 CDFI 显示静脉导管及肝内血管分支，并测量血流频谱（图 18-2-9C，图 22-10-1B、C、D）。

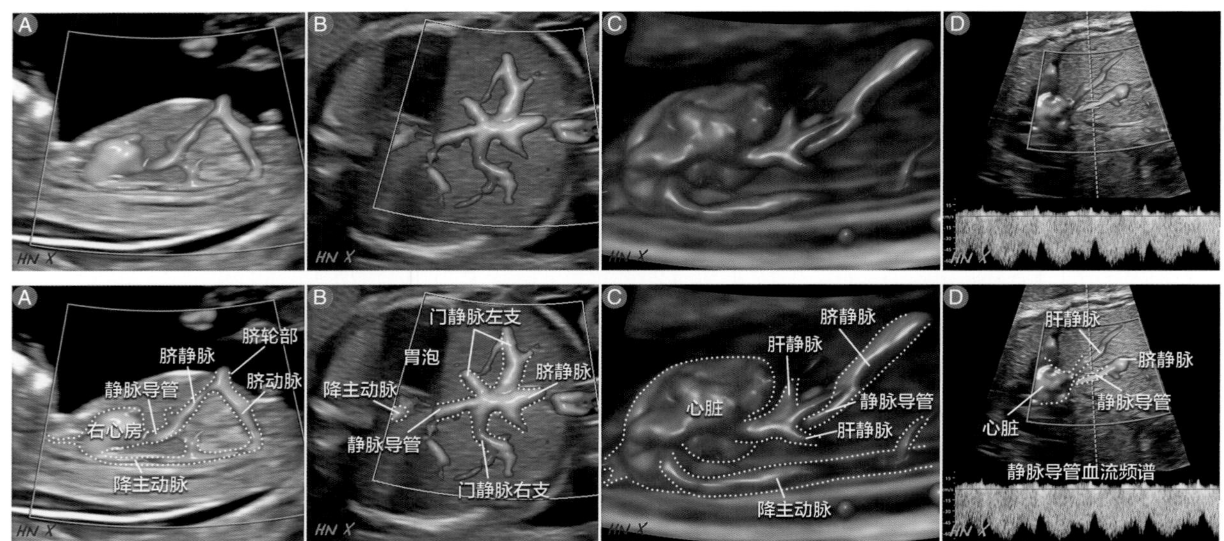

图 22-10-1 ■ 静脉导管超声表现及血流频谱

A. 孕早期静脉导管（腹部矢状切面）；B. 孕中期静脉导管（腹部横切面）；
C. 孕中期静脉导管（腹部矢状切面彩色多普勒血流图三维成像）；D. 静脉导管血流频谱。

一、主静脉系统发育异常

（一）持续性左上腔静脉

持续性左上腔静脉（persistent left superior vena cava，PLSVC）是最常见的体静脉系统异常，为左前主静脉近端未退化所致。在正常人群中的发生率为 0.3%~0.5%，在 CHD 中发生率为 3%~8%。60.7% 的 PLSVC 为心内畸形的合并表现，37.8% 合并心外异常。据笔者所在机构统计，产前超声检查发现的 PLSVC 在同期染色体异常胎儿中发生率为 7.8%，在染色体正常胎儿中占 0.4%；在 PLSVC 胎儿中，染色体核型异常占 18.5%，染色体拷贝数变异占 23.5%，均有其他合并异常，而单纯性 PLSVC 染色体异常风险很低。

【病理类型】绝大多数 PLSVC 合并右上腔静脉，PLSVC 收集左侧头臂静脉血后，于左心房后方汇入冠状静脉窦，经冠状静脉窦引流入右心房。少数情况下 PLSVC 合并右上腔静脉缺失，右侧头臂静脉血经无名静脉反向汇入左上腔静脉，再经扩张的静脉窦回流入右心房。另有极少类型为 PLSVC 汇入奇静脉或引流入左心房。

【超声表现】

1. **持续性左上腔静脉** 四腔心切面上可见左心房外侧一圆形无回声结构，为扩张的冠状静脉窦，探头稍向下可显示静脉窦通向右心房；三血管 - 气管切面上显示在动脉导管左侧另可见一血管横切面声像；无名静脉切面未显示横行的血管；沿着上腔静脉长轴行颈部冠状切面三维成像，可同时显示两侧上腔静脉（图 22-10-2、视频 22-10-1）。

2. **持续性左上腔静脉合并右上腔静脉缺失** 三血管 - 气管切面可显示动脉导管左侧上腔静脉横切面，但未显示右侧的上腔静脉横切面；无名静脉切面可显示横行血管，但其内血流方向为从右至左。

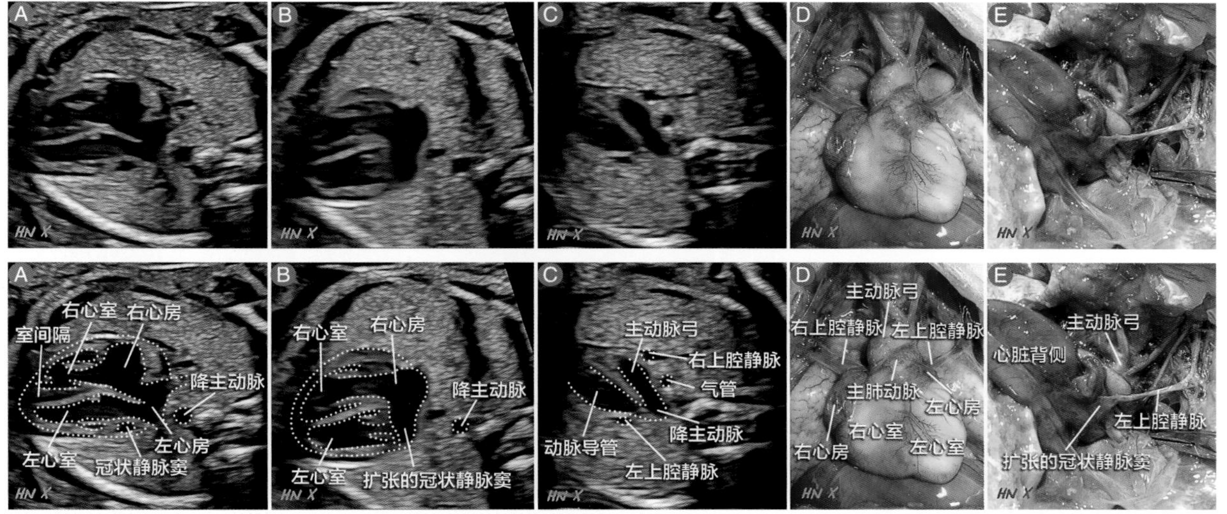

图 22-10-2 ■ 持续性左上腔静脉(24 周)

A. 四腔心切面；B. 四腔心切面稍下显示静脉窦扩张；C. 三血管 - 气管切面；D、E. 解剖标本。

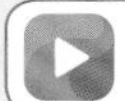 视频 22-10-1 持续性左上腔静脉(24 周) 

【鉴别诊断】PLSVC 应与导致冠状静脉窦扩张的心脏畸形如完全性肺静脉异位引流鉴别，后者左心房无肺静脉连接。另外应注意的是，因 PLSVC 所合并的扩张冠状静脉窦位置靠近房室瓣，故易被误判为原发隔型房间隔缺损。

【预后与咨询】PLSVC 属于体静脉变异，孤立存在时，心脏整体血流动力学并未受到影响，无病理学意义。

（二）下腔静脉离断

下腔静脉离断(interruption of inferior vena cava，IIVC)是由于胚胎期下腔静脉肝段与右下主静脉吻合失败导致的下腔静脉肝段缺失，下腔静脉经奇静脉或半奇静脉回流至上腔静脉，占 CHD 的 0.6%~2%。多数是左侧异构综合征的合并表现，亦可单独发生。

【超声表现】

1. **上腹部横切面** 未能显示腹主动脉右前方的下腔静脉横断面，而显示与腹主动脉并行排列的、扩张的奇静脉横断面(图 22-10-3A)。

2. **脊柱前方冠状切面** 在上腹部横切面探头旋转 90°，在右心房下方未显示下腔静脉进入右心房，可显示腹主动脉与扩张的奇静脉平行排列，呈“双管征”(图 22-10-3B)。

3. **四腔心切面** 在左心房后方出现两个大小相似的血管横断面，左侧为胸主动脉、右侧为扩张的奇静脉，或左侧为扩张的半奇静脉、右侧为胸主动脉。笔者团队曾观察 25 例下腔静脉离断的奇静脉与降主动脉内径的比值，发现此比值大于 0.67 可作为奇静脉扩张的截断值，可作为 IIVC 的诊断参考(图 22-10-3C)。

4. **其他切面** 在三血管 - 气管切面上可显示上腔静脉内径增大，脊柱旁矢状切面可显示扩张的奇静脉或半奇静脉从后向前形成奇静脉弓汇入上腔静脉（图 22-10-3D、E）。

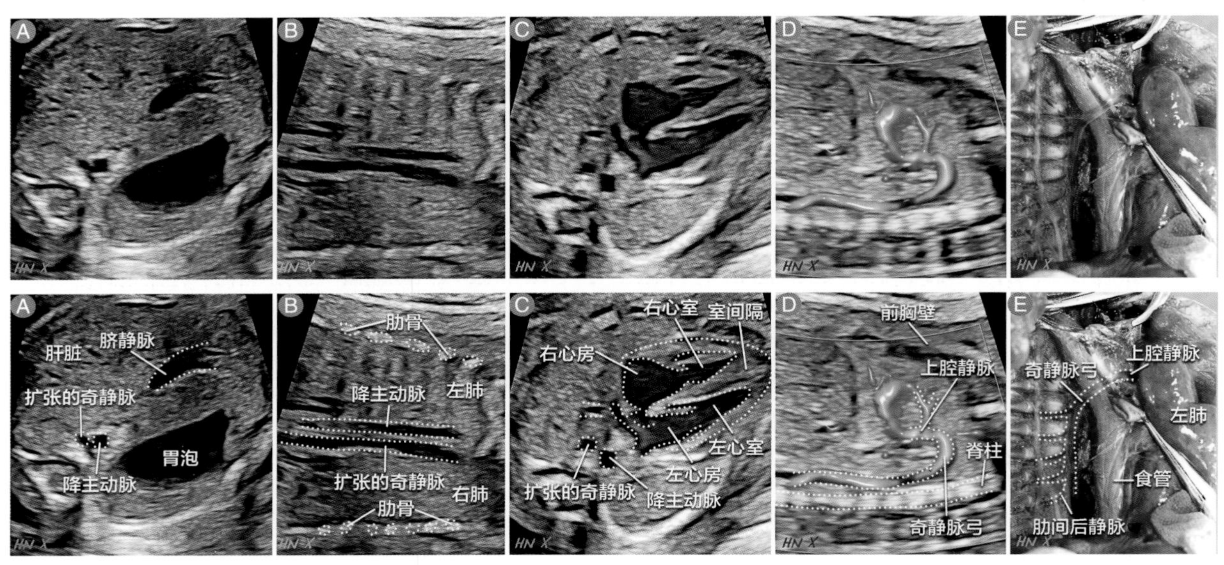

图 22-10-3 ■ 下腔静脉离断（25 周）

A. 腹部横切面；B. 脊柱前方冠状切面；C. 四腔心切面；D. 脊柱旁矢状切面；E. 解剖标本。

【**鉴别诊断**】应与一些罕见的导致奇静脉扩张的异常鉴别，如持续性左上腔静脉经奇静脉回流，可通过观察下腔静脉与右心房连接关系鉴别。

【**预后与咨询**】下腔静脉离断常是左侧异构综合征的部分表现，预后取决于合并异常。孤立性下腔静脉离断对血流动力学无明显影响，属于良性变异。

二、脐静脉系统发育异常

（一）静脉导管缺如

胚胎时期脐静脉与卵黄静脉吻合、卵黄静脉与肝血窦吻合，实现卵黄静脉 - 门静脉系统转换。静脉导管是上述吻合完成后形成的、胎儿时期特有的重要结构，其末端呈漏斗状，静脉壁具有括约肌功能，可调节血流压力，呈“变压器”样作用，将大部分来自胎盘的高含氧血直接“泵”至下腔静脉与右心房连接处，其开口朝向卵圆孔，因此大部分脐静脉血直接进入左心系统，供应全身。由于各种病因导致脐静脉与卵黄静脉，或卵黄静脉与肝血窦之间的吻合未形成或形成后被吸收，可导致静脉导管缺如（agenesis of the ductus venosus，ADV），也可引起肝内门静脉系统发育不良。静脉导管缺如时，脐静脉通过肝内、肝外多种途径分流，最后汇入右心房。分流途径包括脐静脉连接门静脉，通过肝静脉回流入右心房；脐静脉与髂静脉、上腔静脉、下腔静脉连接，回流入右心房；脐静脉直接汇入冠状静脉窦或直接汇入右心房。静脉导管缺如比较罕见，发病率为 0.18%~0.4%，24%~65% 伴有心脏畸形、心外异常或染色体异常（Noonan 综合征、Turner 综合征、21 三体综合征和 18 三体综合征），50% 合并门静脉发育不良。

【**超声表现**】不同分流方式的静脉导管缺如产前超声表现不同，其共同表现为静脉导管不显示，

CDFI 在胎儿腹部横切面或腹部矢状切面均无法显示脐静脉远端高亮的静脉导管血流信号，频谱多普勒亦不能记录到典型的静脉导管波形。发现静脉导管缺如时，应追踪脐静脉的走行，仔细追踪其与体循环或门静脉的连接关系，明确其回流路径。CDFI 三维成像可显示静脉导管缺如、脐静脉经体循环的回流路径（图 22-10-4）。

静脉导管缺如时脐静脉回流的途径包括：①脐静脉汇入肝内门静脉，表现为肝内段脐静脉和门静脉明显增粗，肝脏回声减低（图 22-10-4A）；②脐静脉汇入肝内肝静脉，可见肝内某一支肝静脉明显增粗，与脐静脉相连（图 22-10-4B）；③脐静脉汇入右心房，表现为脐静脉从腹壁沿肝表面或穿过肝脏直接进入右心房，右心增大，腹围和肝脏小，肝内门静脉发育不良（图 22-10-4C）；④脐静脉汇入下腔静脉、奇静脉或髂静脉。脐静脉从腹壁向后方直接汇入下腔静脉，或奇静脉，或髂静脉，肝脏小，肝内门静脉发育不良（图 22-10-4D、E、F）。

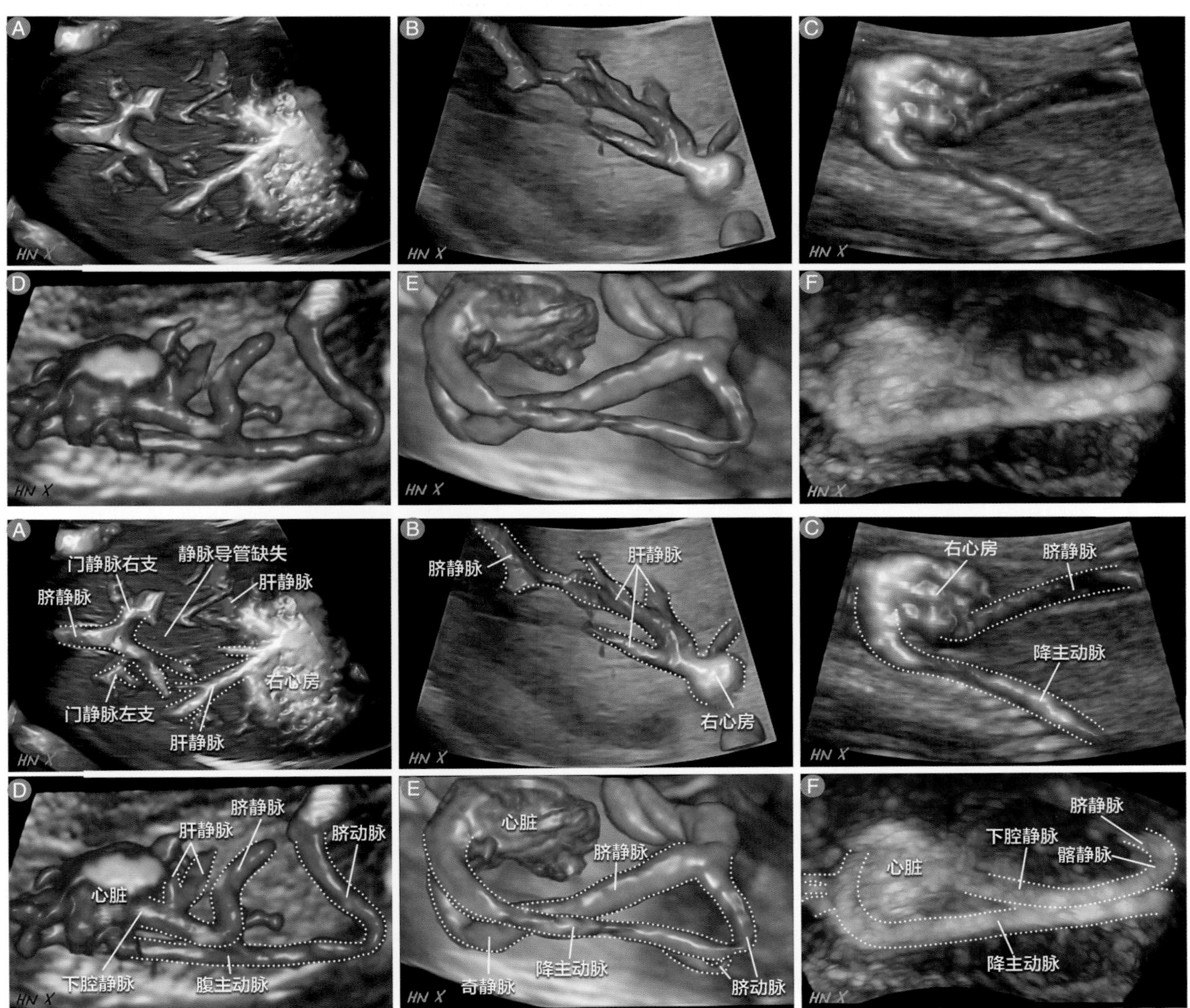

图 22-10-4 静脉导管缺如、脐静脉不同回流模式

A. 脐静脉汇入肝内门静脉；B. 脐静脉汇入肝静脉；C. 脐静脉汇入右心房；D. 脐静脉汇入下腔静脉；E. 脐静脉汇入奇静脉；F. 脐静脉汇入髂静脉。

【鉴别诊断】产前超声检查容易漏诊静脉导管缺如，一旦发现，需追踪脐静脉连接血管，鉴别不同的回流类型。

【预后与咨询】预后取决于合并相关畸形和染色体异常，总死亡率约为 9%。脐静脉不同分流方式的预后不同，脐静脉肝内分流时，肝内门静脉系统发育不受影响，出生后预后相对较好；脐静脉经肝外分流，尤其是直接汇入右心房时，心脏容量负荷加重可引起胎儿水肿及充血性心力衰竭，同时肝内门静脉系统发育不良，预后较差。

（二）持续性右脐静脉

胚胎早期脐静脉有左右两条，胚胎发育过程中整条右脐静脉和左脐静脉的近心段逐渐退化，仅保留左脐静脉的远心段，形成正常的脐静脉。持续性右脐静脉（persistent right umbilical vein，PRUV）是指胚胎期左侧脐静脉退化而右侧脐静脉持续存在。PRUV 发生率为 0.17%~0.4%。PRUV 合并其他异常时染色体异常的风险增高。

【超声表现】胎儿腹部横切面上脐静脉与胆囊的位置关系改变，脐静脉绕胆囊右侧走行，胆囊位于脐静脉与胃泡之间；门静脉窦的弧形弯曲朝向胃泡；静脉导管位于脐静脉近心端（图 22-10-5）。

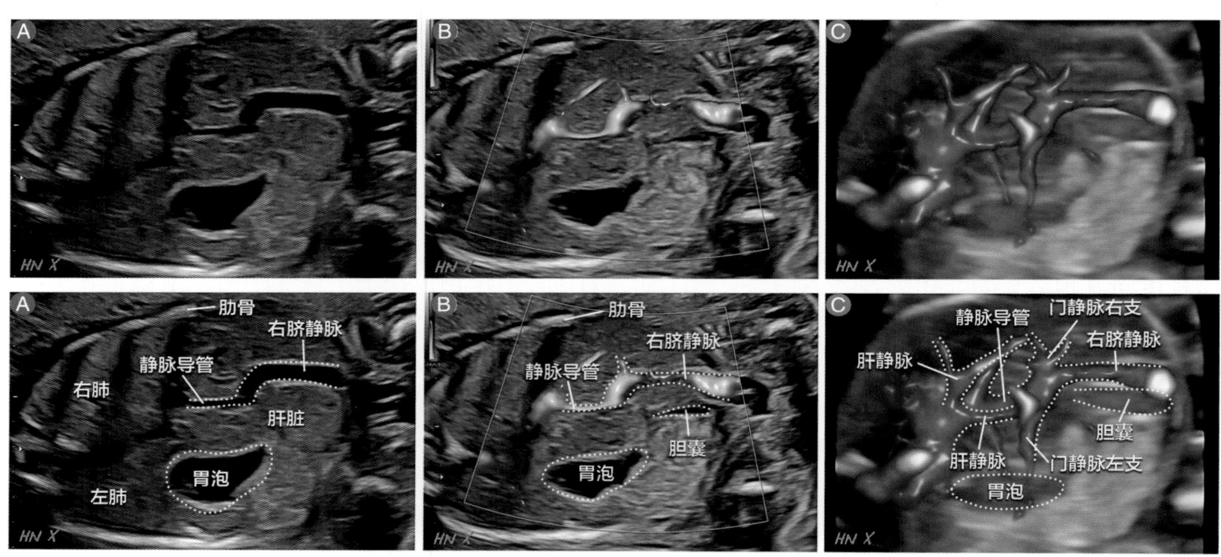

图 22-10-5 ■ 持续性右脐静脉

A. 腹部斜横切面；B. 腹部斜横切面彩色多普勒血流图；C. 腹部灰阶与彩色多普勒血流图三维成像。

【鉴别诊断】当胆囊位置变异时，易被误判为 PRUV，此时胆囊体可位于脐静脉左侧，但胆囊颈位置正常，朝向门静脉窦。

【预后与咨询】若静脉导管正常，PRUV 不导致血流动力性改变，则无病理意义，可视为良性变异。极少数肝外型 PRUV 合并静脉导管缺如则预后不良。

（三）腹内段脐静脉瘤样扩张

腹内段脐静脉瘤样扩张（umbilical vein varix，UVV）多数为肝内段脐静脉局部扩张，在产前超声检查中发生率为 0.1%~0.4%。孤立性肝内段 UVV 宫内死亡和染色体异常的风险很低，3.7% 可出现宫内生长受限。19% 的 UVV 合并其他畸形，染色体异常和胎死宫内的风险分别增加 5 倍和 8 倍。

【超声表现】腹部横切面或矢状切面显示脐静脉腹腔段局限性囊状扩张，其内径>9mm 或扩张段内径是正常未扩张段内径的 1.5 倍。CDFI 显示其内充满血流信号，频谱多普勒为无动脉性搏动的血流频谱，或在扩张段的近腹壁入口处记录到毛刺样频谱（图 22-10-6）。

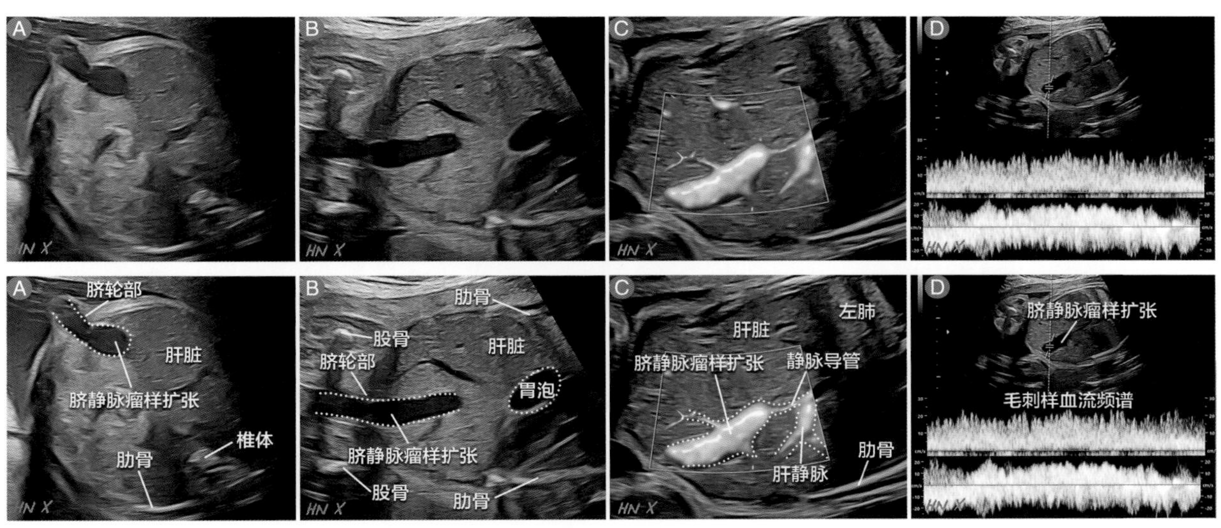

图 22-10-6 ■ 肝内段脐静脉瘤样扩张

A. 脐带入口腹部横切面；B. 腹部斜横切面；C. 腹部斜横切面彩色多普勒血流图；D. 肝内段脐静脉血流频谱。

【鉴别诊断】肝内 UVV 应注意与胆管扩张鉴别，可根据脐静脉走行和 CDFI 辅助诊断。

【预后与咨询】与脐带内脐静脉瘤样扩张不同，肝内段 UVV 较少发生血栓，预后良好。脐静脉扩张程度与其预后无明显相关性。

第十一节 | 异构综合征

异构综合征（heterotaxy syndrome）是指因胚胎期内脏分侧性异常而产生的双侧内脏趋向于发育成右侧或左侧内脏的先天异常，表现为内脏位置异常和复杂心血管畸形的一组病变。内脏侧别以心房为代表，根据侧别趋向的不同，异构综合征可分为左侧心房异构（left atrial isomerism）与右侧心房异构（right atrial isomerism）；也可以脾脏为代表，分为多脾综合征和无脾综合征。欧美人群中以左侧心房异构多见，亚洲人种则相反。动物实验模型和人类基因研究表明异构综合征的发生可能与基因突变有关，而与染色体核型异常无明显相关性，有报道异构综合征可伴染色体隐性遗传病。

异构综合征在定义上应与内脏反位区别。内脏正位（situs solitus）是指内脏（肺、肝、下腔静脉、胆囊、脾、腹主动脉）及心房（左、右）的解剖位置相对于中线位于其正常位置。内脏反位（situs inversus）指内脏位置如同镜面一样完全反转。若内脏位置既不是正位又不符合完全反位则归于内脏异构（heterotaxy）。

【病理类型】

1. 右侧心房异构 简称右侧异构，指内脏器官趋向发育为右侧结构，部分右侧内脏成对出现、左侧内脏器官缺如。心脏异常包括双侧心房室呈形态学右心房室结构、房室隔缺损、肺动脉狭窄、双上腔静脉、肺静脉异位连接、下腔静脉位置异常；内脏异常包括双侧肺脏均为三叶、无脾脏、胃泡异位、中位肝，可有肠道连接或旋转异常（图 22-11-1）。

2. **左侧心房异构** 简称左侧异构，指内脏器官趋向发育为左侧结构，部分左侧内脏成对出现、右侧内脏器官缺如。心脏异常包括双侧心房、心室呈形态学左心房、室结构、房室隔缺损、下腔静脉离断、完全性房室传导阻滞、大动脉发育异常；内脏异常包括双侧肺脏均为两叶、多个脾脏、胃泡异位、中位肝、肠旋转不良等（图 22-11-2）。

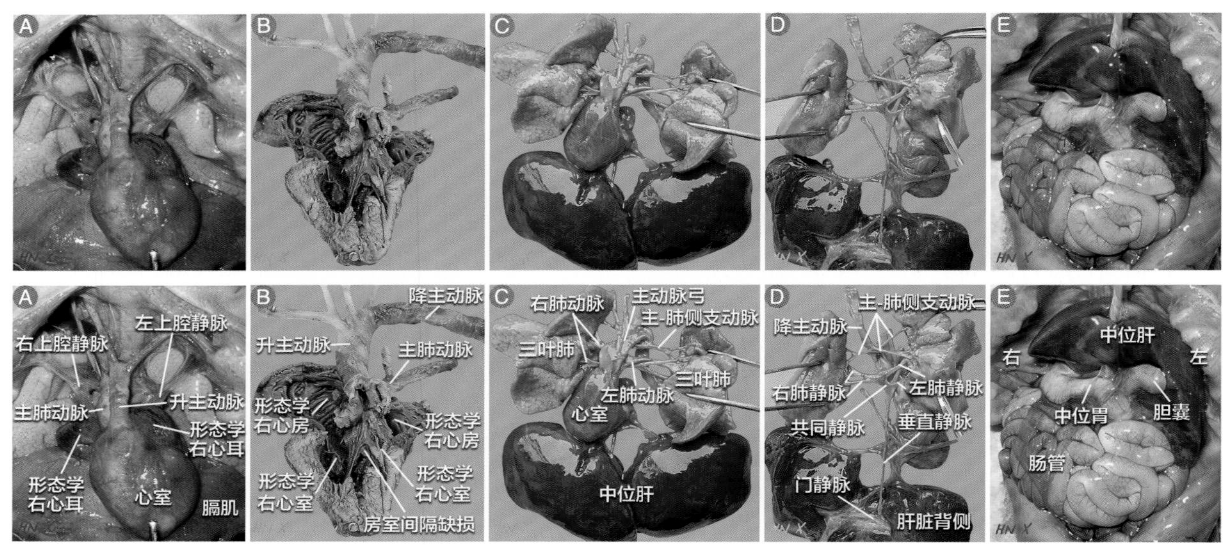

图 22-11-1 ■ 右侧心房异构病理解剖图

A. 双上腔静脉、双侧形态学右心耳、大动脉异常；B. 双侧形态学右心房、右心室、房室隔缺损；C. 双侧三叶肺、肺动脉狭窄、主-肺侧支动脉、中位肝；D. 心下型完全性肺静脉异位引流、双上腔静脉、主-肺侧支动脉；E. 中位肝、内脏反位。

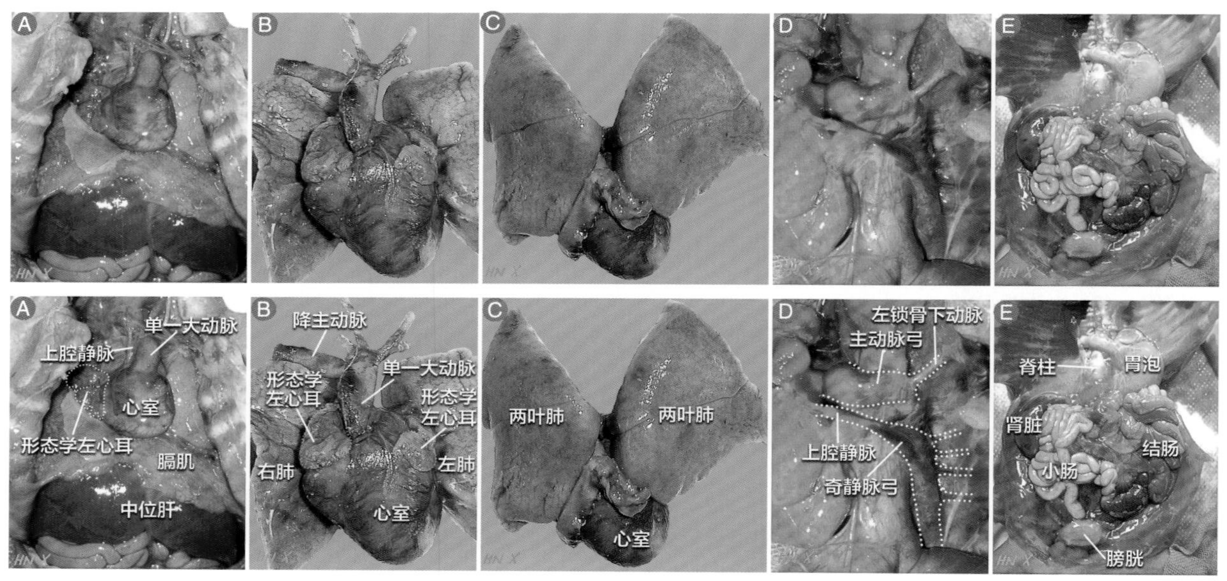

图 22-11-2 ■ 左侧心房异构病理解剖图

A. 心脏大血管异常、中位肝；B. 大血管异常、双侧左心耳；C. 双肺两叶肺；D. 下腔静脉离断、奇静脉扩张；E. 内脏位置异常、肠旋转不良。

【**超声表现**】胎儿左、右侧异构综合征既有共同的声像表现，也有各自特征性的声像。产前超声虽然难以获得决定异构侧别的解剖异常（心耳、气管等）的直接声像，但通过发现较具特征的复杂心血管畸形，大多数病例可进行异构综合征的分类诊断。笔者团队总结 45 例异构综合征产前超声图像的特征显示，右侧异构占 82.2%，左侧异构占 18%；内脏位置异常、房室隔缺损或功能性单心室为胎儿左、右侧异构的共同特征，右侧异构综合征多合并肺静脉异位引流、右位主动脉弓、持续性左上腔静脉、下腔静脉与主动脉同侧并行等，左侧异构综合征则以下腔静脉离断、房室传导阻滞及主动脉发育不良为特征。

1. **右侧异构** 常见结构异常及其出现频率依次为胃泡位置异常 / 中位肝（100%）、房室隔缺损（92%）、大动脉连接异常（77%）、肺动脉狭窄 / 闭锁（75%）、右位主动脉弓（60%）、持续性左上腔静脉（87%）、完全性肺静脉异位引流（70%）。具有以下两项或两项以上的超声特征可以诊断右侧异构：①房室隔缺损以及复杂心脏结构畸形；②下腔静脉与降主动脉并行，位于脊柱同侧或近中央；③内脏异构征象（心尖朝向与胃泡位置相反、脾脏位置异常、中位肝）（图 22-11-3、视频 22-11-1）。

2. **左侧异构** 常见结构异常及其出现频率依次为胃泡位置异常 / 中位肝（80%）、下腔静脉离断（80%）、肺动脉狭窄和闭锁（75%）、大动脉连接异常（67%）、房室隔缺损（63%）、房室传导阻滞（50%）、胆囊缺失（50%）、右位主动脉弓（25%）。具有以下两项或两项以上的超声特征可考虑为左侧异构：①房室隔缺损或其他心脏结构畸形；②下腔静脉离断、奇静脉扩张；③早发性房室传导阻滞；④内脏异构征象（心尖朝向与胃泡位置相反、脾脏位置异常、中位肝）（图 22-11-4、视频 22-11-2）。

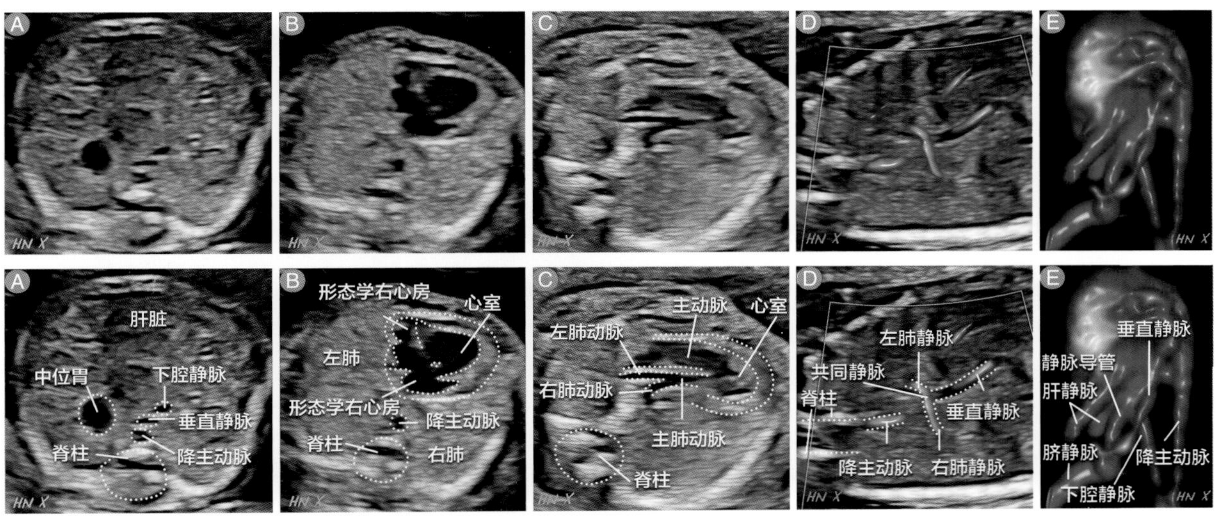

图 22-11-3 ■ 右侧异构综合征（18 周）

A. 腹部横切面（胃泡右位，下腔静脉与降主动脉并行）；B. 四腔心切面（房室隔缺损）；C. 流出道切面（大动脉排列异常、肺动脉狭窄）；D. 胸部冠状切面（心下型肺静脉异位引流）；E. 心脏大血管彩色多普勒血流图三维成像显示垂直静脉。

 视频 22-11-1 右侧异构综合征（18 周） 

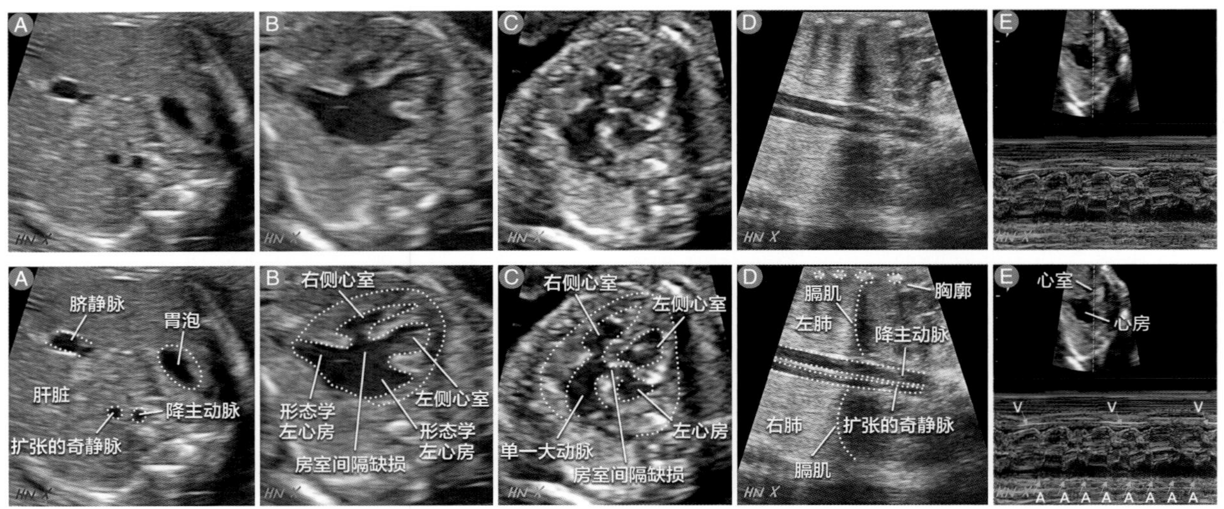

图 22-11-4 ■ 左侧异构综合征（21 周）

A. 腹部横切面（下腔静脉离断、奇静脉扩张）；B. 四腔心切面（房室隔缺损、双侧形态学左心房）；C. 流出道切面（单一大动脉）；D. 脊柱前方冠状切面（奇静脉扩张“双管征”）；E. 心脏 M 型超声（三度房室传导阻滞）。

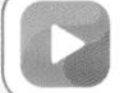 视频 22-11-2 左侧异构综合征（21 周） 

【鉴别诊断】异构综合征需与内脏反位、右位心、右旋心鉴别。完全性内脏反位为内脏器官包括心脏发生的正常位置镜面反转；单纯右位心为其他内脏器官排列正常、心脏位于右侧胸腔，不合并其他心脏畸形；右旋心多数合并圆锥动脉干畸形，如纠正型大动脉转位，不合并腹腔器官位置异常。

【预后与咨询】异构综合征总体预后不良。右侧异构伴完全性肺静脉异位引流和肺动脉瓣狭窄/闭锁时预后较差，新生儿期手术死亡率为 75%。左侧异构若合并房室传导阻滞，易发生心力衰竭导致胎儿水肿甚至宫内死亡；若合并胆道闭锁，则预后差，且产前无法预测。总的来说，右侧异构的心脏畸形更为复杂且更严重，一些可存活的左侧异构病例预后较好。

> **注意：异构综合征的心脏异常为所有 CHD 中最复杂的类型，其异常超声声像繁多，且存在较大个体差异，通常因仅关注其主要畸形而忽略整体的综合判断，产前超声发现复杂心脏畸形时，还应关注内脏的位置关系，以及易被忽视的静脉异常。**

第十二节 | 其他心脏畸形

一、心脏肿瘤

心脏肿瘤（cardiac tumor）是指从心脏板层发生的间叶源性或错构瘤结节，位于心脏肌层或心包内。胎儿心脏肿瘤很罕见，发生率为0.027%~0.08%。横纹肌瘤是最常见的心脏肿瘤类型，占胎儿及新生儿期心脏肿瘤的2/3，其他罕见类型包括畸胎瘤、纤维瘤、血管瘤和黏液瘤等，常为单发。心脏横纹肌瘤（cardiac rhabdomyoma）为良性肿瘤，常有包膜、边界清楚，呈白色或灰白色，常呈多发性，多在妊娠后期发生，出生后会明显缩小。59%~79%的心脏横纹肌瘤为结节性硬化复合症（tuberous sclerosis complex，TSC）的表现之一（详见第二十一章第四节脑皮质发育畸形）。

【超声表现】

1. 心脏横纹肌瘤 四腔心切面上表现为心肌层内的多发结节，呈均匀高回声、边界清晰、圆形或椭圆形，可发生于心脏的任何部位，最常见于室间隔上和心室壁，结节向心腔内突出；瘤体较大时，流出道切面显示流出道狭窄；偶尔可合并心律失常和胎儿水肿，出现相应表现；若合并结节性硬化症，则颅内神经超声学检查可显示脑实质内病灶（图21-4-7、图22-12-1、▶视频22-12-1）。

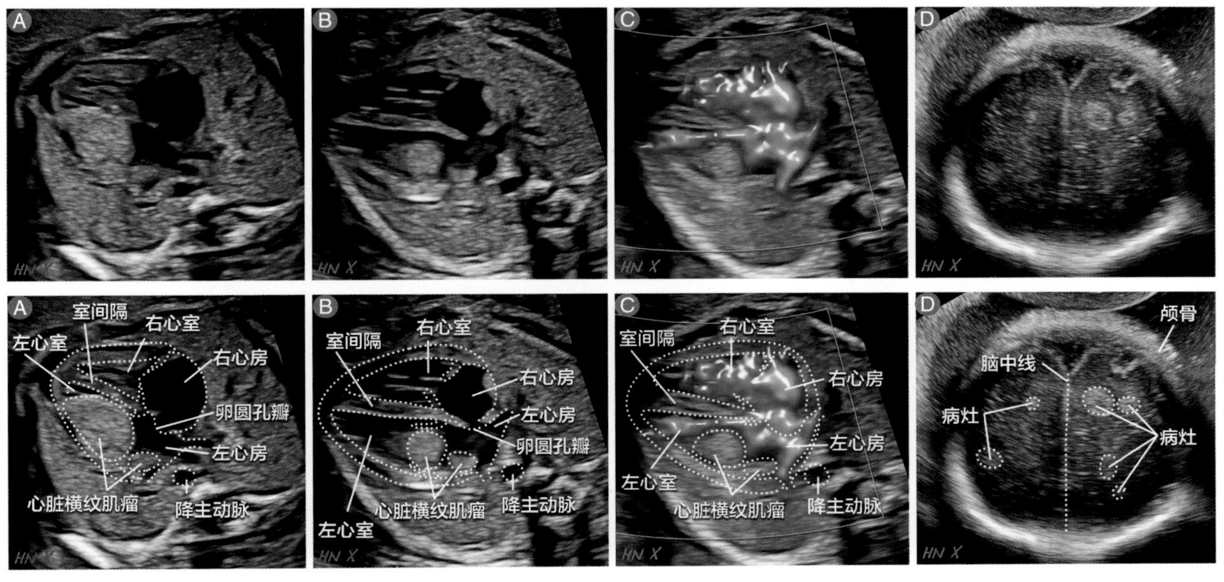

图22-12-1 ■ 心脏横纹肌瘤并结节性硬化症（25周）

A. 四腔心切面（收缩期）；B. 四腔心切面（舒张期）；C. 四腔心切面彩色多普勒血流图（舒张期）；D. 头颅冠状切面。

 视频22-12-1 心脏横纹肌瘤并结节性硬化症（25周）

2. **心脏纤维瘤** 声像图特征与横纹肌瘤相似，多位于室间隔或左心室游离壁，呈单发性；伴有囊性变时，回声可能不均匀；可伴心包积液。

3. **心脏黏液瘤** 常位于房间隔上，表现为中高回声，常带蒂，随心动周期摆动。

> **注意：①胎儿期发现的心脏肿瘤均发生在孕中期，瘤体渐长大，至 32~35 周达到高峰，横纹肌瘤出生后可明显缩小甚至消失，此特征可能受母亲激素变化影响；②发现心脏肿瘤时应关注瘤体与流入道、流出道的关系，判断有无影响房室瓣开闭、有无流出道梗阻，CDFI 和频谱多普勒有助于了解梗阻程度，判断预后。**

【鉴别诊断】早期心脏肿瘤较小时需与心室内灶性强回声鉴别，后者不与心肌相连，位于房室瓣的腱索上且病灶常较小。

【预后与咨询】由于心脏横纹肌瘤与结节性硬化症密切相关，故发现后应常规检测胎儿 *TSC1*、*TSC2* 基因，其预后取决于神经系统和其他器官受累情况。心脏肿瘤的大小是心功能预后的主要指标，瘤体较多、较大时可引起心脏流入道或流出道梗阻，肿瘤位于房室瓣处可因传导系统的机械刺激引起心律失常，导致心力衰竭和胎儿水肿，则预后不良。

二、冠状动脉瘘

冠状动脉瘘（coronary artery fistula）是指冠状动脉主干或分支与心腔或大血管之间存在异常交通的先天性畸形，为心肌窦状间隙未退化而持续存在所致。冠状动脉瘘以右冠状动脉受累最多，占 52%~60%，左冠状动脉前降支占 30%。约 90% 的冠状动脉瘘引流入右心房室，其他引流部位还可有左心室、冠状静脉窦、肺动脉等。冠状动脉瘘可单独发生，也可合并其他心脏畸形，包括左心发育不良综合征和室间隔完整的肺动脉闭锁等。胎儿期细小的冠状动脉瘘分流量小、未引起心腔大小改变时，多数被漏诊，胎儿期发现的病例均发生在冠状动脉主干或较大分支。发生率约为 1/5 万，占 CHD 的 0.2%~0.4%。

【超声表现】根据冠状动脉瘘发生的部位和程度不同，产前超声表现各异，主要的特征性声像图改变包括：①心脏房室腔不对称增大，多表现为右心房或右心室增大；②心内异常血流信号，CDFI 可显示心内高速、明亮的血流信号，但并非流入道、流出道血流；③冠状动脉起始段扩张，为冠状动脉瘘直接征象，可从左室流出道追踪，显示其流入扩张的心腔的走行，频谱多普勒可记录到双期双向或宽大的频谱波形；④主动脉弓缩窄，CDFI 显示反向血流，为左室流出道大量分流导致。少数病例因心脏持续高排血量发生心力衰竭，出现胎儿水肿表现（图 22-12-2、视频 22-12-2）。

【鉴别诊断】①室间隔缺损：尤其是肌部室间隔缺损，CDFI 显示室间隔上血流为过隔血流束，而冠状动脉瘘的血流束来源于房室壁；②冠状静脉窦扩张：频谱多普勒显示扩张冠状静脉窦内为低速静脉频谱，而冠状动脉瘘管内为高速湍流；③冠状动脉瘤：为冠状动脉的一段或多段呈瘤样扩张，但与心腔或其他血管间无交通。

【预后与咨询】分流量大的冠状动脉瘘流入右心系统可引起右心扩大、充血性心力衰竭、心肌缺血等并发症，出生后可行经皮心导管介入瘘口堵塞，亦可行择期外科手术治疗，患儿预后良好；分流量小的冠状动脉瘘通常无症状，可在出生后逐渐闭合。

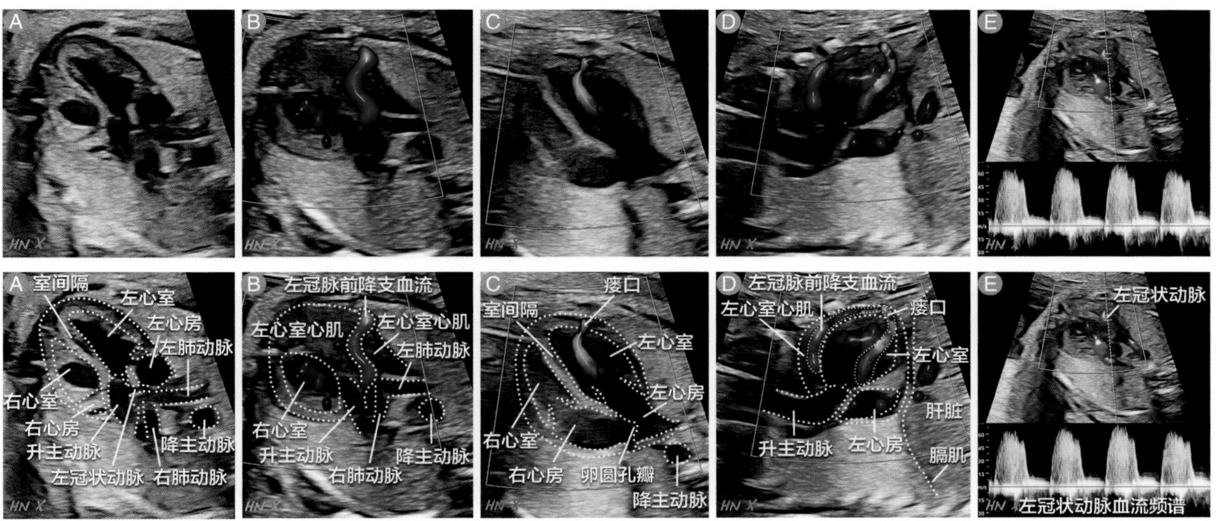

图 22-12-2 ■ 冠状动脉瘘(左冠脉前降支左室瘘,27 周)

A. 左室流出道切面显示冠状动脉扩张；B. 左室流出道切面彩色多普勒血流图显示左冠脉前降支血流；C. 四腔心切面显示进入左心室内高速血流；D. 胸部矢状切面显示左冠脉前降支流入左心室；E. 左冠状动脉宽大的血流频谱。

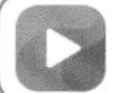 视频 22-12-2 冠状动脉瘘(左冠脉前降支左室瘘,27 周) 

三、动脉导管早闭

动脉导管是胎儿循环的重要组成部分,是维持胎儿宫内正常生长发育的生命通道。动脉导管在胎儿期持续开放,出生后 2~3 个月闭合。若动脉导管在胎儿期发生闭合或狭窄,可出现肺循环阻力升高、三尖瓣和肺动脉瓣反流,继而右心增大、右心衰竭,最后可导致胎儿水肿,甚至胎死宫内。因此,动脉导管早闭(premature constriction of ductus arteriosus)是胎儿期特有的心血管疾病,也是胎儿急症之一。妊娠晚期孕妇服用非甾体抗炎药是动脉导管早闭的诱因,亦有自发性胎儿动脉导管关闭或收缩的报道。动脉导管早闭多不伴有其他心脏结构异常。

【超声表现】四腔心切面显示右心房、右心室增大,局部心肌收缩减弱;CDFI 显示三尖瓣及肺动脉瓣中、重度反流;三血管 - 气管切面显示动脉导管内径明显变细,或局部缩窄,CDFI 显示动脉导管内快速湍流信号,收缩期峰值流速 > 1.4m/s,并可见舒张期反流,若动脉导管完全关闭则 CDFI 显示动脉导管处无血流信号(图 22-12-3)。合并心包积液、胸腔积液或皮肤水肿声像时,提示右心功能不全。

【鉴别诊断】动脉导管早闭多数在孕晚期发生,一旦超声发现胎儿右心增大或有胎儿水肿声像表现,应首先排除动脉导管早闭,并注意与孕晚期引起右心增大的疾病鉴别,如卵圆孔早闭、卵圆孔瓣冗长、主动脉弓缩窄等。仔细扫查动脉导管的管径、形态和血流特征有助于检出此病变。

【预后与咨询】出现胎儿右心增大、三尖瓣反流及心包、胸腔积液等声像时,提示心功能受损,应及时分娩。出生后肺动脉压力下降,三尖瓣反流消失,心腔缩小,心功能大多好转,预后良好。

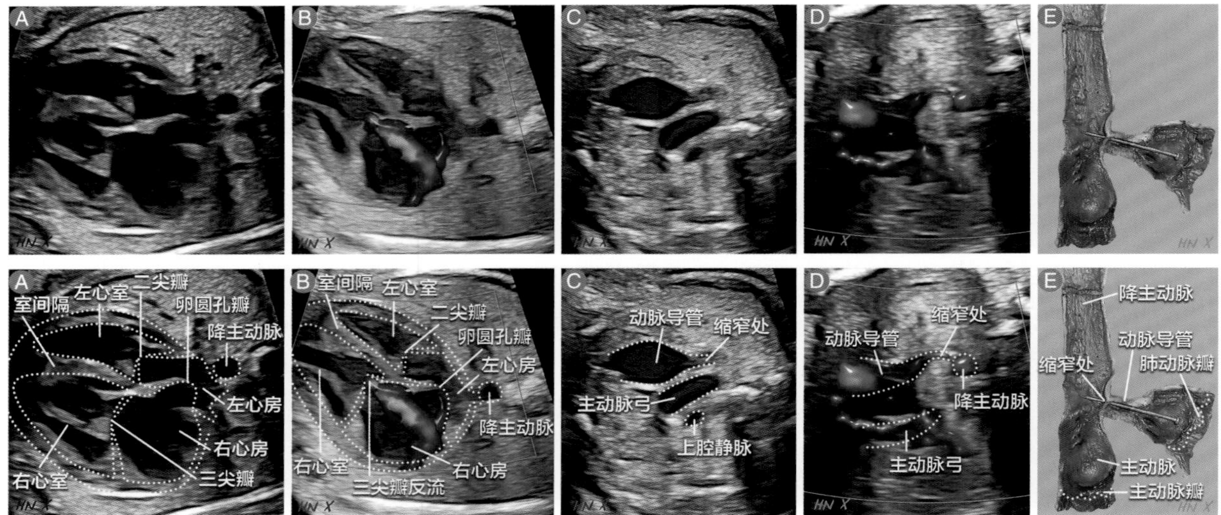

图 22-12-3 ■ 动脉导管早闭（34 周）

A. 四腔心切面；B. 四腔心切面彩色多普勒血流图（收缩期）；C. 三血管 - 气管切面；D. 动脉导管血流；E. 解剖标本。

四、心肌致密化不全

心肌致密化不全（noncompaction of ventricular myocardium，NVM），又称海绵状心肌病，是一种较少见的先天性心脏畸形，占所有心肌病的 9.2%，多见于婴幼儿和儿童，成人少见。正常胚胎发育过程中，心肌致密化过程从心肌的心外膜到心内膜，从基底部到心尖部，约 7 周心肌致密化过程完成，隐窝压缩成毛细血管。NVM 是由于胚胎形成过程中心肌致密化过程失败，致心腔内隐窝持续存在，且相应区域的致密化心肌减少。NVM 其解剖学特征表现为心室壁持续存在过多突入心室腔的肌小梁及小梁间深陷的隐窝。NVM 常位于左心室心尖部，亦可位于右心室心尖部。NVM 的具体病因未明。

【超声表现】胎儿期发生的 NVM 可有较典型的超声表现，产前可依据超声心动图检查确诊，但多数病例在妊娠中晚期才出现典型征象。NVM 的超声表现为致密心肌变薄，非致密心肌疏松增厚，呈海绵状改变，且非致密心肌 / 正常心肌厚度比值>2；CDFI 可显示隐窝间隙之间有低速血流与心室相通；病变部分心肌运动减低，严重者心脏扩大、心功能减低；可合并心律失常，如室性心动过速、房室传导阻滞等，部分病例可合并流出道梗阻，主动脉瓣或肺动脉瓣狭窄（图 22-12-4、视频 22-12-3）。

【鉴别诊断】应注意与其他类型的心肌病鉴别。胎儿扩张型心肌病主要表现为全心扩大、心室壁运动幅度减低；胎儿肥厚型心肌病则主要表现为心肌弥漫性增厚，以室间隔为著。

【预后与咨询】NVM 在婴儿期可合并严重的左右心室流出道梗阻或冠状动脉异常起源于肺动脉，以及其他复杂心脏畸形。NVM 患儿的症状与其病变程度相关，可表现为无症状或因心室收缩力下降而导致心力衰竭；可出现静脉血栓及不同类型的心律失常；部分综合征型病例可伴有前额突出、耳低置、高腭弓等面部异常；若出现心力衰竭症状或合并综合征则预后较差。

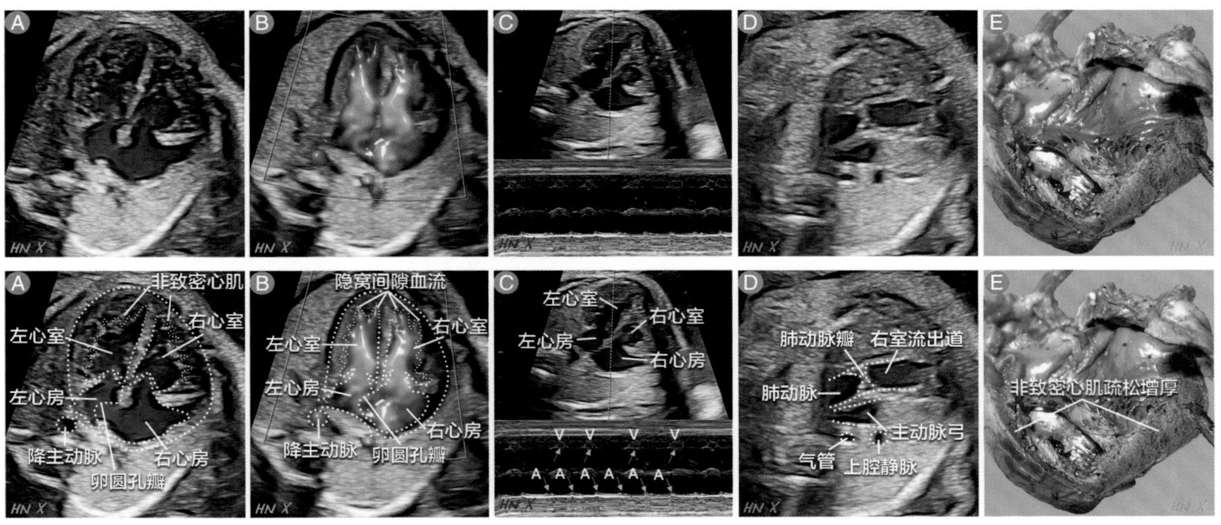

图 22-12-4 ■ 心肌致密化不全（27 周）
A. 四腔心切面；B. 四腔心切面彩色多普勒血流图；C. 心脏 M 型超声（三度房室传导阻滞）；D. 右室流出道；E. 解剖标本。

视频 22-12-3 心肌致密化不全（27 周）

第十三节 | 孕早期胎儿心脏超声检查

高分辨率的经阴道和经腹超声探头技术、彩色多普勒技术在过去 30 年取得了突飞猛进的发展，使孕早期超声检查技术得到了长足的进步。目前，已有大量研究证实了有明显结构改变的 CHD 可以在 11~13^{+6} 周的超声检查中被筛查出来，甚至获得诊断。在低危人群中孕早期检出 CHD 的灵敏度达 55.80%，占所有孕期检出 CHD 的 63.67%，而在高危人群中的灵敏度高达 67.74%，占所有孕期可检出 CHD 的 79.86%。早期发现的有严重结构改变的心脏异常多数预后不良，及时诊断对妊娠管理有重要意义。值得注意的是，孕早期 CHD 筛查和诊断更具经验依赖性，检出率不但取决于检查人员知识水平和意识，还受超声设备预设、仪器调节、所采用的扫查切面和操作技巧等影响。

一、孕早期胎儿心脏超声检查的安全性

包括国际妇产超声学会（ISUOG）在内的许多国际行业机构已经达成共识，孕早期进行常规胎儿超声检查时，应用二维灰阶超声和 M 型超声是安全的，但应尽量减少胎儿暴露时间，应用最短的超声扫查时间和尽可能低的超声探头输出功率，即遵循最低剂量（as low as reasonably achievable，ALARA）原则获得诊断信息。2021 年，ISUOG 发布了妊娠 13^{+6} 周以前多普勒超声检查的安全性声明，以末次月经计算孕周的胎龄 11 周（对应于顶臀径 ≥ 45mm）以前，因胚胎发育过程中细胞快速分

裂、器官发育迅速，且胎儿 - 胎盘循环尚未建立完善，此期不应常规应用频谱多普勒、彩色血流成像、能量多普勒和其他多普勒超声检查方法，若有临床指征需采用多普勒检查，则应将暴露时间保持在最低限度。胎龄达 11 周后，胎儿绝大部分器官已形成，可以应用频谱多普勒、彩色血流成像、能量多普勒和其他多普勒超声模式筛查染色体三体征和心脏异常，但要求在进行多普勒超声检查时，仪器上应显示机械指数（MI）和热指数（TI），并且 MI 应控制在 ≤ 1.0，暴露时间应尽可能短（通常不超过 5~10 分钟）。

二、孕早期心脏超声检查途径和仪器预设调节

因孕早期胎儿心脏较小，二维灰阶对于跳动的心脏和搏动的血管来说，图像清晰度十分有限，故孕早期胎儿心脏检查除应用高分辨力探头灰阶显像外，还需辅以彩色多普勒。有研究显示，孕早期只采用灰阶超声筛查 CHD 的总体灵敏度为 42.49%，而增加多普勒超声其灵敏度增至 78.38%。根据胎儿在宫内所处位置不同，可以选择经腹线阵探头和经阴道高频探头扫查。胎儿位于宫腔上段、胎体呈纵向时，多选用经腹扫查；当胎儿处于子宫内较低的横向位置时，建议采用经阴道超声扫查，此时探头距离胎儿心脏最近。另外，腹壁厚的肥胖孕妇、小于 13 周的胎儿或高度怀疑心脏畸形时，经阴道途径可获得较清晰的图像，提供更多诊断信息。其局限性在于探头摆动角度有限，需等待胎儿改变体位获取心脏不同切面图像。

孕早期胎儿心脏超声检查中，仪器的预设和调节非常重要，直接影响图像质量。预设条件包括二维灰阶预设和彩色多普勒预设，前者采用高分辨力探头，图像局部放大（胎儿胸部横切面占据屏幕 1/3 以上），声束尽可能从心前区入射，缩窄扇区宽度、提高对比度；后者包括降低脉冲重复频率，降低彩色多普勒增益，缩小彩色多普勒取样框，调整壁滤波（中度），提高余辉（中至高度），降低输出功率，采用双向血流显示模式。实际操作过程中还应根据孕妇和胎儿的检查条件进行实时微调。

三、孕早期胎儿心脏超声检查步骤和基本切面

完整规范的扫查方法对于孕早期正确检出胎儿心脏畸形具有重要意义，遵循规范化的检查流程，可进一步提高 CHD 的检出率。孕早期胎儿心脏超声检查的步骤与孕中、晚期的相似，可采用系统的节段分析方法进行扫查成像。检查时先进行图像局部放大，启动孕早期心脏超声检查预设条件。第一步，采用二维灰阶模式扫查胎儿腹部，显示胃泡的腹部横切面，判断胃泡位置（图 22-13-1A）；第二步，向上扫查显示胎儿心脏四腔心切面，判断心脏位置、左右心腔（图 22-13-1B）；第三步，启动彩色多普勒或高分辨力的能量多普勒观察四腔心两条流入道，调节彩色血流增益至仅显示心腔内呈“U”形或两条平行的血流束，衬托出室间隔（图 22-13-1C）；第四步，在彩色多普勒模式下，微向头侧倾斜探头，显示两条流出道交叉和三血管 - 气管切面，主动脉弓和动脉导管朝向左后方呈 V 形排列（图 22-13-1D）。基于实践经验，孕早期胎儿心脏检查的 4 个基本切面可提供最大的筛查信息。

四、不同类型心脏畸形孕早期检出效能

大多数严重的、心脏结构形态学改变明显的 CHD 可以在孕早期通过规范化的超声检查获得正确诊断，但不同类型的心脏异常诊断效果不同。部分 CHD 难以在孕早期获得诊断，同时，即使是同一种

类的异常，由于病变程度的个体化差异，检出率也有很大的不同。但需要强调的是，孕早期筛查的重点在于检测可能影响产前决策和出生后干预的心脏畸形类型。

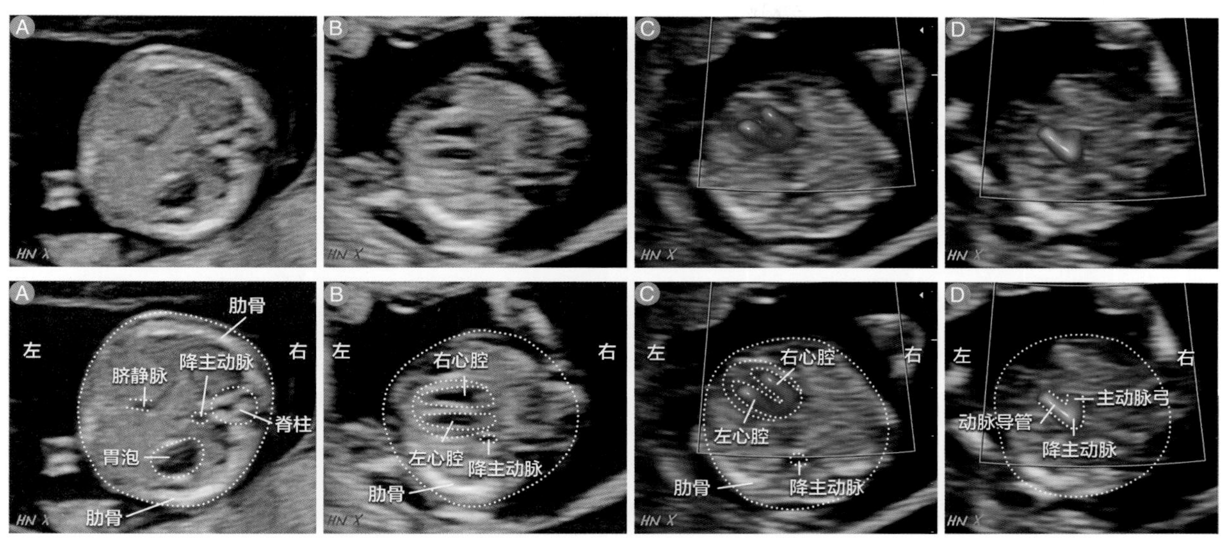

图 22-13-1 ■ 孕早期胎儿心脏超声检查基本切面

A. 腹部横切面；B. 四腔心切面灰阶图；C. 四腔心切面彩色多普勒血流图；D. 三血管 - 气管切面彩色多普勒血流图。

典型或程度较重的 CHD 易被识别，包括四腔心切面改变明显的心轴异常、左心发育不良综合征、三尖瓣闭锁、完全性房室隔缺损、单心室、异构综合征等，以及流出道和三血管 - 气管切面改变明显的 CHD，包括共同动脉干、大动脉转位、肺动脉闭锁等，早期检出率可达 60% 以上。

孕早期难以发现及获得正确诊断的 CHD 主要有几种情况：①四腔心结构正常，流出道的异常受宫内条件和仪器设置等影响显示困难，检出率不足 50%，如大动脉转位、肺动脉狭窄不明显的法洛四联症；②CHD 为进展性，早期未表现出来从而无法检出，检出率低于 25%，主要包括主动脉缩窄、肺动脉狭窄、瓣膜病变、心脏肿瘤、心律失常等；③病灶较小，甚至低于探头分辨力导致无法识别，如室间隔缺损、部分性房室隔缺损、肺静脉异位引流及体静脉系统异常等。

五、严重心脏畸形的孕早期超声线索

胎儿其他结构异常是发现心脏畸形的重要线索，孕早期发现的所有 CHD 中，超过 20% 与染色体异常有关。妊娠早期与 CHD 相关的非整倍体异常包括 21 三体综合征、18 三体综合征和 13 三体综合征，以及 Turner 综合征和三倍体、22q11 缺失综合征等。因此，心外结构畸形，超声软指标异常如 NT 增厚、静脉导管 a 波倒置等，既是孕早期发现 CHD 的重要线索，也是心脏畸形的间接超声征象。

四腔心切面和三血管 - 气管切面声像图异常是发现和诊断 CHD 最主要的线索。四腔心切面声像图异常包括心轴异常、单一心室、左右心室血流相通、血流束不对称等；三血管 - 气管切面声像图异常则包括仅显示一条血管弓、血管弓之一血流反向或血管弓呈“U”形排列等；若显示两条流出道交叉关系改变也是发现复杂 CHD 的重要线索（图 22-13-2）。

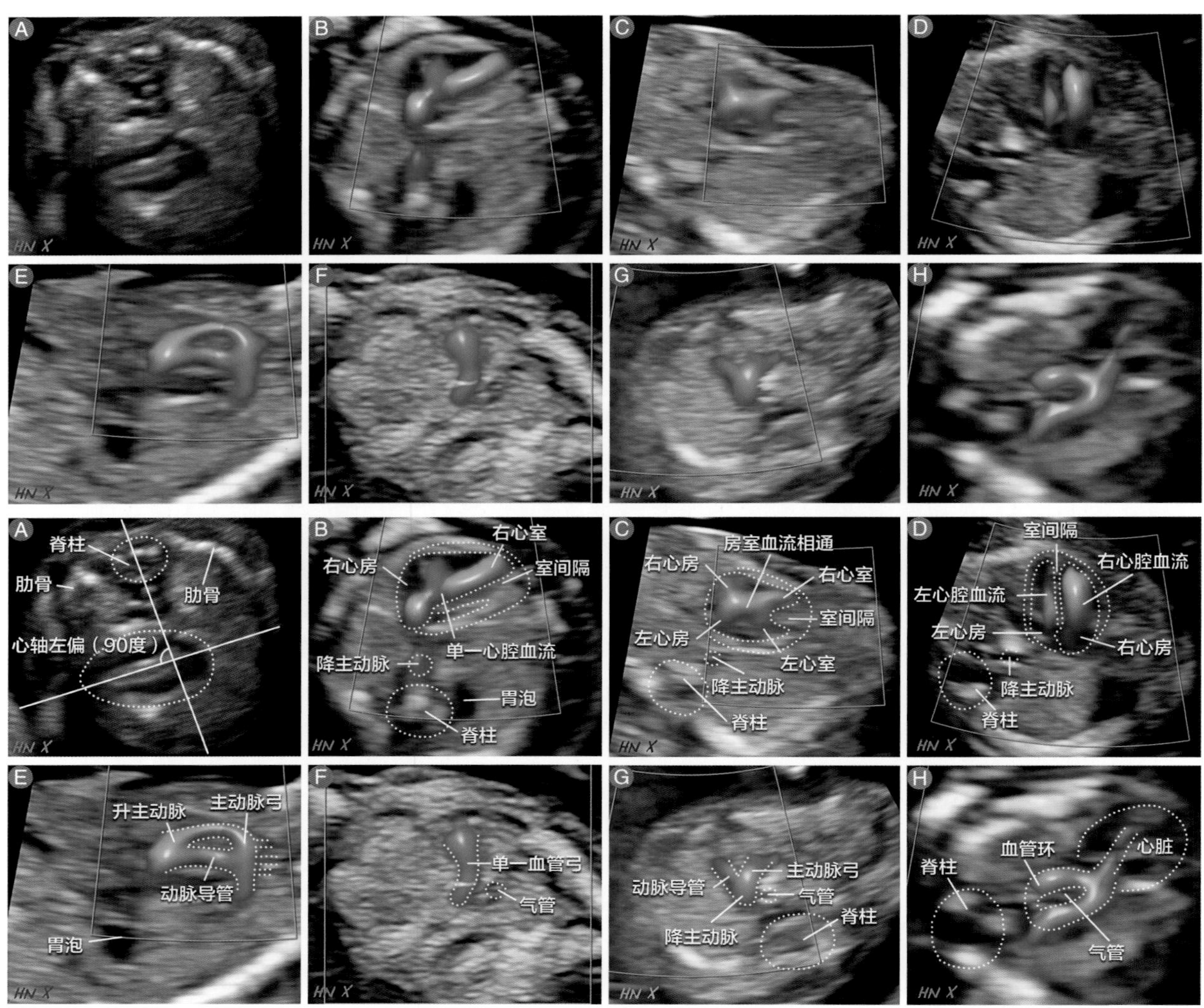

图 22-13-2 ■ 心脏畸形的孕早期超声线索

A. 四腔心切面显示心轴左偏(90°)；B. 四腔心切面显示单一心腔血流；C. 四腔心切面显示房室血流相通；D. 四腔心切面显示左右心腔血流束不对称；E. 胸部矢状切面显示大血管前后平行排列；F. 三血管 - 气管切面显示单一血管弓；G. 三血管 - 气管切面显示血管弓之一血流反向；H. 三血管 - 气管切面显示血管弓环绕气管。

注意： 不适当的彩色多普勒预设、胎儿位置、图像质量，以及一些 CHD 具有随孕期而进展的特性，可能导致假阳性和假阴性。①心尖朝前的四腔心切面在二维灰阶图像上容易出现室间隔缺失的假象，应启动 CDFI 通过显示两条平行血流束来帮助判断；②二维灰阶图像对流出道和大血管的显示能力有限，应启动 CDFI 观察，但应注意声束与血流方向垂直时，管腔内无血流信号，容易被误判为缺失，应调整扫查角度予以明确；③发现单一流出道时，多数难以准确鉴别是哪种类型的圆锥动脉干异常，不应过早给予诊断，建议孕中期追踪复查再明确诊断；④因一些瓣膜病变是逐渐发展的过程，所以应注意左右室血流束宽度不对称的定期复查和监测。

六、孕早期超声可疑胎儿心脏异常的管理

孕早期超声检查所发现的CHD多数是严重结构异常，预后不良，及时诊断对妊娠管理有着重要意义。但是由于技术的局限性，难以避免假阳性，可能导致不必要的干预。孕早期超声发现可疑心脏异常时，非常有必要遵循完善的随访制度，尽快复查或转诊至专业人员处，尽可能早地明确诊断。孕早期超声诊断的严重CHD应建议直接行介入性产前诊断（绒毛穿刺或羊膜腔穿刺术）、胎儿染色体核型检查；发现声像图异常、高度怀疑复杂心脏畸形，但难以明确具体类型时，除尽早行胎儿染色体核型检查外，还应在孕中期18~22周进行胎儿心脏超声专项检查，获得最佳诊断效果、评估预后；孕早期不确定的超声声像改变可能是一些进展性CHD由轻向重的演变过程，也可能是正常心脏的一过性超声表现，因此更需要进行孕中期18~22周的超声随访，甚至孕晚期持续评估。孕早期胎儿心脏超声检查结果的咨询应包括对检查结果的准确性把握度、严重畸形的预后、进展性病变诊断的局限性等。

第十四节　胎儿心脏标准切面异常的鉴别诊断

以上各节所介绍的胎儿心血管异常，绝大多数都可以在规范化产前超声筛查要求显示的心脏主要的标准切面中有所表现。本节归纳各标准切面可能出现的异常及相关畸形，横向总结常见先天性心脏畸形的鉴别诊断思路。

一、四腔心切面异常

胎儿心脏四腔心标准切面发生以下任何声像图改变，均应注意可能存在相关的畸形（图22-14-1）。

1. 心脏位置和心轴异常

(1)左位心、左旋心、右位心、右旋心、中位心：①正常心脏为左位心，心脏与胃泡同侧，心房正位，房室连接正常，左心室和心尖朝向左胸前；②左旋心（levoversion of heart）又称孤立性左位心，心脏为左位，但合并内脏转位，可有心房反位、其他心血管畸形，多为异构综合征的表现；③右位心（dextrocardia）即镜像右位心，心脏位于右侧胸腔，左心室和心尖指向右侧，房室连接正常，合并腹腔脏器镜像反位；④右旋心（dextroversion of heart）指心脏位于右侧胸腔，心房正位，房室连接正常，心脏各腔关系为正常心腔位置关系，心尖朝向右心房侧，没有腹腔内脏反位，多数合并心脏圆锥动脉干畸形；⑤中位心为心轴位于正中，心房可正位也可反位，房室连接可异常或正常，也常为异构综合征的表现。

(2)心脏移位：肺或胸腔内占位病变、膈疝或单侧胸腔积液可将心脏推向病变的对侧。

2. 房、室间隔不完整　包括完全性房室隔缺损、部分性房室隔缺损、流入道型室间隔缺损、肌部室间隔缺损及房间隔膨出瘤等。

3. 左、右房室比例不对称　包括左心发育不良、右心发育不良、三尖瓣和二尖瓣病变等。

4. 单心室/功能性单心室　完全性单心室罕见，功能性单心室包括二尖瓣和主动脉瓣闭锁的严重左心发育不良综合征、不合并室间隔缺损的三尖瓣闭锁、房室隔缺损的异构综合征等。

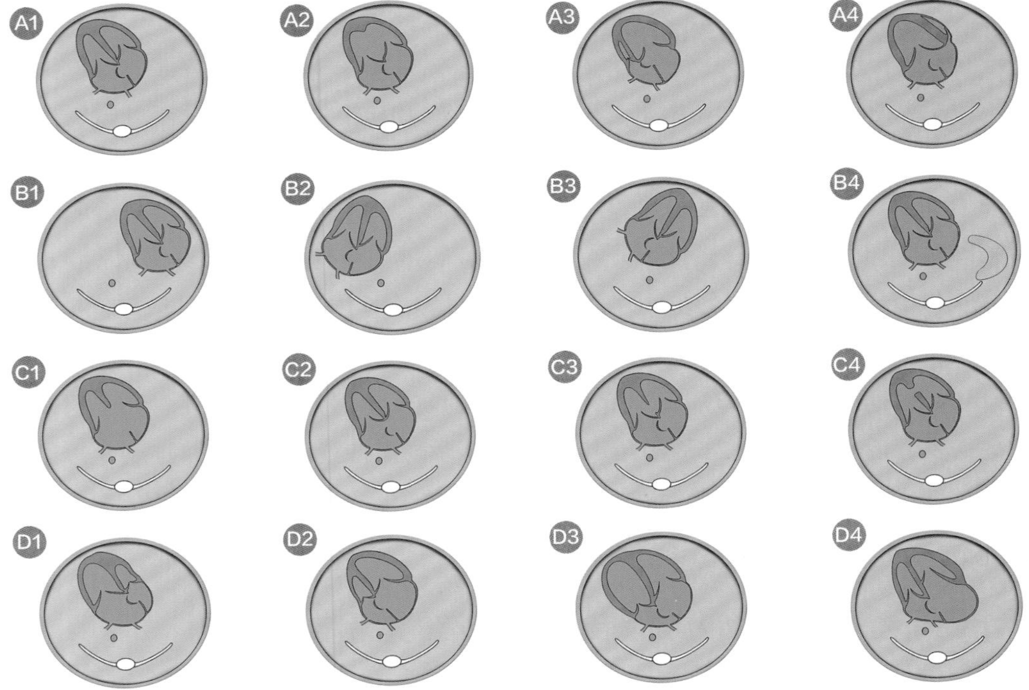

图 22-14-1 ■ 胎儿心脏四腔心切面异常示意图

A1. 正常心脏；A2. 单心室；A3. 二尖瓣闭锁；A4. 三尖瓣闭锁；B1. 心脏右移；B2. 心脏左移；B3. 右旋心；B4. 孤立性左位心；C1. 房室隔缺损；C2. 部分性房室隔缺损；C3. 室间隔缺损；C4. 肌部室间隔缺损；D1. 右心发育不良；D2. 左心发育不良；D3. 左室流出道梗阻；D4. 三尖瓣下移。

5. **心肌异常** 包括心肌肥厚、心肌致密化不全、心脏肿瘤。

6. **血管排列异常** 包括肺静脉异位引流、右位主动脉弓、下腔静脉离断等。

二、流出道切面异常

左、右心室流出道异常主要包括流出道交叉角度改变、主动脉 / 主肺动脉管径比例改变、单一流出道和左室流出道不连续等（图 22-14-2）。

1. **左、右流出道交叉角度改变** 包括完全性大动脉转位、纠正型大动脉转位、Taussig-Bing 型右心室双出口等。

2. **主肺动脉 / 主动脉管径比例改变** 主肺动脉 / 主动脉内径比值增大的病变包括主动脉弓缩窄 / 离断、主动脉瓣狭窄 / 闭锁、肺动脉瓣缺如综合征；主肺动脉 / 主动脉内径比值减小的病变包括法洛四联症、肺动脉狭窄 / 闭锁、法洛四联症型右心室双出口等。

3. **其他** 包括单一流出道的永存动脉干和左室流出道不连续的对位不良型室间隔缺损。

三、三血管 - 气管切面异常

三血管 - 气管切面是发现和诊断圆锥动脉干畸形及动脉弓发育异常的重要切面，血管数量、大小、血流方向发生改变，应注意相关异常（图 22-14-3）。

1. **一条血管弓缺失** 包括永存动脉干、主动脉弓离断、大动脉转位、动脉导管缺如等。

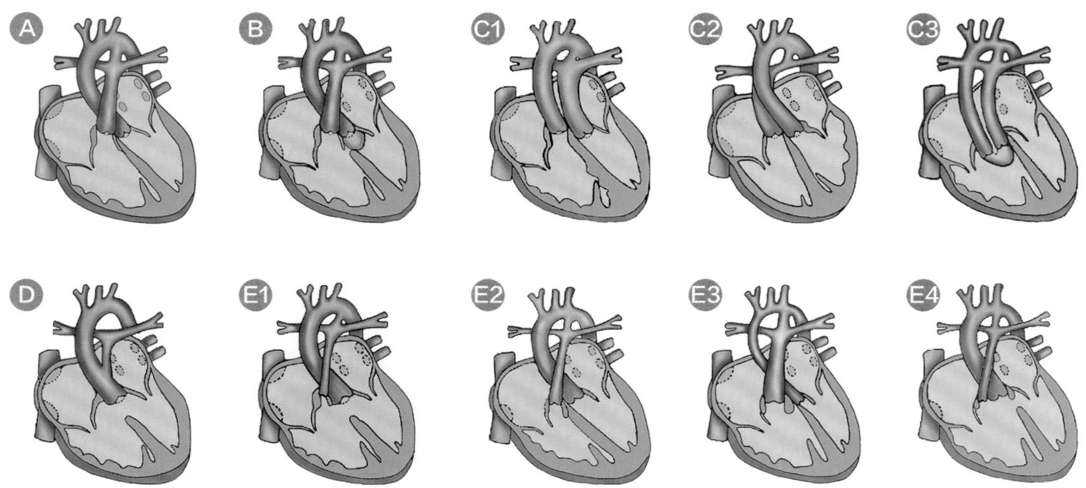

图 22-14-2 ■ 胎儿心脏流出道异常示意图

A. 正常心脏；B. 左室流出道不连续（流出道型室间隔缺损）；C. 大动脉交叉角度改变（C1. 完全性大动脉转位，C2. 纠正型大动脉转位，C3. 转位型右心室双出口）；D. 单一流出道（永存动脉干）；E. 大动脉管径比例改变（E1. 法洛四联症，E2. 肺动脉狭窄，E3. 主动脉缩窄，E4. 法洛四联症型右心室双出口）。

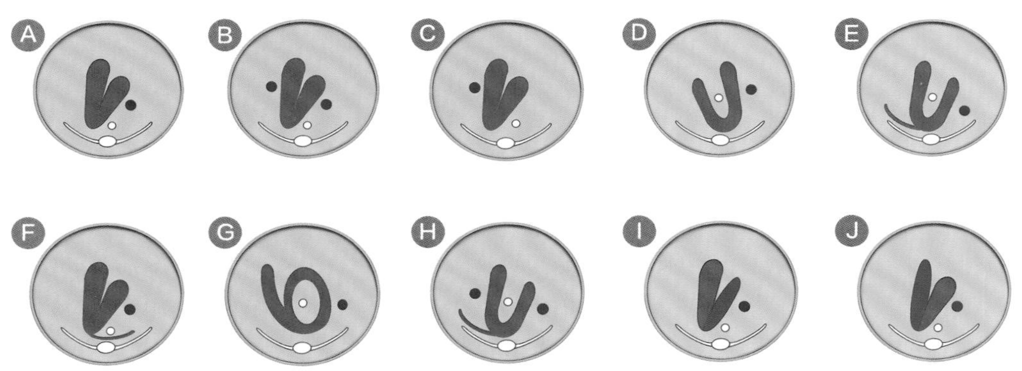

图 22-14-3 ■ 胎儿心脏三血管 - 气管切面异常示意图

A. 正常心脏；B. 双上腔静脉；C. 持续性左上腔静脉 + 右上腔静脉缺如；D. 右位主动脉弓；E. 右位主动脉弓合并左锁骨下动脉迷走；F. 右锁骨下动脉迷走；G. 双主动脉弓；H. 右位主动脉弓 + 双上腔静脉 + 迷走左锁骨下动脉；I. 动脉导管反流；J. 主动脉弓反流。

2. **一条血管弓管径小、反流** 包括主动脉缩窄、肺动脉狭窄 / 闭锁、动脉导管早闭等。

3. **血管排列异常** 出现血管环或血管呈“U”形排列，包括右位主动脉弓、双主动脉弓。

4. **血管数目异常** 包括迷走右锁骨下动脉、持续性左上腔静脉、右上腔静脉缺失等。

第十五节 | 先天性心脏病的预后分级

先天性心脏畸形种类繁多，病变严重程度跨度大，预后各不相同。基于各类先天性心脏病的自然转归及出生后的治疗效果，将其预后进行大致分级，以便于临床咨询（表 22-15-1），超声医学科、遗传学科、小儿心脏外科及产科等各专业协同建立多学科会诊机制，根据产前超声心脏畸形的类型、严重程度、疾病转归、出生后治疗方案、成功率、术后寿命及生存质量等多方面进行预后咨询及后续管理方案的制订。

表 22-15-1 ■ 胎儿先天性心脏病预后分级

分级	总体预后	预后指标	先天性心脏病种类	临床方案
Ⅰ级	预后较好	• 可自愈 • 血流动力学无影响 • 无需手术 • 手术效果好、成功率高、费用低 • 治愈后生存质量好	• 卵圆孔受限 • 室间隔缺损 • 轻度肺动脉瓣狭窄 • 轻度主动脉缩窄 • 右位主动脉弓 • 良性心律失常 • 持续性左上腔静脉 • 动脉导管早闭 • 冠状动脉瘘	• 排除心外畸形 • 排除遗传综合征 • 定期超声复查 • 出生后超声心动图 • 随诊评估
Ⅱ级	预后相对较好	• 出生后可建立双心室循环 • 预后根据病理分型和发育状态的不同差异很大 • 手术的远期并发症具有不确定性	• 完全性房室隔缺损 • 轻度三尖瓣下移畸形 • 法洛四联症（肺动脉发育良好） • 肺动脉瓣闭锁（肺动脉发育良好） • 主动脉缩窄 • 主动脉 - 肺动脉窗 • 双主动脉弓	• 排除心外畸形 • 排除遗传综合征 • 定期超声复查 • 出生后建立双心室循环手术治疗
Ⅲ级	预后相对较差	• 出生后需紧急救治 • 动脉导管和 / 或卵圆孔依赖型先天性心脏病 • 出生后血流动力学不稳定	• 完全性大动脉转位（不伴室间隔缺损） • 主动脉弓离断 • 完全性肺静脉异位引流 • 肺动脉吊带	• 维持动脉导管和 / 或卵圆孔开放 • 转诊至具备新生儿心脏病救治能力的机构分娩
Ⅳ级	预后差	• 出生后需紧急抢救及分期手术治疗 • 手术复杂，难以获得解剖矫治 • 寿命及生活质量较正常明显降低	• 严重的房室瓣膜病变 • 严重的法洛四联症 • 右心室双出口 • 纠正型大动脉转位 • 永存动脉干 • 严重的肺动脉闭锁 / 发育不良 • 主动脉弓离断 • 三度房室传导阻滞	• 充分评估给予咨询 • 转诊至具备新生儿心脏病救治能力的机构分娩
Ⅴ级	预后极差	• 无法治疗或治疗效果极差 • 只能行单心室修补	• 严重的左心发育不良综合征 • 合并染色体病、致病性基因异常 • 合并严重的心外畸形 • 合并心力衰竭、水肿	• 给予充分咨询

（谢红宁　彭　软）

参考文献

1. CARVALHO JS, AXT-FLIEDNER R, CHAOUI R, et al. ISUOG Practice Guidelines (updated): fetal cardiac screening. Ultrasound Obstet Gynecol, 2023, 61 (6): 788-803.
2. SALVESEN K, ABRAMOWICZ J, TER HAAR G, et al. ISUOG statement on the safe use of Doppler for fetal ultrasound examination in the first 13+6 weeks of pregnancy (updated). Ultrasound ObstetG ynecol, 2021, 57 (6): 1020.
3. 中国医师协会超声医师分会 . 中国胎儿心脏超声检查指南 . 北京 : 人民卫生出版社 , 2018.
4. VENA F, DONARINI G, SCALA C, et al. Redundancy of foramen ovale flap may mimic fetal aortic coarctation. Ultrasound Obstet Gynecol, 2020, 56 (6): 857-886.
5. HUANG SY, CHAO AS, KAO CC, et al. The outcome of prenatally diagnosed isolated fetal ventricular septal defect. J Med Ultrasound, 2017, 25 (2): 71-75.
6. DU L, XIE HN, HUANG LH, et al. Prenatal diagnosis of submicroscopic chromosomal aberrations in fetuses with ventricular septal defects by chromosomal microarray-based analysis. Prenat Diagn, 2016, 36 (13): 1178-1184.
7. TAQATQA AS, VETTUKATTIL JJ. Atrioventricular deptal defects: pathology, imaging, and treatment options. Curr Cardiol Rep, 2021, 23 (8): 93.
8. TORIGOE F, ISHIDA H, ISHII Y, et al. Fetal echocardiographic prediction score for perinatal mortality in tricuspid valve dysplasia and Ebstein's anomaly. Ultrasound Obstet Gynecol, 2020, 55 (2): 226-232.
9. KHATIB N, GOVER A, BELOOSESKY R, et al. Early prenatal diagnosis of tricuspid valve dysplasia. J Matern Fetal Neonatal Med, 2022, 35 (2): 410-413.
10. SURIYA JY, RAJ A, PILLAI AA, et al. Ebstein's anomaly during pregnancy: experience from a tertiary care centre-a case series and review of literature. J Obstet Gynaecol, 2022, 42 (4): 594-596.
11. ZHAO Y, ABUHAMAD A, FLEENOR J, et al. Prenatal and postnatal survival of fetal tetralogy of fallot: a Meta-analysis of perinatal outcomes and associated genetic disorders. J Ultrasound Med, 2016, 35 (5): 905-915.
12. RAO S, NAJM HK, STEWART RD, et al. Tetralogy of Fallot with absent pulmonary valve-when the ductus is present: a case of isolated branch pulmonary artery and review of literature. Echocardiography, 2019, 36 (5): 996-1000.
13. WU LH, WANG N, XIE HN, et al. Cardiovascular Z-scores in fetuses with tetralogy of Fallot. Ultrasound Obstet Gynecol, 2014, 44 (6): 674-681.
14. PENG R, ZHENG J, XIE HN, et al. Genetic anomalies in fetuses with tetralogy of Fallot by using high-definition chromosomal microarray analysis. Cardiovasc Ultrasound, 2019, 17 (1): 8.
15. KOWALIK E. Management of congenitally corrected transposition from fetal diagnosis to adulthood. Expert Rev Cardiovasc Ther, 2023, 21 (6): 389-396.
16. FOTAKI A, NOVAES J, JICINSKA H, et al. Fetal aortopulmonary window: case series and review of the literature. Ultrasound Obstet Gynecol, 2017, 49 (4): 533-539.
17. COHEN J, ARYA B, CAPLAN R, et al. Congenitally corrected transposition of the great arteries: fetal diagnosis, associations, and postnatal outcome: a fetal heart society research collaborative study. J Am Heart Assoc, 2023, 12 (11): e029706.
18. NGWEZI DP, MCCLEAN M, MCBRIEN A, et al. Prenatal features of ductus arteriosus-related branch pulmonary stenosis in fetal pulmonary atresia. Ultrasound Obstet Gynecol, 2021, 58 (3): 411-419.
19. LESIEUR E, ZAFFRAN S, CHAOUI R, et al. Prenatal screening and diagnosis of pulmonary artery anomalies. Ultrasound Obstet Gynecol, 2023, 61 (4): 445-457.
20. GOTTSCHALK I, STRIZEK B, MENZEL T, et al. Severe pulmonary stenosis or atresia with intact ventricular septum in the fetus: the natural history. Fetal Diagn Ther, 2020, 47 (5): 420-428.
21. WERTASCHNIGG D, JAEGGI M, CHITAYAT D, et al. Prenatal diagnosis and outcome of absent pulmonary valve syndrome: contemporary single-center experience and review of the literature. Ultrasound Obstet Gynecol, 2013, 41 (2): 162-167.
22. VORISEK CN, KURKEVYCH A, KUHN V, et al. Prenatal diagnosis and postnatal outcome of eight cases with criss-

cross heart-a multicenter case series. Ultraschall Med, 2022, 43 (6): e90-e97.
23. LAUX D, DERRIDJ N, STIRNEMANN J, et al. Accuracy and impact of prenatal diagnosis of common arterial trunk. Ultrasound Obstet Gynecol, 2022, 60 (2): 223-233.
24. BRAVO C, GÁMEZ F, PÉREZ R, et al. Fetal aortic arch anomalies: key sonographic views for their differential diagnosis and clinical implications using the cardiovascular system sonographic evaluation protocol. Ultrasound Med, 2016, 35 (2): 237-351.
25. MA J, ZHANG Y, WANG Y, et al. Prenatal two-and three-dimensional echocardiographic diagnosis of anomalous origin of one pulmonary artery from the ascending aorta: Case report and literature review. J Clin Ultrasound, 2020, 48 (7): 423-427.
26. SEZER S, ACAR DK, EKIZ A, et al. Prenatal diagnosis of left pulmonary artery sling and review of literature. Echocardiography, 2019, 36 (5): 1001-1004.
27. WANG Y, ZHANG Y. Fetal vascular rings and pulmonary slings: strategies for two-and three-dimensional echocardiographic diagnosis. J Am Soc Echocardiogr, 2021, 34 (4): 336-351.
28. MASTROMORO G, CALCAGNI G, VIGNAROLI W, et al. Crossed pulmonary arteries: An underestimated cardiovascular variant with a strong association with genetic syndromes-A report of 74 cases with systematic review of the literature. Am J Med Genet A, 2022, 188 (8): 2351-2359.
29. ROELEVELD PP, AXELROD DM, KLUGMAN D, et al. Hypoplastic left heart syndrome: from fetus to fontan. Cardiol Young, 2018, 28 (11): 1275-1288.
30. D'ANTONIO F, KHALIL A, ZIDERE V, et al. Fetuses with right aortic arch: a multicenter cohort study and meta-analysis. Ultrasound Obstet Gynecol, 2016, 47 (4): 423-432.
31. PENG R, XIE HN, ZHENG J, et al. Fetal right aortic arch: associated anomalies, genetic anomalies with chromosomal microarray analysis, and postnatal outcome. Prenat Diagn, 2017, 37 (4): 329-335.
32. TROBO D, BRAVO C, ALVAREZ T, et al. Prenatal sonographic features of a double aortic arch: literature review and perinatal management. J Ultrasound Med, 2015, 34 (11): 1921-1927.
33. KAILIN JA, SANTOS AB, YILMAZ FURTUN B, et al. Isolated coarctation of the aorta in the fetus: A diagnostic challenge. Echocardiography, 2017, 34 (12): 1768-1775.
34. FAMILIARI A, MORLANDO M, KHALIL A, et al. Risk factors for coarctation of the aorta on prenatal ultrasound: a systematic review and meta-analysis. Circulation, 2017, 135 (8): 772-785.
35. HIRANO Y, MASUYAMA H, HAYATA K, et al. Prenatal diagnosis of interrupted aortic arch: usefulness of three-vessel and four-chamber views. Acta Med Okayama, 2016, 70 (6): 485-491.
36. STAVRIDIS K, ANTSAKLIS P, THEODORA M, et al. Prenatal diagnosis of aberrant right subclavian artery: a literature review. J Matern Fetal Neonatal Med, 2022, 35 (25): 8856-8862.
37. 杜柳，谢红宁，郑菊，等．胎儿迷走右侧锁骨下动脉 58 例临床分析．中华妇产科杂志，2016, 51 (6): 457-460.
38. BRAVO-VALENZUELA NJM, PEIXOTO AB, ARAUJO JÚNIOR E. Prenatal diagnosis of total anomalous pulmonary venous connection: 2D and 3D echocardiographic findings. J Clin Ultrasound, 2021, 49 (3): 240-247.
39. PENG R, XIE HN, DU L, et al. Four-dimensional ultrasound with spatiotemporal image correlation and tomographic ultrasound imaging in the prenatal diagnosis of anomalous pulmonary venous connection. J Ultrasound Med, 2012, 31 (10): 1651-1658.
40. PALADINI D, PISTORIO A, WU LH, et al. Prenatal diagnosis of total and partial anomalous pulmonary venous connection: multicenter cohort study and meta-analysis. Ultrasound Obstet Gynecol, 2018, 52 (1): 24-34.
41. KAO CC, HSIEH CC, CHENG PJ, et al. Total anomalous pulmonary venous connection: from embryology to a prenatal ultrasound diagnostic update. J Med Ultrasound, 2017, 25 (3): 130-137.
42. WACKER-GUSSMANN A, STRASBURGER JF, CUNEO BF, et al. Diagnosis and treatment of fetal arrhythmia. Am J Perinatol, 2014, 31 (7): 617-628.
43. JAEGGI E, ÖHMAN A. Fetal and Neonatal Arrhythmias. Clin Perinatol, 2016, 43 (1): 99-112.
44. GUSTAPANE S, LEOMBRONI M, KHALIL A, et al. Systematic review and meta-analysis of persistent left superior vena cava on prenatal ultrasound: associated anomalies, diagnostic accuracy and postnatal outcome. Ultrasound Obstet Gynecol, 2016, 48 (6): 701-708.
45. SAYICI UI, ARI ME. Persistent left superior vena cava without right superior vena cava during fetal life. Cardiol Young, 2023, 2: 1-2.

46. DU L, XIE HN, ZHU YX, et al. Fetal persistent left superior vena cava in cases with and without chromosomal anomalies. Prenat Diagn, 2014, 34 (8): 797-802.
47. BRONSHTEIN M, KHATIB N, BLUMENFELD Z. Prenatal diagnosis and outcome of isolated interrupted inferior vena cava. Am J Obstet Gynecol, 2010, 202 (4): 398. e1-4.
48. WU LH, XIE HN, PALADINI D, et al. Azygos vein Z score in normal fetuses with venous malformation related to azygos vein. J Ultrasound Med, 2016, 35 (12): 2563-2574.
49. STRIZEK B, ZAMPRAKOU A, GOTTSCHALK I, et al. Prenatal diagnosis of agenesis of ductus venosus: a retrospective study of anatomic variants, associated anomalies and impact on postnatal outcome. Ultraschall Med, 2019, 40 (3): 333-339.
50. ERENEL H, KARSLI MF, OZEL A, et al. Ductus venosus-systemic shunt. Report of six cases and systematic review of the literature. J Matern Fetal Neonatal Med, 2020, 33 (6): 1015-1023.
51. DAGDEVIREN G, KELES A, YÜCELCELIK O, et al. Prenatal diagnosis of the persistent right umbilical vein, incidence and clinical significance. J Obstet Gynaecol, 2022, 42 (3): 443-446.
52. DI PASQUO E, KULEVA M, O'GORMAN N, et al. Fetal intra-abdominal umbilical vein varix: retrospective cohort study and systematic review and meta-analysis. Ultrasound Obstet Gynecol, 2018, 51 (5): 580-585.
53. BERAUD E, ROZEL C, MILON J, et al. Umbilical vein varix: Importance of ante-and post-natal monitoring by ultrasound. Diagn Interv Imaging, 2015, 96 (1): 21-26.
54. AKALIN M, DEMIRCI O, KUMRU P, et al. Heterotaxy syndrome: Prenatal diagnosis, concomitant malformations and outcomes. Prenat Diagn, 2022, 42 (4): 435-446.
55. BUCA DIP, KHALIL A, RIZZO G, et al. Outcome of prenatally diagnosed fetal heterotaxy: systematic review and meta-analysis. Ultrasound Obstet Gynecol, 2018, 51 (3): 323-330.
56. 林美芳，谢红宁，李岚，等. 胎儿左、右侧异构综合征产前超声特征的对比研究. 中华超声影像学杂志，2011, 20 (5): 432-435.
57. YUAN SM. Fetal cardiac tumors: clinical features, management and prognosis. J Perinat Med, 2018, 46 (2): 115-121.
58. CAVALCANTE CTMB, PINTO JUNIOR VC, POMPEU RG, et al. Perinatal unusual rhabdomyoma location-case report and systematic reviews of the literature. J Matern Fetal Neonatal Med, 2021, 34 (1): 137-151.
59. GÓMEZ-ARRIAGA PI, ESCRIBANO D, GÓMEZ-MONTES E, et al. Prenatal diagnosis of isolated coronary artery fistula: systematic review, analysis of perinatal prognostic factors and case report. J Matern Fetal Neonatal Med, 2023, 36 (1): 2206938.
60. WEN J, GUO X, CAI S, et al. Fetal ductus arteriosus premature constriction. Int Heart J, 2022, 63 (4): 722-728.
61. TIAN L, ZHOU Q, ZHOU J, et al. Ventricular non-compaction cardiomyopathy: prenatal diagnosis and pathology. Prenat Diagn, 2015, 35 (3): 221-227.
62. CHEN J, WANG J, SUN H, et al. Fetal cardiac tumor: echocardiography, clinical outcome and genetic analysis in 53 cases. Ultrasound Obstet Gynecol, 2019, 54 (1): 103-109.
63. BILARDO CM, CHAOUI R, HYETT JA, et al. ISUOG Practice Guidelines (updated): performance of 11-14-week ultrasound scan. Ultrasound Obstet Gynecol, 2023, 61 (1): 127-143
64. HERNANDEZ-ANDRADE E, PATWARDHAN M, CRUZ-LEMINI M, et al. Early Evaluation of the Fetal Heart. Fetal Diagn Ther, 2017, 42 (3): 161-173.

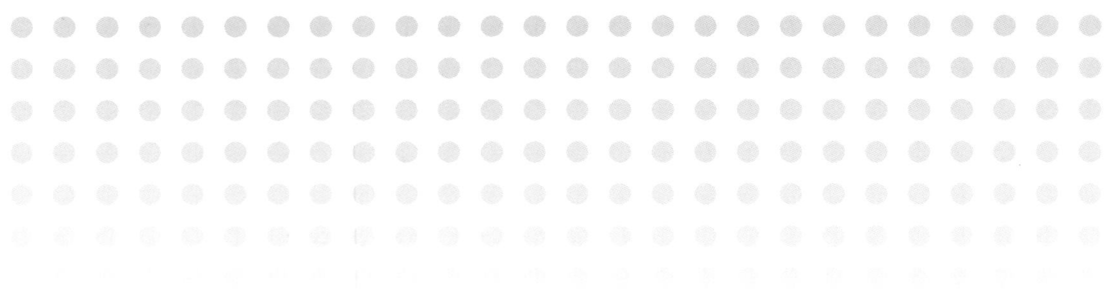

第二十三章 胎儿胸部发育异常的超声诊断

先天性胸部异常包括胸壁异常、胸腔积液、支气管-肺发育异常、膈肌发育异常(膈疝)、纵隔占位病变和心脏大血管异常。本章将介绍有结构改变、可获得产前超声诊断的膈疝、支气管-肺发育异常和胸腔积液等病变的病理、超声特征及预后。胸壁异常、纵隔病变及心脏大血管异常等在其他相关章节介绍。

第一节 ｜ 正常胎儿胸部超声检查

一、呼吸道的胚胎发育

胸腔内除心脏大血管以外的气管、支气管、双肺及食管等脏器主要由胚胎期前肠发育而来,前肠腹侧部分发育形成气管和肺芽,背侧部分形成食管。初始肺芽从前肠腹侧凸起,形成呼吸憩室,憩室先向头侧发育形成上呼吸道(鼻和咽),再向下逐级分支形成下呼吸道和肺叶;同时食管-气管嵴形成,将肺芽与前肠分隔开,即形成腹侧的呼吸道和背侧的食管。喉、气管、支气管及肺的上皮细胞由内胚层发育形成,而软骨、平滑肌及气管和肺的结缔组织则起自中胚层。

肺脏的发育从胚胎早期一直延续至出生后,包括气道逐级分支生长和肺泡发育,肺泡的成熟以肺泡表面活性物质形成体系的完善为标志,肺泡表面活性物质可降低肺泡表面张力,抑制呼气时的肺泡塌陷。通常肺泡表面活性物质在妊娠晚期开始形成、妊娠36周左右完善、肺泡成熟。胎儿肺的结构形成和功能成熟,使胎儿出生后第一次呼吸就可以保障气体交换。近年来,许多研究探讨产前超声预测胎肺成熟,如通过人工智能算法进行肺的超声图像纹理识别预测肺的成熟度,取得了一定的进展,但其临床实用性尚有待验证。膈肌在妊娠早期即开始发育,后逐渐肌化,至妊娠14周发育完成。

二、正常胎儿的胸部超声检查

胎儿胸部超声检查的主要切面包括经四腔心胸部横切面、胸腹腔前正中矢状切面、双侧胸腔旁矢状切面和胸部冠状切面，必要时还需增加气管 - 支气管长轴切面。

1. **经四腔心胸部横切面** 除观察四腔心结构和大血管排列（详见第二十二章第二节正常胎儿心血管超声检查）外，重点应观察双侧肺脏的回声和大小，包括心肺比例、左右肺比例，还应观察胸腔内有无占位病变、肺周有无液性无回声区。正常胎儿左侧肺较右侧肺面积小，肺实质呈均质高回声，妊娠早期肺部的回声与肝脏相似，随着孕周的增加，回声逐渐高于肝脏。使用分辨力较高的高频探头可显示肺门处支气管各级分支及肺动静脉分支形成的纹理，CDFI 可显示肺动静脉血流自肺门处向外呈放射状分布（图 23-1-1A、B）。

2. **胸腹腔前正中矢状切面** 在胎儿胸腹前方扫查，取正中矢状切面，显示胸骨、心脏、胸腹交界处弓形突向胸腔的低回声带状膈肌；观察胸、腹腔比例。在胎头呈仰伸状态时可显示上纵隔的胸腺（图 23-1-1C）。

3. **双侧胸腔旁矢状切面** 在胸腹腔正中矢状切面向胸腔两侧动态扫查，显示胸腔旁矢状切面（图 14-2-8）。此切面动态扫查，重点观察由膈肌和胸腹腔界面回声差形成的拱形朝向胸腔的弧形低回声带，以判断有无膈肌缺损及膈疝。

4. **胸腹腔冠状切面** 此切面可作为以上切面的补充，进一步观察双肺和膈肌的完整性，采用三维超声通过增加层厚进行成像，可显示常规扫查难以得到的冠状切面从而获得直观的图像。

5. **气管 - 支气管长轴切面** 在胎儿颈、胸部冠状切面扫查，避开锁骨衰减影响，显示胎儿气管、支气管长轴（图 23-1-1D）。

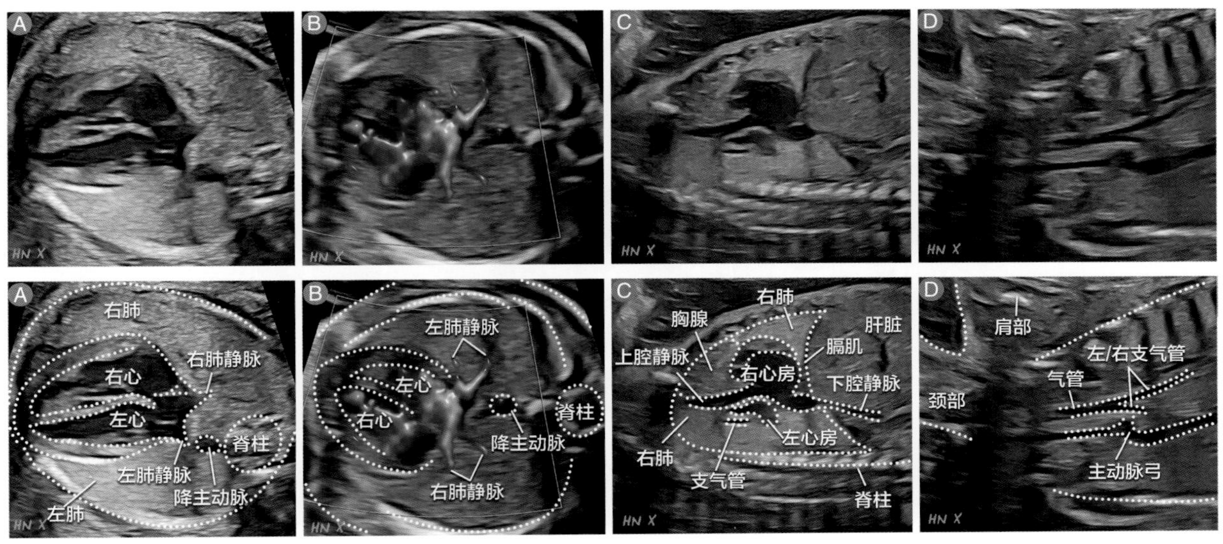

图 23-1-1 ■ 胎儿胸部超声检查切面

A. 经四腔心胸部横切面灰阶图；B. 经四腔心胸部横切面彩色多普勒血流图；C. 胸腹腔前正中矢状切面；D. 经气管 - 支气管冠状切面。

第二节 | 先天性肺发育障碍

胚胎发育过程中受多种因素影响而导致各种类型的先天性肺发育障碍，包括：①肺缺如（pulmonary agenesis），为胚胎期肺形成障碍所致，可缺少一叶肺、一侧肺，甚至双侧肺，同时伴同侧肺动静脉缺失；②肺发育不全（pulmonary aplasia），仅有支气管盲端而无肺血管和肺实质；③肺发育不良（pulmonary hypoplasia），肺正常结构存在，肺大小或肺细胞、肺泡或支气管分支程度减少，多累及全肺。胎儿期肺发育不良大多继发于胸腔占位病变、无羊水、肺动静脉异常、胸腔积液、胸廓畸形等。

【超声表现】

1. 单侧肺缺如 经四腔心胸部横切面可显示心脏向患侧移位，CDFI 未见患侧肺动脉分支；胸腔矢状切面和冠状切面未能显示患侧肺结构；多数病例合并患侧胸腔小、肋骨内陷，三维超声成像可显示双侧肋骨排列不对称（图 23-2-1）。

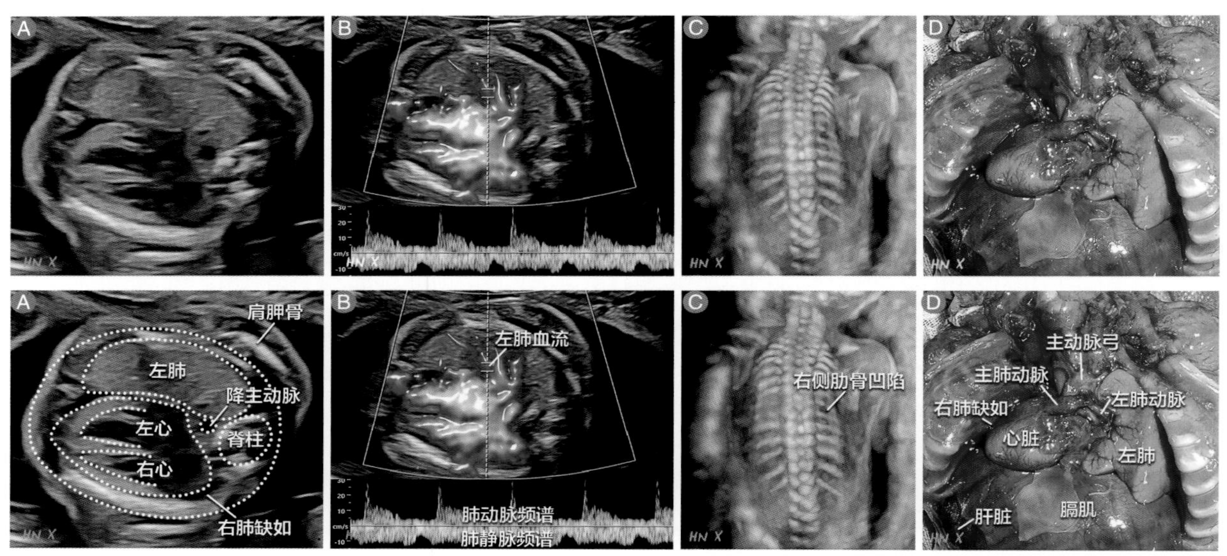

图 23-2-1 ■ 右侧肺缺如（22 周）

A. 四腔心切面灰阶图；B. 四腔心切面健肺血流及频谱；C. 脊柱和胸廓最大模式三维成像；D. 解剖标本。

2. 肺发育不良 胎儿多数合并全身或局部异常。二维灰阶超声可以通过测量胎儿心 - 胸横径或面积比、胸围 - 头围比例、肺 - 头比和肺体积三维测量等方法评估肺体积缩小程度，但无论哪种方法，形态学的改变与功能不全并不完全对等，均不能可靠、准确地预测肺发育不良，只在部分极端异常、肺发育极小的情况下有帮助。

【鉴别诊断】单侧肺缺如与单侧肺发育不全鉴别较困难，都可表现为患侧肺不显示、肺动脉缺如，但两者预后一致。肺发育不良的鉴别诊断主要为原发疾病的鉴别诊断。

【预后与咨询】双侧肺缺如无法存活。单侧肺缺如若不合并其他异常，出生后可存活至成年，合并畸形者死亡率高。肺发育不全的严重程度与胎儿期合并畸形以及羊水过少有关。肺发育不全出生后需要长期呼吸支持，但仍有较高的新生儿死亡率。

第三节 | 先天性肺囊性腺瘤样畸形

先天性肺囊性腺瘤样畸形（congenital cystic adenomatoid malformation，CCAM），简称肺腺瘤样畸形，为胚胎期发生在终末细支气管的肺错构瘤样畸形，与正常的支气管分支相通，由肺循环供血。绝大多数为单侧发生，且多发生在下叶，无明显侧别差异。CCAM 是产前超声检查中相对常见的肺部占位病变，发生率为 1/12 000。CCAM 较少合并其他畸形，几乎不合并染色体异常。

【病理分型】采用 Stocker 传统分型，根据病灶内最大囊肿直径将 CCAM 分为 3 种类型：①Ⅰ型，病灶表现为单一大囊肿，囊肿直径 2~10cm；②Ⅱ型，病灶表现为多个小囊肿，囊肿直径 0.5~2cm；③Ⅲ型，病灶呈实性或呈密集微小囊肿。

【超声表现】

1. 二维灰阶 在经四腔心胸腔横切面显示双肺回声不对称，一侧肺回声不均。①Ⅰ型，肺实质内可见单一囊性占位，囊肿直径大于 2cm，较大时纵隔和心脏向对侧移位；②Ⅱ型，病变侧肺局灶性回声不均匀，局部可见多个小囊肿，直径 0.5~2cm；③Ⅲ型，病灶呈均质高回声，回声高于周围肺组织，有时高回声内可见细小囊肿，有时与正常肺组织分界不清（图 23-3-1）。在患侧胸腔横切面、矢状切面和冠状切面可测量病灶大小。

2. CDFI 病灶内可显示来自肺动脉分支的供血动脉，经肺静脉回流（图 23-3-1）。

3. 合并征象 较大的 CCAM 可伴心脏移位或心轴改变；病灶较大可影响吞咽，或病灶产生过量羊水，引起羊水过多；病灶较大时可并发胎儿水肿。

4. CCAM 病灶变化 CCAM 通常在孕中期出现，孕中期晚期病灶最大，孕晚期病灶大小趋于平稳，部分病灶在孕晚期逐渐缩小。应注意孕晚期 CCAM 病灶与正常肺脏分界不清，产前超声检查可能无法分辨病灶，但出生后行 CT 或 MRI 检查病灶仍然存在。

【鉴别诊断】Ⅰ型、Ⅱ型 CCAM 的鉴别诊断包括胸腔内囊性占位如支气管囊肿、左侧膈疝等，可根据囊肿的部位、周围肺组织回声和膈肌的完整性等鉴别。Ⅲ型 CCAM 主要与肺隔离症鉴别，后者 CDFI 可显示病灶血供来源于降主动脉；另外，还应与支气管闭锁导致的肺叶增大、回声增高鉴别，后者可见肺叶内扩张的支气管分支。

【预后与咨询】有报道，约 20% 的 CCAM 病例在孕晚期可自然消退，其自然转归和预后主要与病灶大小、有无伴发纵隔移位及有无合并胎儿水肿等有关。若出现胎儿水肿则提示预后不良。有研究提示，CCAM 病灶体积与胎儿头围比值（CCAM volume to head circumference ratio，CVR）可作为预测是否出现胎儿水肿及出生后是否出现呼吸系统症状的指标，CVR 的计算公式为：[病灶上下径（cm）× 前后径（cm）× 宽径（cm）× 0.52]/ 头围（cm）。CVR 值约在 25 周达高峰，29 周后开始明显下降。CVR>1.6 时胎儿水肿风险增加，但尚未作为临床决策指标。孕晚期每 2 周一次超声监测，CVR>1.6 时建议每周监测一次。

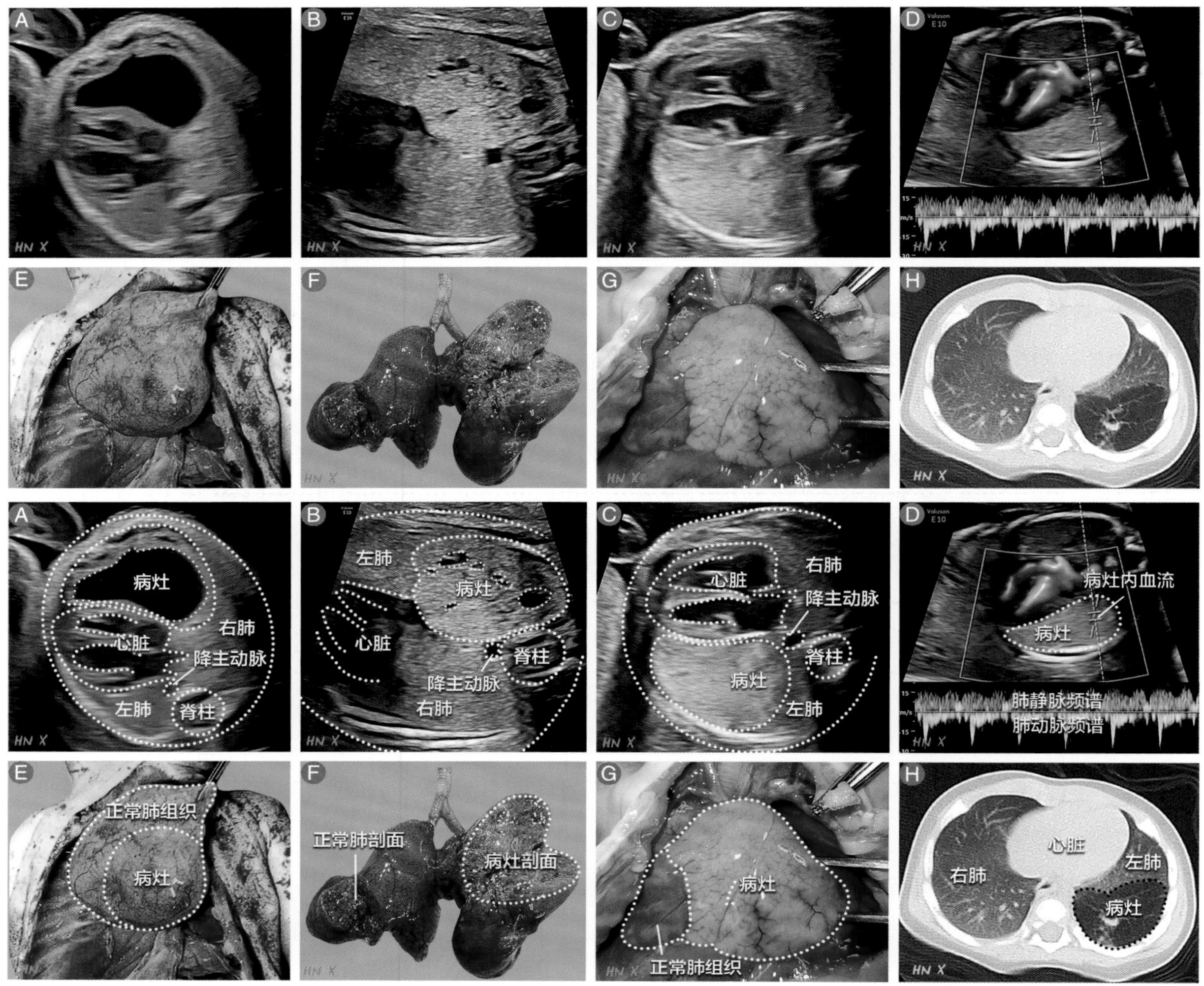

图 23-3-1 ■ 先天性肺囊性腺瘤样畸形（CCAM）

A. Ⅰ型 CCAM；B. Ⅱ型 CCAM；C. Ⅲ型 CCAM；D. CCAM 血流及频谱；E. Ⅰ型 CCAM 解剖标本；F. Ⅱ型 CCAM 解剖标本；G. Ⅲ型 CCAM 解剖标本；H. Ⅲ型 CCAM 出生后 CT 图像。

第四节 | 肺隔离症

支气管肺隔离症（bronchopulmonary sequestration，BPS），又称肺隔离症（pulmonary sequestration），简称隔离肺，是指胚胎期部分无功能的肺组织与肺主体分离，独立于正常的肺组织之外，虽含支气管结构，但不与肺主体支气管相通，其血液供应来自体循环动脉供血而非肺动脉。BPS 的发生机制可能是在正常肺芽的尾侧存在异位的副肺芽，随食管的迁移继续向尾侧发育成隔离肺。BPS 病灶多呈三角形，在病理上可分为叶内型和叶外型，前者与正常肺组织有共同的脏层胸膜覆盖，后者有独立的脏层胸膜。根据病灶与膈肌的关系，叶外型又分为膈上型（占 90%）、膈下型或跨膈型。BPS 常为单侧发生，且最常位于左肺下叶与膈肌之间。叶外型常合并其他部位发育异常，如先天性膈疝和前肠发育异常。部分隔离肺病灶可伴有肺腺瘤样畸形，病灶血供来自胸主动脉，与正常肺组织分界不清，多为叶内型。BPS 病灶血供大多数来自胸主动脉，但静脉回流方式有体静脉回流或肺静脉回流。笔者团队曾采用高分辨力的血流多普勒技术观察 71 例产前诊断的 BPS 病例，49.3% 为体静脉回流，50.7% 为肺静脉回流，体静脉回流组胎儿合并畸形、水肿和羊水过多等均高于肺静脉回流组。

【超声表现】

1. 二维灰阶超声 在胸部横切面上、下扫查可显示胸腔内均质高回声肿块，呈椭圆形或三角形，经胸腔矢状切面扫查可观察肿块与膈肌的关系，判断其为膈上型（胸腔内）、膈下型（腹腔上段）或跨膈型（胸腹交界处）。若合并肺腺瘤样畸形，则提示可能为叶内型 BPS（图 23-4-1）。

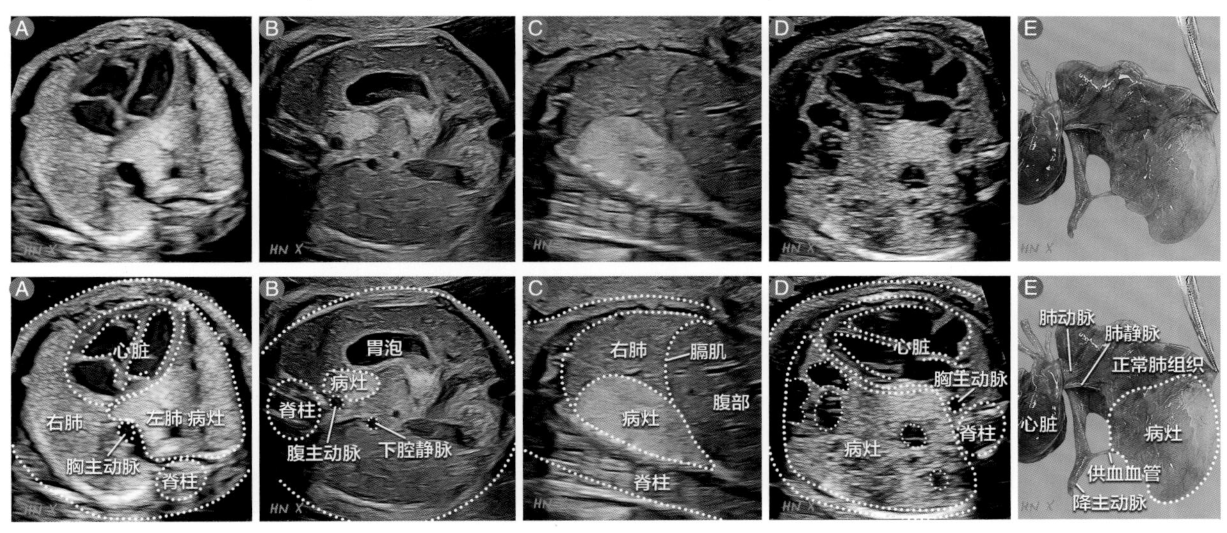

图 23-4-1 ■ 肺隔离症

A. 膈上型；B. 膈下型；C. 跨膈型；D. 叶内型（合并肺囊性腺瘤样畸形）；E. D 图病例解剖标本。

2. CDFI 肿块内血流较少，仅可见一条或两条供血动脉，来自胸主动脉或腹主动脉，还可显示其静脉回流，可通过探测血流频谱鉴别。因病灶内血管较细小、弯曲，需调整多普勒血流增益和脉冲重复频率直至显示清晰的血流。叶内型多通过肺静脉回流，而叶外型可经肺静脉回流，也可经奇静脉或下腔静脉回流（图 23-4-2）。

3. 肺隔离症病灶变化 BPS 在胎儿期与 CCAM 有相似的变化规律，即常在孕中期出现，孕中期晚期病灶最大，孕晚期部分病灶缩小，较小的病灶多数在出生后消失。

【鉴别诊断】肺隔离症的产前灰阶超声图像与Ⅲ型 CCAM 极为相似，鉴别要点为后者血供来自肺动脉。位于腹腔内的膈下型 BPS 需与腹腔肿瘤，如与肾上腺来源肿瘤鉴别，后者位于肾上极，呈圆形，回声稍低欠均匀，其内血流较丰富。

【预后与咨询】大多数 BPS 病例预后良好，几乎不合并染色体异常，68% 病灶可自然消退。若合并胸腔积液或其他畸形则预后不良。笔者团队研究显示，因经体静脉回流的 BPS 合并异常的风险较经肺静脉回流者高，故经肺静脉回流的 BPS 整体预后相对更好。

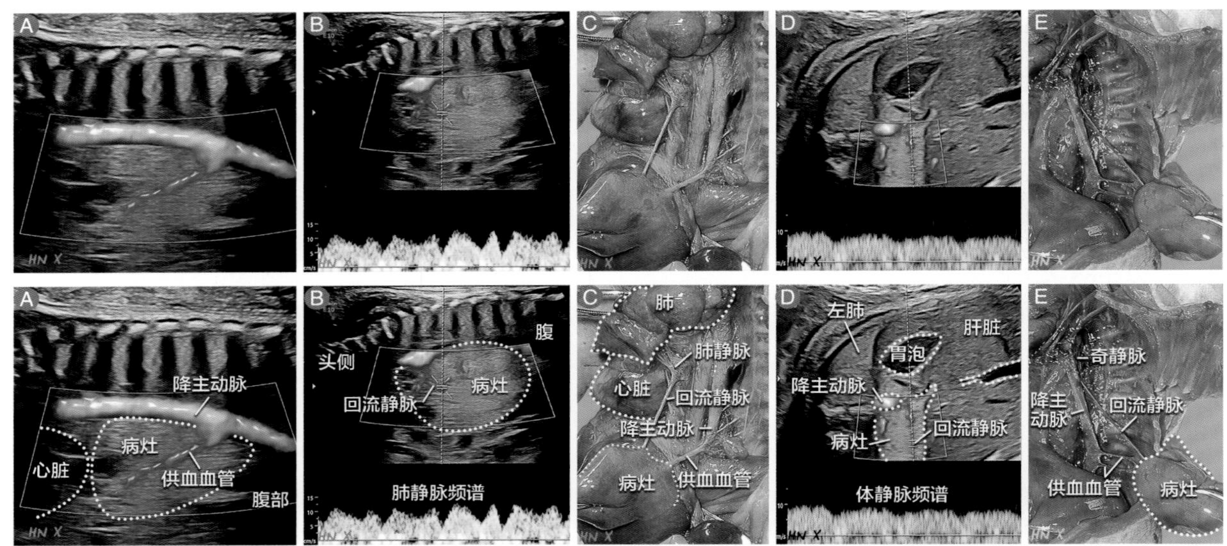

图 23-4-2 ■ 肺隔离症彩色多普勒血流图及病理

A. 肺隔离症动脉血流；B. 肺隔离症肺静脉回流；C. 肺隔离症肺静脉回流病理标本；D. 肺隔离症体静脉回流；E. 肺隔离症体静脉回流病理标本。

第五节 | 先天性上气道梗阻综合征

先天性上气道梗阻综合征（congenital high airway obstruction syndrome，CHAOS）是由于喉或气管完全梗阻，或严重狭窄所引起上气道梗阻的畸形序列。其病因包括喉发育不全、喉囊肿、气管狭窄或闭锁等。其病理生理机制为上气道梗阻导致气道内液体无法排出，导致支气管扩张，同时肺泡过度增生，肺泡内充满液体导致肺体积增大，继而心脏和静脉受压导致心功能受损，最终出现胸腹腔积液、全身水肿、羊水过多。CHAOS 常单独发生，但亦可为 Fraser 综合征的表现之一，其特征包括气管闭锁、小眼球、隐眼、多指、并指、泌尿生殖道异常等，为常染色体隐性遗传。偶尔合并猫叫综合征、22q11.2 微缺失综合征等。

【超声表现】经四腔心胸腔横切面显示双侧肺脏增大、回声明显增高，心脏受压变窄小，心轴呈中位；气管 - 支气管长轴切面显示气管下段和支气管及其分支扩张，颈部冠状切面气管上段无法显示；胸腹腔冠状切面显示双侧膈肌弧形朝下，向腹腔隆起，呈"裙摆征"（图 23-5-1、视频 23-5-1）。CHAOS 常合并腹水。妊娠早期因肺内液体无法排至羊膜腔内，可合并羊水过少；妊娠晚期增大的肺脏压迫食管影响吞咽，进而出现羊水过多。

【鉴别诊断】主要与双侧 CCAM 鉴别，因 CHAOS 具有较典型的超声特征，鉴别诊断较容易。

【预后与咨询】CHAOS 的预后极差，患儿出生后多数死亡，存活者多数合并气管软化，预后不良。

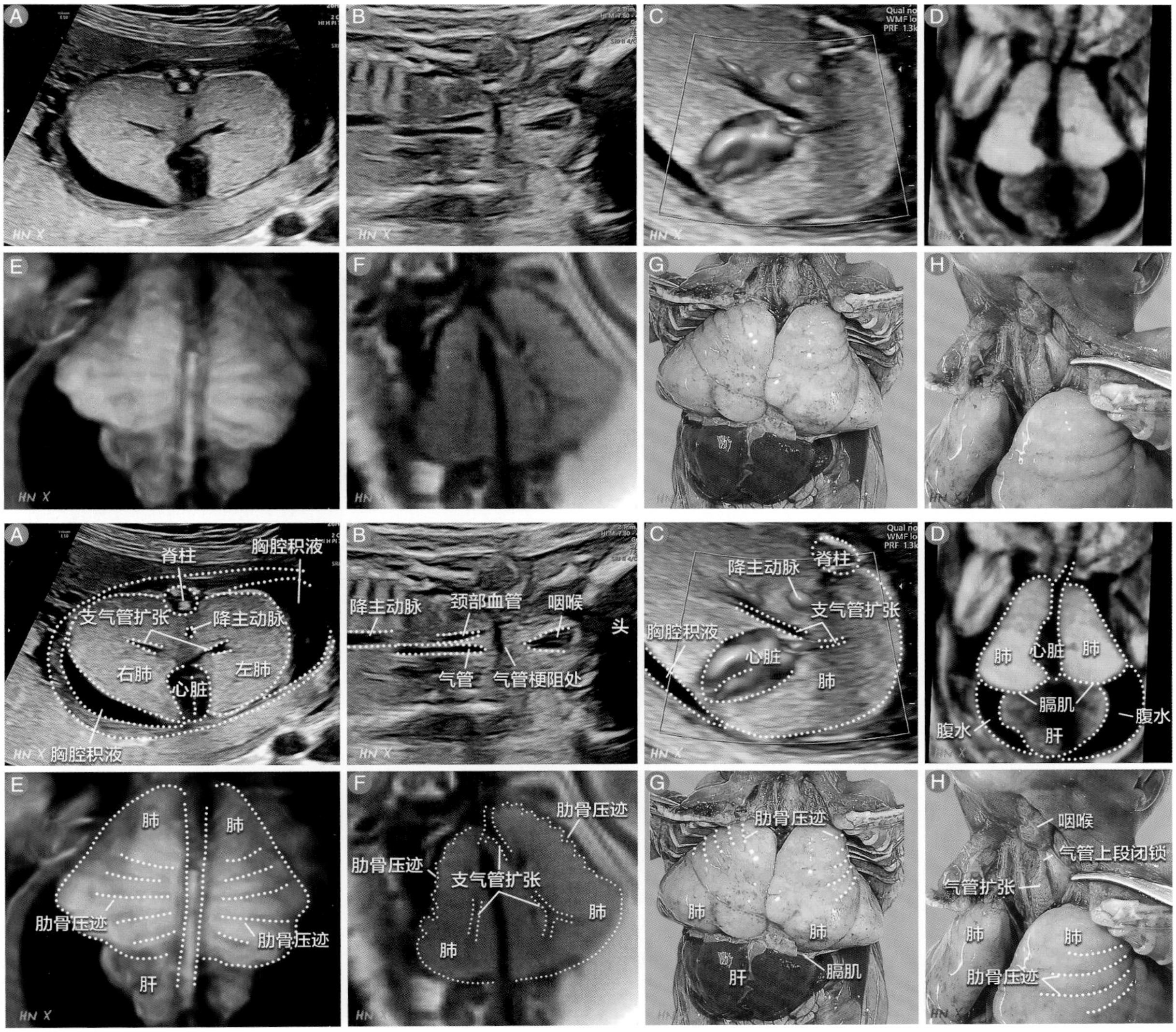

图 23-5-1 ■ 先天性上气道梗阻综合征（18 周）

A. 胸部横切面；B. 颈部冠状切面；C. 双肺内支气管扩张；D. 胸、腹部冠状面三维成像；E. 双肺三维成像；F. 双肺 MRI；G. 胸腔解剖；H. 气管解剖标本。

 视频 23-5-1　先天性上气道梗阻综合征 

第六节 | 支气管囊肿

支气管囊肿(bronchogenic cyst)是由于胚胎发育期原始肺芽、气管 - 支气管树发育异常而形成。囊肿发生于胚胎早期 4~8 周，此时远端气道尚未发育，囊肿极少与正常的支气管树相通。若发生在前肠发育之前或前肠发育过程中，则支气管囊肿位于纵隔内(占 30%)；若发生在食管和气道发育之后则位于肺实质内(占 70%)，形成支气管肺囊肿(bronchopulmonary cyst)。囊肿可为单房或多房，大小可从数毫米到占据一侧胸腔；囊肿壁薄，内壁被覆纤毛上皮，充满黏液，其组成成分与正常气道结构相同。囊肿大多数位于右侧胸腔近中线处，靠近气管 - 支气管。罕见的情况下可累及肺门周围，甚至膈下。囊肿大小不一，直径从数毫米到数厘米不等。

【**超声表现**】经四腔心胸部横切面上、下连续扫查，在胸腔内、一侧肺门附近可显示单一或数个圆形无回声区，与气管 - 支气管相毗邻，周围肺结构和回声无异常；若囊肿较大，则可导致支气管和肺门处血管移位(图 23-6-1)。罕见的情况下，囊肿较大，形成支气管肺囊肿，可位于外周区域，呈多房囊状，但囊间相通(图 23-6-2)。支气管囊肿可随孕周增加而逐渐增大，进而导致周围肺实质受压，出现胎儿水肿及肺发育不良。

【**鉴别诊断**】单发较大的支气管囊肿有时难与 I 型 CCAM 鉴别，但 CCAM 多位于下叶、背段，且周围可见高回声肺组织；范围较广、多发的支气管囊肿各囊腔相通，较具特异性。支气管囊肿还需与位于后纵隔的肠源性囊肿鉴别，肠源性囊肿是胚胎发育 3~4 周时脊索与前肠分离不完全所致，多位于右侧后纵隔内。

【**预后与咨询**】较小、单一的支气管囊肿预后较好，产前可定期超声监测，注意有无周围肺组织受压表现。出生后根据累积范围行楔形切除术、分段切除术或肺叶切除术。

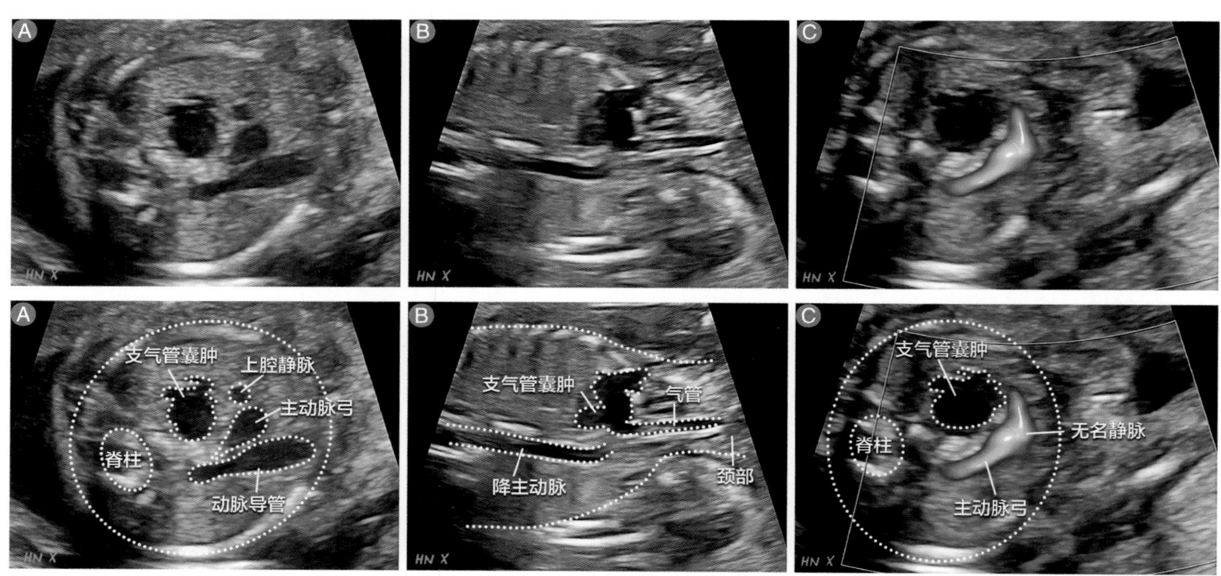

图 23-6-1 ■ 支气管囊肿(24 周)

A. 三血管 - 气管切面；B. 经气管冠状切面；C. 三血管切面彩色多普勒血流图。

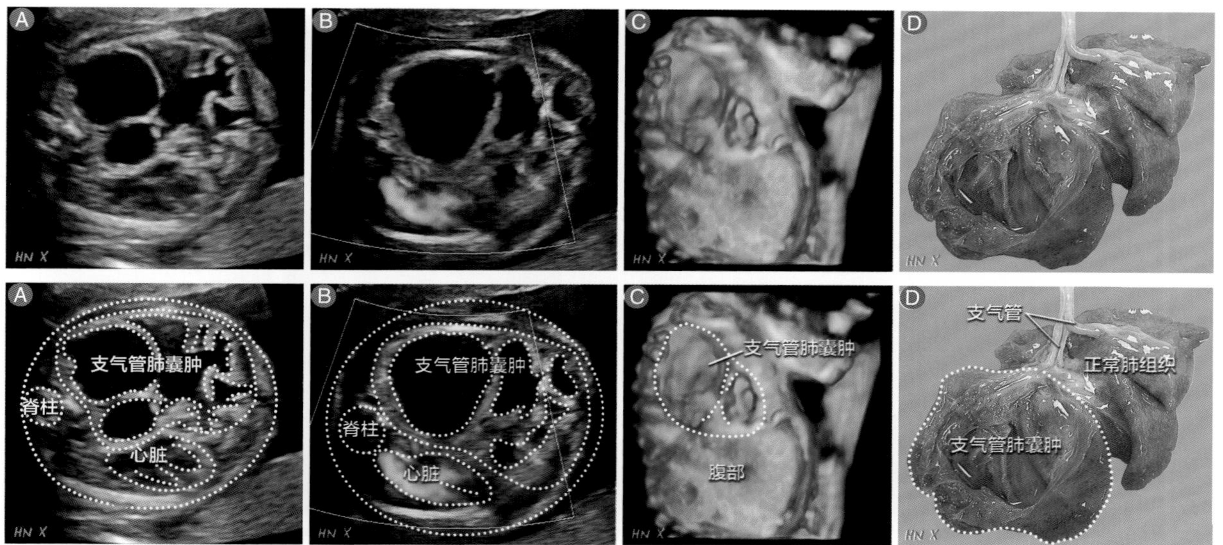

图 23-6-2 ■ 支气管肺囊肿(25 周)

A. 胸部横切面灰阶图；B. 胸部横切面彩色多普勒血流图；C. 腹部矢状切面三维成像；D. 解剖标本。

第七节 | 先天性膈疝

先天性膈疝(congenital diaphragmatic hernia，CDH)是由于膈肌在胚胎发育过程中发生部分缺损，导致腹腔脏器疝入胸腔，影响同侧肺的发育。膈肌自妊娠第 4 周开始发育至第 12 周胸腹隔膜融合后形成，若此过程发育障碍可导致膈肌缺损，其范围从后肌缘的小口到膈肌完全缺失。膈肌缺损发生在妊娠早期，但较小的缺损至妊娠中、晚期腹腔内容物才自疝孔进入胸腔，因此大部分膈疝在孕中期、部分在孕晚期才获得诊断。疝入的腹腔脏器可压迫肺组织，导致肺实质和肺血管发育不良。膈疝通常为散发性，发病率约为(0.8~5)/10 000，男女发病率相等。CDH 可以表现为孤立的病变，也可合并心脏、胃肠道、泌尿生殖系统异常，是染色体异常(如 18 三体、13 三体和 21 三体)或多种遗传综合征的一部分。多种遗传因素、环境暴露和营养缺乏被认为是 CDH 的可能病因。目前，已知膈肌发育相关的基因包括 *GATA4*、*ZFPM2*、*NR2F2* 和 *WT1* 等。

【病理类型】根据膈肌缺损的侧别可分为左侧膈疝(约 85%)、右侧膈疝(约 13%)和双侧膈疝(约 2%)。按照膈肌缺损的解剖部位则可分为胸腹裂孔(Bochdalek 孔)疝、食管裂孔疝和胸骨后疝(Morgagni 疝)。最常见的是位于左侧的胸腹裂孔疝。膈肌发育不良的另一种类型为膈膨升(eventration of diaphragm)，是由于原始膈肌肌化失败所致，表现为膈肌上抬、腹腔内容物突向胸部，但有菲薄隔膜相隔，极易与膈疝相混淆，临床预后较好。

【超声表现】膈疝的超声异常声像图首先表现在经四腔心的胸部横切面，心脏移位是筛查膈疝的重要线索。胸部三维超声成像可通过增加图像的层厚，在胸腔矢状切面和冠状切面对膈肌进行评估，获得膈肌缺损的范围和部位的直接征象。

1. **左侧膈疝** 在胸部四腔心切面上，心脏向右侧胸腔移位，左肺结构未显示或变小；左侧胸腔内见胃泡和不规则囊状小肠结构，动态观察可见肠蠕动；偶尔可见肝左叶膨入左侧胸腔内；腹围横切面上未见胃泡声像，肝左叶疝入左侧胸腔时，可见肝内脐静脉向左偏移；左侧胸腔矢状切面可见膈肌低回声带后部分缺失，腹腔器官及其血管进入左侧胸腔（图 23-7-1）。

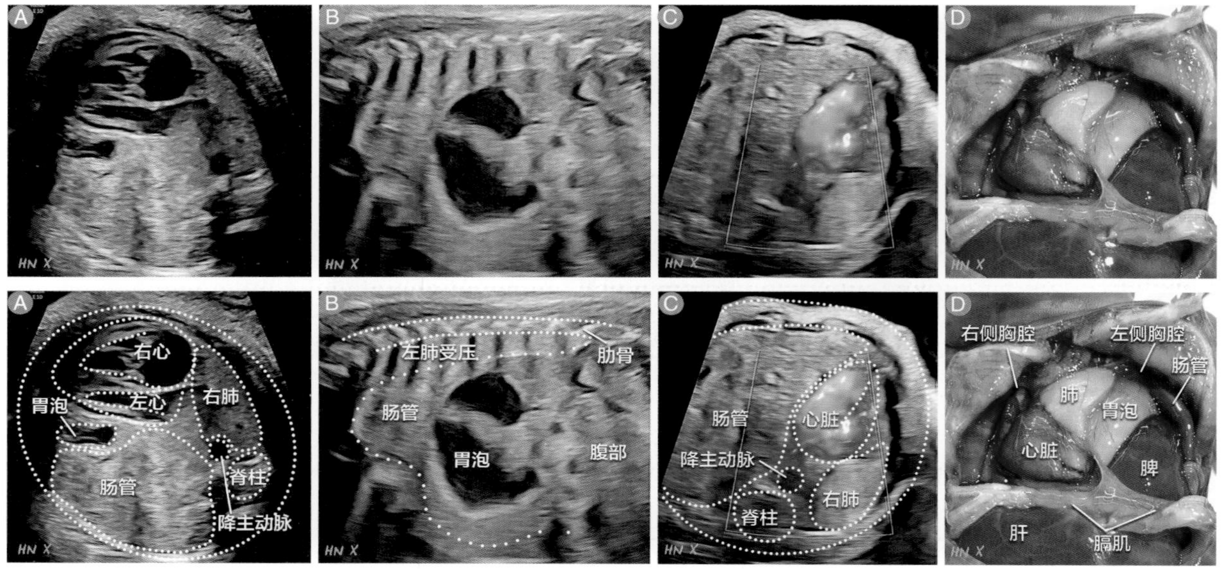

图 23-7-1 ■ 左侧膈疝（30 周）
A. 胸部横切面；B. 左侧胸部旁矢状切面；C. 胸部横切面彩色多普勒血流图；D. 解剖标本。

2. **右侧膈疝** 在胸部四腔心切面上，心脏向左侧胸腔移位，右侧肺的正常结构未显示，因疝入右侧胸腔的组织为肝脏，故右侧胸腔内可见实性不均质稍低回声结构；右侧胸腔矢状切面可见膈肌低回声带缺失，肝右叶突入右侧胸腔，CDFI 显示右侧胸腔内组织的血流信号来自肝脏（图 23-7-2）。

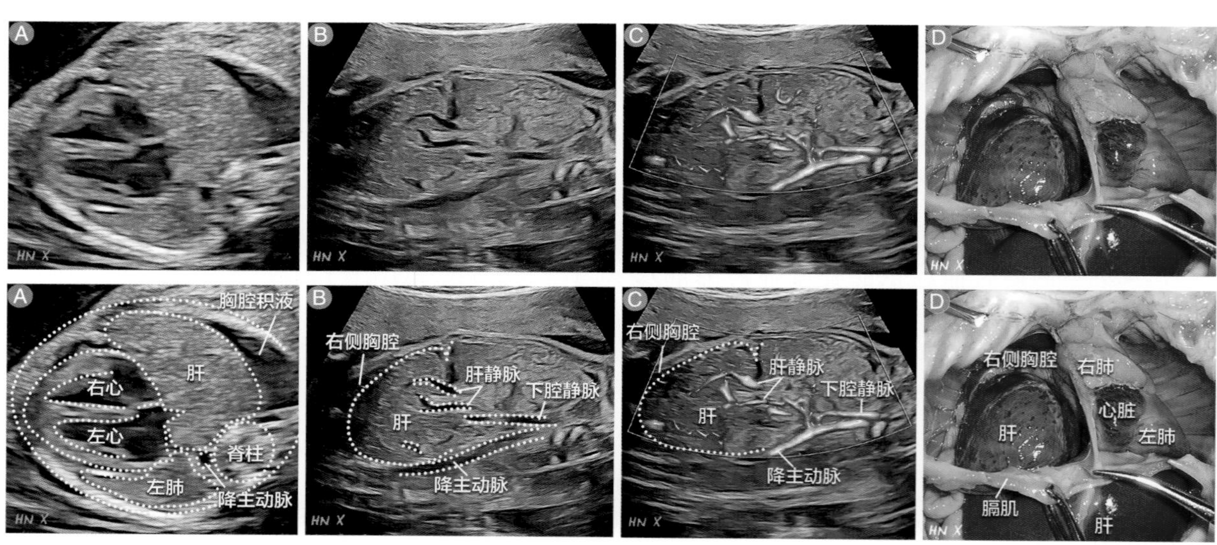

图 23-7-2 ■ 右侧膈疝（27 周）
A. 经四腔心胸部横切面；B. 右侧胸腔矢状切面；C. 右侧胸腔矢状切面彩色多普勒血流图；D. 解剖标本。

3. **膈膨升** 与膈疝具有相似的表现，在胸部四腔心切面上可见心脏向对侧移位，胸腔内可见胃泡、肠管或肝脏的结构；与膈疝不同的是，虽然腹腔脏器进入胸腔内，但与同侧肺之间分界清晰；在患侧胸腔矢状切面上，膈肌的低回声带难以显示，但腹腔脏器与肺分界清晰(图 23-7-3)。在胎儿呼吸样运动时，可见腹腔内容物与患侧受压肺之间有明显相对运动(视频 23-7-1)。

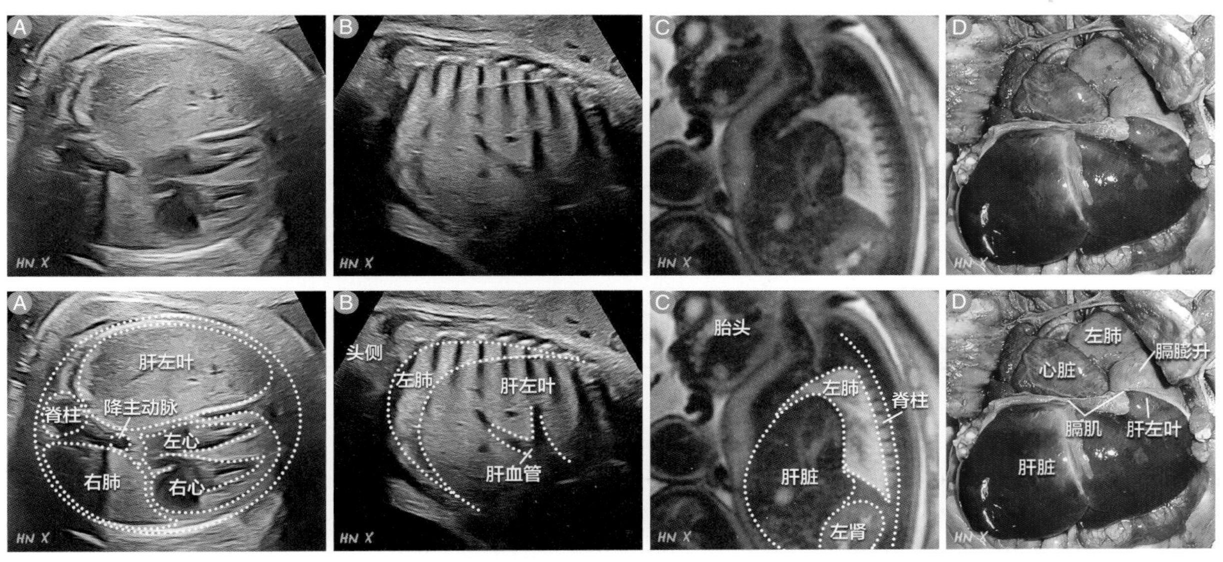

图 23-7-3 ■ 左侧膈膨升(35 周)

A. 经四腔心胸部横切面；B. 左侧胸腔矢状切面；C. 胎儿胸部 MRI；D. 解剖标本。

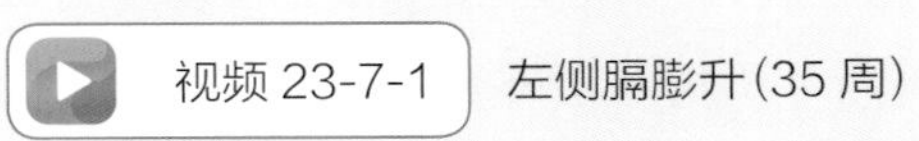

左侧膈膨升(35 周)

4. **肺头比** 肺头比值(lung-to-head ratio，LHR)为左侧膈疝时，在四腔心切面上显示右侧肺最大横切面，右肺最大切面的两个最大正交距离的测量值(mm)相乘，然后再除以头围(mm)。近年来，有研究证实 LHR 可作为预测左侧膈疝患儿出生后发生肺发育不良的风险指标，但不同研究得出的截断值有一定差异，多采用 LHR>1.4 为良好预后的指标。

【鉴别诊断】 膈疝与膈膨升鉴别十分困难，尤其是右侧膈膨升。膈膨升极少发生肺发育不良，预后较好。右侧膈疝还应与Ⅲ型 CCAM 或 BPS 鉴别，CDFI 显示其内血供来源可助鉴别。左侧膈疝应与Ⅰ型、Ⅱ型 CCAM 及支气管囊肿等鉴别，鉴别要点为后者均不伴内脏移位或心脏位置改变，膈肌显示完整。

【预后与咨询】 产前诊断的膈疝患儿新生儿期死亡率约为 58%，总体预后取决于是否合并染色体畸形或异常综合征。单纯性膈疝预后不良的主要因素为患侧肺因长期受压而发育不良，以及出生后肺动脉高压，这也是新生儿死亡的主要决定因素。膈疝预后的评估十分重要，其评估指标包括：①诊断的时间，越早发现的膈疝预后越差；②肝脏疝入胸腔，提示缺损较大、术后需要呼吸支持的时间更长；③胎儿 LHR 值<1.0，但由于肺的面积比头围增长更快，LHR 需考虑孕周的影响，故有采用实

测 LHR 与预期 LHR（即同孕周正常胎儿的 LHR）的比值（O/E LHR）预测左侧膈疝的肺发育情况，当 O/E LHR<25% 时，严重肺发育不良风险较高、预后差。有研究显示 O/E LHR 是预测左、右侧膈疝胎儿产后存活的独立因素。其他预后指标还包括肺动脉频谱测量、MRI 或三维超声对肺体积的评估，其应用价值尚有待探索。近年来开展膈疝胎儿宫内手术，针对高风险病例，采用胎儿气管内球囊置入阻塞气管，使患侧肺保持张力防止受压萎缩，取得了一定的疗效。

注意：膈疝的产前超声诊断要点，一是熟悉双侧胸腔内肺的回声特征，二是对此病症的警惕，当发现有心脏位置异常、胸腔内肺回声不均匀时，应首先考虑和排除膈疝的可能。应该强调的是，尽管膈肌缺损早期已发生，但内脏疝入胸腔的时间不定，因此膈疝可视为进展性先天畸形，文献报道的产前检出率为 50%~60%。

第八节　胸腔积液

胸腔积液（pleural effusion，hydrothorax）又称胸水，是指液体异常聚集在胎儿胸膜腔内，可为单侧或双侧发生。胎儿期发生率为 1/（10 000~15 000）。胸腔内积液量增加可压迫心脏和肺，引起肺发育不良；单侧胸腔大量积液或双侧不对称的胸腔积液还可导致胎儿水肿，围产期发病率和死亡率风险增高。胸腔积液可以是原发性，也可能是免疫性或非免疫性水肿的表现之一。原发性胸腔积液最常见的为乳糜胸，通常由淋巴管畸形引起，产前超声引导下胸腔穿刺抽液检测胸腔积液内淋巴细胞比例>80% 即可诊断。继发性胸腔积液的病因包括感染、先天性心脏病、基因和染色体核型异常及胸腔内占位性病变，如先天性肺腺瘤样畸形、肺隔离症及先天性膈疝等。胸腔积液胎儿染色体异常风险较高，最常见为 21 三体综合征。

【超声表现】胸腔积液表现为肺脏周围和胸壁间出现游离的无回声区。依据积液量不同，超声表现差异较大。胸腔积液量少时，胸腔内无回声区主要位于一侧或两侧胸腔前半部分，呈半月形；单侧大量胸腔积液时，一侧肺周围胸腔内充满无回声液体，纵隔向对侧移位；双侧胸腔积液时，两侧肺的周围充满无回声液体，肺叶在胸腔内漂浮，呈“蝙蝠翼”状；孤立性的胸腔积液多数为乳糜胸；若合并胸部皮下软组织水肿，则为全身性水肿的表现；严重先天性心脏病可在孕早期出现双侧胸腔积液（图 23-8-1）。

【鉴别诊断】胸腔积液有较特征性改变，胸腔积液无回声区局限性于膈上、肺周围，不易与其他病变混淆，但积液量少时易漏诊。

【预后与咨询】约 22% 的原发性胸腔积液可自行消退，合并染色体异常、非免疫性水肿者预后不良，多数可进展为胎儿全身水肿甚至宫内死亡。单纯性胸腔积液采用宫内介入治疗，行胸腔穿刺引流等处理后预后良好，引流后胸腔积液可消退。双侧积液、持续性积液、羊水过多或早产等预后不良。

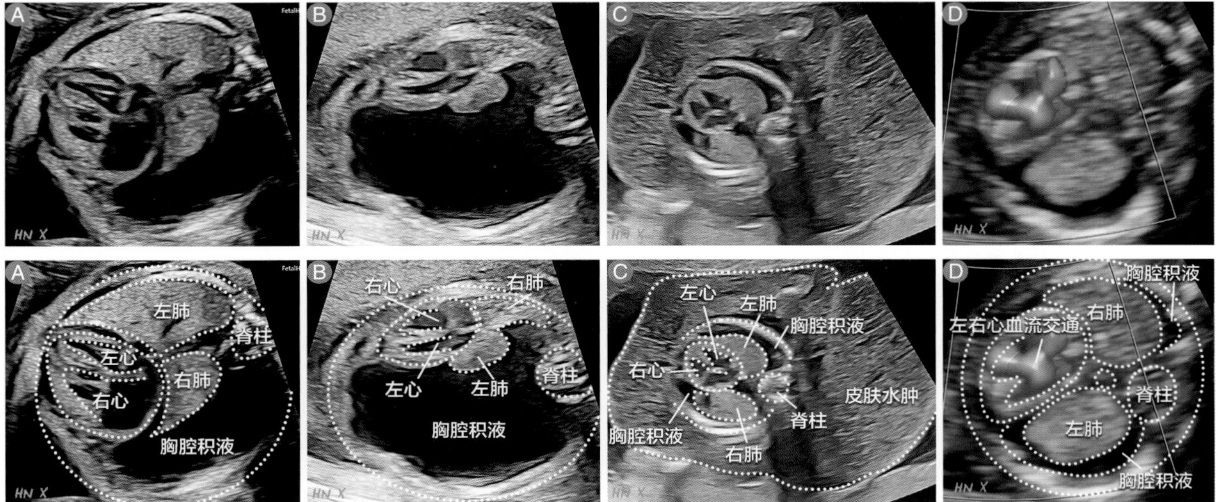

图 23-8-1 ■ 胸腔积液

A. 单侧胸腔积液；B. 单侧大量胸腔积液；C. 双侧胸腔积液合并皮下水肿；D. 孕早期房室隔缺损合并双侧胸腔积液。

（彭 软　谢红宁）

参考文献

1. RUSSELL BC, WHITECAR P, NITSCHE JF. Isolated unilateral pulmonary agenesis and other fetal thoracic anomalies. Obstet Gynecol Surv, 2014, 69 (6): 335-345.
2. TRIEBWASSER JE, TREADWELL MC. Prenatal prediction of pulmonary hypoplasia. Semin Fetal Neonatal Med, 2017, 22 (4): 245-249.
3. ADAMS NC, VICTORIA T, OLIVER ER, et al. Fetal ultrasound and magnetic resonance imaging: A primer on how to interpret prenatal lung lesions. Pediatr Radiol, 2020, 50 (13): 1839-1854.
4. GAJEWSKA-KNAPIK K, IMPEY L. Congenital lung lesions: Prenatal diagnosis and intervention. Semin Pediatr Surg, 2015, 24 (4): 156-159.
5. SHAMAS AG, BOHARA K. Congenital cystic adenomatoid malformation of the lung (CCAM), a retrospective clinical audit and literature review in a tertiary centre in Scotland over a period of 14 years. J Obstet Gynaecol, 2017, 37 (1): 19-24.
6. SINTIM-DAMOA A, COHEN HL. Fetal imaging of congenital lung lesions with postnatal correlation. Pediatr Radiol, 2022, 52 (10): 1921-1934.
7. PINTO RM, ARAUJO JÚNIOR E, AUGUSTO LC, et al. Spontaneous regression of intralobar pulmonary sequestration during the pregnancy: report of two cases through relationships between mass and fetal biometry and review of the literature. J Matern Fetal Neonatal Med, 2016, 29 (11): 1720-1724.
8. LIN MF, XIE HN, ZHAO XH, et al. Systemic venous drainage is associated with an unfavorable prenatal behavior in fetal bronchopulmonary sequestration. Fetal Diagn Ther, 2018, 44 (4): 291-298.
9. 赵秀花，谢红宁，彭软，等 . 胎儿肺隔离症静脉回流方式对预后影响的研究 . 中华超声影像学杂志，2016, 25 (2): 131-135.
10. D'EUFEMIA MD, CIANCI S, DI MEGLIO F, et al. Congenital high airway obstruction syndrome (CHAOS): discussing the role and limits of prenatal diagnosis starting from a single-center case series. J Prenat Med, 2016, 10 (1/2): 4-7.
11. SINTIM-DAMOA A, COHEN HL. Fetal imaging of congenital lung lesions with postnatal correlation. Pediatr Radiol, 2022, 52 (10): 1921-1934.

12. CORDIER AG, RUSSO FM, DEPREST J, et al. Prenatal diagnosis, imaging, and prognosis in Congenital Diaphragmatic Hernia. Semin Perinatol, 2020, 44 (1): 51163.
13. GOMEZ O, DEPREST J. Prenatal diagnosis and management of congenital diaphragmatic hernia. Best Pract Res Clin Obstet Gynaecol, 2019, 58: 93-106.
14. KARDON G, ACKERMAN KG, MCCULLEY DJ, et al. Congenital diaphragmatic hernias: from genes to mechanisms to therapies. Dis Model Mech, 2017, 10 (8): 955-970.
15. ABBASI N, RYAN G. Fetal primary pleural effusions: Prenatal diagnosis and management. Best Pract Res Clin Obstet Gynaecol, 2019, 58: 66-77.

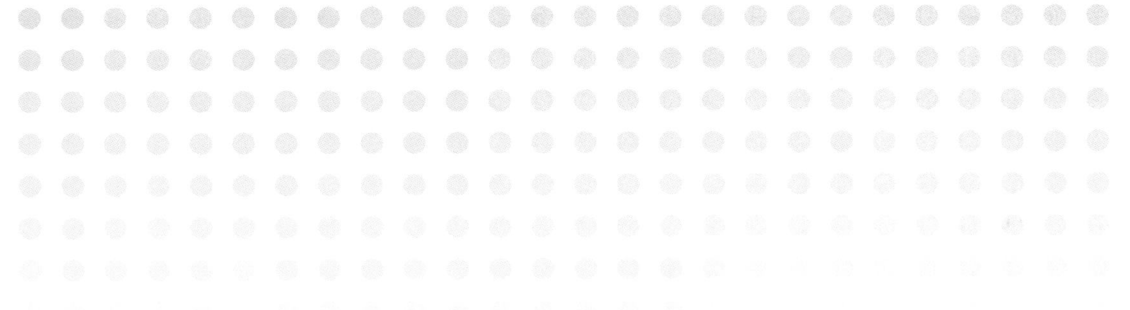

第二十四章 胎儿腹壁和腹腔异常的超声诊断

第一节 腹壁发育异常

胚胎早期腹壁由头褶、尾褶和两侧的侧褶 4 个皱褶形成。4 个皱褶从背侧向腹中线靠拢、融合，最后汇合成脐环。胚胎第 6 周，由于肠管生长速度较快，中肠被卵黄管牵引入脐带根部形成生理性中肠疝；胚胎第 10 周以后，腹腔生长速度增快，腹腔容积增大，约 12 周中肠逐渐退回腹腔，同时完成肠袢的旋转。如果上述发育过程受到各种因素的影响则可能发生各种腹壁畸形，如侧褶发育缺陷可致脐膨出、腹裂畸形，头褶发育缺陷可致 Cantrell 五联症，尾褶发育缺陷可发生泄殖腔外翻，头、尾褶发育缺陷则可形成广泛的胸腹联合裂畸形，腹壁肌肉发育缺陷可形成梨状腹综合征等。

在任何孕周做产前超声检查，均应行胎儿腹部横切面和矢状切面连续扫查，观察腹壁的完整性。在产前超声检查中，4 个重要的腹部横切面是观察腹壁和腹腔结构的标准切面，即腹围横切面、脐带腹壁入口切面、双肾水平横切面和膀胱水平横切面（图 14-2-9、图 14-2-10）。

一、脐膨出

脐膨出（omphalocele）指先天性腹壁中线肌肉、筋膜和皮肤发育缺陷，导致腹腔内容物自缺陷处膨出体外，其表面覆盖腹膜及羊膜。脐膨出是最常见的胎儿腹壁缺陷，发生率约为 1/4 000 活产儿。根据有无肝脏膨出及腹壁缺损大小，分为大型脐膨出和小型脐膨出。大型脐膨出的腹壁发育障碍发生在胚胎第 4~8 周，腹壁缺损较大，肝、脾、胰腺等均可膨出腹腔外，肝脏膨出是大型脐膨出的标志，至出生时腹壁缺损直径常大于 5cm；小型脐膨出的腹壁发育在胚胎第 6~10 周时停顿，生理性中肠疝回纳失败，膨出内容物仅含肠管，出生时腹壁缺损直径小于 5cm。

40%~80% 的病例伴发全身其他器官结构畸形，合并染色体异常（18 三体、13 三体等）和遗传综合征（Beckwith-Wiedemann 综合征、Cantrell 联合征、泄殖腔外翻等）的风险较高。与大型脐膨出相比，小型脐膨出与染色体异常关系更为密切，更常合并其他异常。

【超声表现】产前超声诊断脐膨出的主要切面为脐带腹壁入口切面，左右、上下动态扫查可发现和诊断脐膨出。表现为：①腹壁脐轮处向外膨出，大小从数毫米到数厘米不等，膨出物表面为细带状膜，无高回声的皮肤层覆盖；②膨出物内可见其与腹腔内结构相连续，膨出物较小时多为管道状高回声的肠管，膨出物较大时其内可见肝脏等脏器，CDFI 可显示膨出物的血供来源；③膨出物的边缘可见脐血管，脐带附着在膨出物顶部或一侧；④因膨出物为羊膜和腹膜覆盖，羊膜与腹膜间有时可出现华通胶囊肿（图 24-1-1~ 图 24-1-3、视频 24-1-1）。

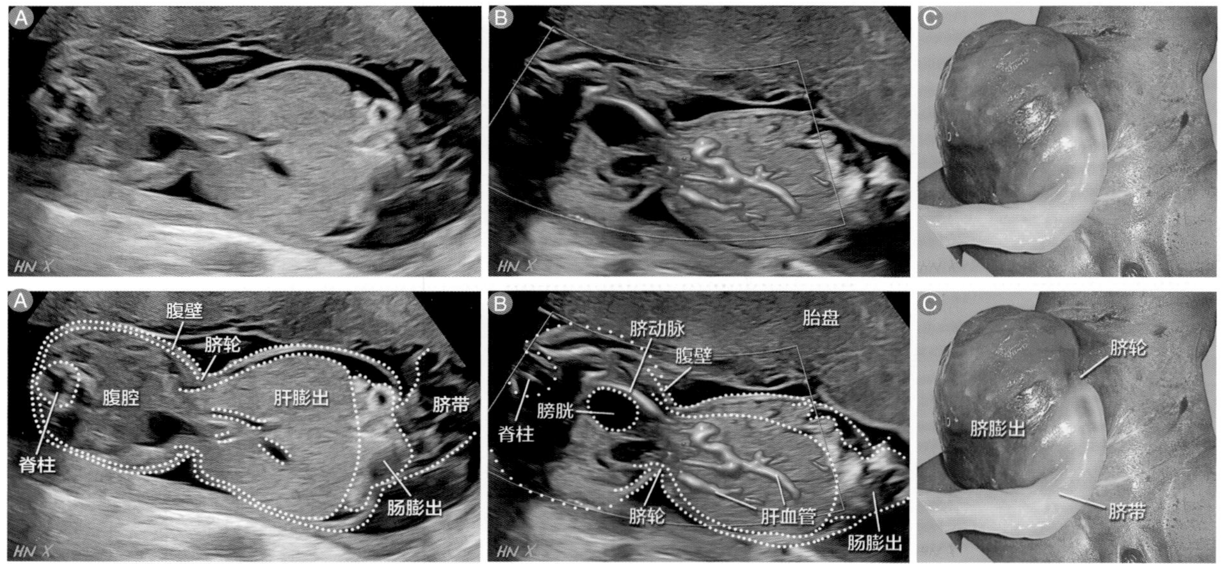

图 24-1-1 ■ 大型脐膨出（肝、肠膨出）
A. 腹部横切面灰阶图；B. 腹部横切面彩色多普勒血流图；C. 出生后表现。

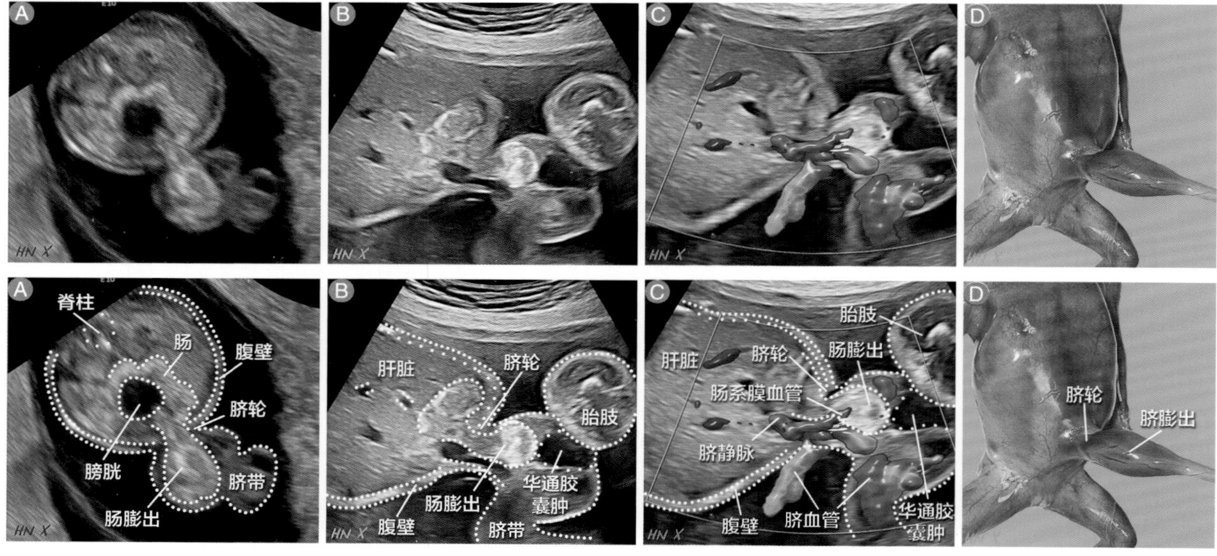

图 24-1-2 ■ 小型脐膨出（肠膨出）
A. 13 周腹部横切面灰阶图；B. 18 周腹部横切面灰阶图；C. 18 周彩色多普勒血流图；D. 引产标本。

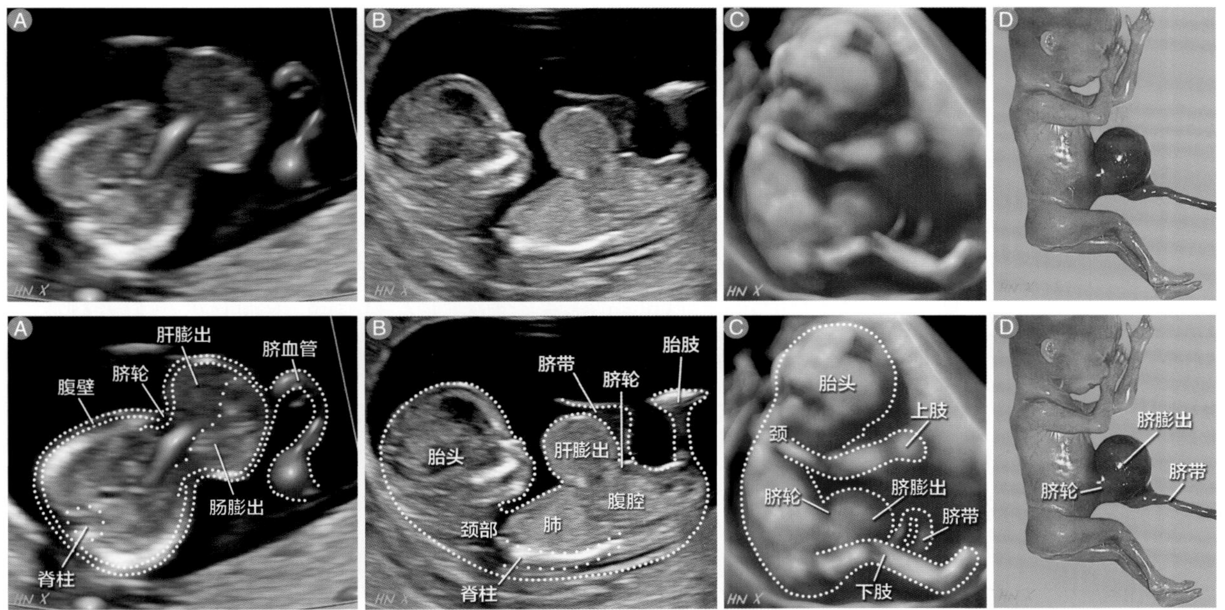

图 24-1-3 ■ 大型脐膨出（13 周）

A. 脐带腹壁入口横切面；B. 腹部矢状切面；C. 胎儿三维成像；D. 引产标本。

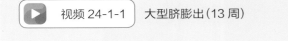

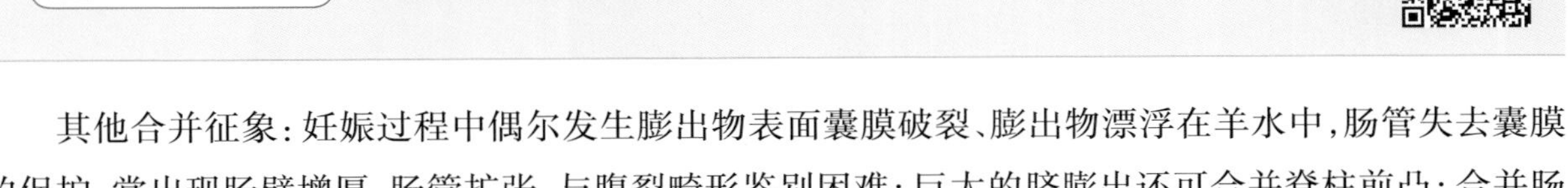

大型脐膨出（13 周）

其他合并征象：妊娠过程中偶尔发生膨出物表面囊膜破裂、膨出物漂浮在羊水中，肠管失去囊膜的保护，常出现肠壁增厚、肠管扩张，与腹裂畸形鉴别困难；巨大的脐膨出还可合并脊柱前凸；合并肠梗阻时可继发羊水过多。

【鉴别诊断】脐膨出需与其他腹壁异常相鉴别。①产前超声最早可在妊娠 12 周检出大型脐膨出，但应注意排除生理性中肠疝，后者多在妊娠 10 周前出现，疝出的肠管少，无肝脏膨出，可于 1~2 周后复查鉴别；②根据腹前壁膨出物有无完整包膜，脐膨出可与腹裂鉴别，腹裂多位于脐带入口偏侧，膨出物游离在羊膜腔内，很少合并肝脏膨出，但应注意脐膨出发生包膜破裂、膨出物外露时，需结合前期检查鉴别；③靠近脐轮部的脐带囊肿向外突出，也可能与脐膨出并腹水混淆，但其内未见肠管等腹腔内容物回声；④羊膜带综合征所致的腹壁缺损，可致腹腔内容物膨出，因周围有粘连带包绕，膨出物较局限性，类似脐膨出，但其腹壁皮肤缺损范围大，合并体表多部位如脊柱、肢体或颜面等受累，有时在缺损部位可见带状羊膜与宫壁相连；⑤泄殖腔外翻可在脐轮部的下方形成肿块，应与脐膨出鉴别，前者腹腔内未见膀胱结构，常合并外生殖器和脊柱异常。

【预后与咨询】脐膨出胎儿染色体异常风险很高，尤其是小型脐膨出，应常规行胎儿染色体检查。脐膨出的预后取决于是否合并其他结构畸形及染色体异常，无合并异常的单纯性脐膨出，出生后手术治疗存活率高达 80%~90%。大型脐膨出的死亡率约为 25%，主要与早产、肝脏膨出造成的肺发育不全有关。有研究者尝试采用膨出物最大切面的横径比、周长与腹围比等指标来预测新生儿的预后，其临床应用价值仍需进一步证实。出生后应尽早手术，减少囊膜破裂和感染的危险，降低死亡率。手术方式取决于膨出肿块的大小，小型膨出可直接闭合腹壁缺损，大型膨出因腹腔没有足够空间容纳膨出的较大的实性脏器，需分期手术或植入网片。

二、腹裂畸形

腹裂（gastroschisis）指脐旁一侧腹壁全层缺损，腹腔内脏器（主要是肠管）裸露于腹腔外。发生率约为（1~51）/10 000。腹裂缺口可大可小，多呈纵向，绝大多数位于右侧腹壁，推测其发生与右侧脐静脉退化障碍或胚胎时期血管发育异常有关，但也有部分病例与羊膜带综合征关系密切。膀胱及盆腔内结构有时亦可膨出。由于膨出的脏器没有腹膜及羊膜包裹，可并发肠穿孔和腹膜炎等。腹裂一般不伴发其他结构畸形或染色体异常。

【**超声表现**】经腹横切面和矢状切面连续动态扫查，可见腹壁皮肤强回声连续性中断，缺损口大小不一，一般裂口小于 2cm 时，肠管或胃泡等自裂口突出腹腔外，漂浮在羊水中，膨出物表面无膜覆盖，突出的肠管可呈节段性扩张、管壁增厚、蠕动性差，提示可能有肠梗阻或肠坏死；裂口较大时，腹腔内容物大部分膨出于羊膜腔内，难以获得腹围测量切面；CDFI 可辨别脐带插入的位置（图 24-1-4）。孕中期发现腹裂畸形后，应注意肠管管径的变化、扩张的位置及范围、肠壁厚度，以及有无胃扩张、羊水过多等。

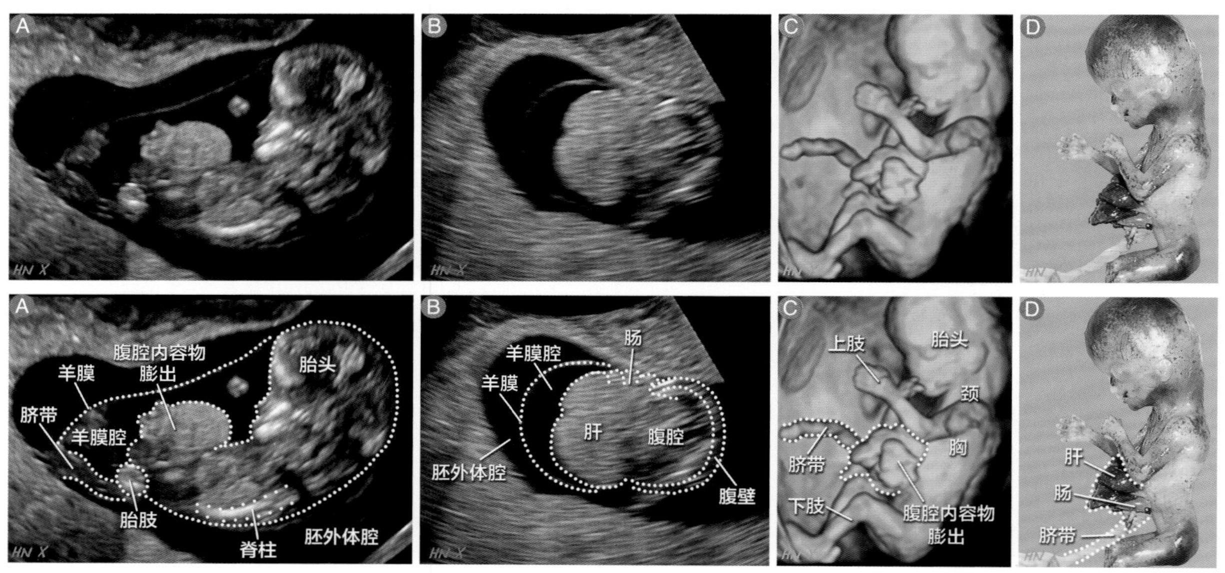

图 24-1-4 ■ 腹裂畸形（14 周）

A. 腹部矢状切面；B. 腹部横切面；C. 胎儿三维成像；D. 引产标本。

【**鉴别诊断**】腹部裂口较小时极易漏诊，应注意脐轮部是否有高回声肠管回声；根据突出物表面有无完整包膜与脐膨出鉴别（详见本节一、脐膨出）；若膨出物表面有细带状回声与宫壁相连，则应考虑羊膜带综合征。

【**预后与咨询**】预后不良的指标为合并肠闭锁、穿孔、扭转或坏死等。有合并异常的腹裂畸形死亡率明显高于无合并异常，出生后需多次手术。产前判断合并肠异常的指标为肠管扩张，但尚无统一诊断标准，一般将孕中期肠管宽径>18mm或孕晚期宽径>25mm定义为肠管增宽。腹裂胎儿的分娩时机及方式仍有争议，早期研究认为剖宫产可避免疝出肠管的肠系膜蒂部撕裂，以及膨出的肠管经产道发生感染，但亦有研究显示阴道分娩并没有增加并发症的风险。大部分病例的结局良好，存活率超过90%。死亡原因主要是脓毒血症及肠系膜缺血所致肠坏死。关于宫内干预以改善腹裂畸形胎儿预后的研究仅为个案报道，能否改善预后尚无定论。

三、Cantrell五联症

Cantrell五联症（pentalogy of Cantrell）是一种非常严重的胸腹壁缺损，包括胸壁缺损心脏异位（外翻）、膈肌前部分缺损、高位脐膨出、心包缺损和心脏畸形。因非常罕见，不同病例中这些特征并非全部出现，可有较大表型差异。

【超声表现】以心脏位于胸腔以外、突出于羊膜腔内为特征性表现，胸壁、腹壁不完整，心脏和腹腔内容物突入羊膜腔内，多数可在妊娠早期超声检查中发现而得到诊断（图24-1-5）。

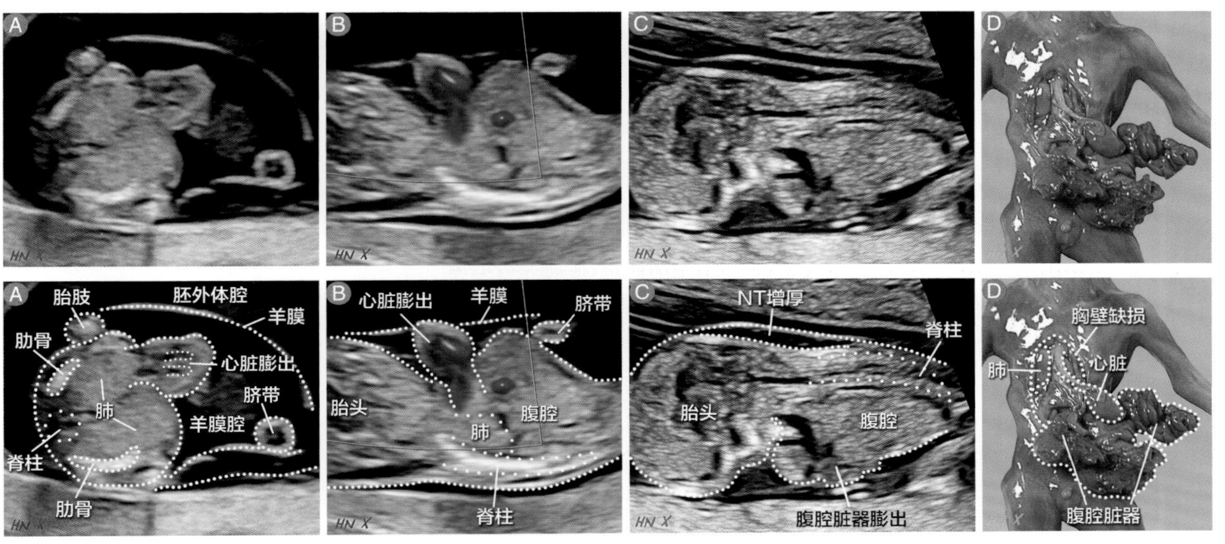

图24-1-5 ■ Cantrell五联症（心脏膨出，14周）
A. 胸部横切面；B. 胸腹矢状切面彩色多普勒血流图；C. 胎体矢状切面；D. 引产标本。

【鉴别诊断】出现胸壁缺损和心脏外翻较为特征的超声表现时，则诊断明确。

【预后与咨询】由于临床表现的多样性和文献报道的病例较少，临床处理和预后有较大个体差异。

四、体蒂异常/肢体-体壁复合异常

体蒂异常（body stalk anomaly）和肢体-体壁复合异常（limb-body wall complex）属于一组以胎儿胸腹壁畸形为特征的病变。推测其发生可能与胚胎早期外胚层发育障碍、血液循环障碍及胚外体腔闭合前羊膜早期破裂等有关。虽然病理机制尚未阐明，但随着高分辨力超声探头的应用，发现此类异常与羊膜破裂、胎体破坏密切相关。病理改变包括脐带短小或缺如，胎体与胎盘紧密相连，部分内脏器官甚至附着在胎盘上，前腹壁巨大缺损，伴有严重脊柱后凸或侧弯，可伴肢体及头颅、颜面等部位的畸形。胎儿期发生率为 1/(14 000~42 000)。此病为散发，不伴染色体核型异常。

【**超声表现**】胎儿胸腹壁皮肤难以显示，胸腹脏器无包膜覆盖、向外突起，与胎盘紧靠；躯干严重变形，脊柱大角度侧弯；可伴肢体缺陷，不同程度肢体缺失；头颅和颜面可有缺损，如脑膨出、无脑儿、面裂等；CDFI 显示脐带短，脐血管从胎盘直接插入胎儿躯干，常合并单脐动脉。其他征象包括羊水过少、胎位固定、羊膜腔内可见带状回声（图 24-1-6、视频 24-1-2）。

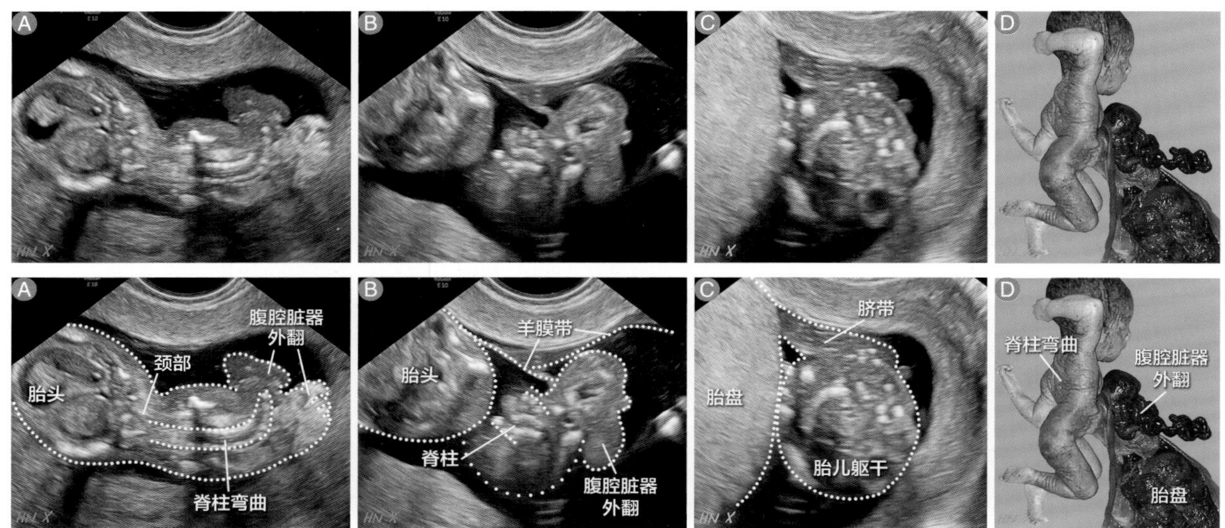

图 24-1-6 ■ 体蒂异常（羊膜带综合征，14 周）

A. 胎儿脊柱弯曲、腹腔脏器外翻；B. 羊膜与胎体脏器相连；C. 脐带短；D. 引产标本。

视频 24-1-2 体蒂异常（羊膜带综合征，14 周）

【**鉴别诊断**】此类畸形较严重，胎体形态改变明显，易与脐膨出、单纯腹裂畸形鉴别。其他可能与羊膜带综合征相关的畸形，如 Cantrell 五联症等，则可根据腹壁缺损的严重程度、脐带异常等特征鉴别。

【**预后与咨询**】为致死性畸形，可发生流产或宫内死胎。散发发病，不伴染色体核型异常。

五、膀胱外翻 / 泄殖腔外翻

膀胱外翻（exstrophy of the bladder）指下腹壁和膀胱前壁缺损，膀胱后壁外翻并暴露于羊膜腔。较罕见，发病率约为 1/3 万活产儿，男女比例为 (2~5) : 1。若合并脐膨出、肛门闭锁和脊柱裂等，则为泄殖腔外翻（cloacal exstrophy），也称为 OEIS 综合征（omphalocele-exstrophy-imperforate anus-spinal defects syndrome），为中胚层发育不良导致胎儿腹壁和泌尿生殖系畸形的一组综合异常，活产儿中发病率为 1/(20 万 ~ 40 万)。

【超声表现】

1. 膀胱外翻　腹部横切面连续扫查时，经膀胱脐动脉水平切面未能显示正常的膀胱，同时脐带附着处以下的前腹壁皮肤难以显示，或局部因肠袢疝可见等回声软组织膨出，形成“象鼻征”；膨出软组织上方可见脐带插入点，位置较低；男性胎儿外生殖器可发育不良；CDFI 显示盆腔内双侧脐动脉平行、朝向前腹壁的软组织突起走行，脐动脉间始终未见膀胱充盈（图 24-1-7）。羊水量通常正常。

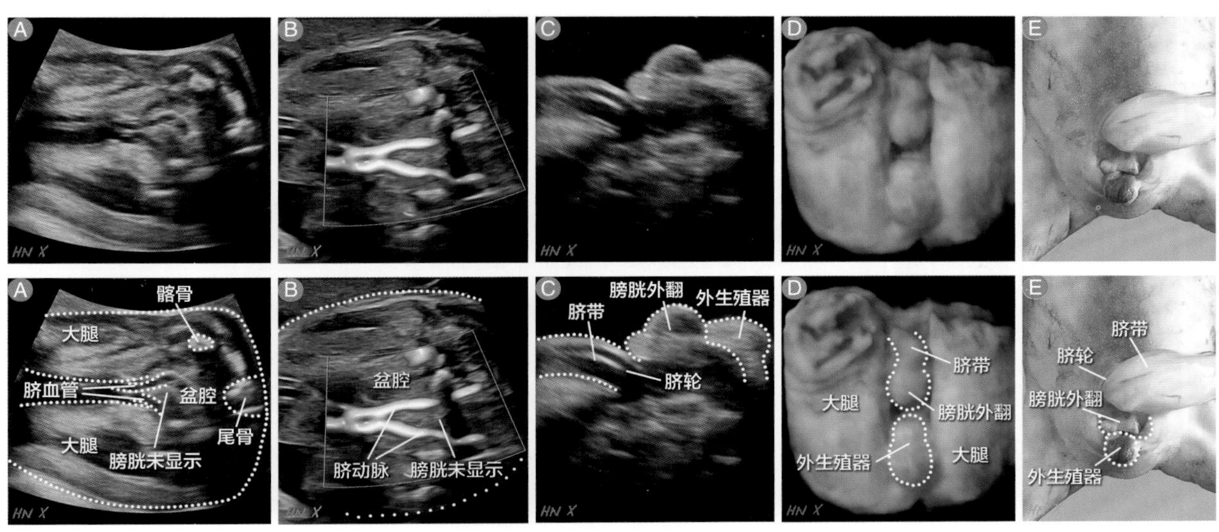

图 24-1-7 ■ 膀胱外翻（26 周）

A. 盆腔横切面未显示膀胱；B. 盆腔横切面脐动脉间未显示膀胱；C. 脐轮部 - 生殖器矢状切面；D. 三维成像；E. 引产标本。

注意：受胎儿体位影响，下腹壁常因双侧大腿遮挡难以清晰显示，加之膨出肿块较小，单纯性膀胱外翻极易漏诊，因此，应强调经膀胱水平腹部横切面观察膀胱的重要性，两侧脐动脉间未见正常膀胱时，应警惕此类异常。

2. 泄殖腔外翻畸形　①盆腔内未见膀胱声像；②大型脐膨出；③脐膨出下方腹壁可见泄殖腔膜形成的囊性结构；④双侧耻骨支距离增宽或耻骨缺如，外生殖器模糊难辨，男性胎儿可发生阴茎上裂或无阴茎；⑤可伴脊髓脊膜膨出、脊柱畸形、肾脏和下肢畸形等（图 24-1-8）。

【鉴别诊断】孤立性的膀胱外翻容易漏诊；泄殖腔外翻则因合并多发异常而容易诊断为其他畸形。根据盆腔内有无膀胱，易与单侧脐膨出、腹裂畸形等鉴别。

【预后与咨询】极少合并染色体异常。单纯膀胱外翻手术效果较好，90% 以上的新生儿可存活，手术后膀胱功能可恢复正常。而泄殖腔外翻畸形手术复杂，尽管术后存活率可达 70%~80%，但常难以控制排尿排便，男性胎儿则多有严重的外生殖器畸形或功能障碍。

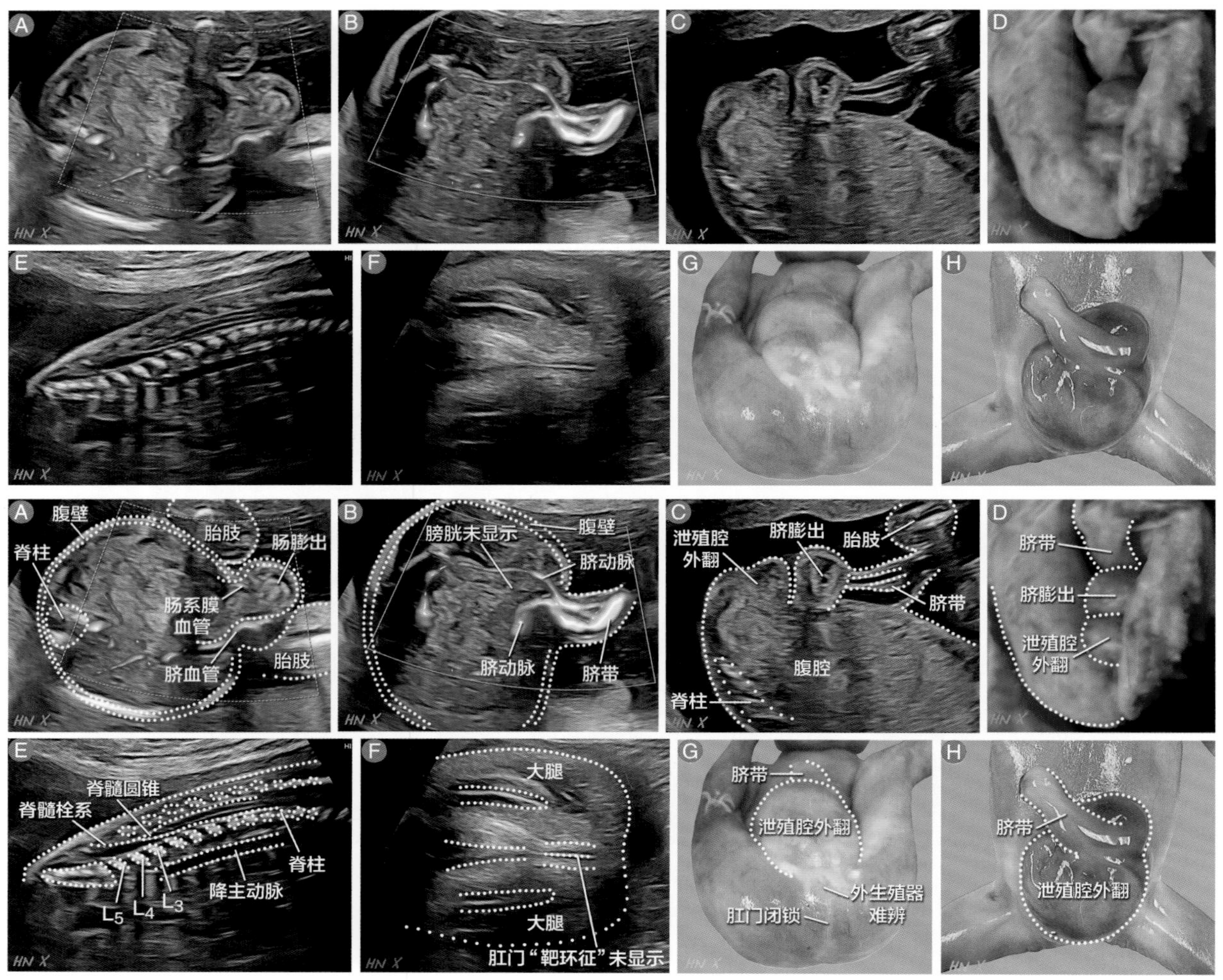

图 24-1-8 泄殖腔外翻畸形(21 周)

A. 腹部横切面显示脐膨出；B. 脐动脉水平横切面显示无膀胱；C. 下腹部 - 生殖器矢状切面；D. 下腹部 - 生殖器三维成像；E. 脊柱矢状切面显示脊髓栓系；F. 会阴部肛门“靶环征”未显示；G、H. 引产标本。

六、脐尿管囊肿

脐尿管囊肿(urachal cyst)为脐尿管闭合障碍所形成的前腹壁脐轮处向外突出的中线囊肿。活产儿中发生率为 1/(4 万 ~10 万)，男性多见。胚胎期尿囊退化形成的脐尿管位于腹膜前间隙，连接膀胱顶和脐部，最后退化为纤维索即脐正中韧带。若脐尿管闭合不完全则可形成脐尿管异常，包括脐尿管囊肿、脐尿管憩室和脐尿管窦道。脐尿管憩室和脐尿管窦道产前诊断困难，通常在出生后才可发现。

【超声表现】脐尿管囊肿表现为脐轮处脐带内囊性肿块，位于前腹壁中线处，动态扫查可显示其有细管状无回声与膀胱相连，囊腔大小随膀胱的充盈或排空而有一定变化，膀胱充盈时囊肿较大，类似脐带囊肿或脐膨出；CDFI 可显示膀胱两侧的脐动脉向囊肿两侧延伸(图 16-7-5C、D)。

【鉴别诊断】脐尿管囊肿与近脐轮部的脐带华通胶囊肿表现相似，可根据囊肿与膀胱的连接关系鉴别；另外，需与脐膨出鉴别，后者囊内容物为肠管，CDFI 显示脐带位于疝出物的顶端或一侧。

【**预后与咨询**】出生断脐后 6 个月内脐尿管可自发闭合，如持续性不闭合或合并感染时需手术切除，预后良好。

第二节 | 消化道发育异常

胚胎的第 3~4 周时胚盘向腹侧卷折，内胚层被卷入，形成原始消化管并分化为前肠、中肠和后肠。随后前肠演变为食管、胃、十二指肠（胆总管开口处以上）、肝、胆囊及胰腺等；中肠演变为十二指肠（胆总管开口处以下）、空肠、回肠、盲肠、阑尾、升结肠和横结肠的右 2/3；后肠则演变为横结肠的左 1/3、降结肠、乙状结肠和肛管上段。胚胎早期（约 6 周），消化道肠腔上皮细胞增殖，管腔暂时性闭塞，2~3 周后肠管再通。如果再通不完全，可导致相应节段的管腔狭窄或闭锁；若再通异常则形成消化道重复畸形。胎儿期超声检查时，消化道内有液体聚集时可显示管腔形态和管腔壁，若无液体，则消化道呈不均质稍高回声，形态难辨。

一、食管闭锁 / 食管气管瘘

食管闭锁（esophageal atresia）指胚胎期食管中段发育中断，导致其近端及远端不相通，近端形成盲端。90% 的食管闭锁合并食管气管瘘（tracheoesophageal fistula）。胚胎第 3~6 周时，外侧的纵沟和内侧的纵嵴将前肠分为背侧和腹侧两条管道，腹侧发育为喉、气管和肺，背侧发育为食管，若分隔过程障碍，则可在食管和气管间形成瘘管，导致不同类型的食管气管瘘。活产儿中发生率为 1/(2 500~1/4 000)。食管闭锁 / 食管气管瘘与染色体异常和非染色体异常综合征关系密切，尤其是 21 三体综合征、18 三体综合征和 VACTERL 联合征。有研究显示不合并食管气管瘘的食管闭锁，胎儿 21 三体综合征的风险更高。产前发现的食管闭锁合并其他结构畸形的比例高达 76%。目前，产前超声诊断食管闭锁 / 食管气管瘘的总准确度仅为 30%~40%，其中单纯食管闭锁的诊断率约为 77.9%，食管气管瘘仅为 21.9%，同时还有较高的假阳性率。最近一项 meta 分析显示，MRI、羊水中 γ- 谷氨酰转肽酶联合甲胎蛋白测值辅助诊断食管闭锁的灵敏度分别高达 94.7%、89.9%，可用于超声疑诊病例的辅助诊断。

【**病理分型**】根据瘘的有无和部位将食管闭锁 / 食管气管瘘分成 5 型（图 24-2-1）。

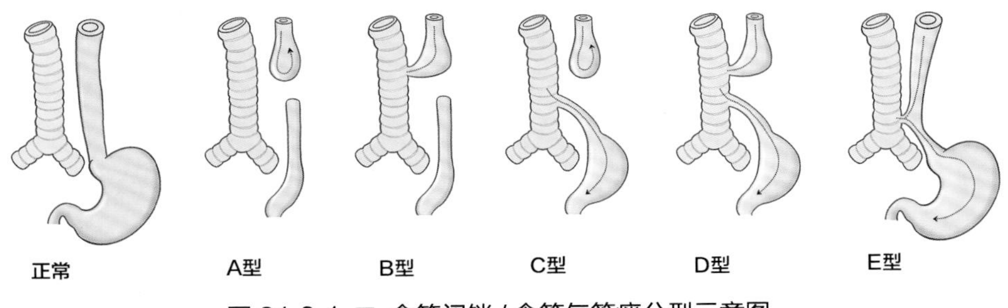

图 24-2-1 ■ 食管闭锁 / 食管气管瘘分型示意图

A 型：单纯食管闭锁，不合并食管气管瘘，约占 8%。

B 型：瘘管位于闭锁食管的近端，少见。

C 型：瘘管位于闭锁食管的远端，最常见，占 85%~90%。

D 型：食管闭锁近、远端均有瘘管，少见。

E 型：食管气管瘘不伴食管闭锁，少见。

A、B 型食管闭锁因羊水不能到达胃部而使胃泡不显示，C、D 型的羊水可通过气管经瘘管到达胃泡，但羊水量少，故胃泡较小。E 型的胃泡充盈不受影响。

【超声表现】

1. 正常胎儿食管与胃泡 孕中期起，在颈胸部脊柱前方、避开肋骨遮挡行胸部冠状切面扫查，在气管后方可显示部分食管，呈 4 条平行排列的细长带状回声，在胎儿间歇性吞咽时可显示管腔充盈（图 24-2-2）。但由于食管细长、管腔狭窄，且受胎儿肢体等遮挡，多数情况下难以观察到食管的全长。在腹部横切面扫查极易获得胃泡的最大切面。笔者团队曾测量各孕周正常胎儿的胃泡大小变化，证实其大小随孕周增大。胃泡长径参考范围：20 周为（21.9 ± 2.7）mm，24 周为（26.5 ± 5.1）mm，28 周为（31.7 ± 2.5）mm，32 周为（38 ± 4.7）mm。

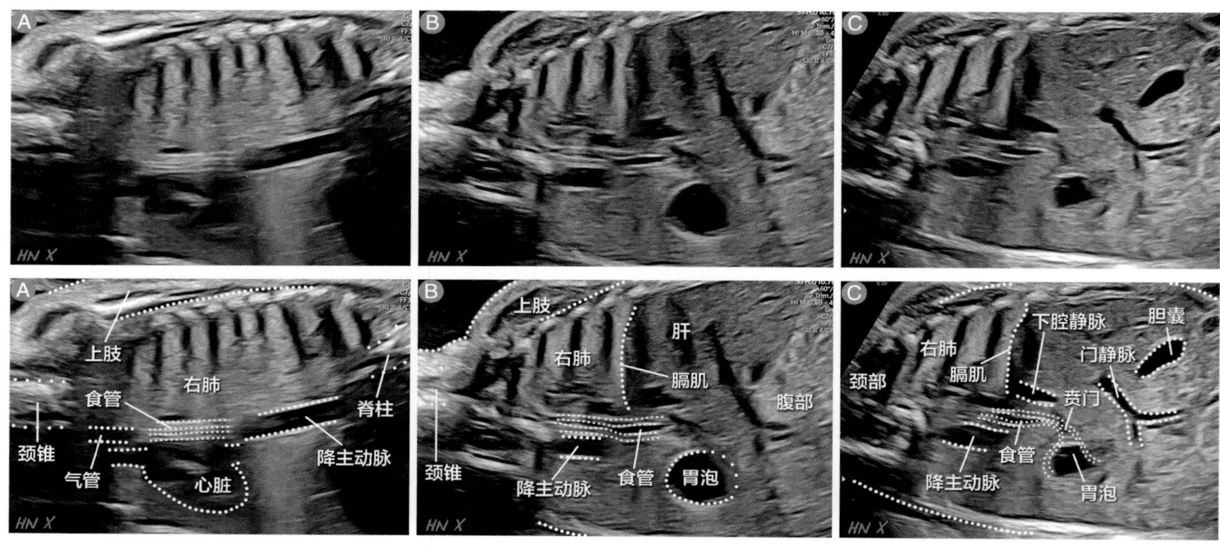

图 24-2-2 ■ 正常胎儿食管（26 周）

A. 食管胸段（未充盈）；B. 食管中下段（部分充盈）；C. 食管下段 - 贲门。

2. 食管闭锁的间接征象 ①胃泡不显示（A 型和 B 型）；②胃泡小，胎儿吞咽动作后胃泡增大不明显（C 型和 D 型）；③胎儿吞咽过程中，在会厌后方因闭锁食管的近端囊状扩张积液，形成“囊袋征”；④羊水过多，约 1/2 的病例合并羊水过多；⑤胎儿生长受限，约 40% 的病例合并胎儿生长受限（图 24-2-3、视频 24-2-1）。

3. 食管气管瘘的直接征象 产前超声较难获得食管气管瘘的直接征象，少数 C 型病例在气管分叉处可显示与其相延续的食管结构，发现胃泡较小可辅助判断有无食管闭锁合并食管气管瘘（图 24-2-4）。但产前受宫内条件的影响，此直接声像的显示率较低，且准确性有限。

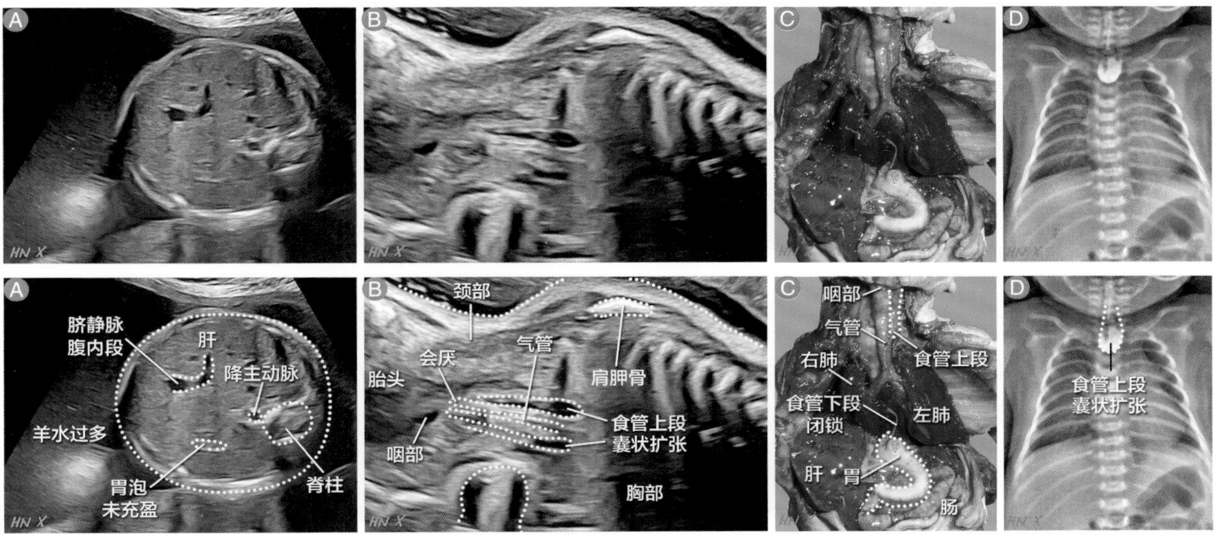

图 24-2-3 ■ 食管闭锁(26 周)

A. 腹围横切面；B. 颈部“囊袋征”；C. 解剖标本；D. 食管吞钡 X 线造影表现。

视频 24-2-1　食管闭锁(26 周)

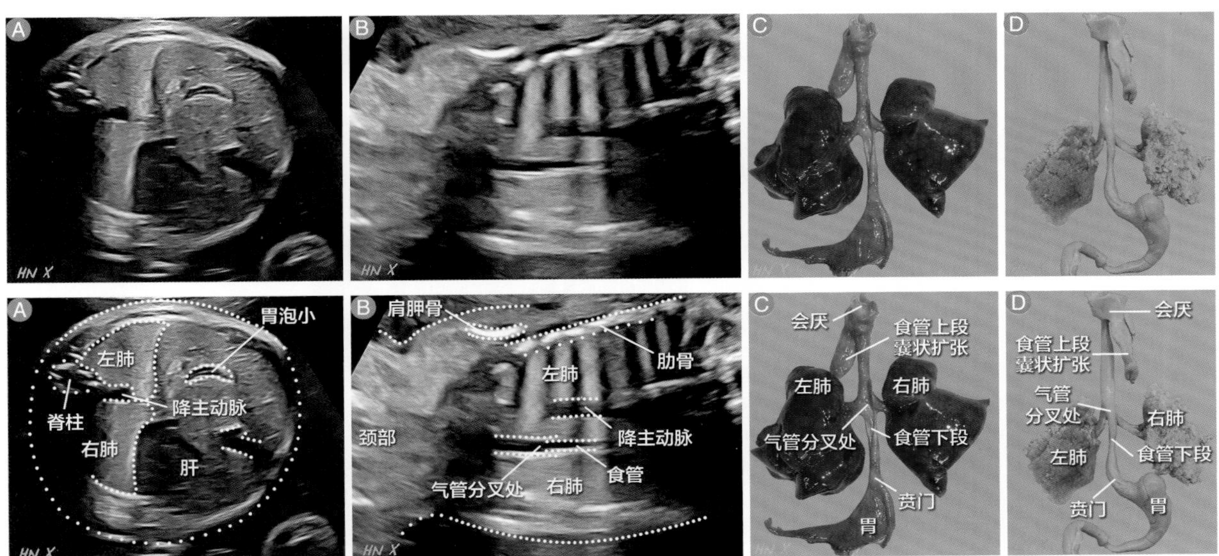

图 24-2-4 ■ 食管闭锁 / 食管气管瘘 C 型(26 周)

A. 腹部横切面显示胃泡小；B. 胸部冠状切面显示气管分叉处与食管下段相通；C. 解剖标本；D. 食管 - 气管铸型。

> **注意：**胃泡不显示和胃泡小是发现食管闭锁的重要线索；虽然胃泡大小有正常参考值，但判断胃泡大小异常的标准难以统一，故观察胃泡的变化过程更为重要；产前超声诊断食管气管瘘仍具有一定的挑战性，食管声像与周围组织相似，产前难以评价其通畅性，发现胎儿胃泡较小、羊水较多时应警惕食管闭锁 / 食管气管瘘的可能，有针对性地检查食管与气管的关系，有望检出部分病例。

【鉴别诊断】主要鉴别各种胃泡不显示或胃泡小的疾病，但产前超声检查中有 0.07%~0.4% 的正常胎儿胃泡也可不显示，需动态观察。其他引起无胃泡或胃泡小的情况包括机械性梗阻如肿瘤、甲状腺肿，吞咽系统异常如严重腭裂，小下颌，神经源性异常如胎儿运动不能序列征等，但这些疾病均有特征性超声声像。另外，前肠发育不良可导致先天性小胃，但羊水量正常，无其他异常征象。

【预后与咨询】由于合并染色体异常的风险高，产前发现的食管闭锁均应行胎儿染色体检查。预后取决于有无合并染色体异常及其他畸形。无合并征的食管闭锁 / 食管气管瘘胎儿出生后及时手术治疗，术后生存率为 80%~90%。远期并发症包括胃食管反流、肺部感染、食管再狭窄及气管软化等。

二、十二指肠闭锁

十二指肠闭锁（duodenal atresia）指十二指肠的局部闭锁，是最常见的消化道梗阻，可发生在十二指肠任何部位，最多见于壶腹部。其发生与胚胎发育期局部血供中断或肠道的再通障碍有关，另外，先天性环状胰腺也可导致十二指肠梗阻。活产儿中发病率为 1/(2 500~10 000)。十二指肠闭锁与染色体异常关系密切，近 1/3 的病例合并 21 三体综合征。

【超声表现】多在孕中期开始出现异常超声声像，表现为胎儿上腹部横切面上见两个相连的无回声区，呈“双泡征”；左侧较大者为扩张的胃泡，右侧较小者为扩张的十二指肠近段，动态观察可见随胃壁蠕动，两者间相通（图 24-2-5）。多合并羊水过多。

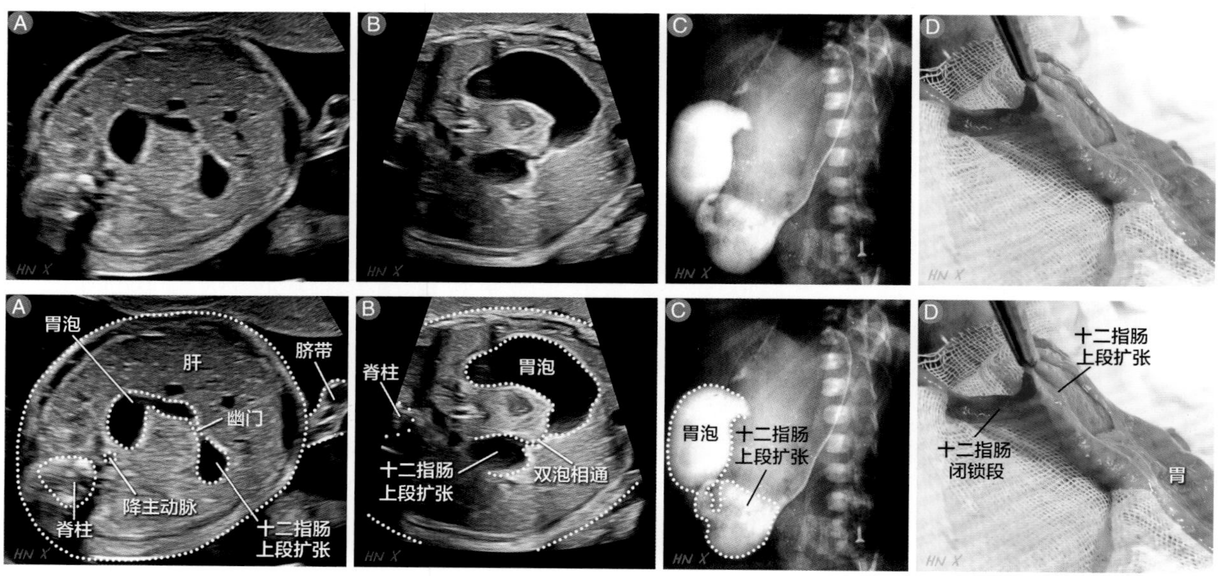

图 24-2-5 ■ 十二指肠闭锁

A. 腹部横切面显示“双泡征”；B. 腹部横切面显示双泡相通；C. 吞钡 X 线造影表现；D. 手术所见。

【**鉴别诊断**】应注意与上腹部其他囊性肿块鉴别，包括先天性胆管扩张症、胆管囊肿、肠重复囊肿及肝囊肿等，“双泡”之间相通是鉴别的关键。

【**预后与咨询**】因与 21 三体综合征关系密切，故应行胎儿染色体检查。预后取决于是否合并染色体异常和其他系统畸形。不合并胆道异常的单纯十二指肠狭窄或闭锁手术预后较好，远期并发症包括十二指肠胃食管反流和消化性溃疡等。

三、小肠闭锁

小肠闭锁（small intestinal atresia）指小肠管腔内出现隔膜或节段性完全闭锁，闭锁段上方肠管继发性扩张。活产儿中发病率为 1/(2 500~5 000)。小肠闭锁可只发生在空肠（约占 50%）、回肠（约占 43%），也可同时发生在空肠和回肠（占 7%），根据闭锁节段不同有多种类型，但产前超声无法辨别具体闭锁的部位和类型。据文献报道，回肠闭锁多为单处闭锁，容易发生穿孔而出现胎粪性腹膜炎；空肠闭锁常为多处闭锁，较少穿孔。小肠闭锁的发生与中肠旋转期供血动脉的闭塞或肠道再通障碍有关。

【**超声表现**】产前超声表现为：①胎儿中腹部的肠管在孕中期后进行性扩张，呈多个大小不等的互为相通的管状无回声区，管径通常大于 7mm，梗阻部位越高，肠管扩张出现时间越早，梗阻部位越低，肠管扩张范围越广、扩张的肠管越多；②肠管蠕动增加，肠管内可见细颗粒状回声随肠壁的蠕动而来回运动；③追踪扩张的肠管至末端，可显示闭锁段的肠管呈团状聚集，肠壁回声增高，无低回声的管腔结构；④回肠闭锁时，可合并胎粪性肠梗阻的表现，闭锁肠管呈条状强回声；⑤CDFI 可显示正常走行的肠系膜上、下动静脉分叉，可借此与肠扭转鉴别（图 24-2-6、视频 24-2-2）。孕晚期常出现羊水过多。发生肠穿孔时表现为肠管扩张程度减低或消失，出现腹水或腹膜、肠间钙化灶（详见本节七、胎粪性腹膜炎）。

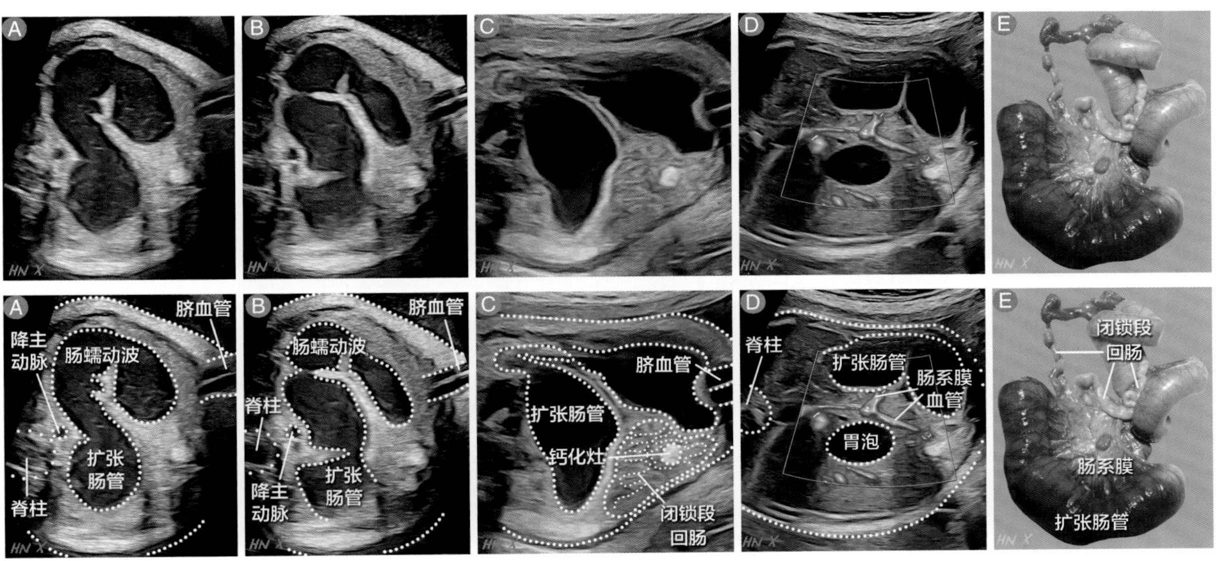

图 24-2-6 回肠闭锁（30 周）

A、B. 扩张的空肠及肠蠕动表现；C. 闭锁的回肠和钙化灶；D. 正常肠系膜动、静脉；E. 手术所见。

视频 24-2-2 回肠闭锁(31 周)

【鉴别诊断】应强调的是,产前超声检查尚无法确定小肠闭锁的具体部位和范围。

1. 肠扭转　也可表现为肠扩张,与小肠闭锁的鉴别(详见本节四、肠扭转)。

2. 结肠闭锁　也可出现与回肠闭锁相似的产前超声表现,可通过辨认结肠袋和依据扩张的肠管多分布在腹腔的外围来鉴别,但产前多数难以准确判断。

3. 先天性巨结肠　由于结肠黏膜和肌层缺乏神经节细胞,病变肠管持续收缩,导致病变肠管以上肠管肥厚、扩张,粪便聚集。产前超声表现可完全正常或近端肠管扩张,与小肠闭锁相似,无法鉴别。

【预后与咨询】小肠闭锁很少合并染色体异常或遗传综合征,大部分病例出生后切除闭锁肠段后预后良好。但当闭锁段数量多、范围广,或肠闭锁伴肠系膜缺如、肠血管异常等时,留存肠长度短,术后易出现短肠综合征。如伴发肠扭转、肠穿孔和胎粪性腹膜炎,则预后不良。

四、肠扭转

胎儿肠扭转(volvulus)为宫内胎儿肠管发生病理性扭转,使正常的肠管位置发生改变,肠管血液供应中断,易导致肠坏死、肠穿孔、胎粪性腹膜炎等,多为先天性肠管发育异常,如肠旋转不良、肠道闭锁、重复肠畸形等所致。胎儿期发生的肠扭转很罕见,多数在新生儿期诊断。

【超声表现】肠扭转的产前超声有特异性的征象:①腹部横切面扫查显示肠管扩张、螺旋状排列,呈"漩涡征"或"咖啡豆征";②CDFI 在腹部斜冠状切面扫查,未能同时显示肠系膜上、下动脉的分支关系,肠系膜动脉中远段迂曲成团、盘旋走行(图 24-2-7、视频 24-2-3)。合并肠穿孔、胎粪性腹膜炎等时,可出现腹腔局限性积液、腹水征,以及腹腔内钙化、羊水过多等相应的超声表现。

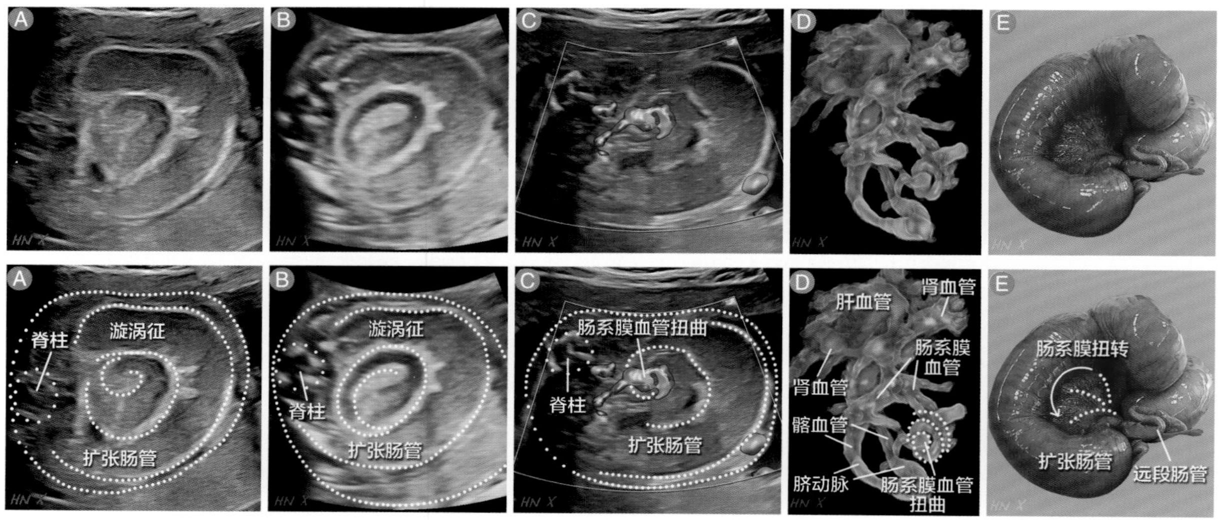

图 24-2-7 ■ 肠扭转(32 周)

A. 肠管"漩涡征";B. 肠管三维成像;C. 彩色多普勒血流图显示肠系膜血管盘旋走行;D. 三维彩色多普勒血流图显示肠系膜血管扭曲成团;E. 手术所见。

 视频 24-2-3 肠扭转(24 周)

【鉴别诊断】肠扭转容易漏诊，一旦出现肠扩张声像，应首先排除肠扭转，但肠扩张较严重时，不易观察到肠扭转的特征性图像；肠扭转与肠闭锁均可出现小肠扩张，前者除有螺旋状排列的肠管和肠系膜血管外，闭锁段小肠无肠腔结构，而后者扭转远端的肠管无扩张，但正常肠腔仍可辨；肠扭转时，肠排列异常与肠套叠容易混淆，后者为双层同心圆排列，肠系膜动脉走行可正常。

【预后与咨询】近足月的胎儿，产前超声可疑肠扭转，应尽快结束妊娠，出生后及时手术治疗，可获良好预后。合并肠闭锁、肠穿孔、胎粪性腹膜炎者，术后可出现短肠综合征。

五、肛门闭锁

肛门闭锁(anal atresia)指肛门或直肠的闭锁，占消化道狭窄或闭锁的 5%~10%。活产儿中发病率为 1/(1 500~5 000)。胚胎 6~7 周泄殖腔膜背侧形成肛膜，肛膜外侧由一浅凹为肛凹；胚胎 8 周肛膜破裂、肛凹加深发育为肛管下段。如肛膜不破裂或肛凹未形成则导致肛门闭锁。根据闭锁肛管相对于肛提肌的位置，可分为高、中、低位闭锁，低位闭锁占 90%。1/3 的肛门闭锁单独发生，2/3 伴发其他畸形，如泄殖腔外翻、VACTERL 序列征、尾椎退化综合征等。染色体异常风险高，以 18 三体和 21 三体多见。

【超声表现】正常胎儿从孕中期开始，在胎儿会阴部冠状切面扫查，可显示外生殖器后方的肛门冠状切面，周围为低回声环、中间为黏膜的高回声点，呈“靶环征”；在会阴骶尾部行矢状或冠状切面扫查，从上至下可显示直肠和肛管，中间为黏膜层的细带状高回声与羊膜腔相连(图 24-2-8A、B)。若多切面扫查均无法显示正常的肛门凹陷和“靶环征”、矢状或冠状切面未能显示黏膜高回声带，则可怀疑肛门闭锁(图 24-2-8C、D)。部分肛门闭锁可能出现直肠或乙状结肠扩张的间接声像改变，但无特异性；可合并羊水过多。合并生殖系、泌尿系异常时，应考虑泌尿生殖膈序列征(详见第二十八章第十七节尿直肠隔畸形序列征)。

注意：高位肛门闭锁时“靶环征”亦可正常显示；膜状肛门闭锁的声像图改变很轻微，多数漏诊。可疑肛门闭锁时，建议增加会阴部矢状切面检查。

【鉴别诊断】主要与小肠梗阻鉴别。肛门闭锁的肠管扩张多位于盆腔，而小肠闭锁则位于胎儿中腹部，出现扩张的时间更早，更易合并羊水过多。

【预后与咨询】单纯性肛门或直肠闭锁手术后预后良好；部分患儿可以正常排便，部分出现失禁或便秘。合并其他结构畸形时，预后取决于合并畸形的严重程度，合并泌尿生殖膈序列征、VACTERL 序列征或尾部退化综合征时预后较差。

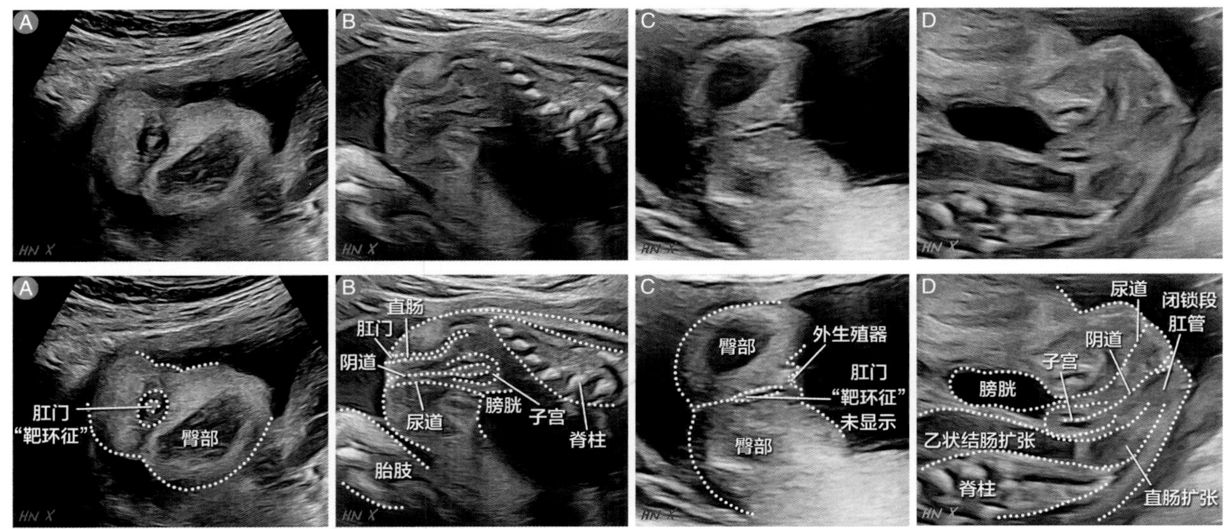

图 24-2-8 ■ 正常胎儿肛门与肛门闭锁(28 周)

A. 正常肛门"靶环征"; B. 正常肛门矢状切面; C. 肛门闭锁"靶环征"消失; D. 肛门闭锁肛门矢状切面。

六、肠重复囊肿

肠重复囊肿(enteric duplication cyst)即消化道重复畸形,指在消化道任何一段的近系膜侧出现的囊状或管道状的空腔结构,与其毗邻的消化道有相同的黏膜、肌壁及血液供应,囊腔内多有液体聚集。80% 发生在腹腔内,多为回肠段,位于肠系膜侧。为胚胎发育过程中消化道再通过程异常所致。产前无法发现不形成囊肿的消化道重复畸形。

【超声表现】消化道重复囊肿可发生在食管、胃或肠道,尽管囊肿出现的部位有所不同,但囊肿具有共同的声像特征,即囊壁较厚,呈类肠壁或胃壁回声,可有蠕动。

1. 肠重复畸形 表现为腹腔内肠间的圆形或椭圆形囊肿,放大图像、采用高频探头观察,可见囊肿壁厚,可显示高回声黏膜、低回声肌层和浆膜层的肠管壁结构;囊腔内可见细点状回声,偶尔可见其随肠管蠕动而移动(图 24-2-9)。

2. 胃重复畸形 表现为胃小弯或大弯侧、或胃腔内囊性占位,囊壁较厚(视频 24-2-4)。

3. 食管重复畸形 发生在舌咽下方、后纵隔的长形囊肿,可延至腹腔内,壁较厚(图 24-2-10);常合并脊柱椎体异常。

【鉴别诊断】腹腔内肠重复囊肿需与腹腔其他囊肿鉴别。①肠系膜囊肿:囊壁菲薄,囊内液透声好;②卵巢囊肿:发生在女性胎儿,多在孕晚期出现,囊肿圆形,位于盆腔;③先天性胆管扩张症:位于右上腹肝内,可见与囊肿相连的胆管;④脐尿管囊肿:囊肿位于膀胱和脐带插入点之间,其两旁可见脐动脉。

【预后与咨询】预后良好,大部分无明显临床症状,少数宫内可合并肠扭转,出生后引起腹痛、肠套叠、肠梗阻、溃疡穿孔或出血等,应在出生后半年内手术切除。

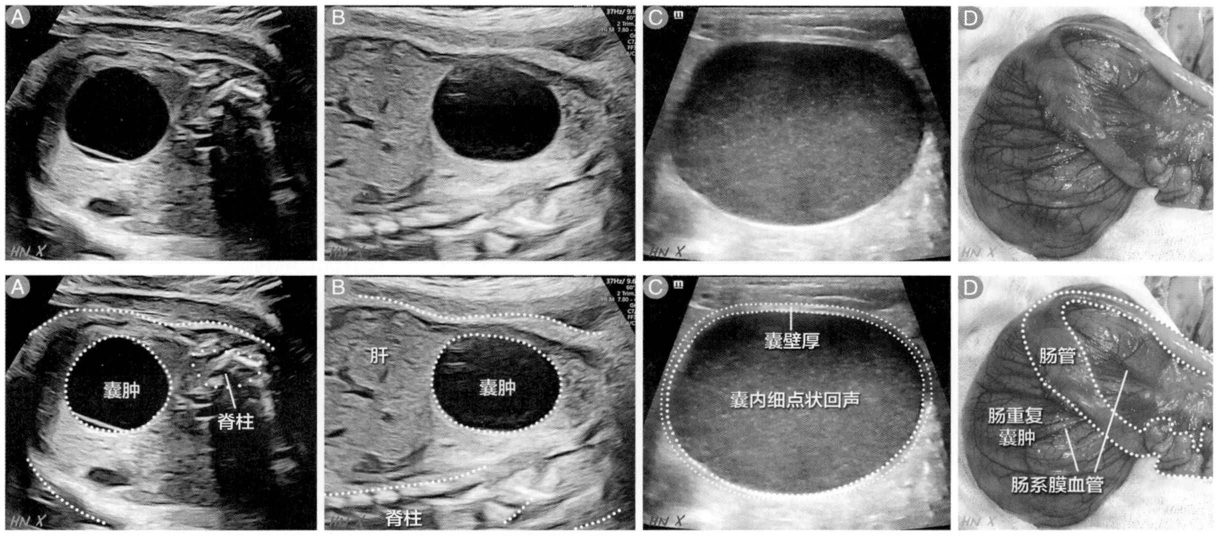

图 24-2-9 ■ 肠重复畸形(32 周)

A. 囊肿短轴切面；B. 囊肿长轴切面；C. 出生后扫查；D. 手术所见。

视频 24-2-4 胃重复畸形(34 周)

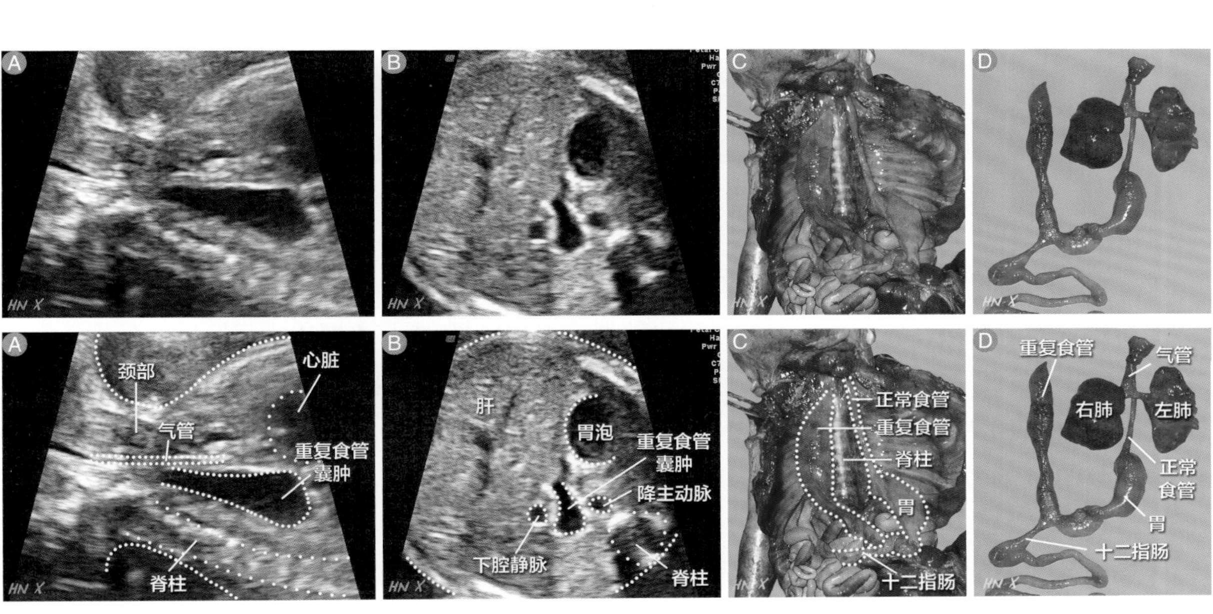

图 24-2-10 ■ 食管重复畸形

A. 纵隔矢状切面；B. 腹部横切面；C、D. 解剖标本。

七、胎粪性腹膜炎

胎粪性腹膜炎(meconium peritonitis)为各种因素引起胎儿肠梗阻，继而发生肠穿孔，胎粪和各种消化酶溢入腹腔而引起的无菌性、化学性腹膜炎，导致腹腔内大量纤维素渗出，造成腹腔粘连，同时腹腔液体渗出，形成包裹性积液；若穿孔未封闭，腹腔内可充满胎粪性腹水，形成弥漫性腹膜炎，腹水可经腹股沟管进入阴囊造成阴囊积液和钙化；肠穿孔封闭后，液体吸收，局部形成钙化斑。其病因包括宫内感染、囊性纤维化、肠闭锁、肠扭转、肠套叠、肠缺氧坏死，以及不明原因的自发性肠穿孔，穿孔多发生于回肠末端。胎粪性腹膜炎通常不合并染色体异常。

【**超声表现**】超声表现与肠穿孔病理过程一致，可动态变化。肠梗阻的早期表现为肠蠕动活跃、肠管扩张；穿孔后胎粪进入腹腔产生腹水；腹水可流入阴囊形成鞘膜积液或外阴水肿；随后粘连包裹形成假性囊肿；胎粪中钙盐沉积，在腹膜、肝脏表面形成散在或局灶性钙化斑块；随着纤维粘连、穿孔部位封闭，腹水可逐渐吸收而减少或消失，病变肠管形成局限性不均质杂乱回声的肿块（图 24-2-11）。CDFI 无异常表现。因羊水循环障碍，可伴羊水过多。

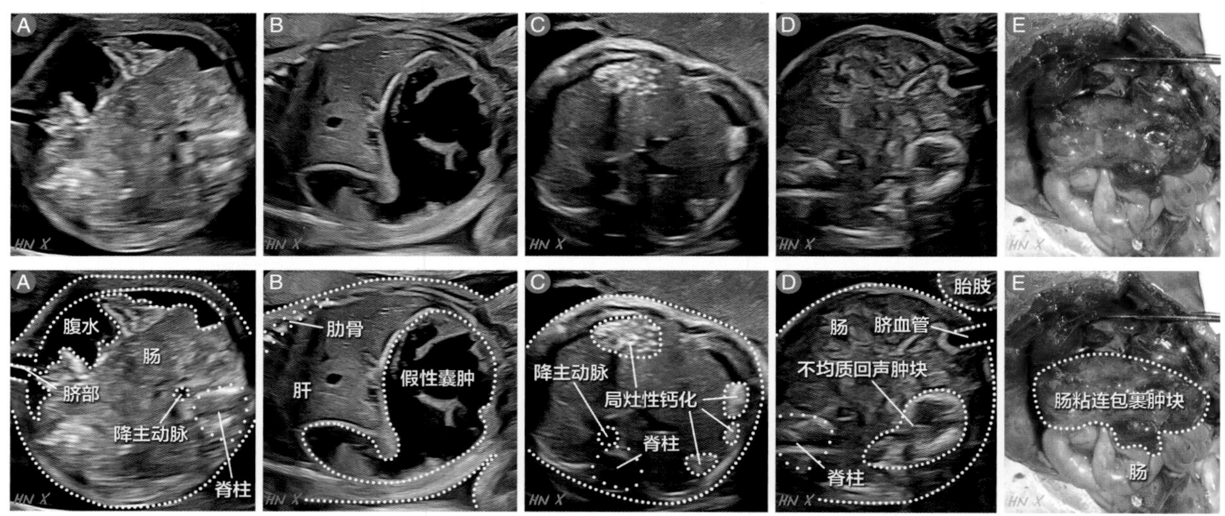

图 24-2-11 ■ 不同阶段胎粪性腹膜炎的超声表现

A. 腹水征；B. 假性囊肿；C. 局灶性钙化；D. 不均质回声肿块；E. 解剖标本（肠粘连包裹肿块）。

【**鉴别诊断**】胎粪性腹膜炎不同发展阶段的超声表现各异，需与不同的疾病鉴别。肠管扩张未穿孔时与生理性肠管扩张难以鉴别；肝包膜上钙化斑需与肝实质内钙化灶鉴别；炎性腹水需与其他原因所致的腹水鉴别；形成腹腔内包裹性积液、假性囊肿时，需与腹部其他囊性肿块如肠系膜囊肿、肠重复畸形、卵巢囊肿等鉴别。掌握胎粪性腹膜炎的发展规律、动态观察病灶变化是准确诊断的关键。

【**预后与咨询**】分娩前的超声检查结果对预测胎儿结局具较高的临床价值。笔者团队总结了 38 例胎粪性腹膜炎胎儿的超声声像与预后，发现产前最后一次超声表现与胎儿结局关系密切，仅表现为腹腔钙化灶者在出生后均不需手术治疗，而合并腹腔异常声像越多（如腹水、假性囊肿、肠管扩张及羊水过多等），需手术干预的可能性越大。欧美地区报道的胎粪性腹膜炎与囊性纤维化关系最为密切。

第三节　胆道系统发育异常

胎儿胆道系统发育异常包括肝内、肝外胆管和胆囊的先天性异常。胎儿肝内胆道系统是在胚胎发育第 4 周起，由原始前肠的腹侧隆起并发育而形成。各种因素引起的胎儿胆道、胆囊发育异常均可表现为胆道或胆囊的缺如、狭窄、扩张等异常。最常见的胆道系统异常是先天性胆道闭锁和先天性胆管扩张症，其他异常还包括先天性无胆囊、双胆囊等。

正常胎儿产前超声无法显示肝内胆管，但自孕中期起，绝大多数胎儿可显示胆囊结构。胆囊的观察切面是在腹围测量横切面稍下的经胆囊腹部横切面，在脐静脉肝内段的右下方、肝右叶的下方可显示胆囊，胆囊颈朝向第一肝门处。胎儿胆囊是一种形状可变的空腔器官，形态各异。笔者团队曾统计正常胎儿的胆囊形态，主要有 3 种类型：囊袋状（占 70%）；细管状（占 26%）；折叠状（占 4%，图 24-3-1）。胆囊随孕周的增加而增大，胆囊的长径（y）与孕周（x）的关系为：y（mm）=1.019x–7.222，但胆囊的大小变异较大，且可发生动态改变。有报道将大胆囊定义为胆囊长径大于平均值 +2*SD*，但尚无明确的临床意义；小胆囊为胆囊长径小于平均值 –2*SD*，进行性胆囊小可能与胆道闭锁有关。

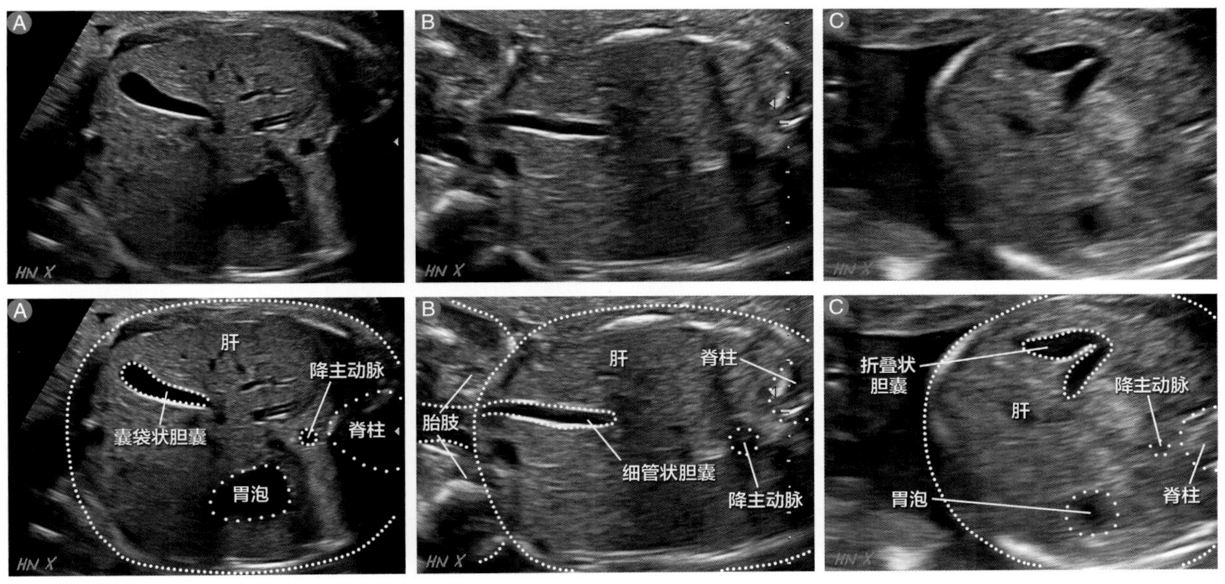

图 24-3-1 ■ 正常胎儿胆囊声像图表现

A. 囊袋状；B. 细管状；C. 折叠状。

一、先天性胆管扩张症

先天性胆管扩张症（congenital biliary dilatation，CBD）指胎儿肝内、外胆管的局部囊状或梭形扩张，多发生在胆总管，为最常见的先天性胆道畸形，以往称先天性胆总管囊肿。女性胎儿约占 4/5，亚洲地区发生率为 1/1 000，远较其他地区高。病因未明，可能与胆道再通障碍、胆总管远端神经 / 肌肉发育不良、胰胆管合流异常等有关。

【**病理类型**】基于胆管扩张的部位不同，CBD 可分成 5 型。Ⅰ型为胆总管囊状扩张，最常见，占 48%~80%；Ⅱ型为胆总管憩室，胆总管侧壁囊肿样扩张，囊肿以短蒂与胆总管侧壁连接；Ⅲ型为仅累及十二指肠内胆总管部分的囊性扩张；Ⅳ型包括多发肝内外囊肿或多发肝外囊肿；Ⅴ型为肝内胆管囊状扩张，即先天性肝内胆管囊状扩张症（Caroli 病）。胎儿期发现的多为Ⅰ型，产前超声难以做出分型。

【**超声表现**】在胎儿腹部横切面上、下动态扫查，CBD 表现为右上腹、肝门部单个无回声囊肿，呈椭圆形；囊肿周边可显示“兔耳”状突起，为扩张的肝内胆管；也可表现为肝门部不规则管道状扩张（图 24-3-2）。囊肿一侧或下方常可显示正常胆囊结构，囊肿可随妊娠进展而逐渐变大。启动 CDFI 可显示囊肿与门静脉、脐静脉的关系。

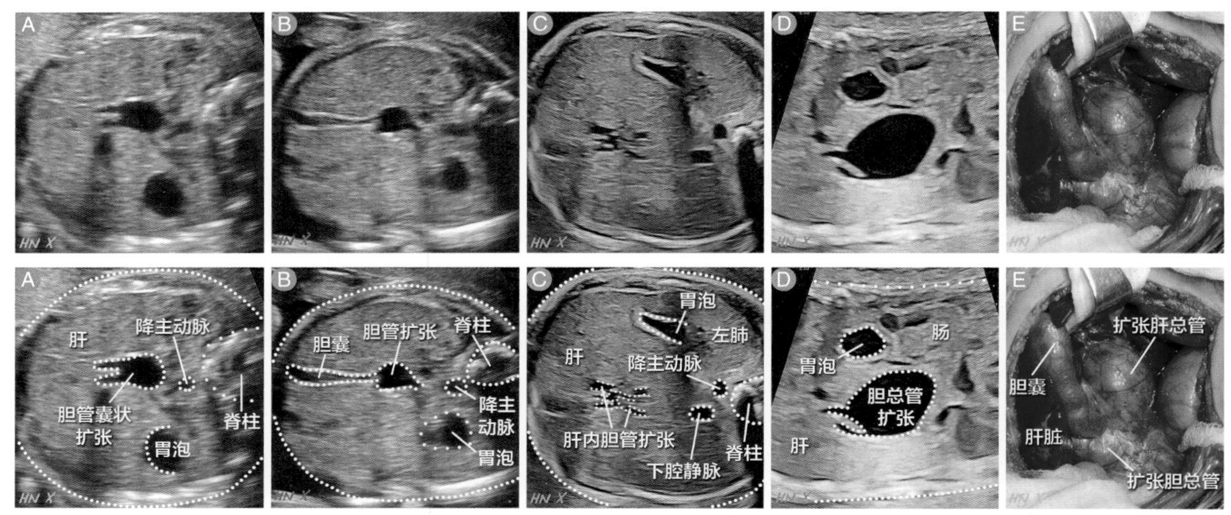

图 24-3-2 ■ 先天性胆管扩张症

A. 囊肿呈“兔耳征”；B. 胆囊上方胆管扩张；C. 肝内胆管扩张；D. 胆总管囊状扩张；E. 肝总管、胆总管扩张术中所见。

【**鉴别诊断**】CBD 主要与肠重复囊肿、肠系膜囊肿、肝囊肿等鉴别。主要鉴别要点为囊肿的形状和位置，以及与肝门部血管的位置关系，CBD 的囊肿位于肝门部，与肝内胆管相连，不与胃、肠相通。笔者团队曾追踪 39 例产前超声发现的肝门部囊性占位病变病例，CBD 共 27 例（69.2%），胆道闭锁 3 例（7.7%），肠系膜囊肿 2 例（5.1%），囊肿消退 5 例（12.8%），胆囊畸胎瘤和双胆囊各 1 例（2.6%）。

【**预后与咨询**】出生后需行手术切除及胆肠吻合术，未经治疗者可发生胆汁淤积、胆汁性肝硬化、胆管炎、胰腺炎、肝纤维化、肝衰竭及胆管癌等。早期手术治疗效果好，但产前确诊的病例肝纤维化发生率较高。

二、先天性胆道闭锁

先天性胆道闭锁（congenital biliary atresia）指先天性肝内、肝外胆管的进行性纤维化和闭塞，导致胆汁淤积，最终肝硬化、肝功能衰减。亚洲地区发病率较高，活产儿中约 1/(5 000~20 000)；女性多于男性；80% 为单纯性。无论是产前还是出生后，超声检查都难以直接显示肝内外胆道闭锁，而需结合黄疸体征和实验室检查结果综合判断。有报道羊水和胎儿血中消化酶如γ-谷氨酰转肽酶、肠碱性磷酸酶的检测有助于宫内诊断胆道闭锁，若22周前羊水中消化酶的水平较低，22周后血液中的水平较高，则应怀疑胆道闭锁，但目前尚缺乏足够的参考值数据。

【超声表现】先天性胆道闭锁的产前超声表现几乎无特异性，可表现为类似CBD的肝门部囊肿（图24-3-2）；也可表现为胆囊缺失，还可表现为胆囊小、胆管扩张、胆囊壁或胆管壁增厚；合并征象有肝内管道状结构减少、肝脏呈较均匀回声、肠回声增强和腹水征（图24-3-3）。笔者团队追踪产前超声提示的4例小胆囊和46例胆囊不显示的病例，有2例在产后确诊为胆道闭锁；出生后确诊胆道闭锁的6例中，产前超声4例提示CBD，1例胆囊不显示，1例为小胆囊。据文献报道，产前多次超声检查未发现胆囊时，发生胆道闭锁的概率为3%。

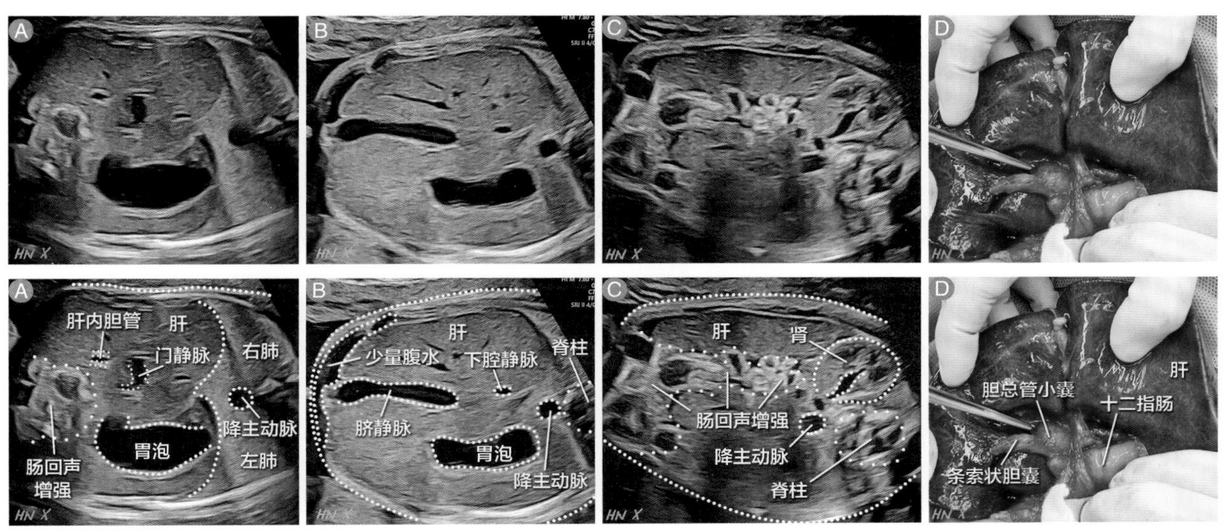

图24-3-3 ■ 先天性胆道闭锁（31周）
A. 肝内胆管扩张、管壁增厚；B. 肝脏回声均匀、少许腹水；C. 肠管回声增强；
D. 手术所见（条索状胆囊、胆总管小囊和胆道闭锁）。

注意：目前，先天性胆道闭锁在产前无法做出诊断，出现以下表现时均不能排除：肝门部囊性占位在动态观察过程中变小；孕期胆囊未显示；胆囊无充盈、囊壁不均匀增厚；以上征象合并肠回声增强和腹水征。但必须强调的是，绝大多数产前超声提示的胆囊未显示或胆囊小具有良好的预后。

【鉴别诊断】先天性胆道闭锁产前无法诊断。与之相关的囊性纤维化在亚洲人群中罕见，常伴肠扩张、肠管高回声、腹水或胎粪性腹膜炎等，鉴别诊断可考虑进行囊性纤维化基因及相关消化酶的检测。以肝门部囊肿为特征的胆道闭锁通常难以与CBD鉴别，但后者在妊娠后期会逐渐增大。

【预后与咨询】预后不良，未经治疗或肝门空肠吻合（Kasai手术）失败者，一般在3年内发展为胆汁性肝硬化、肝衰竭而死亡。Kasai手术成功者多数可生存5年，手术失败或出现并发症则最终需进行肝移植。

三、孤立性胆囊未显示

正常胎儿胆囊在妊娠 14~16 周产前超声检查即可显示，24~32 周显示率约为 95%。若孕中期后，连续两次常规超声检查均未能显示胆囊结构，则可诊断为胎儿胆囊未显示（non-visualization of fetal gallbladder，NVFGB），不合并畸形如胆管扩张症、左侧异构综合征等者，则为孤立性 NVFGB。孤立性 NVFGB 的产前发生率为 0.1%~0.15%，但大多数情况下，可以在妊娠晚期或出生后观察到胆囊，但是小部分孤立性 NVFGB 可能出现胆道闭锁和囊性纤维化。

笔者团队曾追踪 62 例孤立性胆囊声像图异常的胎儿，包括 9 例胆囊增大，4 例胆囊小，3 例胆囊内高回声及 46 例 NVFGB，其中 96.8%（60/62）预后良好，仅在胆囊小和 NVFGB 组中各有 1 例新生儿期诊断为胆道闭锁，占此两组的 4%（2/50）；而 46 例产前超声诊断的孤立性 NVFGB 中，97.8%（45/46）的胎儿预后良好，其中 80.4%（37/46）在孕晚期或出生后胆囊可显示，17.4%（8/46）出生后超声诊断为胆囊缺如，2.2%（1/46）出生后诊断为胆道闭锁。

因此，孤立性胆囊异常病例中，大多数预后良好，特别是胆囊增大、胆囊内高回声，均可视为正常。绝大多数孤立性的胆囊未显示有良好的预后，但对于孤立性胆囊小（特别是进行性减小）及 NVFGB 病例，应该在产前咨询中告知胆道闭锁的风险。

第四节 | 肝脏病变

一、肝脏肿瘤

胎儿期发生在肝脏的肿瘤主要包括血管瘤（60.3%）、间叶性错构瘤（23.3%）、肝母细胞瘤（16.4%）。胎儿期肝脏肿瘤多发生在妊娠晚期，瘤体快速长大，可引起胎儿宫内贫血、水肿，严重者导致心力衰竭。虽然肿瘤病理类型不同，但产前超声表现多有重叠，鉴别诊断常较困难。

【病理类型】

1. 肝血管瘤（hepatic hemangioma） 是肝脏末梢血管的先天性畸形，在胚胎发育过程中血管内皮细胞异常增生而形成，为最常见的先天性肝脏肿瘤。据其生物行为可分成消退型（胎儿期最常见的类型）和不消退型。其病理特征为大小不等的肝小叶被黏液样基质和畸形血管包绕，有时可出现局灶性出血、坏死、纤维化、钙化灶等。

2. 肝间叶性错构瘤（mesenchymal hamartoma of the liver，MHL） 是由于原始间叶细胞发育异常导致的先天性肝脏肿瘤样畸形，瘤体为排列紊乱的肝组织、胆管、血管和结缔组织，间叶组织发生囊性变并梗阻引起液体聚集和胆管扩张。

3. 肝母细胞瘤（hepatoblastoma） 是由胚胎上皮性肝细胞、胚胎性上皮细胞和分化的间叶细胞混合组成的恶性胚胎性肝肿瘤，为最常见的肝脏原发恶性肿瘤。有家族性报道，累及 11 号染色体短臂或合并贝 - 维综合征。50% 的病例母体血清甲胎蛋白水平升高，若发生胎儿水肿可出现镜像综合征。

【超声表现】肿瘤多在妊娠晚期出现。在腹部横切面动态扫查，可显示肝脏内局限性不均回声，局部正常肝脏的脉管结构排列紊乱。

1. **肝血管瘤** 表现为肝脏内边界清晰的肿块，与正常肝组织分界清晰，内部可呈低回声、高回声或混合不均匀回声；肿块较小时，表现为高回声斑，CDFI 显示肿块内无明显血流信号；肿块较大时，瘤体周围血流丰富，瘤体实质部分可见分支状血管，可合并肝静脉 - 门静脉分流或肝静动脉瘘，肿块周围可探及较低阻力的肝动脉频谱及动静瘘性频谱（图 24-4-1、视频 24-4-1）。合并动静脉瘘时可导致胎儿心排血量增高，引起心脏扩大、羊水过多和水肿。

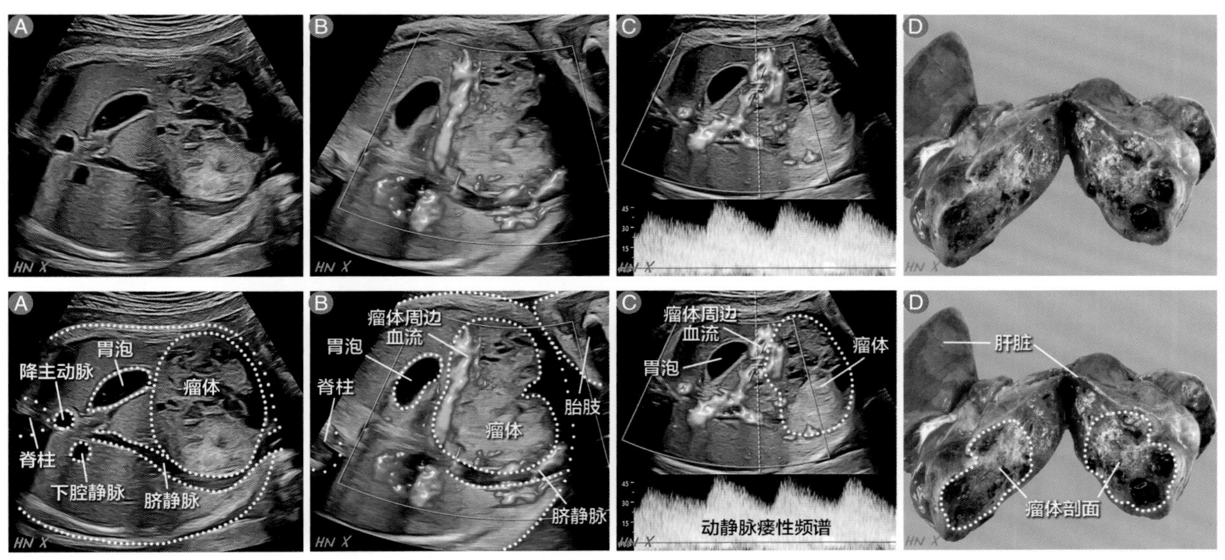

图 24-4-1 ■ 肝血管瘤（35 周）

A. 腹部横切面灰阶图；B. 腹部横切面彩色多普勒血流图；C. 肿块内血流频谱；D. 手术切除标本。

 视频 24-4-1 肝血管瘤（35 周） 

2. **肝间叶性错构瘤** 表现为肝脏内不规则囊性为主的混合性回声占位，可为单发或多发，瘤体为圆形或椭圆形多囊状，壁较厚，无钙化（图 24-4-2）；CDFI 瘤内无明显异常血流信号。

3. **肝母细胞瘤** 表现为肝脏内巨大肿块，多位于肝右叶，也可占满整个肝脏；与正常肝组织分界较清，肿块周围可见假包膜；肿块呈实性回声，内部可有纤维间隔将肿块分隔成低、高不同回声的轮辐状；偶见局灶性钙化或出血；CDFI 显示肿块内血流丰富，血管分布紊乱，难以分辨供血血管来源（图 24-4-3）。可伴胎儿水肿和羊水过多，有胎儿期肿瘤转移至胎盘的报道。

【鉴别诊断】根据肝血管瘤类型的不同，肝血管瘤瘤体回声变化较大，无明显特异性，与肝母细胞瘤的鉴别要点为后者血流丰富、杂乱，母体甲胎蛋白水平较高；肝间叶性错构瘤多为囊性，CDFI 无血流信号；先天性胆道扩张症病灶呈多囊状，囊肿形态不规则，囊壁较厚；转移性神经母细胞瘤为多发或弥漫性浸润性肿块，可有肾脏的原发灶。

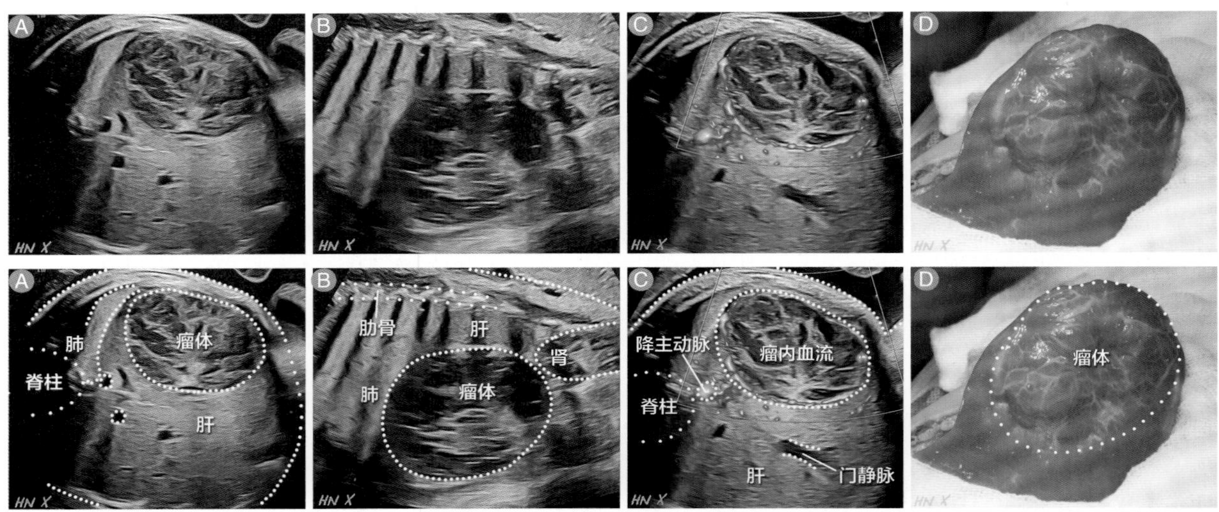

图 24-4-2 ■ 肝间叶性错构瘤(38 周)

A. 腹部横切面; B. 胸腹矢状切面; C. 肿块彩色多普勒血流图; D. 手术所见。

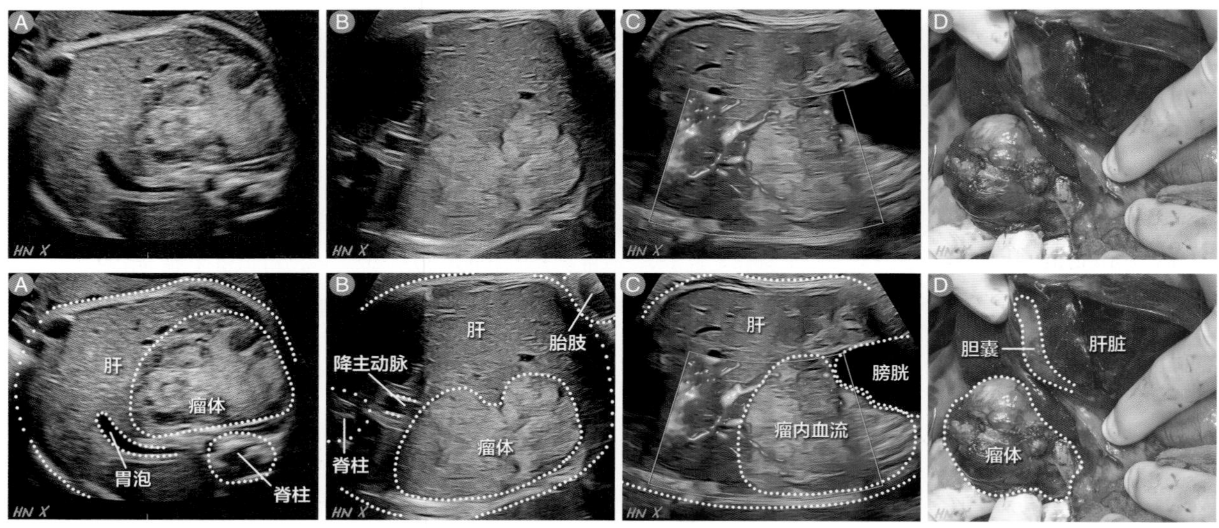

图 24-4-3 ■ 肝母细胞瘤(37 周)

A、B. 腹部横切面; C. 肿块彩色多普勒血流图; D. 手术所见。

【**预后与咨询**】肝血管瘤的瘤体较小时,出生后有可能自行消退,可定期复查;巨大的肝血管瘤或伴有较多动静脉瘘者可并发心力衰竭、水肿,甚至宫内死亡,应密切监测,提前分娩。肝间叶性错构瘤胎儿出生后若瘤体增大宜及早行肿瘤切除,手术预后良好。产前诊断的肝母细胞瘤预后很差,常在围产期出现广泛的全身转移,最常见的转移部位是大脑、骨骼和胎盘,即使手术治疗,患儿死亡率也高达 75%。

二、肝实质钙化灶

肝内钙化灶(hepatic calcification)指在肝实质内或包膜下发生的高回声或强回声斑。产前超声发现率较高，可达 1/1 000。可能的病因包括宫内感染（巨细胞病毒最常见），较小的肝血管瘤，肝内血管病变（包括动脉钙化、血栓或血肿）等。

【**超声表现**】可表现为肝内或肝包膜下散在多发高回声，也可以表现为单发高回声团或高回声斑，或在肝内血管周围的串珠状高回声（图 24-4-4）。

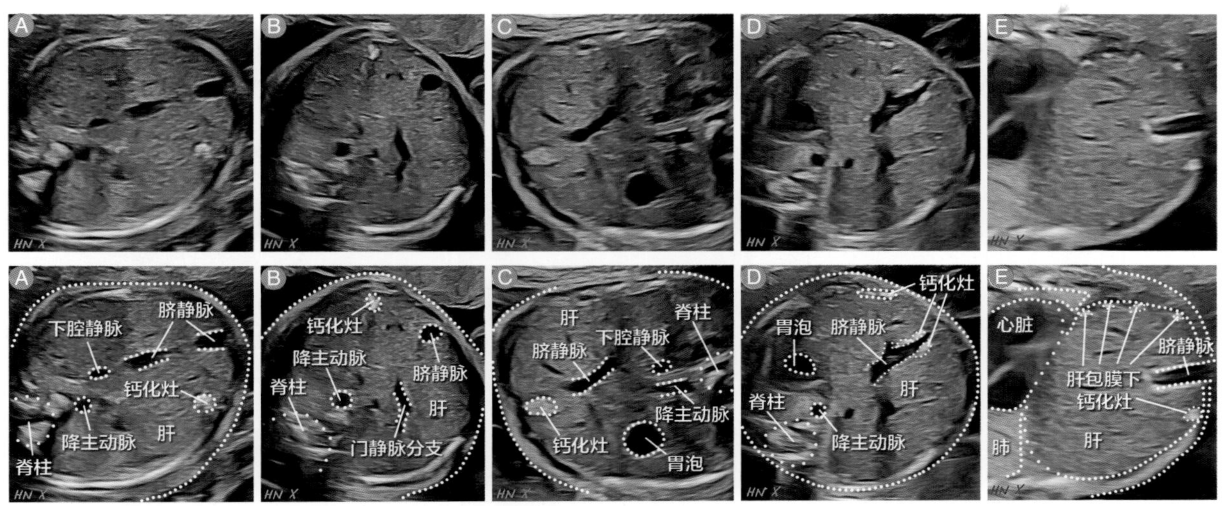

图 24-4-4 ■ 肝实质钙化灶

A、B. 肝左叶内钙化灶；C. 肝中叶钙化斑；D. 肝内脐静脉壁钙化；E. 肝包膜下钙化灶。

【**鉴别诊断**】肝脏内的钙化灶应与胎粪性腹膜炎所致的腹腔内钙化灶鉴别，后者发生在肝脏表面、膈下和肠间，可伴腹腔内假性囊肿或腹水、肠回声增强等。

【**预后与咨询**】笔者团队曾追踪 12 年产前超声筛查发现的 71 例肝脏高回声灶病例，27.7% 的病例合并其他结构异常，染色体核型异常 1 例，拷贝数变异 1 例；无合并其他异常的孤立性肝内钙化灶占 72.3%；出生后复查，53.3% 病灶消失，46.7% 病灶无变化，但全部有良好的预后。因此，肝实质内钙化灶的预后取决于是否合并异常，合并异常者需行染色体及巨细胞病毒等感染相关检查；孤立性肝脏内钙化灶的预后良好，无论其病理原因为何，均有可能是一过性改变，无须临床处理。

三、肝脏先天性血管畸形

肝脏是全身唯一的具有三套血管系统的器官，在胎儿期除肝动脉、肝静脉、门静脉外，还存在脐静脉及静脉导管，使肝内血管系统发育异常的产前超声表现更为复杂。肝脏内门静脉系统的发育依赖胚胎发育过程中的两个“关键吻合”，即脐静脉与卵黄静脉吻合、卵黄静脉与肝血窦吻合，卵黄静脉在与脐静脉连接后演变形成门静脉系统。肝内脐静脉发育异常中的静脉导管缺如、持续性右脐静脉和脐静脉瘤样扩张已在第二十二章第十节体静脉系统发育异常中介绍。本部分将介绍肝内血管异常，包括肝动脉 - 肝静脉瘘（intra-hepatic arteriovenous fistula）、肝动脉 - 门静脉瘘（intra-hepatic arterioportal fistula）、肝内门 - 体静脉分流（intra-hepatic porto-systemic shunts）及先天性门静脉发育不全（congenital agenesis of the portal venous system，CAPVS）。

1. **正常胎儿肝脏血管系统超声检查** 从胎儿脐带插入处横切面，采用经腹部横切面和斜冠状切面连续动态扫查，从前往后可显示脐静脉肝内段、左门静脉、右门静脉、门静脉窦部及静脉导管；扫查过程中还可观察到左、右肝静脉汇入右心房；灰阶超声难以显示肝动脉、脾动静脉和肠系膜静脉；启动CDFI可显示肝内各类血管走行，但难以在一个切面显示全部主要的血管，血流多普勒三维超声模式有助于显示各血管空间分布特征；频谱多普勒可通过测量血流频谱辅助判断血管类型，肝内可记录到的血流频谱类型有肝动脉的动脉性频谱、肝静脉的体静脉性频谱、静脉导管的特征性搏动性频谱，以及脐静脉和门静脉的无搏动的静脉性频谱（图 22-10-1、图 24-4-5）。

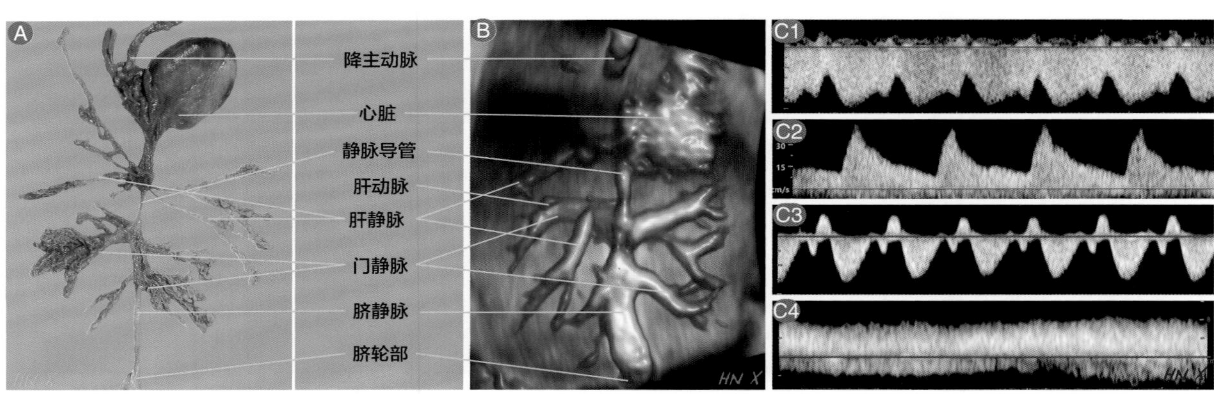

图 24-4-5 ■ 正常胎儿肝脏血管

A. 解剖标本；B. 腹部横切面肝内血管彩色多普勒血流图三维成像；C. 肝内血管血流频谱（C1：静脉导管频谱、C2：肝动脉频谱、C3：肝静脉频谱、C4：门静脉、脐静脉频谱）。

2. **肝脏内血管异常分流** 由于胚胎期肝脏的脐静脉 - 卵黄静脉等血管网的吻合过程障碍，可形成肝内血管异常交通，肝脏内血管异常分流是较为罕见的先天畸形，发病率及病因尚不明确。肝内血管异常分流种类较多，按累及的血管分为肝动脉 - 肝静脉瘘、肝动脉 - 门静脉瘘、门 - 体静脉分流及混合性分流。

【超声表现】经腹部横切面扫查可显示胎儿肝脏内出现异常分布的管状、囊状或不规则形状的无回声区，同时伴有相应的血管扩张。

（1）肝动脉 - 肝静脉瘘：多局限于肝的一叶，病灶处可见扭曲状血管，肝静脉明显扩张，CDFI 血流频谱检测显示肝动脉血流阻力明显减低，肝静脉血流速度明显增高，呈类动脉的搏动性血流，舒张末期因阻力低呈正向血流；门静脉和静脉导管血流频谱可正常（图 24-4-6）。

（2）肝动脉 - 门静脉瘘：门静脉局部增宽或囊状扩张，局部可记录到搏动性的动脉样频谱，脐静脉受搏动的动脉影响，也可记录到搏动性血流频谱（图 24-4-7）。

（3）门 - 体静脉分流：肝内门静脉与肝静脉发生吻合，造成门 - 体静脉分流，其程度和范围变异度较大，有动脉瘤样的门静脉 - 肝静脉吻合、肝脏某一区单支或各区之间静脉多处吻合。另外，还有罕见的右侧门静脉连接下腔静脉等，产生门 - 体分流。产前超声特征为可见囊状、管道状无回声结构连接门静脉和肝静脉分支，CDFI 及多普勒频谱可检测到门静脉内出现搏动性的类静脉导管样频谱；追踪与无回声区相连血管的走行，可判断异常交通血管的类型（图 24-4-8）。

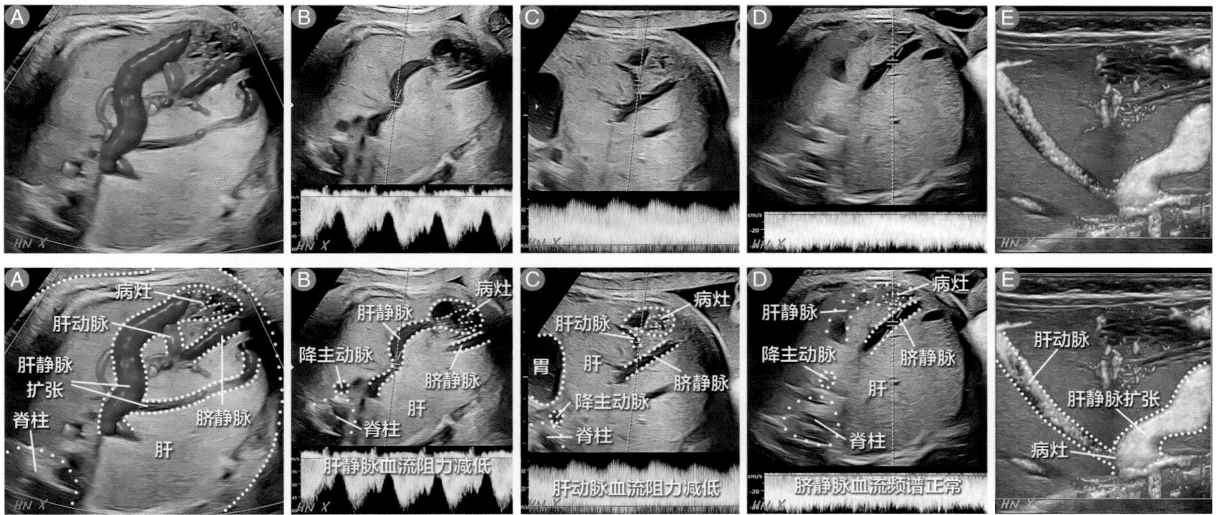

图 24-4-6 ■ 肝动脉 - 肝静脉瘘

A. 肝脏彩色多普勒血流图；B. 肝静脉血流频谱；C. 肝动脉血流频谱；
D. 脐静脉血流频谱；E. 出生后肝脏彩色多普勒血流图。

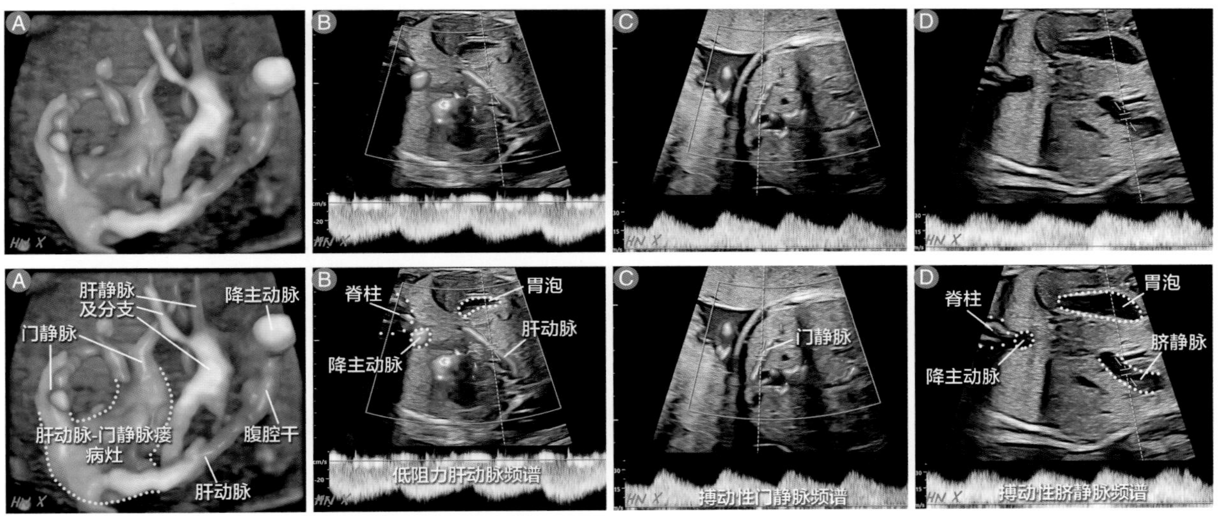

图 24-4-7 ■ 肝动脉 - 门静脉瘘

A. 肝脏彩色多普勒血流图三维成像；B. 肝动脉分支血流频谱；C. 肝内脐静脉血流频谱；D. 肝内门静脉血流频谱。

【鉴别诊断】多普勒血流检测是肝内血管畸形鉴别诊断的重要方法。动脉阻力降低、肝静脉血流流速增高、门静脉出现搏动性频谱等，均提示有异常血管连接。根据 CDFI 表现，肝内囊状扩张的血管易与肝内囊肿及先天性胆管扩张症鉴别。但部分具有瘤样扩张的畸形血管与肝血管瘤并瘤内动静脉瘘鉴别困难。

【预后与咨询】肝动脉 - 肝静脉瘘时，肝动脉的血液经肝静脉直接汇入下腔静脉，使心脏前负荷增加，可导致心力衰竭；肝动脉 - 门静脉瘘时，大量肝动脉血液流入门静脉，可引起门静脉高压、门静脉逆流，经侧支循环汇入上、下腔静脉，肝动脉灌注减少，可致严重肝组织损伤而出现肝硬化；门 - 体静脉分流时，来自肠道的代谢产物未经肝解毒和清除而直接进入体循环，同时因未能通过肝脏完成糖原的合成和分解而出现低血糖，出生后预后取决于分流量的大小，分流量小者无任何临床症状，分流量大者可出现低血糖、血氨升高、精神障碍甚至肝性脑病。胎儿期出现的肝内血管畸形随着出生后脐静脉闭锁，血流动力学可发生改变，大部分病例出生后无明显临床症状。故目前对于胎儿期肝内血管异常交通的预后尚无定论，需出生后密切监测，必要时行血管介入栓塞、血管结扎、瘘管切除或部分肝段切除。

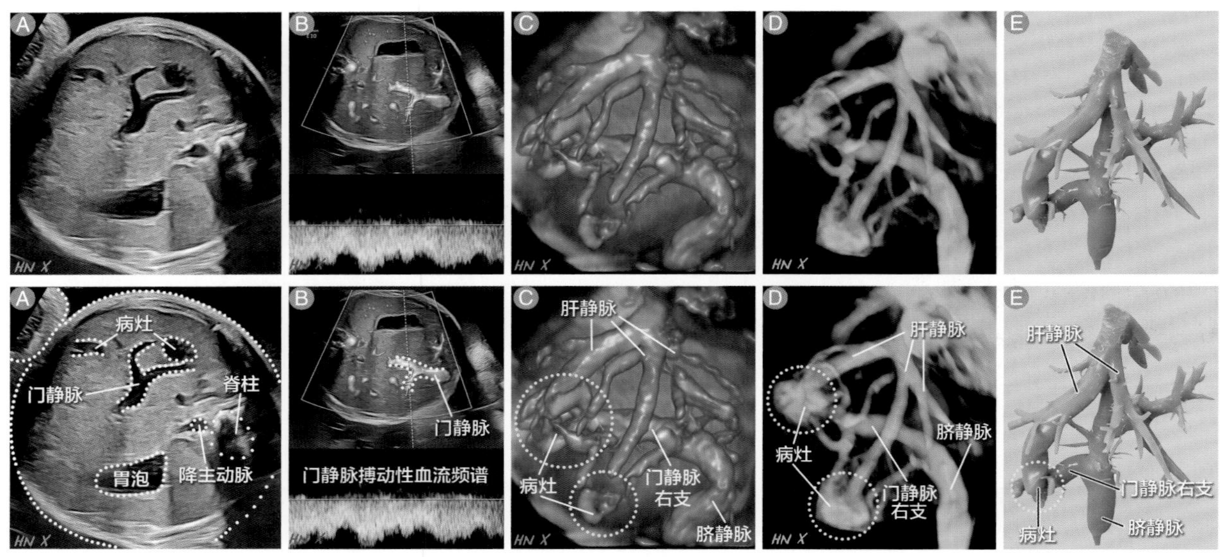

图 24-4-8 门静脉 - 肝静脉吻合（35 周）

A. 腹部横切面；B. 门静脉血流频谱；C. 肝内彩色多普勒血流图三维成像；D. 肝内血管三维成像；E. 肝脏标本血管铸型。

3. 先天性门静脉发育不全　非常罕见，指门静脉完全或部分缺如，并经脾脏分流至体循环。胎儿脐静脉进入肝脏后连接左门静脉，左门静脉呈直角延续为 L 型门静脉窦，随后与中心支汇合并向右走行成为右门静脉。胚胎发育过程中两个“关键吻合”失败，卵黄静脉无法与肝窦或脐静脉形成吻合，可导致 CAPVS。CAPVS 的门静脉可完全缺如或部分缺如，使来自胎盘含氧高的脐静脉血及胃肠的静脉血不经肝脏循环而直接进入体循环，最终导致肝发育不良和胎儿生长受限。80% 完全性 CAPVS 合并其他异常，包括 21 三体综合征、胎儿生长受限、水肿、多系统畸形等。

【超声表现】完全性 CAPVS 主要表现为胎儿腹围小于相应孕周，腹部横切面上肝内管道状结构稀少，仅可显示脐静脉主干，未见两侧门静脉分支，静脉导管可存在；CDFI 显示肝内脐静脉无门静脉分支，呈长条状；未能显示脾静脉及肠系膜上静脉进入肝脏的血流（图 24-4-9）。部分性 CAPVS 则仅可显示部分门静脉血流，由于声像特征不明显，产前超声易漏诊。

【鉴别诊断】与其他因素导致的胎儿宫内发育迟缓鉴别，后者腹围小，但肝内脐静脉及门静脉分支完整。

【预后与咨询】完全性 CAPVS 预后不良，除肝脏发育不良外，合并畸形也是重要原因。出生后随着生存时间的延长可逐渐出现高半乳糖血症、高氨血症、肝癌、肝结节性增生等。部分性 CAPVS 较少合并其他畸形或染色体异常，预后良好。

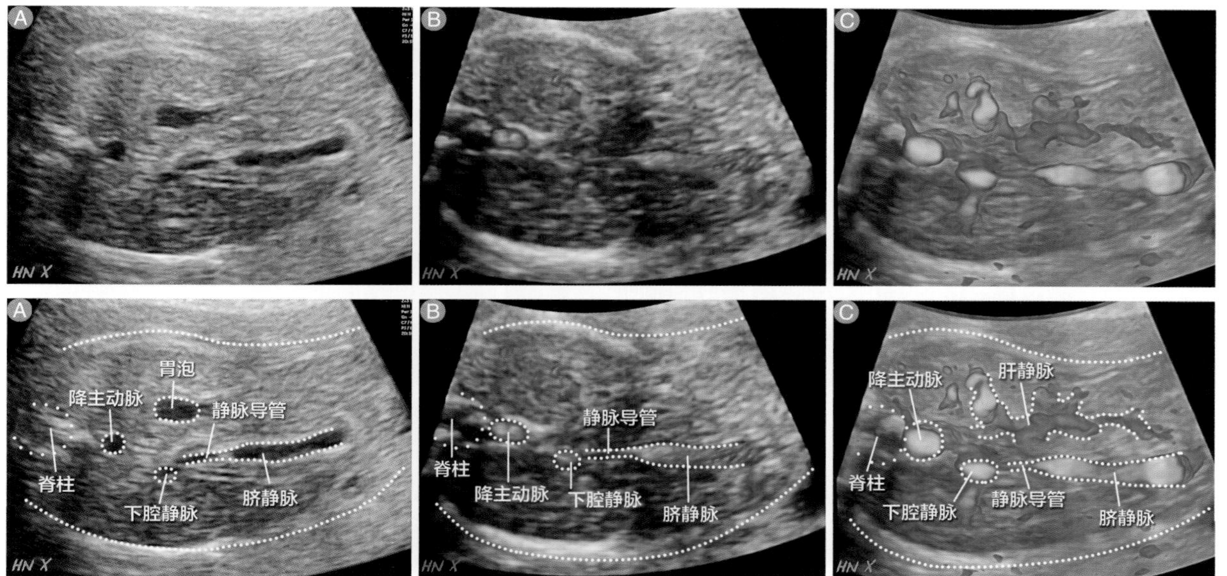

图 24-4-9 ■ 完全性门静脉发育不全

A. 腹部横切面灰阶图；B. 腹部横切面彩色多普勒血流图；C. 彩色多普勒血流图三维成像。

第五节 | 腹腔内其他占位性病变

腹腔内占位病变除前几节所述的消化道发育异常、肝胆系统异常等形成囊性或实性病变外，还有一些少见的占位性病变。

一、腹腔寄生胎

寄生胎（parasitus）又称胎中胎，指一个不完整的胎体寄生在另一个完整胎儿的体内，属于一种特殊类型的不对称性连体双胎，可寄生在完整胎儿身体的各部位，如头部、口腔、腹腔及骶尾部等，多数寄生在腹腔内。寄生胎的发育程度差别很大，有的外形近似胎儿，在正常胎儿腹腔内还可运动，有的类似畸胎瘤，难辨胎体结构。

【超声表现】在胎儿腹腔内可见局限性占位，隐约可见包膜回声，其内可见液性无回声，在无回声区内可见实性、不规则、较成形的骨骼、脊柱和肢体结构，肢体可发生自主运动，无头部和心脏（图 24-5-1）。寄生胎体还可部分在腹腔内，部分长在腹壁上，在腹壁上可显示肢体结构。

【鉴别诊断】根据腹腔内特有的类胎体结构可与其他腹腔内囊性或实性占位病变鉴别；发育不良的寄生胎与腹部畸胎瘤有时鉴别困难，后者多为圆形或椭圆形，回声杂乱，无成形的胎体结构。

【预后与咨询】腹腔内寄生胎出生后部分可自行变小或消退，较大者可行手术切除，预后良好。

二、卵巢囊肿

胎儿卵巢囊肿（ovarian cyst）是女性胎儿最常见的下腹部囊性占位病变，大部分囊肿在孕晚期出现。其发生与母体雌激素、胎盘绒毛膜促性腺激素的过度刺激有关，由于卵巢的激素依赖性，囊肿在出生后随母体激素撤退大部分可自行消退。发生率约为 1∶2 500。

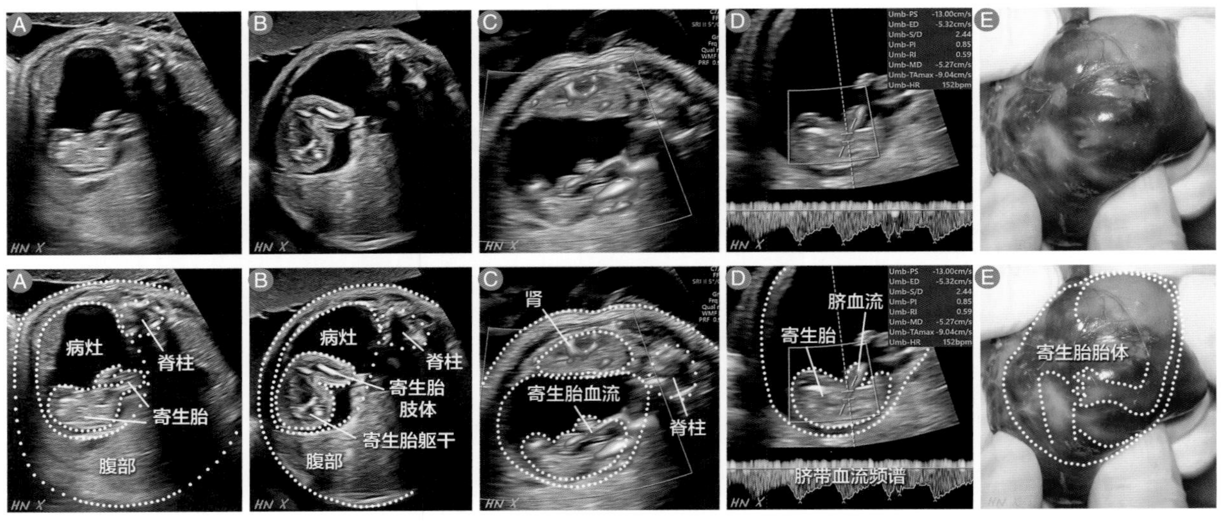

图 24-5-1 ■ 腹腔内寄生胎

A、B. 腹部横切面显示右侧腹腔内寄生胎；C. 彩色多普勒血流图显示寄生胎血供；D. 寄生胎脐带血流频谱；E. 手术标本。

【超声表现】胎儿下腹部偏一侧可见圆形囊性占位，大多为单房囊肿，囊壁薄，内壁光滑，囊内为无回声或细网状低回声，囊内有时可见小囊肿，呈“囊中囊”表现；若囊内出血，囊内可见磨玻璃样弱回声(图 24-5-2)。笔者团队观察 25 例女性胎儿卵巢囊肿，平均发现孕周为 33 周，68% 为左侧，32% 为右侧，囊肿平均直径为 38mm。

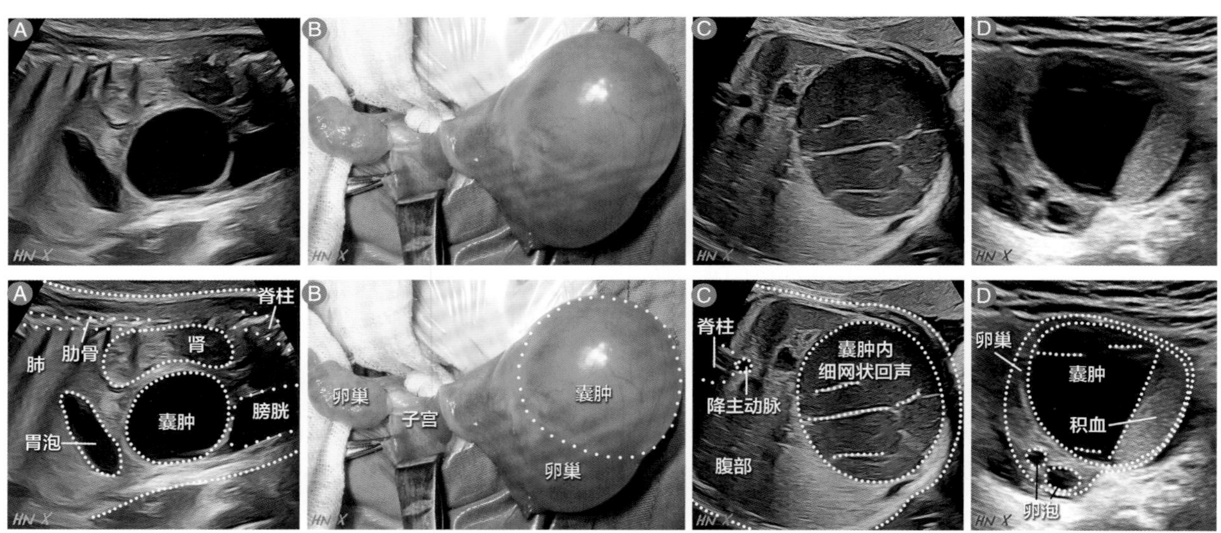

图 24-5-2 ■ 卵巢囊肿

A. 单房卵巢囊肿；B. A 图病例出生后手术所见；C. 卵巢囊肿内出血；D. C 图病例出生后超声表现。

【**鉴别诊断**】根据发生在女性胎儿、壁薄、位于下腹等特征可与其他腹腔囊性占位如肠重复囊肿、腹腔假性囊肿鉴别；但有时与较罕见的肠系膜囊肿鉴别困难。

【**预后与咨询**】大部分囊肿出生后可自然消退，不需特殊处理，笔者团队追踪的病例中 64% 出生后自行消退。若在追踪过程中发现囊肿出现混合性回声或囊肿增大，需注意卵巢畸胎瘤或扭转的可能。

三、肠系膜囊肿 / 腹腔内淋巴管囊肿

肠系膜囊肿（mesenteric cyst）发生于肠系膜，囊壁由纤维组织构成，内衬上皮细胞，为肠系膜淋巴系统受损所致，囊内含浆液和乳糜液；常发生于小肠肠系膜。若伴发网膜囊肿、腹膜后囊肿，则为淋巴管瘤或淋巴管囊肿。

【**超声表现**】单纯肠系膜囊肿表现为腹腔内圆形或椭圆形单房囊肿，囊壁菲薄；若为多房囊肿，或不规则囊性占位环绕腹腔脏器，布满腹腔或后腹膜，则为淋巴管囊肿；CDFI 多无异常表现（图 24-5-3）。

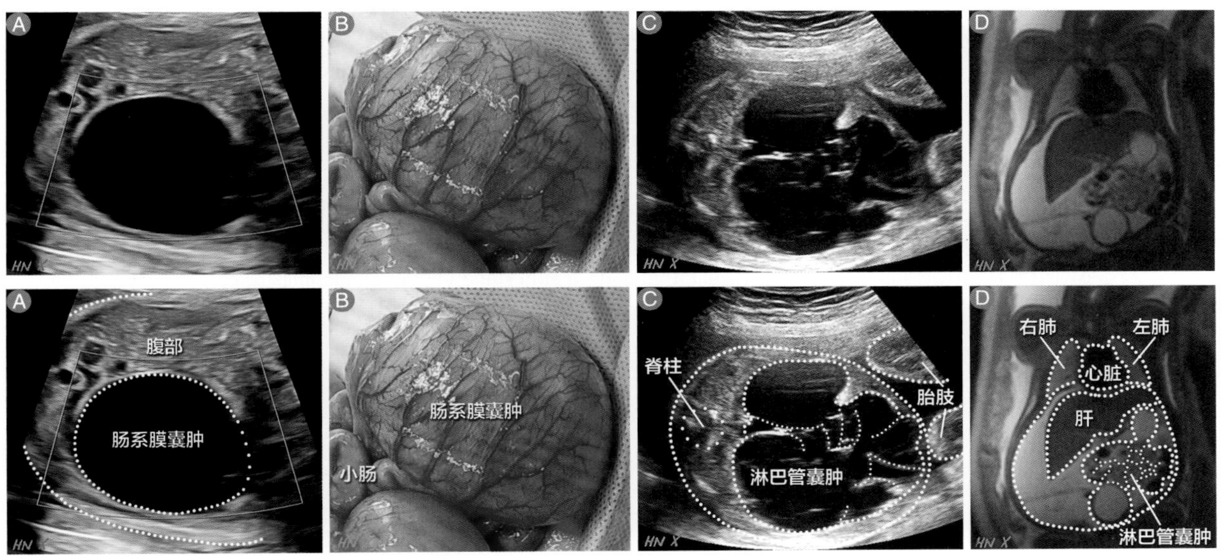

图 24-5-3 ■ 肠系膜囊肿和腹腔淋巴管囊肿

A. 肠系膜囊肿超声表现；B. 肠系膜囊肿术中所见；C. 腹腔淋巴管囊肿超声表现；D. 腹腔淋巴管囊肿 MRI 表现。

【**鉴别诊断**】单发性的肠系膜囊肿需与肠重复囊肿鉴别，后者壁厚，囊内可有微弱回声，囊壁可蠕动；发生在女性胎儿时与卵巢囊肿鉴别困难。腹腔内淋巴囊肿需与胎粪性腹膜炎鉴别，后者有肠回声增强、肠扩张及腹腔钙化灶。

【**预后与咨询**】肠系膜囊肿和淋巴管囊肿可能与一些染色体疾病或遗传综合征有关，如 21 三体综合征、Turner 综合征、Noonan 综合征、Fryns 综合征等，应行胎儿染色体检查。无合并畸形者，出生后手术预后良好。

（谢红宁　郑 菊）

参考文献

1. ADAMS AD, STOVER S, RAC MW. Omphalocele-What should we tell the prospective parents？ Prenat Diagn, 2021, 41 (4): 486-496.
2. 何花，冯洁玲，谢红宁，等．产前超声诊断胎儿脐膨出及其相关异常研究．影像诊断与介入放射学，2012, 21 (6): 43-46.
3. FERREIRA RG, MENDONÇA CR, GONÇALVES RAMOS, et al. Gastroschisis: a systematic review of diagnosis, prognosis and treatment. J Matern Fetal Neonatal Med, 2022, 35 (25): 6199-6212.
4. BOHÎLȚEA RE, TUFAN CF, CÎRSTOIU MM, et al. Body stalk anomaly in a monochorionic-diamniotic twin pregnancy-case report and review of the literature. Rom J Morphol Embryol, 2017, 58 (4): 1453-1460.
5. REVELS JW, WANG SS, NASRULLAH A, et al. An algorithmic approach to complex fetal abdominal wall defects. AJR Am J Roentgenol, 2020, 214 (1): 218-231.
6. GONDO K, YOKOMINE M, YOSHIZATO T, et al. Clues and pitfalls in prenatal diagnosis of classic cloacal exstrophy using ultrasonography and magnetic resonance imaging: A case with sequential observation from 17 to 30 weeks' gestation and literature review. J Obstet Gynaecol Res, 2020, 46 (8): 1443-1449.
7. CLEMENTS MB, CHALMERS DJ, MEYERS ML, et al. Prenatal diagnosis of cloacal exstrophy: a case report and review of the literature. Urology, 2014, 83 (5): 1162-1164.
8. PARDY C, D'ANTONIO F, KHALIL A, et al. Prenatal detection of esophageal atresia: A systematic review and meta-analysis. Acta Obstet Gynecol Scand, 2019, 98 (6): 689-699.
9. TONNI G, GRISOLIA G, GRANESE R, et al. Prenatal diagnosis of gastric and small bowel atresia: a case series and review of the literature. J Matern Fetal Neonatal Med, 2016, 29 (17): 2753-2761.
10. VIRGONE C, D'ANTONIO F, KHALIL A, et al. Accuracy of prenatal ultrasound in detecting jejunal and ileal atresia: systematic review and meta-analysis. Ultrasound Obstet Gynecol, 2015, 45 (5): 523-529.
11. SHEN AW, KOTHARI A, FLINT A, et al. Prenatal imaging features and perinatal outcomes of foetal volvulus-A literature review. Prenat Diagn, 2022, 42 (2): 192-200.
12. FAHY AS, PIERRO A. A systematic review of prenatally diagnosed intra-abdominal enteric duplication cysts. Eur J Pediatr Surg, 2019, 29 (1): 68-74.
13. GANDHI D, GARG T, SHAH J, et al. Gastrointestinal duplication cysts: what a radiologist needs to know. Abdom Radiol (NY), 2022, 47 (1): 13-27.
14. SHINAR S, AGRAWAL S, RYU M, et al. Fetal meconium peritonitis-prenatal findings and postnatal outcome: a case series, systematic review, and meta-analysis. Ultraschall Med, 2022, 43 (2): 194-203.
15. 何花，谢红宁，李丽娟，等．胎粪性腹膜炎的产前超声诊断及其预后分析．中国实用妇科与产科杂志，2008, 24 (5): 357-359.
16. Cass DL. Fetal abdominal tumors and cysts. Transl Pediatr, 2021, 10 (5): 1530-1541.
17. SHAUGHNESSY MP, SPENCER-MANZON M, COWLES RA. Antenatally detected liver and biliary pathology. Semin Pediatr Surg, 2020, 29 (4): 150939.
18. 何苗，谢红宁，杜柳，等．胎儿肝门部囊性占位的超声表现及临床预后研究．中华超声影像学杂志，2019, 28 (7): 621-624.
19. 谢红宁，何苗．胎儿消化道发育异常的超声评估及其临床预后．实用妇产科杂志，2017 (12): 891-894.
20. HE M, XIE H, DU L, et al. Postnatal outcomes of fetuses with isolated gallbladder anomalies: be aware of biliary atresia. J Matern Fetal Neonatal Med, 2022, 35 (25): 7005-7010.
21. KOUKOURA O, KELESIDOU V, DELIANIDOU M, et al. Prenatal sonographic diagnosis of biliary tract malformations. J Clin Ultrasound, 2019, 47 (5): 292-297.
22. NAPOLITANO M, FRANCHI-ABELLA S, DAMASIO MB, et al. Practical approach to imaging diagnosis of biliary atresia, Part 1: prenatal ultrasound and magnetic resonance imaging, and postnatal ultrasound. Pediatr Radiol, 2021, 51 (2): 314-331.

23. DI PASQUO E, KULEVA M, ROUSSEAU A, et al. Outcome of non-visualization of fetal gallbladder on second-trimester ultrasound: cohort study and systematic review of literature. Ultrasound Obstet Gynecol, 2019, 54 (5): 582-588.
24. SEPULVEDA W, SEPULVEDA F, CORRAL E, et al. Giant hepatic hemangioma in the fetus: case reports and updated review of the literature. J Matern Fetal Neonatal Med, 2021, 34 (15): 2554-2566.
25. RUTTEN C, LADARRE D, ACKERMANN O, et al. Spontaneous evolution patterns of focal congenital hepatic hemangiomas: a case series of 25 patients. Pediatr Radiol, 2022, 52 (6): 1048-1060.
26. SHARMA D, SUBBARAO G, SAXENA R. Hepatoblastoma. Semin Diagn Pathol, 2017, 34 (2): 192-200.
27. DEMIRCI O, CELAYIR A. Prenatal diagnosis and treatment of intrahepatic arteriovenous fistulas: case reports and the literature review. J Matern Fetal Neonatal Med, 2022, 35 (5): 837-845.
28. CARNEIRO DN, ROSSI I, OLIVEIRA NT, et al. Congenital intra-hepatic porto-systemic shunts diagnosed during intra-uterine life: Systematic review. J Clin Ultrasound, 2023, 51 (5): 803-811.
29. CHATURVEDI A, KLIONSKY NB, SAUL D. Ultrasound with Doppler evaluation of congenital hepatic vascular shunts. Pediatr Radiol, 2018, 48 (11): 1658-1671.
30. ACHIRON R, GINDES L, KIVILEVITCH Z, et al. Prenatal diagnosis of congenital agenesis of the fetal portal venous system. Ultrasound Obstet Gynecol, 2009, 34 (6): 643-652.
31. BASCIETTO F, LIBERATI M, MARRONE L, et al. Outcome of fetal ovarian cysts diagnosed on prenatal ultrasound examination: systematic review and meta-analysis. Ultrasound Obstet Gynecol, 2017, 50 (1): 20-31.

第二十五章 胎儿泌尿生殖系统发育异常的超声诊断

泌尿系统由泌尿器官(双肾)和排尿器官(输尿管、膀胱和尿道)构成。肾脏的发育过程经历了前肾、中肾和后肾的阶段。胚胎5~8周,输尿管芽分化并诱导永久肾(后肾)形成,肾脏在第8~11周从盆腔上升至肾上腺下方,第10周开始具有一定的泌尿功能,随着胚胎发育逐渐完善,尿量逐渐增加,胎儿尿液构成羊水的主要来源。胚胎第4~7周时,尿直肠隔将泄殖腔分隔为背侧的直肠和腹侧的尿生殖窦;尿生殖窦上段较大,发育为膀胱,下段中肾管逐渐并入膀胱,构成膀胱背部,输尿管开口于膀胱;尿生殖窦的中段狭窄,在女性形成尿道的大部分,在男性成为尿道的前列腺部和膜部;同时,肾从盆腔上升、中肾管向下生长,使输尿管开口移向外上方,而中肾管的开口在男性中下移至尿道前列腺部,女性则其通入尿道的部位退化;尿生殖窦的下段在男性形成尿道海绵体部,在女性则扩大成阴道前庭。在以上胚胎发育过程中,任何因素阻断和干扰泌尿和排尿器官发育的过程,都可导致胎儿泌尿系统发育异常,如肾脏的数量、位置、大小、形态等异常,以及膀胱、尿道和外生殖器发育异常。

第一节 正常胎儿泌尿生殖系统超声检查

由于超声探头分辨力的提高,如今先天性泌尿系统畸形的发现时间较以前提早,孕中期的详细超声检查一般可发现大部分先天异常,但梗阻性疾病如肾积水和肿瘤等,可能为迟发性,在孕晚期才可能被发现。产前胎儿泌尿系统畸形的检出率取决于超声检查时间,检查时间越晚,发现异常的概率越大。胎儿泌尿系统超声检查应包括双肾及肾上腺、膀胱和外生殖器。正常情况下,双侧输尿管在整个孕期都不应该显示,若显示则提示输尿管扩张。

1. 肾脏　胎儿双肾的观察切面为经双肾的腹部横切面和脊柱两侧旁矢状切面。在横切面上可显示肾脏短轴,为脊椎两侧呈类圆形的稍低回声结构,外侧为肾皮质,内侧为肾髓质和肾盂(图14-2-9C)。在脊柱旁矢状切面扫查可显示双肾的最大长轴切面,呈椭圆形。采用高分辨力的超声探头在孕早期NT筛查时即可观察到双肾结构,呈均质的高回声;孕中期起肾脏逐渐增大,回声逐渐减低,可分辨出外层稍高回声的肾皮质、中部稍低回声的肾髓质及花瓣状低回声的肾锥体;采用低速血流检测技术,可显示从肾门至肾皮质的放射状分支血流信号(图 25-1-1)。正常胎儿双肾生长速度较恒定,在肾的最大切面测量肾的长径和周长可粗略判断肾的发育,可参考肾周长与腹围的比值,正常为 0.27~0.30。需要注意的是,胎儿肾的大小个体差异较大,其测值的大小并不能反映肾脏功能,需结合双肾回声特点和羊水量间接分析肾功能。

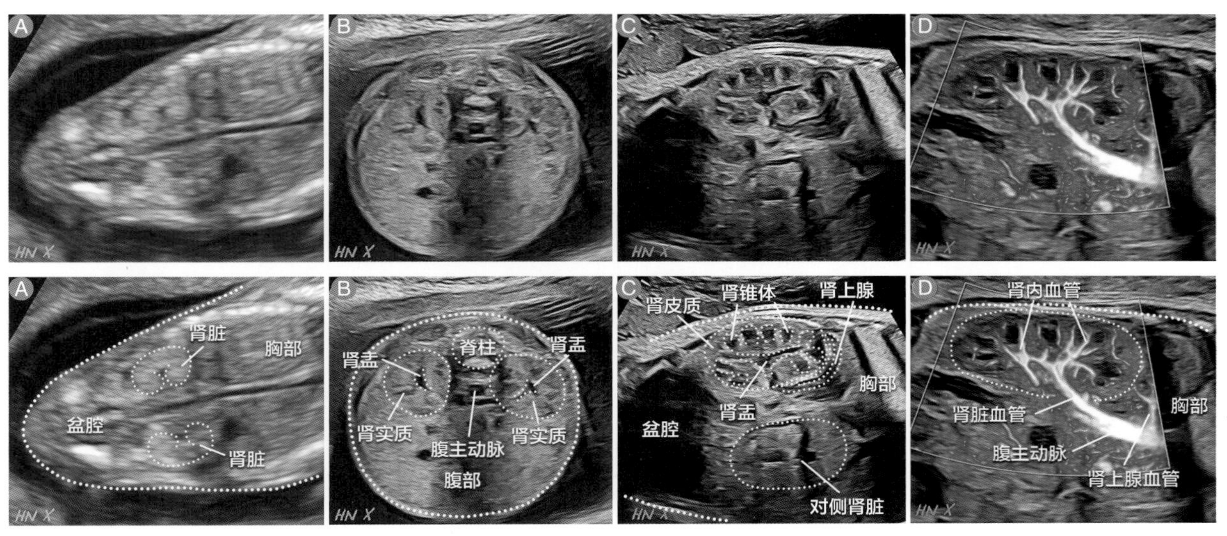

图 25-1-1 ■ 正常胎儿肾脏

A. 孕早期双肾最大切面; B. 孕中期双肾横切面; C. 孕中期肾脏最大切面灰阶图;
D. 孕中期肾脏最大切面彩色多普勒血流图。

2. **肾上腺** 胎儿期肾上腺相对较大,形态为三角形,呈帽状附着在肾的上极,在肾脏最大切面上,肾上腺可部分显示,呈周边稍低回声、中部高回声的三层"三明治"样结构,低速血流 CDFI 可显示肾上腺动脉(图 25-1-1C、D)。

3. **膀胱** 从妊娠第 10 周开始,经阴道超声扫查可显示膀胱的圆形无回声区;孕中期后经下腹横切面可显示膀胱,并观察膀胱大小变化,启动 CDFI 很容易显示膀胱两侧的脐动脉(图 14-2-9D)。

4. **生殖器** 男性和女性胎儿的外生殖器结构的声像图特征有较大差异。自孕中期起,在胎儿大腿内侧行多角度扫查,可观察外生殖器结构。三维超声成像可立体显示外生殖器外貌。男性胎儿在冠状切面和正中矢状切面上可显示阴茎和阴囊,至孕晚期男性胎儿阴茎海绵体呈高回声,其中间可见稍高回声线状的尿道;女性胎儿外生殖器在会阴部横切面扫查呈"花瓣状",孕晚期若宫内条件允许,采用高分辨力超声探头,经胎儿骶尾、会阴部行正中矢状切面扫查,女性胎儿的耻骨联合后方可显示尿道、阴道、子宫和直肠,男性胎儿则膀胱与直肠前无阴道和子宫结构,此切面有助于胎儿生殖器发育异常的鉴别诊断(图 25-1-2)。

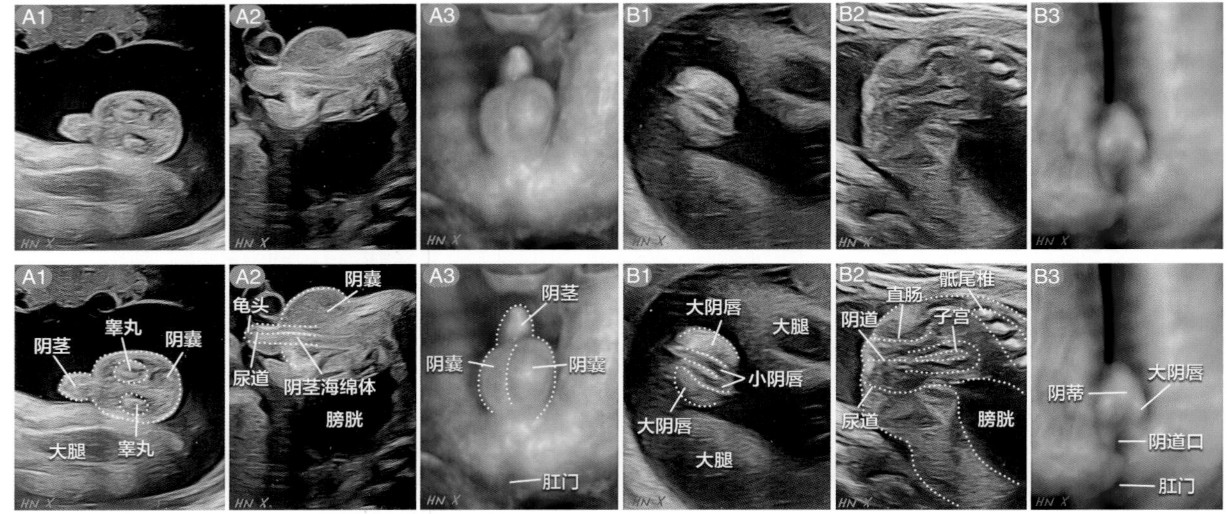

图 25-1-2 ■ 胎儿外生殖器(30 周)
A. 男性胎儿外生殖器(A1：冠状切面、A2：矢状切面、A3：三维成像)；
B. 女性胎儿外生殖器(B1：冠状切面、B2：矢状切面、B3：三维成像)。

第二节 | 尿路梗阻性疾病

尿路梗阻性疾病包括因机械性或功能性尿路梗阻，导致梗阻部位上方的尿路(肾、输尿管、膀胱、尿道)扩张的一系列异常，发病率为 1%~4%。正常胎儿由于肾盂输尿管连接部的生理性狭窄、弯曲，或膀胱输尿管的生理性反流，在宫内可出现一过性的肾盂或输尿管扩张。产前超声动态观察尿路扩张的变化，有助于鉴别是病理性疾病还是生理性改变。

一、肾积水

肾积水(hydronephrosis)指尿路梗阻性病变或功能性改变导致肾内尿液潴留、肾盂肾盏扩张、肾脏增大。本病是最常见的胎儿期先天异常之一，也是泌尿系统最常见的异常表现，发病率为 1/2 000 活产儿，多见于男性胎儿，占所有尿路扩张的 10%~30%。不同部位的尿路梗阻均可引起肾盂、肾盏渐进性扩张，严重时可导致肾功能受损、肾发育不良甚至萎缩。目前，肾积水的产前诊断标准尚未统一，专家共识与指南倾向于将 28 周前肾盂分离>4mm、28 周后肾盂分离 ≥ 7mm 作为肾积水的诊断标准。最常见的引起肾积水的病因是肾盂 - 输尿管连接处梗阻，可能是由于肾盂 - 输尿管移行处局部平滑肌增厚、纤维组织增生引起病理性狭窄，也可能是输尿管局部蠕动功能低下所致的功能性缩窄。其他引起肾积水的原因还包括膀胱输尿管连接处梗阻、膀胱输尿管反流、先天性巨输尿管、泄殖腔畸形、重复肾、后尿道瓣膜，以及罕见的综合征如巨膀胱 - 小结肠 - 肠蠕动不良综合征等。

【超声表现】在肾水平横切面可显示一侧或双侧肾盂分离、扩张积液；肾脏长轴切面若显示肾盂与输尿管连接处呈“鸟嘴样”扩张时，提示为肾盂 - 输尿管移行处梗阻，同侧输尿管无扩张。单侧肾积水时，膀胱可显示，羊水量一般正常；双侧肾积液时多数由下尿路梗阻引起，常合并羊水量减少。根据肾盂分离的宽度，肾积水可分为轻度、中度和重度（表 25-2-1、图 25-2-1）。CDFI 多无异常。极少数情况下，严重的积液可致肾实质穿孔，在肾周围形成尿性囊肿（图 25-2-2）。

表 25-2-1 ■ 胎儿肾积水分度与表现

项目	孕周	轻度	中度	重度
肾盂分离宽度	28 周前	4~7mm	8~10mm	>10mm
	28 周后	7~10mm	11~15mm	>15mm
肾盏		无扩张	“花瓣样”扩张	囊状扩张
肾实质		无变化	稍变薄	菲薄

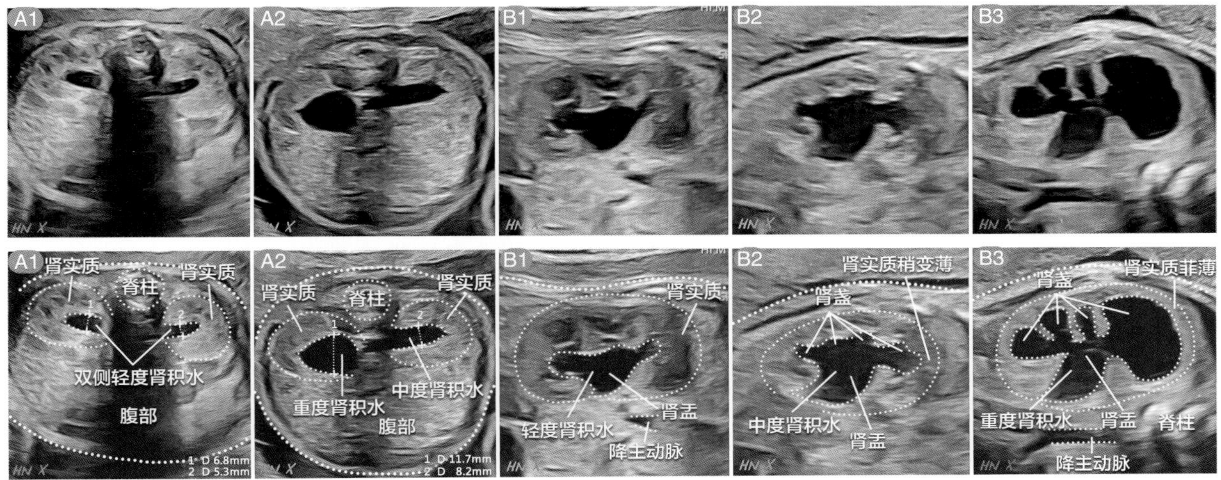

图 25-2-1 ■ 胎儿肾积水及其分度（28 周前）

A. 双肾横切面（A1：双侧轻度肾积水，A2：一侧中度、一侧重度肾积水）；

B. 肾脏最大切面（B1：轻度肾积水、B2：中度肾积水、B3：重度肾积水）。

【**鉴别诊断**】中、重度肾积水合并肾盏扩张时，需与多囊性肾发育不良鉴别，后者肾内有多个无回声区互不相通；严重梗阻造成的重度肾积液可类似肾脏巨大囊肿，其在肾盂输尿管连接处可见朝向肾外的漏斗状或鸟嘴样突起，可予以鉴别。

【**预后与咨询**】轻度肾积水多为一过性改变，出生后消失，预后良好；中度肾积水出生后需要手术的概率低，但有可能伴发肾脏病变，出生后需定期随访；重度肾积水多有尿路梗阻，出生后大多需手术治疗。产前胎儿肾脏声像改变与出生后肾功能并非直接相关，但双侧肾积水合并羊水过少时，提示下尿路梗阻严重，一般预后不良。以往认为轻度肾积液与 21 三体综合征相关，但现有证据表明相关性并不强。

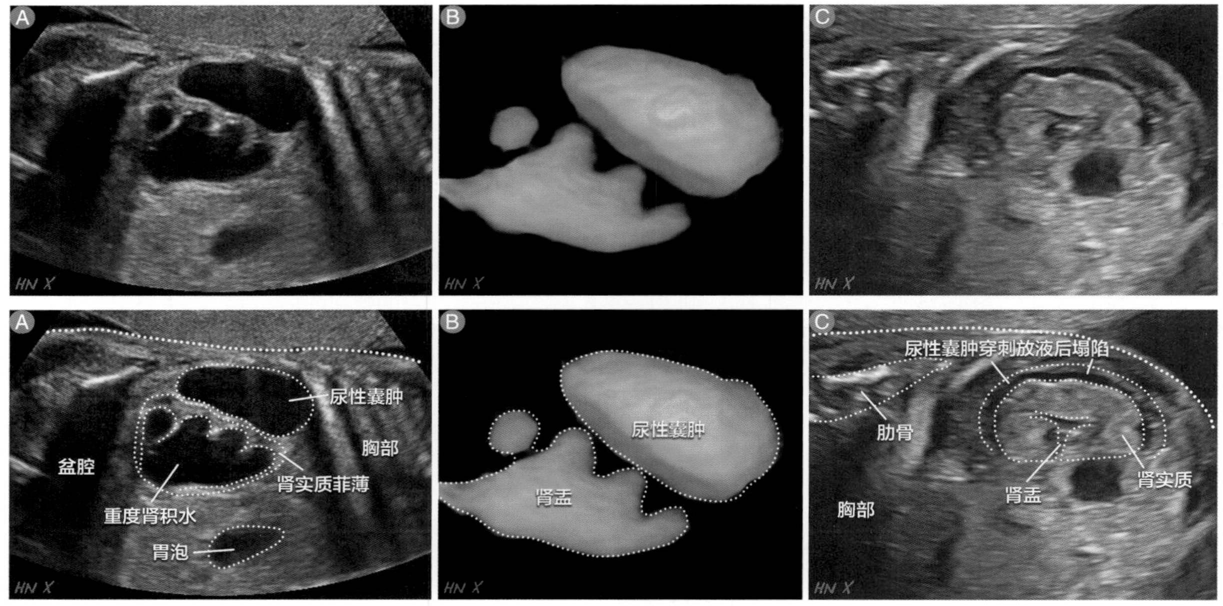

图 25-2-2 ■ 肾包膜下尿性囊肿

A. 肾脏最大切面；B. 反转模式三维成像；C. 尿性囊肿穿刺放液术后。

> **注意：按照轻度肾积水的诊断标准，产前超声发现率较高，但绝大多数为一过性改变，后期检查或出生后可消退，其过度诊断可能给孕妇带来不必要的焦虑和过多的检查。因此，对没有合并其他声像图异常的单纯性肾盂轻度增宽（孕中期<7mm，孕晚期<10mm）不建议做常规诊断。**

二、肾盂输尿管积水

肾盂输尿管积水（hydro-ureteronephrosis）指肾盂积水伴输尿管扩张，其病因包括膀胱输尿管连接处梗阻、膀胱输尿管反流、输尿管囊肿和输尿管异位插入等。膀胱输尿管反流为排尿时膀胱内压力增加，尿液从膀胱持续性或间歇性地逆行流向输尿管及肾盂，并使其扩张，多见于男性胎儿；输尿管囊肿是由于输尿管开口狭窄，插入膀胱段肌层薄弱，致使其黏膜段突入膀胱内形成囊肿；输尿管异位插入很罕见，为输尿管开口于膀胱三角区正常插入点的下方或内侧，甚至膀胱外。后两种情况多合并重复肾及重复输尿管，女性胎儿多见。

【超声表现】因梗阻程度不同而出现不同程度的肾积水声像改变；在肾与膀胱侧壁之间可显示同侧输尿管扩张，呈弯曲管道状无回声，动态扫查可见其与扩张的肾盂相连，扩张段输尿管可见管壁蠕动，管径可从数毫米至 2~3cm（图 25-2-3A、B、C）；若合并输尿管囊肿，则在膀胱内一侧可见细隔膜或小囊肿（图 25-2-3D），提示有重复肾的可能（详见本章第四节其他肾脏发育异常）；输尿管囊肿大小可随膀胱大小变化而发生改变，膀胱充盈时可能压迫囊肿而不显示，膀胱排空时输尿管囊肿易被误认为膀胱。单侧输尿管肾盂积水时膀胱多无扩张，羊水量正常；双侧严重积水时，羊水量可减少。

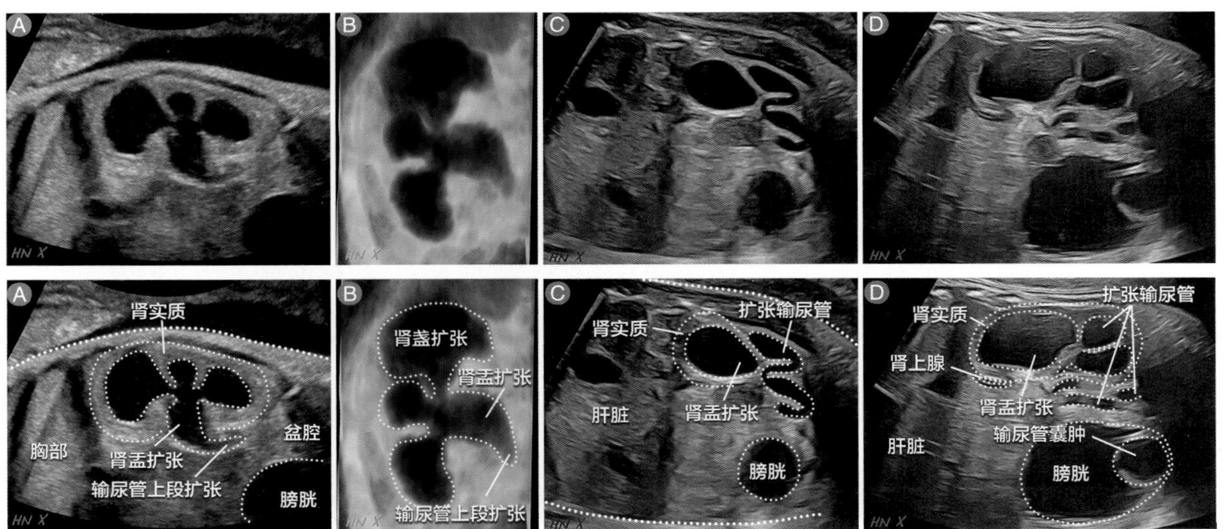

图 25-2-3 ■ 肾盂输尿管积水和输尿管囊肿

A. 肾盂扩张灰阶图；B. 肾盂扩张最小模式三维成像；C. 输尿管扩张灰阶图；D. 输尿管囊肿灰阶图。

【鉴别诊断】①弯曲管道状扩张的输尿管应与肠管鉴别：扩张的输尿管内为无回声，管壁菲薄，追踪其与扩张的肾盂相连；而肠管的管壁较厚，其内有肠内容物回声。②导致输尿管肾盂积水的病因鉴别：膀胱输尿管反流在检查过程中可观察到肾盂扩张大小的动态变化；输尿管囊肿在膀胱内有小囊声像，且多合并重复肾，但多数情况下产前超声并不能准确判断积水的原因，需出生后进一步检查确诊。

【预后与咨询】预后主要取决于肾损害的程度。膀胱输尿管连接处梗阻时输尿管内径<6mm，一般无需手术；输尿管内径>10mm 则多数出生后需手术治疗；反流具有家族易感性，一般预后良好，35% 以上病例在 2 岁内自行缓解；输尿管囊肿和输尿管异位插入仅 1/3 的病例在产后出现临床症状，手术治疗效果良好。

三、膀胱扩张

膀胱扩张又称为巨膀胱（megacystis），为下尿路梗阻性或功能性异常导致的膀胱增大，多合并输尿管及肾盂积水。一般认为孕早期膀胱最长径>7mm、孕中期>30mm、孕晚期>50mm，且持续 30 分钟以上无变化可诊断为巨膀胱。巨膀胱是一种继发性的改变，其病因一是机械性梗阻性异常，包括后尿道瓣膜、尿道狭窄 / 闭锁；二是膀胱壁功能性异常，通常与一些遗传综合征有关，如巨膀胱 - 小结肠 - 肠蠕动不良综合征、梨状腹综合征及染色体异常等。后尿道瓣膜（posterior urethral valve）是引起下尿道梗阻最常见的原因，为男性胎儿尿生殖隔分化不全、尿道后部的瓣膜残留，从而导致尿道梗阻，表现为膀胱扩张、膀胱壁增厚、输尿管扩张、肾积水，最终可致肾萎缩和肾衰竭，发病率约为 1/5 000。尿道闭锁（urethral atresia）通常引起完全性梗阻，妊娠早期即出现巨膀胱。梨状腹综合征（prune belly syndrome，PBS）是以腹部肌肉组织缺陷、隐睾和尿路梗阻为特征的先天性疾病，表现为膀胱明显增大、输尿管和肾积水，巨膀胱可以是原发性病变或继发于尿路梗阻。巨膀胱 - 小结肠 - 肠蠕动不良综合征（megacystis-microcolon-intestinal hypoperistalsis syndrome，MMIHS）是常染色体隐性遗传疾病，主要表现为小肠梗阻、小结肠伴肠旋转不良、膀胱增大及双侧肾盂肾盏扩张(详见第二十八章第十三节巨膀胱 - 小结肠 - 肠蠕动不良综合征)。

【**超声表现**】膀胱明显增大,持续观察 30 分钟以上膀胱无缩小;膀胱壁可增厚、回声增强;双侧输尿管呈弯曲管道状无回声,并与扩张的肾盂肾盏相连;CDFI 无异常;大部分病例合并羊水过少。

膀胱扩张的病因很多,不同病因有不同转归,且不同阶段也有不同表现。若为尿道闭锁,在孕早期 NT 筛查时即可出现膀胱扩张,膀胱占据整个腹部,当膀胱增大至一定程度时,可发生自发性破裂,膀胱变小,腹腔内出现液性无回声;若为后尿道瓣膜,则仅见于男性胎儿,伴有后尿道扩张,表现为典型的“钥匙孔”征(图 25-2-4);长时间梗阻可导致肾损伤,肾功能衰减,出现尿液减少,肾回声增高,可能伴有皮质小囊肿和羊水过少、膀胱减小,出现梗阻性肾发育不良的声像图特征。

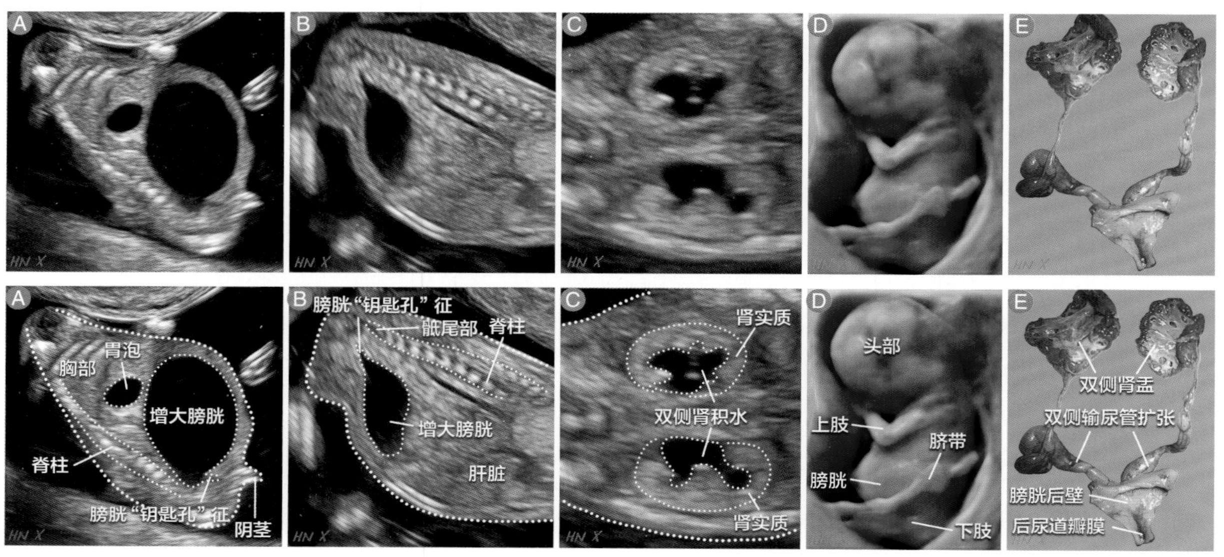

图 25-2-4 ■ 先天性巨膀胱(后尿道瓣膜,13 周)

A. 男性胎儿;B. 膀胱下段“钥匙孔”征;C. 双侧肾积水;D. 胎儿三维成像;E. 解剖标本。

【**鉴别诊断**】重点在于寻找导致膀胱增大的病因,根据相关合并表现可做出初步判断,但除后尿道瓣膜因有较特征性表现而容易鉴别外,其他的病因往往难以准确诊断。

【**预后与咨询**】孕早期筛查发现的胎儿膀胱扩张(7~15mm)中约 23% 的病例有染色体非整倍异常;膀胱最长径>15mm 者,仅 10% 的病例有染色体异常。后尿道瓣膜病例预后差别较大,总死亡率高达 25%~50%,出生后 45% 出现肾功能不全。预后不良的征象包括早期出现的巨膀胱、双侧肾积水逐渐加重、肾实质回声增高、肾皮质小囊及羊水过少。曾有研究对妊娠 32 周前出现的进行性肾积水和羊水减少的后尿道瓣膜病例进行宫内膀胱羊膜腔分流术,结果显示新生儿生存率显著提高,但长期预后还有待观察。尿道闭锁、巨膀胱 - 小结肠 - 肠蠕动不良综合征及梨状腹综合征的预后极差,多为致死性。

第三节 | 先天性囊性肾病

先天性囊性肾病是由于胚胎期各段肾小管或集合管发育异常并出现扩张，在超声声像上表现为肾脏回声增高和 / 或肾脏内多发小囊。先天性囊性肾病种类较多，产前超声可根据遗传特征和肾脏声像表现初步判断其异常的类型，如胎儿型多囊肾、多囊性肾发育不良、成人型多囊肾、梗阻性囊性肾发育不良等。另外，多种相关的异常综合征还可合并其他类型的肾脏囊性改变，如肾小球囊性肾病、髓质囊性肾发育不良等。由于先天性肾发育异常的遗传学机制复杂，异常种类较多，部分表现重叠，产前的准确分类诊断仍较困难。

一、胎儿型多囊肾

胎儿型多囊肾为常染色体隐性遗传多囊肾病（autosomal recessive polycystic kidney disease，ARPKD），以往称为 Potter Ⅰ型肾病，发生率约 1/（20 000~40 000），其发生与染色体 6p21 上 *PKHD1* 基因变异有关。ARPKD 病理表现为双侧肾弥漫性增大，肾内集合管小囊状扩张，形成弥漫的、呈放射状排列的小囊肿，整个肾脏切面呈“海绵状”，皮髓质分界不清。除肾脏受累外，本病还可累及肝脏，表现为多囊肝、胆管发育不良等。根据临床症状出现的时间和病理改变，可将其分为胎儿期、新生儿期、幼儿期及青少年期四种亚型，产前超声可发现和确诊的类型绝大部分为胎儿期 ARPKD。

【超声表现】双侧肾脏呈对称性增大，几乎占据整个腹腔；由于肾内集合管密集的小囊界面产生的声波反射增多，整个肾实质回声明显增高，肾脏皮髓质分界不清；采用高分辨力超声探头，有时可显示高回声肾皮质内的小囊结构；产前病例均可合并羊水过少或无羊水，膀胱不显示，少数晚发型病例羊水量可正常；CDFI 显示肾实质血管稀少，肾动脉阻力增高（图 25-3-1）。

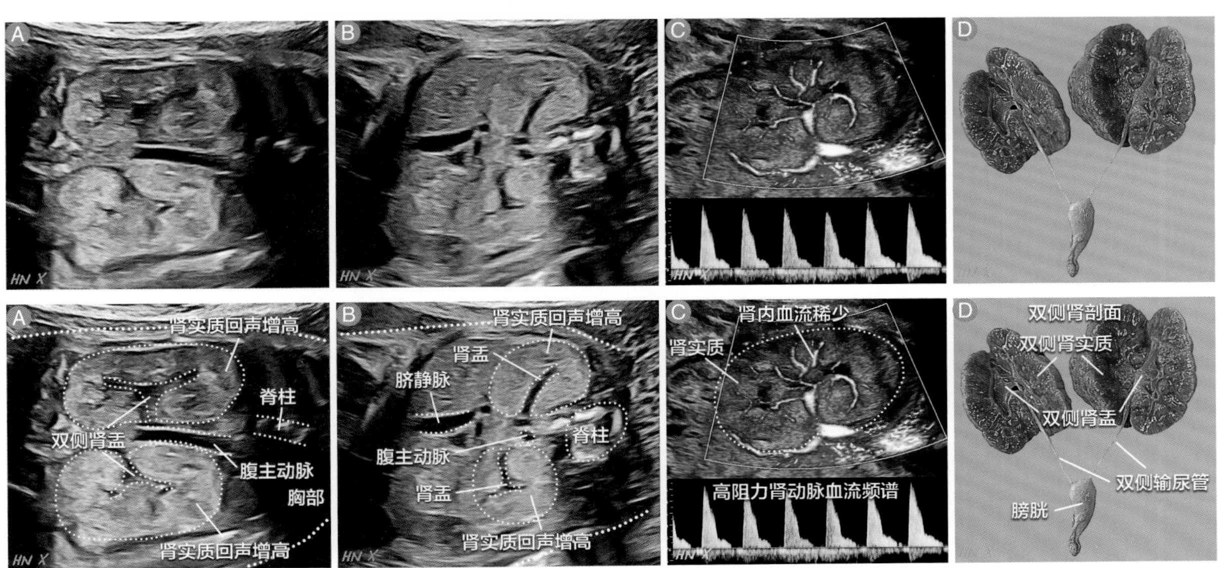

图 25-3-1 ■ 胎儿型多囊肾（26 周）

A. 双肾冠状切面；B. 双肾横切面；C. 肾脏血流及频谱；D. 解剖标本。

【**鉴别诊断**】主要与其他肾脏回声增高疾病鉴别。

【**预后与咨询**】胎儿期 ARPKD 因羊水过少或无羊水可导致肺部发育不良，大多数胎儿出生后无法存活；新生儿期以后发生的 ARPKD 可存活，但可出现高血压、门脉周围肝纤维化、门静脉高压、慢性肾衰竭，最终需要肾移植。本病为常染色体隐性遗传，再次妊娠胎儿患病风险为 25%。

二、多囊性肾发育不良

多囊性肾发育不良（multicystic renal dysplasia，MCDK）是由于胚胎发育早期肾单位与输尿管芽的连接和发育异常所致。以往称为 Potter Ⅱ型肾病，发病率为 1/（1 000~5 000）。病理表现为肾脏增大、变形，肾皮质见多个大小不等、互不相通的囊肿。75%~80% 的病例仅累及单侧肾脏，少数病例累及双侧或局部肾脏。本病无家族遗传性。目前研究发现其可能与 *HNF1B*、*UPIIIA*、*PEX26* 等基因的变异有关。

【**超声表现**】患侧肾脏增大、变形；肾实质内可见多个大小不等、互不相通的小囊，小囊直径约数毫米，囊肿间可见肾实质回声增高，但难以分辨正常皮质、髓质和肾盂结构；CDFI 显示肾血流稀少，肾动脉血流阻力增加；单侧发生时羊水量正常，膀胱正常显示；双侧发生则羊水过少或无羊水，膀胱不能显示（图 25-3-2）。MCDK 还可发生在异位肾、融合肾或重复肾（详见本章第四节其他肾脏发育异常）。

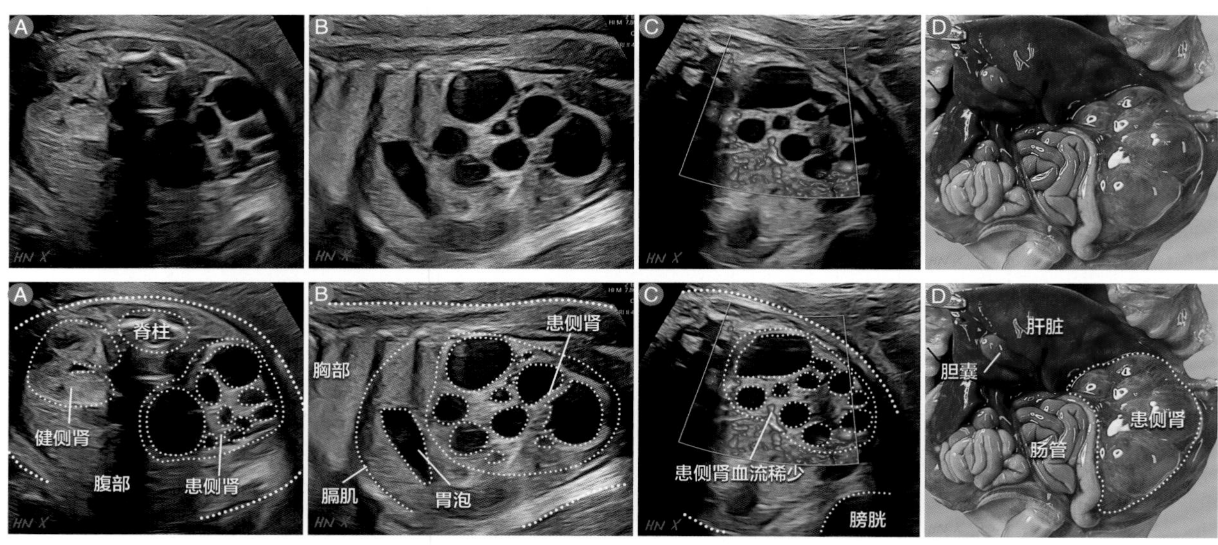

图 25-3-2 ■（左侧）多囊性肾发育不良（32 周）

A. 双肾横切面；B. 患侧肾冠状切面；C. 患侧肾彩色多普勒血流图；D. 解剖标本。

【**鉴别诊断**】根据肾内多发大小不等、互不相通小囊的特征易与呈花瓣样肾盏扩张的肾积水相鉴别；与单纯性多发肾囊肿有时鉴别困难，后者通常有正常肾皮质和髓质结构，肾实质血供无减少，可据此详细检查鉴别。另外，还需与一些罕见的肾脏多囊样发育不良鉴别，如髓质囊性肾发育不良，肾囊肿主要分布在髓质，且囊肿较小而大小均匀，多为一些遗传综合征的表现，如 Meckel-Gruber 综合征（详见第二十八章第八节 Meckel-Gruber 综合征）。

【**预后与咨询**】单侧肾脏受累者预后较好，患侧肾脏出生后逐渐萎缩，最终消失；少数患儿出现高血压、血尿或感染时，可行患肾切除。双侧肾受累时，可因羊水过少导致肺发育不良，预后极差。此病散在发病，再次妊娠时胎儿的患病风险为 1%~2%，多不合并染色体异常。

三、成人型多囊肾

成人型多囊肾为常染色体显性遗传多囊肾病（autosomal dominant polycystic kidney disease，ADPKD），是最常见的遗传性肾病，以往称为 Potter Ⅲ型肾病，发病率约为 1/1 000。目前发现与本病相关的基因变异有 3 个，包括 *PKD1* 基因（16p13.3），占 85%；*PKD2* 基因（4p21），占 15%；不到 1% 为 *GANAB* 基因（11q12.3）。成人型多囊肾病理表现为双肾增大，其内肾小管或集合管呈大小不等的囊状扩张。此病为迟发显性，常在 30~50 岁才表现为多囊肾病理特征，并可累及多个系统形成肝囊肿、脾囊肿等。早发性 ADPKD 占 2%~5%，胎儿时期就出现肾脏超声声像回声增高表现，但大部分病例尚未出现肉眼可见的小囊。ADPKD 的外显率接近 100%，因表达率可变，且有 10% 的自发突变率，故近一半的病例家族史为阴性。

【超声表现】 双侧肾脏对称性中等程度增大，大小约为同孕周肾脏大小平均值 +2*SD*；肾脏回声增高，皮质回声增高明显，皮髓质分界清晰；检查孕妇或其丈夫，偶尔可发现双肾多发囊肿或肝囊肿；胎儿出生后在肾皮质可见小囊结构；羊水量正常，膀胱可显示；CDFI 显示肾内血流无明显减少，但采用高频探头低速血流模式检测，可见肾皮质层血供极少（图 25-3-3）。

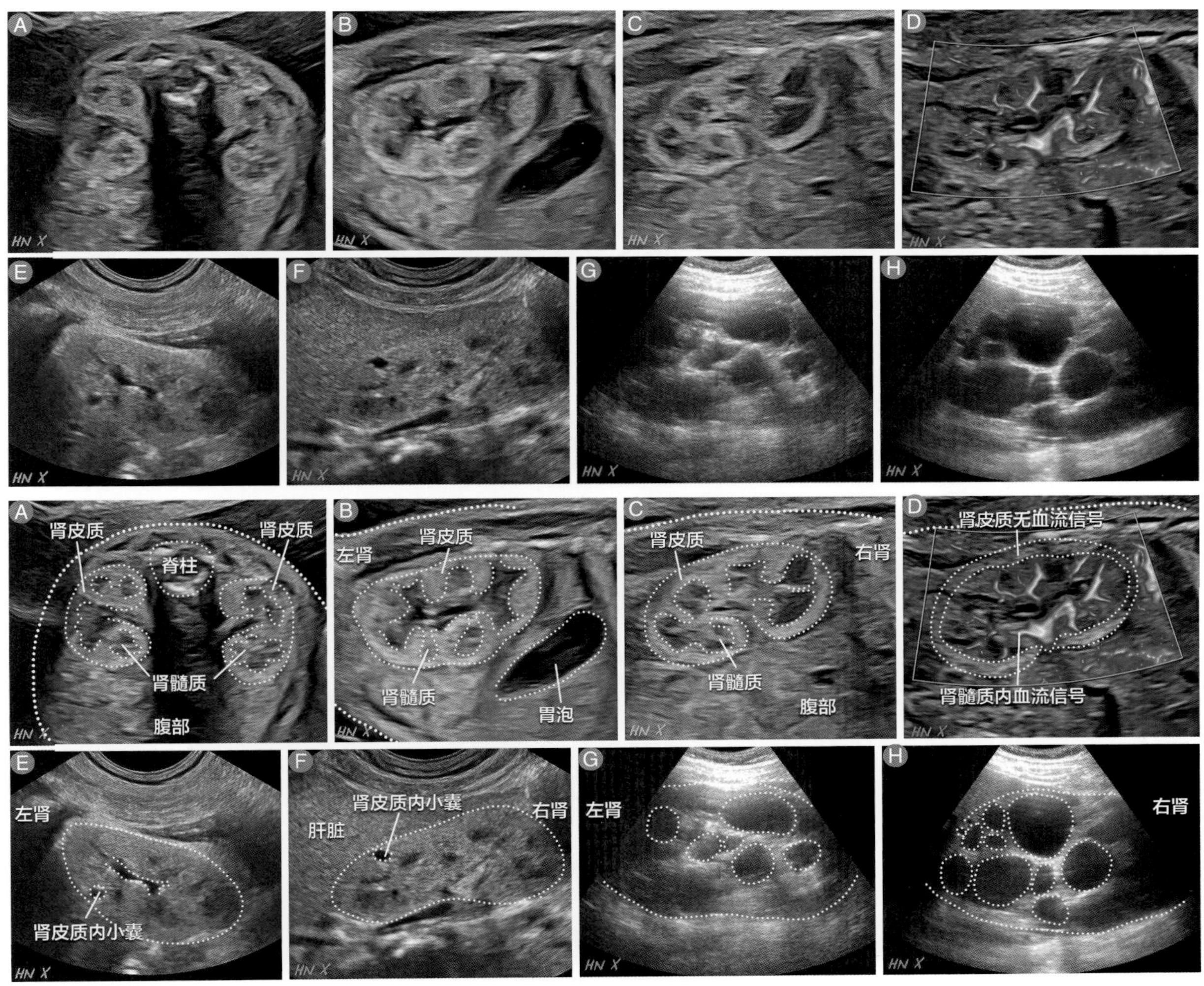

图 25-3-3 ■ 成人型多囊肾（33 周）

A. 双肾横切面；B. 左肾冠状切面；C. 右肾冠状切面；D. 肾脏彩色多普勒血流图；E. 出生后左肾灰阶图；F. 出生后右肾灰阶图；G. 患儿父亲左肾灰阶图；H. 患儿父亲右肾灰阶图。

【**鉴别诊断**】早期 ADPKD 的双肾回声增高不明显，与正常肾脏鉴别十分困难，因此此病绝大多数在宫内无法发现；出现肾增大和肾回声增高时，首先应排除胎儿期 ARPKD，后者肾极度增大、皮质与髓质分界不清、羊水过少、肾内血流稀少；另外，还应与其他肾脏回声增高的疾病鉴别；有阳性家族史时有助于明确诊断。

【**预后与咨询**】成人型多囊肾多数 30~50 岁才出现临床症状，虽然有报道部分产前诊断的病例在儿童期出现高血压、蛋白尿甚至肾衰竭，但总体短期预后良好。由于为染色体显性遗传，孕妇再次妊娠胎儿患病风险为 50%，少数病例为基因新突变，其再发风险与散发病例相似。

四、梗阻性囊性肾发育不良

梗阻性囊性肾发育不良（obstructive cystic dysplasia kidney，OCDK）继发于妊娠早期或中期的尿路梗阻，是肾功能受损后的改变。以往称为 Potter Ⅳ型肾病，其病理表现为肾脏缩小，镜下肾皮质内可见纤维组织及不规则排列的多个小囊。

【**超声表现**】肾脏变小，若合并肾盂扩张则肾脏测量值可正常或增大；肾实质变薄、回声增高，肾皮质周边可见多个小囊结构；常可伴尿路扩张声像，如肾盂、输尿管及膀胱扩张等；CDFI 显示患肾内血流信号减少，肾动脉血流阻力升高。图 25-3-4 为一侧输尿管下段闭塞病例。累及双侧肾脏时，可合并羊水过少。OCDK 常合并重复肾及其他导致输尿管肾盂积水的相关异常。但应注意的是，肾实质回声增高与肾功能受损并非直接对等关系；如果双侧受累，羊水量是评估肾脏受损的重要依据。

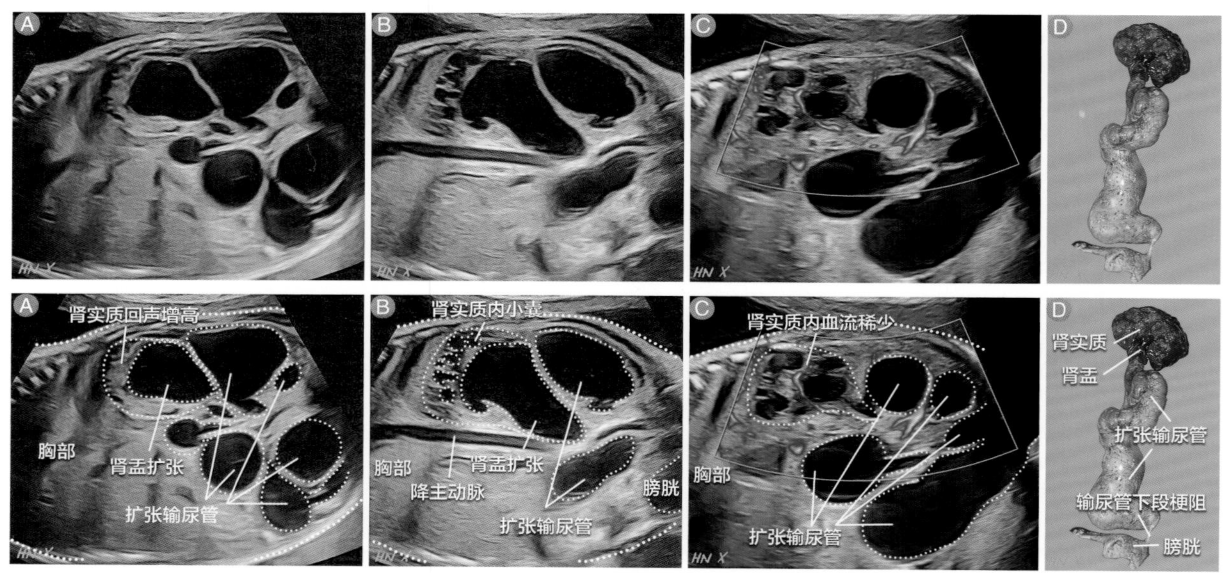

图 25-3-4 ■ 梗阻性囊性肾发育不良（29 周）

A. 患侧肾皮质回声增高；B. 患侧肾皮质内小囊；C. 患侧肾实质彩色多普勒血流图；D. 解剖标本。

【**鉴别诊断**】主要与其他肾脏回声增高或肾脏内小囊的疾病鉴别，OCDK 伴随肾盂、输尿管扩张是鉴别要点。

【**预后与咨询**】预后取决于肾发育不良的程度，肾脏周边出现小囊提示肾脏功能受损。单侧肾脏受累时，预后取决于对侧肾脏是否正常及有无伴发其他畸形。双侧受累者总体预后差。

五、肾脏回声增高的鉴别诊断

产前超声检查过程中，常可见胎儿双肾回声增强的现象，这一征象可发生在完全正常的肾脏，也可以是胎儿宫内慢性缺氧或染色体异常综合征的特征，还可能是预后较差的先天性肾病。在羊水量正常的情况下，产前超声判断导致肾脏回声增高的病因十分困难。

肾回声增高的标准是孕中期后超声检查显示肾脏回声高于邻近的肝、脾回声。孕早期肾的回声较高，且肾皮质和髓质分界不清，较难判断有无肾回声增高；孕中期后期，正常胎儿的肾脏与肝、脾回声相同，则较易判断。

产前发现胎儿肾回声增高的鉴别诊断指标包括测量肾脏大小，肾脏明显增大为平均值 +4*SD*、中等增大为平均值 +2*SD*、正常、缩小；肾皮质与髓质分界；肾内血流；有无合并肾脏形态学畸形；有无肾盂、输尿管扩张积水；高分辨力超声探头扫查肾实质有无小囊结构；有无羊水过少；询问家族史、生育史；父母双肾超声检查；有无宫内缺氧表现；有无合并其他系统畸形；胎儿相关基因检测。

胎儿期常见肾回声增高的情况和疾病种类、鉴别诊断指标详见**表 25-3-1**。需要注意的是，不同肾脏疾病的超声声像可有重叠，异常种类繁多，产前的准确诊断仍较困难，常需基因测序协助诊断。如肾脏回声增高合并其他系统畸形，尤其是骨骼和中枢神经系统等畸形时，则肾脏异常很可能是综合征的表现之一。常见的伴有肾脏回声增高的异常综合征包括 13 三体综合征、Beckwith-Wiedemann 综合征、Meckel-Gruber 综合征、Perlman 综合征、Bardet-Biedl 综合征及 Zellweger 综合征、17q12 微缺失综合征等。

表 25-3-1 ■ 胎儿双肾回声增高的鉴别诊断

种类	肾脏大小	皮髓质分界	肾实质血流	合并肾畸形	肾盂、输尿管积水	肾实质小囊	羊水过少	家族史、生育史	父/母肾囊肿	合并多发畸形
胎儿型多囊肾	明显增大	不清	稀少	–	–	偶尔可见	+	+	–	–
成人型多囊肾	轻度增大	清	正常	–	–	偶尔可见	–	+	+/–	–
多囊性肾发育不良	增大/不规则	不清	减少	异位肾/重复肾	–	量多	单侧 – 双侧 +	–	–	–
梗阻性肾发育不良	缩小/正常	清	减少	重复肾	+	可见	+	–	–	–
异常综合征	正常/稍增大	清	正常/减少	–	–	–	+/–	+/–	–	+
正常肾回声高	正常	清	正常	–	–	–	–	–	–	–

第四节 ｜ 其他肾脏发育异常

肾脏胚胎期发育异常，如输尿管芽缺如、肾脏上升受阻、双肾融合等，可发生肾缺如、盆腔异位肾、融合肾等先天性异常。

一、肾缺如

肾缺如（renal agenesis）是在胚胎发育过程中，单侧或双侧中肾管未长出输尿管芽，生后肾原基失去输尿管芽的诱导而未能分化为后肾，导致肾缺如。单侧肾缺如发病率为 1/1 000，是双侧肾缺如的 3~4 倍。

【超声表现】在肾水平横切面、脊柱旁矢状切面动态扫查，患侧肾区、盆腔及腹腔等部位均未探及肾脏声像，肾窝位置可见“三明治”样的肾上腺与脊柱平行排列，称为肾上腺“平卧征”；单侧肾缺如时，健侧肾脏可代偿性增大，膀胱及羊水量正常；女性胎儿一侧肾缺如可伴有生殖系统发育异常，但只有出现子宫阴道积液声像图表现时方可被发现；双侧肾缺如时双侧肾上腺呈“平卧征”，膀胱不充盈，无羊水，胎体卷缩、无胎动，常伴有胎儿生长受限（图 25-4-1、图 25-4-2）。

【鉴别诊断】应与其他肾窝处不能显示正常肾脏的疾病鉴别，如异位肾，在胎儿其他部位可探及肾脏声像；一侧肾发育不良，可采用高分辨力探头仔细辨认，CDFI 可显示肾动脉供血。

> **注意：探头分辨力低、孕妇腹壁较厚、羊水过少、胎儿体位因素等，均可影响图像质量，导致肾脏辨认困难，易将肾上腺或局部肠管被误认为肾脏而导致漏诊，特别是 16 周前的羊水可由羊膜分泌，双侧肾缺如病例在此前羊水量可正常。产前超声检查时应调整仪器设置，多角度仔细扫查，或待胎儿转换体位后再检查，以明确诊断。**

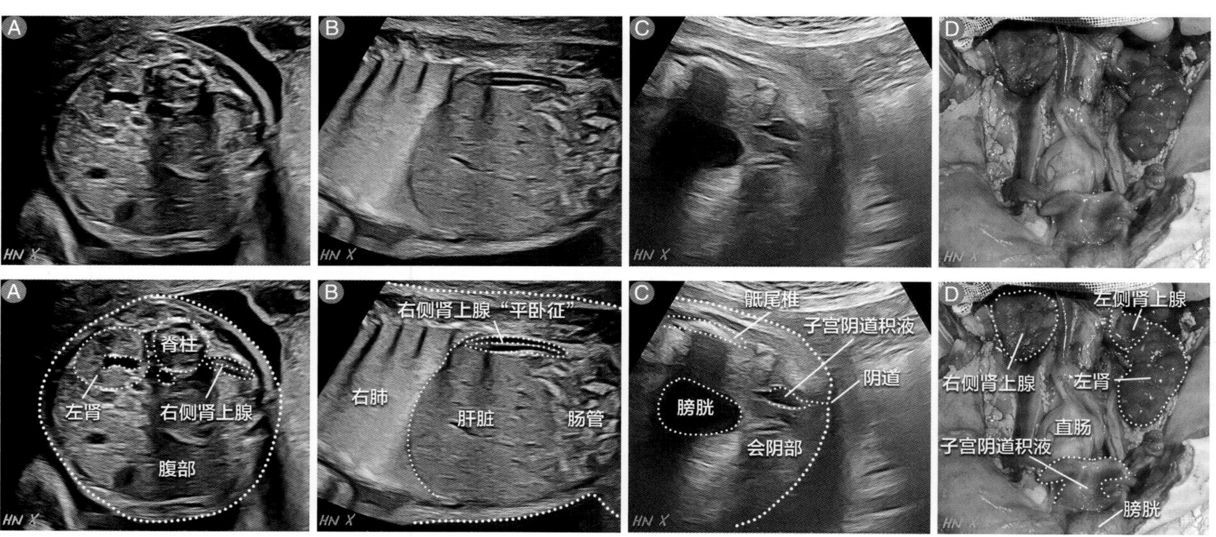

图 25-4-1 ■ 单侧肾缺如（24 周）

A. 肾脏横切面；B. 肾上腺“平卧征”；C. 肾缺如合并子宫阴道积液；D. 解剖标本。

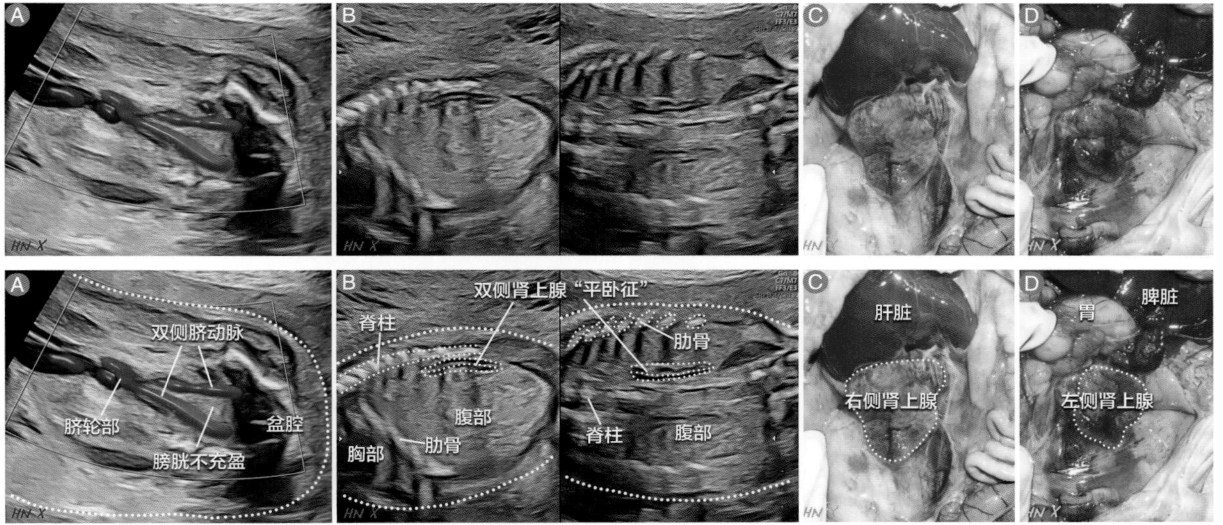

图 25-4-2 ■ 双侧肾缺如(24 周)

A. 膀胱不充盈;B. 双侧肾上腺"平卧征";C. 右侧肾缺如解剖标本;D. 左侧肾缺如解剖标本。

【预后与咨询】双侧肾缺如因羊水过少导致严重肺发育不良,常为致死性;单侧肾缺如时,若对侧肾脏发育正常则预后良好。肾缺如多为散发性,也有常染色体显性、隐性及 X 性连锁遗传的报道。无家族史的夫妇下一胎的再发风险为 3%~4%,有家族史者再发风险明显增高。

二、盆腔肾

盆腔肾(pelvic kidney)为胚胎期肾的上升停止,无法达到正常肾窝位置,而位于盆腔,是肾脏异位最常发生的部位,发病率约为 1/700。

【超声表现】胎儿一侧或双侧肾区未显示正常肾脏结构,肾窝位置可见肾上腺"平卧征";仔细扫查可在盆腔内膀胱后方、上方或膀胱一侧显示肾脏结构,CDFI 可显示盆腔肾血供来自髂血管或腹主动脉下段(图 25-4-3A、B);异位肾脏可合并肾积水、多囊性肾发育不良等,出现相应的超声表现(图 25-4-3C、D)。

> **注意:盆腔异位肾容易被肠管和髂骨遮挡,胎儿越小盆腔内肾脏显示越困难,随着孕周增加、异位肾增大则相对容易发现。**

【鉴别诊断】盆腔异位肾应注意与肾缺如及胎儿盆腹腔肿瘤鉴别。肾缺如在脊柱旁、盆腔、腹腔甚至胸腔内均未探及肾脏结构;盆腹腔肿瘤两侧肾脏可显示,肿块没有肾脏结构的回声特征。

【预后与咨询】单纯的盆腔异位肾预后良好,多数无症状。合并其他异常时,预后取决于合并畸形的严重程度。

三、马蹄肾

马蹄肾(horseshoe kidney)指两侧肾脏的上极或下极互相在中线融合,属于融合肾畸形中较常见的类型。胚胎发育早期,双侧后肾在上升及旋转之前发生融合,因融合肾受到肠系膜下动脉的阻挡不能上升，故位置较正常低。马蹄肾的发病率为 1/1 000~1/500，男女比例为 2∶1。1/3 的病例合并其他系统畸形及 Turner 综合征、18 三体综合征、尾部退化综合征等。

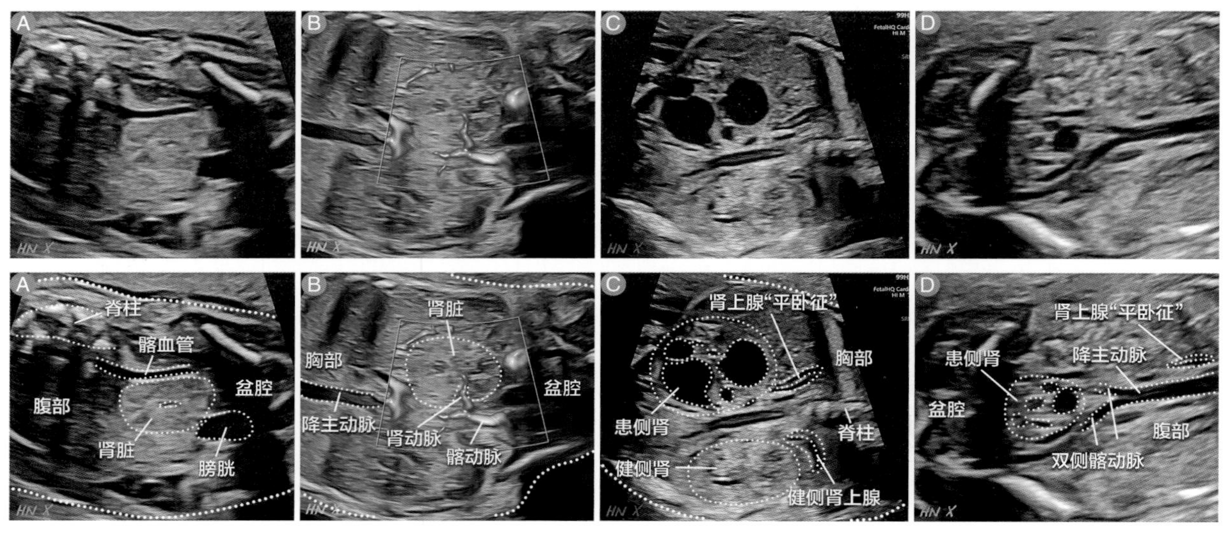

图 25-4-3 ■ 盆腔异位肾

A. 盆腔异位肾(24 周)；B. 盆腔异位肾彩色多普勒血流图(24 周)；C. 一侧异位肾合并多囊性肾发育不良(25 周)；D. 盆腔内异位肾合并多囊性肾发育不良(21 周)。

【超声表现】由于双肾下极相连使肾脏发生旋转，致使胎儿双肾水平横切面上双侧肾盂短轴的夹角变小；腹部横切面或斜冠状切面扫查，可显示双肾下极相连，呈“U”形，其峡部位于降主动脉前方；CDFI 可显示两侧肾内血流在中线处相连(图 25-4-4)。膀胱可显示，羊水量正常。

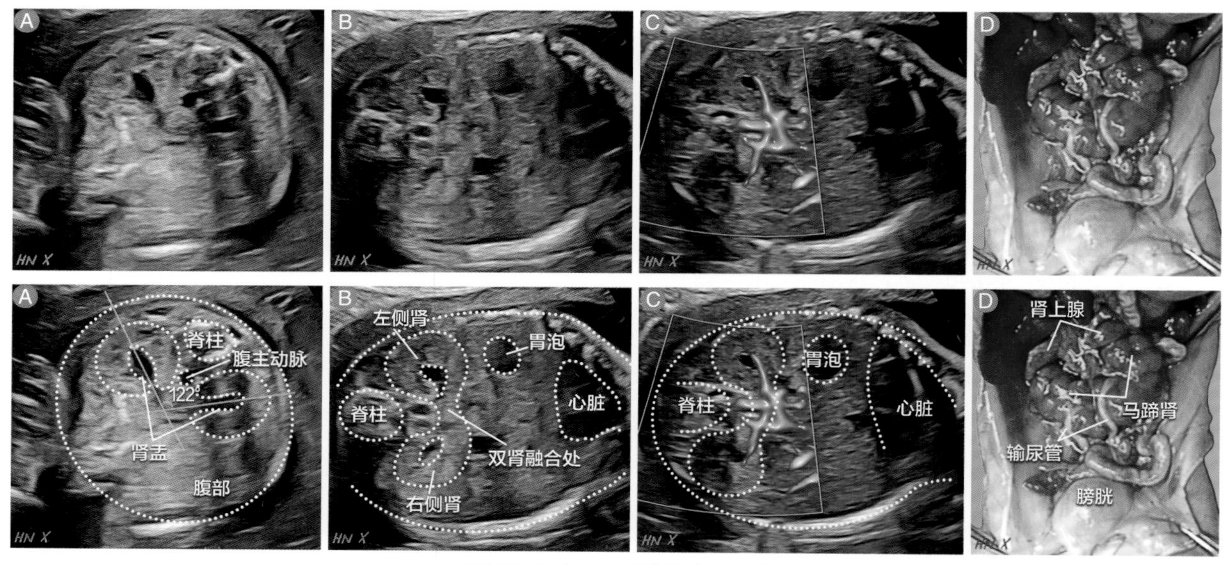

图 25-4-4 ■ 马蹄肾(23 周)

A. 双肾水平横切面；B. 腹部斜冠状切面；C. 腹部斜冠状切面彩色多普勒血流图；D. 解剖标本。

【鉴别诊断】由于双肾融合的部分常受脊柱的遮挡或与肠管的回声相似，因此马蹄肾极易漏诊，双肾水平横切面上双侧肾盂短轴夹角变小是发现马蹄肾的线索。

【**预后与咨询**】孤立存在的马蹄肾出生后无明显临床症状；合并其他畸形时，预后取决于合并畸形的严重程度及有无染色体异常。

四、重复肾

重复肾（duplex kidney）指一个肾脏内有两套集合系统，常合并重复输尿管，是较常见的泌尿系统先天畸形，源于胚胎期输尿管重复发生，形成的重复输尿管分别插入后生肾原基，形成两个集合系统。重复肾发病率约 1/1 500，女性多见，多数发生在一侧肾。通常患侧肾下极的肾盂输尿管与膀胱连接正常，而上极的肾盂输尿管与膀胱连接异常，故常合并上极的肾盂积水、输尿管扩张和输尿管囊肿，进而发展为上极肾梗阻性肾发育不良。

【**超声表现**】典型的重复肾表现为患侧肾脏增大，肾实质内见上、下两个互不相通的肾盂结构；肾盂周围的肾实质轮廓和回声可相同或有差异，上极肾的肾盂分离较下极肾明显，肾实质回声增强；可见与上极肾盂相连的输尿管扩张、迂曲；下极肾的肾盂可轻度分离，肾实质回声正常；膀胱内有时可见小囊状的输尿管囊肿；CDFI 可显示肾动脉上、下两分支供血，上极肾肾实质内的血流信号较少，下极肾血流信号正常；重复肾若发生在一侧，对侧肾回声和血流分布正常；重复肾还可合并多囊性肾发育不良（图 25-4-5、图 25-4-6、视频 25-4-1、视频 25-4-2）。羊水量多在正常范围。部分病例仅有双肾盂的表现，CDFI 在肾门处可以显示肾动脉的上、下分支，也可显示来自腹主动脉的两条肾动脉供血，无肾盂扩张、输尿管积水和肾实质回声增高等声像图改变，可视为肾脏发育的正常变异，没有临床意义（图 25-4-7、视频 25-4-3）。

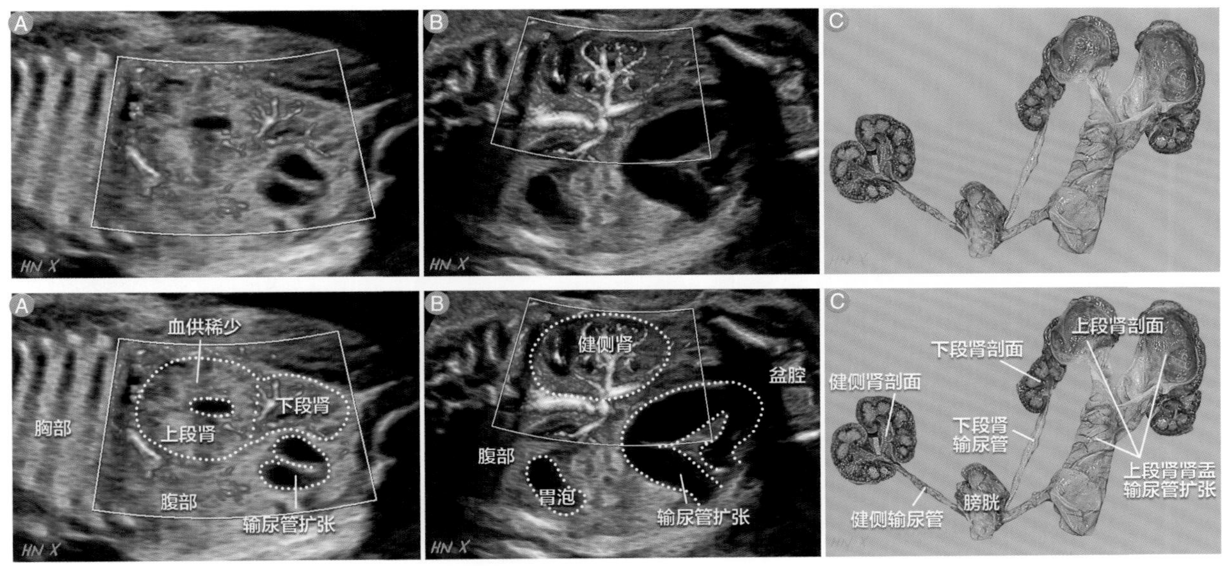

图 25-4-5 ■ 右侧重复肾（26 周）

A. 患侧肾彩色多普勒血流图；B. 健侧肾彩色多普勒血流图；C. 解剖标本。

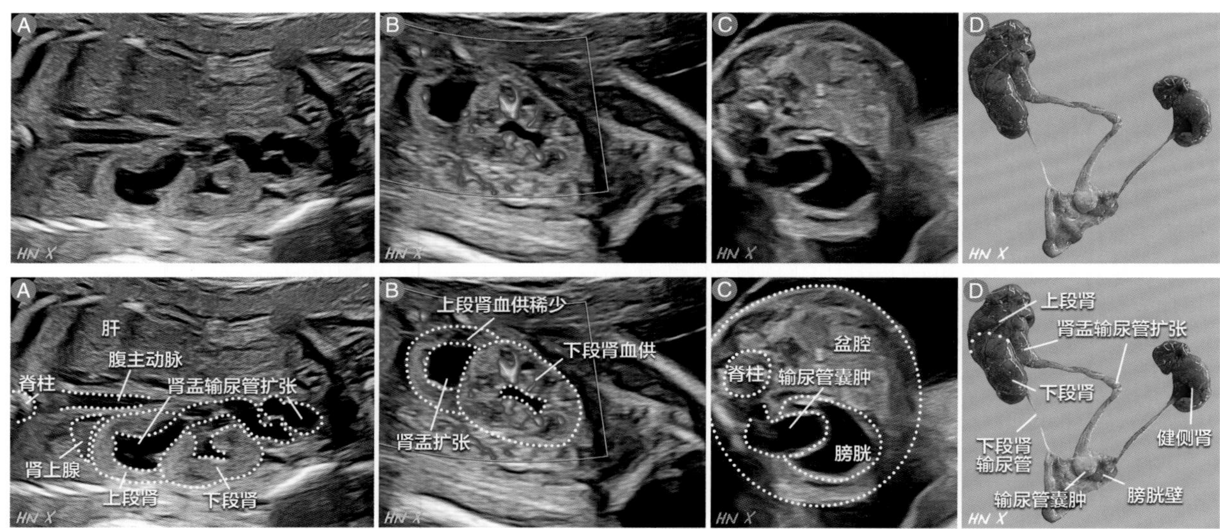

图 25-4-6 ■ 左侧重复肾合并输尿管囊肿（23 周）

A. 患侧肾及输尿管灰阶图；B. 患侧肾彩色多普勒血流图；C. 输尿管囊肿；D. 解剖标本。

视频 25-4-1 重复肾合并上极肾积水、输尿管扩张（23 周）

视频 25-4-2 重复肾合并上段肾多囊性肾发育不良（34 周）

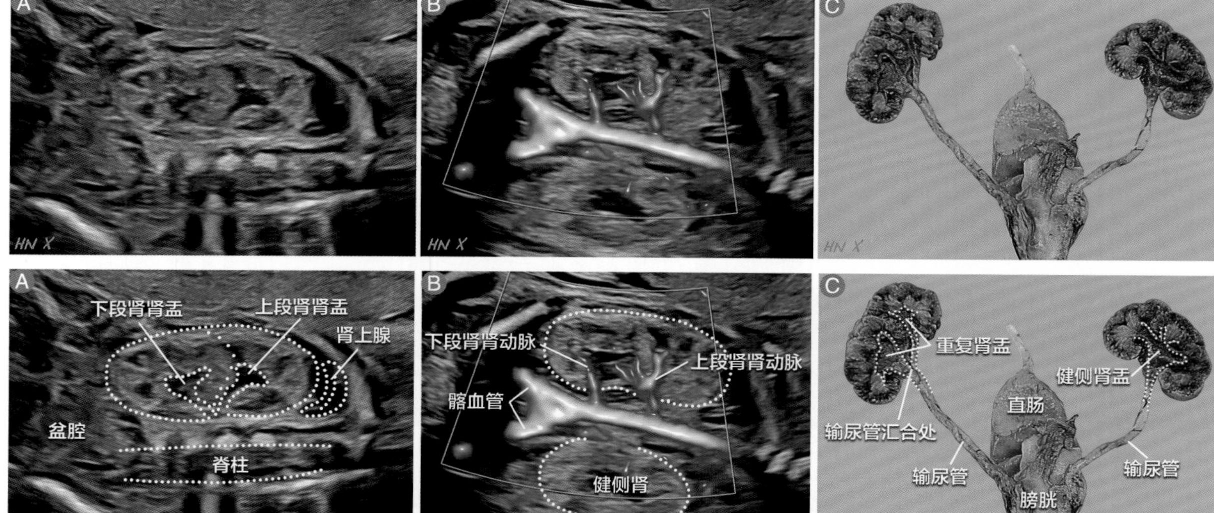

图 25-4-7 ■ 单侧肾重复肾盂（25 周）

A. 患侧肾最大切面灰阶图；B. 患侧肾彩色多普勒血流图；C. 解剖标本。

视频 25-4-3 单侧肾重复肾盂（29 周）

【鉴别诊断】无合并肾积水、输尿管扩张的重复肾容易漏诊，且无法与双肾盂畸形相鉴别，但两者均预后良好，无需鉴别。

【预后与咨询】孤立性重复肾胎儿出生后，1/2 的病例会出现膀胱输尿管反流，约 1/5 合并尿路感染，约 1/3 需要手术切除受损的上极肾，预后较好。

第五节 | 泌尿系统肿瘤

一、肾脏肿瘤

胎儿肾脏肿瘤（renal tumor）包括来源于肾脏的良性和恶性肿瘤，极罕见，发病率约为 1/12.5 万活产儿。胎儿期肾脏肿瘤最常见的病理类型是良性中胚层肾瘤（mesoblastic nephroma），即肾错构瘤，其次为恶性肾母细胞瘤（Wilms tumor），为胚胎期胚基细胞向后肾组织分化障碍并持续增殖而形成。肾脏肿瘤大多发生在孕晚期。肾错构瘤与肾母细胞瘤的产前超声声像表现相似，鉴别较困难。

【超声表现】肿瘤瘤体较大，占据大部分或整个肾脏；瘤体边界清晰；错构瘤没有包膜，而肾母细胞瘤多有包膜；瘤内部为实性回声，与正常肾脏相比，瘤体回声稍高或呈等回声，少数可见局部囊状回声；CDFI 显示肿瘤周边肾实质的血流信号，瘤体内可见低速血流信号（图 25-5-1）。肾脏肿瘤常合并羊水过多，如羊水过少则提示肾功能受损。肿瘤较大时，可因心脏衰竭而出现胎儿水肿。

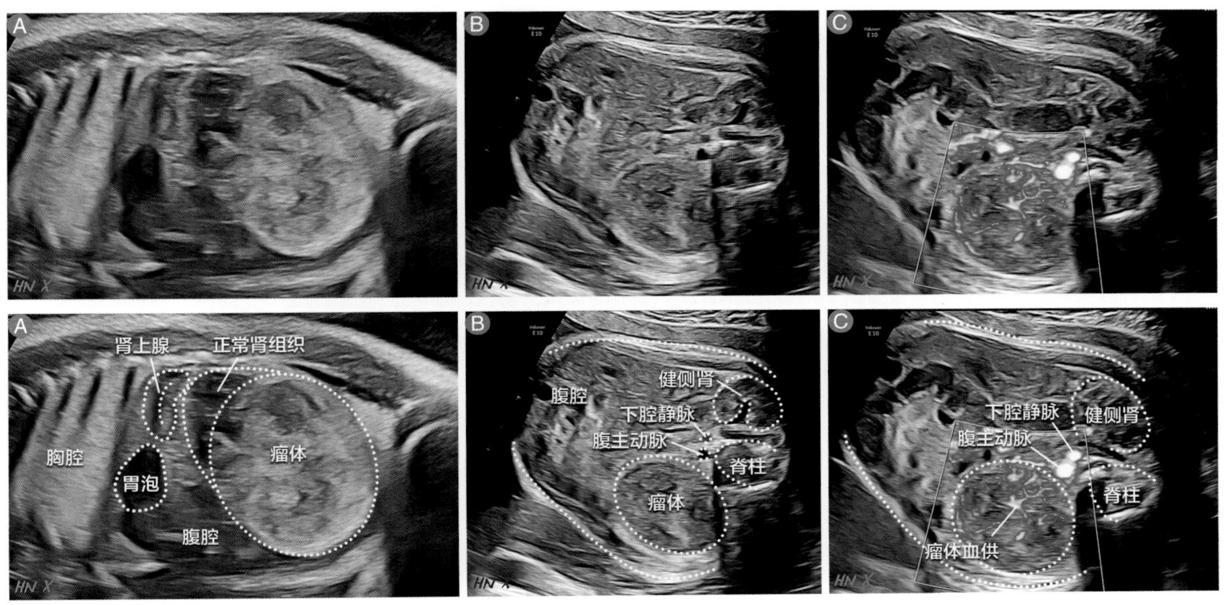

图 25-5-1 ■ 左肾肾母细胞瘤（34 周）

A. 患侧肾脏最大切面灰阶图；B. 患侧肾肿瘤横切面灰阶图；C. 患侧肾肿瘤横切面彩色多普勒血流图。

【**鉴别诊断**】产前超声对肾脏肿瘤的性质判断有一定难度。肾脏肿瘤需与肾上腺肿瘤鉴别，可根据肾上腺是否完整显示、瘤体周围有无变形的肾实质等要点相鉴别。但肿瘤较大占据整个腹腔时，肾实质和肾上腺均受压变得菲薄难辨，鉴别十分困难。

【**预后与咨询**】出生后可行手术切除肿瘤或切除患侧肾脏。术后总体预后较好，存活率较高。少数病例肿瘤较大，在宫内可并发水肿、心脏衰竭，出生后可死亡。

二、肾上腺肿瘤

胎儿期肾上腺较常见的肿瘤是神经母细胞瘤（neuroblastoma），其为起源于神经嵴细胞的恶性肿瘤，神经母细胞瘤可发生在从颈部至骨盆交感神经链上的任何部位，但90%以上的神经母细胞瘤发生在肾上腺髓质，也是儿童期最常见的实性肿瘤，发病率为1/(7 000~10 000)，半数病例伴发1p、11q和14q染色体微缺失，少数病例在1p36.2上发现*KIF1B*基因的错义突变。肿瘤产生的儿茶酚胺可通过胎盘屏障，使孕妇出现多汗、高血压、潮热等症状；肿瘤过大还可导致胎儿水肿。

【**超声表现**】多在妊娠晚期发现，表现为肾上腺内实性占位，呈均质高回声或混合性回声，边界清晰，有时瘤内可见点状钙化回声，瘤体较大时偏向一侧；CDFI显示肿瘤实质内条状血流信号，可追踪其血供来自肾上腺动脉（图25-5-2）。肾脏通常被挤压并移位，约25%的病例可伴肝脏或胎盘等其他部位转移，但产前超声很难发现；肝脏转移或心力衰竭时可出现胎儿水肿。

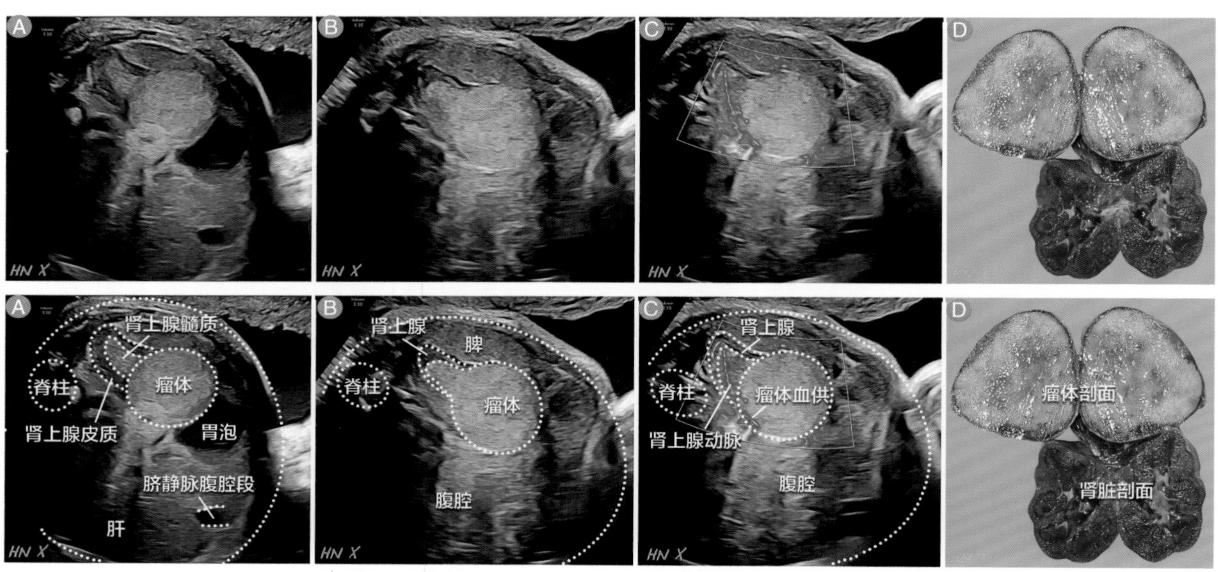

图25-5-2 ■ 肾上腺神经母细胞瘤（37周）

A. 肾上腺横切面；B. 肿瘤最大切面；C. 肿瘤最大切面彩色多普勒血流图；D. 解剖标本。

【**鉴别诊断**】①肾上腺出血：多见于右侧，边界清楚，壁稍厚，内部回声随时间发生改变，出血初期为云雾状回声，血凝固后呈不均质高回声，吸收后呈无回声，CDFI显示囊壁及肿块内部均无血流信号；②肾上腺囊肿：边界清楚，壁薄，内部为无回声；③其他部位肿块：如肾肿瘤、隔离肺等，可追踪肾上腺动脉供血辅助判断，但瘤体较大时，判断来源有一定困难。

【**预后与咨询**】产前诊断的肾上腺神经母细胞瘤即使有肝转移，其预后也很好。约40%的患儿出生后肿块可自行消退，早期手术切除主瘤后，转移瘤可自行消退，预后良好。

第六节 | 外生殖器及外阴部发育异常

胚胎9周以前，男性和女性的外生殖器无差异，此后若胚胎含有Y染色体，则原始生殖细胞分化为睾丸，分泌雄激素促使中肾管发育、副中肾管退化，随着泄殖腔分化、泌尿生殖窦发育，生殖结节发育形成阴茎，同时泌尿生殖膜被吸收，阴茎内的尿道空心化并发生折叠，至第16周男性尿道发育完成。若胚胎不含Y染色体，原始生殖细胞分化为卵巢，副中肾管发育形成阴道、子宫和输卵管，外生殖器则向女性分化。至妊娠12周末，绝大部分胎儿外生殖器已可初辨性别。8~16周是外生殖器发育的关键时间窗，在此期间，染色体畸形、过度服用性激素或内分泌疾病等各种因素影响泌尿生殖窦发育，均可能导致胎儿外生殖器异常，致使产前超声检查难以分辨胎儿性别。本节介绍常见的男性生殖器畸形，包括尿道下裂、阴茎短小、隐匿性阴茎、阴茎阴囊转位等；女性胎儿最常见的外生殖器畸形是阴蒂肥大。外生殖器异常的产前诊断有时较困难，必须结合染色体核型检查结果判断。除外生殖器发育异常外，还有一些会阴部的异常也将在本节介绍，主要包括骶尾部畸胎瘤。

一、尿道下裂

尿道下裂（hypospadias）指男性胎儿尿道异位开口于尿道的腹侧，可在阴茎头至会阴部的任何位置上。尿道下裂的发生机制为雄激素不足或雄激素受体不敏感，8~16周时阴茎筋膜和皮肤未能在阴茎腹侧正常发育，致使尿道沟融合不全而形成尿道下裂，同时尿道海绵体发育不全，在尿道下裂的远端形成索状，导致阴茎向后向下弯曲。尿道下裂是一种比较常见的外生殖器畸形，在男性活产儿中发病率为1/(300~400)，但发病率有较大的地区差异。尿道下裂的危险因素包括家族史、基因变异、环境污染及母亲使用性激素等。约30%可查到明确的相关基因突变，主要为*SRD5A2*基因（类固醇5α-还原酶2缺乏症）、*EFNB2*基因、*DGKK*和雄激素受体基因等；70%病因不明；有研究报道雌孕激素类安胎用药可增加其发生率。尿道下裂与胎儿生长受限关系密切，另外约40%伴有泌尿生殖系统其他异常。

根据尿道开口位置的不同，尿道下裂可分成阴茎头型、阴茎体型、阴囊型和会阴型，但产前超声无法准确分型。

【**超声表现**】尿道下裂产前超声较特征性的表现为阴茎向下弯曲、埋于两侧阴囊间，形成“郁金香征”，矢状切面扫查显示阴茎较短小、向后向下弯曲；偶尔在膀胱排空瞬间可捕捉到尿液从异位开口排出时呈“花洒”状而非正常男性胎儿的直线状，且尿线方向朝向会阴下方，而非正常男性胎儿的朝前（图25-6-1、图25-6-2、▶视频25-6-1）。部分严重的阴囊型尿道下裂可合并阴茎阴囊反位，表现为阴茎根部位于阴囊水平以下，是由于阴茎发育较阴囊发育延迟所致（图25-6-3、▶视频25-6-2）。

【**鉴别诊断**】产前超声难以对胎儿尿道开口进行准确定位，仅能发现一些明显的阴茎向后向下弯曲的阴囊型和会阴型尿道下裂；绝大多数阴茎型尿道下裂与先天性阴茎短小、包茎、阴茎系带及隐匿性阴茎鉴别困难，若有机会观察到“花洒”状的尿线则可能对诊断有一定帮助。笔者团队曾总结185

例产前超声提示可疑尿道下裂的病例，正确诊断率为 68.1%，出生后仅有阴茎短小者占 24.9%，包茎和阴茎系带各占 2.2%，隐匿性阴茎占 2.7%。尿道下裂还应与女性胎儿的阴蒂肥大鉴别，自孕中期后期开始，可通过观察膀胱后方有无子宫或阴囊内有无睾丸等辅助鉴别。

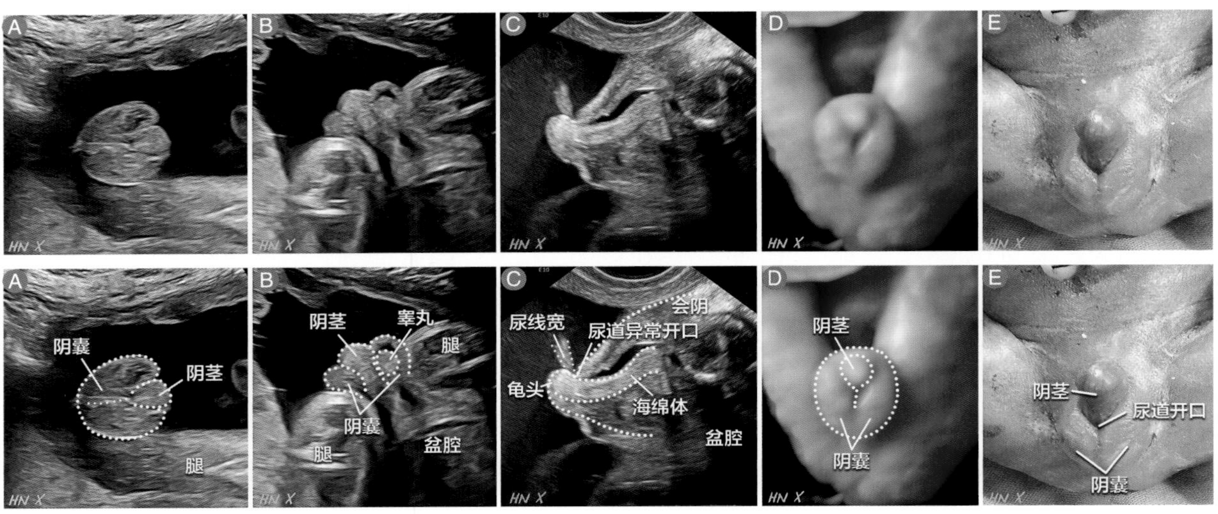

图 25-6-1 尿道下裂（30 周）

A. 外生殖器冠状切面显示阴茎短小；B. 外生殖器横切面；C. 排尿期显示尿道口异常、尿线朝下（会阴矢状切面）；D. 外生殖器三维成像；E. 引产后标本。

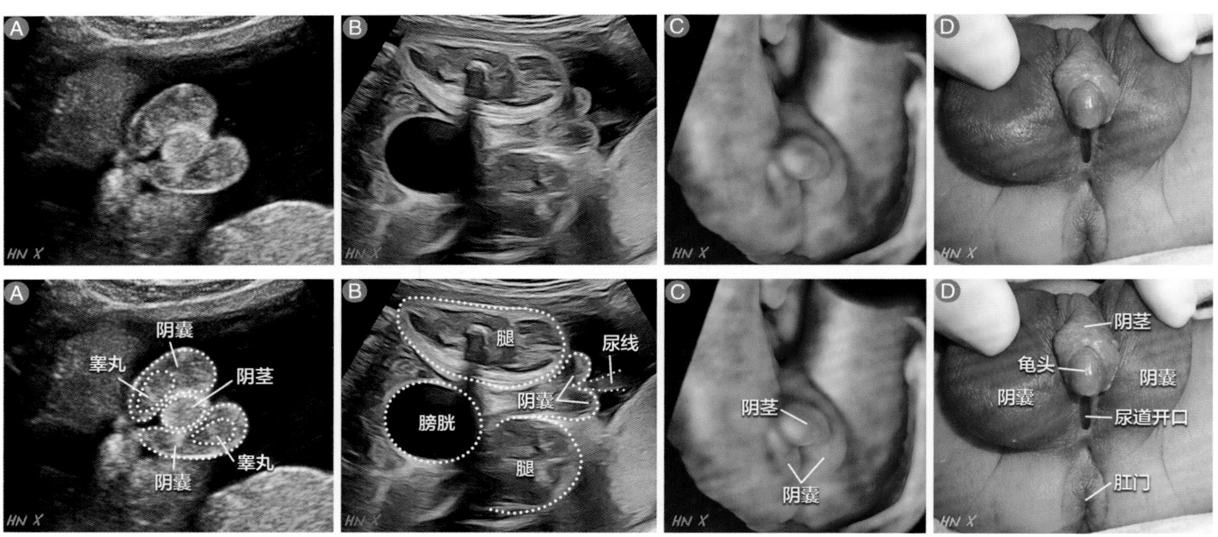

图 25-6-2 尿道下裂（32 周）

A. 外生殖器显示“郁金香征”；B. 排尿期显示尿线宽、尿液朝下；C. 外生殖器三维成像；D. 出生后表现。

 视频 25-6-1 尿道下裂排尿期（32 周） 

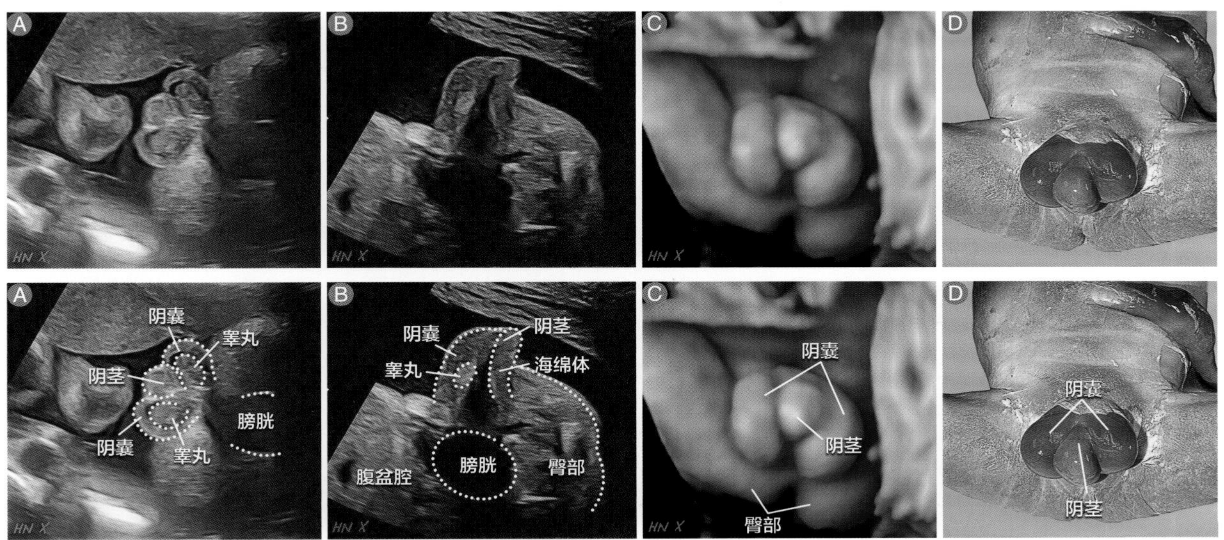

图 25-6-3 尿道下裂合并阴茎阴囊反位（29 周）

A. 外生殖器横切面；B. 外生殖器正中矢状切面；C. 外生殖器三维成像；D. 引产后标本。

 视频 25-6-2 尿道下裂合并阴茎阴囊反位（29 周） 

【**预后与咨询**】尿道下裂胎儿出生后需手术治疗，最佳治疗时机是生后 6~18 个月，多数预后良好。

二、阴蒂肥大

阴蒂肥大（clitoris hypertrophy）是指女性胎儿受激素水平异常的影响，生殖结节过度发育，导致阴蒂似阴茎一样增大，与阴茎难以鉴别。最常见于先天性肾上腺皮质增生症（congenital adrenal hyperplasia，CAH），为类固醇生成障碍、雄激素分泌过多的常染色体隐性遗传病。由于 21- 羟化酶缺乏，皮质醇合成不足，通过负反馈作用刺激垂体分泌过多的促肾上腺皮质激素，使肾上腺皮质增生并过度分泌皮质醇前体和雄烯二酮，导致女性胎儿男性化，阴蒂肥大，外生殖器性别难辨，但内生殖器发育正常。

【**超声表现**】在胎儿外生殖器冠状切面及矢状切面上扫查，显示外生殖器似男性胎儿，可见类阴茎的阴蒂结构，但无增大的阴囊及其内睾丸（图 25-6-4）。孕中期后在会阴部行矢状切面扫查，可观察到子宫结构。

【**鉴别诊断**】主要与男性胎儿尿道下裂鉴别，可通过观察膀胱后方有无子宫鉴别，同时行胎儿染色体核型检查，曾有先天性肾上腺皮质增生症的患儿生育史者，鉴别相对容易。

【**预后与咨询**】早期诊断、治疗预后良好。孕期服用地塞米松可抑制胎儿肾上腺皮质激素的分泌、降低雄激素水平，防止男性化。出生后可服用糖皮质激素与盐皮质激素，并在出生后 6 个月至 1 年内行阴蒂部分切除术或矫形术。

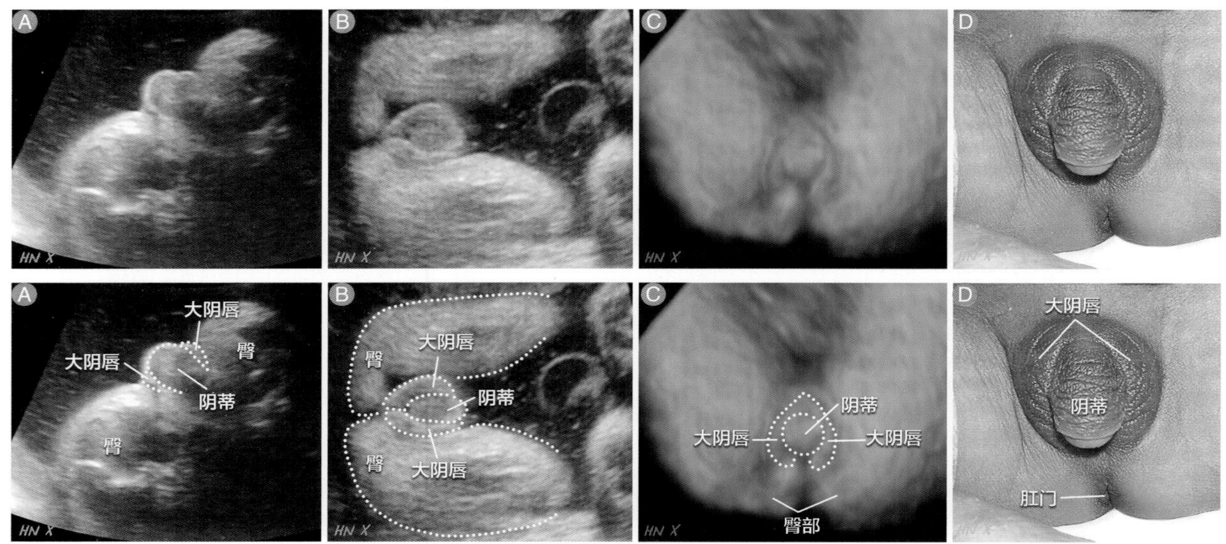

图 25-6-4 ■ 肾上腺皮质增生症、阴蒂肥大（34 周）
A. 外生殖器横切面；B. 外生殖器冠状切面；C. 外生殖器三维成像；D. 出生后表现。

三、骶尾部畸胎瘤

骶尾部畸胎瘤（sacrococcygeal teratoma）为发生在骶尾骨的性腺外生殖细胞肿瘤，瘤体成分包含 3 个胚层的组织。活产儿中发病率为 1/40 000。根据肿瘤生长的方向可分为 4 型：Ⅰ型，肿瘤完全突出体表；Ⅱ型，肿瘤同时向体表和盆腔内两个方向生长；Ⅲ型，肿瘤大部分位于盆腔内，小部分突出体表；Ⅳ型，肿瘤完全位于骶骨前方的盆腔内，不向体表外突出。胎儿期 80% 以上为Ⅰ型或Ⅱ型。骶尾部畸胎瘤大多数为良性，但各型均可能含有椎管内成分而伴神经损伤。

骶尾部畸胎瘤不属于泌尿生殖系统异常，但因生长在骶尾部，产前超声检查易与会阴部或盆腔部位相关异常混淆，故在此章节介绍。

【超声表现】骶尾部畸胎瘤出现的时间不定，多数在孕早期晚期就可发生。外生型畸胎瘤产前超声表现为胎儿骶尾部皮下肿块，突出于羊膜腔内，呈“坐球征”；肿块边界清晰，瘤内回声因肿瘤的成分而异，可呈囊性无回声、实性回声或囊实性回声；CDFI 显示瘤体内实性部分血流信号较丰富，血供来自骶尾部血管（图 25-6-5）。血流丰富的瘤体随孕周增加生长速度增快，囊性为主，血流较少者生长缓慢。向骶骨前方生长的内生型畸胎瘤不突出皮下，与盆腔内肠管难以鉴别，容易漏诊或误诊，瘤体增大时可向骶尾部突出，亦可压迫周围组织，导致尿路梗阻（图 25-6-6）。较大的血供丰富的畸胎瘤常合并心力衰竭，表现为胎儿心脏增大、水肿和羊水过多。

【鉴别诊断】囊性的骶尾部畸胎瘤应注意与骶尾椎脊柱裂并脊髓脊膜膨出鉴别，后者骶尾部皮肤不完整、椎体排列异常、脊髓圆锥低置；内生型骶尾部畸胎瘤应与盆腔内其他占位病变如子宫阴道积液、输尿管异常等鉴别，畸胎瘤回声较杂乱，将直肠、膀胱推向前方，CDFI 可显示较丰富的血流信号。

【预后与咨询】预后取决于肿瘤的大小和生长速度。肿瘤较大、增长速度过快、胎儿水肿及妊娠 24 周前诊断的肿瘤，患儿多数预后不良，死亡率达 30%~40%。较大的肿瘤出生后可发生“盗血”,若未及时手术,死亡风险更高。目前已有少数宫内手术的报道,对肿瘤进行激光或射频消融、瘤内注射酒精等,但对预后的影响尚不确定。实性回声的大肿瘤,其难产风险很高,建议剖宫产分娩。

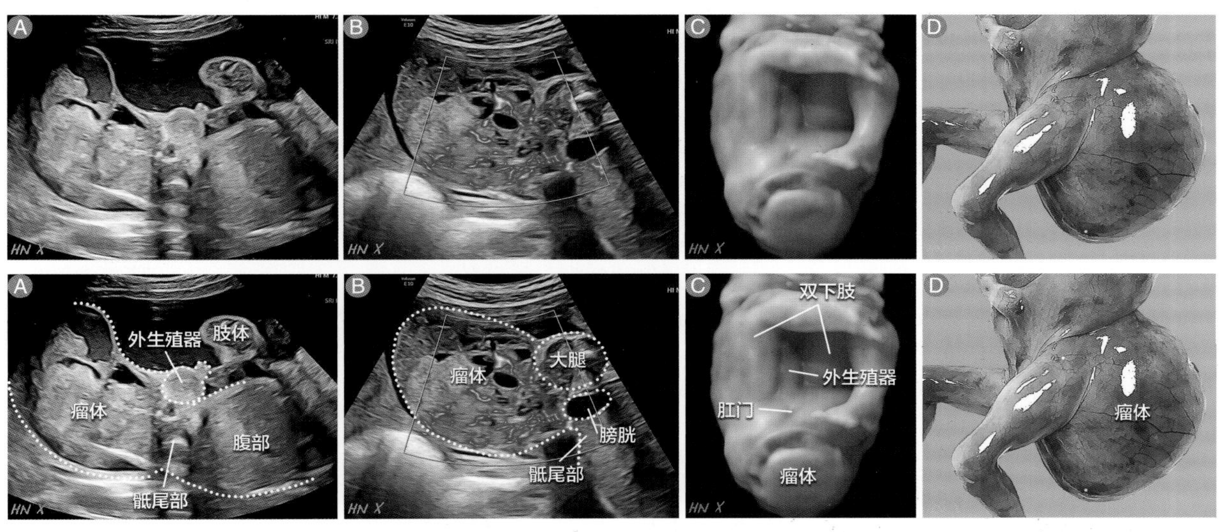

图 25-6-5 ■ 外生型骶尾部畸胎瘤(25 周)

A. 骶尾部矢状切面灰阶图;B. 瘤体彩色多普勒血流图;C. 骶尾部三维成像;D. 引产标本。

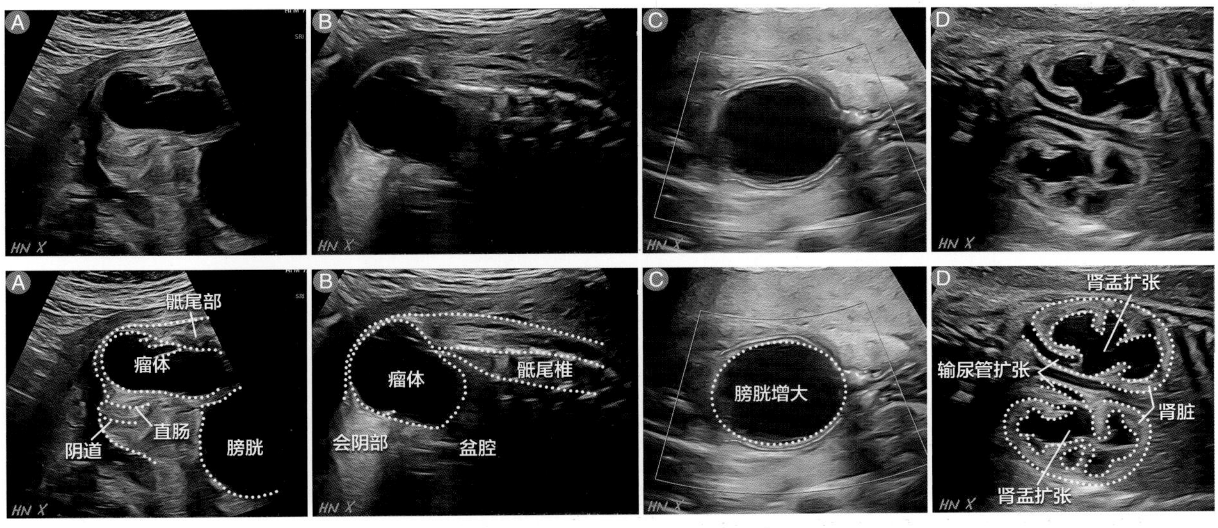

图 25-6-6 ■ 内生型骶尾部畸胎瘤(30 周)

A. 骶尾部矢状切面显示瘤体与盆腔脏器的关系;B. 骶尾部矢状切面显示瘤体与骶尾椎的关系;C. 尿路受压梗阻膀胱增大;D. 双侧肾盂输尿管积水。

(郑 菊 谢红宁)

参考文献

1. NGUYEN HT, BENSON CB, BROMLEY B, et al. Multidisciplinary consensus on the classification of prenatal and postnatal urinary tract dilation (UTD classification system). J Pediatr Urol, 2014, 10 (6): 982-998.
2. CAPONE V, PERSICO N, BERRETTINI A, et al. Definition, diagnosis and management of fetal lower urinary tract obstruction: consensus of the ERKNet CAKUT-Obstructive Uropathy Work Group. Nat Rev Urol, 2022, 19 (5): 295-303.
3. HERTHELIUS M. Antenatally detected urinary tract dilatation: long-term outcome. Pediatr Nephrol, 2023, 15.
4. BERGMANN C. Genetics of autosomal recessive polycystic kidney disease and its differential diagnoses. Front Pediatr, 2018, 5: 221.
5. ERGER F, BRÜCHLE NO, GEMBRUCH U, et al. Prenatal ultrasound, genotype, and outcome in a large cohort of prenatally affected patients with autosomal-recessive polycystic kidney disease and other hereditary cystic kidney diseases. Arch Gynecol Obstet, 2017, 295 (4): 897-906.
6. NOWAK M, HURAS H, WIECHEĆ M, et al. Autosomal dominant polycystic kidney disease diagnosed in utero. Review. Ginekol Pol, 2016, 87 (8): 605-608.
7. MEYERS ML, TREECE AL, BROWN BP, et al. Imaging of fetal cystic kidney disease: multicystic dysplastic kidney versu s renal cystic dysplasia. Pediatr Radiol, 2020, 50 (13): 1921-1933.
8. RAINA R, DECOY M, CHAKRABORTY R, et al. Renal cystic diseases during the perinatal and neonatal period. J Neonatal Perinatal Med, 2021, 14 (2): 163-176.
9. HUBER C, SHAZLY SA, BLUMENFELD YJ, et al. Update on the prenatal diagnosis and outcomes of fetal bilateral renal agenesis. Obstet Gynecol Surv, 2019, 74 (5): 298-302.
10. TALATI AN, WEBSTER CM, VORA NL. Prenatal genetic considerations of congenital anomalies of the kidney and urinary tract (CAKUT). Prenat Diagn, 2019, 39 (9): 679-692.
11. TAGHAVI K, KIRKPATRICK J, MIRJALILI SA. The horseshoe kidney: Surgical anatomy and embryology. J Pediatr Urol, 2016, 12 (5): 275-280.
12. BASCIETTO F, KHALIL A, RIZZO G, et al. Prenatal imaging features and postnatal outcomes of isolated fetal duplex renal collecting system: A systematic review and meta-analysis. Prenat Diagn, 2020, 40 (4): 424-431.
13. GUERRE M, BOEHNLEIN C, SOHAEY R, et al. Imaging of prenatal and neonatal intra-abdominal genitourinary tumors: A review of the literature. Curr Urol Rep, 2022, 23 (3): 39-46.
14. CASS DL. Fetal abdominal tumors and cysts. Transl Pediatr, 2021, 10 (5): 1530-1541.
15. LÓPEZ SOTO Á, BUENO GONZÁLEZ M, URBANO REYES M, et al. Imaging in fetal genital anomalies. Eur J Obstet Gynecol Reprod Biol, 2023, 283: 13-24.
16. GONCALVES LF, HILL H, BAILEY S. Prenatal and postnatal imaging techniques in the evaluation of disorders of sex development. Semin Pediatr Surg, 2019, 28 (5): 150839.
17. LITWIŃSKA M, LITWIŃSKA E, JANIAK K, et al. Percutaneous intratumor laser ablation for fetal sacrococcygeal teratoma. Fetal Diagn Ther, 2020, 47 (2): 138-144.
18. AKINKUOTU AC, COLEMAN A, SHUE E, et al. Predictors of poor prognosis in prenatally diagnosed sacrococcygeal teratoma: A multi institutional review. J Pediatr Surg, 2015, 50 (5): 771-774.

第二十六章 胎儿骨骼系统和四肢异常的超声诊断

第一节 概述

人类骨骼系统包括中轴骨、四肢长管骨和四肢关节带，共 206 块骨。中轴骨包括颅骨、面骨、胸骨、肋骨和椎骨；四肢长管骨包括近端的肱骨、股骨，远端的尺骨、桡骨、胫骨、腓骨，手的掌骨、指骨，以及足的跖骨、趾骨等；四肢关节带包括肩胛带的锁骨、肩胛骨，骨盆带的髋骨等。胚胎期骨骼起源于中胚层，骨发育的过程包括骨发生、骨生长和骨成形三个阶段。骨发生有两种模式，一是膜内成骨，为颅骨和面骨的发生模式，间充质细胞先形成纤维膜，后分裂、增殖演化为成骨细胞，分泌骨基质并吸收钙质，钙化基质包埋成骨细胞成为骨化中心；二是软骨内成骨，为躯干、四肢长管骨的发生模式，间充质细胞分化为软骨细胞并集聚成群，形成软骨雏型，其中段的软骨膜细胞逐渐分化为成骨细胞，中心软骨细胞基质钙化，并形成初级骨化中心，进而扩大形成骨干，两端为骺软骨，孕晚期后期在骺软骨内出现次级骨化中心，为骨骺，出生后骨的纵向生长即在骨骺和干骺端之间的骺板软骨中进行。胚胎期各种影响骨发生、骨生长和骨成形过程的因素，均可导致各种类型的骨发育异常。

骨骼系统发育异常胎儿的染色体核型异常检出率约为 4%，染色体核型正常者行染色体微阵列分析可增加 9% 的异常检出率，若行全外显子测序，则 25% 以上的胎儿可检出与骨发育障碍表型相关的基因变异。目前，产前诊断过程中发现的、与骨骼系统发育异常相关的基因突变主要为 *FGFR3* 基因（导致颅缝早闭和各类骨发育不良）和 *COL1A1/COL1A2* 基因（可导致成骨不全），另外 *ABL1*、*SOX9*、*DYNC2H1* 等基因作为骨发育过程中的重要调控基因，其突变也与骨发育障碍密切相关。

胎儿骨骼系统和四肢发育异常是较常见的先天缺陷，总发生率约为 1/500，具有以下特点：一是种类繁多，国际骨骼发育不良协会基于临床、分子、生化、放射学和病理学特征将骨骼系统发育异常分类为 400 多种，胎儿期发病的种类超过 50 种，而单一类型发病率低；二是骨骼系统畸形命名复杂、标准多样，有以人名命名的如 Jeune 综合征，以描述疾病特征命名的如短肋多指综合征，以及以发病机制命名的如成骨不全等；三是骨骼系统畸形的遗传机制各异，同类异常可以有不同的基因缺陷，而同类基因缺陷又有多种表型，病变特征多有重叠。因此，产前超声检查可通过观察受累骨骼范围、长骨长度、骨形态等筛查部分畸形，但准确的分类诊断极具挑战性。

产前超声是通过观察胎儿骨的钙化程度评估骨发育状态的，而不同孕周胎儿骨骼的超声表现有较大差异，因此了解正常胎儿的骨骼变化过程及其与病理学改变的相关性十分重要。产前超声检查医师应熟悉各孕周胎儿骨骼钙化的特点，强调有序、全面的超声扫查原则，扫查包括头颅、胸腔、脊柱，从上臂到手，从大腿到足的全部骨骼结构。由于全身骨骼形态各异，单个甚至数个切面都无法全面显示异常骨骼信息，需多角度动态扫查，建议对可疑部位进行三维超声成像，以全面、立体显示骨骼结构，增加诊断信息。三维超声成像对于辅助诊断颅骨骨化异常、肋骨数目异常、脊柱形态异常、椎体畸形等，具有无可替代的优势。虽然产前超声无法准确判断各种骨发育异常的类型，但在分辨致死性和非致死性的骨发育不良方面具有很高的准确性。本章将介绍一些具有一定特征、有可能进行产前超声诊断的骨骼系统发育异常。

当产前超声初步筛查怀疑胎儿骨骼发育不良时，应按照以下的步骤来进行整体评估。

1. **受累长骨的评估** 需评估长骨的长度及部位，直接测量长骨长度，根据正常值范围判断长骨缩短的程度；简便的方法还可采用股骨与足底长径的比值，正常为 1∶1，若小于 1 则可能存在短长骨。孕中期长骨长度小于第 5 百分位数，但仍在 −2*SD*~−3*SD* 范围内，有可能是正常变异或非致死性骨骼发育不良，而长骨在 −4*SD* 以下则强烈提示骨骼发育不良，严重短肢畸形多在 −6*SD* 以下，多为致死性。父母的身高也有助于胎儿长骨短小倾向于正常变异还是病理性异常的判断。不同部位长骨的受累对于判断疾病的种类有一定的帮助，近端长骨受累（肢根型）为肱骨、股骨短小，中端受累为桡骨 / 尺骨或胫骨 / 腓骨短小，所有节段都短小在致死性骨骼发育不良中更为常见。

2. **长骨短小出现的孕周** 妊娠早期或中期出现的严重短肢畸形通常是致死性的骨骼发育不良；而迟发性的长骨缩短多为家族性、胎儿生长受限或非致死性骨骼发育不良，如杂合性软骨发育不全等。

3. **短长骨的形态** 除测量长骨长度以外，还应观察其形态，有无弯曲或成角、有无皱褶或裂隙、干骺端有无增宽或异常骨化等。例如，骨化不良伴骨折最常见于成骨不全、骨骼骨化异常可发生于低磷酸酯酶症和软骨发育不全等。

4. **颅骨的形状** 颅骨异常在骨骼发育不良中很常见，除颅缝早闭可造成各种颅骨形态异常外，在部分严重的骨骼发育不良疾病中，头颅相对较大、颅骨的骨化不足等有助于鉴别成骨不全、软骨发育不全等。胎儿颜面正中矢状切面轮廓对于鉴别骨发育不良性疾病也有重要作用，可发现一些特征性改变，如面中部发育不良、鼻发育不良、前额隆起、小颌畸形等。

5. **脊柱椎体的形态** 除观察脊柱椎体排列、判断有无脊柱侧弯畸形等先天性脊柱椎体发育不良外，以短长骨为主要表现的骨骼发育不良也常伴发椎体异常，根据椎体钙化情况如椎体是否扁平、椎体间距有无增宽、椎体是否正常骨化等，可辅助鉴别致死性侏儒、软骨发育不全、低磷酸酯酶症等。

6. **胸廓** 胸廓的大小是判断致死性骨发育不良的关键指标。在胎儿胸腹正中矢状切面上观察胸部和腹部轮廓，胸廓狭小时可见较小的胸部与较大的、隆起的腹部相接，呈“胸腹凹陷征”；在胸部四腔心横切面上，心胸横径比>0.6，双肺面积小，预示存在肺发育不全的风险；还应评估肋骨有无骨折，肋骨骨折可因骨痂形成而表现为“串珠状”，多见于致死性的成骨不全（Ⅱ型）和ⅠA 型软骨发育不全。

7. **其他** 肩胛骨和锁骨在部分骨发育不良的病例也可发育不良或缺失，如肢体屈曲症；虽然大多数骨骼发育不良的主要特征是骨发育异常，但其他系统器官也可出现相关异常，如唇腭裂、心脏异常或泌尿生殖系统异常等，可能提供有关鉴别诊断的线索。

第二节 | 颅缝早闭

颅缝早闭(craniosynostosis)是指单个或多个颅缝过早闭合,又称为狭颅症、颅缝骨化症等,受累颅缝不同导致不同类型的头型异常和特殊面容。颅骨形成的模式为膜内成骨,每块颅骨的骨化中心逐渐扩大,在颅骨之间形成缝隙,至出生后大部分骨化点已扩大、融合,仅留下颅顶未骨化的部分称为囟门,完全骨化后颅骨间有锯齿状缝隙互相咬合,颅骨不再增长。

颅缝早闭分为单纯性和综合征性,前者占85%,产前诊断困难;后者较少见,但因表型较严重及有合并异常,产前超声较易发现。新生儿期总发病率为4.3/10 000。多数病因与遗传有关,部分病例可检出*FGFR*基因变异。胎儿期矢状缝早闭最常见,其次为冠状缝、额缝和人字缝。与颅缝早闭相关的异常综合征包括Apert综合征、Crouzon综合征、Pfeiffer综合征、Carpenter综合征等,颅缝早闭出现较早且严重,合并全身多个系统异常。本节仅介绍颅缝早闭的头部异常表现,综合征性颅缝早闭详见第二十八章第九节Apert综合征。

【颅缝超声检查】 胎儿期第9周各颅骨开始出现骨化中心,以后骨化范围逐渐扩大,至孕中期在骨化的各颅骨之间保留缝隙。骨化过程持续到出生后一年半左右,此时绝大多数颅骨缝隙闭合消失。孕中期产前超声行头颅连续横切面扫查,可观察到前方的额缝,两侧的冠状缝、颞缝和后方的人字缝;经头顶部冠状切面扫查可观察到矢状缝。由于各颅缝难以在一个平面上完整显示,因此多采用三维超声的最大模式成像观察颅骨、颅缝、前囟、颞囟和后囟的全貌,提供全面的信息(图26-2-1)。

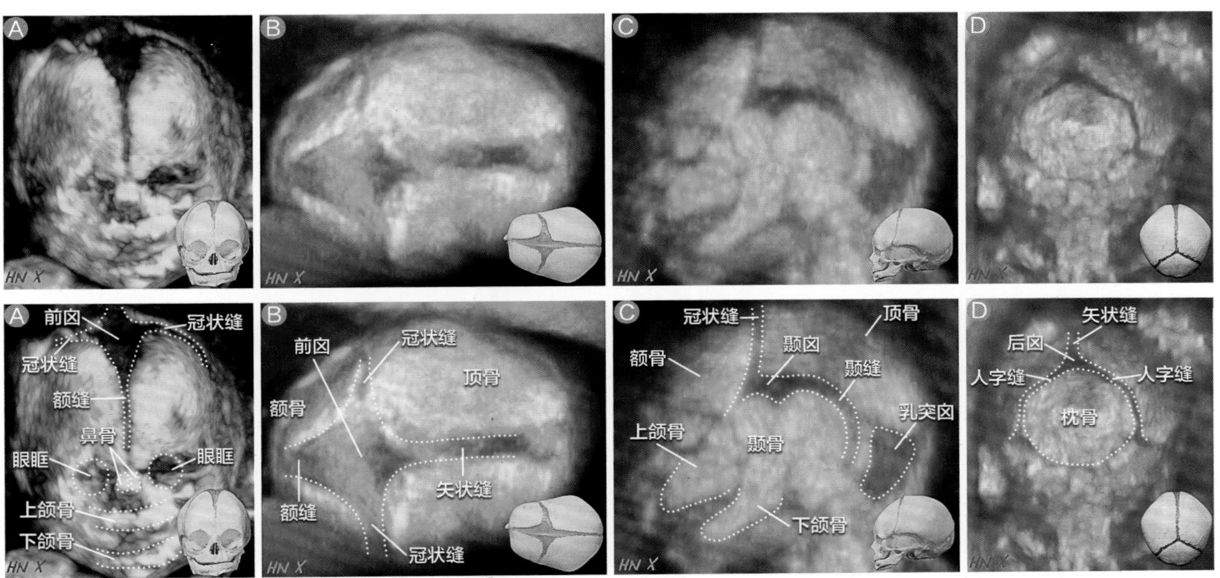

图26-2-1 ■ 孕中期正常胎儿颅缝最大模式三维成像

A.经面部成像;B.经头顶成像;C.经侧面成像;D.经枕部成像。

【超声表现】 因累及的骨缝不同,可在不同切面上呈现多种头颅形态异常,并表现出特殊面容。

1. 头颅横切面 ①矢状缝早闭表现为前后径长、双顶径小,呈“舟状”头型;②冠状缝或人字缝早闭表现为前后径短，呈短头型；③额缝早闭表现为前部变尖，呈三角头型；④一侧冠状缝或人字缝早闭表现为斜头型；⑤多条颅缝早闭表现为“三叶草”头型（图 26-2-2）。

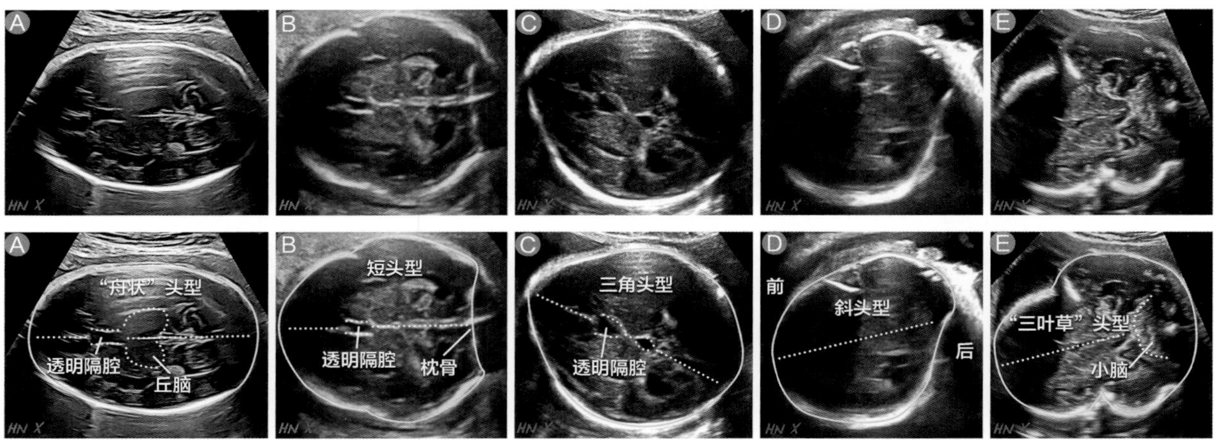

图 26-2-2 ■ 各类型颅缝早闭头颅横切面

A. 矢状缝早闭（“舟状”头型）；B. 人字缝早闭（短头型）；C. 额缝早闭（三角头型）；D. 一侧冠状缝、人字缝早闭（斜头型）；E. 多条颅缝早闭（“三叶草”头型）。

2. 面部正中矢状切面、冠状切面 大多数颅缝早闭因头颅形态异常而表现出特殊面容，如冠状缝早闭表现为前额突出、鼻梁塌、眼距宽、双眼凸等，在面部正中矢状切面和冠状面、面部三维成像均可表现异常（图 26-2-3、视频 26-2-1）。

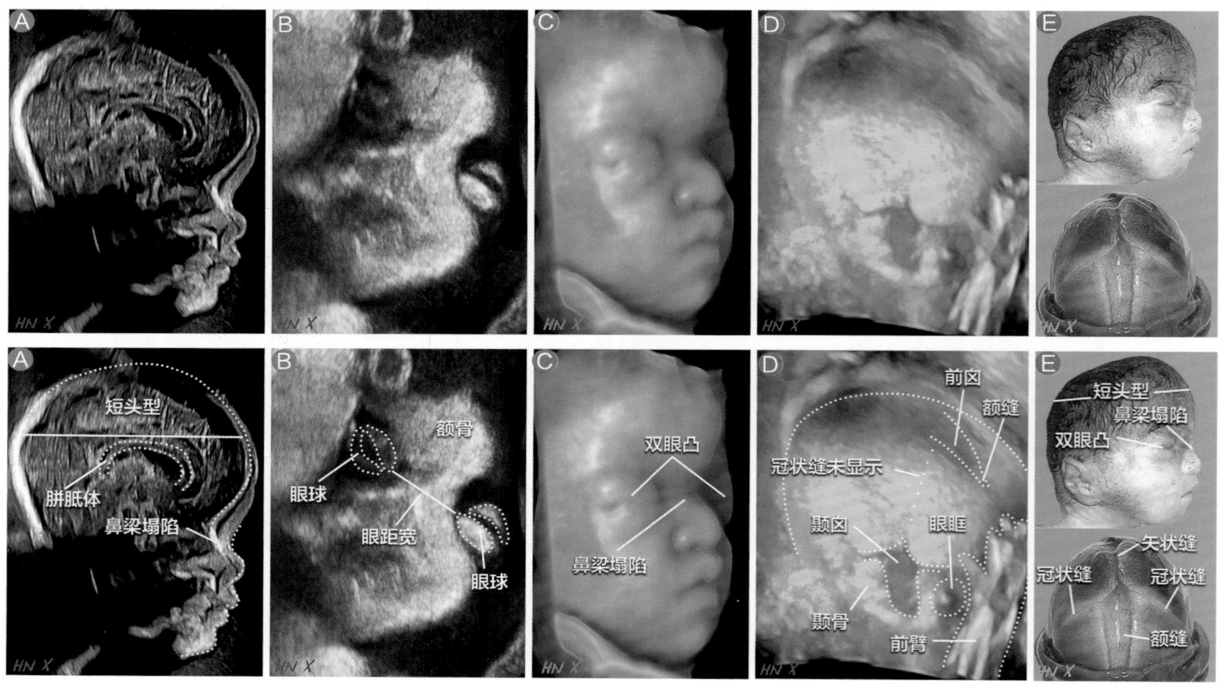

图 26-2-3 ■ 冠状缝早闭（28 周）

A. 头面部正中矢状切面；B. 面部冠状切面；C. 面部表面模式三维成像；D. 侧面最大模式三维成像；E. 解剖标本。

视频 26-2-1 冠状缝早闭(28 周)

【鉴别诊断】生理性头型变异通常与病理性颅缝早闭有共同表现,最常见的为臀位合并的长头型,往往与矢状缝早闭引起的"舟状头"难以区别,若头围测值符合相应孕周,且无合并其他异常,可视为正常,应注意避免过度诊断。

【预后与咨询】非综合征性颅缝早闭胎儿出生后可行手术治疗,纠正颅骨畸形,降低颅内压升高和继发神经发育异常的风险。手术应在 1 岁以内尽早进行。若未能及时诊断和治疗,可出现颅内压升高、视乳头水肿、失明、脑发育受阻和智力低下等表现。综合征性颅缝早闭预后差,再发风险较高,应建议做相关遗传学检查。

注意:产前超声检查颅缝具有挑战性,通常只有重度颅缝早闭的病例才可能获得诊断;头颅横切面扫查发现头颅形状异常时,应注意颅缝早闭的可能;三维超声对不同的颅缝成像应选择不同的初始切面,避免周围结构和颅骨侧方回声衰减等造成的假象。

第三节 | 脊柱椎体发育不良

胎儿脊柱椎体发育异常包括两大类,一是与神经管缺陷相关的脊柱闭合障碍,详见第二十一章第二节神经管闭合障碍;二是与脊柱侧弯相关的椎体发育异常和椎体发育不全,如尾部退化等。

一、正常脊柱椎体超声检查

常规产前超声筛查应获取胎儿脊柱正中矢状切面,观察脊柱的生理弯曲、椎体排列和走行、背部皮肤的完整性,以及脊髓圆锥的位置,详见第十四章第二节中期妊娠超声检查(图 14-2-11)。在扫查过程中若发现可疑脊柱异常,应采用"三切面 + 三维成像"法,检查胎儿脊柱矢状切面、冠状切面、病灶及其上下段椎体的横切面,并从胎儿背部采集脊柱的三维容积数据,取样范围应尽可能包含整条脊柱,然后行最大模式三维重建,并可选取前后不同水平、不同容积厚度成像以反映病灶特征,即可选择显示椎体的三维成像、显示椎弓和肋骨的三维成像,以及增加容积厚度同时显示椎体、椎弓和肋骨的三维成像(图 26-3-1)。采集的容积数据还可行多切面断层成像,对不同节段脊柱椎体进行分析。正常脊椎横切面可显示 3 个骨化中心,即前部的椎体、两侧的椎弓,呈"品"字形排列,颈、胸、腰和骶尾段椎体大小和形状有一定差别,颈段椎体较小、椎弓较宽,胸段椎体、椎弓内聚,腰椎椎体较大,骶尾椎较扁平、椎弓钙化弱(图 26-3-2)。除脊柱椎体外,还可在颈椎横切面扫查颈椎前方的锁骨(图 26-3-3A),在胸椎横切面经背部扫查和背部旁矢状切面扫查背部的肩胛骨(图 26-3-3B、C),在骶尾椎横切面扫查盆腔两侧的髋骨(图 26-3-2D)。

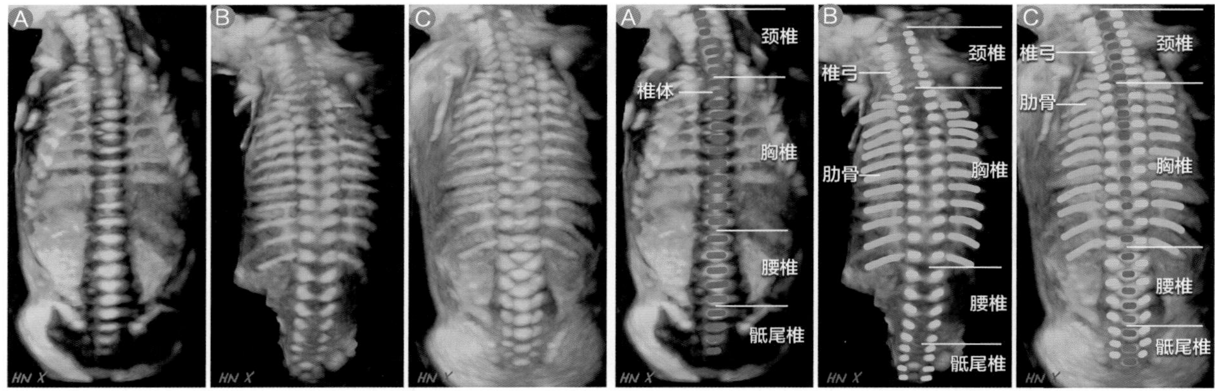

图 26-3-1 ■ 孕中期胎儿脊柱冠状面最大模式三维成像（基于同一容积数据三维重建）

A. 显示椎体的三维成像；B. 显示椎弓和肋骨的三维成像；C. 增加容积层厚同时显示椎体、椎弓和肋骨的三维成像。

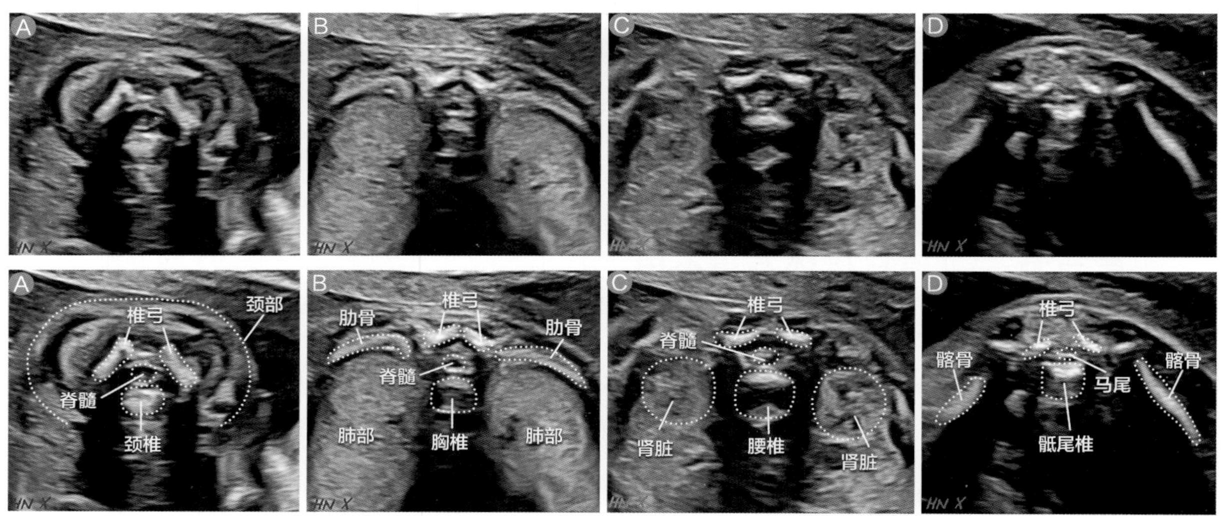

图 26-3-2 ■ 孕中期胎儿各段脊椎横切面

A. 颈椎；B. 胸椎；C. 腰椎；D. 骶尾椎。

二、先天性脊柱侧弯

先天性脊柱侧弯（congenital scoliosis）是由于脊柱椎体发育异常而引起的脊柱侧凸或后凸，为进展性先天畸形，其病理特征为椎体形态异常或椎体分节不良，或两者同时出现。胚胎 6 周时椎体生骨节完成重新分割，椎体分节和间隙形成，椎体出现两个外侧软骨骨化中心并融合形成软骨化椎体；胚胎第 3 个月起胸椎以下出现初级骨化中心，并从背侧向腹侧骨化，同时向头尾两侧延伸，至孕中期大部分胎儿超声检查均可显示脊柱各段钙化的椎体和椎弓。各种因素导致椎体形成障碍，都可造成半椎体畸形，以及两个或多个椎体一侧或双侧发生骨性连接，均可导致脊柱侧弯。活产儿中发生率约 1/1 000。最常见的椎体异常部位为胸椎，其次是胸腰椎、腰椎和腰骶椎；可单发，也可多种椎体畸形合并发生。合并肋骨畸形时可引起胸廓狭小及肺发育不良。椎体畸形还可合并泌尿生殖系统异常及先天性心脏病。

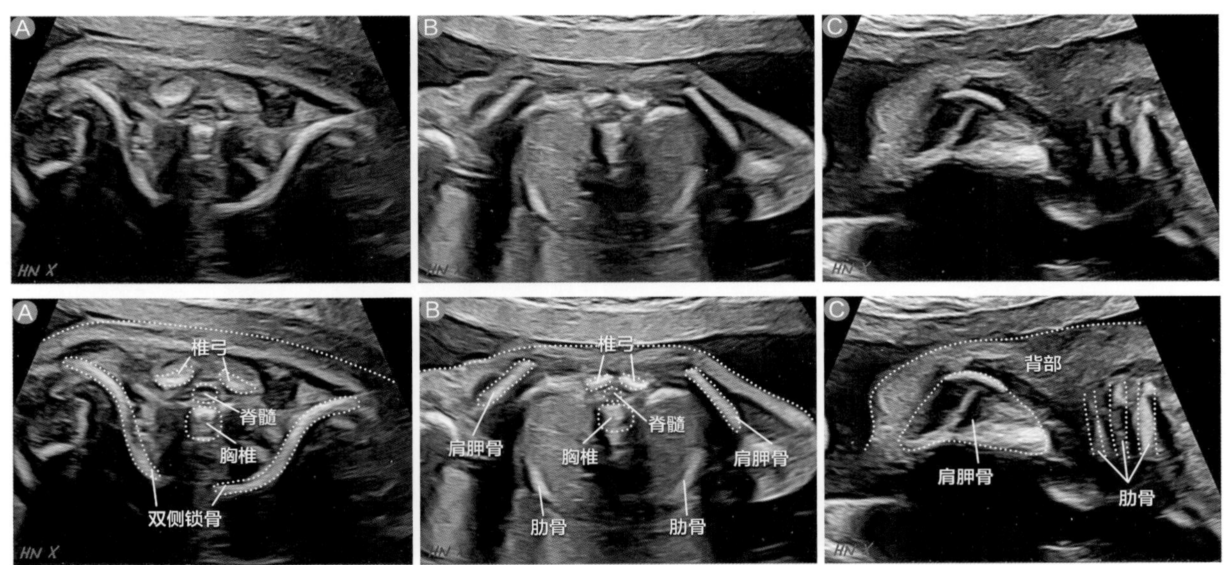

图 26-3-3 ■ 孕中期胎儿锁骨、肩胛骨
A. 双侧锁骨长轴切面；B. 双侧肩胛骨横切面；C. 一侧肩胛骨最大切面。

半椎体（hemivertebra）是导致脊柱侧弯的最常见的椎体畸形，为椎体的一个软骨骨化中心缺失导致一半的椎体和一侧的椎弓缺失，形成三角形椎体，可影响单个或多个椎体，导致脊柱侧弯、胸廓畸形甚至心肺发育异常。复杂的半椎体畸形可能与染色体异常或遗传综合征有关。蝴蝶椎（butterfly vertebra）指椎体的两个软骨骨化中心融合异常，形成椎体的矢状裂隙而呈左右两个三角形骨块，脊柱冠状面上病变椎体由两个尖端相对的楔形构成，形似蝴蝶的双翼，多见于腰椎或胸椎。融合椎（block vertebra）指因椎体分节异常导致相邻的两个或多个椎体互相融合，形成大块的长方形椎体。椎体发育不良与分节障碍也可同时发生，占所有椎体畸形的 20%。

【超声表现】脊柱侧弯的产前超声表现根据受累椎体的部位、数目及复杂程度的不同而很大变异，只有引起脊柱发生较明显的侧弯或后凸畸形时，才可能在产前被发现。不引起脊柱生理弯曲发生明显改变的脊柱畸形，如单纯的分节不良、多发而相向对称发生的半椎体畸形等，产前超声极易漏诊。椎体畸形的检出还取决于脊柱的位置、检查孕周、羊水量等。孕周太小或太大、胎位固定于正骶后位或正枕后位、孕妇腹壁过厚、羊水过少都可能影响椎体畸形的检出。

1. 半椎体合并脊柱侧弯 脊柱矢状切面扫查显示生理弯曲异常，局部椎体间隔增宽，病灶椎体回声模糊或缺失；冠状切面扫查显示病灶处椎体呈三角形，双轨状排列的椎弓不对称；横切面扫查显示病灶椎体较其上、下邻近的椎体小，偏于一侧；三维超声成像显示脊柱向一侧弯曲成角（图 26-3-4）。半椎体可单发或多发，若半椎体为多发、方向排列一致，则脊柱弯曲明显，不易漏诊；若半椎体数目为偶数、呈成对镜像排列，其前后或左右的倾斜可互相抵消而不出现脊柱侧弯或前、后凸，易被忽略。

2. 多节椎体畸形合并脊柱弯曲 可发生在多节连续或间断的椎体，椎体畸形与分节不良混合发生，发生在胸椎时多合并一侧肋骨异常，表现为数量、形状异常。脊柱矢状切面扫查显示椎体排列紊乱，难以获得完整矢状切面图像，某节段可显示脊柱前凸或后凸；冠状切面扫查显示多个椎体形态异常，部分椎体因分节不良难以显示椎间隙；冠状切面上病变椎体小于正常，可呈不规则形；三维超声成像可直观显示病灶椎体异常和脊柱弯曲的全貌（图 26-3-5、图 26-3-6）。

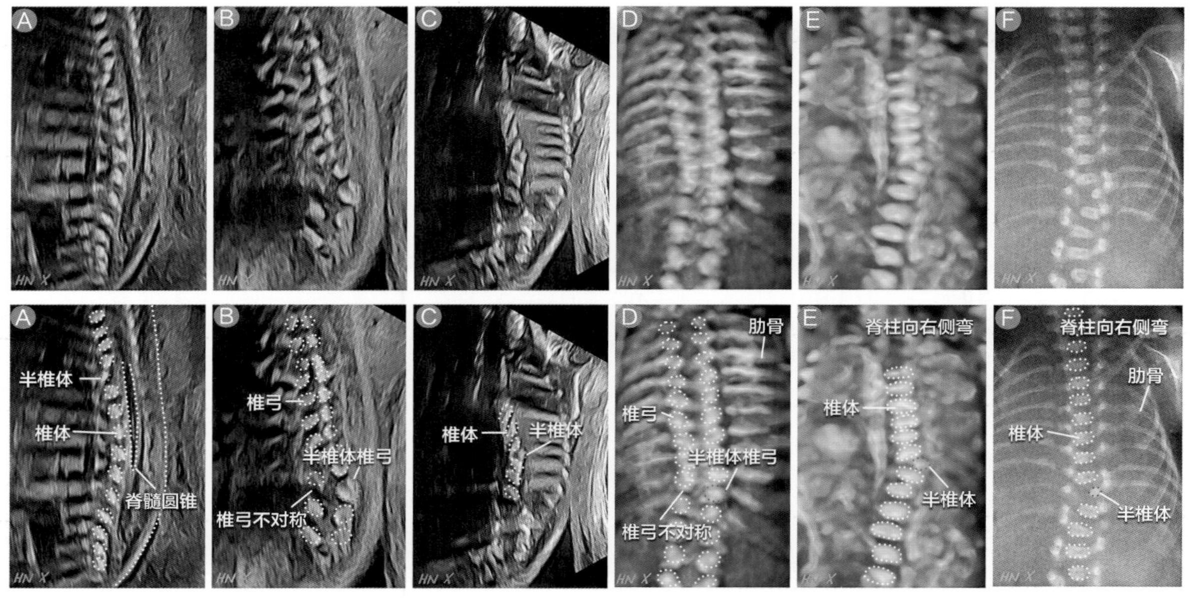

图 26-3-4 ■ 脊柱半椎体合并脊柱侧弯(25 周)

A. 脊柱正中矢状切面；B. 经脊柱椎弓冠状切面；C. 经脊柱椎体冠状切面；D. 脊柱最大模式三维成像；E. 脊柱椎体最大模式三维成像；F. 引产标本 X 线片。

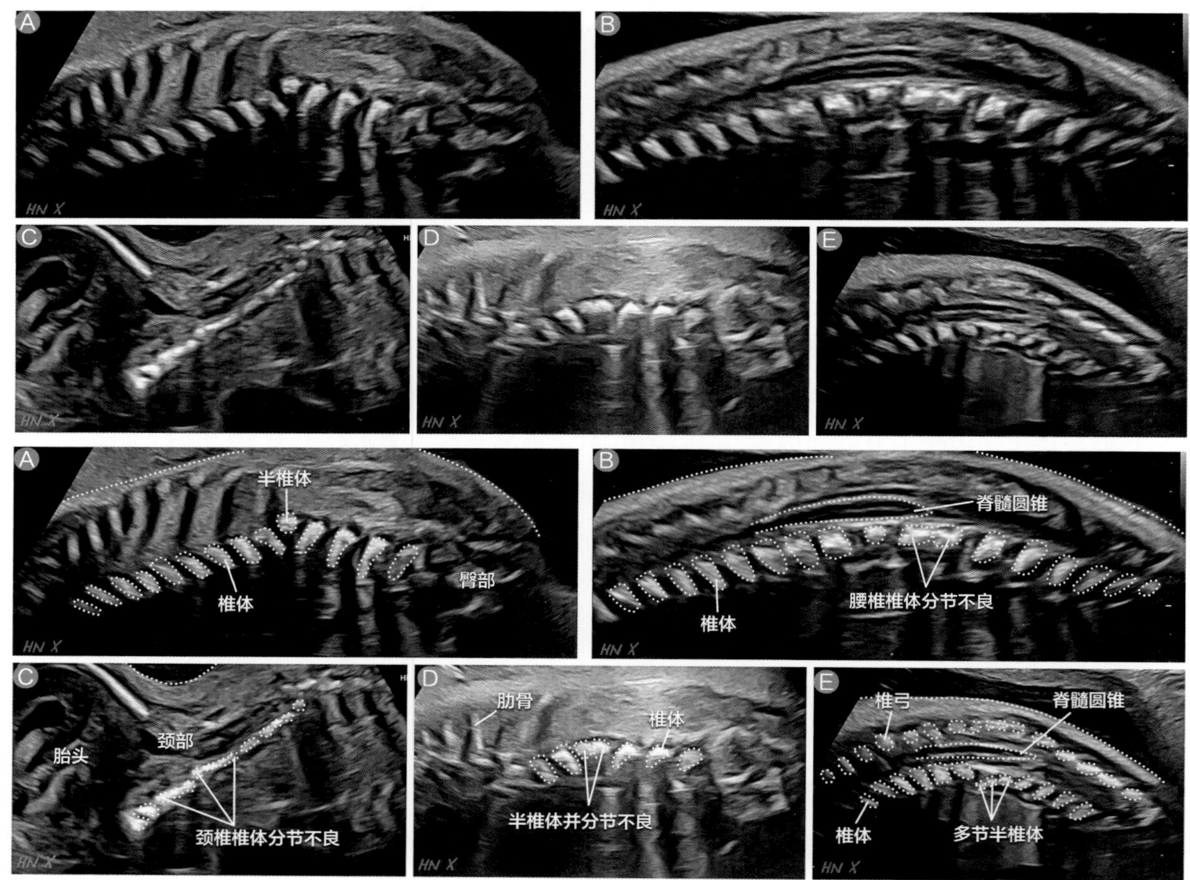

图 26-3-5 ■ 脊柱椎体畸形超声表现

A. 腰椎单节半椎体(冠状切面)；B. 腰椎椎体分节不良(矢状切面)；C. 多节颈椎分节不良(矢状切面)；D. 半椎体合并分节不良(冠状切面)；E. 多节椎体半椎体(矢状切面)。

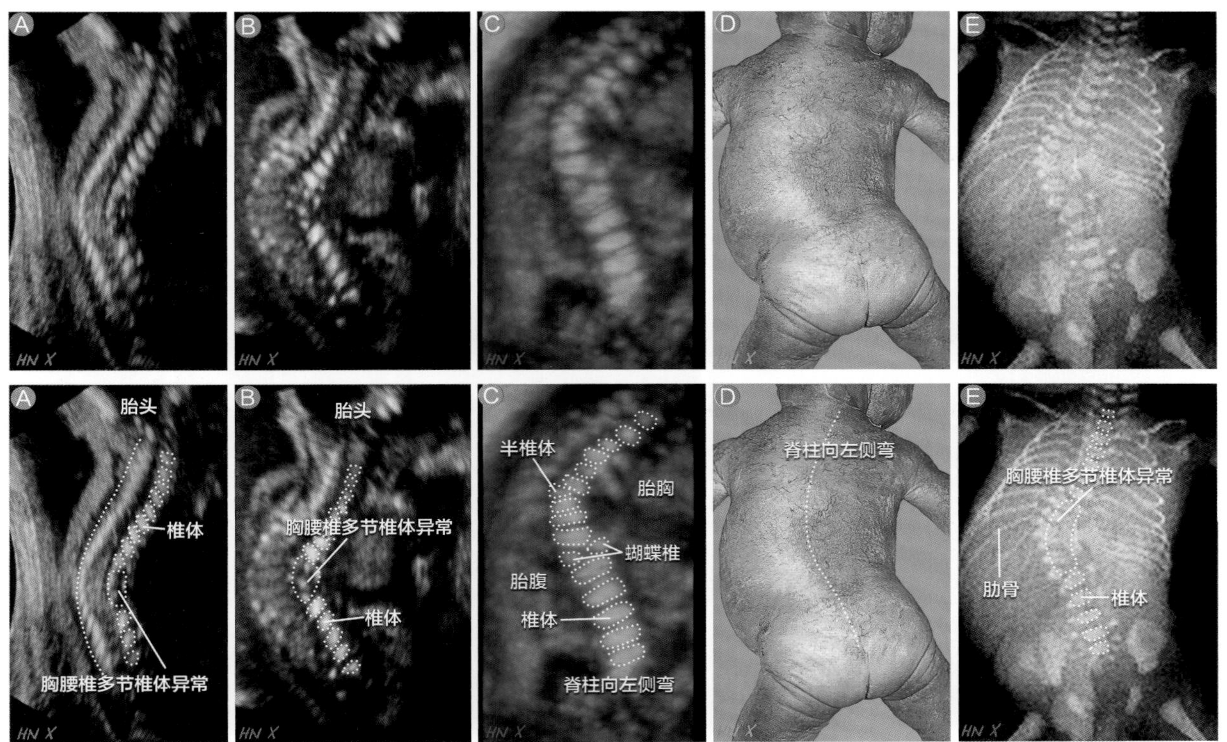

图 26-3-6 ■ 胸、腰椎多节椎体畸形合并脊柱侧弯(25 周)

A. 矢状切面；B. 冠状切面；C. 冠状面最大模式三维成像；D. 引产标本；E. 引产标本 X 线片。

注意：一般情况下产前超声是根据椎体钙化的范围和形状判断椎体发育是否正常，但需与生理性椎体钙化不均匀鉴别，后者表现为超声所见的椎体“纵裂”或半椎体，但各节椎体排列整齐，椎体间距均匀，三维超声成像脊柱无异常的弯曲，这种生理性的椎体钙化不均较多见，应注意避免过度诊断(图 26-3-7A~F)。另外，三维超声成像有时可发现一侧或双侧多一条肋骨，即第一腰椎椎体旁的腰肋，若无异常脊柱弯曲，不需特别提示(图 26-3-7G)。

【鉴别诊断】应注意与脊柱生理性过度弯曲相鉴别，特别是羊水过少时，胎儿体位受限、过度俯屈，难以在一个切面获得脊柱矢状切面，可待体位变动后再判断；正常颈段和腰段脊柱可发生生理性侧弯，与病理性侧弯鉴别关键在于有无椎体畸形、椎弓是否对称。病理性侧弯局部椎体呈三角形或楔形，伴一侧椎弓缺失。应注意单纯的融合椎，或三角椎数目为偶数、成对镜像排列“互补”时，可不表现出脊柱侧弯，易漏诊椎体畸形。

【预后与咨询】发现椎体异常时应注意排除合并畸形，如 VACTERL 联合征，合并畸形者预后较差；脊柱侧弯的进展和严重程度取决于椎体受累的范围、类型和部位，胎儿期诊断严重脊柱侧弯或后凸者预后不良；无合并其他畸形及不伴严重脊柱侧弯或后凸的病例预后良好，可在出生后对脊柱侧弯进行评估，在前后位 X 线片上测量脊柱冠状位畸形角度(Cobb 角)，根据 Cobb 角的变化制订治疗方案。笔者团队曾基于脊柱三维成像对单纯脊柱侧弯畸形的胎儿脊柱进行 Cobb 角测量，证实产前测量与出生后影像学检查有较高的符合率，提示产前脊柱侧弯的 Cobb 角测量可以作为评估预后的参考指标。

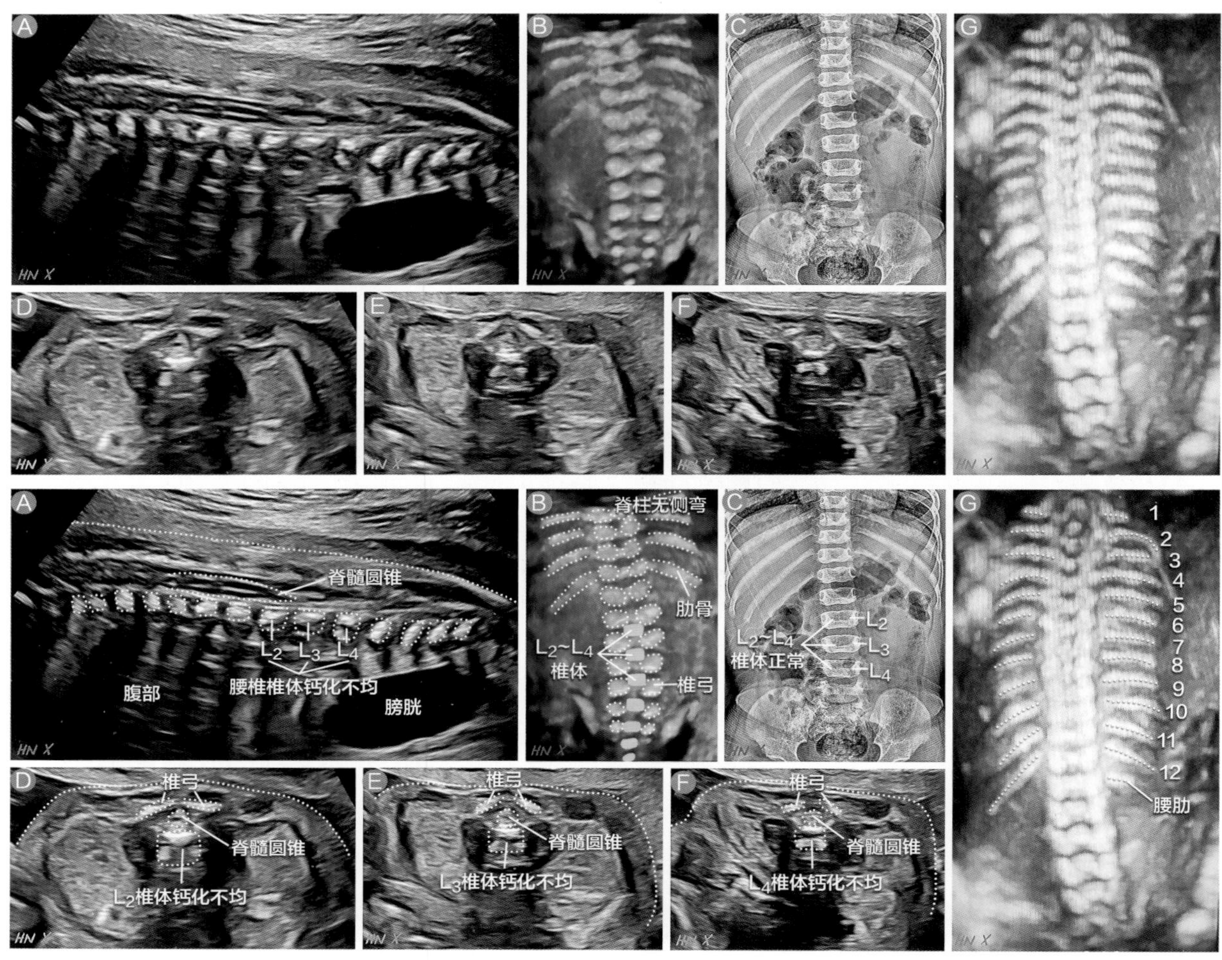

图 26-3-7 ■ 腰椎（$L_{2\sim4}$）椎体钙化不均（25 周）与单侧腰肋病例

A. 脊柱矢状切面；B. 脊柱冠状面最大模式三维成像；C. 1 岁时椎体 X 线片；D. 腰椎（L_2）椎体横切面；E. 腰椎（L_3）椎体横切面；F. 腰椎（L_4）椎体横切面；G. 腰肋病例（脊柱最大模式三维成像）。

三、尾部退化综合征

尾部退化综合征（caudal regression syndrome）是一组以脊柱和脊髓的尾侧发育异常及骶骨缺失或发育不全为特征的先天畸形，发病率约为 1/10 万，为散发性。其发病机制尚不清楚，母体糖尿病未控制、遗传易感性、血管灌注不足及致畸剂是可能的危险因素。胚胎第 4 周，前脊索复合体的中胚层发育紊乱可使骶尾段的脊髓及脊椎发育障碍、神经系统及下肢运动功能受损，常合并泌尿生殖道、消化系统、心血管、中枢神经系统、下肢骨骼等畸形。

【超声表现】 产前超声表现主要取决于骶尾部病变的范围和严重程度。孕早期末期超声检查表现为胎儿顶臀长呈与孕周不相符的短小；孕中晚期表现为胎儿脊柱短，脊柱矢状切面扫查显示脊柱尾端突然中断，脊髓圆锥末端低置、接近骶尾末端；骶椎骨化中心不显示或骶尾椎缺如；脊柱三维超声成像可见骶尾椎数量少；经髂骨翼横切面扫查可见两侧髂骨翼紧靠，髂骨翼角度变小，其间未见脊椎声像，呈“盾牌征”；合并肛门闭锁时，肛门“靶环征”不显示；部分病例合并泄殖腔畸形、膀胱外翻、外生殖器畸形等；可合并下肢异常、足内翻、腿部交叉或盘坐姿势，严重病例可合并并腿畸形（图 26-3-8、图 26-3-9）。

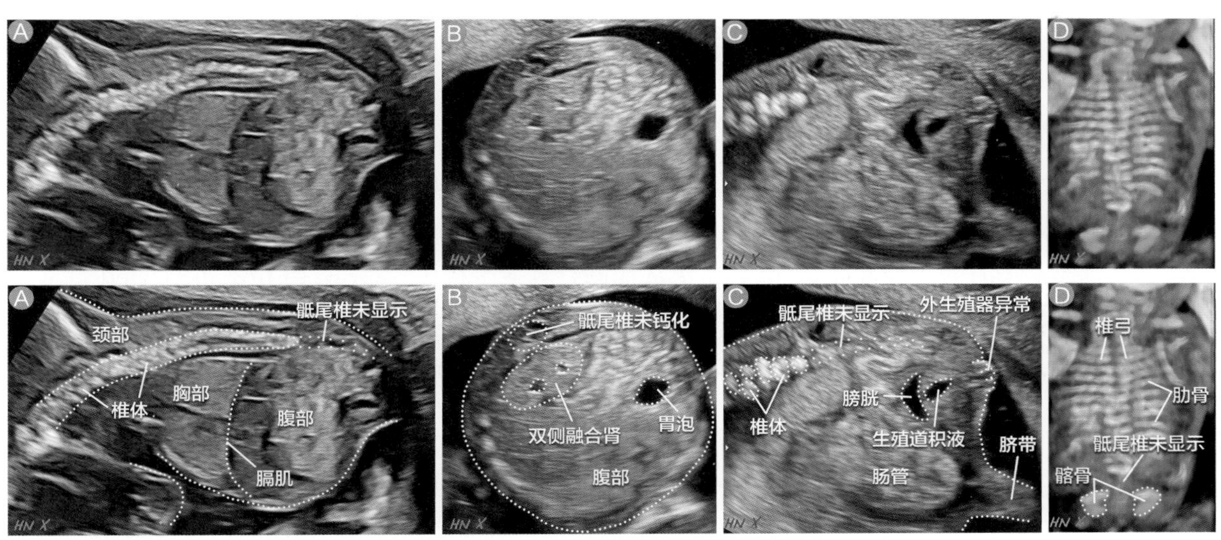

图 26-3-8 ■ 尾部退化综合征（18 周）

A. 脊柱长轴切面骶尾椎未显示；B. 腹部横切面显示脊椎无钙化、融合肾；C. 骶尾部矢状切面显示外生殖器畸形；D. 脊椎冠状面最大三维成像显示骶尾椎缺失。

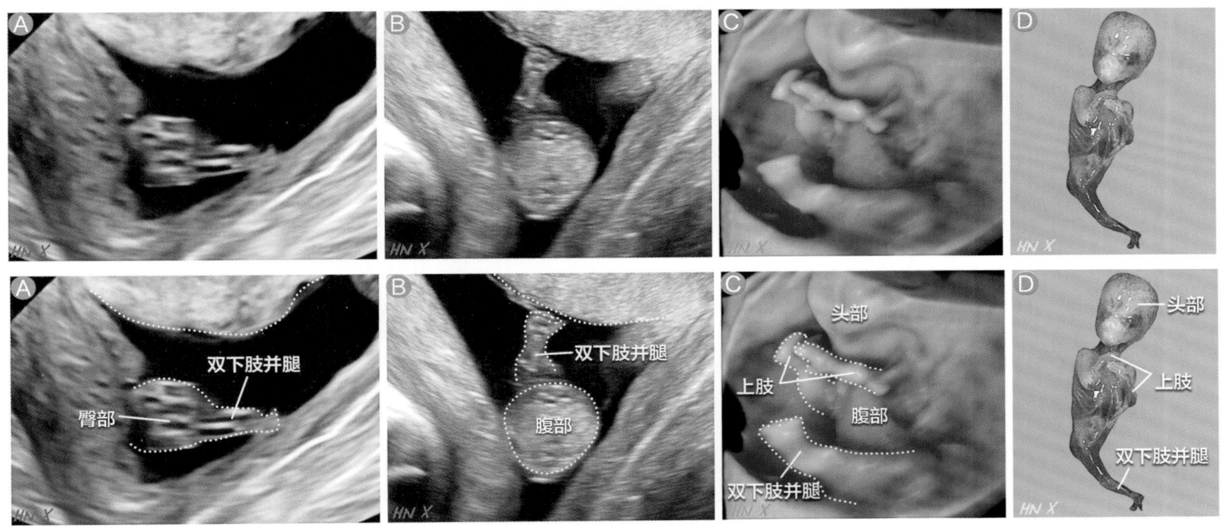

图 26-3-9 ■ 尾部退化综合征合并并腿畸形（13 周）

A. 双下肢长轴切面；B. 双小腿和足冠状切面；C. 四肢表面模式三维成像；D. 引产标本。

【鉴别诊断】单纯性骶尾椎发育不良产前超声极易漏诊；合并膀胱外翻、肛门闭锁时常诊断为泄殖腔畸形；出现下肢姿势异常时需与多发关节挛缩症、运动不能序列征等鉴别。

【**预后与咨询**】预后取决于骶尾椎缺失的严重程度及合并畸形。患儿智力正常，但下肢神经功能缺失，排便及排尿失控，需行泌尿外科整形手术，但术后仍可能有排尿、排便及运动障碍，继发的神经源性膀胱可导致进行性肾损害。

第四节 | 致死性骨发育不良

致死性骨发育不良是以严重短肢畸形和胸廓发育不良为主要表现的骨发育障碍性疾病群。由于有严重的肢体短小，产前超声检查容易发现，但这类疾病总体发病率低，类型繁多，遗传机制各异，命名、分类复杂，超声声像特征重叠，产前超声无法对其进行准确分类、分型，大多需要结合基因检测信息做出分类判断。该类畸形具有如下共同特征：①早发性四肢长骨严重短小，多在 24 孕周前出现，四肢长骨长度小于同孕周平均值 –4*SD*，股骨长度与腹围比值（FL/AC）<0.16；②严重的胸廓和双肺发育不良，胸廓狭小，胸围<第 5 百分位数，心胸比>0.6；③不同类型的致死性骨发育不良可有不同伴随畸形，如头颅形态异常、多发骨折、手足畸形等。本节将介绍一些相对具有特征表现的致死性骨发育不良性疾病，包括致死性侏儒、成骨不全（Ⅱ型）、软骨发育不全、短肋多指综合征、肢体屈曲症、点状骨骺软骨发育不良、先天性低磷酸酯酶症、热纳综合征，并在本节末总结各类致死性骨发育不良疾病的产前超声鉴别诊断要点。

一、致死性侏儒

致死性侏儒（thanatophoric dysplasia，TD）是最常见的致死性骨发育不良，发病率约为 1/6 000，为常染色体显性遗传，与成纤维细胞生长因子受体 3（*FGFR3*）基因突变有关。共有两种类型，主要差别为：Ⅰ型头较大、前额突、股骨短小弯曲；Ⅱ型表现为三叶草头型，股骨短直。

【**超声表现**】致死性侏儒最早可在孕早期 NT 筛查时发现，表现为 NT 增厚，四肢短。孕中期出现典型超声表现：①四肢长骨极短，骨骺端膨大，Ⅰ型长骨弯曲呈“电话筒”征，Ⅱ型长骨短而直；四肢皮下水肿、皮肤皱褶；②肋骨短，胸廓窄小，肺发育不良，腹部相对膨隆，胸腹矢状切面呈“胸凹征”；③头面部矢状切面显示头大、前额突出、鼻梁低，冠状切面显示眼距宽，Ⅱ型则在头颅横切面可显示不同程度的“三叶草”形颅骨畸形；④脊柱矢状切面显示椎体扁平，椎间隙较宽；⑤可伴颅内脑室扩张，心脏、肾脏等结构异常或羊水过多（图 26-4-1、图 26-4-2、视频 26-4-1）。

【**预后与咨询**】由于存在严重胸廓发育不良，致死性侏儒胎儿出生后多数因肺不张而死亡；存活者需行气管插管、呼吸机维持等对症治疗；几乎所有病例均为新发基因突变，再发风险低。

二、成骨不全（Ⅱ型）

成骨不全（osteogenesis imperfecta，OI）又称脆骨病，是一组因胚胎期间充质组织发育不全、胶原形成障碍而导致的以骨质疏松和骨折为特征的遗传性骨发育不良疾病，其病变不仅限于骨骼，还常累及其他结缔组织如眼、耳、皮肤、牙齿等。文献报道成骨不全有多种分类方法，按照不同的分类方法，共有 4~11 种类型，其中Ⅱ型为致死性，病变特征较明显，可在产前做出诊断；其余各种类型产前无法准确分型。发病率约为 1/25 000，为常染色体显性或隐性遗传，其发病与编码Ⅰ型胶原的 *COL1A1* 基因突变有关，Ⅰ型胶原存在于骨骼、肌腱、牙釉质和巩膜中，其形成障碍可导致骨脆性增加、多发骨折，以及蓝巩膜、牙齿发育不全、全身骨质疏松等。

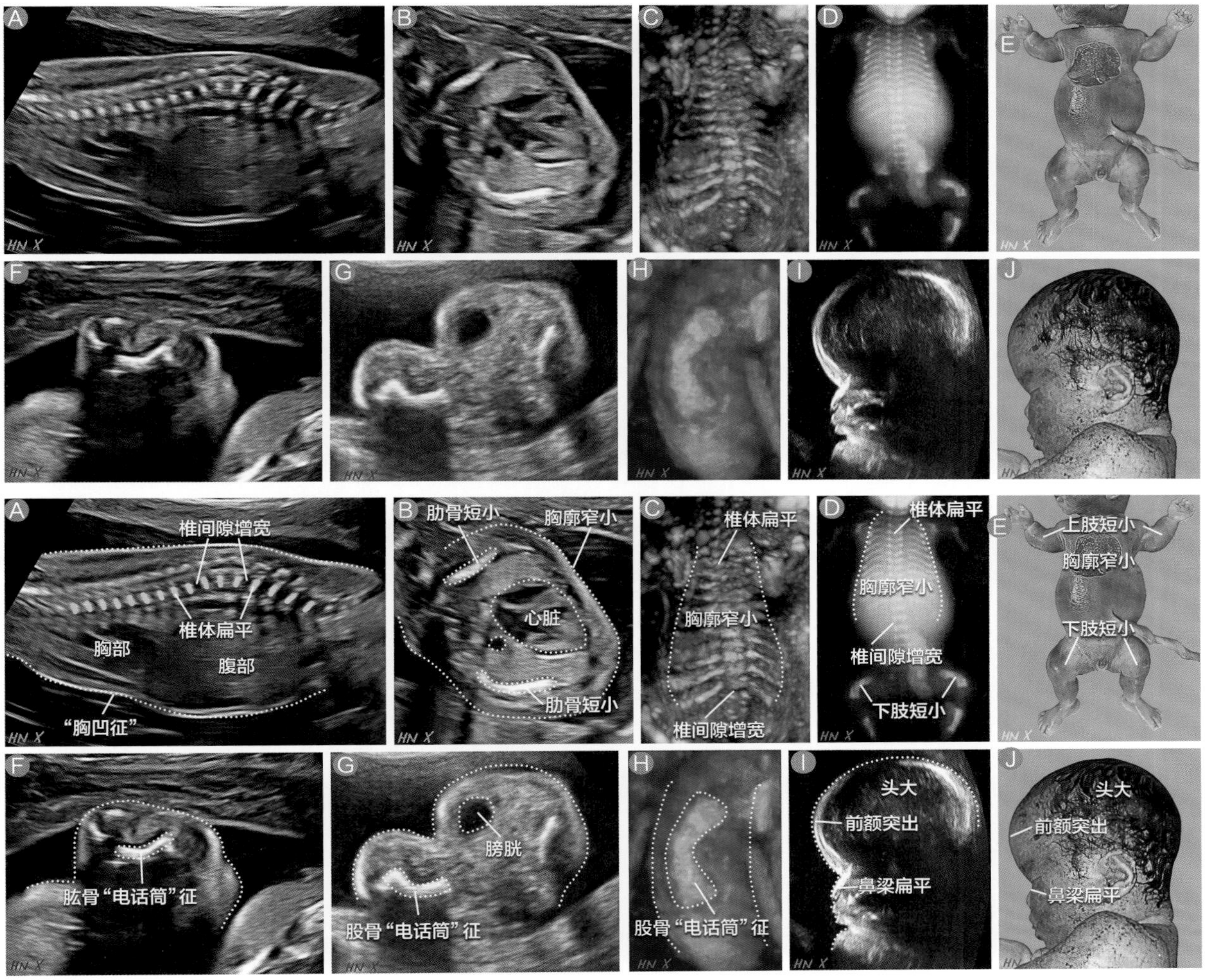

图 26-4-1 ■ 致死性侏儒（Ⅰ型，21 周）

A. 脊柱矢状切面；B. 胸部横切面；C. 椎体肋骨最大模式三维成像；D. 引产标本 X 线片；E. 引产标本（胎体）；F. 肱骨长轴切面；G. 股骨长轴切面；H. 股骨最大模式三维成像；I. 头颅矢状切面；J. 引产标本（胎头）。

 视频 26-4-1 致死性侏儒（Ⅱ型，22 周）

【**超声表现**】成骨不全Ⅱ型的特征性表现为：①四肢长骨短小，多条长骨成角骨折，骨折处可完全断裂或成角，局部形成骨痂；②颅骨骨化不良，表现为颅骨薄、软，探头轻压可变形，颅内结构显示异常清晰，可出现多条骨缝；③胸廓狭小，肋骨短，可见多条肋骨骨折成角（图 26-4-3）。

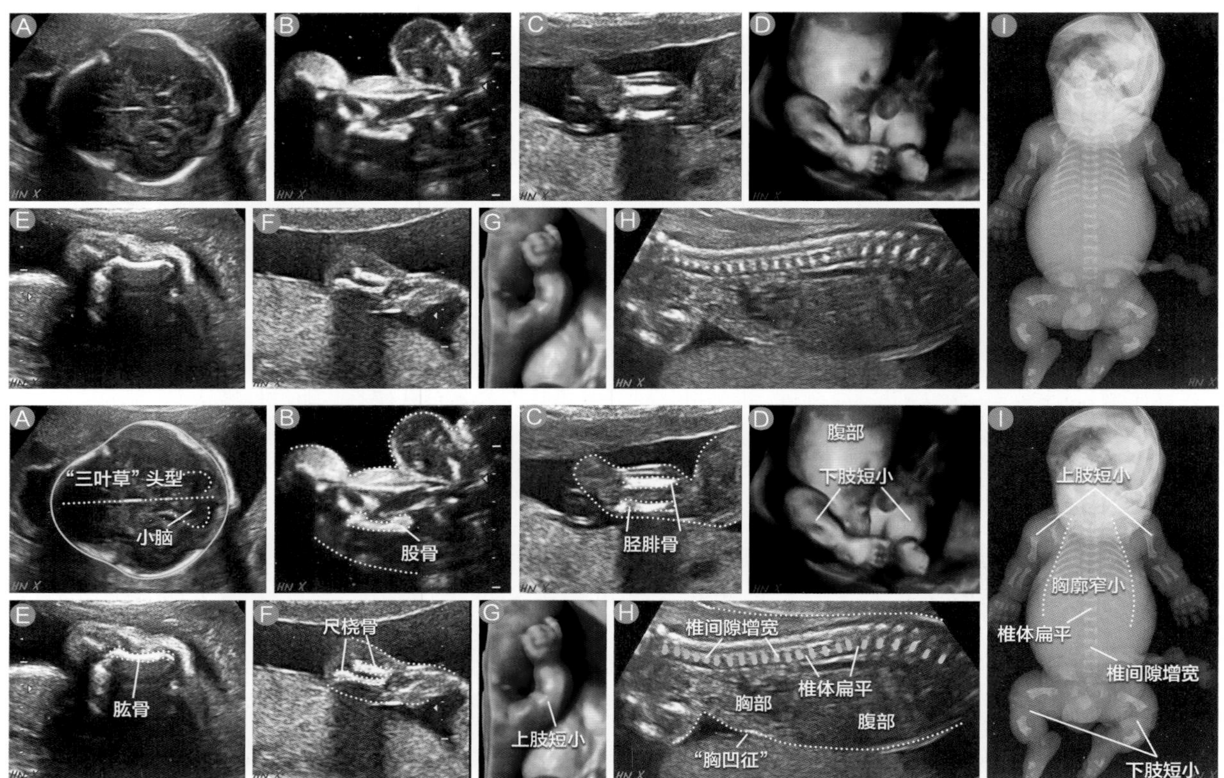

图 26-4-2 ■ 致死性侏儒（Ⅱ型，22 周）

A. 头颅横切面；B. 股骨长轴切面；C. 胫骨、腓骨长轴切面；D. 下肢表面模式三维成像；E. 肱骨长轴切面；F. 尺骨、桡骨长轴切面；G. 上肢表面模式三维成像；H. 脊椎矢状切面；I. 引产标本 X 线片。

【预后与咨询】成骨不全Ⅱ型是致死性畸形，90% 的新生儿在出生后 4 周左右死亡；大部分为新发基因突变，再发风险低。

三、软骨发育不全

软骨发育不全（achondroplasia，ACH）是一组因软骨基质形成失败导致的致死性骨发育不良性疾病，以严重短肢、脊柱无骨化、躯干短小及不成比例的大头为特征。发病率约为 1/40 000。包括Ⅰ型和Ⅱ型，Ⅰ型占 20%，又分为ⅠA 型和ⅠB 型，ⅠA 型的致病基因未明，ⅠB 型与硫酸盐转运蛋白（*DTDST*）基因突变有关，为常染色体隐性遗传；Ⅱ型占 80%，与编码Ⅱ型胶原蛋白的 *COL2A1* 基因突变有关，为常染色体显性遗传。

【超声表现】产前超声较特征性的表现除四肢长骨异常短小外，脊柱椎体骨化异常是较特征性的征象。孕中期脊柱多切面扫查显示椎体小、椎体和椎弓骨化差，甚至完全未见钙化，ⅠA 型表现尤为明显；胸廓狭窄呈铜铃状，伴肺发育不良（Ⅰ型），伴（ⅠA 型）或不伴（ⅠB 型、Ⅱ型）肋骨骨折；颅骨骨化差（Ⅰ型），头颅相对增大；可伴发其他畸形，如小下颌、囊性淋巴管瘤等。图 26-4-4、视频 26-4-2 为一例 *COL2A1* 基因异常病例。

【预后与咨询】由于严重骨骼发育不良，软骨发育不全多数为致死性，极少数存活，但难以存活至生育期，故产前诊断的病例多为新发基因突变；隐性遗传者再发风险为 25%。

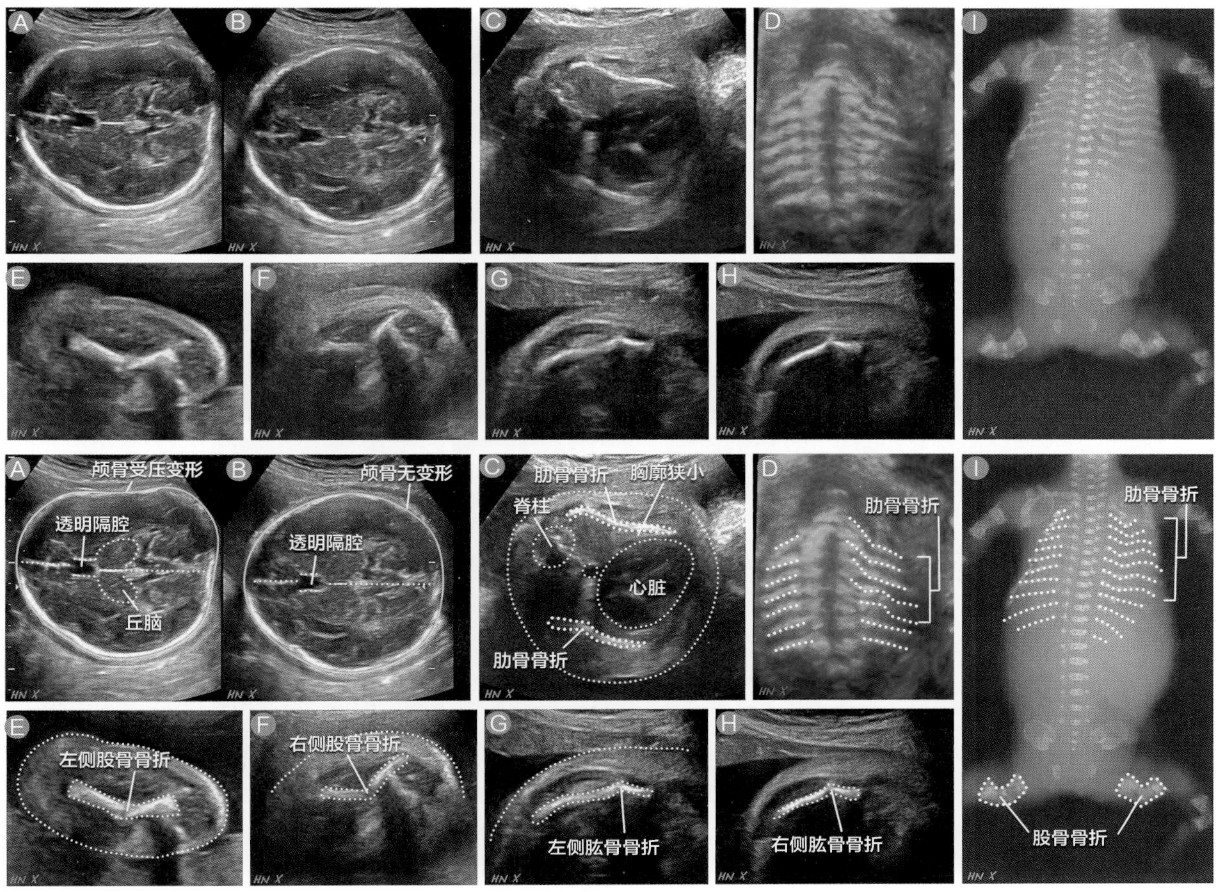

图 26-4-3 ■ 成骨不全Ⅱ型(24 周)

A. 头颅横切面(探头轻加压);B. 头颅横切面(探头无加压);C. 胸部横切面;D. 肋骨最大模式三维成像;E. 左侧股骨长轴切面;F. 右侧股骨长轴切面;G. 左侧肱骨长轴切面;H. 右侧肱骨长轴切面;I. 引产后 X 线片。

 视频 26-4-2 软骨发育不全(20 周) 

四、短肋多指综合征

短肋多指综合征(short rib-polydactyly syndrome)是一组罕见的骨软骨发育不良,以短肢、短肋、胸廓发育不良及轴后多指为特征的常染色体隐性遗传病,再发风险为 25%。本病属于纤毛病(ciliopathy)的一种,纤毛是人体细胞表面的一种显微结构,在胚胎发育期诱导骨骼及其他器官的正常发育,发病与编码细胞纤毛内转运蛋白的 *DYNC2H1* 基因突变有关。可合并其他系统畸形,如小下颌、中央型唇裂、先天性心脏病(大动脉转位)和肾脏发育异常等。

【超声表现】①严重短肢,长骨可轻度成角,但无骨折;②肋骨短、胸廓窄,胸围<第 5 百分位数,腹围正常;③轴后多指 / 趾;④常有小下颌、小耳畸形;⑤伴或不伴其他畸形,如心脏畸形、中央型唇裂、多囊肾、肾脏发育不良、生殖器异常等(图 26-4-5)。

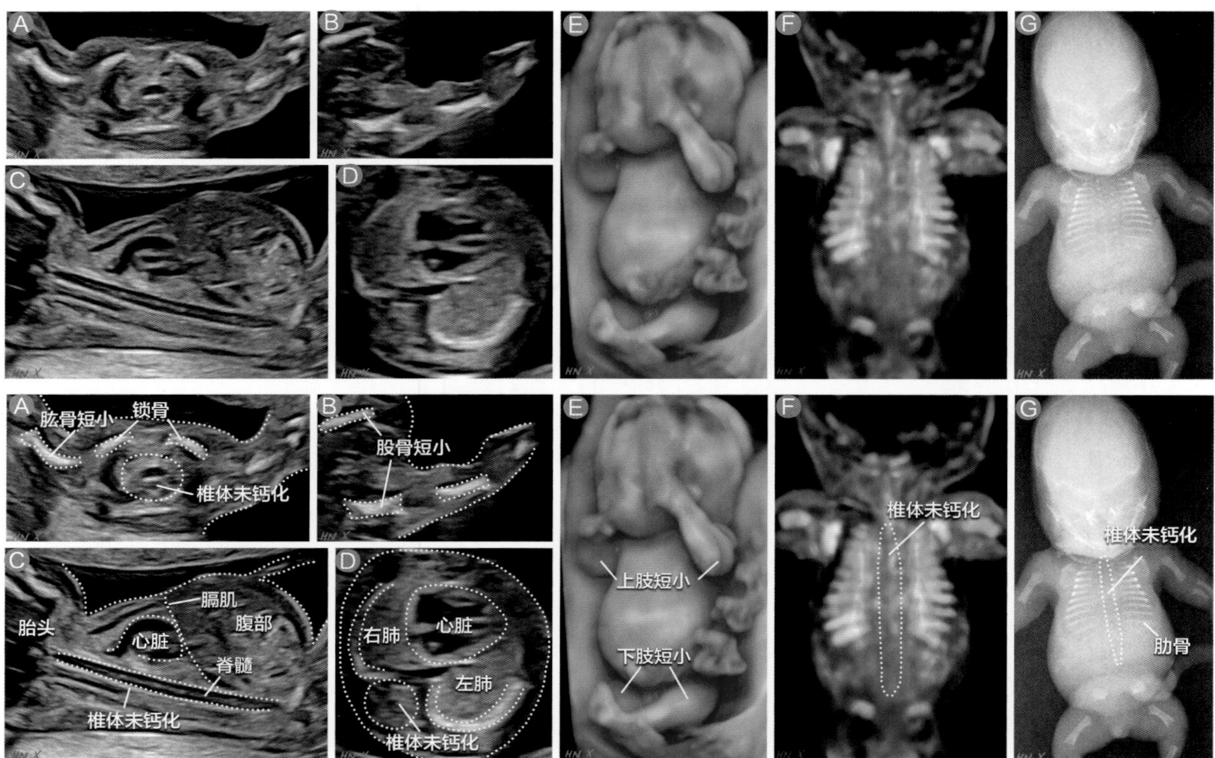

图 26-4-4 ■ 软骨发育不全(20 周)

A. 经锁骨、肱骨长轴切面；B. 下肢长轴切面；C. 胸腹、脊柱正中矢状切面；D. 胸部横切面；E. 全身表面模式三维成像；F. 脊柱、肋骨最大模式三维成像；G. 引产标本 X 线片。

【预后与咨询】短肋多指综合征为致死性畸形；因再发风险为 25%，产前或引产后明确诊断对于再次妊娠的遗传咨询具有重要意义。

五、肢体屈曲症

肢体屈曲症(campomelic dysplasia)是一种罕见的致死性骨软骨发育不良，其特征性的病理表现为下肢骨性弯曲，胫骨 / 股骨短小、弯曲，腓骨发育不良，肩胛骨发育不良，同时有小下颌畸形和性发育障碍，染色体核型为男性的胎儿其外生殖器表现为女性或性别难辨。发病率约为 0.2/100 000，为常染色体显性遗传，致病机制为 *SOX9* 基因新发突变，影响了骨骼、生殖系统和其他部位正常发育所必需的 *SOX9* 蛋白的合成。

【超声表现】①四肢长骨短小，以中段明显；②下肢的股骨和胫骨弯曲，腓骨极短甚至消失，伴双足内翻；③锁骨短小，肩胛骨因发育不良难以显示；④颅骨钙化不良，表现为颅骨易变形、颅内结构清晰；⑤小下颌、耳低置等特殊面容；⑥胸廓小，呈钟形；⑦男性胎儿外生殖器显示阴囊分裂、阴茎短小或性别难辨(图 26-4-6)。

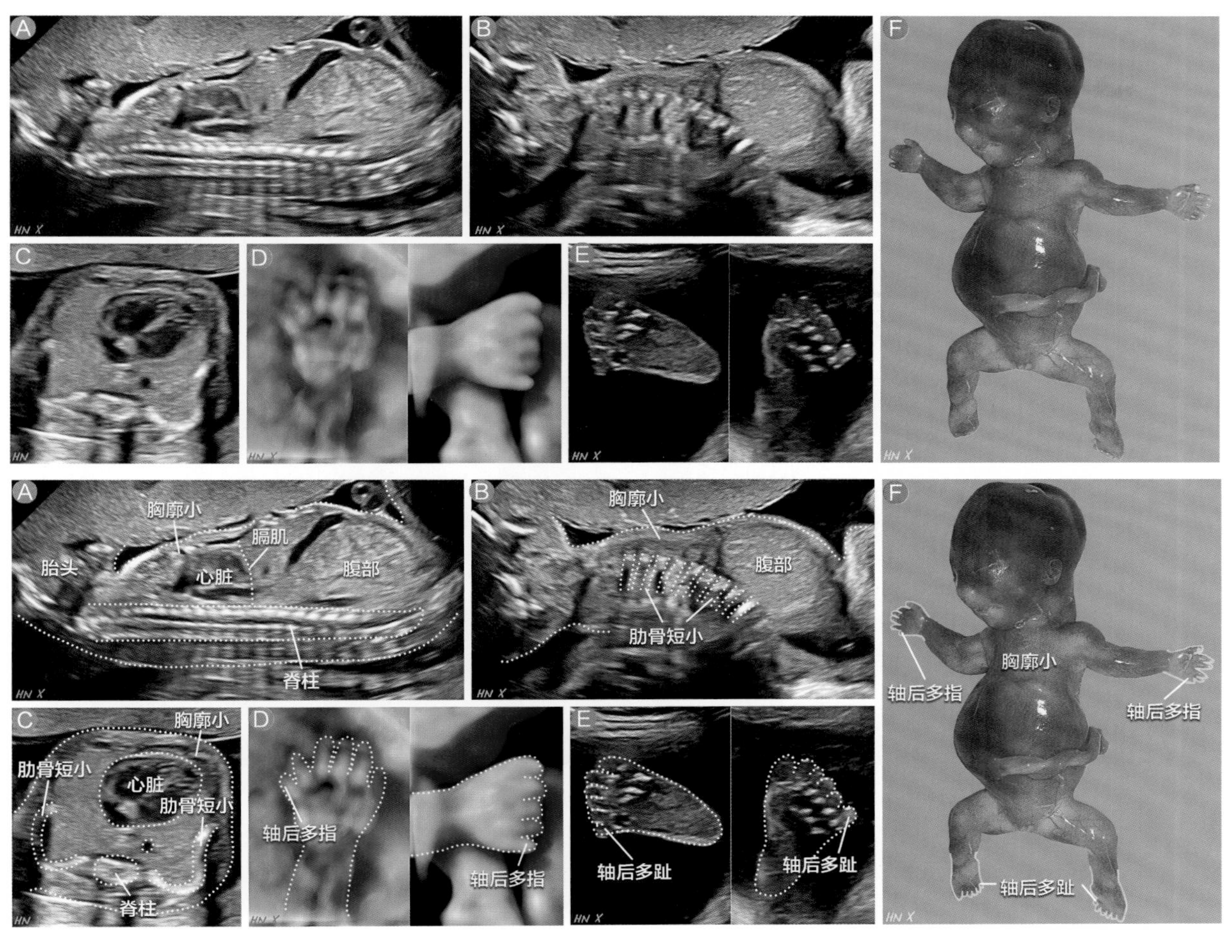

图 26-4-5 ■ 致死性短肋多指综合征（20 周）

A. 胸腹正中矢状切面；B. 胸部旁矢状切面显示肋骨短小；C. 胸部横切面显示肋骨短小；D. 双手三维成像；E. 双足灰阶图；F. 引产标本。

【**预后与咨询**】大多数病例出生后死于呼吸功能不全；零星病例报道可存活至青春期，存活者多有喉气管软化、身材矮小、伴有脊髓压迫的颈椎不稳、进行性脊柱侧弯和听力损伤等。大部分病例为新发基因突变，再发风险低。

六、点状骨骺软骨发育不良

点状骨骺软骨发育不良（chondrodysplasia punctata，CDP）是一组以长骨骨骺、脊柱椎体的不规则钙盐沉着为特征的罕见的骨发育不良性疾病。根据其表型及遗传方式的不同，分为常染色体显性遗传型（非肢根型，Conradi-Hünermann 病）、常染色体隐性遗传型（肢根型）、X 连锁隐性遗传型（*CDPX1* 型）和 X 连锁显性遗传型（*CDPX2* 型，Conradi-Hünermann-Happle 型）。其中，*CDPX2* 为致死型，其表型特征为长骨、椎体骨骺点状钙化、脊柱旁异常钙化、节段性椎体发育异常、长骨短且不对称、面部扁平、面中部发育不良及白内障等。其发病机制为 X 染色体上的 *EBP* 基因突变，导致激活异构酶的结合蛋白编码障碍、多种过氧化物酶缺乏。

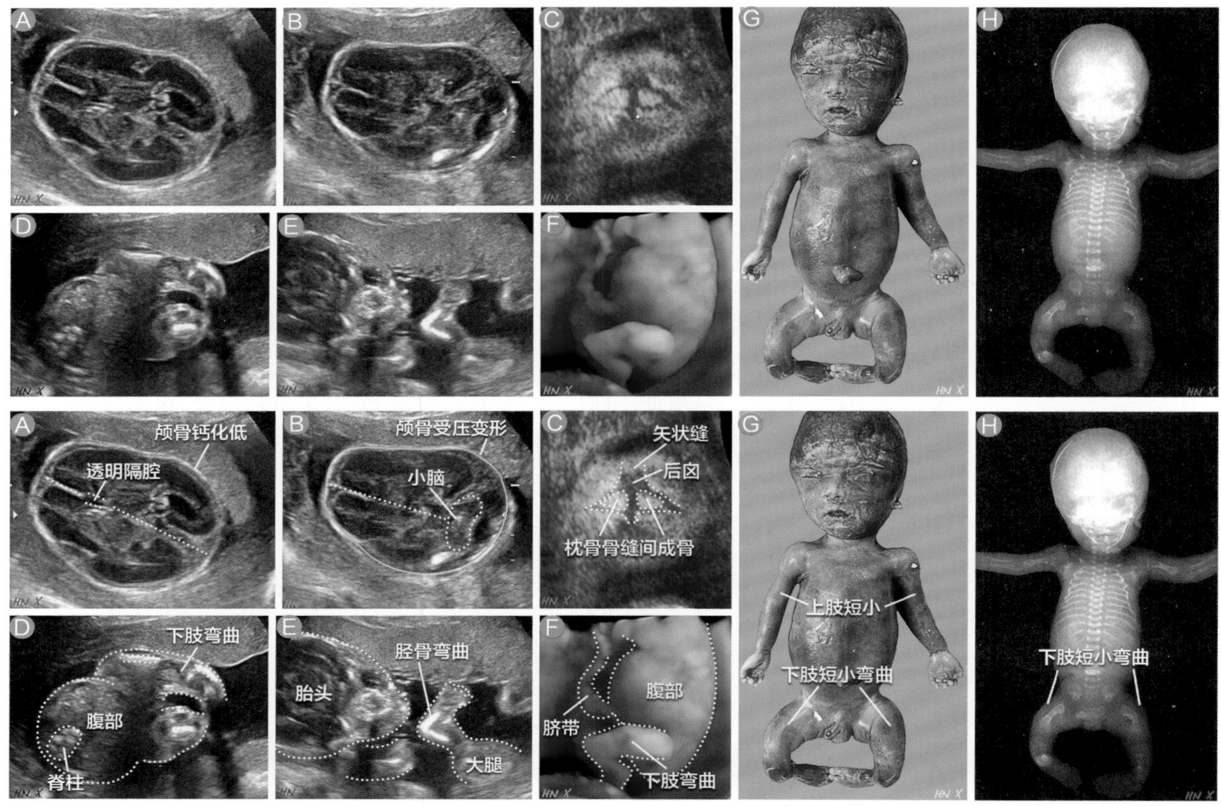

图 25-4-6 ■ 肢体屈曲症(20 周)

A. 头颅横切面显示颅骨钙化低；B. 头颅横切面显示颅骨变形；C. 颅骨最大模式三维成像显示骨缝间成骨；D. 下肢长轴切面显示下肢弯曲；E. 小腿长轴切面显示胫骨弯曲；F. 表面模式三维成像显示下肢弯曲；G. 引产标本；H. 引产标本 X 线片。

【超声表现】①中度肢体短小，以近端明显；②长骨干骺端点状或斑块状钙化；③脊柱椎体钙化异常，骶尾椎融合；④严重的脸中部发育不良，鼻梁扁平；⑤部分病例可有白内障、关节挛缩等超声表现(图 26-4-7、视频 26-4-3)。

【预后与咨询】预后不良，部分病例出生后即因呼吸障碍死亡；幸存者平均寿命小于 10 岁，可出现脊柱侧弯、癫痫发作、严重喂养障碍、白内障等。

七、先天性低磷酸酯酶症

先天性低磷酸酯酶症(congenital hypophosphatasia)是由于编码组织非特异性碱性磷酸酶(ALP)的 *TNSALP* 基因发生突变所致的罕见单基因遗传病。碱性磷酸酶低活性导致了磷酸化底物的积累，从而抑制骨基质骨化，使骨骼脆弱性增加，可引起癫痫发作等；病情严重时会出现高钙血症和高磷血症。本病临床特征为骨骼骨化过少和血清碱性磷酸酶水平降低，发病率为 1/100 000，为常染色体显性或隐性遗传。根据发作年龄可分为围生期型、婴儿型和成人型。产前发现的病例均为围生期型，为致死性；婴儿型和成人型出生后逐渐出现骨骼佝偻病样改变、骨折、牙齿脱落、脊柱韧带和关节软骨异位骨化、肋骨佝偻病样改变等。

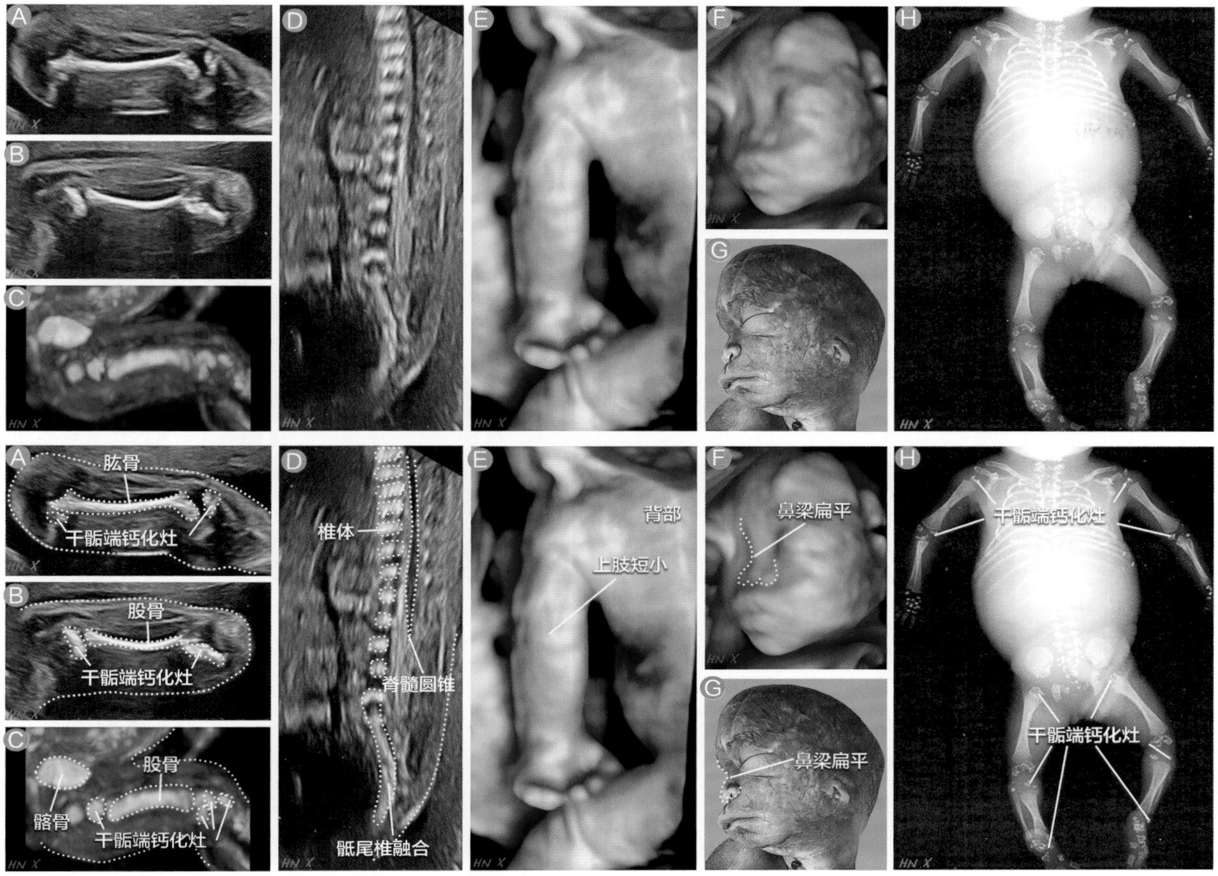

图 26-4-7 ■ 点状骨骺软骨发育不良（24 周）

A. 肱骨长轴切面；B. 股骨长轴切面；C. 股骨最大模式三维成像；D. 脊柱正中矢状切面；E. 上肢表面模式三维成像；F. 面部表面模式三维成像；G. 引产标本；H. 引产标本 X 线片。

 视频 26-4-3 点状骨骺软骨发育不良（24 周） 

【超声表现】①极度短肢，长骨薄而弯曲，或伴骨折，干骺端呈杯状或形成骨刺；②脊柱节段性骨化不良，以胸段明显；③颅骨骨化过少，颅缝及囟门宽大，头颅易变形，鼻梁扁平；④胸廓小、肋骨短小；⑤可伴羊水过多，孕早期 NT 增厚等（图 26-4-8）。

【预后与咨询】产前超声发现的病例均为致死性，出生后因呼吸困难、癫痫发作而死亡。

八、热纳综合征

热纳综合征（Jeune syndrome）又称 Jeune's 综合征、窒息性胸廓发育不良，是一种具有遗传异质性的常染色体隐性遗传性骨软骨发育不良，以肋骨短小、胸廓长而窄和长骨短为主要表现，可在新生儿期发生致命的呼吸衰竭。发病率约为 0.14/1 万，因基因突变而致病者呈常染色体隐性遗传。目前认为其发生与编码细胞纤毛内转运蛋白的 *DYNC2H1* 基因突变有关，基因病变引起纤毛结构相关蛋白功能障碍，进而影响骨骼发育，同时可合并其他系统的畸形，包括多囊肾、唇腭裂等。

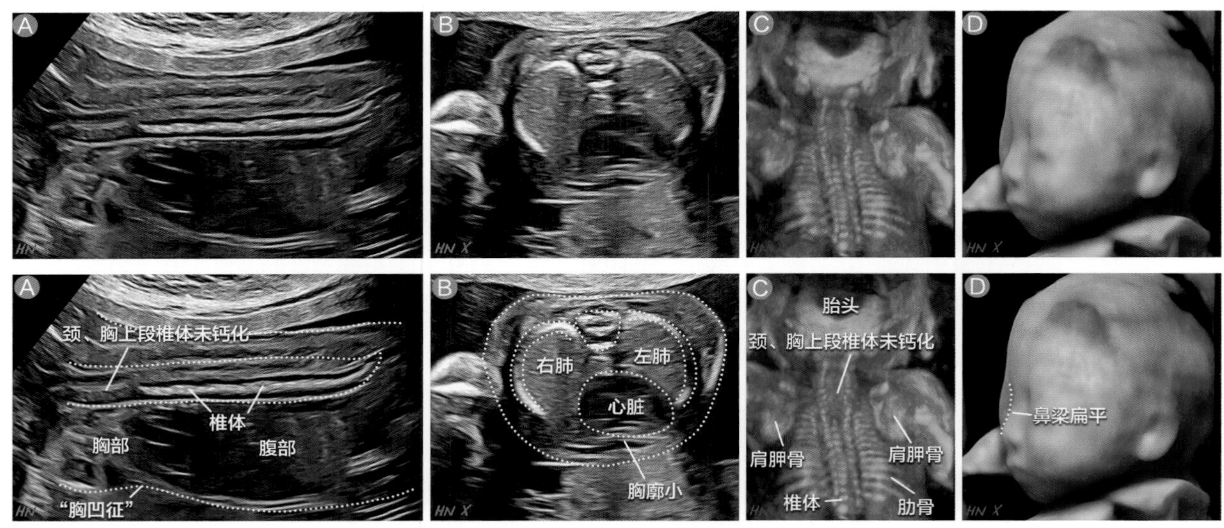

图 26-4-8 ■ 先天性低磷酸酯酶症（23 周）

A. 脊椎正中矢状切面；B. 胸部横切面；C. 脊椎骨骼最大模式三维成像；D. 面部表面模式三维成像。

【**超声表现**】主要表现为胸腔狭窄，胸廓长而窄或呈钟形，肋骨短小；脊柱椎体发育异常、分节不良；双肺小；四肢长骨短小，以肢根型短小为主；可合并轴后多指、骨盆异常和肾脏发育不良（图 26-4-9）。

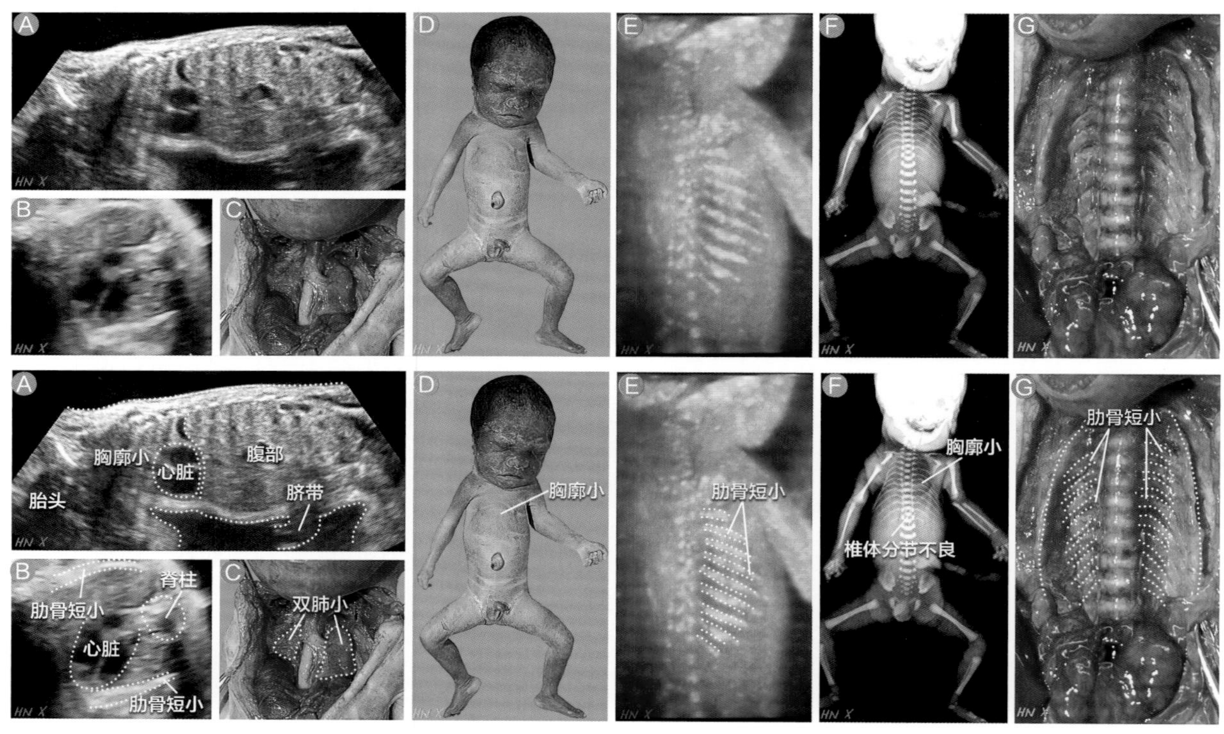

图 26-4-9 ■ 热纳综合征

A. 胸腹部矢状切面显示胸廓小；B. 胸部横切面显示胸廓小、肋骨短；C. 解剖标本显示双肺小；D. 引产标本显示四肢短、胸廓狭小；E. 最大模式三维成像显示肋骨短小；F. 引产标本 X 线片显示胸廓小、脊柱分节不良；G. 解剖标本显示胸廓小、肋骨短小。

【预后与咨询】严重胸廓狭窄胎儿出生后可发生致命的呼吸衰竭；胸廓狭长、呼吸功能轻度受累者，最终亦会发展为慢性限制性肺病并反复呼吸道感染。

九、致死性骨发育不良性疾病鉴别要点

胎儿期发现的致死性骨发育不良性疾病具有一定的共性，即长骨极短和胸廓发育不良，产前超声筛查此类畸形难度不大，但进一步掌握各类畸形的特征性表现有助于准确分类评估，为临床提供更完善、全面的咨询信息。总结上述各类致死性骨发育不良疾病的主要超声特征和鉴别要点见表 26-4-1。

表 26-4-1 ■ 致死性骨发育不良性疾病的鉴别诊断要点

要点	致死性侏儒	成骨不全（Ⅱ型）	软骨发育不全	短肋多指综合征	肢体屈曲症	点状骨骺软骨发育不良	先天性低磷酸酯酶症	热纳综合征
关键特征	脊柱扁平	多发骨折	脊柱无钙化	短肋 轴后多指	下肢弯曲 肩胛骨发育不良	干骺端点状骨化	脊柱节段性无钙化	胸廓狭小 肋骨短小
长骨	极短“电话筒”征	极短 骨折、弯曲	Ⅰ型极短 Ⅱ型中度短小	极短	中段明显弯曲、下肢弯曲 骨骺端呈杯状	肢根型长骨短 干骺端点状骨化	极短，少数骨折或出现骨刺	肢根型长骨短
胸廓、肋骨	胸廓极度狭窄	胸廓狭窄 肋骨多发骨折	胸廓狭窄 ⅠA 型肋骨骨折	胸廓小 肋骨极度短小	胸廓狭窄	胸廓轻度狭窄	胸廓轻度狭窄	胸廓狭长 肋骨短小、宽
脊柱	扁平	正常	Ⅰ型椎体变小或消失 Ⅱ型较轻	正常	正常	点状骨化	椎体、椎弓节段性严重骨化过少，以胸段明显	椎体分节不良
其他异常	颅内、心脏、肾脏异常	无	唇腭裂 心脏畸形	小下颌 轴后多指	锁骨及肩胛骨发育不良	面中部发育不良 白内障 关节挛缩	颅缝、囟门宽大	肾发育不良 轴后多指
相关基因	*FGFR3*	*COL1A1*	*COL2A1* *DTDST*	*DYNC2H1*	*SOX9*	*EBP*	*TNSALP*	*DYNC2H1*

第五节 ｜ 非致死性骨发育不良

以长骨缩短为主要表现的非致死性骨发育不良的产前超声诊断及鉴别诊断十分困难，大部分病例在孕中、晚期才出现长骨生长速度减慢、测值缩短。一方面，其需要与生理性或家族性的长骨短鉴别；另一方面，各类非致死性骨发育不良之间的鉴别也较困难。本节仅介绍杂合型软骨发育不良和非

致死型成骨不全。非致死性骨骼发育不良患儿出生后多能存活，无需特殊治疗。患儿身材较正常同龄儿童矮小，但智力多正常。

一、杂合型软骨发育不良

软骨发育不良（achondroplasia）有纯合型和杂合型两种遗传模式。纯合型为致死性软骨发育不良；杂合型软骨发育不良（heterozygotic achondroplasia）又称侏儒症，较其他类型骨发育异常多见，活产儿发病率约为 1/10 000，与染色体 4p16.3 上的成纤维细胞生长因子受体基因 *FGFR3* 突变有关。

【超声表现】孕中期前超声检查无法诊断，在孕中期后因逐渐出现长骨短小而被发现。股骨和肱骨长度约为同孕周平均值 –（2*SD*~3*SD*），肱骨的短小较股骨明显，受累长骨形态正常；部分病例伴头围增大、前额突出和低鼻梁，HC/FL 或 BPD/FL 比值增高；较特征性的“三叉戟”手多为出生后表现，产前较难发现。

【鉴别诊断】①应与家族性身材矮小的正常胎儿鉴别，可结合父母双方家族身高、身型等判断；②胎儿生长受限，为全身各生物测量指标均小于正常；③其他合并长骨短小的疾病，如 21 三体综合征，多合并其他结构或软指标异常；④非致死型成骨不全特征为长骨弯曲和骨折。

【预后与咨询】预后良好，寿命和生活质量均正常，主要问题是身高矮小。杂合型软骨发育不良多为新发 *FGFR3* 基因突变所致，孕中期后单纯长骨增长缓慢，可考虑相关基因检测。再发风险低，但若父母一方是携带者，则再发率为 50%。

二、非致死型成骨不全

成骨不全的病因详见本章第四节致死性骨发育不良。根据 1979 年的 Sillence 分型，成骨不全分为 4 型，除Ⅱ型为致死性外，Ⅰ、Ⅲ、Ⅳ型均为非致死性。Ⅰ型为常染色体显性遗传，其特征为眼睛蓝巩膜。因Ⅰ型和Ⅳ型的骨折多数发生在出生以后，产前表现不明显，所以难以被发现，可根据父母有无脆骨表现、蓝巩膜等辅助判断。成骨不全Ⅲ型多有 *COLIA1*、*COLIA2* 基因突变，在孕中期后出现异常超声表型。

【超声表现】轻、中度长骨短，成骨不全Ⅲ型在孕中期或孕晚期出现长骨成角、弯曲，少数还可见长骨骨折，可发生在一侧或双侧股骨或肱骨；部分长骨轻度成角、弯曲的病例，若孕妇或其丈夫有蓝巩膜，可辅助判断（图 26-5-1）。

【鉴别诊断】可根据长骨成角弯曲与其他非致死性骨骼发育不良性疾病鉴别；若父母有蓝巩膜，有助于成骨不全的判断。

【预后与咨询】成骨不全Ⅲ型出生后病程呈进展性，由于驼背和骨折等，可有不同程度的运动障碍，症状随年龄增加而加重，还可因耳硬化症出现听力障碍、合并牙釉质发育不全等。生存期可正常。Ⅰ型和Ⅳ型预后相对较好。

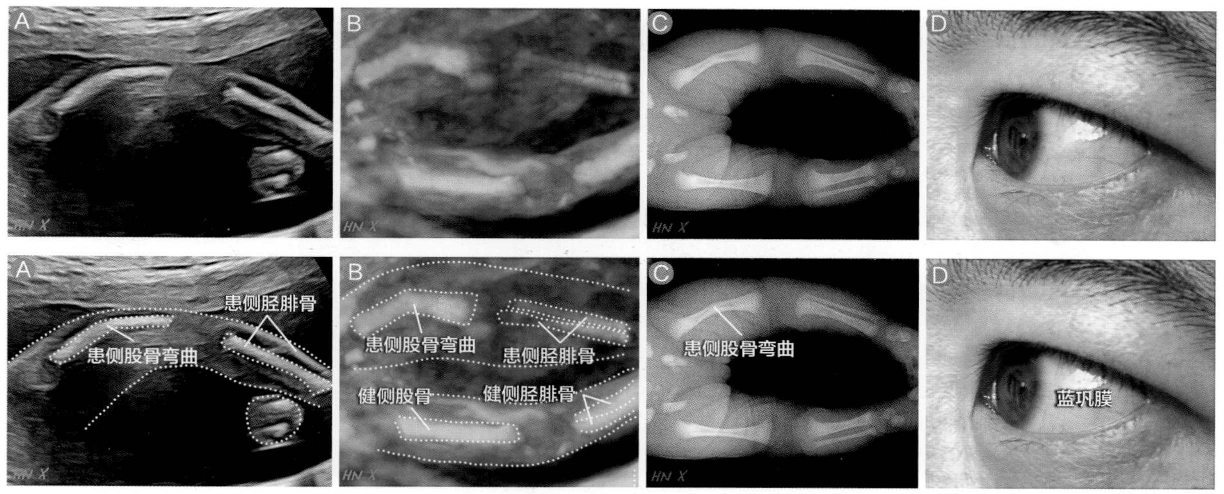

图 26-5-1 非致死性成骨不全(19 周)

A. 患侧下肢长轴切面；B. 双侧下肢最大模式三维成像；C. 引产标本 X 线片；D. 母亲眼睛蓝巩膜。

第六节 | 四肢畸形

四肢畸形的种类繁多、病变复杂，除上述的骨发育不良的短长骨外，还包括肢体局部的畸形，如桡骨缺如、多指 / 趾、并指 / 趾、裂手 / 足、足内翻等。这些畸形可以是单基因病变所致，也可以继发于器官形成时期的血管损伤、缺血，或继发于羊膜带的束缚和破坏；肢体局部畸形可以是单发的，也可是遗传综合征的一部分。四肢畸形的产前超声诊断准确性取决于检查孕周、羊水量、胎位、胎儿手足位置、胎动等宫内状况，也与操作者的经验有关。孕中期 18~24 周羊水量处于高峰期，胎儿在宫内活动度大，有利于超声观察四肢运动，显示每条肢体的全貌；而妊娠晚期尤其是足月妊娠时羊水量减少，胎儿体位相对固定，加上胎体增大，远场的肢体显示困难，四肢畸形的诊断十分困难。各种肢体畸形的超声表现有一定的特征性，遵循“有序、仔细、扫查到指 / 趾”的原则，养成仔细、耐心和按顺序扫查的习惯，可大大提高肢体畸形的检出率。胎儿四肢检查的方法详见第十四章第二节中期妊娠超声检查。

一、桡骨发育不全或缺如

桡骨发育不全 / 缺如(hypoplasia/absence of the radius)表现为双侧桡骨短小或完全缺如，病因可能与染色体或基因异常有关，妊娠早期服用药物、母亲糖尿病控制不良、宫腔操作、辐射、重金属接触史等均可增加发生风险。常合并染色体异常和非染色体异常综合征，如 18 三体综合征、Holt-Oram 综合征、Roberts 综合征等。

【超声表现】最早报道在孕早期末期即可诊断。前臂肱骨显示正常，桡骨短小或未显示；手形态失常，腕部向桡侧弯曲内收，手指屈曲呈紧握状；拇指可缺如或发育不良(图 26-6-1)。

【鉴别诊断】产前超声较易漏诊，常在发现手姿势异常时，仔细扫查前臂长骨时发现，应注意与尺骨发育不全鉴别；单纯尺骨发育不全极少见，手腕向尺侧弯曲。

【预后与咨询】因多合并全身畸形，预后取决于合并异常的严重程度；单纯发生者出生后可行手术矫治、拇指重建术。

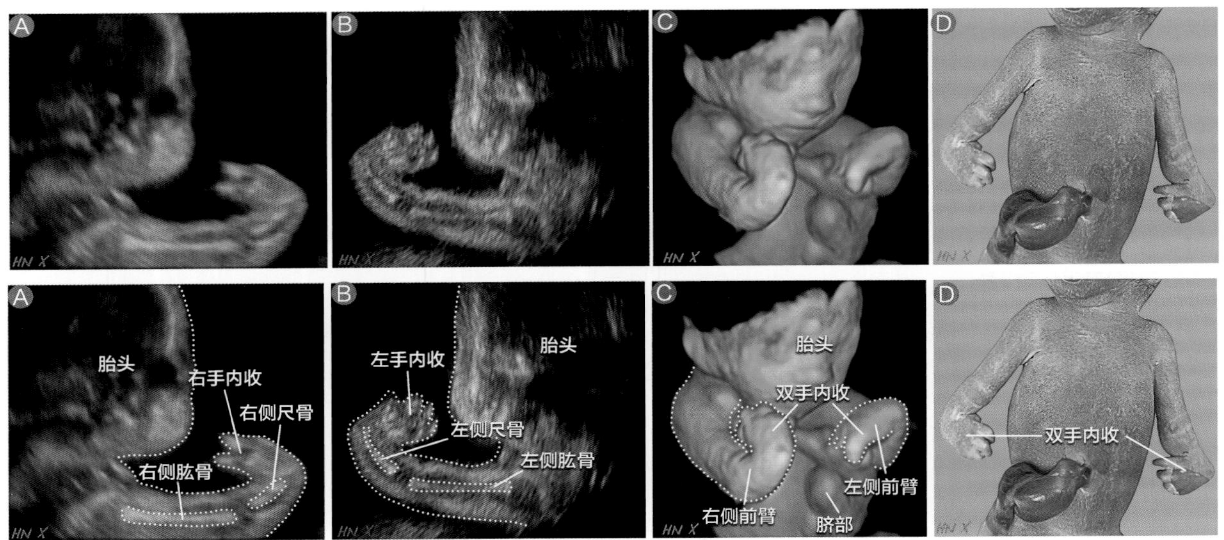

图 26-6-1 ■ 双侧桡骨发育不全(23 周)

A. 右侧上肢长轴切面；B. 左侧上肢长轴切面；C. 双上肢表面模式三维成像；D. 引产标本。

二、足内翻畸形

足内翻畸形(clubfoot)又称马蹄内翻足，足从踝部起向中线偏移、向内侧弯曲、翻转，并固定在此位置上，运动受限。足内翻以不同程度的踝关节挛缩为特征，是最常见的足部畸形。发病率约为(1~3)/1 000，可以是特发性的，但多为全身畸形、遗传综合征的合并改变，如非整倍体畸形、严重的神经系统异常、神经肌肉疾病等。2/3 为双侧发生，1/3 为单侧发生。

【**超声表现**】对正常胎儿下肢进行超声扫查，在显示小腿长轴切面时，无法显示足的冠状切面；反之，完整显示足的最大冠状切面时，不应显示小腿结构，且在显示小腿长轴与足跟延续的冠状切面时，足跟部与小腿间不成角。若在扫查小腿长轴切面时，同时显示了足背或足底的冠状切面，且两侧足尖向内聚，足跟部向内屈、与小腿长轴成角，则提示为足内翻；内翻程度较轻时仅显示部分足背或足底，程度重时显示整个足背或足底；三维超声成像可直观显示足内翻的形态并评估严重程度(图 26-6-2)。若两侧足尖向外则为足外翻，向下则为足下垂。

【**鉴别诊断**】应注意受宫内空间限制，胎儿体位固定，尤其是混合臀先露的胎方位时，胎儿双足可出现被动式的足内翻，可为一过性改变，等待一段时间再次观察可恢复正常姿势。

【**预后与咨询**】不合并其他畸形时，足内翻的预后良好，出生后可根据足畸形的原因进行治疗；50% 的病例可以通过物理矫正治疗康复；矫治失败则需手术治疗，手术成功率为 60%~85%。

三、多指 / 趾畸形

多指 / 趾畸形(polydactyly)是最常见的先天性畸形之一，表现为拇指 / 趾侧或小指 / 趾侧多指，即轴前多指或轴后多指。轴后多指较多见，发生率为 1/(300~3 000)；轴前多指相对少见，发生率为 1/10 000。赘生指 / 趾可以是球状的小肉赘，也可以发育接近正常，即可有指甲、骨、关节、肌腱和神经血管束。多指 / 趾多数伴并指 / 趾，可单发或合并其他畸形或异常综合征。大多散在发病，部分有家族史。

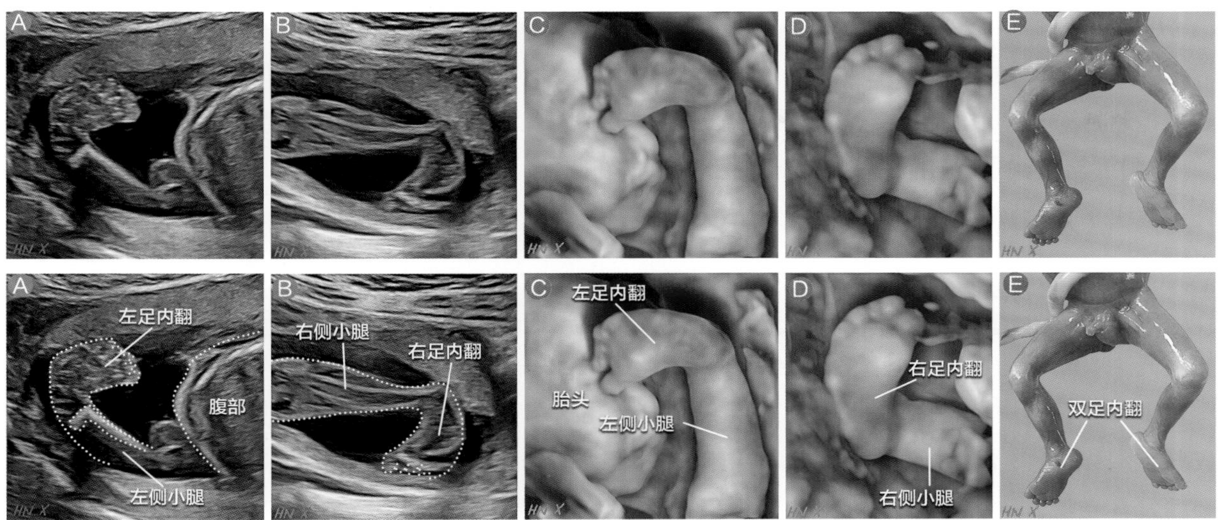

图 26-6-2 ■ 双侧足内翻畸形（20 周）

A. 左侧小腿长轴切面；B. 右侧小腿长轴切面；C. 左足表面模式三维成像；D. 右足表面模式三维成像；E. 引产标本。

【**超声表现**】在胎儿手部伸展状态下扫查，可显示拇指侧或小指侧多了一指或一小肉赘；扫查足底最大冠状切面，可显示 6 个或以上的足趾；三维超声成像可较直观地显示多指 / 趾（图 26-6-3）。但是胎儿手指、足趾的扫查具有一定困难，特别是手指的显示，难以从一个切面或一个角度成像获得反映全部病变特征的信息，多指 / 趾畸形的产前超声多基于动态扫查诊断（**视频 26-6-1**）。

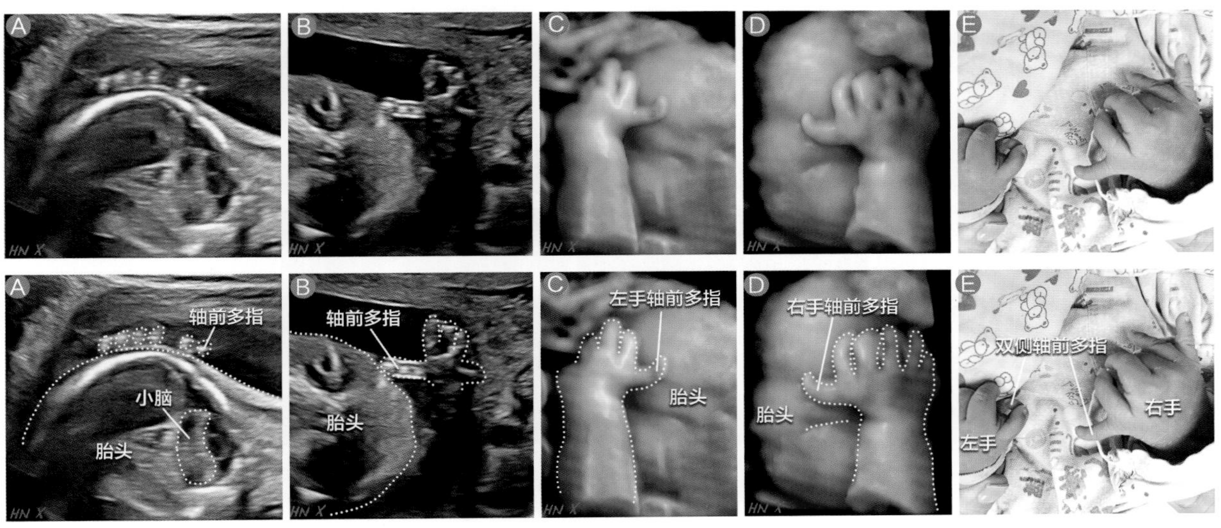

图 26-6-3 ■ 双手轴前多指畸形

A. 手指横切面显示六指短轴；B. 拇指侧多指；C. 左手拇指侧多指三维成像；D. 右侧拇侧多指三维成像；E. 出生后多指表现。

 视频 26-6-1 双手双足轴后多指（23 周）

【**鉴别诊断**】多指畸形是所有先天畸形中最易漏诊的畸形之一，因为宫内胎儿双手常为握拳姿势，尤其当合并羊水过少时更难以发现多指畸形，若无合并其他畸形，单纯多指畸形多数被漏诊。可疑多指畸形时，应多角度扫查，以免将邻近的指/趾被误认为多指而导致过度诊断。

【**预后与咨询**】单纯性多指/趾畸形可行手术切除，预后良好，不影响手、足的功能；合并异常时，预后取决于其他畸形或异常综合征。

四、并指/趾畸形

并指/趾畸形（syndactyly）指两个或两个以上的指/趾相连在一起，发生率约为1/3 000。并指/趾畸形包括完全并指（从基底到指尖相连）、部分并指（仅近端部分相连）、简单并指（相连部分仅包含皮肤软组织）及复合并指（全部指骨融合）等，多种并指畸形可混合发生。胚胎期第6周指/趾分开，胚胎发育受阻，指/趾分开不彻底或完全不分开则发生并指/趾。致病原因尚不清楚，少数有遗传性。可单独发生，多数合并其他异常或综合征，如三倍体、Apert综合征等。

【**超声表现**】胎儿手部完全张开时，可观察到受累的手指并排相连，指间皮肤连续或指骨融合。多发并指时，手指无法张开，三维超声成像可以直观显示“手套”样并指畸形。并趾畸形较难以发现和诊断，因足趾在正常情况下紧密排列，与并趾的超声表现难以区别，仅混合型或有合并其他畸形时可被发现和诊断（图26-6-4）。

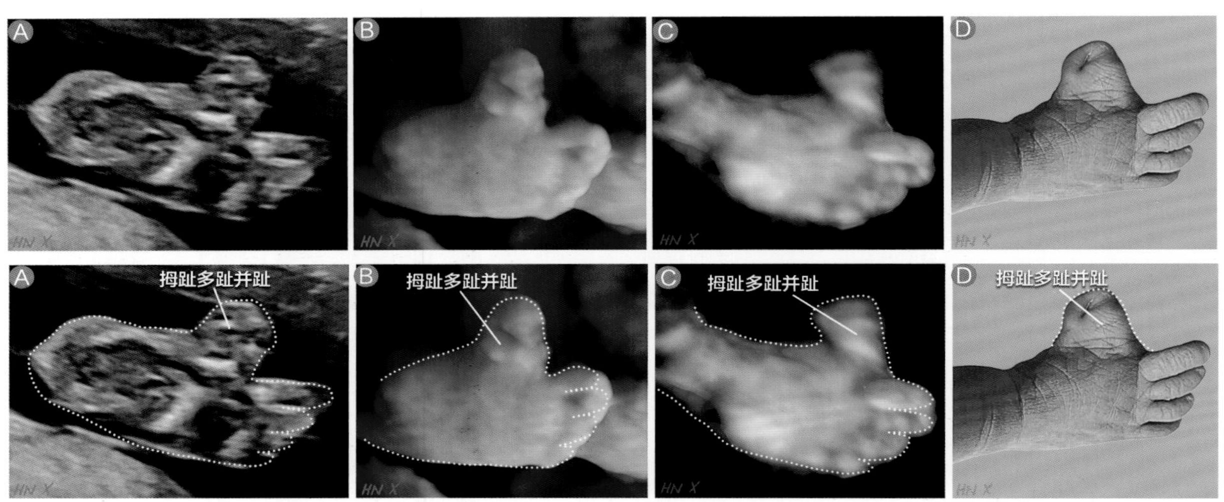

图26-6-4 拇趾多趾并趾畸形

A. 足底切面灰阶图；B. 足底表面模式三维成像；C. 足底最大模式三维成像；D. 出生后足部表现。

【**鉴别诊断**】若无合并其他畸形，并指/趾畸形在产前超声检查时几乎都会被漏诊，需对胎儿手足进行针对性检查，且胎儿指/趾间有充分的羊水环绕时行多角度扫查方可诊断。

【**预后与咨询**】孤立性的并指/趾畸形出生后手术效果取决于累及的手指/足趾、指骨或软组织受累情况，严重者可能需要多次手术，包括植皮等，总体预后良好。当合并其他畸形时，预后取决于合并异常的严重程度。

五、缺指 / 趾畸形

缺指 / 趾畸形（ectrodactyly）又称裂手、裂足畸形，或龙虾爪畸形，指部分手指（足趾）和掌骨（跖骨）缺失，手部（或足部）中央形成 V 形的深裂隙，裂隙两侧的指 / 趾融合。发生率约为 1/18 000，大多数为常染色体显性遗传，少数为常染色体隐性遗传或 X 连锁隐性遗传。胚胎发育时肢芽顶端外胚层的分化异常可导致该类畸形。多为双侧发生、手足均受累。可为孤立性或异常综合征如缺指 - 外胚层发育不良 - 唇腭裂综合征（ectrodactyly-ectodermal dysplasia-clefting syndrome）的局部表现。

【超声表现】 超声动态扫查显示胎儿指 / 趾的数目和排列异常，手 / 足的中央一个或多个指 / 趾缺如，形成“V”形裂隙，裂隙两侧剩余的指 / 趾融合形成并指，拇指 / 趾异常粗大，形态如龙虾爪；三维超声成像可以直观显示裂手、裂足畸形的全貌（图 26-6-5）。部分轻度羊膜带综合征所导致的部分性指 / 趾缺失的产前诊断十分困难，需在胎儿手指张开、周围有足够羊水衬托的状态下仔细动态扫查才可诊断（视频 26-6-2）。

【鉴别诊断】 产前超声针对性检查较易发现和诊断缺指 / 趾畸形，对于有家族史的病例，应详细检查胎儿手、足。应与羊膜带综合征所致的缺指 / 趾畸形鉴别，后者常不对称发生、手足畸形不规则，或呈截肢样畸形，局部可见带状羊膜粘连。若合并唇腭裂，应考虑缺指 - 外胚层发育不良 - 唇腭裂综合征。

【预后与咨询】 孤立性缺指 / 趾畸形需在半岁内行手术治疗，修复裂隙、重建指蹼、手指整形及手指再造，以改善外观和功能，但术后手指的捏握功能仍可能受影响。合并其他畸形时，预后取决于合并异常的严重程度。

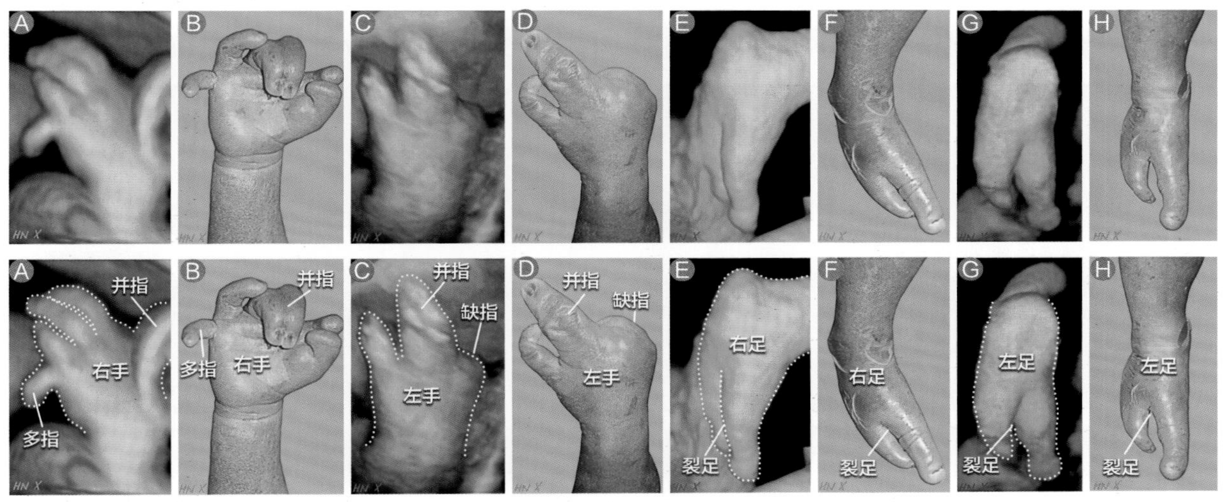

图 26-6-5 ■ 缺指 / 趾畸形

A. 右手多指、并指三维成像；B. 右手标本；C. 左手缺指、并指三维成像；D. 左手标本；E. 右足裂足三维成像；F. 右足标本；G. 左足裂足三维成像；H. 左足标本。

 视频 26-6-2　远端指 / 趾节缺失（24 周）

第七节 | 多发关节挛缩症

先天性多发关节挛缩症（arthrogryposis multiplex congenita，AMC）是指累及肌肉、关节及韧带等运动系统的一类疾病，以身体两个或两个以上部位的关节挛缩、僵直和运动减少为特征。AMC 有 400 多种不同的临床表型，严重者累及所有关节，发病率为 1/(3 000~5 000)。致病因素不明确，内在因素包括胎儿肌肉发育不良、神经系统受损、染色体或基因异常等，也可能继发于孕妇子宫畸形、肿瘤、自身疾病（重症肌无力）、病毒感染等外在因素。AMC 与 400 多种已知的致病基因有关，约 30% 可找到致病基因，在笔者团队既往研究收集的病例中，38.9% 检出致病基因变异。AMC 可分为 3 类：①先天性肌发育不良，以散发为主，主要表现是肩关节内旋、伸肘、屈腕、伸膝、马蹄内翻足、髋关节脱位，产前难以诊断；②远端关节挛缩，表现为双手握拳、髋关节脱位、足内翻和脊柱侧凸等，以常染色体显性遗传为主；③异常综合征类，包括多发翼状胬肉综合征、Neu-Laxova 综合征、胎儿运动不能畸形序列症（fetal akynesia deformation sequence，FADS）等。产前超声对 AMC 的检出率为 25%~66.7%，诊断主要依赖于检查者的经验。

【超声表现】 孕早期末期起，超声检查显示胎儿全身主动性运动减少、肢体姿势异常，且随妊娠进展而逐渐加重，最严重时仅躯干“滚动”而肢体完全无运动。肢体姿势异常表现为关节呈持续屈曲或背伸状态，姿势固定，四肢对称性受累；上肢受累时，因上肢屈肌比伸肌强壮，故上肢屈曲、多固定在胸廓两侧、双手屈腕；下肢受累时，因股伸肌比股屈肌强壮，双腿过度伸展，膝关节呈背屈状，并呈交叉“剪刀腿”；远端肢体受累时，双手持续内收、手指半握拳状，双足内翻、足趾内收弯曲；面部关节亦可受累发生挛缩，表现为检查期间无吞咽动作，持续张嘴，呈小口畸形或“吹口哨”面容，或持续闭嘴，呈“闭嘴”面容，颞下颌关节挛缩还可出现小颌畸形；可伴羊水过多（图 26-7-1、视频 26-7-1）。

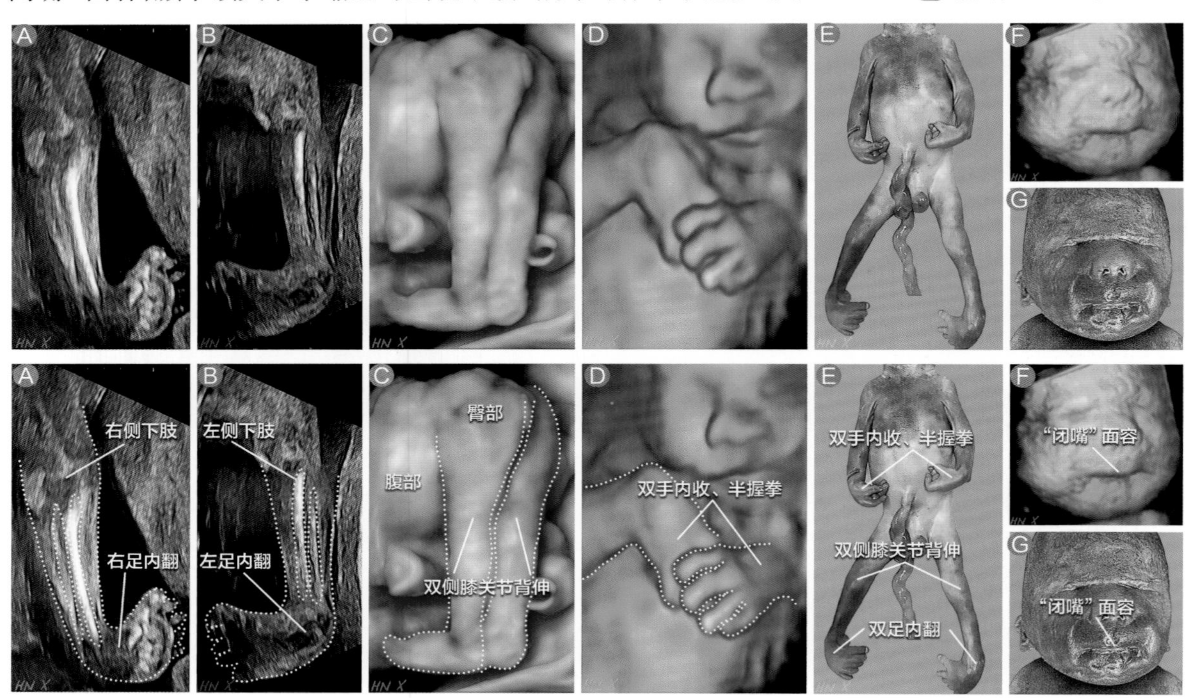

图 26-7-1 多发关节挛缩症（24 周）

A. 右侧下肢长轴切面；B. 左侧下肢长轴切面；C. 双下肢表面模式三维成像；D. 双手表面模式三维成像；E. 引产标本（肢体）；F. 面部表面模式三维成像；G. 引产标本（面部）。

视频 26-7-1　多发关节挛缩症(24 周)

笔者团队总结 31 例产前诊断 AMC 的病例,与引产后病理对照显示,受累关节占比依次为指关节(74.2%)、膝关节(64.5%)、踝关节(61.3%)、下颌关节(35.5%)、腕关节(35.5%)、肘关节(32.3%)、趾关节(19.4%)、脊柱(6.5%)、肩关节(3.2%)和髋关节(3.2%),但产前超声发现与产后病理完全符合的受累关节符合率仅 67.7%,小关节和面部关节异常的检出率最低。

注意:产前超声检查发现手姿势异常、下肢持续伸膝状态或足内翻畸形时,应警惕 AMC,需仔细观察胎儿全身关节运动情况,注意面部等小关节,提高 AMC 产前检出率。

【鉴别诊断】需注意排除胎儿肢体一过性的姿势异常、孤立性足内翻畸形,并与膝关节反位(即膝关节反向屈曲症)鉴别。后者膝关节向前方屈曲,下肢远端指向腹部,膝关节的外凸点与足跟同侧,CDFI 显示腘窝血管弯曲的凸点近皮肤侧,而正常情况下腘窝血管弯曲的凸点朝向长骨侧(图 26-7-2)。另外,AMC 需与其他合并手足姿势异常的综合征如 18 三体综合征等鉴别。还应注意,AMC 常常是多种畸形综合征的合并表现,仔细评估全身多个关节、综合合并畸形情况等有助于诊断。

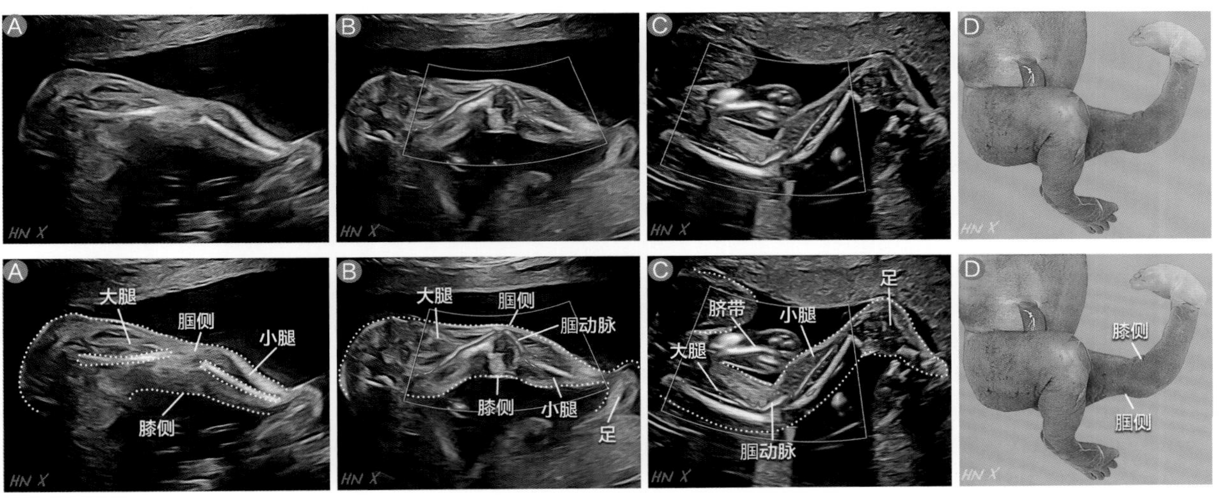

图 26-7-2 ■ 膝关节反向屈曲(23 周)

A. 患侧下肢长轴切面; B. 患侧下肢腘窝血管走行; C. 正常下肢腘窝血管走行; D. 出生后表现。

【预后与咨询】合并染色体、基因异常或各种遗传综合征者预后不良,通常为致死性。孤立性的多发关节挛缩病例患儿的智力多正常,预后取决于挛缩关节的数量和严重程度。严重病例出生时需要呼吸机支持,存活者生活质量较差,需接受多次外科手术松解挛缩关节的肌腱,并需长期的物理治疗。

(谢红宁　郑 菊)

参考文献

1. BRAH TK, THIND R, ABEL DE. Craniosynostosis: Clinical presentation, genetics, and prenatal diagnosis. Obstet Gynecol Surv, 2020, 75 (10): 636-644.
2. HARADA A, MIYASHITA S, NAGAI R, et al. Prenatal sonographic findings and prognosis of craniosynostosis diagnosed during the fetal and neonatal periods. Congenit Anom (Kyoto), 2019, 59 (4): 132-141.
3. HORGAN R, POWEL JE, SHAM C, et al. Genetic etiologies and outcome of isolated fetal hemivertebra: a systematic review. Am J Obstet Gynecol MFM, 2023, 5 (2): 100813.
4. MU W, HE M, LEI T, et al. Measurement of the Cobb angle by 3D ultrasound: a valuable additional method for the prenatal evaluation of congenital scoliosis. Quant Imaging Med Surg, 2022, 12 (5): 2805-2812.
5. KUMAR Y, GUPTA N, HOODA K, et al. Caudal regression syndrome: A case series of a rare congenital anomaly. Pol J Radiol, 2017, 82 (4): 188-192.
6. STEMBALSKA A, DUDAREWICZ L, ŚMIGIEL R. Lethal and life-limiting skeletal dysplasias: Selected prenatal issues. Adv Clin Exp Med, 2021, 30 (6): 641-647.
7. MONE F, MELLIS R, GABRIEL H, et al. Should we offer prenatal exome sequencing for intrauterine growth restriction or short long bones？A systematic review and meta-analysis. Am J Obstet Gynecol, 2023, 228 (4): 409-417.
8. NISHIMURA G, HANDA A, MIYAZAKI O, et al. Prenatal diagnosis of bone dysplasias. Br J Radiol, 2023, 96 (1147): 20221025.
9. PANZARU MC, FLOREA A, CABA L, et al. Classification of osteogenesis imperfecta: Importance for prophylaxis and genetic counseling. World J Clin Cases, 2023, 11 (12): 2604-2620.
10. VANEGAS S, SUA LF, LÓPEZ-TENORIO J, et al. Achondrogenesis type 1A: clinical, histologic, molecular, and prenatal ultrasound diagnosis. Appl Clin Genet, 2018, 11: 69-73.
11. WEISMAN PS, KASHIREDDY PV, ERNST LM. Pathologic diagnosis of achondrogenesis type 2 in a fragmented fetus: case report and evidence-based differential diagnostic approach in the early midtrimester. Pediatr Dev Pathol, 2014, 17 (1): 10-20.
12. GIMOVSKY M, ROSA E, TOLBERT T, et al. Campomelic dysplasia: case report and review. J Perinatol, 2008, 28 (1): 71-73.
13. TONGSONG T, WANAPIRAK C, PONGSATHA S. Prenatal diagnosis of campomelic dysplasia. Ultrasound Obstet Gynecol, 2000, 15 (5): 428-430.
14. GERAMI R, BARKHORDARI S. Antenatal ultrasonographic diagnosis of rhizomelic chondrodysplasia punctata. J Ultrasound, 2023, 26 (2): 539-542.
15. BENAICHA A, DOMMERGUES M, JOUANNIC JM, et al. Second trimester prenatal diagnosis of rhizomelic chondrodysplasia punctata type 1 on ultrasound findings. Prenat Diagn, 2010, 30 (2): 162-164.
16. GUGULOTH A, ASWANI Y, ANANDPARA KM. Prenatal diagnosis of hypophosphatasia congenita using ultrasonography. Ultrasonography, 2016, 35 (1): 83-86.
17. OFFIAH AC, VOCKLEY J, MUNNS CF, et al. Differential diagnosis of perinatal hypophosphatasia: radiologic perspectives. Pediatr Radiol, 2019, 49 (1): 3-22.
18. SABIR AH, SHEIKH J, SINGH A, et al. Earlier detection of hypochondroplasia: A large single-center UK case series and systematic review. Am J Med Genet A, 2021, 185 (1): 73-82.
19. PAJKRT E, CICERO S, GRIFFIN DR, et al. Fetal forearm anomalies: prenatal diagnosis, associations and management strategy. Prenat Diagn, 2012, 32 (11): 1084-1093.
20. MANCUSO A, GIACOBBE A, DE VIVO A, et al. Prenatal identification of isolated bilateral radial dysplasia. J Clin Ultrasound, 2009, 37 (3): 175-178.
21. RUZZINI L, DE SALVATORE S, LONGO UG, et al. Prenatal diagnosis of clubfoot: Where are we now？ Systematic review and meta-analysis. Diagnostics (Basel), 2021, 11 (12): 2235.
22. FANTASIA I, DIBELLO D, DI CARLO V, et al. Prenatal diagnosis of isolated clubfoot: Diagnostic accuracy and long-term postnatal outcomes. Eur J Obstet Gynecol Reprod Biol, 2021, 264: 60-64.

23. LANNA M, CASATI D, TORRE C, et al. Congenital isolated clubfoot: Correlation between prenatal assessment and postnatal degree of severity. Prenat Diagn, 2020, 40 (12): 1547-1552.
24. BENJAMIN I, JOHNS R, OSEJI O, et al. Polydactyly of the fetal foot: A case report and review of the literature. J Natl Med Assoc, 2022, 114 (4): 406-411.
25. LEUNG KY, MACLACHLAN NA, SEPULVEDA W. Prenatal diagnosis of ectrodactyly: the ‘lobster claw’anomaly. Ultrasound Obstet Gynecol, 1995, 6 (6): 443-446.
26. NILES KM, BLASER S, SHANNON P, et al. Fetal arthrogryposis multiplex congenita/fetal akinesia deformation sequence (FADS)-Aetiology, diagnosis, and management. Prenat Diagn, 2019, 39 (9): 720-731.
27. SKARIA P, DAHL A, AHMED A. Arthrogryposis multiplex congenita in utero: radiologic and pathologic findings. J Matern Fetal Neonatal Med, 2019, 32 (3): 502-511.
28. FILGES I, TERCANLI S, HALL JG. Fetal arthrogryposis: Challenges and perspectives for prenatal detection and management. Am J Med Genet C Semin Med Genet, 2019, 181 (3): 327-336.

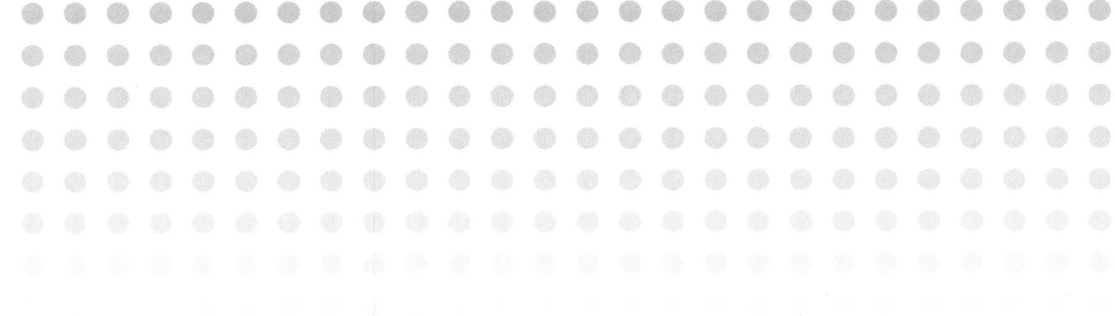

第二十七章 单绒毛膜双胎妊娠并发症

随着辅助生殖技术的广泛应用及高龄孕妇的增多，双胎妊娠的发生率呈上升趋势。双胎妊娠相较于单胎妊娠，流产率高 3 倍，早产儿疾病率高 2 倍，低体重儿发生率高 4 倍，已成为导致流产、早产、出生缺陷及围产儿发病率和死亡率增加的重要原因。而其中，单绒毛膜（monochorionic，MC）双胎的围生期发病率及死亡率是双绒毛膜（dichorionic，DC）双胎的 2 倍以上，是导致双胎妊娠不良结局的最主要原因。一方面，单卵 MC 双胎早期发生胚盘分离不完全，可导致两个胎儿部分结构不能分离而发生不同程度的联体双胎；另一方面，分离完全的 MC 双胎在共享的胎盘上存在独特的血管交通，可导致不同程度的复杂双胎并发症。MC 双胎妊娠的胎盘中，两胎间有近 96% 的血管发生不同种类、不同程度的吻合，包括动脉 - 静脉吻合、动脉 - 动脉吻合、静脉 - 静脉吻合。其中，动脉 - 静脉吻合最常见，多发生在胎盘深部，以单向血流为主；动脉 - 动脉和静脉 - 静脉吻合多发生在胎盘表面，呈双向血流，其血流方向取决于两胎的血压差。动脉 - 动脉吻合是维持两胎间血流压力的平衡机制，是对动脉 - 静脉吻合的补偿。当两胎间交通血管的血流压力平衡被打破时，可出现一个胎儿向另一个胎儿输血，发生不同程度的 MC 双胎的特有的并发症，包括脐动脉反向灌注序列、选择性生长受限、双胎输血综合征和双胎贫血 - 多血序列征等。产前超声检查无法直接检测 MC 双胎胎盘间的血管吻合，但可通过监测双胎胎儿发育特征，发现和诊断绝大部分的 MC 双胎并发症、评估其严重程度、动态监测病情的发展变化，并可行超声引导下介入治疗。本章主要介绍 MC 双胎妊娠特有并发症的产前超声诊断、鉴别诊断、预后咨询，以及 MC 双胎的产前超声监测方法。

第一节 | 联体双胎

联体双胎（conjoined twins）属于罕见的先天畸形，发生率为 1/20 万 ~1/5 万，仅发生在单绒毛膜单羊膜囊（monochorionic monoamniotic，MCMA）双胎中。该畸形为单一受精卵在受精第 13 天后分离，但胚盘分离不完全或发生异常融合，导致两个胎儿部分结构不能分离而相互连接，形成不同程度的联体。根据胚盘分离的均等性分为对称性联体双胎和不对称性联体双胎。对称性联体双胎则根据具体联合部位又分为胸腹联体、胸部联体、腹部联体、头部联体等；不对称性联体双胎是一个发育正常或接近正常的胎儿与另一个发育不全的个体相连，发育不全的个体或附着于正常胎儿的体表，又称寄生胎；或包入正常胎儿的体内，又称胎内胎（图 27-1-1）。

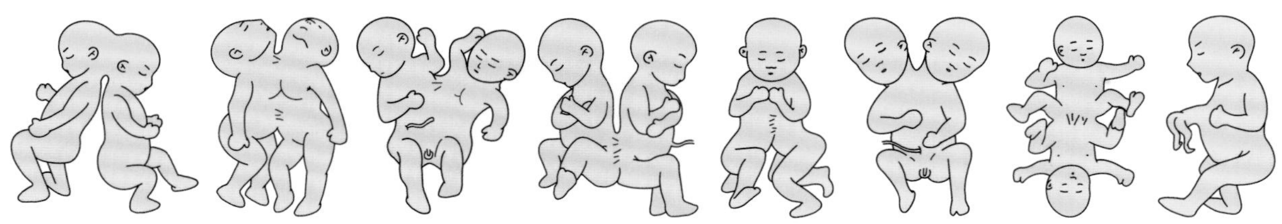

图 27-1-1 ■ 联体双胎示意图

【超声表现】随着孕早期超声检查技术的提高，对称性联体双胎多数可在孕早期超声检查中被诊断，不对称性联体双胎则多在孕中期超声检查发现。根据上述联体双胎的不同类型，产前超声有不同表现。

(1) 对称性联体双胎：单绒毛膜单羊膜囊，两个胎儿相互靠近且相对位置固定不变；从头侧向尾侧取横切面连续扫查，可显示两胎胎体某一部分相连，局部皮肤相互延续；连接的部位和范围、形式多样，其中以胸腹部相连者最为常见，可表现为胸部、心脏、肝脏或其他内脏器官不同程度的相连，各自有头面部及四肢；较少见的联头双胎则显示头围增大，颅内结构异常；联臀异常通常盆腔脏器和骶尾部相连（图 27-1-2、图 27-1-3、视频 27-1-1）。

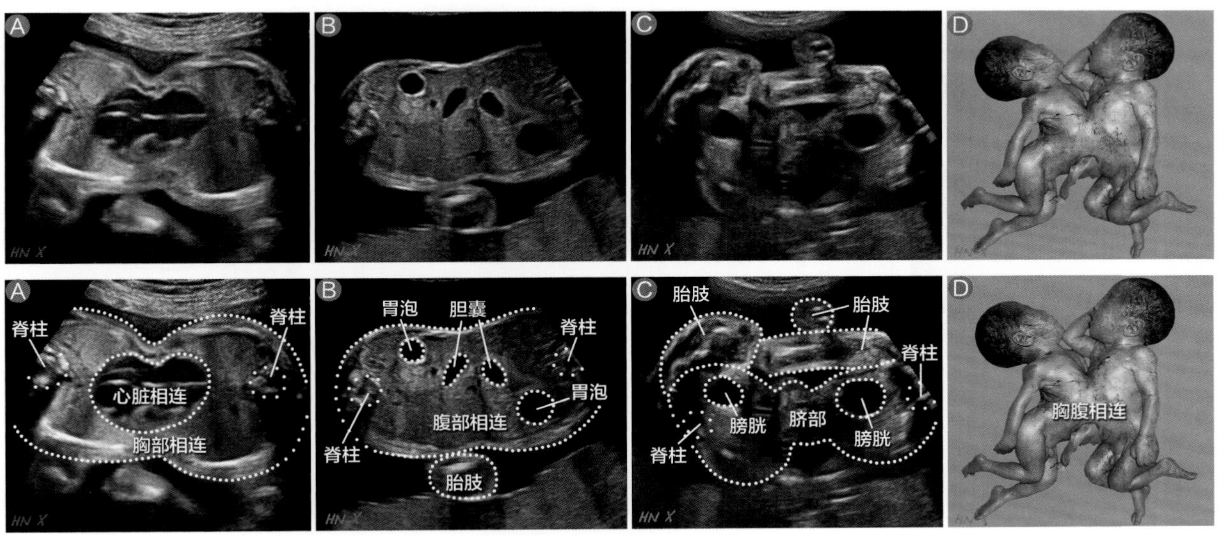

图 27-1-2 ■ 对称性联体双胎（联胸联腹，19 周）

A. 经胸部横切面；B. 经腹横切面；C. 经盆腔横切面；D. 引产标本。

(2) 非对称性联体双胎：不同病例的表现有较大的变异，孕早期诊断困难。①寄生胎表现为发育不完全的胎体可附着或包入正常胎儿的任意部位，如口腔、腹壁等，但多数可辨认出异常胎体的结构，如胎儿体表多出的肢体结构等；三维超声能够辅助显示不对称性联体双胎的空间关系。口腔寄生胎详见第二十章第五节口腔异常（图 20-5-2）；其他部位寄生胎包括腹部、骶尾部等外生型寄生胎见

图 27-1-4；②胎内胎多表现为胎儿腹腔内囊实性占位，有完整包膜，囊内可见清晰的实性结构，仔细辨认可显示部分胎体，有时可见“胎动”，CDFI 可见来自囊壁的血供。详见第二十四章第五节腹腔内其他占位性病变（图 24-5-1）。

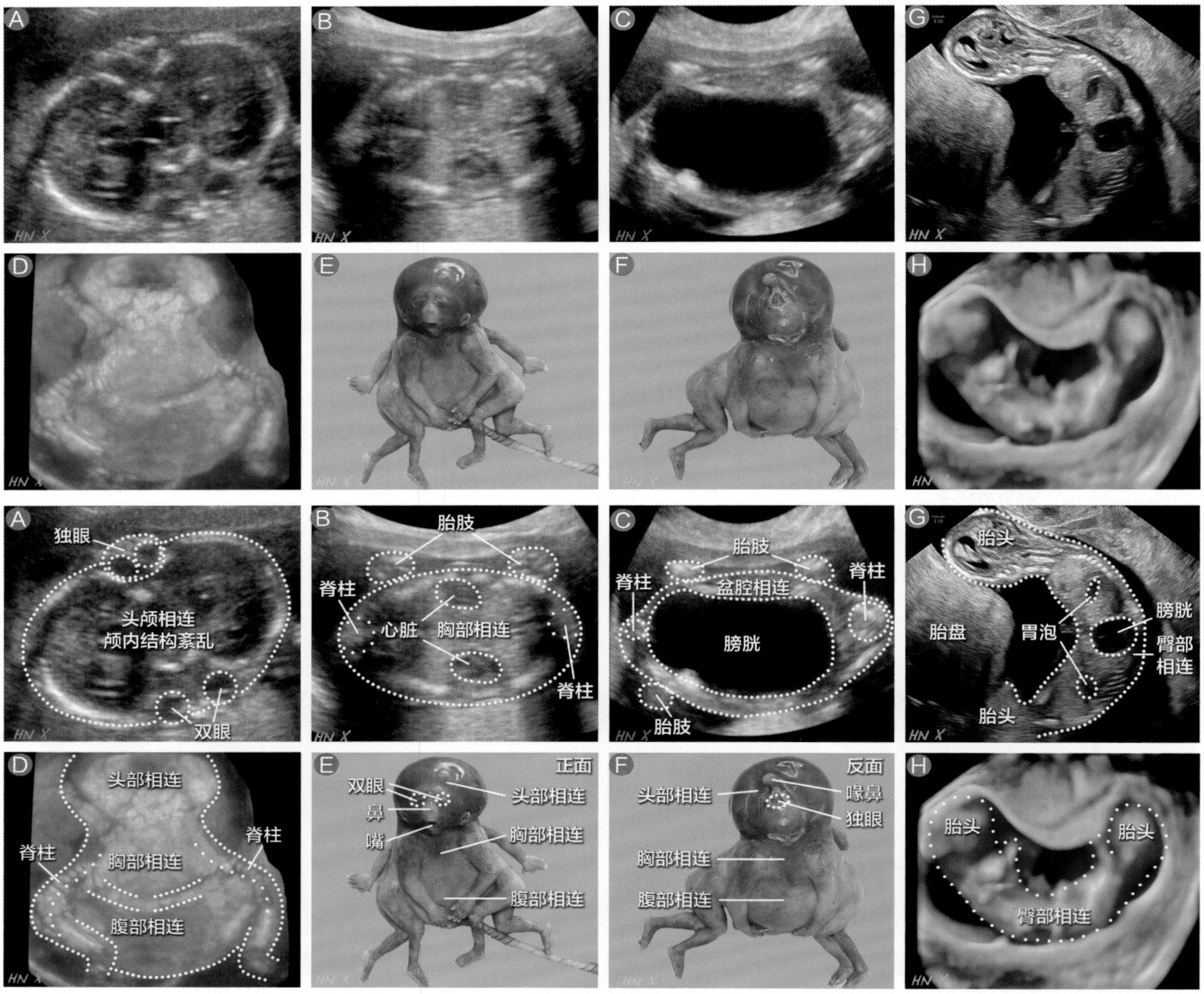

图 27-1-3　对称性联体双胎（A~F. 联头联胸联腹，16 周；G、H. 联臀，12 周）
A. 经双眼头部横切面；B. 胸部横切面；C. 腹部横切面；D. 胎体三维成像；E、F. 引产标本正、反面；G. 胎体矢状切面；H. 胎体三维成像。

视频 27-1-1　对称性联体双胎（联臀，12 周）

【鉴别诊断】对称性联体双胎可在孕早期通过仔细扫查胎体结构获得诊断。位于胸腹部或口腔内的不对称寄生胎应与畸胎瘤相鉴别，寄生胎可隐约显示胎儿脊柱或肢体等结构，畸胎瘤则为不规则杂乱回声的混合性肿块；腹腔内的胎中胎最容易被误诊为腹腔内肿瘤，同样可以通过辨认病灶内的胎

体成分进行鉴别，若囊内结构有“胎动”，则可确诊。

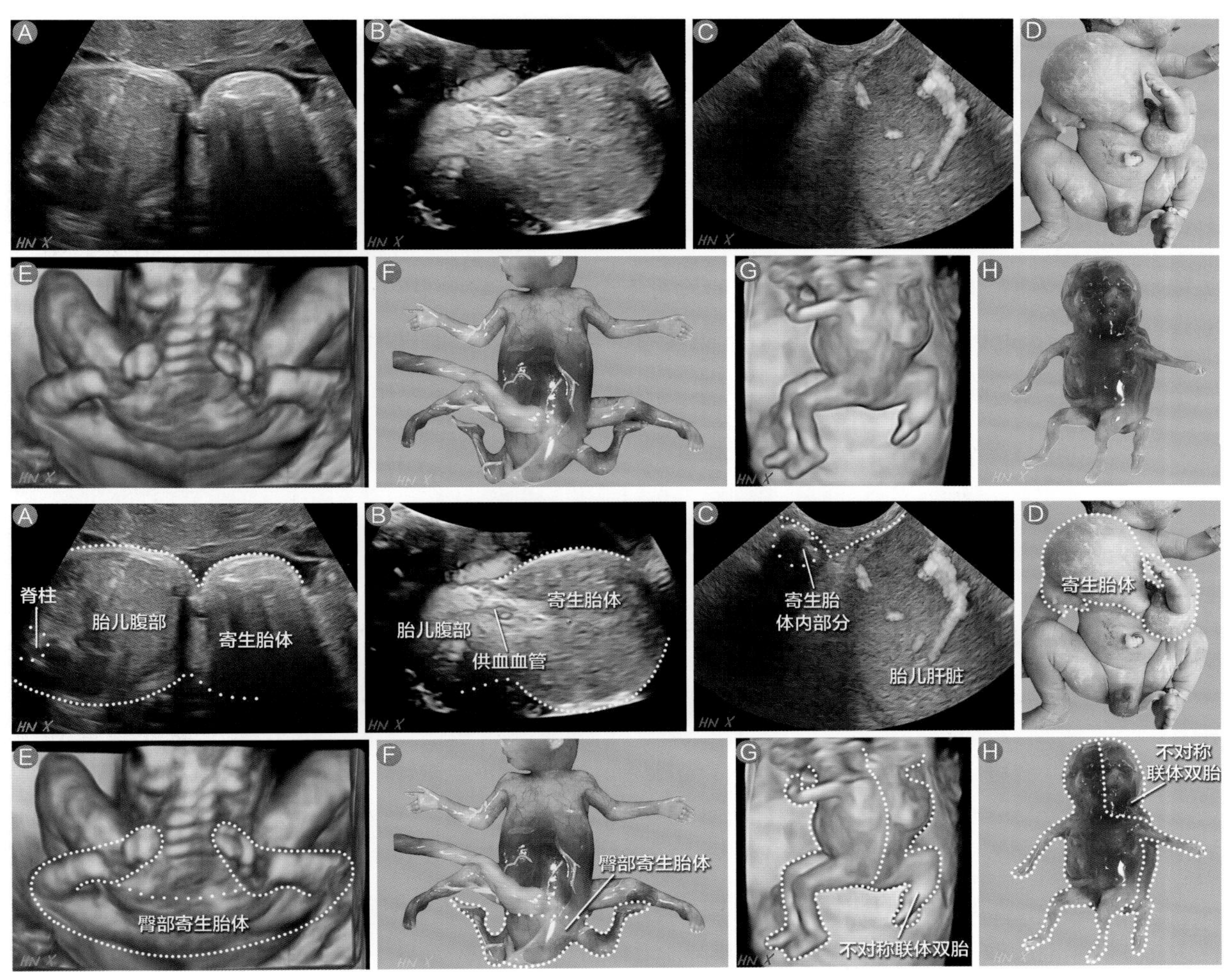

图 27-1-4 ■ 不对称性联体双胎（A~D. 腹部寄生胎；E、F. 臀部寄生胎；G、H. 背部寄生胎）

A. 腹部横切面；B. 寄生胎血供来自胎体；C. 出生后腹部扫查；D. 出生后表现；E. 胎体三维成像；F. 引产标本；G. 胎体三维成像；H. 引产标本。

【预后与咨询】 对称性联体双胎的预后主要取决于器官（尤其是心脏）共享的程度，其决定了手术分离的可能性和预后，涉及脏器越多、越重要，则预后越差，总体预后不良；不对称性联体双胎大部分出生后可行手术切除发育不良的胎体，预后良好；部分胎内胎出生后有自然消退的趋势。

第二节 | 脐动脉反向灌注序列征

双胎脐动脉反向灌注序列征（twin reversed arterial perfusion，TRAP）又称无心畸胎序列征（acardiac twins sequence），发生于单绒毛膜双胎，发生率约占单绒毛膜双胎的 1%~2.6%，1/3 为单绒毛膜单羊膜囊，2/3 为单绒毛膜双羊膜囊。其发病机制主要有两种假说，一是在胚胎早期双胎间即出现严重的血管交通（动脉 - 动脉、静脉 - 静脉吻合），导致血流动力学优势的胚胎（泵血胎）经脐动脉将血流倒灌入另一胎（受血胎），再经髂动脉倒流入受血胎的腹主动脉，进而干扰其心血管系统发育而发生无心畸胎；二是受染色体异常或环境因素影响，一个胚胎的心脏发生原发性缺陷而形成失败，另一胎通过两胎间脐血管的吻合为原始心管发育异常的无心脏胎儿提供独特的灌注支持。由于心脏发育停止，受血胎接受泵血胎的含氧量低的血液，优先供应腹部器官及下肢结构，但无法向头臂供应发育所需，故无心畸胎的下肢和腹部等胎体下半部的发育较上半部好，表现为以无心脏结构为特征的严重畸形。可分为 4 种类型，Ⅰ型为最常见类型，胎体无头、无心，下肢发育较好；Ⅱ型胎体发育较全，无心，但有头和全身身体发育；Ⅲ型无心、无躯干，仅有发育不全的头部，较少见；Ⅳ型最罕见，无心、无定型，瘤体难辨器官（图 27-2-1）。由于泵血胎的心脏负荷增加，随着妊娠进展可出现心力衰竭，围产期死亡率高达 55%。部分无心胎在发育过程中可发生血供中断而停止生长，泵血胎则预后良好。

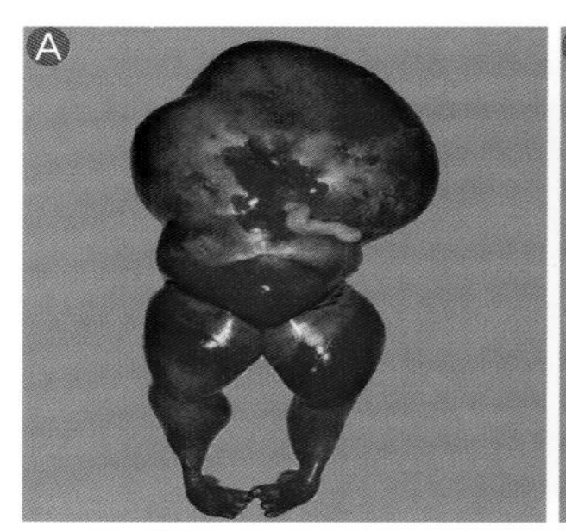

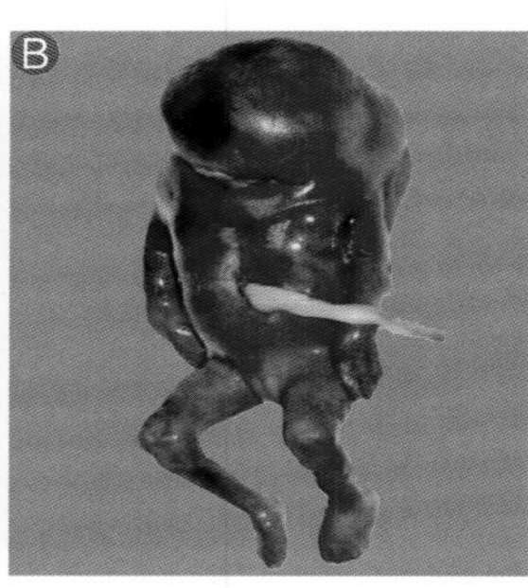

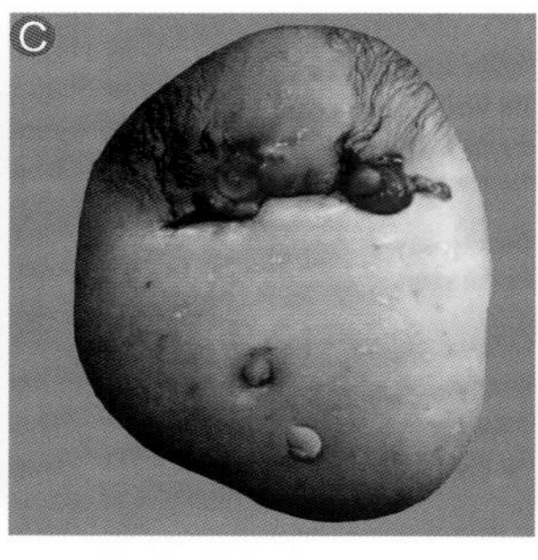

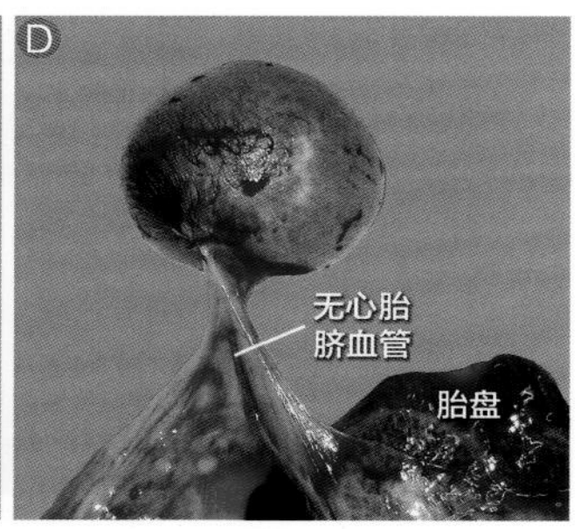

图 27-2-1 ■ 各型无心畸胎病理标本
A. Ⅰ型；B. Ⅱ型；C. Ⅲ型；D. Ⅳ型。

【**超声表现**】无心畸胎的胎体畸形严重，在孕中期早期甚至孕早期即可作出明确诊断。其特征表现为：①单绒毛膜双胎，可有羊膜或无羊膜隔；②一胎结构正常，而另一胎胎体呈类瘤样改变；③“瘤体”的声像图特征取决于无心畸胎的发育状况，不同类型有其相应的声像图改变；④无心畸胎多伴有严重的皮下组织水肿，皮下见散在圆形液性无回声区；⑤ CDFI 可显示无心畸胎脐轮部的血管，内有单一脐动脉，为流入胎体的动脉性血流频谱，以及出胎体的单一静脉性频谱；脐动脉频谱的心率和心律与泵血胎一致；⑥泵血胎结构多无异常，在受血胎严重水肿时，泵血胎可发生充血性心力衰竭，出现心脏扩大、全身水肿等表现（图 27-2-2、视频 27-2-1）。

【**鉴别诊断**】孕早期无心畸胎应注意与双胎之一胚胎停止发育、双胎之一胎儿水肿、双胎之一无脑儿畸形、联体双胎等鉴别，鉴别的关键在于观察两胎间的关系、发育异常的胎儿有无心脏四腔心结构、流入体内的是否为动脉性搏动血流频谱。发育较差的无心畸胎与胎盘肿瘤鉴别较困难。

【**预后与咨询**】无心畸胎无法存活；无心畸胎的大小和水肿程度是判断泵血胎预后的指标之一，其判断方法可采用无心畸胎胎体估测重量与泵血胎估测体重的比值，无心畸胎估重（g）=1.2 × 胎体最长径 ^{2}（cm^2）–1.7 × 最长径（cm），无心畸胎估测体重与泵血胎体重比值大于 70%、泵血胎出现充血性心力衰竭、合并羊水过多、Ⅱ型无心畸胎等，预示泵血胎预后不良。无心畸胎生长缓慢或停止者，仅定期超声监测即可；胎体增长快者需进行减胎治疗，最佳减胎时机仍存在争议，最新研究显示，减胎最好在妊娠期前 3 个月进行，超声引导下激光凝固和射频消融无心畸胎的血管是首选方法。

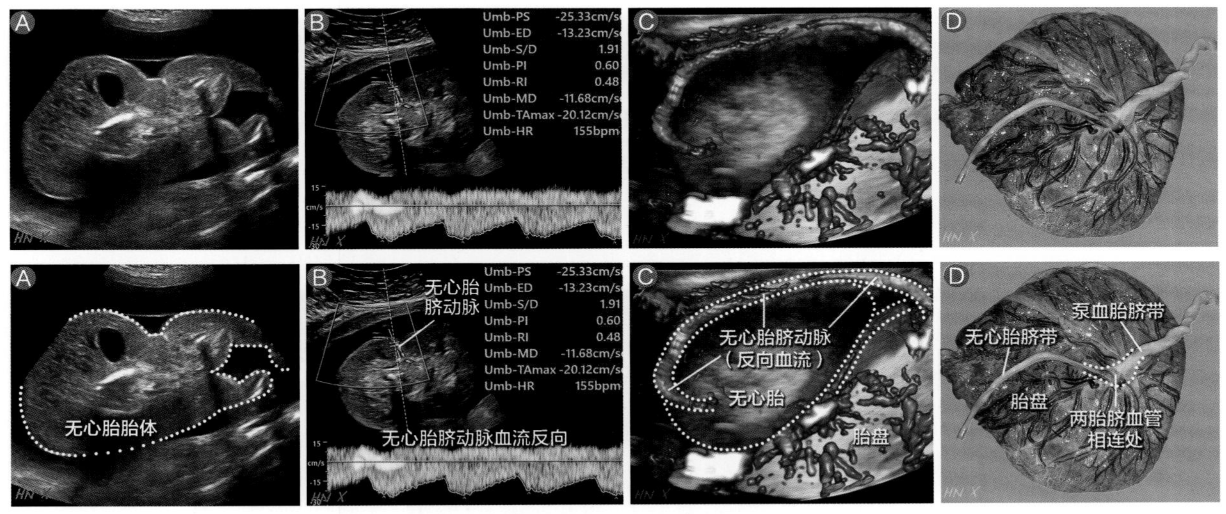

图 27-2-2 ■ 双胎脐动脉反向灌注序列征（Ⅰ型）

A. 无心胎胎体；B. 胎体脐动脉血流反向；C. 胎体脐动脉血供三维成像；D. 胎盘、脐带标本。

 视频 27-2-1 双胎脐动脉反向灌注序列征（12 周）

第三节 | 双胎输血综合征

双胎输血综合征（twin-twin transfusion syndrome，TTTS）是单绒毛膜双胎的一种严重并发症，可增加围生儿死亡风险，存活儿因慢性缺血缺氧，神经系统发育迟滞风险明显增高。TTTS 的发生率占单绒毛膜双胎的 5%~15%。其病理基础是双胎共用一个胎盘，双胎胎盘份额间存在多种类型的血管交通，若一胎的动脉与另一胎的静脉吻合交通占优势，则双胎间血流不平衡，可发生供血胎向受血胎输血，逐渐导致供血胎贫血、低血容量、生长迟缓、少尿、羊水过少，而受血胎血容量增多、血红蛋白浓度增加、体格相对较大、多尿、羊水过多，形成供血胎羊水过少、受血胎羊水过多，即双胎羊水过少 - 过多序列（twin oligopoly-hydramnios sequence，TOPS）。有研究显示，双胎脐带的胎盘附着点差异与 TTTS 有一定关系，一胎脐带附着于胎盘实质，另一胎边缘附着或帆状附着，在 TTTS 病例中占 33%，而在非 TTTS 的单绒毛膜双胎中只占 10%。

【超声表现】 TTTS 主要的超声表现为双胎间羊水量的差异，其产前超声诊断标准为：①单绒毛膜双羊膜囊双胎；②一胎羊水过多，最大羊水深度>8cm，另一胎羊水过少，最大羊水深度<2cm。在此诊断基础上，根据病程的进展，TTTS 又有不同的分期和表现。Quintero 在 1999 年提出了 TTTS 的分期标准，沿用至今。

Ⅰ期：一胎羊水过多，一胎羊水过少；因羊水量极少，供血胎贴附于一侧宫壁呈“贴附儿”

(图 27-3-1、视频 27-3-1)。

Ⅱ期：供血胎胎儿膀胱不显示(图 27-3-1、视频 27-3-1)。

Ⅲ期：脐动脉舒张末期血流消失 / 倒置，或静脉导管 a 波倒置，或脐静脉搏动。

Ⅳ期：双胎之一或同时出现水肿。

Ⅴ期：双胎儿之一或同时出现死亡。

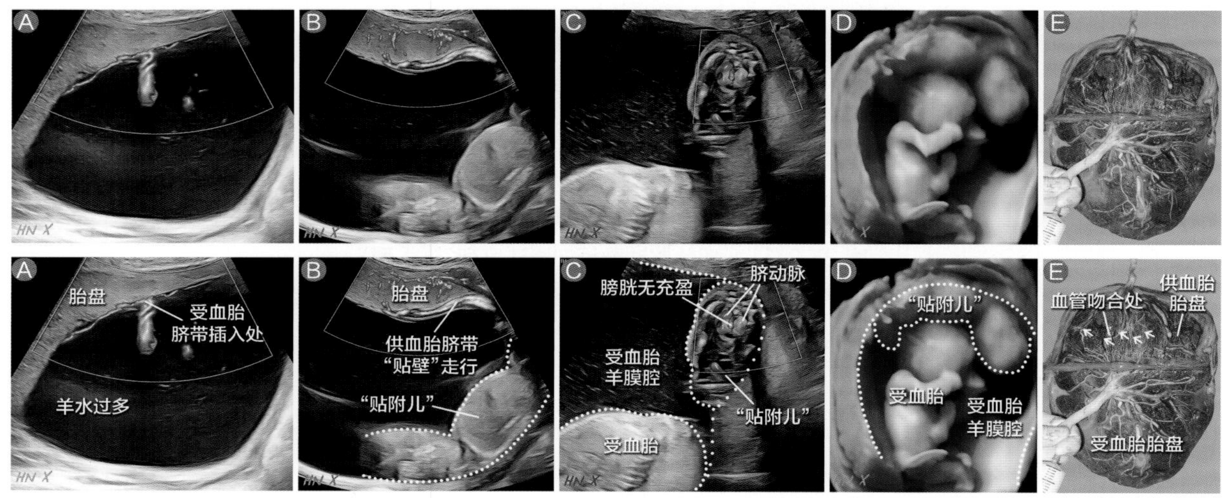

图 27-3-1 双胎输血综合征(16 周)

A. 受血胎羊水过多；B. 供血胎脐带"贴壁"走行；C. 供血胎膀胱不充盈、羊水过少、呈"贴附儿"；D. 双胎三维成像；E. 引产后脐带注入牛奶可见两胎脐血管相通。

视频 27-3-1 双胎输血综合征(16 周)

注意：单绒毛膜单羊膜囊双胎也可发生两胎间输血，出现供血胎尿少、脐动脉血流频谱异常、胎儿水肿或死亡的 TTTS 表现，但无法判断羊水量差异，故很少在单绒毛膜单羊膜囊双胎病例中诊断 TTTS。

【鉴别诊断】需与双胎选择性生长受限鉴别，后者表现为两个胎儿大小明显不一致，小胎羊水过少，另一胎羊水量正常，然而两者间常合并存在，并可相互转换，应定期超声监测、鉴别。

【预后与咨询】总体预后不良，如果不治疗，围产儿总死亡率高达 80%~90%，存活儿发生严重神经系统发育障碍的风险高达 50%。临床处理方案取决于 TTTS 分期和胎儿心功能变化。Ⅰ期病例 55%~70% 病情保持稳定，可选择保守治疗，定期监测；Ⅱ期以上需手术干预，目前最佳的方法是胎儿镜下行胎盘表面血管吻合支激光凝固术，尽管不同的胎儿医学机构报道的血管吻合支凝固术治疗效果的差异较大，但总体数据显示，双胎及至少一胎的存活率分别从 35% 增加至 65%~70%；严重的 TTTS 可选择激光凝固或射频消融术选择性减胎，以保护另一个相对发育较好的胎儿，减少脑损伤和双胎死亡；没有条件的机构可采用羊水减量等保守治疗方法。

第四节 | 双胎选择性生长受限

双胎选择性胎儿生长受限（selective fetal growth restriction，sFGR）是单绒毛膜双胎常见的并发症，在单绒毛膜双胎中的发生率为 10%~15%，主要表现为两胎儿间估测体重（estimated fetal weight，EFW）差异较大，但羊水量无明显差异。有研究表明，单绒毛膜双胎 sFGR 的发生主要与两胎的胎盘份额不均衡，以及两胎胎盘之间的血管吻合有关，而胎盘份额不均衡的程度、血管交通的类型和数量可导致不同程度的胎儿血流动力学改变。可根据血流动力学改变的程度对单绒毛膜双胎 sFGR 进行监测和管理。sFGR 也可以发生在双绒毛膜双胎，但其原因多为双胎之一先天异常合并胎儿宫内生长受限。

【超声表现】目前，sFGR 的产前超声诊断标准尚未完全统一，被较为广泛接受的标准为：双胎之一 EFW 小于相应孕周的第 10 百分位数，以及双胎 EFW 差异（即大胎 EFW 与小胎 EFW 之差除以大胎 EFW）大于 25%。小胎胎儿脐动脉血流阻力增加，可出现脐动脉舒张末期血流缺失 / 反向，根据其出现的情况，可将 sFGR 分为 3 型。Ⅰ型：脐动脉血流频谱正常；Ⅱ型：脐动脉舒张末期血流持续性缺失或反向；Ⅲ型：脐动脉舒张末期血流间歇性缺失或反向。除以上表现外，小胎儿常合并脐带帆状附着或边缘附着，以及羊水过少（图 27-4-1）。

有研究显示，Ⅰ型 sFGR 的双胎胎盘份额不均衡的程度较轻，胎盘存在较多的血管交通，可保障小胎儿的营养供应，对 sFGR 具有保护作用；Ⅱ型 sFGR 则小胎的胎盘份额极少，而两胎间血管吻合的数目也很少、血管直径小，影响了对小胎的保护效应；Ⅲ型 sFGR 是单绒毛膜双胎所特有频谱异常，表明两胎间存在较大的动脉 - 动脉吻合，有时在无并发症的 MC 双胎或 TTTS 中也可能观察到，不同类型 sFGR 的预后有一定差异。

【鉴别诊断】由于 sFGR 与 TTTS 的病理生理机制相似，两者间有时可互相转化，因此应动态监测其发展，当出现一胎羊水过多、一胎羊水过少时，应考虑 TTTS；MC 双胎偶可合并双胎不一致、一胎有染色体异常或合并生长受限的先天异常，有可能采取减胎处理，应与 MC 双胎特有的 sFGR 仔细鉴别。

【预后与咨询】sFGR 的分型与 MC 双胎的临床转归和妊娠结局密切相关。Ⅰ型 sFGR 的胎儿存活率大于 90%，胎死宫内发生率约 4%；Ⅱ型 sFGR 的小胎胎死宫内的风险明显增加，且早产的风险也很高，死亡率达 29%，存活的胎儿神经发育迟缓的风险为 15%；Ⅲ型 sFGR 小胎儿突发宫内死亡的风险为 10%~20%，且死亡可发生在其他超声指标稳定时，难以预测，存活的大胎儿出生后神经系统发育异常可达 20%。

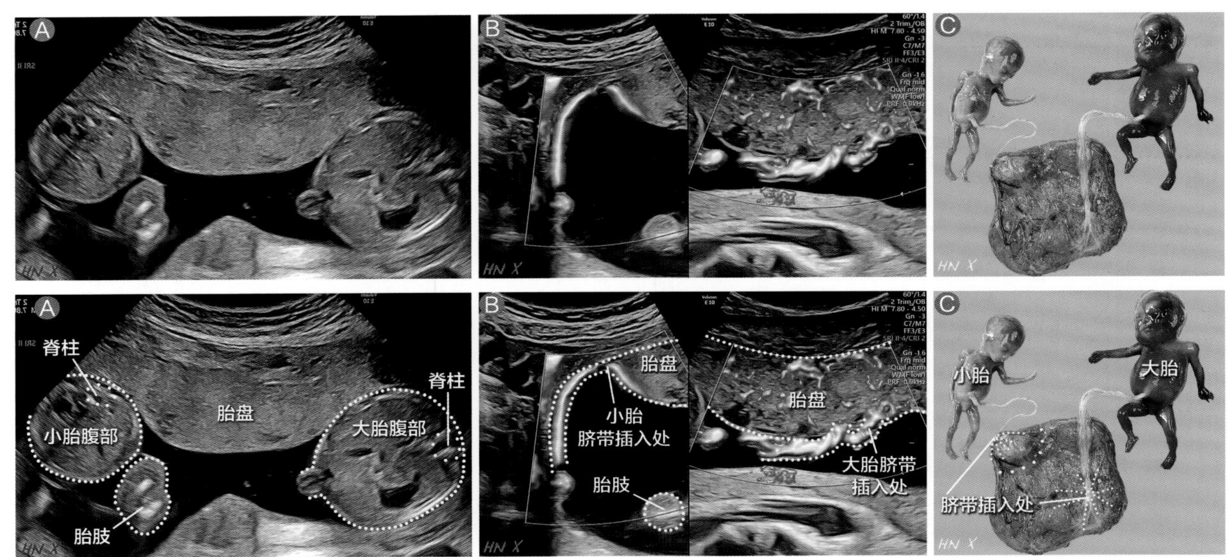

图 27-4-1 ■ 双胎选择性生长受限(20 周)

A. 两胎腹部横切面显示双胎差异；B. 小胎儿脐带附着于胎盘边缘，大胎儿脐带附着于胎盘实质；C. 引产标本。

第五节 ｜ 双胎贫血 - 多血序列征

双胎贫血 - 多血序列征（twin anemia-polycythemia sequence，TAPS）是发生在单绒毛膜双胎的特殊类型的少量、慢性的双胎间输血，其特征性表现为双胎间存在严重的血红蛋白浓度差异（出生后差异>8g/dl），但不伴羊水量和胎儿 EFW 差异。供血胎有明显的贫血，而受血胎有明显的血红细胞增多、血红蛋白增高。与上述 MC 双胎并发症不同的是，其胎盘血管吻合的特点为数量少、直径细（<1mm），且绝大部分为单向（动脉 - 静脉吻合），这种独特的吻合模式使其仅有少量而缓慢的血液传输，使供血胎有更多时机进行代偿。TAPS 多常发生在妊娠中晚期，可为自发性或医源性，自发性 TAPS 在 MC 双胎中的发生率约为 5%，医源性 TAPS 则继发于不彻底的 TTTS 激光治疗术。

【**超声表现**】TAPS 的主要产前超声表现是 MC 双胎的胎儿大脑中动脉收缩期血流峰值（MCA-PSV）有较大差异。但目前 MCA-PSV 差异的诊断标准尚未得到统一，较为公认的参考标准是供血胎 MCA-PSV 增高（>1.5MoM），而受血胎 MCA-PSV 降低（<1.0MoM）；也有采用双胎间 MCA-PSV 的差值（ΔMCA-PSV）>0.5 MoM 作为诊断 TAPS 的标准。

其他超声表现包括：①两胎胎盘份额的声像图差异，供血胎的胎盘份额增厚、回声增高，而受血胎的胎盘份额较薄、回声较低，两部分因回声不同而有明显分界；②较严重者可出现供血胎心脏扩大、水肿，受血胎则因肝淤血出现肝回声减低；③可合并或不合并双胎生长发育不一致、羊水过多或过少（图 27-5-1）。

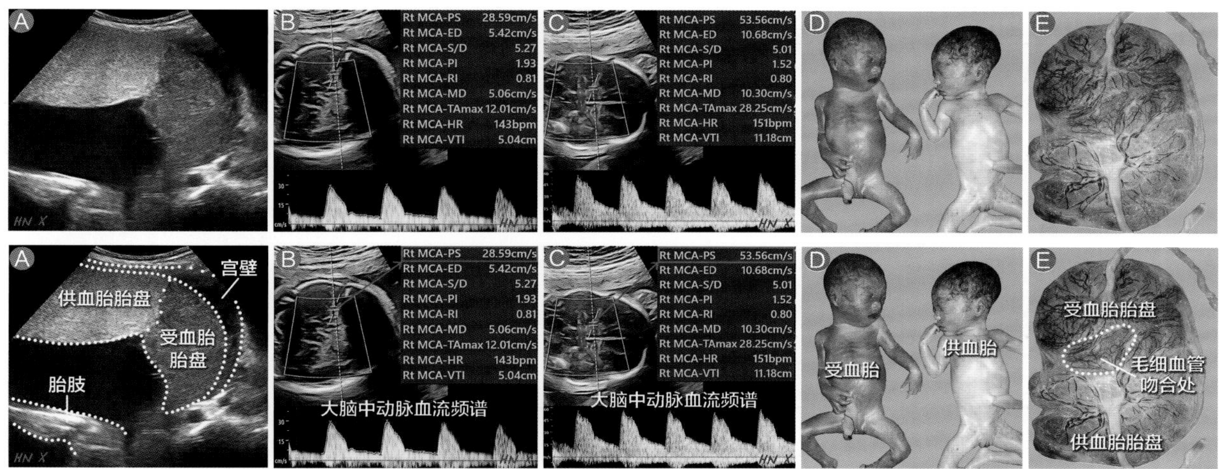

图 27-5-1 ■ 双胎贫血 - 多血序列征（24 周）

A. 两胎胎盘份额回声差异；B. 受血胎大脑中动脉频谱；C. 供血胎大脑中动脉频谱；D. 引产标本；E. 胎盘标本。

根据产前超声的表现可将 TAPS 分为如下 5 期。

Ⅰ期：供血胎 MCA-PSV>1.5 MoM，受血胎 MCA-PSV<1.0MoM，无其他并发症。

Ⅱ期：供血胎 MCA-PSV>1.7 MoM，受血胎 MCA-PSV<0.8MoM，无其他并发症。

Ⅲ期：在Ⅰ、Ⅱ期基础上供血胎出现血流动力学异常，如脐动脉舒张期血流消失、静脉导管 a 波倒置。

Ⅳ期：供血胎出现水肿。

Ⅴ期：双胎之一或同时死亡。

【**鉴别诊断**】TAPS 产前极易漏诊，因无羊水差异、无胎儿生长发育差异，尤其是大脑中动脉不作为常规检查时；当出现两胎生长发育差异或羊水差异时，可根据诊断标准与 sFGR 和 TTTS 鉴别，但 TAPS 也可合并 sFGR 或 TTTS。

【**预后与咨询**】目前，有关 TAPS 的报道都是小样本研究，其确切的围生期发病率和死亡率尚不清楚。严重者可发生宫内双胎死亡，轻者出生时可正常，但出生后仍有神经系统发育迟缓的风险。常见处理方法为保守治疗、提前分娩，也有报道行供血胎输血和受血胎换血治疗；现 TAPS 的临床处理原则为根据病程不同采用个体化产前管理。

第六节 | 单绒毛膜双胎孕期超声监测

MC 双胎的围生儿发病率和病死率明显高于 DC 双胎，其中，胎盘共享及普遍存在的双胎间血管吻合是 MC 双胎并发症的病理基础。明确双胎绒毛膜性、妊娠期间对 MC 双胎进行规范化监测并加强孕期管理，有助于早期发现和诊断双胎妊娠并发症，及时采取干预措施，改善妊娠结局和提高双胎存活率，对产前咨询和临床处理具有非常重要的指导意义。建立规范化的双胎产前超声管理流程，明确超声检查内容和监测重点，为临床处理提供全面的信息，是改善和提高 MC 双胎胎儿生存质量的保障。MC 双胎产前超声监测的重点包括尽早确定孕周和判断双胎绒毛膜性、孕早期重大结构畸形筛查和染色体异常筛查、孕中期全身结构畸形筛查、应自孕 16 周开始，每 2 周监测 1 次 MC 并发症指标直至足月。

1. 确定孕周 月经规律者参照末次月经确定孕周；月经不规律者在 $11\sim16^{+6}$ 周通过测量胎儿顶臀长校正孕周，两胎顶臀长有差异时取较大胎儿的顶臀长作为判断标准；辅助生殖技术受孕者以受精时间校对孕周。

2. 绒毛膜性的判定 绒毛膜性的判断对整个双胎妊娠管理计划的制订至关重要。孕早期鉴别双胎妊娠的绒毛膜性最为准确，文献报道的准确率可达 100%，故应在早孕 NT 筛查之前确定双胎的绒毛膜性，检查和判断方法详见第十五章第三节多胎妊娠中的“多胎妊娠的超声识别”和“多胎妊娠超声检查要点”，同时记录羊膜囊数，并且留存相应的图像以备后期对照。若第一次超声检查已是孕中期，难以判断绒毛膜性时，临床按照 MC 双胎管理。

3. 双胎胎儿标记 双胎妊娠中各胎儿的准确标记对于后续的超声监测、介入性诊断和治疗十分重要，应详细标记各胎儿的位置、胎位、先露情况，与胎盘和脐带附着点的关系、胎儿性别等，建议联合多项超声特征对每个胎儿进行准确标记，但应注意：①MC 双胎在每个孕期都有可能发生双胎体位互换；②若以先露最低的胎儿定为第一胎，剖宫产时产前标记的胎儿序号并不代表胎儿的出生顺序；③单羊膜囊双胎由于胎儿间体位变动大，若无解剖结构的差异，通常难以标记，或仅可做暂时性标记。

4. $11\sim13^{+6}$ 周超声评估内容 孕早期超声检查应全面评估和记录以下内容：妊娠部位、妊娠囊和胎儿数目、绒毛膜性、两胎儿的大小、两胎儿的超声软指标（NT），以及两胎儿的全身大体结构。应注意双胎妊娠中采用 NT 测量筛查 21 三体综合征时，有较高的假阳性，尤其是当 MC 双胎中只有一胎 NT 增厚时，其与早发性的 TTTS 关系更为密切。

5. 孕中期超声评估内容 自孕 16 周起，每次超声检查均应针对 MC 双胎特有的并发症进行筛查，其内容包括各胎儿的生物学测量、有无结构畸形、各羊膜囊的最大羊水深度测量、各胎儿脐动脉多普勒频谱及大脑中动脉多普勒频谱（孕 20 周起）。当发现两胎儿生长测值出现差异时，应从孕 20 周开始，每次超声检查时估算并记录胎儿 EFW。孕中期约 20 周时可进行一次宫颈长度测量，以提供评估双胎早产风险信息。

6. 超声监测方案 在孕早期明确 MC 双胎妊娠后，即开始接受规范化超声监测。无合并症的 MC 双胎在 $11\sim13^{+6}$ 周完成第一次超声检查后，应自孕 16 周开始，每 2 周进行 1 次超声检查，其目的是及时发现 TTTS、sFGR 和 TAPS 等 MC 双胎并发症。MC 双胎妊娠的超声监测时机和内容见图 27-6-1。有合并症的 MC 双胎妊娠则根据疾病的具体情况及严重性进行针对性的超声检查和处理。

7. 介入治疗术后超声监测 针对 MC 双胎并发症进行胎儿镜下血管吻合支激光凝固术、脐带结扎、脐带射频消融或羊水减量等手术后，应进行密切超声监测，观察有无胎盘早剥和羊水腹腔内渗漏。术后的前 2 周应每周一次超声复查，随后 2 周一次。监测要点是注意有无手术损伤、脐血管血栓或羊膜带相关的肢体异常，评估有无复发性 TTTS 或新发 TAPS 等。

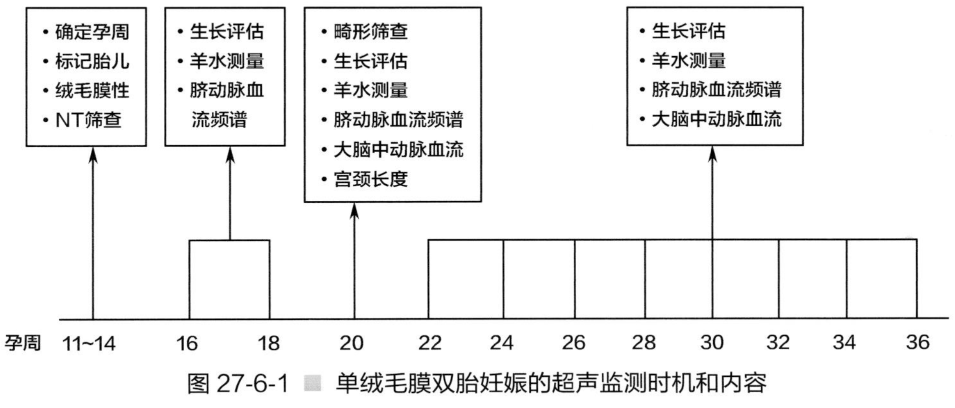

图 27-6-1 单绒毛膜双胎妊娠的超声监测时机和内容

（杜 柳 谢红宁）

参考文献

1. KHALIL A, RODGERS M, BASCHAT A, et al. ISUOG Practice Guidelines: role of ultrasound in twin pregnancy. Ultrasound Obstet Gynecol, 2016, 47 (2): 247-263.
2. VAN MIEGHEM T, ABBASI N, SHINAR S, et al. Monochorionic monoamniotic twin pregnancies. Am J Obstet Gynecol MFM, 2022, 4 (2S): 100520.
3. KHAIRUDIN D, KHALIL A. Monochorionic monoamniotic twin pregnancies. Best Pract Res Clin Obstet Gynaecol, 2022, 84: 96-103.
4. LEI T, ZHENG J, PAPAGEORGHIOU AT, et al. Ultrasound in the prediction of birthweight discordance in dichorionic twins. Acta Obstet Gynecol Scand, 2021, 100 (5): 908-916.
5. PENG R, XIE HN, LIN MF, et al. Clinical outcomes after selective fetal reduction of complicated monochorionic twins with radiofrequency ablation and bipolar cord coagulation. Gynecol Obstet Invest, 2016, 81 (6): 552-558.
6. WATAGANARA T, RUANGVUTILERT P, SUNSANEEVITHAYAKUL P, et al. Three-dimensional ultrasound for prenatal assessment of conjoined twins: additional advantages？J Perinat Med, 2017, 45 (6): 667-691.
7. VITUCCI A, FICHERA A, FRATELLI N, et al. Twin reversed arterial perfusion sequence: Current treatment options. Int J Womens Health, 2020, 28 (12): 435-443.
8. LEE HS, ABBASI N, VAN MIEGHEM T, et al. Guideline No. 440: Management of monochorionic twin pregnancies. J Obstet Gynaecol Can, 2023, 45 (8): 587-606.
9. D'ANTONIO F, ODIBO AO, PREFUMO F, et al. Weight discordance and perinatal mortality in twin pregnancy: systematic review and meta-analysis. Ultrasound Obstet Gynecol, 2018, 52 (1): 11-23.
10. KHALIL A, PRASAD S, CRUZ-MARTÍNEZ R. Atypical twin-twin transfusion syndrome. Ultrasound Obstet Gynecol, 2022, 60 (4): 461-469.
11. DI MASCIO D, KHALIL A, D'AMICO A, et al. Outcome of twin-twin transfusion syndrome according to Quintero stage of disease: systematic review and meta-analysis. Ultrasound Obstet Gynecol, 2020, 56 (6): 811-820.
12. BAMBERG C, HECHER K. Twin-to-twin transfusion syndrome: Controversies in the diagnosis and management. Best Pract Res Clin Obstet Gynaecol, 2022, 84: 143-154.
13. MUSTAFA HJ, JAVINANI A, KRISPIN E, et al. Perinatal outcomes of fetoscopic laser surgery for twin-twin transfusion syndrome in triplet pregnancy: cohort study, systematic review and meta-analysis. Ultrasound Obstet Gynecol, 2022, 60 (1): 42-51.
14. D'ANTONIO F, MARINCEU D, PRASAD S, et al. Outcome of twin-twin transfusion syndrome complicated by selective fetal growth restriction: systematic review and meta-analysis. Ultrasound Obstet Gynecol, 2023.
15. BUCA D, PAGANI G, RIZZO G, et al. Outcome of monochorionic twin pregnancy with selective intrauterine growth

restriction according to umbilical artery Doppler flow pattern of smaller twin: systematic review and meta-analysis. Ultrasound Obstet Gynecol, 2017, 50 (5): 559-568.

16. TOWNSEND R, D'ANTONIO F, SILEO FG, et al. Perinatal outcome of monochorionic twin pregnancy complicated by selective fetal growth restriction according to management: systematic review and meta-analysis. Ultrasound Obstet Gynecol, 2019, 53 (1): 36-46.
17. EL EMRANI S, GROENE SG, VERWEIJ EJ, et al. Gestational age at birth and outcome in monochorionic twins with different types of selective fetal growth restriction: A systematic literature review. Prenat Diagn, 2022, 42 (9): 1094-1110.
18. BASCHAT AA, MILLER JL. Pathophysiology, diagnosis, and management of twin anemia polycythemia sequence in monochorionic multiple gestations. Best Pract Res Clin Obstet Gynaecol, 2022, 84: 115-126.
19. KHALIL A, GORDIJN S, GANZEVOORT W, et al. Consensus diagnostic criteria and monitoring of twin anemia-polycythemia sequence: Delphi procedure. Ultrasound Obstet Gynecol, 2020, 56 (3): 388-394.
20. MUSTAFA HJ, JAVINANI A, HEYDARI MH, et al. Selective fetal growth restriction without concomitant TTTS, natural history and risk factors of fetal death, systematic review and meta-analysis. Am J Obstet Gynecol MFM, 2023, 30: 101105.

第二十八章 胎儿异常综合征

本书第二十章至第二十七章详细介绍了产前超声可能发现和诊断的胎儿全身各系统的结构异常，但一些胎儿先天异常多为若干种畸形同时出现、病变累及多系统的综合征样表现。产前超声可发现的综合征类的先天异常有数百种，可分为三大类：第一类为先天性染色体异常综合征（chromosome syndrome），即有明确染色体数目或片段异常的综合征，如 21 三体综合征；第二类为特定的基因突变导致的遗传综合征，如颅缝早闭综合征；第三类为无遗传物质改变或暂未找到相关致病基因或宫内感染、致畸物暴露所致的综合征（syndrome）、联合征（association）和序列征（sequence），如羊膜带综合征、VACTERL 联合征、Pierre Robin 序列征等。通常来说，综合征是指具有某种已知的特定原因所导致的多系统异常的组合，如 18 三体综合征，是由于 18 号染色体额外复制引起的全身多种异常；联合征则为没有明确病因的多发异常的组合，即两个或多个特征同时出现比单一特征出现更常见，因此在识别出关联中的某个异常时，提示需寻找特定的相关联的其他缺陷，如 VACTERL 联合征；序列征是指由单个主要异常引发级联反应导致相互关联的一组异常，如因肢体关节运动障碍引起的运动不能序列征、下颌发育不良相关的 Pierre Robin 序列征。由于胎儿期可被检出的先天异常表型有限，且各种综合征、序列征和联合征的表型多有重叠，难以准确分类，因此以上统称为胎儿异常综合征。

染色体是组成细胞核的基本物质，是遗传物质（基因）的载体，正常人体细胞中 23 对染色体上含有 20 000~25 000 个编码蛋白质的基因，当染色体发生畸变，即染色体数目和结构异常，都可能导致胚胎死亡或引起各种胎儿发育缺陷。这种由于染色体数目或结构畸变引起的疾病称为染色体病（chromosome disease）。由于每条染色体上具有上千个基因，故即使是微细的结构畸变，都将导致一些基因的缺失或增加而引起具有多种表型的综合征，包括多发结构畸形、智力低下和生长发育迟缓等。现已发现的人类染色体数目异常和结构畸变有上万多种，已确定的染色体综合征有 100 多种，如涉及第 1~22 号染色体的为常染色体综合征（autosomal syndrome），涉及 X 染色体或 Y 染色体的为性染色体综合征（sex-chromosome syndrome）。有明确遗传物质改变、导致多种表型异常、可通过子代遗传者，则又称为遗传综合征（genetic syndrome）。

本章主要介绍产前超声容易发现的多器官 / 系统受累的胎儿染色体异常及非染色体异常综合征，部分以某一系统病变为主要特征的相关综合征已在有关章节介绍，如 Joubert 综合征、异构综合征、致死性骨发育不良的相关综合征、尾部退化综合征等。本章将对各种胎儿异常综合征的定义、病因学、典型的超声声像特征、相关预后咨询信息等进行简述，更详细的内容可参考其他相关资料、文献或书籍。产前超声检查发现异常后，应常规进行胎儿宫内感染检测、染色体核型检查、染色体微阵列检测拷贝数变异，甚至是全外显子基因检测，进而结合超声表型特征，与已报道的各类胎儿异常综合征的特征进行比对，最后得出诊断。各类先天异常及其相关的基因改变可通过多个网络平台查询，包括在线人类孟德尔遗传数据库（OMIM）、人类遗传疾病基因突变数据库（HGMD）、GenCC 数据库、Clinvar 数据库、DECIHPER 数据库、ClinGen 数据库以及 GeneReview 数据库等。

第一节 | 21 三体综合征

21 三体综合征（trisomy 21 syndrome）简称 21 三体征，又称唐氏综合征（Down syndrome），是最常见的染色体异常综合征，发生率为 1/800~1/700。21 三体征患儿共有 3 条 21 号染色体，其中 95% 为标准型，5% 为易位型或嵌合型。目前已明确其发生与孕妇高龄相关，特别是孕妇年龄大于 35 岁时，卵细胞老化、分裂不均及异常卵子受孕风险增高，易导致 21 三体征。患儿出生后智力低下、发育落后、特殊面容（眼距增宽、鼻根低平、眼裂小、眼外眦上斜、外耳小、伸舌流涎）、头前后径短、枕部扁平、颈短、皮肤宽松，25%~50% 合并心脏畸形，10%~30% 合并胃肠道畸形或生殖道畸形，还可合并其他全身畸形。由于该病生存质量低、缺乏有效治疗方法，故对其进行有效的产前筛查和诊断成为唯一可行的措施。

【产前筛查技术进展】胎儿 21 三体征的产前筛查技术发展经历了孕中期超声解剖学筛查、血清学筛查、超声软指标 + 血清学筛查、无创 DNA 筛查等多个阶段，筛查技术取得了快速进展，21 三体征产前检出率已接近 100%。

1. 血清学筛查 自 1984 年起，逐渐发现 21 三体征孕妇的血中甲胎蛋白（AFP）、雌三醇（uE3）和妊娠相关蛋白 A（PAPP-A）比正常孕妇低，β-hCG 比正常孕妇高，故 1988 年首次提出了“唐氏综合征血清学筛查方案”，使 21 三体征检出率达 83%，假阳性率为 8%。

2. 超声指标 自 1990 年起，研究发现孕早期胎儿颈后透明层厚度（nuchal translucency，NT）增加与 21 三体征相关，NT>3.0mm 时胎儿非整倍体的风险增加，NT 增厚开始作为介入性染色体检查的指征；2005 年，有研究发现 60%~70% 的 21 三体征胎儿在 $11\sim13^{+6}$ 周的超声检查中无法观察到鼻骨，而在染色体正常的胎儿中仅占 1.4%；此后逐渐发现静脉导管 a 波消失和三尖瓣反流也可用于与 NT 联合筛查；因此，在 21 世纪初英国胎儿医学基金会（fetal medicine foundation，FMF）规范了 $11\sim13^{+6}$ 周超声筛查内容，即 NT、鼻骨、静脉导管频谱、三尖瓣频谱等的观察和测量标准。

3. 联合筛查指标 21 世纪初，多种 21 三体征联合筛查方法被建立，纳入母亲年龄、孕早期胎儿 NT 厚度和母亲血清学指标的联合筛查方案可获得最佳效能，21 三体征检出率可达 90%~94%，假阳性率为 5%。

4. 无创产前基因检测 自 1997 年中国香港的 Dannis 发现母体血清中可检测到胎儿 Y 染色体 DNA 后，无创产前基因检测（noninvasive prenatal testing，NIPT）技术得到快速发展。通过采集孕妇的外周血提取胎儿 DNA，采用新一代高通量基因测序技术，结合生物信息分析，可得出胎儿患染色体非整倍性疾病如21、18和13三体综合征的风险率。这一技术自2009年起在临床应用，可以使21三体征的筛查提前至12周以前，至今灵敏度和特异度接近100%，阳性预测值达84.07%，具有极大的临床价值。2016年，美国医学遗传学和基因组学学会（the American College of Medical Genetics and Genomics，ACMG）发表声明，即NIPT能够在各种年龄人群中替代传统的非整倍体疾病筛查技术。需要注意的是，目前NIPT不适用于接受过输血/器官移植/干细胞治疗、有染色体疾病或携带异常染色体疾病的孕妇，且若胎盘为嵌合体时会出现假阳性。

【**超声软指标**】与超声所显示的胎儿结构畸形不同，超声软指标是指胎儿正常结构的超声图像的变异，或生物测量指标的轻度偏移，其并不具特异性，常为一过性存在，在正常胎儿中也可出现，但在染色体非整倍体异常，尤其是21三体征的胎儿中发生率明显增高，故被常规应用于胎儿染色体异常的筛查。众多已发表的研究探讨了各项超声软指标，包括脉络丛囊肿、心内灶性强回声、NT增厚、肠管强回声、肾盂扩张、长骨短、鼻骨缺失或钙化不良、轻度侧脑室增宽、单脐动脉、持续性左上腔静脉、迷走右锁骨下动脉、静脉导管a波倒置、三尖瓣反流等对筛查染色体异常的价值，但目前较为公认的、有较大筛查意义的超声软指标集中在NT增厚和鼻骨缺失，其他各项指标因特异度较低、易给临床咨询带来困惑，已逐渐少用。随着无创DNA检测的成本下降，NIPT的临床应用逐步得到普及，相对于孕早期超声软指标筛查的重要性略显减低，现孕早期超声已向筛查结构畸形的方向发展。

【**超声表现**】

1. 孕早期（11~13^{+6}周） 以超声软指标为主要表现，包括NT增厚、鼻骨缺失、静脉导管及三尖瓣频谱异常。各超声指标的检测切面和测量方法详见第十四章第一节早期妊娠超声检查。

（1）NT增厚：21三体征胎儿淋巴回流发育延迟，易发生早期水肿、皮下液体聚集，导致NT增厚。NT增厚是最常见和最有效的21三体征的超声软指标，较常用的判断标准为11~13^{+6}周时NT厚度≥3mm（图28-1-1A、B）。单纯应用NT增厚筛查21三体征时，若假阳性率控制在5%，其检出率为75%。

（2）鼻骨缺失：绝大多数正常胎儿的鼻骨在孕早期即可发生钙化，通过超声可测量鼻骨长度。孕早期中70%以上、孕中期中55.5%以上的21三体征胎儿鼻骨不发生钙化或钙化不良，在超声下表现为鼻骨缺失或短小（图28-1-1A）。因此，鼻骨缺失或短小也是孕早期筛查21三体征重要的超声指标。但应注意的是，发现鼻骨缺失或钙化不良时，应多角度扫查，必要时行颜面部三维超声最大模式成像，降低假阳性率；另外，鼻骨缺失也可发生在正常胎儿中。笔者团队曾比较了1 761例正常和25例21三体征胎儿的鼻骨异常的发生率，结果显示21三体征胎儿鼻骨无钙化率为28%，鼻骨短小率为60%；而正常胎儿中鼻骨缺失率为0.2%，鼻骨短小率为2.5%。

（3）静脉导管a波倒置和三尖瓣反流：以往的研究显示这两项指标与21三体征的关系较密切，但随着超声分辨力的提高，发现这两项指标实际上与胎儿心脏畸形更为相关，尤其是复杂性先天性心脏病，早期可发生右心系统负荷增加，出现静脉导管a波倒置和/或三尖瓣反流，可合并或不合并21三体征（图28-1-1C、D）。

2. 孕中期（18~24周） 超声检查时，21三体征的超声表型多样，可检测出的结构畸形有十多种。约一半的21三体征可出现一种或一种以上的结构畸形、生长发育迟缓，也可有超声软指标的异常。笔者团队曾于2012年总结了中山大学附属第一医院10年产前超声发现的158例21三体征胎儿的孕中期超声表现，仅77例有胎儿结构畸形和生长发育异常（48.73%），远低于主要孕中期超声软指标出现的频率(表 28-1-1、图 28-1-2)。

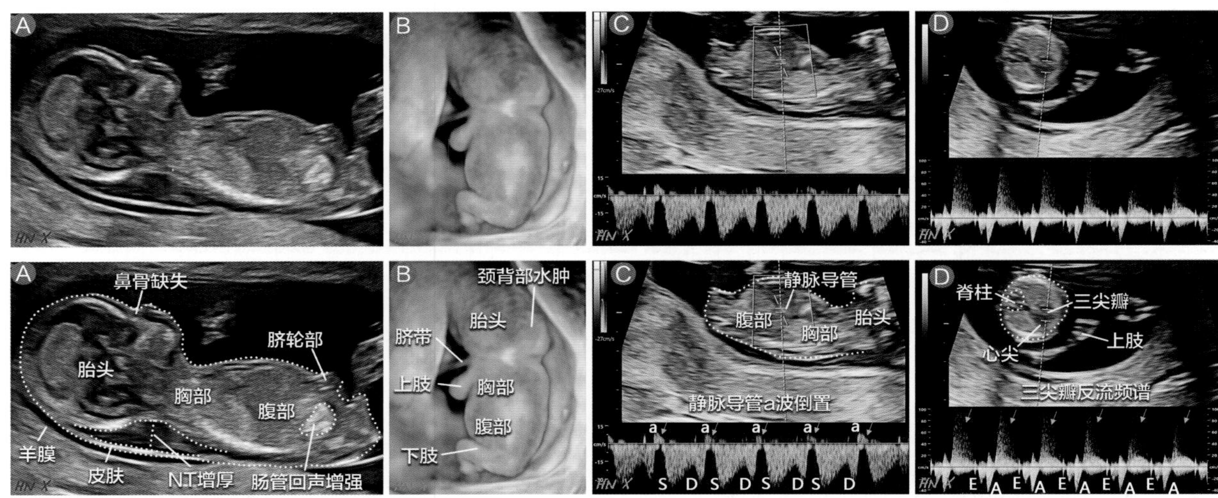

图 28-1-1 ■ 孕早期(11~13^{+6} 周)胎儿 21 三体综合征超声软指标

A. 胎儿正中矢状切面显示鼻骨缺失和 NT 增厚;B. 三维成像显示颈背部水肿;C. 静脉导管 a 波倒置;D. 三尖瓣反流频谱。

表 28-1-1 ■ 158 例 21 三体综合征胎儿孕中期各类异常超声表型的出现频率

超声结构 + 生长异常	例数(*n*)	百分比 /%	超声软指标	例数(*n*)	百分比 /%
室间隔缺损	23	14.56	鼻骨钙化不良	90	56.96
房室隔缺损	21	13.29	长骨稍短	87	55.06
十二指肠梗阻	15	9.49	枕后皮层增厚	83	52.53
心脏圆锥动脉干畸形	11	6.96	肝脏回声不均	47	29.74
单脐动脉	8	5.06	小指第二指节缺失 / 短小	44	29.84
胸腔积液	7	4.43	髂骨翼角度增宽	23	14.56
足内翻	7	4.43	侧脑室临界性增宽	21	13.29
小脑蚓部发育不良	6	4.43	心内灶性强回声	20	12.66
胎儿宫内生长受限	6	3.79	双肾回声增高	19	12.03
心脏扩大	4	2.53	肠回声增强	17	10.76
腹水征	4	1.26	迷走右锁骨下动脉	14	8.86
胼胝体缺失	2	1.26	肾盂分离	12	7.61
水囊状淋巴管瘤	1	0.63	三尖瓣反流	6	3.79
后尿道瓣膜	1	0.63	持续性左上腔静脉	6	3.79
蛛网膜囊肿	1	0.63			

资料来源:2003—2013 年中山大学附属第一医院数据。

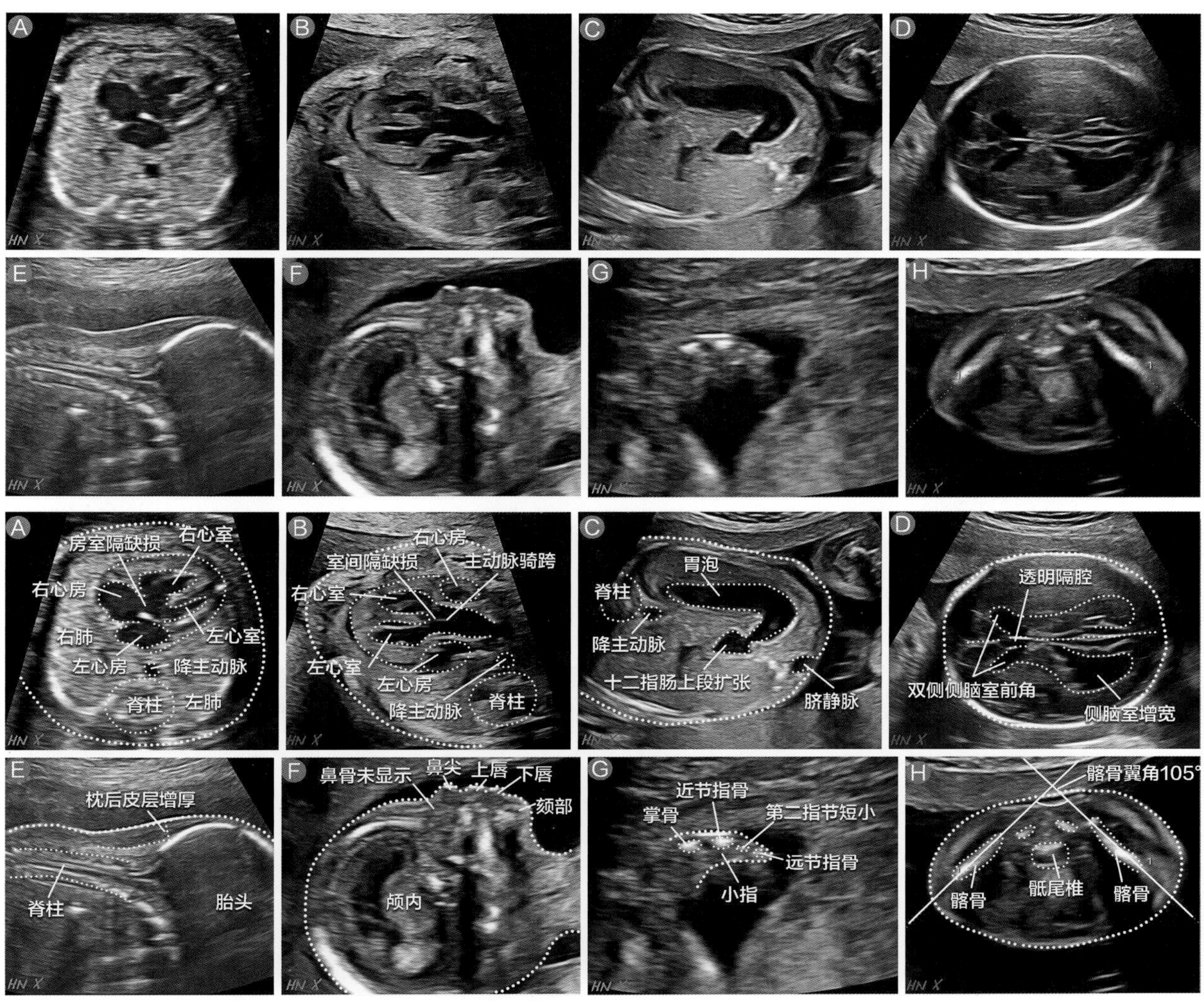

图 28-1-2 ■ 孕中期胎儿 21 三体综合征的超声表型

A. 心脏房室隔缺损；B. 法洛四联症；C. 十二指肠梗阻；D. 侧脑室增宽；E. 枕后皮层增厚；F. 鼻骨未钙化；G. 小指第二指节短小；H. 髂骨翼角度增宽。

【**鉴别诊断**】当出现全身多发结构畸形时，需通过胎儿染色体检查与其他常见的非整倍体异常如 18 三体综合征、13 三体综合征鉴别。相比其他染色体异常，21 三体征出现超声软指标的概率更高，或仅表现为软指标异常；若在孕早期筛查仅表现为 NT 增厚，还应注意有无心脏畸形。

【**预后与咨询**】合并严重畸形的 21 三体征胎儿预后不良，多为死胎、死产或新生儿死亡；存活者平均寿命约为 20 岁，智商明显低于正常（IQ<70），生活不能自理。再发风险为 1%，若双亲之一为罗伯逊易位，则再发风险高达 25%。对于有不良孕产史、35 岁以上的孕妇，建议妊娠 10 周后行 NIPT 筛查，可有效提高 21 三体征的产前检出率。

第二节 | 18 三体综合征

18 三体综合征（trisomy 18 syndrome）简称 18 三体征，又称 Edwards 综合征，胎儿染色体核型中含有 3 条 18 号染色体，是仅次于 21 三体征的常见染色体三体征，99% 以上是标准型，极少数为易位型及嵌合型，其发生率与孕妇高龄相关。其主要临床特点是有明显的多发性结构畸形，绝大多数不能存活，存活者伴重度智力低下。目前，NIPT 对 18 三体综合征的筛查灵敏度和特异度均在 99% 以上，阳性预测值为 69.44%。

【超声表现】 18 三体征胎儿的畸形表现多种多样，可累及头面、神经系统、心血管系统、上肢、胎儿附属结构等，常表现为多种结构畸形及超声软指标并存，80% 以上的 18 三体征胎儿可出现 3 种以上的结构异常。孕早期可出现 NT 增厚、鼻骨钙化不良；孕中期出现多发畸形，其中较为特异性的结构畸形主要包括小下颌、流出道型室间隔缺损、重叠指、桡骨发育不良或缺失、单脐动脉等；孕中期较特异性的超声软指标包括“草莓头”型、脉络丛囊肿、“长眉”征等（图 28-2-1）。

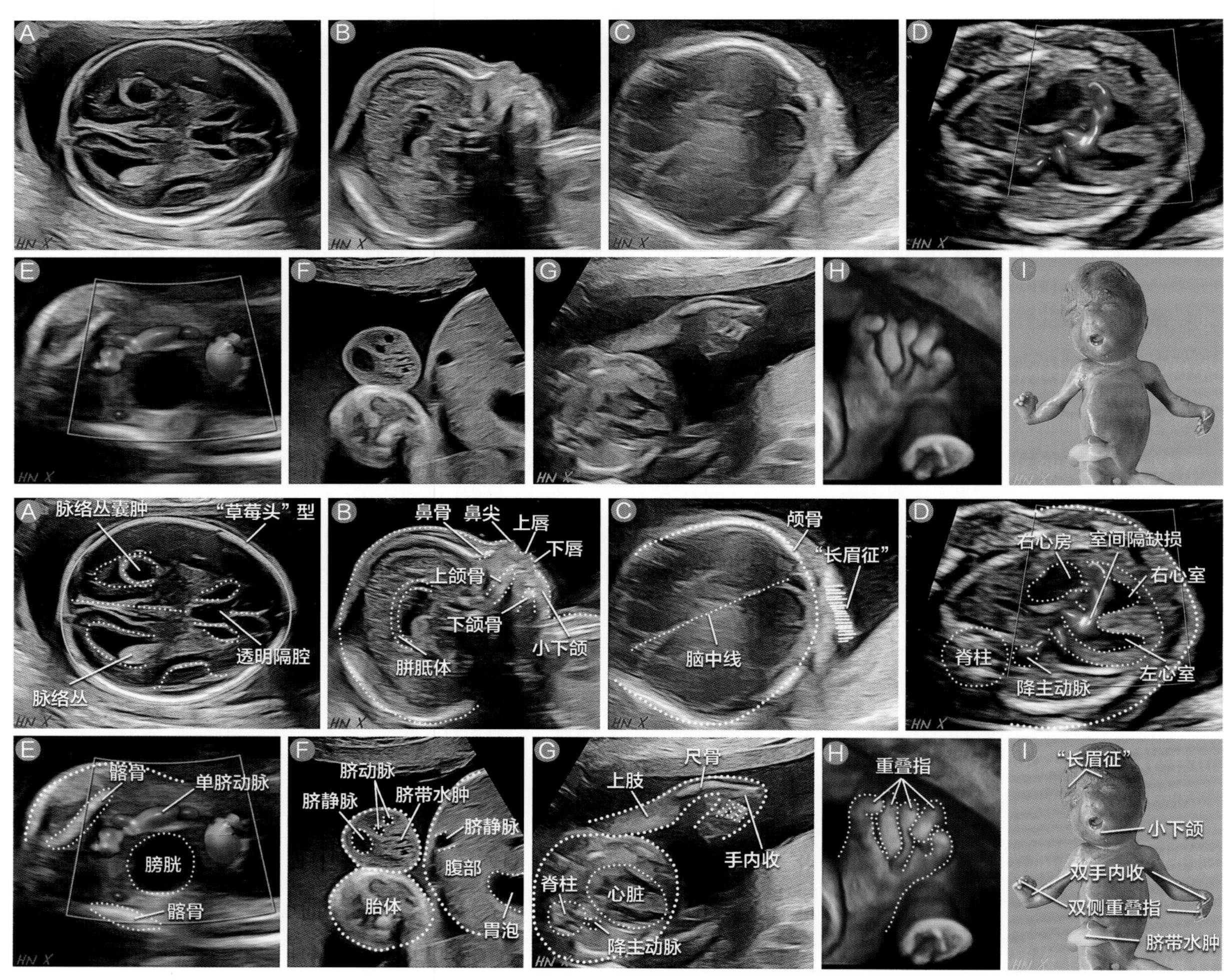

图 28-2-1 ■ 孕中期胎儿 18 三体综合征的超声表型

A.“草莓头”型和脉络丛囊肿；B. 小下颌；C.“长眉征”；D. 流出道型室间隔缺损；E. 单脐动脉；F. 脐带水肿；G. 桡骨缺失；H. 重叠指三维成像；I. 引产标本。

笔者团队曾采用 logistic 回归分析评估 59 例 18 三体征胎儿的多个超声指标与 18 三体征的相关性，探讨产前超声指标评分法对 18 三体征的诊断价值，根据可进入回归方程的 15 项超声指标的阳性似然比进行赋值，以总分 4 分为截断值，其诊断胎儿 18 三体征的灵敏度达 98%，特异度达 98%，各指标赋分标准参见**表 28-2-1**；笔者团队的进一步研究发现，胎儿透明隔间腔宽径与小脑前后径的比值可作为判断 18 三体征的超声参考指标，当比值大于 0.46 时，预测 18 三体征的灵敏度为 87.0%、特异度为 85.0%。

表 28-2-1 ■ 18 三体综合征孕中期异常超声指标的赋分标准

超声特征	例数(*n*)	百分比 /%	阳性似然比(LR+)	赋值
流出道型室间隔缺损	40	68	340.7	3
重叠指	25	42	267.3	3
“草莓头”型	19	32	217.9	3
桡骨缺失或发育不全	18	31	196.0	2
脐尿管囊肿	3	5	156.9	2
脉络丛囊肿	14	24	151.4	2
耳低置	14	24	150.5	2
脐带囊肿	10	17	121.5	2
脐膨出	9	15	66.5	1
足内翻	11	19	64.1	1
后颅窝池增宽	11	19	62.0	1
左心发育不良综合征	8	14	51.8	1
前脑无裂畸形	2	3	19.3	1
单脐动脉	24	41	17.9	1
心脏房室隔缺损	8	14	17.0	1

资料来源：2005—2012 年中山大学附属第一医院数据。

【鉴别诊断】18 三体征是所有染色体异常综合征中产前超声异常表型最多者，产前超声检查时仔细识别异常超声表型，参考以上标准评分预测 18 三体征，胎儿染色体检查可确诊。

【预后与咨询】预后极差，大多数 18 三体综合征是致死性的。偶有嵌合型或部分型 18 三体征的活产病例，可存活至 12 个月，但极少能存活到成年，幸存者均有严重的神经系统发育迟滞。再发风险约为 1%。

第三节 | 13 三体综合征

13 三体综合征(trisomy 13 syndrome)简称 13 三体征，又称 Patau 综合征，胎儿染色体核型中含有 3 条 13 号染色体，发病率较 21 三体征和 18 三体征为低，约为 1∶25 000；75% 是标准型，25% 为易位型及嵌合型。母亲高龄和罗伯逊易位、不平衡移位是高危因素。产前诊断的 13 三体征大多数有多发、严重的结构畸形。NIPT 对于 13 三体综合征的筛查灵敏度和特异度大于 99%，但阳性预测值仅 46.67%。

【超声表现】 因绝大多数 13 三体征胎儿伴有全身明显结构畸形，故在孕早期超声检查时即可被发现。产前超声较常见的征象包括：① NT 增厚或水囊状淋巴管瘤；②前脑无裂畸形；③与前脑无裂畸形相关的面中部发育异常，如独眼 / 眼距过窄、喙鼻、正中唇腭裂、小下颌；④心脏室间隔缺损、房室隔缺损、法洛四联症、右心室双出口和主动脉缩窄等；⑤囊性肾发育不良；⑥多指 / 趾，足内翻等（图 28-3-1）。

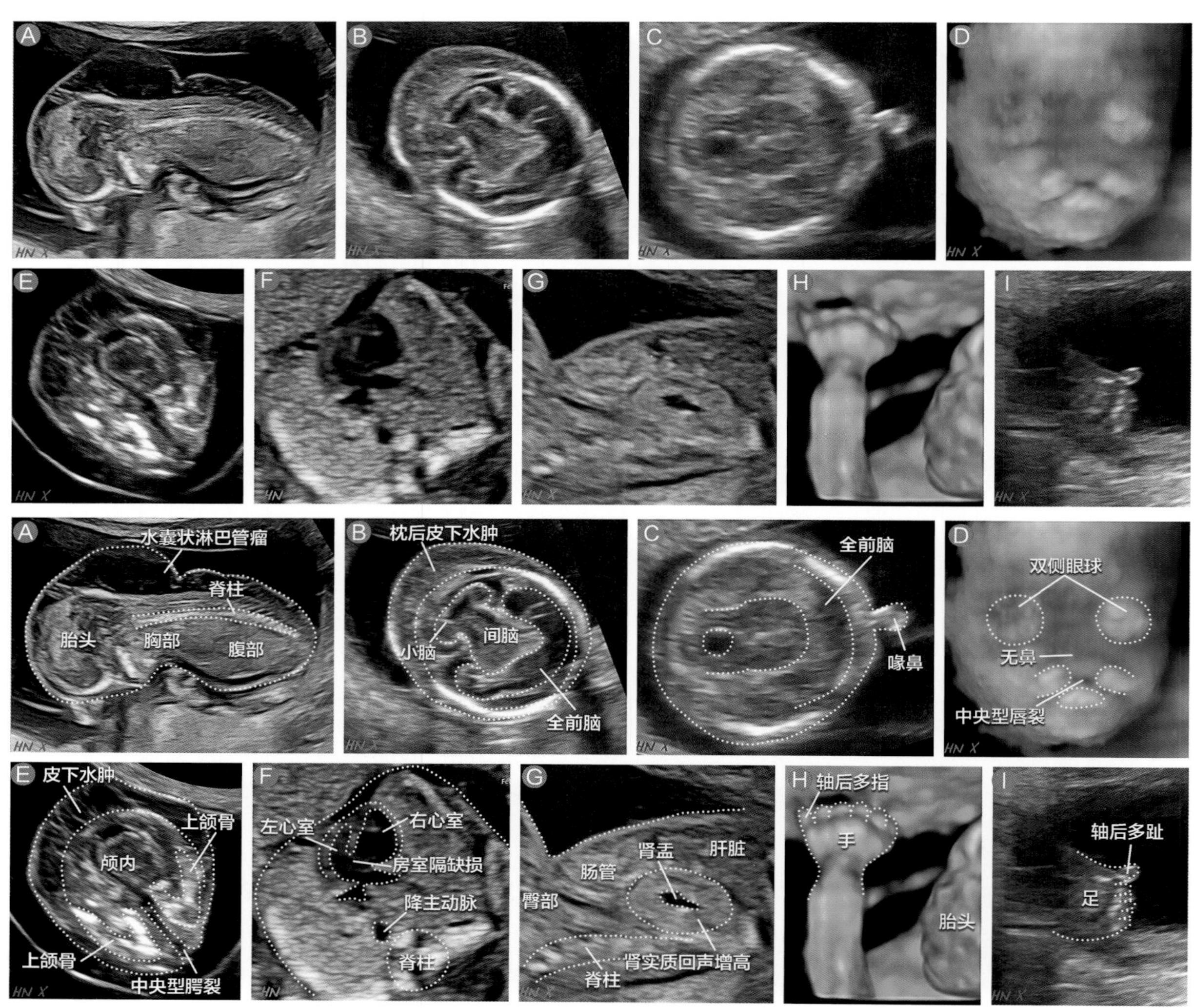

图 28-3-1 ■ 孕早、中期胎儿 13 三体综合征的超声表型

A. 水囊状淋巴管瘤；B. 全前脑；C. 喙鼻；D. 中央型唇裂三维成像；E. 中央型腭裂；F. 心脏房室隔缺损；G. 肾脏回声增高；H. 多指三维成像；I. 轴后多趾。

【鉴别诊断】 相较于其他染色体畸形，13 三体征胎儿的全身结构畸形最严重，产前超声发现的胎儿前脑无裂畸形合并面中部异常、心脏畸形合并多指 / 趾通常是 13 三体征相对特征性的病变。

【**预后与咨询**】预后极差，绝大多数 13 三体征为致死性。活产儿中 95% 在 6 个月内死亡，极少数不合并严重结构畸形者可存活数年，但多数伴有严重的精神运动障碍、智力低下和癫痫。再发风险约为 1%。

第四节 | 22q11.2 微缺失综合征

22q11.2 微缺失综合征（22q11.2 microdeletion syndrome）是由染色体 22q11.2 发生约 1.5~3.0Mb 的片段缺失引起的遗传综合征，是最常见的微缺失综合征，发生率为 1/6 000~1/4 000。在缺失区域内的 *TBX1* 基因缺失被认为是导致包括心脏异常等在内的许多典型特征的原因。该疾病的外显率完全，但表型变异大，涵盖了全身各系统病变。主要特征性病变为心脏畸形、腭裂或腭咽闭合不全（48%）、新生儿低血钙（63%）、胸腺发育不良（65%）、面部畸形（95%）、智力低下（50%）、喂养和胃肠道障碍、神经发育和精神障碍等。根据表征不同有不同的命名，如 DiGeorge 综合征、腭心面综合征、圆锥动脉干异常面容综合征、CATCH22 综合征等。

【**超声表现**】产前超声表现主要包括：①心脏畸形（约占 70%），其类型主要为圆锥动脉干畸形，如流出道型室间隔缺损、法洛四联症、永存动脉干、主动脉弓离断；②胸腺缺失或发育不良，在三血管 - 气管切面无法显示胸腺结构，正常胸腺声像图参见图 14-2-6、图 22-2-3；③颜面部异常，主要表现为唇腭裂、“盔甲”鼻、小下颌；④其他还包括泌尿系统畸形（多囊性肾发育不良）、骨骼系统畸形（脊柱侧弯、多指 / 趾）、中枢神经系统异常（小头畸形、多微小脑回），以及羊水过多、宫内生长受限等（图 28-4-1）。

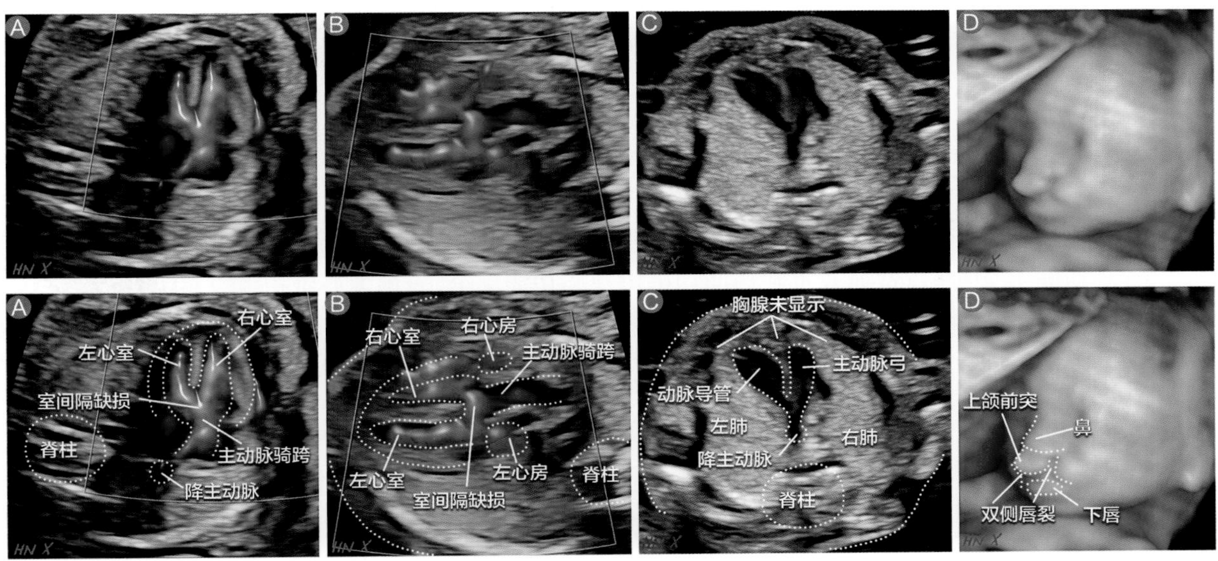

图 28-4-1 ■ 孕中期胎儿 22q11.2 微缺失综合征的主要超声表型

A. 圆锥动脉干畸形（法洛四联症）；B. 圆锥动脉干畸形（流出道型室间隔缺损）；C. 三血管 - 气管切面显示胸腺缺如；D. 唇裂（双侧）三维成像。

【**鉴别诊断**】部分22q11.2微缺失综合征的表型异常轻微，容易漏诊；当超声扫查发现胎儿心脏畸形、唇腭裂时，应注意扫查胸腺及其他相关畸形，并行染色体荧光原位杂交、多重连接依赖性探针扩增（MLPA）或染色体微阵列检测，与其他染色体异常综合征如非整倍体异常综合征等相鉴别。

【**预后与咨询**】影响生存率的因素包括心脏畸形的种类、胸腺发育不全导致的T细胞免疫缺陷，以及甲状旁腺发育不良所致的低钙性抽搐和癫痫。幸存者伴有轻至中度智力低下，部分成年后有精神分裂症高危倾向等。如父母双方之一为携带者（5%~10%）则遗传风险为50%，大部分病例为新发突变，再发风险<1%。

第五节 | 胎儿水肿

胎儿水肿（hydrops fetalis）是由于体内高血容量和/或血管通透性增高，导致胎儿液体过多积聚在皮下组织间隙或体腔内，出现胎儿皮下水肿、腹腔积液、胸腔积液、心包积液等，常伴羊水过多和胎盘增厚。发生率为1/1 500~1/4 000。根据病因不同分为免疫性胎儿水肿（immune hydrops fetalis，IHF）和非免疫性胎儿水肿（nonimmune hydrops fetalis，NIHF）。引起水肿的免疫性因素包括ABO或Rh等多种母胎血型不合产生的同种免疫性溶血，引起胎儿贫血而导致水肿，其中ABO溶血发病率较高，但病情较轻，极少引起水肿；Rh溶血较少见，但较为严重，易引起胎儿水肿。NIHF是指除母胎血型不合外的多种原因导致的胎儿水肿，约占所有胎儿水肿的90%，其病因包括胎儿心血管系统发育异常、染色体异常、先天性淋巴管发育不良、先天性代谢异常、α-地中海贫血纯合子（巴氏水肿综合征）、肿瘤、宫内感染及双胎输血综合征等，但仍有约25%的特发性水肿无法明确病因，表现为孕晚期出现体腔积液，出生后消失。

【**超声表现**】胎儿水肿的产前超声诊断标准为至少两个不同部位出现体腔液体积聚或单发体腔积液伴皮下水肿。胎儿水肿的声像图表现包括水肿的直接征象、心功能改变和不同病因的相关异常表现（图28-5-1）。

（1）水肿：①皮下水肿，局部或全身皮下软组织增厚（>5mm），头皮水肿与颅骨回声呈双环征，全身水肿时呈“太空衣”水肿征；②浆膜腔积液，可表现为胸腔、腹腔、心包腔内出现游离液性暗区；③肝脾增大，表现为腹围大于相应孕周，肝、脾最大切面面积较大。

（2）心功能不全：严重贫血或水肿后期均可出现心功能不全，表现为心脏扩大、三尖瓣反流、心动过速或心动过缓等。

（3）水肿原发病因表现：水肿的病因不同可有不同的声像表现，以此可辅助鉴别水肿成因。同种免疫性溶血和α-地中海贫血纯合子（巴氏水肿综合征）引起的胎儿贫血、水肿可同时出现胎儿大脑中MCA-PSV增高，当检测到MCA-PSV≥1.5MoM时，需抽取胎儿血进行相关检查确诊；其他引起水肿的相关原发病因，如胎儿心脏畸形、肿瘤、双胎输血综合征、运动不能序列征等有相应的超声表现。

（4）其他：胎盘增厚，厚度常大于5cm；羊水量早期可增多，晚期羊水过少。

注意：胎儿水肿常是某一疾病的终末表现，产前超声发现胎儿水肿后应详细评估，分析其可能的病因。

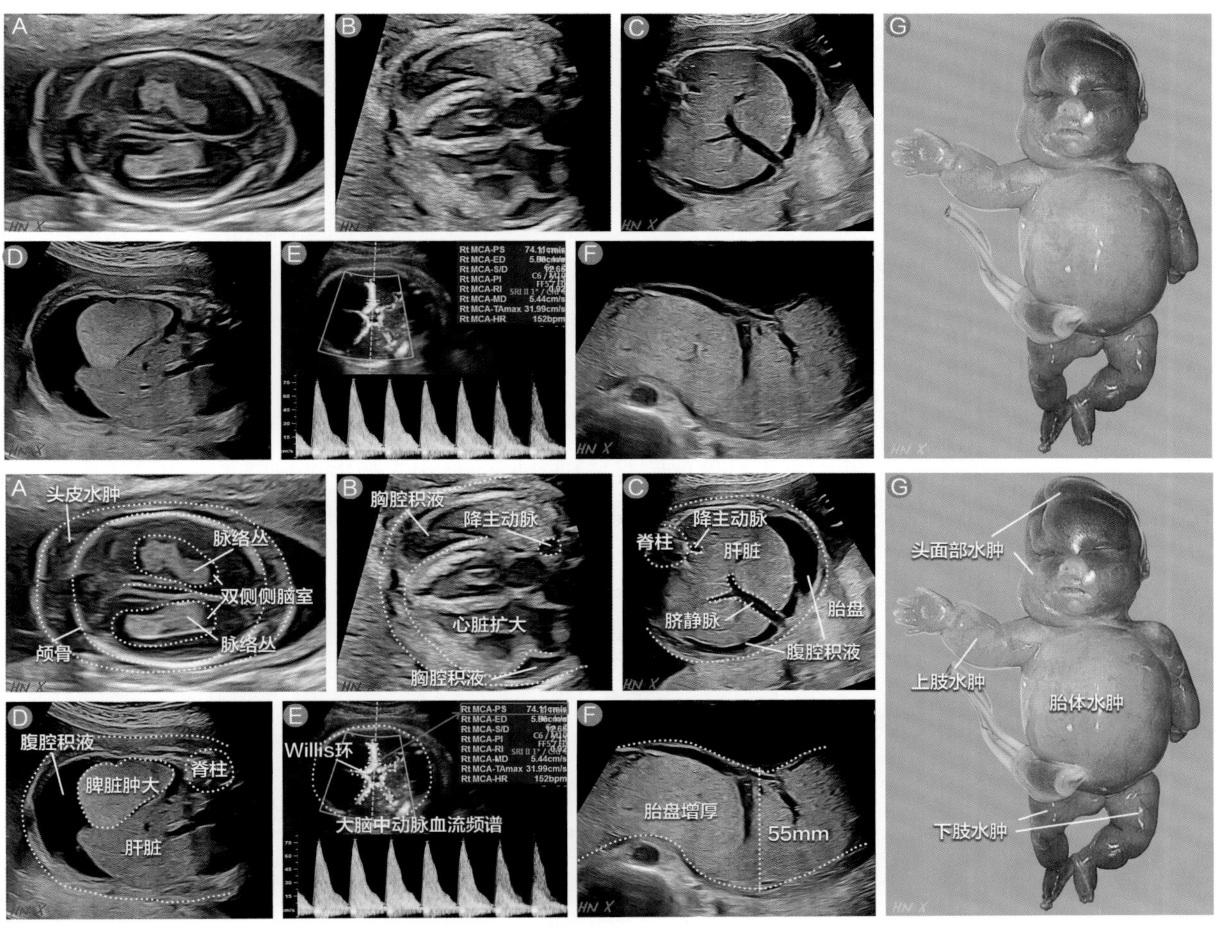

图 28-5-1 ■ 孕中期胎儿巴氏水肿综合征

A. 头皮水肿；B. 心脏扩大、胸腔积液；C. 腹腔积液；D. 脾大、腹腔积液；E. 大脑中动脉峰值流速增高（>1.5MoM）；F. 胎盘增厚；G. 引产标本。

【**鉴别诊断**】胎儿水肿应与孤立性体腔积液或局部皮下液体积聚区别，后者无合并异常，预后良好。

【**预后与咨询**】胎儿水肿的围生期死产、早产和新生儿死亡的风险明显升高；预后取决于病因、发病的孕周及是否存在胸腔积液等。一般来说，水肿发生越早，预后越差；20 周前出现胸腔积液和羊水过多是预后不良的标志；若无合并染色体异常或其他结构畸形则预后相对较好；溶血性贫血可采用经脐静脉胎儿宫内输血治疗，输血后存活率可达 70%；不合并染色体异常者，再次妊娠的复发风险低；胎儿水肿时应每 1~2 周行超声监测，并注意母亲是否有镜像综合征的迹象。

第六节 | 羊膜带综合征

羊膜带综合征（amniotic band syndrome）也称羊膜带序列征（amniotic band sequence），是由于孕早期羊膜局部破裂，形成纤维束或纤维鞘，粘连、缠绕胎儿，导致胎儿肢体、体表器官破坏、变形或截断，发生一组表型变异较大的复合畸形，其破坏程度可从仅有肢体缩窄环至整个肢体、器官结构完全消失。严重的羊膜带综合征导致的复杂畸形与肢体 - 体壁复合畸形（limb-body wall complex）具有相同表现，肢体畸形、胸腹壁裂、严重脊柱弯曲和脐带过短等均可由羊膜带破坏所致，因此虽命名不同但可能具有相同的病理机制。估计发病率为 1/1 500~1/50 000。导致羊膜破裂的病因尚不明确，无遗传基因改变。结构畸形无固定模式，可单发或多发，主要特点为体表结构（颅面及胸腹壁）撕裂样缺损、肢体不对称性畸形、畸形程度不一，羊膜破裂发生孕周越早，胎体受破坏程度越严重。

【超声表现】①胎儿畸形：以体表结构畸形为主，依受累部位不同，可发生颅骨缺如、面裂、腹壁缺损内脏外翻及肢体畸形等；单纯腹壁受损可表现为体蒂异常，由于羊膜带牵拉，脊柱极度弯曲；单纯肢体受累较多见，畸形主要为肢体环状缩窄或截肢样改变为主；②羊水内回声：羊水内可见带状漂浮物，一侧贴附于胎儿畸形部位，一侧附着于宫壁或胎盘；③胎动受限：由于畸形部位受羊膜带粘连固定，胎儿活动度差或不活动；④合并征象：羊水过少（图 24-1-6、图 28-6-1、视频 28-6-1、视频 28-6-2）。

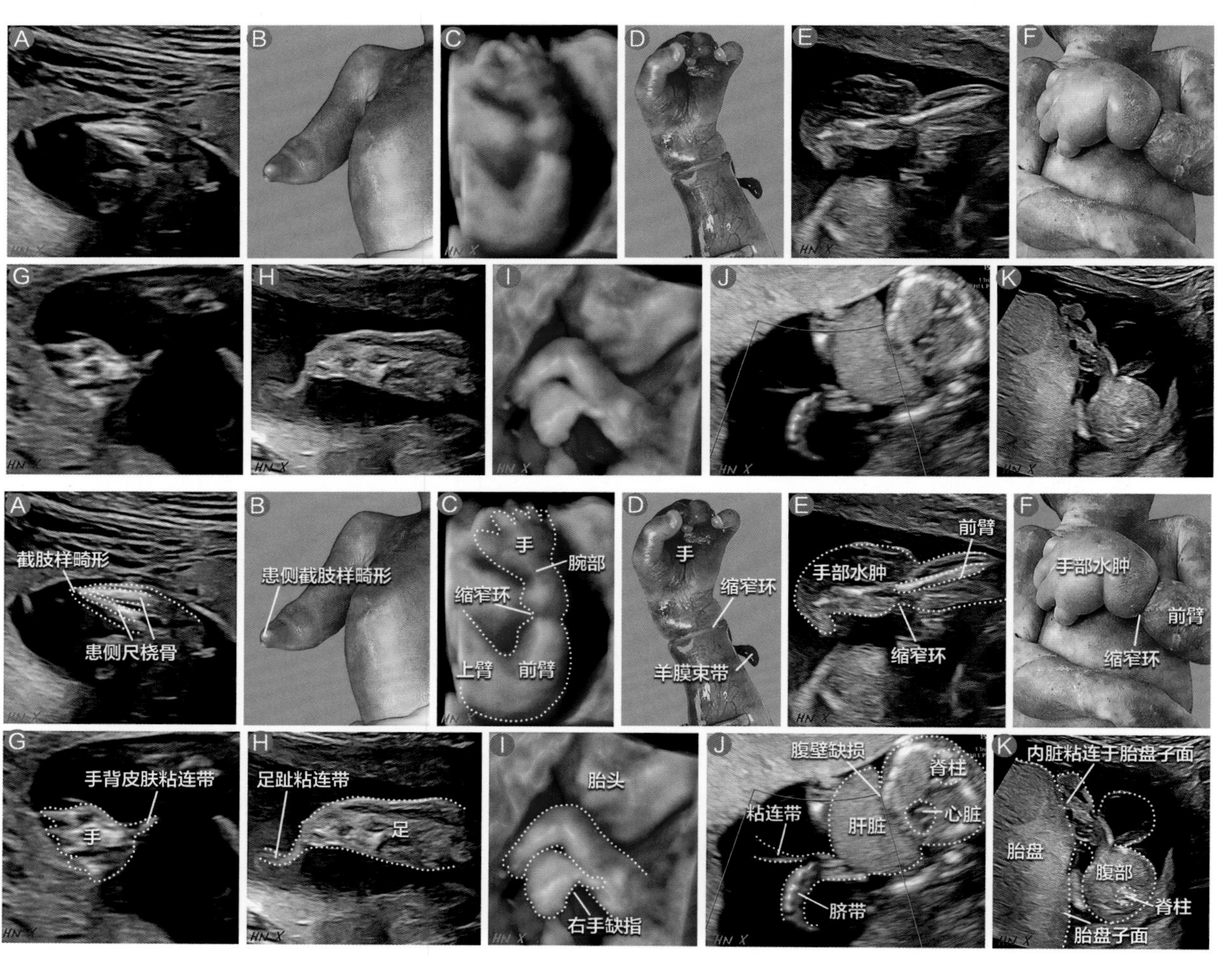

图 28-6-1 羊膜带综合征的超声表现

A. 截肢样畸形；B. A 图病例引产标本；C. 前臂肢体缩窄环；D. C 图病例引产标本；E. 前臂缩窄环伴远端肢体水肿；F.E 图病例引产标本；G. 手部皮肤粘连带；H. 足趾粘连带；I. 右手缺指三维成像；J. 腹壁缺损、内脏外翻与羊膜腔内粘连带；K. 腹壁缺损、内脏粘连于胎盘子面。

 视频 28-6-1 羊膜带综合征手缺失(19 周)

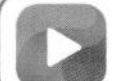 视频 28-6-2 羊膜带综合征内脏外翻(12 周)

超声诊断要点:①胎儿体表畸形为主要表现;②畸形部位与宫壁或胎盘有细带相连;③胎儿全身或局部活动受限。

【**鉴别诊断**】应注意羊膜带综合征的羊膜腔内带状回声与宫腔黏连带鉴别,后者与胎体不相连,且不合并胎儿畸形;与其他单纯性体表畸形如无脑畸形、脑膨出、唇裂、腹裂、脐膨出等鉴别时,可仔细扫查病灶表面有无带状羊膜相连以鉴别;羊膜带综合征仅累及肢体时,多数为截肢样畸形、受损肢体处可见细带状结构相连,也可据此与其他因素所致手足畸形鉴别。

【**预后与咨询**】预后取决于受累的范围和部位,畸形严重者常为致死性;单纯肢体受累不影响生存,畸形不严重者如手脚的环状缩窄,可行胎儿镜或出生后手术松解治疗。本病为散在发病,再发风险低。

第七节 | 先天性巨细胞病毒感染

胎儿巨细胞病毒(cytomegalovirus,CMV)感染源于母体原发感染,CMV 经胎盘传播至胎儿引起胎儿感染,发生颅内、腹腔病变,具有综合征性的多器官受累的特征。CMV 感染在孕妇中发生率为 1%,是最常见的先天性感染,约 10% 的活产儿在出生时及以后可出现相应症状。

【**超声表现**】因受累部位不同,可有多种表现。较特异性的征象为颅内钙化灶、腹水征和腹腔内实质器官钙化灶。颅内钙化发生在室管膜下脑实质,呈散在分布,脑实质可呈"分层征";其他颅内表现还可有脑室增宽、脑室内粘连带、小头畸形、室管膜下囊肿、巨脑回、胼胝体发育不良及大枕大池等(图 21-7-3)。腹腔内可见腹水征、肠回声增强、肝脾大,以及散在的高回声钙化灶,可发生在肝脏、肾上腺、脾脏等实质器官,也可出现在肠间、膈下等,图 28-7-1 为一例宫内胎儿 CMV 感染的超声表现。

【**鉴别诊断**】CMV 所致的胎儿腹水、腹腔内钙化灶需与其他引起腹水和腹腔钙化的疾病如胎粪性腹膜炎等鉴别,其他病原体如风疹病毒、微小病毒 B19、梅毒螺旋体、弓形虫等导致的宫内感染也可表现为肝脾大和腹水;颅内钙化灶应与颅内出血、肿瘤、结节性硬化等鉴别;超声检查可疑 CMV 感染病例,可进行羊水聚合酶链反应(PCR)CMV 病毒检测以明确诊断,也可通过活检或尸检标本中出现典型的病毒包涵体确诊。

【**预后与咨询**】产前诊断的 CMV 感染大部分出生后预后不良,新生儿期死亡率为 5%,50%~60% 的胎儿出生后有神经系统发育异常;婴儿期无症状者,10%~15% 出现远期后遗症,包括智力低下、运动障碍和听力丧失；产前超声表现正常的胎儿也有一定的远期并发症的可能；抗病毒药物并不能降低母胎传播率。

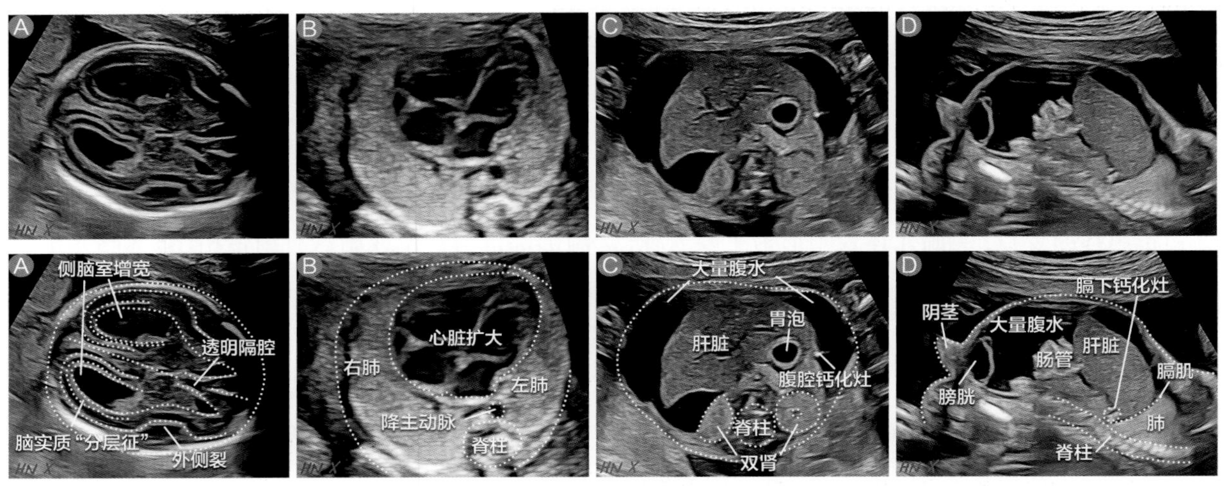

图 28-7-1 ■ 胎儿巨细胞病毒感染（24 周）

A. 头颅横切面；B. 心脏四腔心切面；C. 腹部横切面；D. 腹部矢状切面。

第八节 | Meckel-Gruber 综合征

Meckel-Gruber 综合征（Meckel-Gruber syndrome）是罕见、致死性的常染色体隐性遗传病，主要涉及睫状体基因突变，引起初级纤毛的结构或功能成分变异。此综合征是睫状体病中最严重的类型，具有高度遗传异质性，临床表型多种多样，约 60% 的病例具有特征性表现，即枕部脑膨出、多囊性肾发育不良和轴后多指，其他畸形还包括长骨弯曲和缩短、男性生殖器异常、中枢神经系统异常、心脏畸形、颜面部及胃肠道畸形、肺发育不全及视网膜缺损等。迄今为止有 14 个基因（包括 *MKS*、*TMEM*、*C5orf42* 等）的突变被确定为 Meckel-Gruber 综合征的致病基因，但这些基因突变似乎只能解释 50%~60% 的病例。近年来基因技术的进展显著改善了其诊断、遗传咨询和临床管理。

【超声表现】

1. 典型征象 枕部脑膨出、多囊性肾发育不良、轴后多指，具备其中的 2 项即应考虑 Meckel-Gruber 综合征的诊断（图 28-8-1）。部分病例孕早期超声检查发现脑膨出后再仔细观察肾脏、双手可获诊断。

2. 其他异常 包括中枢神经系统（Dandy-Walker 畸形、脑积水和脑发育不良），腹部畸形（脐膨出、脾大及肛门闭锁），心血管系统畸形（室间隔缺损）及羊水过少等。

【鉴别诊断】主要根据三大典型征象的组合与其他合并脑膨出，或合并多囊性肾发育不良，或合并多指畸形的综合征鉴别。13 三体征和 18 三体征、Bardet-Biedl 综合征和 Smith-Lemli-Opitz 综合征等也可出现类似的表型，染色体核型和全外显子基因测序可作甄别。

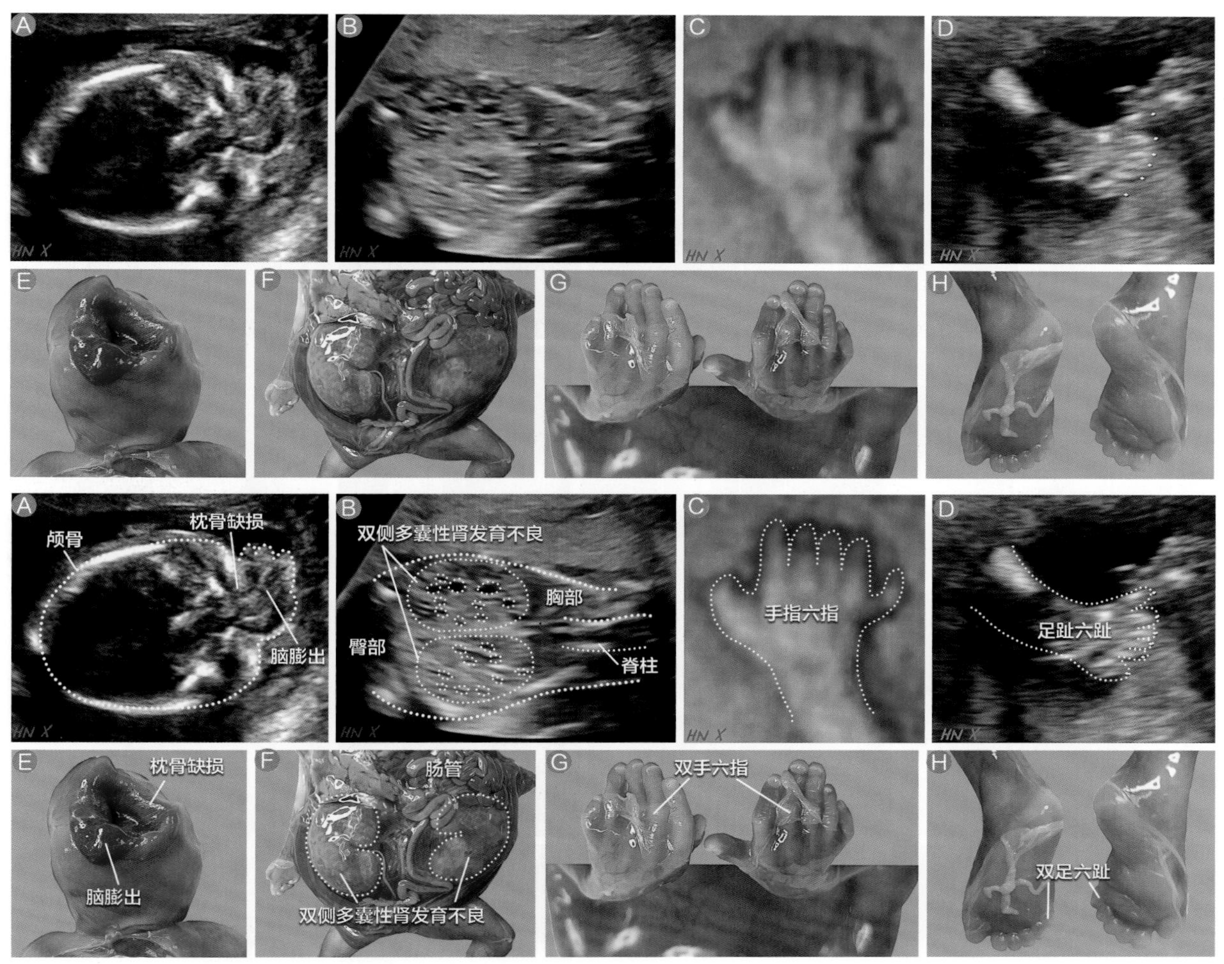

图 28-8-1 ■ Meckel-Gruber 综合征（16 周）

A. 头颅横切面；B. 双肾最大切面；C. 手指六指畸形；D. 足趾六趾畸形；E、F、G、H. 引产标本。

【**预后与咨询**】预后极差，为致死性疾病，极少数可存活数天至数周；本病为常染色体隐性遗传，父母双方为携带者再发风险为 25%；少数散发型病例再发风险为 1%。

第九节 | Apert 综合征

Apert 综合征（Apert syndrome）又称尖头并指综合征，是以颅缝早闭（冠状缝过早融合）导致的尖头、短头、面中部发育不良及并指 / 趾为特征的一组症候群，是综合征性颅缝早闭中较有代表性的类型，占所有颅缝早闭病例的 4%~5%。发病率为 1/10 万 ~1/7 万，为散发型的常染色体显性遗传性疾病，98% 的病例因 10q25~26 上的 *FGFR2* 基因发生错义突变，导致骨基质形成增加、颅骨过早骨化。

【**超声表现**】①头型异常：主要以冠状缝早闭引起的短头型为主，枕额径短、冠状缝闭合，枕骨扁平，前囟较小；②特殊面容：前额突出，面中部扁平；眼球突出，眼距增宽；③并指 / 趾：多为骨性融合，常累及第 2~5 指 / 趾，呈手套、袜套状；④其他：腭裂、脑积水、心脏室间隔缺损、肾脏发育异常等（图 28-9-1）。

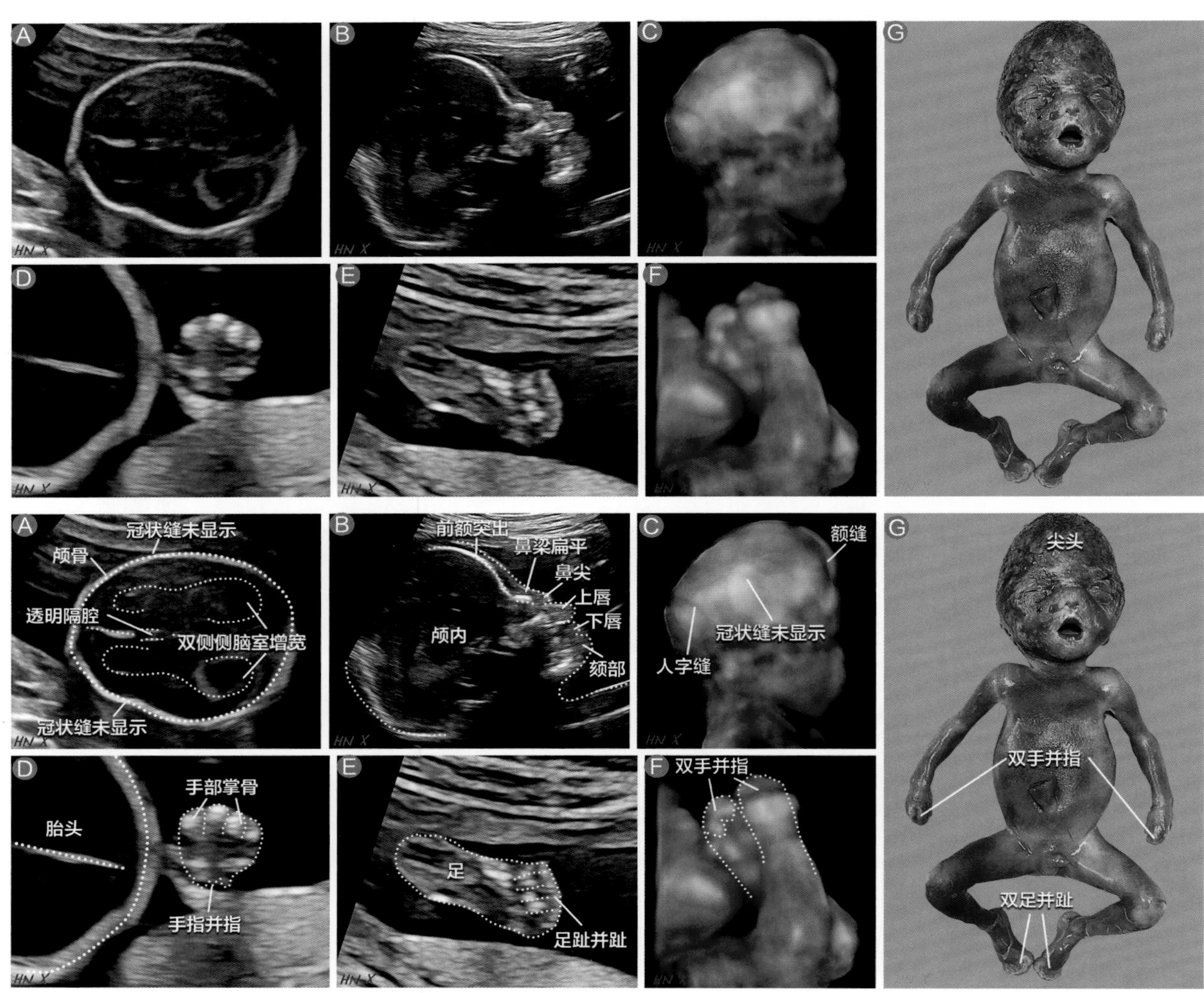

图 28-9-1 ■ Apert 综合征（19 周）

A. 头颅横切面；B. 头颅正中矢状切面；C. 头颅侧面最大模式三维成像；D. 手指并指畸形；E. 足趾并趾畸形；F. 双手三维成像；G. 引产标本。

【鉴别诊断】 主要与 *FGFR2* 基因错义突变所致的其他类型颅缝早闭相关的综合征鉴别。①Carpenter 综合征：主要表现为单侧颅缝早闭（不对称性尖头）、多指 / 趾并指 / 趾畸形、心脏畸形（50%）；②Pfeiffer 综合征：颅缝早闭累及多条颅缝，并指 / 趾，拇指及拇趾短宽并内翻；③Crouzon 综合征：冠状缝和矢状缝早闭，伴严重突眼，较少有并指畸形。但大多数情况下，多种颅缝早闭综合征的表型重叠，产前超声难以准确鉴别。

【预后与咨询】 预后较差，新生儿期死亡率高，存活者 50% 有不同程度的智力低下。因大多数为散发性，再发风险极低；如父母双方之一患病，再发风险为 50%。

第十节 | Pierre Robin 序列征

Pierre Robin 序列征(Pierre Robin sequence)又称腭裂 - 小下颌 - 舌后坠综合征、皮罗综合征、罗宾畸形,是以小下颌、舌后坠和腭裂为主要表现的先天异常。发病率为 1/(1 400~8 500)。一半以上是多种异常综合征的表现之一,与之相关的异常综合征有 30 多种。可为常染色体隐性遗传或 X 连锁遗传。

【超声表现】产前超声表现为小下颌、舌后坠和单纯腭裂。在胎儿正中矢状切面上显示小下颌、在颈部冠状切面上显示舌后坠,表现为舌后根紧贴会厌,扫查和诊断方法见图 20-6-1~ 图 20-6-3;不合并唇裂的腭裂产前诊断较困难,需在胎儿头仰伸时超声束避开上颌的声衰减影响,方可显示软腭或硬腭,扫查和诊断方法详见第二十章第四节面裂畸形;由于小下颌畸形影响吞咽,大多数病例合并羊水过多。

【鉴别诊断】应注意与生理性小下颌鉴别,详见第二十章第六节小下颌畸形;孤立性小下颌畸形与 Pierre Robin 序列征的鉴别取决于有无腭裂,在上腭显示困难导致无法判断时,头面或全身其他结构有合并异常则多考虑为综合征性小下颌,其中 20% 合并心脏畸形。

【预后与咨询】综合征性的小下颌预后差,染色体异常的风险高;由于舌后坠导致气道梗阻,出生后出现呼吸困难和喂养困难。

第十一节 | VACTERL 联合征

VACTERL 联合征(VACTERL association)是以脊柱畸形(vertebral anomalies)、肛门直肠闭锁(anorectal atresia)、心脏畸形(cardiac defects)、气管食管瘘(tracheo-esophageal fistula)、肾脏异常(renal anomalies)和肢体畸形(limb anomalies)6 种主要畸形随机联合出现的一种联合征,3 种及 3 种以上畸形同时出现时可诊断为 VACTERL 联合征。病因不明,有报道与母体胰岛素依赖型糖尿病有关,其发生可能是胚胎时期中胚层发育缺陷而引起的各种畸形的重叠与组合。目前尚未发现相关的遗传基因改变。

【超声表现】VACTERL 联合征可出现的结构畸形如下。

1. **脊柱椎体异常(V)** 半椎体最为常见,可导致脊柱侧弯。
2. **肛门 / 直肠闭锁(A)** 肛门靶环征消失。
3. **心脏畸形(C)** 以室间隔缺损最为常见,80% 合并心脏畸形。
4. **食管闭锁、食管气管瘘(TE)** 50%~60% 有气管食管瘘。
5. **肾脏畸形(R)** 肾发育不良,异位肾,肾积水,马蹄肾。
6. **肢体畸形(L)** 桡骨发育不良、多指较为多见。

不同病例的异常表型有不同组合,出现以上 6 类畸形中的 3 类即可诊断。各系统结构畸形的超声和病理特征参见相关章节。图 28-11-1 为一例脊柱胸椎半椎体、肛门闭锁、心脏畸形（法洛四联症）、食管 - 气管瘘和一侧肾缺如的 VACTERL 联合征病例。

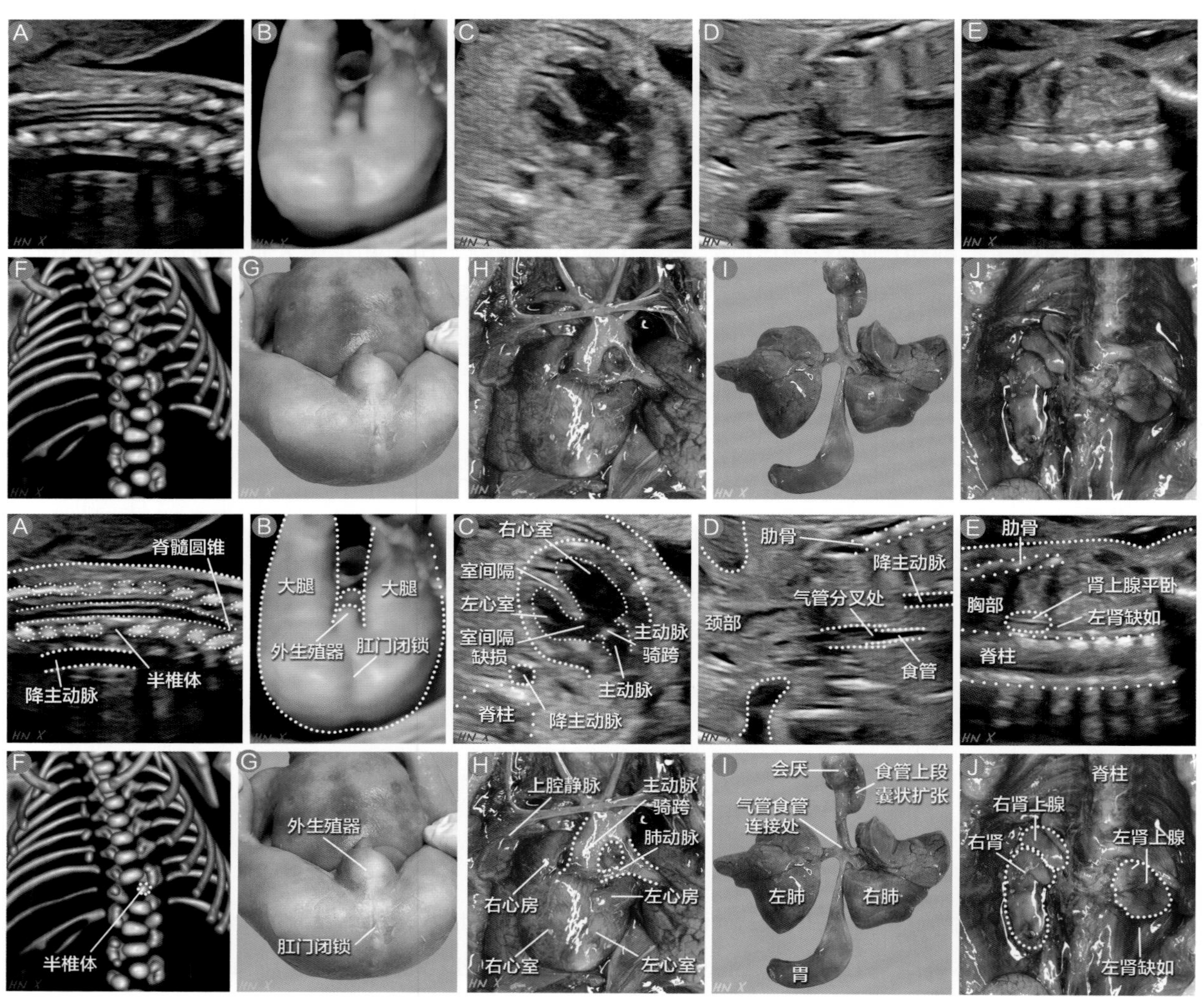

图 28-11-1 ■ VACTERL 联合征（25 周）

A. 脊柱胸椎半椎体；B. 肛门闭锁三维成像；C. 心脏畸形（主动脉骑跨）；D. 食管 - 气管瘘；E. 左肾缺如（肾上腺平卧）；F. 引产标本胸椎 CT 三维重建；G、H、I、J. 引产标本解剖。

【鉴别诊断】 虽然 VACTERL 联合征可累及多个器官系统，但是其产前超声表现常十分隐匿，特别是食管气管瘘，极易漏诊，因此对此病的认识是诊断的关键，临床上大多数是排除性诊断。因有多个结构畸形，需行染色体检查与染色体非整倍体综合征鉴别。另外，VACTERL 联合征与尾椎退化综合征或人鱼综合征的表型有重叠，可根据食管闭锁、食管气管瘘辅助鉴别。

【预后与咨询】 预后取决于各种出现畸形的严重程度，可纠治性畸形手术后预后良好；若伴有双肾发育不良则为致死性；智力多不受影响；因均为散发性病例，故再发风险极低。

第十二节 | Beckwith-Wiedemann 综合征

Beckwith-Wiedemann 综合征（Beckwith-Wiedemann syndrome，BWS），又称脐膨出 - 巨舌 - 巨体综合征，是导致胎儿过度生长最常见的先天异常。胎儿期主要特征为巨大儿、巨舌和脐膨出三联症，其他特征包括单侧过度生长、内脏肿大、胚胎性肿瘤、肾脏异常和胎盘间质发育不良；出生后可发生新生儿低血糖、高胰岛素血症和肾上腺皮质细胞肥大，还可发现耳郭异常皱褶。本病发病率大于1/10 000，辅助生殖技术使其发生风险增加。BWS 的病变基因为定位于 11p15.5 的肿瘤抑制候选基因 *CDKN1C*，为常染色体显性遗传，85% 以上为散发，15% 有家族遗传，但外显率不等，表型变异大。BWS 的分子诊断复杂，羊水及绒毛穿刺培养的细胞不能反映胎儿或胎盘的真实生物状态，阴性结果不能排除 BWS 的诊断，应在出生后进一步诊断。有研究提出临床评分诊断法，出现巨舌、脐膨出、单侧过度生长、肾母细胞瘤、高胰岛素血症、肾上腺皮质增生、胎盘间质发育不良等主要特征时，各赋 2 分；出现出生体重大于均数 +2*SD*、面部红痣、羊水过多或胎盘肿大、耳郭皱褶、一过性低血糖、胚胎性肿瘤、肾或肝大、脐疝等次要特征时，各赋 1 分。当总分 ≥ 4 分时，即使没有分子诊断证据，也可给予 BWS 的临床诊断。

【超声表现】大多数胎儿具有特征性结构畸形。①超声预测胎儿体重明显增大：多在孕中期晚期或孕晚期出现；②巨舌：表现为胎儿呈持续性吐舌状态（超声扫查和判断方法详见第二十章第五节口腔异常）；③脐膨出：小型脐膨出较常见；④内脏肥大：主要为肝脏、脾脏、肾脏，导致腹围明显增大；⑤胎盘间质发育不良：表现为胎盘增厚伴血管扩张、多囊状结构，并羊水过多；⑥其他：可有多囊性肾发育不良或肾上腺占位病变等（图 28-12-1）。

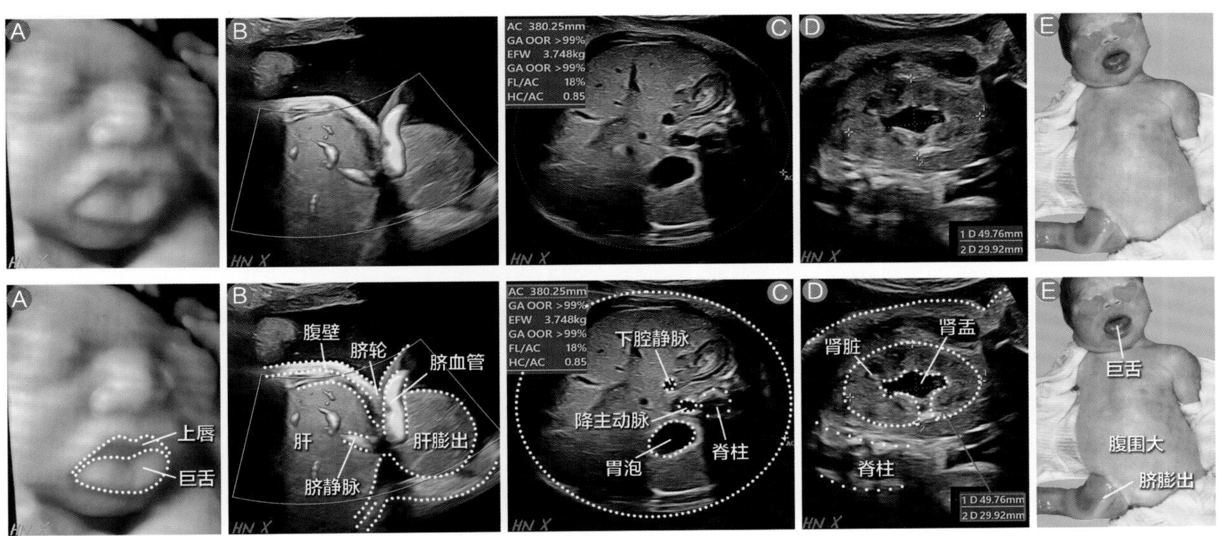

图 28-12-1 Beckwith-Wiedemann 综合征（34 周）

A. 巨舌三维成像；B. 脐膨出；C. 腹围大；D. 肾脏大；E. 出生后表现。

【鉴别诊断】BWS 的巨舌应与正常胎儿生理性吐舌鉴别，后者舌在运动中外伸，在观察过程中舌可回纳入口腔内，且无合并异常；胎儿过度生长应与糖尿病所致的巨大胎儿鉴别，后者无巨舌、脐膨出等；与 BWS 表型类似的相关综合征如 Perlman 综合征、Zellweger 综合征等的鉴别可参照相关综合征的特征性表现和遗传分子学检测结果。

【预后与咨询】BWS 可发生早产、新生儿低血糖、心肌病、巨舌症、肿瘤等并发症，新生儿死亡率约为 20%；婴幼儿胚胎性肿瘤的发生率约为 7%；智力通常在正常范围。无家族史的散发性病例再发风险为 1%~2%；有家族史者为常染色体显性遗传，并不完全外显，再发风险为 50%。产前正确诊断有助于预防早产、减少低血糖并发症、预防巨舌症引起窒息、指导随访并早期发现胚胎性肿瘤。

第十三节 | 巨膀胱 - 小结肠 - 肠蠕动不良综合征

巨膀胱 - 小结肠 - 肠蠕动不良综合征（megacystis-microcolon-intestinal hypoperistalsis syndrome，MMIHS）是以产前膀胱扩大和功能性肠梗阻为特征的先天异常综合征。其病因为编码 γ2 肌动蛋白的 *ACTG2* 基因发生突变，导致消化道、泌尿道平滑肌肌丝蛋白合成障碍，最终影响膀胱、肠管等平滑肌功能而使膀胱扩张、肠管机械性梗阻。此病为非常罕见的常染色体遗传病，多为个案报道，大多数为新发突变，也有父母为携带者的报道。

【超声表现】产前超声特征性表现为：①膀胱增大，中等程度膀胱增大；②肾盂扩张、肾积液；③胃扩张和小肠扩张，小肠因普遍扩张而呈蜂窝状；④羊水过多（图 28-13-1）。

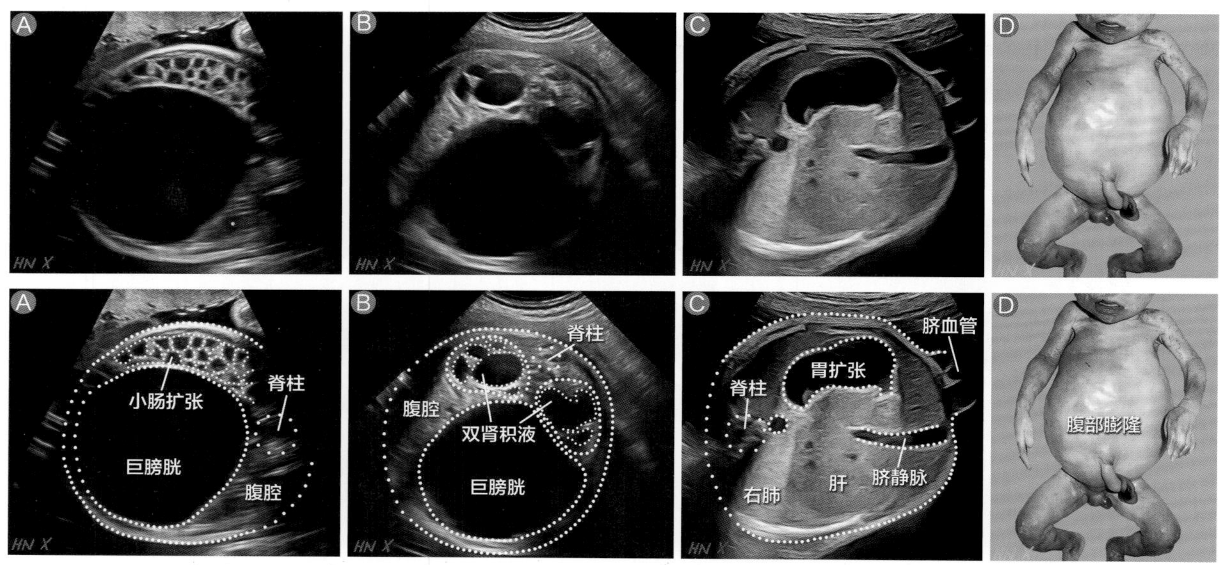

图 28-13-1 ■ 巨膀胱 - 小结肠 - 肠蠕动不良综合征（30 周）

A. 膀胱扩大、小肠蜂窝状扩张；B. 双肾积液；C. 胃扩张；D. 引产标本。

【鉴别诊断】主要与引起巨膀胱的尿道梗阻和梨状腹综合征鉴别，前者孕早期即可出现巨膀胱、羊水少，男性胎儿多有后尿道瓣膜的表现，后者腹部明显膨隆，腹壁菲薄，无小肠扩张。

【预后与咨询】预后差，新生儿期喂养困难，死亡率很高；存活者需行多器官移植术，术后存活率不到 20%，大多数依赖全胃肠外营养和导尿；再发风险约为 1%，已知亲本突变的再发风险为 50%。

第十四节 | 梨状腹综合征

梨状腹综合征（prune belly syndrome）又称腹壁肌肉缺如综合征、梅干腹综合征，主要表现为腹肌缺如、泌尿系统畸形（巨膀胱、尿路极度扩张或肾发育不全等）和隐睾三联症，膀胱排空后腹壁塌陷皱缩。胎儿期发生的梨状腹综合征可仅表现为巨膀胱，伴或不伴梗阻性肾发育不良。活产儿发病率约为 1/4 万，多为散发，男性患儿约占 95%。病因未明，可能是中胚层发育异常导致腹壁和泌尿系肌肉发育障碍，或继发于孕早期发生的下尿路梗阻，也可能有遗传因素。

【超声表现】①孕早期：表现为下腹部膨隆、巨膀胱，动态观察膀胱大小无变化；可出现超声软指标异常，如静脉导管 a 波反向等；②孕中期：羊水过少，泌尿系统扩张，表现为膀胱异常增大，可伴脐尿管囊肿，双肾盂扩张、肾积水，输尿管扩张呈弯曲的管道状，男性胎儿可见尿道扩张；③孕晚期：男性胎儿阴囊内无睾丸；④其他：约 75% 的病例还合并其他系统畸形，如心脏畸形、继发性脊柱畸形、足内翻、肺发育不良等（图 28-14-1）。

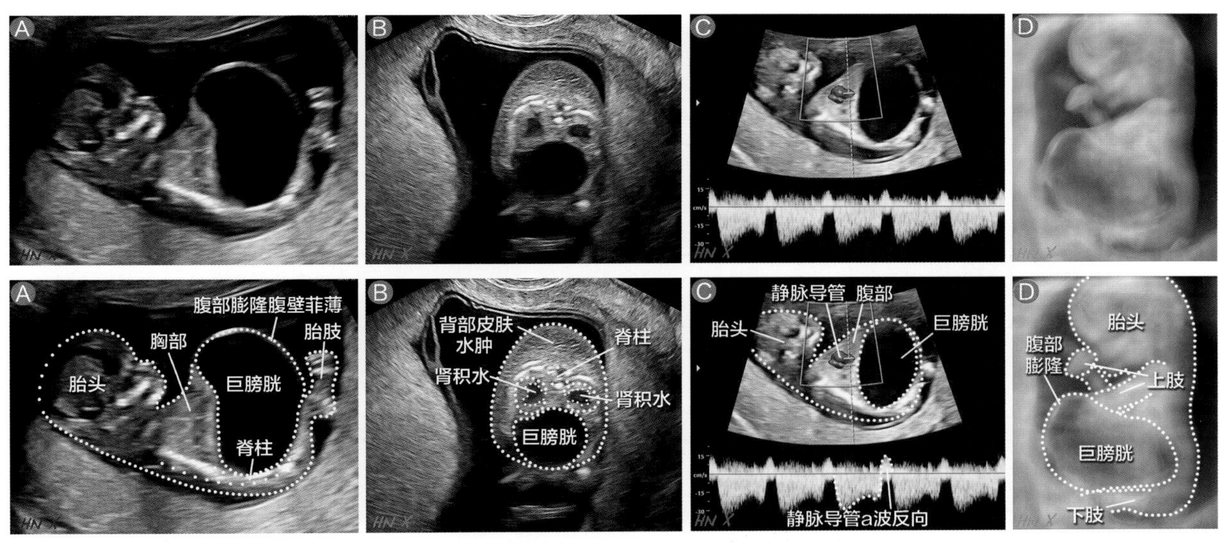

图 28-14-1 ■ 梨状腹综合征（13 周）

A. 胎体正中矢状切面；B. 经阴道扫查双肾横切面；C. 静脉导管 a 波倒置；D. 胎体三维成像。

【鉴别诊断】胎儿期梨状腹综合征与男性胎儿后尿道瓣膜、女性胎儿尿生殖膈畸形并尿道闭锁的鉴别十分困难，膀胱极度扩张时也可继发腹壁肌肉发育不良。后尿道瓣膜仅见于男性胎儿，膀胱壁较厚，后尿道扩张呈典型的“钥匙孔征”，尿道闭锁时合并羊水过少或几乎无羊水，腹壁膨隆程度不如梨状腹综合征明显。另外，还应根据有无肠管扩张与 MMIHS 鉴别。

【预后与咨询】预后较差，围产儿死亡率为 10%~25%，死亡原因与肺发育不良、肾功能受损及其他合并畸形的严重程度有关。本病遗传机制尚不清楚，遗传方式不明确。

第十五节 | K-T 综合征

K-T 综合征（Klippel-Trenaunay syndrome）又称血管骨肥大综合征（angio-osteohypertrophy syndrome），是罕见的先天性脉管发育异常疾病，以不同程度的毛细血管、静脉和淋巴管畸形，同时伴有患侧部位软组织和骨骼过度生长为主要特征，可发生在身体多个部位，以单侧下肢肢体受累多见。K-T 综合征可呈进展性改变，出生后可能仅可发现皮肤血管痣，此后随年龄增长逐渐表现典型的三大症状：痣状毛细血管扩张、静脉曲张，以及软组织、骨组织增生。最近的研究显示 K-T 综合征与染色体 3q26.3 的 *PIK3CA* 基因的突变有关，可导致细胞过度生长，也有报道与染色体易位有关。发病率为（2~5）/10 万。

【超声表现】胎儿期发生的 K-T 综合征特征性表现为肢体不对称。胎儿一侧下肢肿胀、增粗，皮下软组织增厚，可见广泛、大小不等的囊性改变，可包绕长骨生长，其内可伴点状钙化；患侧长骨及软组织过度生长、肥大，皮下软组织肿胀可扩散至盆腔、腹壁；CDFI 显示患肢囊性肿块内血流信号较少；病变范围较大时，常合并心脏扩大、水肿、羊水过多等（图 28-15-1、视频 28-15-1）。

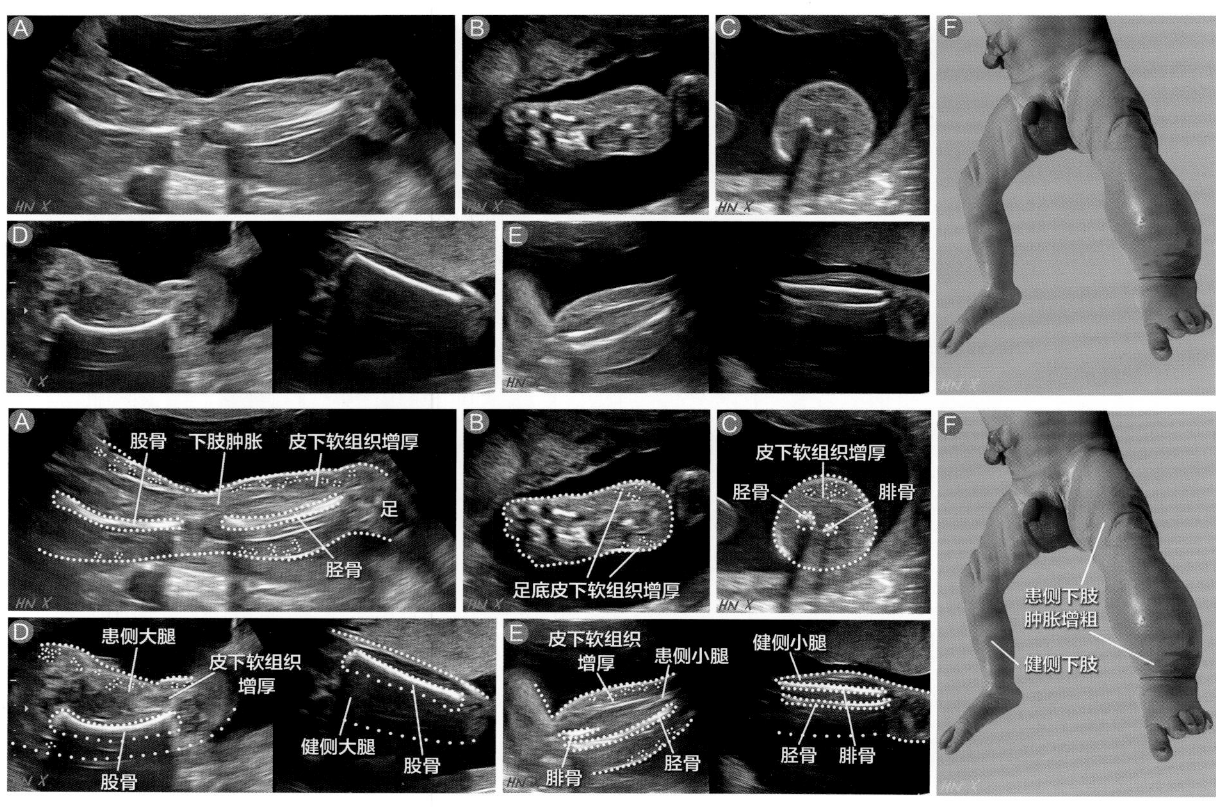

图 28-15-1 K-T 综合征

A. 患侧下肢长轴切面；B. 患侧足底切面；C. 小腿横切面；D. 患侧与健侧大腿长轴切面比较；E. 患侧与健侧小腿长轴切面比较；F. 引产标本。

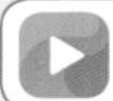 视频 28-15-1 K-T 综合征（26 周）

【**鉴别诊断**】胎儿单纯性的皮下淋巴管瘤和血管瘤的局部改变与 K-T 综合征相似，但病灶范围较局限，且无患侧肢体过度生长的表现；Beckwith-Wiedemann 综合征也可表现为单侧下肢过度生长，但无皮下软组织病变，且合并巨舌、脐膨出等其他征象；Proteus 综合征非常罕见，也有偏侧肢体肥大、淋巴管瘤，脂肪瘤、错构瘤等，多数为进展性的过度生长改变，胎儿期难诊断。

【**预后与咨询**】血管瘤出生后数月可出现缩小趋势；预后取决于血管瘤的位置及范围；脑部血管瘤可能导致癫痫，或发生出血引起严重的脑萎缩；深静脉血栓形成有肺栓塞的风险；若血管瘤仅累及浅表部位并局限于肢体或躯干则预后良好，部分病例可进行切除或整形手术。本病通常为散发，再发风险为 1%；少数病例为常染色体显性遗传，有 50% 的再发风险。

第十六节 | 多发性翼状胬肉综合征

多发性翼状胬肉综合征（multiple pterygium syndrome）是一组罕见的、具有明显临床和遗传异质性的综合征。可为常染色体隐性遗传、常染色体显性遗传或 X 连锁显性遗传，与染色体 2q37.1 的 *CHRNG* 基因突变有关。其病变特征包括多发关节屈曲挛缩，颈部、肘部和 / 或膝盖等处多发翼状胬肉，还可合并生长迟缓、颈部水肿严重者形成水囊瘤、小下颌、眼距增宽、胸廓狭小、外生殖器畸形及全身水肿等。

【**超声表现**】产前超声在 12~16 周即可通过肢体屈曲固定而发现和诊断。主要超声表现包括：①胎儿姿势固定、四肢屈曲、运动减少；②四肢多个关节如肘关节、膝关节处皮肤软组织呈片状向屈侧延伸，形成翼状胬肉，此为特征性表现，采用三维超声成像相较于二维超声更易显示；③颈背部皮下软组织增厚，或形成璞颈、水囊状淋巴管瘤；④合并异常，包括唇腭裂、脊柱裂、胸廓小、早发性宫内生长受限等。图 28-16-1、视频 28-16-1 为一例多发性翼状胬肉综合征，合并脊髓栓系、隐性脊柱裂。

【**鉴别诊断**】本病属于胎儿运动不能系列疾病，与其他运动不能序列征的鉴别要点是多发翼状胬肉的征象。当发现胎儿四肢姿势固定时，应仔细观察四肢关节处皮肤的连续状态，有条件时行三维成像明确诊断。出现颈部软组织增厚或水囊状淋巴管瘤应行染色体检查以排除染色体非整倍体异常。

【**预后与咨询**】为致死性畸形，可发生宫内死胎、死产或继发于肺发育不良的新生儿早期死亡。若为常染色体隐性遗传，再发风险为 25%。

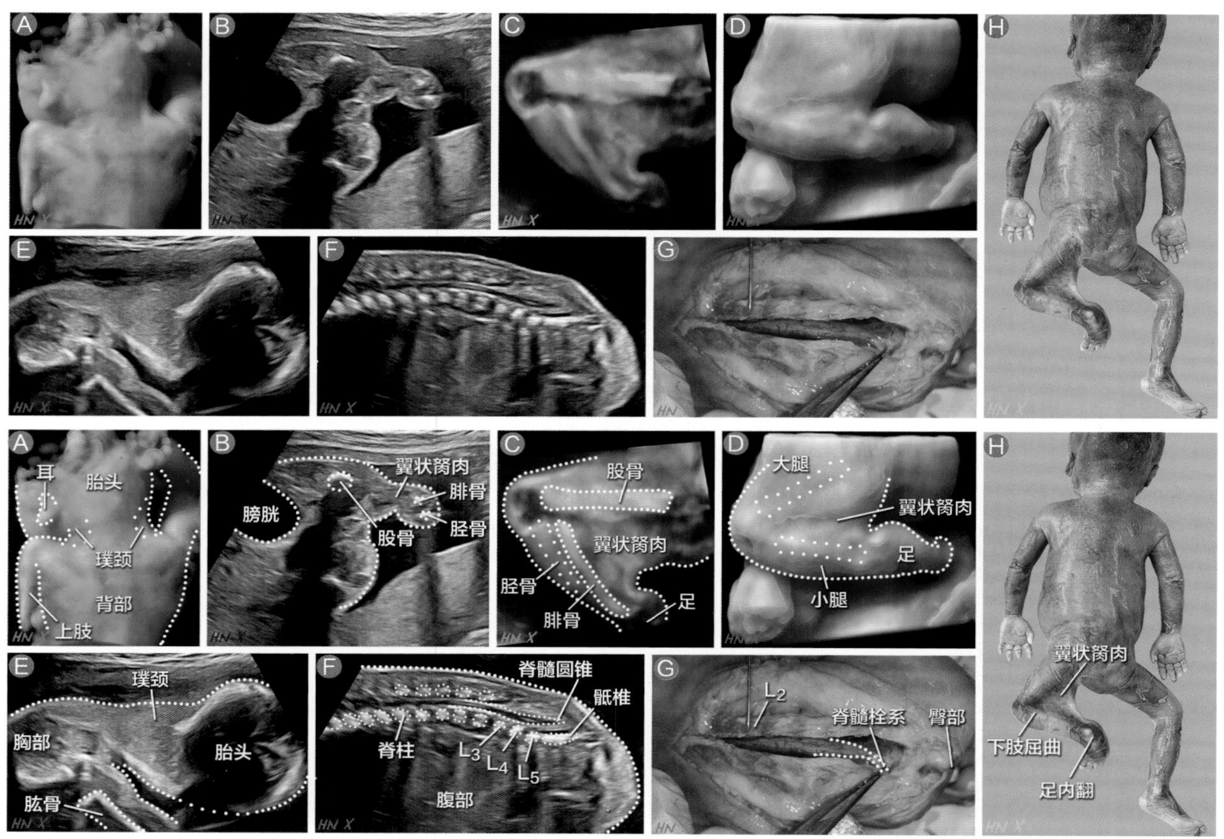

图 28-16-1 ■ 多发性翼状胬肉综合征（23 周）

A. 颈背部三维成像；B. 患侧大腿和小腿横切面；C. 患侧下肢长轴切面；D. 患侧下肢三维成像；E. 颈部旁矢状切面；F. 脊柱正中矢状切面；G. 解剖标本；H. 引产标本。

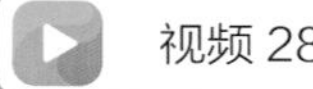 视频 28-16-1 多发性翼状胬肉综合征（23 周） 

第十七节 | 尿直肠隔畸形序列征

尿直肠隔畸形序列征（urorectal septum malformation sequence，URSMS）又称共同泄殖腔或永存泄殖腔畸形，推测是由于胚胎期尿直肠隔不能适度分隔泄殖腔，或尿直肠隔未能与泄殖腔膜融合，导致会阴部肛门开口缺失、外生殖器形态异常、泌尿生殖道融合、直肠和骶尾骨异常等一系列严重畸形组合。发病率为 1/(5 万 ~25 万)，女性胎儿多见，男女发病率比为 0.87。Wheeler 和 Weaver 根据有无会阴 - 肛门开口将女性胎儿 URSMS 分为完全型（会阴部无开口）、部分型（会阴部一个开口）、泌尿生殖窦型（会阴部两个开口）及肛门前移型（会阴部三个开口）。

【**超声表现**】URSMS 的产前超声表现较为隐匿，准确诊断非常困难，相关报道病例均在孕中晚期超声检查发现。两大“前哨”征象为盆腔内不规则囊性占位和肛门“靶环征”未显示（图 28-17-1）。诊断 URSMS 应注意以下特征。

1. 膀胱、直肠、阴道开口于共同泄殖腔　表现为盆腹腔内双叶状或三叶状囊性占位，为扩张的膀胱、肠管或阴道积液。

2. 外生殖器异常　肛门“靶环征”未显示，女性胎儿外阴阴道显示困难；男性胎儿可有尿道下裂、阴囊分裂、阴茎发育不良、阴茎阴囊转位等。

3. 肠石症　尿液及胎粪混合形成肠管内不均高回声。

4. 根据病变程度不同，可合并肾积水、单侧肾发育不良、多囊性肾发育不良、羊水过少、脊柱骶尾部发育不良、脊髓栓系等。

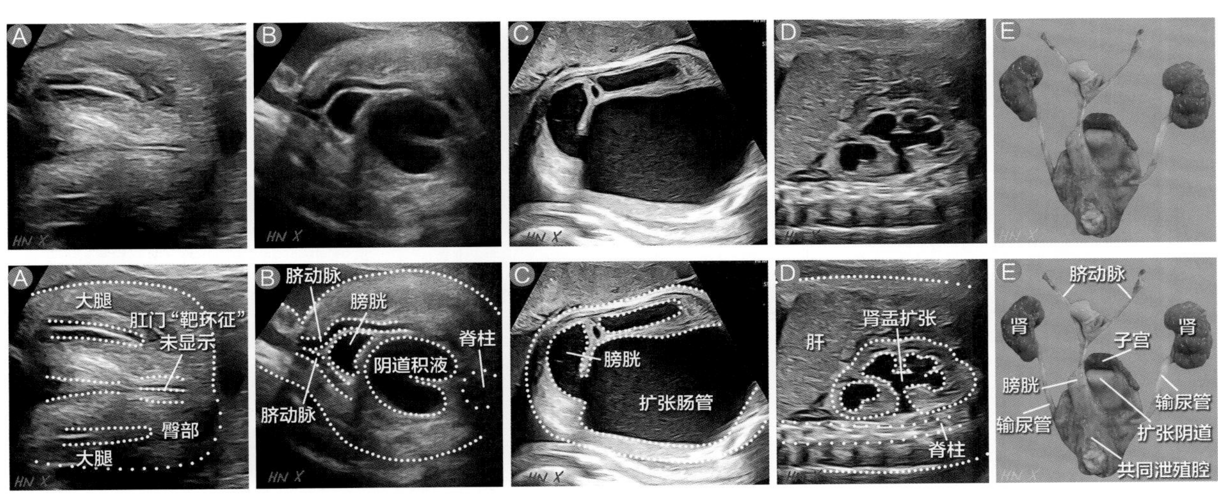

图 28-17-1 ■ 尿直肠隔畸形序列征超声表现

A. 会阴冠状切面未显示肛门“靶环征”；B. 盆腔横切面显示膀胱后方阴道积液；C. 腹部横切面显示膀胱与扩张的肠管相连；D. 肾盂扩张积液；E.B 图病例解剖标本。

【**鉴别诊断**】URSMS 产前易漏诊，或仅诊断为泌尿系统畸形或孤立性肛门闭锁，当发现盆腔囊性占位和肛门闭锁或骶尾椎异常时，应考虑 URSMS 的可能；URSMS 与 VACTERL 联合征多有重叠，前者泌尿系统异常、肛门闭锁和生殖器异常的发生率更高，后者脊柱椎体异常多发生在胸腰段。

【**预后与咨询**】完全型 URSMS 预后极差，部分型 URSMS 预后相对较好，然而存活者于新生儿期需行多次泌尿生殖器与肠道重建手术。完全型 URSMS 的再发风险为 3%~5%，部分型 URSMS 无再发风险。

第十八节　|　胎儿鱼鳞病

胎儿鱼鳞病（ichthyosis fetalis）亦称花斑胎（harlequin fetus），是一种罕见的常染色体隐性遗传病。其典型病理特征为全身皮肤过度角化，皮肤干燥、粗糙，覆盖角质性铠甲状的斑块，如鱼鳞状，伴有明显的嘴唇和眼睑外翻，面容似丑角，故常称丑胎综合征，可合并双耳郭发育畸形或缺如。引起丑胎的原因有很多，常见原因为基因突变，其他因素包括母亲孕期接触有害化学成分、辐射、感染或外界因素等。与丑胎综合征相关的致病基因主要是 *ABCA12* 基因，为角质包膜中参与脂质转运的角质细胞脂质转运子，其功能缺失导致角质层脂质转运障碍。

【超声表现】孕早期可无明显异常，多数在孕中期晚期出现特征性超声表现。①胎儿宫内运动减少，全身皮肤增厚、皮肤回声增高；②特殊面容：双眼睑外翻，口裂增大，上下唇肥厚外翻，持续张口不能闭合；③手指、足趾挛缩：手指、脚趾挛缩固定，并指呈手套状；肢体保持半屈曲位（图 28-18-1）。

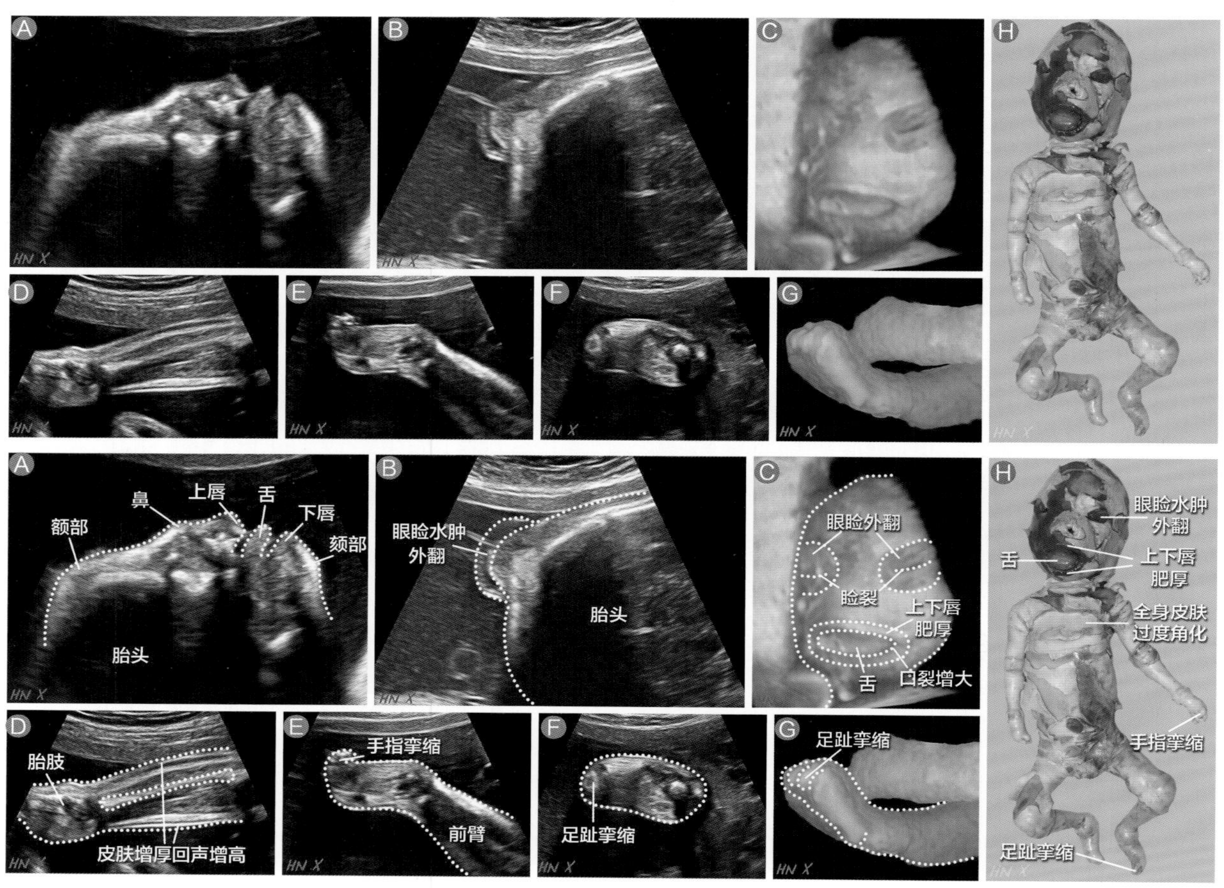

图 28-18-1 ■ 丑胎综合征（25 周）

A. 面部矢状切面；B. 眼部横切面；C. 面部三维成像；D. 肢体长轴切面；E. 手部矢状切面；F. 足底切面；G. 足部三维成像；H. 引产标本。

【鉴别诊断】①根据面部特征性图像改变，与其他导致胎儿运动不能的疾病鉴别，如多发关节挛缩、Pena-Shokeir 综合征Ⅰ型、多发性翼状胬肉综合征等；②根据合并双眼睑外翻，与胎儿面横裂鉴别。但需注意的是，丑胎综合征导致的超声征象改变是一个渐进的过程，孕早期或孕中期超声筛查不一定发现阳性。

【预后与咨询】大多数宫内出现典型超声表现的丑胎综合征胎儿预后差，多发生宫内死亡，部分出生后因吃奶不佳、呼吸受限，数天或数周内死亡。尚无满意疗法。

第十九节　胎儿运动不能畸形序列征

胎儿运动不能畸形序列征（fetal akinesia deformation sequence，FADS）是一种以胎儿宫内运动减少为主要表现，并合并生长受限、多关节挛缩、面部异常、肺发育不全或其他异常的全身性疾病，通常认为这类病症不是某一特定的疾病或综合征，而是以关节挛缩、运动受限为特征的一系列疾病，包括弥漫性神经肌肉传导阻滞导致的全身运动障碍和以局部关节病变为特征的多发关节挛缩（详见第二十六章第七节多发关节挛缩症）。狭义的 FADS 则特指 Pena-Shokeir 综合征Ⅰ型，表现为胎儿运动不能合并全身多发异常，其致病基因为 *RAPSN*，染色体位置为 11p11.2~p11.1。胎儿运动不能序列征可由基因缺陷、母体或外部因素引起，编码关键神经肌肉系统蛋白的基因变异是导致胎儿运动不能的重要原因，目前已发现数十个，疾病谱可具有完全不同的致病机制而非单一神经肌肉疾病。因此，导致胎儿运动不能的系列病变包括了众多的疾病，如先天性多发关节挛缩、Pena-Shokeir 综合征Ⅰ型、多发性翼状胬肉综合征、丑胎综合征等。

【**超声表现**】胎儿运动不能相关综合征的共同表现为胎动减少，特别是四肢活动少，在超声扫查过程中保持固定的姿势，详见第二十六章第七节多发关节挛缩症。可合并羊水过多，在较多羊水的衬托下，易观察胎儿的肢体姿势和运动，若在持续 30 分钟以上的扫查过程中均未观察到四肢运动，则应高度怀疑此症。典型的 Pena-Shokeir 综合征Ⅰ型表现为四肢肢体运动少或无运动，手足姿势固定，双足内翻，并常合并鼻扁平、耳低置、口裂小、小下颌、颈短、马蹄内翻足等特征。早期发生的 FADS 可表现为胎儿水囊状淋巴管瘤。因此病基因病变可导致神经肌肉发育异常，加之胎儿四肢运动减少，产前超声应仔细检查四肢肌肉与皮肤界限，笔者观察的病例显示，部分 FADS 胎儿四肢肌肉成分减少，皮下脂肪组织占比增多（图 28-19-1、▶视频 28-19-1）。

【**鉴别诊断**】当四肢关节变形不严重或运动障碍程度较轻时，FADS 极易漏诊；大部分 FADS 的产前超声表现与多发关节挛缩无法截然分开；导致全身关节运动不能的相关综合征之间的鉴别诊断有一定困难，但因此类疾病的预后均较差，故发现胎儿运动障碍比其类型的鉴别诊断更具意义。

【**预后与咨询**】由于存在致命的肺发育不全，FADS 患儿在出生后数分钟到数小时内死亡；极少数病例出生后可存活，但由于严重关节挛缩需做多次手术纠正关节畸形，并需长期物理治疗，还可发生严重的呼吸系统并发症；再发风险根据病因不同而不同。

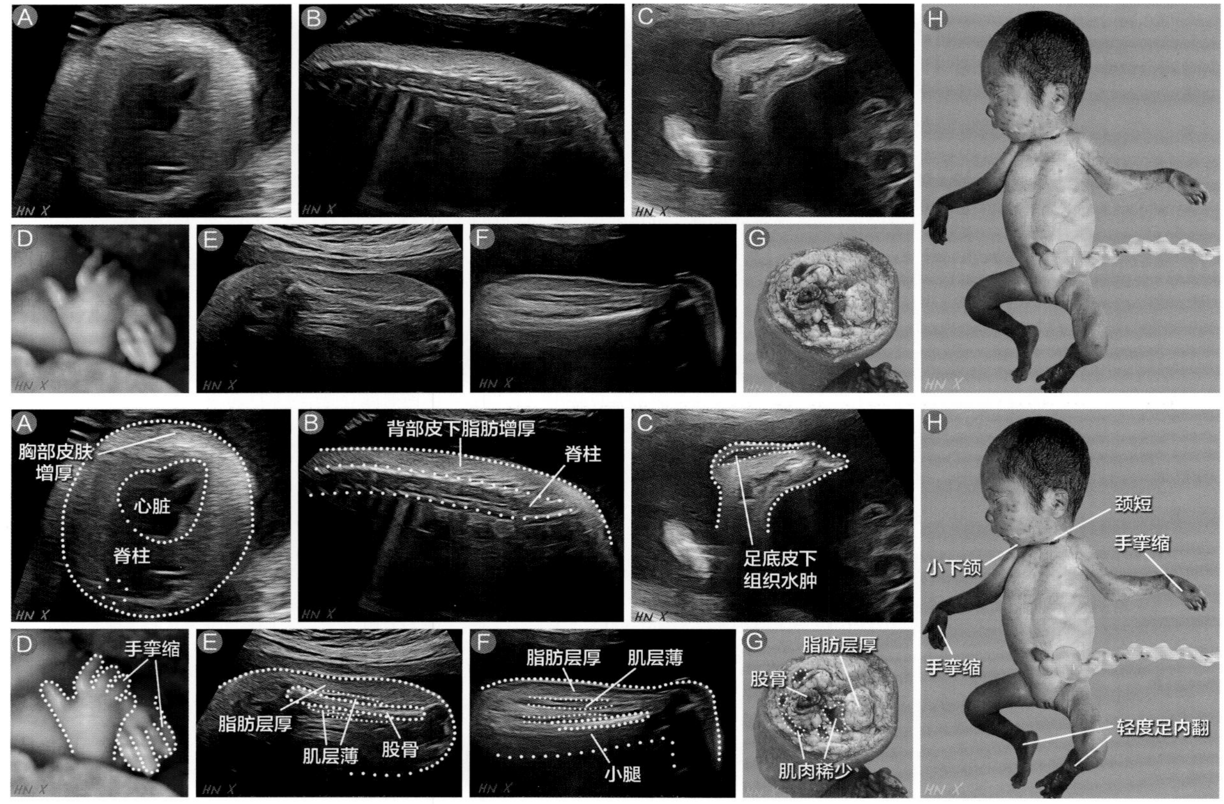

图 28-19-1 ■ 胎儿运动不能畸形序列征（29 周）

A. 胸部横切面；B. 背部矢状切面；C. 足部矢状切面；D. 手部三维成像；E. 大腿长轴切面；F. 小腿长轴切面；G. 大腿横截面解剖标本；H. 引产标本。

 视频 28-19-1 胎儿运动不能畸形序列征（29 周） 

第二十节 | 胎儿异常综合征的诊断思路

以上各节仅介绍了有限的、具有一定特征的异常综合征，临床上尚有大量产前超声表型相似、难以鉴别甚至无法鉴别的综合征、序列征和联合征。一方面，胎儿异常综合征相关的超声表型有上百种，胎儿从头到足的全身所有器官、系统的结构异常，以及生长发育异常、运动异常等，都可能是胎儿异常综合征的表现；另一方面，同一种超声表型又可以在多种异常综合征中出现，如与小下颌有关的异常综合征有 40 多种；再者，各种类型异常综合征的超声表型又多有重叠，如 FADS 与多发关节挛缩症等。因此，产前超声很难准确识别种类繁多的胎儿异常综合征。当超声扫查发现胎儿结构畸形时，根据最明显的"前哨"超声表型初步考虑可能存在的异常综合征，再仔细寻找合并的次要征象，缩小可能的异常综合征的范围，最后有针对性地寻找次要或不明显的征象，与待筛选的异常综合征进行比对，进而做出判断。可参照以下步骤进行。

第一步，超声筛查发现重要结构异常（前哨表型）。

第二步，列出与主要结构异常最相关的综合征。

第三步，仔细寻找合并结构畸形，或微小异常，或超声软指标（支持证据）。

第四步，综合前哨表型和支持证据缩小鉴别诊断范围。

第五步，给出最可能的异常综合征并有针对性地排查染色体和基因病变。

但应该充分认识到，产前发现的异常综合征病例绝大多数难以准确分类，且无法检测出遗传物质改变，难以获得遗传学的验证，给预后咨询带来困难。近年来，二代基因测序技术的高速发展，为胎儿畸形病因机制的研究带来了曙光，准确的超声表型联合精准的基因型检测，将为临床咨询提供重要支撑。

（谢红宁　杜　柳）

参考文献

1. WOODWARD PJ, KENNEDY A, SOHAEY R, et al. Diagnostic imaging-obstetrics. 3rd ed. Salt Lake City: Elsevier, 2016.
2. PALADINI D, VOLPE P. Ultrasound of congenital fetal anomalies: differential diagnosis and prognostic indicators. 2nd ed. Boca Raton: CRC Press, 2014.
3. BENACERRAF BR. Ultrasound of fetal syndromes. 2nd ed. Philadelphia: Churchill Livingstone, 2008.
4. KAGAN KO, SONEK J, KOZLOWSKI P. Antenatal screening for chromosomal abnormalities. Arch Gynecol Obstet, 2022, 305 (4): 825-835.
5. RAO R, PLATT LD. Ultrasound screening: Status of markers and efficacy of screening for structural abnormalities. Semin Perinatol, 2016, 40 (1): 67-78.
6. SHEEHAN E, BACON V, LASCURAIN S, et al. Prenatal and fetal diagnosis of trisomy 18 after low-risk cell-free fetal DNA screening: A report of four cases. Prenat Diagn, 2023, 43 (1): 36-41.
7. 彭软，谢红宁，张颖，等．产前超声指标评分法对胎儿 18 三体综合征的诊断价值．中华妇产科杂志，2011, 46 (11): 845-849.
8. HE M, DU L, XIE H, et al. The ratio of cavum septi pellucidi width to anteroposterior cerebellar diameter: A novel index as a diagnostic adjunct for prenatal diagnosis of trisomy 18. J Obstet Gynaecol Res, 2019, 45 (7): 1245-1250.
9. SARAC SIVRIKOZ T, BASARAN S, HAS R, et al. Prenatal sonographic and cytogenetic/molecular findings of 22q11. 2 microdeletion syndrome in 48 confirmed cases in a single tertiary center. Arch Gynecol Obstet, 2022, 305 (2): 323-342.
10. MARY L, LAVILLAUREIX A, PERROT A, et al. Prenatal phenotype of 22q11 micro-duplications: A systematic review and report on 12 new cases. Eur J Med Genet, 2022, 65 (2): 104422.
11. Society for Maternal-Fetal Medicine (SMFM), NORTON ME, CHAUHAN SP, et al. Society for maternal-fetal medicine (SMFM) clinical guideline #7: nonimmune hydrops fetalis. Am J Obstet Gynecol, 2015, 212 (2): 127-139.
12. JATAVAN P, CHATTIPAKORN N, TONGSONG T. Fetal hemoglobin Bart's hydrops fetalis: pathophysiology, prenatal diagnosis and possibility of intrauterine treatment. J Matern Fetal Neonatal Med, 2018, 31 (7): 946-957.
13. LÓPEZ-MUÑOZ E, BECERRA-SOLANO LE. An update on amniotic bands sequence. Arch Argent Pediatr, 2018, 116 (3): e409-e420.
14. Society for Maternal-Fetal Medicine (SMFM), HUGHES BL, GYAMFI-BANNERMAN C. Diagnosis and antenatal management of congenital cytomegalovirus infection. Am J Obstet Gynecol, 2016, 214 (6): B5-B11.
15. MALINGER G, LEV D, ZAHALKA N, et al. Fetal cytomegalovirus infection of the brain: the spectrum of sonographic

findings. AJNR Am J Neuroradiol, 2003, 24 (1): 28-32.
16. TURKYILMAZ A, GECKINLI BB, ALAVANDA C, et al. Meckel-gruber syndrome: clinical and molecular genetic profiles in two fetuses and review of the current literature. Genet Test Mol Biomarkers, 2021, 25 (6): 445-451.
17. VIEIRA C, TEIXEIRA N, CADILHE A, et al. Apert syndrome: prenatal diagnosis challenge. BMJ Case Rep, 2019, 12 (12): e231982.
18. CASTELEYN T, HORN D, HENRICH W, et al. Differential diagnosis of syndromic craniosynostosis: a case series. Arch Gynecol Obstet, 2022, 306 (1): 49-57.
19. KAUFMAN MG, CASSADY CI, HYMAN CH, et al. Prenatal identification of pierre robin sequence: a review of the literature and look towards the future. Fetal Diagn Ther, 2016, 39 (2): 81-89.
20. LIND K, AUBRY MC, BELARBI N, et al. Prenatal diagnosis of pierre robin sequence: accuracy and ability to predict phenotype and functional severity. Prenat Diagn, 2015, 35 (9): 853-858.
21. TONNI G, KOCAK C, GRISOLIA G, et al. Clinical presentations and diagnostic imaging of VACTERL association. Fetal Pediatr Pathol, 2023, 42 (4): 651-674.
22. DE VASCONCELOS GASPAR A, BRANCO M, GALHANO E, et al. Ultrasound and molecular prenatal diagnosis of Beckwith-Wiedemann syndrome: two case reports. Radiol Case Rep, 2022, 17 (12): 4914-4919.
23. LE VAILLANT C, BENETEAU C, CHAN-LECONTE N, et al. Beckwith-Wiedemann syndrome: What do you search in prenatal diagnosis？ About 14 cases. Gynecol Obstet Fertil, 2015, 43 (11): 705-711.
24. PENA J, QUINN KH, JORIZZO JR, et al. Megacystis-microcolon-intestinal hypoperistalsis syndrome: an unusual in utero presentation. J Ultrasound Med, 2018, 37 (5): 1283-1286.
25. ROSENBLATT J, DREUX S, SPAGGIARI E, et al. Prenatal diagnosis of megacystis microcolon intestinal hypoperistalsis syndrome by biochemical analysis of fetal urine. Prenat Diagn, 2018, 38 (12): 585-590.
26. ALKHAMIS WH, ABDULGHANI SH, ALTAKI A. Challenging diagnosis of prune belly syndrome antenatally: a case report. J Med Case Rep, 2019, 13 (1): 198.
27. TONNI G, IDA V, ALESSANDRO V, et al. Prune-belly syndrome: case series and review of the literature regarding early prenatal diagnosis, epidemiology, genetic factors, treatment, and prognosis. Fetal Pediatr Pathol, 2013, 31 (1): 13-24.
28. PANG HQ, GAO QQ. Prenatal ultrasonographic findings in Klippel-Trenaunay syndrome: A case report. World J Clin Cases, 2021, 9 (35): 10994-10998.
29. YU D, SUN L, CHEN T. Prenatal ultrasound diagnosis of Klippel-Trenaunay-Weber syndrome associated with umbilical cord hemangioma. J Clin Ultrasound, 2021, 49 (3): 254-256.
30. CHEN CP. Prenatal diagnosis and genetic analysis of fetal akinesia deformation sequence and multiple pterygium syndrome associated with neuromuscular junction disorders: a review. Taiwan J Obstet Gynecol, 2012, 51 (1): 12-17.
31. BARROS FS, ARAUJO JÚNIOR E, ROLO LC, et al. Prenatal diagnosis of lethal multiple pterygium syndrome using two-and three-dimensional ultrasonography. J Clin Imaging Sci, 2012, 2: 65.
32. PATIL SJ, PHADKE SR. Urorectal septum malformation sequence: ultrasound correlation with fetal examination. Indian J Pediatr, 2006, 73 (4): 287-293.
33. EL-ACHI V, PHAM A, SMET ME, et al. Identification of fetal female internal genitalia as clue to prenatal diagnosis of urorectal septum malformation sequence. Ultrasound Obstet Gynecol, 2023, 14.
34. ACHIRON R, FRYDMAN M, LIPITZ S, et al. Urorectal septum malformation sequence: prenatal sonographic diagnosis in two sets of discordant twins. Ultrasound Obstet Gynecol, 2000, 16 (6): 571-574.
35. ZHOU Y, LI L, WANG L, et al. Prenatal diagnosis of a rare variant of harlequin ichthyosis with literature review. BMC Med Imaging, 2021, 21 (1): 56.
36. BRANDÃO P, SECO S, LOUREIRO T, et al. Prenatal sonographic diagnosis of Harlequin ichthyosis. J Clin Ultrasound, 2019, 47 (4): 228-231.
37. NILES KM, BLASER S, SHANNON P, et al. Fetal arthrogryposis multiplex congenita/fetal akinesia deformation sequence (FADS)-Aetiology, diagnosis, and management. Prenat Diagn, 2019, 39 (9): 720-731.

中英文名词对照索引

B

C

D

E

F

G

H

J

K

L

M

N

P

Q

R

S

T

W

X

Y

Z

《妇产科超声诊断学》配套增值内容步骤说明

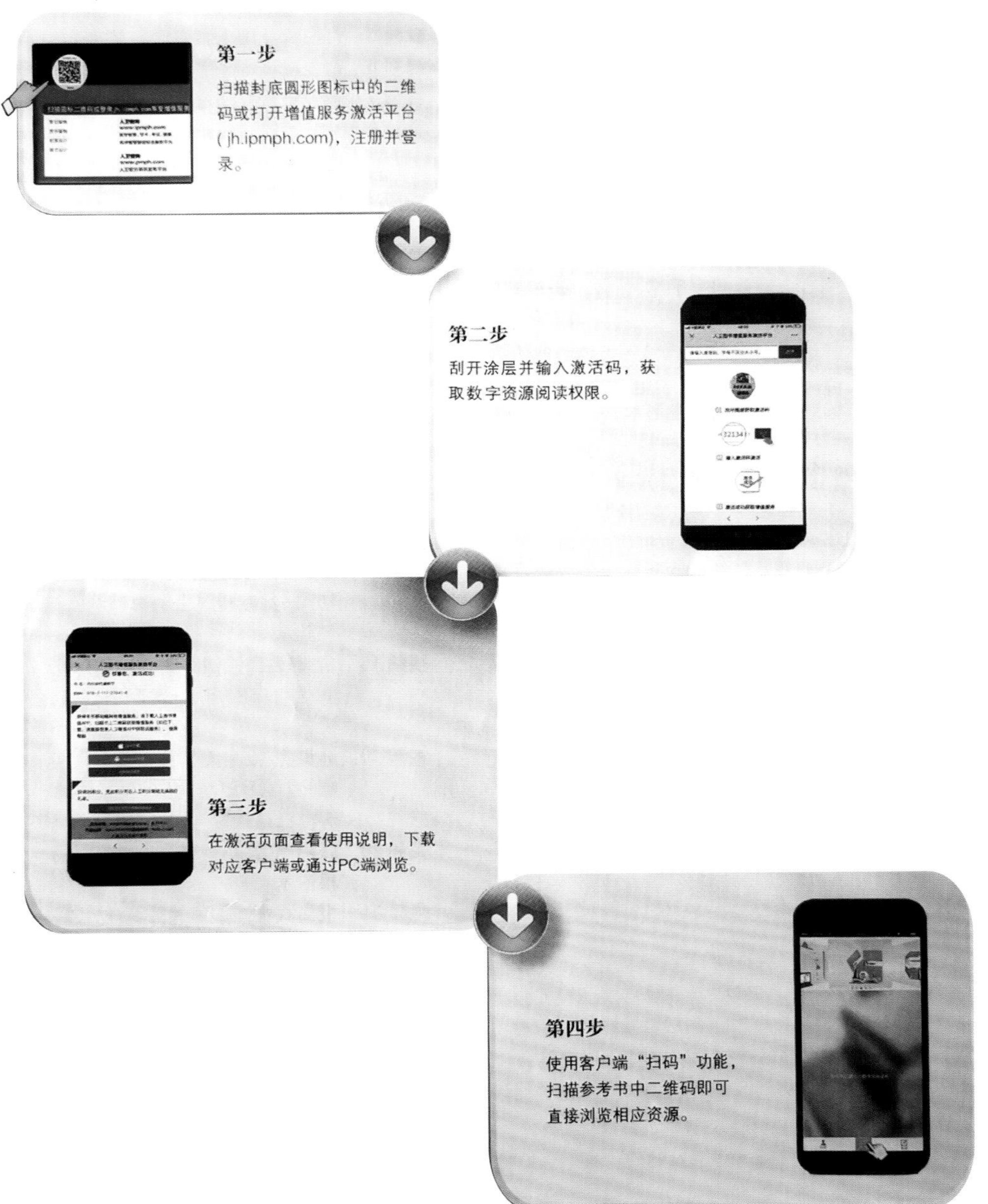

第一步
扫描封底圆形图标中的二维码或打开增值服务激活平台（jh.ipmph.com），注册并登录。
第二步
刮开涂层并输入激活码，获取数字资源阅读权限。
第三步
在激活页面查看使用说明，下载对应客户端或通过PC端浏览。
第四步
使用客户端“扫码”功能，扫描参考书中二维码即可直接浏览相应资源。

视频目录

笔记页

笔记页

笔记页

笔记页

笔记页